Psychiatrie der Gegenwart 6

Dritte, völlig neu gestaltete Auflage

Herausgegeben von
K. P. Kisker H. Lauter J.-E. Meyer
C. Müller E. Strömgren

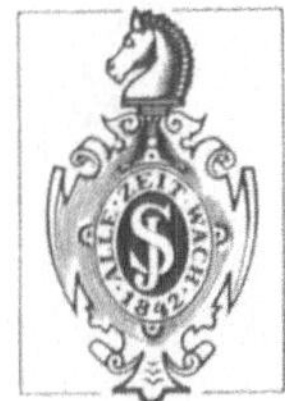

Organische Psychosen

Bearbeitet von

G. Assal, R. Benecke, A. Brun, B. Conrad, J. Cutting,
L. Gustafson, G. Huber, G. Huffmann, K. Kohlmeyer,
H. Lauter, P.W. Schönle, H. Schulz, M.R. Trimble

Mit 19 Abbildungen

Springer-Verlag
Berlin Heidelberg New York
London Paris Tokyo

Professor Dr. Dr. K. P. KISKER
Medizinische Hochschule Hannover, Psychiatrische Klinik
Konstanty-Gutschow-Str. 8, D-3000 Hannover 61

Professor Dr. H. LAUTER
Psychiatrische Klinik und Poliklinik rechts der Isar der Technischen Universität
Ismaninger Str. 22, D-8000 München 80

Professor Dr. J.-E. MEYER
Georg-August-Universität Göttingen, Psychiatrische Klinik
von-Siebold-Str. 5, D-3400 Göttingen

Professor Dr. C. MÜLLER
Hôpital de Cery, Clinique Psychiatrique Universitaire de Lausanne
CH-1008 Prilly

Professor Dr. E. STRÖMGREN
Psychiatrisches Krankenhaus, DK-8240 Risskov

ISBN-13: 978-3-642-71822-9   e-ISBN-13: 978-3-642-71821-2
DOI: 10.1007/978-3-642-71821-2

CIP-Titelaufnahme der Deutschen Bibliothek
Psychiatrie der Gegenwart / hrsg. von K. P. Kisker ... – 3., völlig neu gestaltete Aufl. – Berlin;
Heidelberg; New York; London; Paris; Tokyo: Springer
    Teilw. mit d. Erscheinungsorten Berlin, Heidelberg, New York, Tokyo
NE: Kisker, Karl Peter [Hrsg.]
6. Organische Psychosen. – 1988
Organische Psychosen / bearb. von G. Assal ... – Berlin; Heidelberg; New York; London; Paris;
Tokyo: Springer, 1988.
    (Psychiatrie der Gegenwart; 6)

NE: Assal, G. [Mitverf.]

Gesamtherstellung: Brühlsche Universitätsdruckerei, Gießen
2122/3130-543210

Mitarbeiterverzeichnis

ASSAL, G., Prof. Dr.; Neuropsychologie, CHUV, Centre de Neuro-Psychologie et de Pathologie du Langage, CH-1011 Lausanne

BENECKE, R., Prof. Dr.; Zentrum Neurologische Medizin der Universität, Abteilung Klinische Neurophysiologie, Robert-Koch-Straße 40, D-3400 Göttingen

BRUN, A., MD, Ass. Prof.; Department of Neuropathology, Institute of Pathology, University Hospital, S-221 85 Lund

CONRAD, B., Prof. Dr.; Zentrum Neurologische Medizin der Universität, Abteilung Klinische Neurophysiologie, Robert-Koch-Straße 40, D-3400 Göttingen

CUTTING, J., MD, MRCP, MRCPsych, MPhil; The Bethlem Royal Hospital, Monks Orchard Road, Beckenham, Kent, U.K.

GUSTAFSON, L., MD; Department of Psychogeriatrics, University Hospital, S-221 85 Lund

HUBER, G., Prof. Dr.; Nervenklinik der Universität, Sigmund-Freud-Straße 25, D-5300 Bonn-Venusberg

HUFFMANN, G., Prof., Dr.; Neurologische Universitätsklinik und Poliklinik Marburg, Rudolf-Bultmann-Straße 8, D-3550 Marburg/Lahn

KOHLMEYER, K., Prof. Dr.; Zentralinstitut für Seelische Gesundheit, Abteilung Neuroradiologie, J 5, Postfach 5970, D-6800 Mannheim 1

LAUTER, H., Prof. Dr.; Psychiatrische Klinik und Poliklinik rechts der Isar der Technischen Universität, Ismaninger Straße 22, D-8000 München 80

SCHÖNLE, P. W., Prof. Dr. Dr.; Zentrum Neurologische Medizin der Universität, Abteilung Klinische Neurophysiologie, Robert-Koch-Straße 40, D-3400 Göttingen

SCHULZ, H., Dr., Dr.; Max-Planck-Institut für Psychiatrie, Kraepelin-straße 10, D-8000 München 40

TRIMBLE, M. R., Dr.; The National Hospitals for Nervous Diseases, Queen Square, London WC1N 3BG, U.K.

Vorwort

Der sechste Band von „Psychiatrie der Gegenwart" befaßt sich mit den organischen Psychosen. Die Psychiatrie hat diesem Gebiet in den letzten Jahrzehnten weniger Aufmerksamkeit gewidmet als vielen anderen Formen psychischen Krankseins. Fortschritte auf dem Gebiet der apparativen Diagnostik und der Behandlungsverfahren trugen dazu bei, daß die ärztliche Betreuung von Patienten mit körperlich begründbaren Psychosen mehr und mehr an Kollegen anderer medizinischer Fachrichtungen übergegangen ist und auch die Entwicklung der Forschung in erheblichem Umfang von Vertretern der Neurologie und anderer Neurowissenschaften getragen wird.

Im ersten Abschnitt des Bandes werden Grundlagen der psychiatrischen Syndromlehre, der Neuropsychologie, Neurophysiologie und Neuroradiologie behandelt. Der zweite Abschnitt ist denjenigen Krankheitsgruppen gewidmet, die am häufigsten zu einer organischen Psychose führen. Demenzsyndrome und andere Erscheinungsformen chronisch verlaufender psychischer Krankheiten haben derart an Bedeutung gewonnen, daß sie auch in den Darstellungen der einzelnen Kapitel den größten Raum einnehmen. Manche dieser Krankheiten weisen eine starke Abhängigkeit vom höheren Lebensalter auf; die Verwirrtheitszustände und degenerativen Demenzen der zweiten Lebenshälfte werden daher im achten Band in Zusammenhang mit der Alterspsychiatrie abgehandelt. In den letzten Jahren finden die psychiatrischen Begleit- und Folgezustände der AIDS-Erkrankung zunehmende Beachtung, worauf in dem Beitrag von G. HUFFMANN eingegangen wird; für die Darstellung dieses Themas in einem gesonderten Kapitel schien uns der rechte Zeitpunkt noch nicht gekommen. Der letzte Abschnitt gilt dem gegenwärtigen Stand der Schlafforschung. Wie in anderen Bänden dieser Auflage, gelangt hier ein Gebiet zur Darstellung, das nicht auf die Thematik dieses Bandes beschränkt ist.

Professor Dr. med. GERD PETERS, der frühere Direktor des Max-Planck-Instituts für Psychiatrie in München und Leiter der dortigen neuropathologischen Abteilung, starb während der Arbeit an einem für diesen Band vorgesehenen Manuskript, das er nicht mehr abschließen konnte. Wir behalten ihn in dankbarer Erinnerung.

Die Herausgeber

Inhaltsverzeichnis

I. Allgemeine Grundlagen

1. Die organischen Psychosyndrome

H. Lauter

INHALTSVERZEICHNIS

A. Terminologische Vorbemerkungen

Die Entwicklung des Krankheitskonzepts und die Bildung nosologischer Kategorien hat in allen Bereichen der Medizin zur Erklärung und Behandlung von Strukturveränderungen und Funktionsstörungen in verschiedenen Körperregionen und Organsystemen beigetragen. Dieser Denkansatz war von jeher darauf gerichtet, klinische Merkmale in einer Weise begrifflich zusammenzufassen, daß die hierdurch gekennzeichneten Syndrome auf bestimmte pathologische Organveränderungen zurückgeführt und diese wiederum durch eine spezifische Schädigungsursache erklärt werden können. Medizinische Klassenbegriffe, die mit einer solchen Zielsetzung gebildet werden, nennt man Diagnosen. Sie können sich ausschließlich auf die erkennbare klinische Merkmalskonfiguration beziehen und stellen in diesem Fall eine Syndromdiagnose dar (z.B. Rechtsherzversagen); sie können aber darüber hinaus als Krankheitsdiagnose eine Aussage über den zugrunde liegenden organpathologischen Befund (z.B. Perikarditis) oder als ätiologische Diagnose Feststellungen über die Ursache dieses Befundes (z.B. tuberkulöse Infektion) enthalten. Der wissenschaftliche Bedeutungsgehalt solcher diagnostischer Kategorien liegt in der Fundierung von Hypothesen, die den Zusammenhang zwischen klinischer Symptomatologie, organpathologischem Befund, ursächlichen Faktoren, Verlaufsmerkmalen und voraussichtlichem Therapieerfolg durch die Annahme verschiedener voneinander abgrenzbarer Krankheitseinheiten begründen (McHugh u. Slavney 1986). Die Summe dieser Krankheitseinheiten bildet ein nosologisches System.

Auf dem Gebiet der Psychiatrie hat der Denkansatz des medizinischen Krankheitsmodells zur Bildung mehrerer Klassen von psychopathologischen Merkmalskombinationen geführt, die auf eine organische Entstehungsursache dieser Phänomene hinweisen und ihre gemeinsame Kennzeichnung als „organische Psychosyndrome" rechtfertigen. Solche Syndrome werden unmittelbar durch eine Schädigung des Gehirns oder mittelbar durch Krankheiten anderer Organe bzw. allgemeine Systemerkrankungen hervorgerufen und beruhen auf einer vorübergehenden oder dauernden Beeinträchtigung zerebraler Funktionen. Sie bilden die psychopathologischen Grundkonfigurationen organisch bedingter psychischer Störungen und weisen trotz ihrer phänomenologischen Vielfalt in der Mehrzahl der Fälle eine andersartige Semiologie auf als jene Störungen, bei denen hirnorganische Ursachen nicht vorhanden oder beim gegenwärtigen Stand unseres Wissens nicht ausreichend bekannt sind.

Einige dieser hirnorganischen Psychosyndrome wurden von K. Bonhoeffer (1910) erstmals bei Infektionskrankheiten und inneren Erkrankungen beschrieben und als „exogene psychische Reaktionstypen" bezeichnet. Der Begriff „organisches Psychosyndrom" geht dagegen auf Beobachtungen an Patienten mit chronisch verlaufenden Hirnerkrankungen zurück. Die psychischen Folgezustände dieser Leiden faßte E. Bleuler (1916) unter dem Begriff „organischer Symptomenkomplex" zusammen. Später gelangte M. Bleuler (1983) zu der Feststellung, daß es aufgrund des Befalles unterschiedlich lokalisierter neuronaler Systeme nicht nur einen einzigen Typ des organischen Symptomenkomplexes, sondern mehrere derartige Syndrome gibt. Dennoch wurde der Begriff des „organischen Psychosyndroms" in der Einzahl zur Kennzeichnung eines bestimmten unter mehreren anderen psychoorganischen Merkmalskonfigurationen beibehalten. Dies hat zu der irrigen Annahme geführt, es handle sich um eine übergeordnete Bezeichnung für sämtliche psychischen Veränderungen, die auf organischen Beeinträchtigungen des Gehirns beruhen (Peters 1981); in diesem Sinn wurde der Terminus "organic brain syndrome" bis zur Einführung des DSM III in der ame-

rikanischen Psychiatrie verwendet. Heute sprechen wir dagegen nur noch von
„den organischen Psychosyndromen" im Plural und verstehen darunter eine größere Zahl phänomenologisch unterscheidbarer organisch bedingter psychiatrischer Symptomkombinationen. Dazu gehören nicht nur die Folgeerscheinungen
chronischer Krankheiten, sondern auch die exogenen Reaktionstypen bei vorwiegend akuten körperlichen Erkrankungen. Organische Psychosyndrome sind der
unmittelbare Ausdruck zerebraler oder neurohumoraler Funktionsstörungen,
welche durch das zugrunde liegende somatische Leiden hervorgerufen werden.
Seelische Reaktionen auf die psychologischen und sozialen Belastungen körperlicher Krankheiten werden also nicht den organischen Psychosyndromen zugerechnet. Wenn wir bestimmte psychopathologische Syndrome als „organisch" bezeichnen, so wird hierbei natürlich nicht verkannt, daß sich auch psychische Störungen anderer Art wie überhaupt die Gesamtheit seelischen Lebens auf der
Grundlage eines organischen Substrats abspielen. Mit dem Präfix „organisch"
soll lediglich zum Ausdruck gebracht werden, daß das so gekennzeichnete Syndrom die Folgeerscheinung einer Hirnkrankheit oder einer Systemerkrankung
darstellt. Krankheiten dieser Art nennen wir „organische Psychosen". Der Begriff
der „körperlich begründbaren Psychosen" im Sinne von K. SCHNEIDER (1948)
meint das gleiche, ist aber dann entbehrlich, wenn man psychische Krankheiten
nicht in kartesianischer Tradition grundsätzlich als organisch bedingt ansieht und
aufgrund einer solchen Denkrichtung der Bereich des Organischen nicht von
vornherein auch auf endogene Psychosen ausgedehnt war. Mit der Bezeichnung
„symptomatische Psychosen" kann man die psychiatrischen Erscheinungsbilder
bei körperlichen Allgemeinerkrankungen gegenüber den psychopathologischen
Syndromen bei Hirnkrankheiten – also den organischen Psychosen im engeren
Sinne – abgrenzen; zwischen diesen beiden Gruppen gibt es aber keine klaren
Trennungslinien. Der Terminus „Psychose" zeichnet sich durch eine erhebliche
Unschärfe aus und wird einem Teil der hirnorganisch verursachten psychopatho-
logischen Erscheinungsbilder nicht gerecht; deshalb ist dem weiter gefaßten Be-
griff „organisch bedingte psychische Störungen" (organic mental disorders) der
Vorzug zu geben.

Die Lehre von den organischen Psychosyndromen unterscheidet sich von den
psychiatrischen Auffassungen des 19. Jahrhunderts, wonach körperliche Erkrankungen ebenso wie andere ursächliche Faktoren nicht-organischer Art zu jeder
beliebigen Geistesstörung führen könnten und daher ein Rückschluß auf die Art
der zugrunde liegenden Krankheitsursache nicht möglich sei. Sie hebt sich aber
auch von den Bemühungen E. KRAEPELINS ab, jedem psychopathologischen Erscheinungsbild eine spezifische Krankheitsursache zuordnen zu können; die organischen Psychosyndrome erweisen sich vielmehr als relativ unabhängig von dem
spezifischen Charakter der ursächlichen Schädigung. Trotz einiger wesentlicher
Einschränkungen und grundlegender Modifikationen hat diese Lehre von den
psychoorganischen Reaktionstypen die Wandlungen der psychiatrischen Diagnostik überdauert. Wenngleich sich die strikte Dichotomie „organischer" und
„funktioneller" seelischer Störungen gelockert hat, bleiben die diagnostischen
Kategorien organischer Psychosyndrome und organisch bedingter psychischer
Krankheiten bis zum heutigen Tag als Grundlage psychiatrischer Klassifikationssysteme erhalten.

B. Die organischen Psychosyndrome als Gegenstand psychiatrischer Forschung und Praxis

In den letzten Jahrzehnten sind verschiedene Entwicklungen eingetreten, die den psychiatrischen Erfahrungshorizont auf dem Gebiet der organischen Psychosyndrome verändert haben. Hierzu gehört zunächst die Tatsache, daß die Prävalenz organisch bedingter Psychosen in der Gesamtbevölkerung erheblich angestiegen ist und daß hierbei bestimmte somatisch verursachte Störungen besonders stark zugenommen haben, während gleichzeitig die Häufigkeit anderer Krankheiten zurückgegangen ist. Verbesserungen auf dem Gebiet der Hygiene, Erfolge bei der kurativen und vorbeugenden Behandlung von Infektionskrankheiten und Fortschritte in der Intensivmedizin haben in allen Ländern der westlichen Welt zu einem beträchtlichen Anstieg der mittleren Lebenserwartung geführt und in Verbindung mit dem Rückgang der Fertilitätsraten eine Überalterung der Bevölkerung zur Folge gehabt. Damit erreicht ein ständig wachsender Anteil von Menschen das Manifestationsalter für Hirnkrankheiten, die einen progredienten Verlauf nehmen und sich in Form chronischer organischer Psychosyndrome äußern. Im Gegensatz dazu hat die Häufigkeit von Infektionspsychosen durch die Einführung von Antibiotika stark abgenommen. Psychiatrische Folgeerscheinungen der Lues, die noch zu Beginn dieses Jahrhunderts für 20–30% aller psychiatrischen Krankenhausaufnahmen verantwortlich waren, sind fast völlig aus dem nervenärztlichen Blickfeld verschwunden. Allerdings ist mit dem Autoimmun-Defizienz-Syndrom (AIDS) gegenwärtig eine andere Epidemie in den Vordergrund des ärztlichen und gesundheitspolitischen Interesses gerückt, deren psychiatrische Folgeerscheinungen noch nicht endgültig zu beurteilen sind.

Unter den akuten organischen Psychosen stehen heute die Folgeerscheinungen des Alkoholismus sowie Intoxikations- und Entzugserscheinungen nach der Einnahme von Arzneimitteln am Gipfel der Häufigkeitsverteilung (CUTTING 1980; PETERS u. GILLE 1972). Mit der zunehmenden Verbreitung des Drogenkonsums vor allem bei Jugendlichen ist auch die Häufigkeit von Drogenpsychosen erheblich angestiegen. Unter den körperlichen Krankheiten, die ein erhöhtes psychiatrisches Morbiditätsrisiko nach sich ziehen, sind neben der wachsenden Zahl von Schädel-Hirn-Traumen Krankheiten des Herzens und Kreislaufs von vorrangiger Bedeutung. Zu den chirurgischen Eingriffen, die mit einer besonderen Gefahr psychiatrischer Komplikationen behaftet sind, gehören besonders Staroperationen, Hysterektomie (ACKNER 1960; BARKER 1968) sowie in neuerer Zeit Operationen am offenen Herzen (GÖTZE 1980) und Organtransplantationen (LUNDE 1969). Erfahrungen mit Patienten, die in onkologischen Abteilungen (DEROGATIS et al. 1983), kardiologischen Intensivstationen, herzchirurgischen Kliniken oder nephrologischen Dialyseeinheiten behandelt werden, haben gezeigt, daß die modernen Möglichkeiten der Intensivmedizin durch eine relativ hohe Rate an psychoorganischen Störungen erkauft werden müssen.

Abgesehen von diesem Panoramawechsel auf dem Gebiet der organisch bedingten psychischen Störungen sind aber auch Entwicklungen eingetreten, die den psychiatrischen Zugang zu Patienten mit derartigen Erkrankungen verändert haben. Soweit organische Psychosyndrome durch akute körperliche Krankheitsprozesse bedingt sind, fallen sie in den primären Zuständigkeitsbereich anderer medizinischer Disziplinen. Ob in solchen Fällen überhaupt eine psychiatrische Konsiliaruntersuchung angefordert wird, hängt meist von eher zufälligen regionalen und organisatorischen Bedingungen ab. Auch die Betreuung dementer Patienten wird heute nur noch zu einem geringen Teil von Psychiatern durchgeführt; sie erfolgt weitgehend durch Ärzte für Allgemeinmedizin und Internisten oder durch Einrichtungen, die außerhalb des Gesundheitswesens stehen. Als Folge ihrer fachlichen Verselbständigung und der damit verbundenen Herauslösung aus dem historisch gewachsenen Zusammenhang mit den neurologischen Nachbardisziplinen ging der Psychiatrie mehr und mehr die ständige Erfahrung mit den modernen apparativen Techniken der Hirnforschung verloren, was zwangsläufig eine Einbuße an praktischer und wissenschaftlicher Kompetenz mit sich brachte. Dies alles hat dazu beigetragen, daß die körperlich begründbaren Psychosen innerhalb der vielfältigen psychiatrischen Forschungsgebiete nur einen bescheidenen Platz einnehmen, welcher der medizinischen und gesundheitspolitischen Bedeutung dieses Themas nicht gerecht wird.

Die Vernachlässigung der organisch bedingten psychischen Störungen als ein notwendiges Feld psychiatrischer Praxis und Forschung hatte unter anderem zur Folge, daß sich die klinische Diagnostik organischer Psychosen immer stärker von der Ebene der psychopathologischen Syndrome auf die der zugrunde liegenden somatischen Befunde einschließlich der neuroradiologischen und neurophysiologischen Untersuchungsergebnisse verlagerte. Hierdurch blieb schon die Technik der Exploration und die Erkennung und Beschreibung psychopathologischer Sachverhalte auf diesem Gebiet sehr stark von der individuellen Erfahrung und von den Techniken bestimmt, die sich im Zusammenhang mit regionalen Schulmeinungen herausgebildet hatten. Vor allem trug aber die Komplexität der beobachtbaren Phänomene dazu bei, daß sich die Entwicklung eines einheitlichen, in sich geschlossenen und logisch fundierten kategorialen Begriffssystems verzögerte. Statt dessen blieb der Inhalt vieler Begriffe bis in die jüngste Zeit durch tradierte theoretische Konzepte in völlig verschiedenartiger Richtung präfomiert. Die hieraus resultierende Mehrdeutigkeit deskriptiver Merkmale und klassifikatorischer Kriterien führte dazu, daß die wissenschaftliche Begriffswelt auf dem Gebiet der psychoorganischen Syndromlehre noch bis vor kurzem durch eine geradezu „babylonische Sprachverwirrung" (ALSEN 1985) gekennzeichnet war. Erst in den letzten zehn Jahren zeichnet sich die Tendenz ab, auch im Bereich der organischen Psychosyndrome eine einheitliche Terminologie und Klassifikation psychopathologischer Sachverhalte herbeizuführen und damit einen allgemeinverbindlichen Bezugsrahmen für eine überregionale wissenschaftliche Kommunikation herzustellen. Soweit es sich dabei um Ansätze zur Standardisierung der Informationsgewinnung und der psychopathologischen Beobachtung handelt, werden wir in einem späteren Abschnitt dieses Kapitels hierauf zurückkommen. Die wichtigste Ursache für eine unzureichende Reliabilität psychiatrischer Diagnosen liegt jedoch in der mangelnden Übereinstimmung in bezug auf jene Kriterien, welche zur Bildung kategorialer Begriffsklassen herangezogen werden. Daher wird im folgenden Abschnitt zunächst von den Bemühungen die Rede sein, eine Vereinheitlichung psychoorganischer Syndromkategorien herbeizuführen und damit die Kriteriumsvarianz auf diesem Gebiet der psychiatrischen Diagnostik zu verringern.

C. Probleme bei der Festlegung psychoorganischer Syndrombegriffe

Wissenschaftliche Begriffe beschreiben, *was* in der Wirklichkeit geschieht und begründen, *warum* es geschieht (HEMPEL 1977). Sie bilden bestimmte Ausschnitte der Realität ab und enthalten eine Aussage darüber, welche dieser beobachtbaren Phänomene gemeinsam vorkommen. Hierdurch ist der *empirische Gehalt* des jeweiligen Begriffs festgelegt. Begriffliche Konzepte dienen aber auch als Grundlage zur Aufstellung von allgemeinen Regeln und Gesetzmäßigkeiten, die dazu geeignet sind, den Zusammenhang von Erscheinungen zu erklären oder vorherzusagen. Sie haben also nicht nur einen empirischen, sondern auch einen *wissenschaftlichen Gehalt*. Darüber hinaus müssen begriffliche Konzepte den Charakter der *Verifizierbarkeit* aufweisen. Die Beobachtungen, die zur Aufstellung bestimmter Begriffskriterien geführt haben, müssen von unterschiedlichen Beobachtern unter verschiedenartigen Untersuchungsbedingungen in reliabler Weise nachvollzogen werden können, und die in diesen Konzepten enthaltenen Hypothesen bedürfen der Validierung mit Hilfe anderer Beobachtungsquellen, um die Gültigkeit der provisorisch formulierten Erklärung oder Vorhersage zu erhärten. Wenn sich die Beobachtungen verschiedener Untersucher nicht verläßlich genug einer spezifischen Begriffskategorie zuordnen lassen oder wenn die beobachtbaren Fakten den durch das jeweilige Begriffskonzept postulierten Regeln nicht entsprechen, ist eine Re-Definition des Konzepts erforderlich, womit sich der empirische und wissenschaftliche Gehalt des Begriffs ändert. Die Bildung und Neuformulierung von Begriffen kann daher zu einer Triebfeder wissenschaftlichen Erkenntniszuwachses werden.

I. Empirischer Bedeutungsgehalt

Der empirische Gehalt eines wissenschaftlichen Begriffs hängt davon ab, auf welche Aspekte der Wirklichkeit das Blickfeld der Beobachtung gerichtet ist. Ein wesentlicher Grund für die Verwirrung der psychiatrischen Begriffssprache besteht darin, daß sich der gleiche Terminus auf unterschiedliche Beobachtungsebenen beziehen kann. Auf dem Gebiet der organisch bedingten psychischen Störungen kommt diese semantische Inkonsistenz bereits in der verschiedenartigen Verwendung bestimmter Merkmalsbezeichnungen zum Ausdruck. So wird z. B. von den meisten Psychiatern als Kriterium der „Bewußtseinstrübung" die Herabsetzung der Vigilanz – also eine quantitative Verringerung der Bewußtseinshelligkeit – herangezogen, während andere Autoren gerade qualitative Veränderungen des Bewußtseins als charakteristisches Merkmal der Bewußtseinsstörung ansehen oder diesen Begriff gleichbedeutend mit dem Terminus „Somnolenz" – also dem leichtesten Grad verringerter Vigilanz – verwenden (MÖLLER 1976). Unklarheiten ähnlicher Art ergeben sich auch in bezug auf zahlreiche psychoorganische Syndrombegriffe. So wird z. B. der Terminus „Demenz" von manchen Psychiatern vorwiegend zur Beschreibung bestimmter im psychopathologischen Querschnittsbild erkennbarer phänomenologischer Merkmalskombinationen herangezogen und erhält damit eine sehr weite Bedeutung. Der empirische Gehalt dieses Begriffs verengt sich aber in jeweils unterschiedlicher Weise, sobald für seine Definition zusätzliche Beobachtungen über Verlauf, Schweregrad oder körperliche Begründbarkeit der psychischen Störung herangezogen werden.

Die empirische Bedeutung psychoorganischer Merkmals- und Syndrombegriffe hängt aber nicht nur von dem Blickwinkel, sondern auch von der Blickschärfe der Beobachtung ab. Die Begriffe der Wissenschaftssprache bilden bestimmte Aspekte eines beobachtbaren Sachverhalts mit einem größeren oder geringeren Grad von Genauigkeit ab. Die Bezeichnung „Merkfähigkeitsstörung" stellt eine sehr globale und vereinfachende Kennzeichnung eines Sachverhalts dar, der durch die Beobachtung von Aufnahme-, Speicherungs- und Reproduktionsvermögen für bestimmte Gedächtnisinhalte und bei definierten Testaufgaben prinzipiell sehr viel genauer beschrieben werden kann. Verschiedene psychische Funktionen – wie z. B. Wahrnehmung und Psychomotorik – sind der testpsychologischen Untersuchung durchaus zugänglich, werden aber mit dem Inventar der klinisch-psychiatrischen Begriffssprache kaum erfaßt. Der Begriff „Demenz" läßt sich in psychopathologischer Hinsicht sehr viel genauer differenzieren, als dies in den üblichen Beschreibungen dieses Syndroms geschieht. Schon GRUHLE (1932) stellte der – durch Beeinträchtigung der Denkprozesse charakterisierten – „strukturellen" Demenz zwei andere Demenztypen gegenüber: die amnestische Form, bei der die Merkfähigkeitsstörungen überwiegen, und die apperzeptive Demenz, bei welcher vorwiegend die Auffassung betroffen ist. Auf der Grundlage einer ähnlichen psychopathologischen Differenzierung hat SCHELLER (1965) sechs verschiedenartige Demenztypen beschrieben. Differenzierungen ähnlicher Art können auch auf der Grundlage psychopathologischer Strukturanalysen erfolgen, bei denen nach den Wechselbeziehungen und dem intrapsychischen Gefüge psychoorganischer Merkmalskombinationen und nach dem Einfluß einiger weniger Elementarstörungen auf das Zustandekommen des Gesamtsyndroms gefragt wird. Dieser Untersuchungsansatz ist durch das Bemühen gekennzeichnet, aus der besonderen Art einer Leistungsstörung Rückschlüsse auf das Erleben der Kranken zu ziehen und bestimmte klinisch erkennbare Merkmale auf allgemeinere und tiefer liegende Phänomene zurückzuführen, die sich der unmittelbaren Beobachtung entziehen. Hierdurch wird zwar eine erhebliche Verfeinerung des psychologischen Begriffsinventars erreicht. Aber der empirische Gehalt dieser Termini ist nicht in einer derart engen und intersubjektiv nachprüfbaren Weise mit dem Untersuchungsgegenstand verbunden, als daß Beobachtungen dieser Art in einer reliablen Weise reproduziert werden könnten. Außerdem sind die üblichen Bedingungen der klinischen Alltagspraxis nicht dazu geeignet, um psychopathologische Analysen mit einem solchen Grad an Differenziertheit vorzunehmen.

II. Wissenschaftlicher Bedeutungsgehalt

Der wissenschaftliche Gehalt psychoorganischer Syndrombegriffe hängt davon ab, welche Art von Merkmalszusammenhängen mit dem jeweiligen Begriff beschrieben werden. Einige dieser Syndrombezeichnungen beziehen sich nahezu ausschließlich auf die Ebene des klinischen Querschnittsbildes. Sie enthalten die wissenschaftliche Hypothese, daß der beobachtbare Symptomzusammenhang auf einer Gesetzmäßigkeit beruht, welche durch die organische Ursache der klinischen Phänomene zu erklären ist. Andere Typologien organischer Psychosyndrome, die sich im Kontext unterschiedlicher psychiatrischer Denkrichtungen entwickelt haben, beziehen sich nicht ausschließlich auf das Vorhandensein bestimmter psychologischer Merkmale, sondern zugleich auf andere Beobachtungsebenen, wie z. B. den Ausprägungsgrad der Symptome oder den bisherigen Krankheitsverlauf. Solche Typologien sind besser dazu geeignet, Vorhersagen über Prognose, Therapie und Rehabilitation zu ermöglichen. Syndromkonfigurationen, die auch die vermutete Lokalisation der zugrunde liegenden Hirnschädigung berücksichtigen, erlauben oft Hypothesen über die Art des Krankheitsprozesses oder dessen Ursache. Mit solchen erweiterten Typologien nimmt auch die Komplexität des wissenschaftlichen Begriffsgehalts zu; die erklärenden und prädiktiven Aussagen beziehen sich nunmehr auf die Zusammenhänge zwischen einer größeren Zahl von Variablen. Dennoch lehnen sich die aus diesen Zusammenhängen abgeleiteten Regeln meist eng an die beobachtbaren Fakten an und stellen daher Generalisierungen empirischer Art dar.

Im Laufe des Erkenntnisfortschritts wissenschaftlicher Disziplinen werden aber zur Erklärung und Vorhersage der in ihrem Gegenstandsbereich auftretenden Zusammenhänge meist Ansätze entwickelt, die nicht mehr unmittelbar aus der Beobachtung ableitbar sind, sondern ein höheres Ausmaß theoretischer Annahmen enthalten. Als Beispiel für ein solches Konzept kann auf die Lehre von WIECK (1967) über die sog. „Funktionspsychosen" verwiesen werden. Die vielfältigen Erscheinungsbilder reversibler organischer Psychosen werden im Rahmen dieses Konzepts als quantitativ verschiedengradige Abstufungen einer einzigen zugrunde liegenden Störung – der Beeinträchtigung einer elementaren psychischen Grundfunktion – verstanden, deren morphologisches Substrat in die Gesamtheit kortikaler Dendriten lokalisiert wird. Die Wirkungen dieses Konzepts blieben allerdings regional und zeitlich begrenzt, nicht nur wegen der eigenwilligen Art der mit ihr verbundenen Terminologie, sondern auch deshalb, weil der empirische Gehalt der Theorie mit den beobachtbaren Tatsachen nicht ausreichend in Einklang stand.

Der unterschiedliche wissenschaftliche Gehalt verschiedenartiger psychoorganischer Syndrombegriffe bringt es mit sich, daß manche dieser Begriffe im Zusammenhang mit bestimmten Fragestellungen besser geeignet sind als andere. So ist z. B. die gestaltanalytische Betrachtungsweise von CONRAD (1972) ein äußerst anregendes Konzept, das die Strukturgesetze seelischen Lebens erklärt, eine neuartige Sicht psychischer Störungen ermöglicht und den inneren Zusammenhang zwischen „organischen" und „endogenen" Symptomen verständlich macht. Zur Klärung nosologischer Fragen aber trägt diese Denkrichtung nichts Wesentliches bei. Während die traditionelle klinische Semiologie zur Kategorisierung psychoorganischer Syndrome sehr brauchbar ist, kann dieses terminologische Inventar weniger gut für den Zweck herangezogen werden, Zusammenhänge zwischen spezifischen kognitiven Leistungseinbußen und der Schädigung bestimmter Hirnareale zu beschreiben. Für eine solche wissenschaftliche Fragestellung ist eine differenziertere neuropsychologische Begriffssprache besser geeignet.

III. Verifizierbarkeit

Diagnostische Begriffe müßten dazu geeignet sein, eine Verständigung zwischen Psychiatern in verschiedenen Regionen und mit unterschiedlicher theoretischer Schulrichtung zu ermöglichen, unabhängig davon, unter welchen Untersuchungsbedingungen und mit welcher spezieller Zielsetzung die Diagnose gestellt wird. Viele psychiatrische Bemühungen zielten daher in den letzten Jahren darauf ab, die Reliabilität der Beobachtungen zu erhöhen, die den diagnostischen Syndrom- und Krankheitsbegriffen zugrunde liegen. Hierbei ging es zunächst darum, bei der Identifizierung und Beschreibung psychopathologischer Sachverhalte möglichst einheitliche Informationsquellen und Beobachtungsverfahren anzuwenden. Bestrebungen dieser Art führten zu standardisierten Methoden der Befunderhebung, wie sie beispielsweise im AMPD-System (1979) ihren Niederschlag fanden, sowie zu semistrukturierten Interviewverfahren nach Art der Psychiatric Status Schedule (SPITZER et al. 1970), der Present State Examination (WING et al. 1974), der Diagnostic Interview Schedule (ROBINS et al. 1981) und des Composite International Diagnostic Interview (deutsche Version: SEMLER 1983).

Neben der Informations- und Beobachtungsvarianz psychiatrischer Diagnosen müßte aber auch deren Kriteriumsvarianz vermindert werden. Die hierzu erforderliche standardisierte Diagnostik erfolgte zunächst durch die Einführung und ständige Weiterentwicklung einer internationalen Klassifikation – der International Classification of Diseases (ICD) – und durch deren Ergänzung um ein Glossar, das zu einem integralen Bestandteil des psychiatrischen Abschnitts der 9. ICD-Revision geworden ist (Diagnoseschlüssel und Glossar 1980). Dieses Glossar stellt eine Bedeutungsanalyse diagnostischer Begriffe dar und enthält kurze Explikationen derjenigen Merkmale, die mit der jeweiligen diagnostischen Bezeichnung verbunden sind. Damit ist also eine brauchbare Zusammenfassung der idealtypischen Elemente psychiatrischer Begriffe gewährleistet, wie sie auch in den üblichen Lehrbuchdarstellungen zu finden sind. Derartige Bedeutungsanalysen bieten im konkreten Fall zumindest eine grobe Richtlinie für die Zuordnung eines Patienten zu einer nosologischen Kategorie. Namentlich in diagnostisch schwierigen Fällen sind sie aber keine eindeutige und ausreichende Entscheidungshilfe für die Einordnung des jeweiligen Zustandsbildes in eine bestimmte diagnostische Klasse. In der geplanten 10. Revision (WHO 1987) wird daher zwar ein psychiatrisches Glossar auch weiterhin Bestandteil der Gesamtausgabe sein. In der für den Psychiater bestimmten Sonderausgabe des 5. Kapitels der ICD wird aber das Glossar durch Beschreibungen und diagnostische Richtlinien ersetzt; in ihnen wird die Bedeutung der diagnostischen Syndrom- und Krankheitsbezeichnung näher erläutert. Die Beschreibungen enthalten Hinweise über die wichtigsten klinischen Merkmale und Zusatzsymptome sowie differentialdiagnostische Anmerkungen. In den diagnostischen Richtlinien wird darüber hinaus die Zahl und das diagnostische Gewicht der Symptome erläutert, die für eine zuverlässige Zuordnung der Erkrankung zu einer bestimmten nosologischen Klasse erforderlich sind. Im Gegensatz zu den Merkmalsbeschreibungen eines Glossars legen also diese diagnostischen Richtlinien sehr viel eindeutiger jene Kriterien fest, die für die Annahme eines bestimmten psychopathologischen Syndroms oder einer psychiatrischen Krankheit maßgebend sind. Sie identifizieren nicht nur den Mittelpunkt der „diagnostischen Zielscheibe" (KENDELL 1978), sondern markieren zugleich deren Rand, lassen aber bei der diagnostischen Entscheidung noch einen gewissen Grad an Flexibilität zu.

Die genannten Bemühungen um eine Verminderung der Kriteriumsvarianz und eine Erhöhung der diagnostischen Reliabilität wurden aber gleichzeitig durch eine andere Entwicklung begünstigt, nämlich die Beeinflussung neuerer psychiatrischer Klassifikationssysteme durch die Idee des logischen Empirismus. Sie erfolgte vor allem durch Vermittlung des Philosophen C. G. HEMPEL (1965). Es geht bei dieser wissenschaftstheoretischen Denkrichtung um die Frage, inwieweit wissenschaftliche Begriffe verifizierbar sind, unter welchen Voraussetzungen also die diesen Konzepten zugrunde liegenden Beobachtungen als reliabel und die in ihnen enthaltenen Annahmen als valide zu gelten haben. Aus der Sicht des Empirismus ist die Verifizierbarkeit wissenschaftlicher Konzepte nur dann gewährleistet, wenn sich die beschreibenden Inhalte eines Begriffs und die aus diesen Inhalten induktiv abgeleiteten generalisierenden Regeln und Hypothesen durch Berufung auf unmittelbare Wahrnehmungen begründen lassen. Begründungen dieser Art werden nach dem Vorschlag des Physikers P. W. BRIDGMAN (1928) durch Operationen vorgenommen, mit deren Hilfe der empirische Gehalt eines Begriffs aufgrund von Beobachtungen und Messungen des Wahrnehmungsgegenstandes zu bestimmen ist. Solche Operationen müssen also durch prozedurale und überprüfbare Verbindungen mit dem Beobachtungsgegenstand verknüpft, unter natürlichen oder experimentellen Bedingungen durchführbar und intersubjektiv überprüfbar sein. Operationale Definitionen im Bereich der Psychiatrie setzen zwar nicht die Durchführung experimenteller Testoperationen voraus. Sie erfordern jedoch, daß die Bedeutung eines Begriffs nicht erst retrospektiv aus einer Bedeutungsanalyse erschlossen, sondern von vornherein durch eine empirische Analyse festgelegt wird (SCHWARTZ u. WIGGINS 1986). Bei diesem Verfahren wird ein Terminus durch die Merkmale definiert, die ein beobachtbarer Sachverhalt aufweisen muß, um diesem Begriff zu entsprechen. Ein solches „notwendiges" Kriterium kann beispielsweise für die Kategorie „Demenz" die „Beeinträchtigung des Urteilsvermögens" sein. Wenn dieses Merkmal bei einem Patienten nicht vorhanden ist, so kann er nicht der Kategorie des Demenzsyndroms zugeordnet werden. Gleichzeitig zielt die empirische Analyse darauf ab, die „ausreichenden" Kriterien für die Zugehörigkeit zu einer bestimmten Klasse festzulegen. Damit werden also diejenigen Merkmale bestimmt, die nur bei einem Demenzsyndrom vorkommen und seine Abgrenzung gegenüber anderen Syndromkategorien ermöglichen. Hierfür werden algorithmische Entscheidungsregeln entwickelt. Sie machen die Eingruppierung eines psychiatrischen Zustandsbildes in eine spezielle Syndrom- oder Krankheitskategorie von einer bestimmten Anzahl gewichteter Merkmale abhängig, die konventionsgemäß für diese Kategorie charakteristisch sind; Vorhandensein oder Fehlen dieses Merkmals wird gleichzeitig durch möglichst genaue definitorische Kriterien festgelegt. Derartige diagnostische Verfahren wurden erstmals in Form der St. Louis-Kriterien von FEIGHNER et al. (1972) und der DC-Forschungskriterien von SPITZER et al. (1975) eingeführt; sie wurden später in das DSM III (1984) übernommen und bilden einen fakultativen Bestandteil der bevorstehenden 10. Revision der ICD (WHO 1987).

Der Operationalismus begrenzt den Definitionsbereich von Begriffen, die innerhalb der Psychiatrie einen Wert besitzen sollen, auf das Gebiet konkret beobachtbarer und empirisch nachprüfbarer Sachverhalte. Er gewährleistet, daß wissenschaftliche Termini sich nicht auf wirklichkeitsfremde oder imaginäre Sachverhalte beziehen und stellt sicher, daß die neuen diagnostischen Begriffe fest in der Welt der Tatsachen verankert und zugleich als Grundlage wissenschaftlicher Erklärungen und Vorhersagen geeignet sind. Damit werden Konzepte ausgeschlossen, die auf Erlebnisphänomenen, auf der Methode genetischen Verstehens oder auf hermeneutischen Deutungen beruhen oder aus komplexen, nicht unmittelbar erfahrungsgeleiteten Theorien abgeleitet werden. Es wird an die Tradition des Neopositivismus angeknüpft, dessen Denkrichtung sich durch ein Streben nach Einfachheit, Denkökonomie, objektiver Deskription und Realismus kennzeichnen läßt (SASS 1987).

Die gegenwärtige Entwicklung auf dem Gebiet der psychiatrischen Klassifikation wurde ebenso von der Beeinflussung durch diese wissenschaftstheoretischen Überlegungen wie von den Bemühungen um eine Standardisierung der Diagnostik geprägt. Beide Ansätze lassen eine gemeinsame Zielrichtung erkennen. Sie führen zu einer deutlichen Betonung der deskriptiven Aspekte psychopathologischer Sachverhalte, zu einer Beobachtungsnähe der Merkmalsbeschreibung, zur starken Bewertung der diagnostischen Reliabilität sowie zur operationalen Definition psychiatrischer Begriffe (SCHWARTZ u. WIGGINS 1986). Diese Tendenzen haben auch auf dem Gebiet organisch bedingter psychischer Störungen einen Wandel der Taxonomie zur Folge gehabt, die sich sowohl in der DSM III als auch in der 10. Revision der ICD niederschlägt. Der Inhalt der neu definierten Begriffe beruht auf Merkmalsbeobachtungen, deren Richtigkeit sich in jedem Einzelfall durch eine operationalisierte Diagnostik verifizieren läßt. Die in den diagnostischen Begriffen enthaltene Annahme, daß diese Einzelmerkmale in einem regelhaften inneren Zusammenhang stehen, aus dem sich erklärende und prädikative Gesetzmäßigkeiten ableiten lassen, stützt sich auf wissenschaftliche Erfahrungstraditionen und auf den diagnostischen Konsens einer großen Gruppe von Psychiatern, die an der Entwicklung der neuen Klassifikationssysteme beteiligt waren. Die Begriffe haben einen klar definierten empirischen Gehalt, so daß ihre Anwendung voraussichtlich mit einem hohen Grad an Reliabilität erfolgen kann. Ihr wissenschaftlicher Gehalt ist plausibel. Dennoch bleibt die Frage offen, ob die neu gebildeten Syndromkategorien die Vielfalt psychopathologischer Erscheinungsbilder bei organisch bedingten psychopathologischen Störungen tatsächlich erschöpfend beschreiben und sich gegenseitig ausschließen oder inwieweit sich die zur Definition der Syndrome herangezogenen Kriterien auf Merkmale stützen, die den inneren Zusammenhang der beobachteten Phänomene in einer der Wirklichkeit entsprechenden Weise zur Darstellung bringen. Die Überprüfung dieser Fragen, d. h. die Verifizierung der in den Begriffen enthaltenen Gesetzesaussagen, bedarf eines kontinuierlichen Validierungsprozesses, bei dem unter Zuhilfenahme von neurobiologischen Befunden, Verlaufsdaten und anderen Beobachtungsquellen zu entscheiden ist, ob die provisorisch formulierten Hypothesen tatsächlich gültig sind.

D. Explikation des Begriffs „organische Psychosyndrome"

Die Einführung von DSM III und die Entwicklung der ICD 10 markieren den Übergang von traditionellen zu neueren psychiatrischen Klassifikationskonzepten. Im Sinne des logischen Empirismus kann dieser Übergang als eine Explikation herkömmlicher Begriffe verstanden werden, die nach HEMPEL (1970) in drei Abschnitten verläuft.

In einer ersten Stufe wird eine Bedeutungsanalyse der allgemein gebräuchlichen Konzepte vorgenommen. Wissenschaftliche Begriffe bedürfen von Zeit zu Zeit einer genauen inhaltlichen Bestimmung, da ihre Bedeutung im Lauf der jahrelangen Verwendung oft ihre ursprüngliche Klarheit und Eindeutigkeit verliert und einen verschwommenen oder uneinheitlichen Charakter annimmt. Unter diesen Umständen ist eine Antwort auf die Frage erforderlich, in welcher Weise das jeweilige Konzept von Wissenschaftlern unterschiedlicher Schulrichtung angewandt wird. Damit wird die Bedeutung des jeweiligen Begriffs im Kontext verschiedenartiger wissenschaftlicher Lehrmeinungen freigelegt.

Auf dieses Stadium der Bedeutungsanalyse folgt die Redefinition der Begriffe. Sie knüpft so weit als möglich an den Bedeutungsinhalten an, die in der Wissenschaftstradition gebräuchlich waren, versucht aber gleichzeitig, den bisherigen Bezeichnungen eine klarere und präzisere Fassung zu geben, so daß sie für eine Erörterung des zugrunde liegenden Sachverhalts und für eine wissenschaftliche Verständigung besser geeignet sind.

Die Stufe der Rekonstruktion wissenschaftlicher Konzepte wird von dem dritten Stadium der begrifflichen Explikation begleitet. Es besteht in einer empirischen Analyse der neu gewonnenen Begriffsklassen. Das Ziel dieser Analyse läuft auf die Frage hinaus, welche der in der Wirklichkeit beobachteten Zusammenhänge durch die neuen Begriffsdefinitionen erfaßt werden und ob diese Begriffe generalisierbare Hypothesen und Gesetzmäßigkeiten enthalten, die systematische regelhafte Beziehungen mit anderen wissenschaftlichen Konzepten eingehen.

Auf der Grundlage dieses Explikationsmodells wird im folgenden Abschnitt zunächst eine Bedeutungsanalyse der häufigsten psychoorganischen Syndrombegriffe vorgenommen. Im Anschluß daran wird auf die Rekonstruktion dieser Termini im Rahmen neuer Klassifikationssysteme und auf deren empirische Analyse eingegangen.

E. Bedeutungsanalyse psychoorganischer Syndromsemiologien

Die Beschreibung organischer Psychosyndrome erfolgt im Rahmen verschiedener Semiologien, die sich auf der Grundlage bestimmter psychiatrischer Schulrichtungen entwickelt haben und konkurrierende Bezugspunkte für die Definition dieser Syndrome darstellen. Derartige Semiologien unterscheiden sich durch die Beobachtungsebene, auf die sie sich beziehen und innerhalb derer die Abgrenzung einzelner psychoorganischer Merkmalskombinationen erfolgt. In den nächsten Abschnitten wird eine Beschreibung dieser klinischen Typologien und eine Bedeutungsanalyse der in ihnen enthaltenen Begriffe vorgenommen.

I. Psychopathologische Semiologie

Zur Kennzeichnung organischer Psychosyndrome können Kriterien herangezogen werden, die ausschließlich auf der Beschreibung organisch bedingter psychopathologischer Merkmalskombinationen beruhen. Eine solche Semiologie bezieht sich nur auf das syndromale Querschnittsbild, nicht aber auf zusätzliche Merkmale, die aus der Betrachtung ausgeblendet werden. Der zeitliche Verlauf des zugrunde liegenden Krankheitsprozesses, die Lokalisation der Schädigung oder Schweregrad und vermutliche Prognose der psychischen Störung werden also nicht berücksichtigt. Deskriptive Semiologien dieser Art führen zur Abgrenzung einer großen Zahl unterschiedlicher psychoorganischer Zustandsbilder.

Innerhalb dieser Vielfalt psychoorganischer Prädilektionstypen läßt sich eine Untergliederung in zwei verschiedenartige Syndromgruppen vornehmen (Tabelle 1). Bei einer ersten Gruppe stehen Störungen des Bewußtseins oder Beeinträchtigungen höherer kognitiver Leistungen – z. B. Gedächtnis und Intelligenz – im Vordergrund, die sich von den psychopathologischen Merkmalen bei funktionellen psychischen Krankheiten i. allg. gut unterscheiden lassen und den zwingenden Rückschluß auf eine organische Hirnschädigung nahelegen. Zerebrale Strukturveränderungen oder Funktionsstörungen – z. B. innerhalb des limbischen Systems – sind notwendig, um derartige psychopathologische Veränderungen – z. B. ein amnestisches Syndrom – hervorzurufen und sind eine ausreichende Erklärung für deren Zustandekommen, da sie beim Vorhandensein einer solchen organischen Schädigung in hundert Prozent der Fälle auftreten. Wir können diese Erscheinungsbilder als psychoorganische Syndrome ersten Ranges bezeichnen.

Diesen klassischen psychoorganischen Merkmalskombinationen steht jedoch eine zweite Untergruppe psychopathologischer Erscheinungsbilder gegenüber, die ebenfalls auf der Grundlage einer organischen Ätiologie entstehen, sich aber vorwiegend auf dem Gebiet der Wahrnehmung, der Denkinhalte, der Emotionalität, der Persönlichkeit und des Sozialverhaltens oder in Form anderer Phänomene manifestieren, während Störungen des Bewußtseins oder kognitive Beeinträchtigungen nur gering ausgeprägt oder nicht sicher nachweisbar sind. Auch für die Entstehung dieser sehr uneinheitlichen Gruppe psychopathologischer Merkmalskombinationen sind organische Ursachen in bestimmten konkreten Einzelfällen eine notwendige Voraussetzung. Ein solcher Zusammenhang ist jedenfalls dann zu bejahen, wenn die Ursache – z. B. der Alkoholentzug bei chronischem Alkoho-

Tabelle 1. Organische Psychosyndrome

A. Syndrome ersten Ranges
Delir*●○
Demenz*●○
Amnesie*●○
Aphasische, apraktische und agnostische Symptomkomplexe

B. Syndrome zweiten Ranges
Organische Persönlichkeitsveränderung*●○
Organische Halluzinose*●○
Organisches Wahnsyndrom oder schizophrenie-ähnlicher Zustand*●○
Organisches affektives Syndrom*●○
Organisches Angstsyndrom●○
Organisches Zwangssyndrom
Organisches Katatonie-Syndrom○
Organisches Neurasthenie-Syndrom○
Altersabhängiges Syndrom der Vergeßlichkeit (benigne senile Vergeßlichkeit)
Andere, gemischte und atypische hirnorganische Psychosyndrome*●○

---

* = im DSM III enthalten
● = in der Revision des DSM III (DSM III–R) enthalten
○ = in der 10. Revision der ICD enthalten

lismus – erfahrungsgemäß belangvoll genug ist, um die Manifestation derartiger psychopathologischer Störungen – z. B. Halluzinose – zu verursachen, wenn zwischen den organischen Determinationsfaktoren und dem Auftreten der psychischen Krankheit ein eindeutiger zeitlicher Zusammenhang besteht und ätiologische Faktoren nicht-organischer Art mit hinreichender Sicherheit ausgeschlossen werden können. Aber völlig gleichartige klinische Phänomene treten auch bei endogenen Psychosen und anderen funktionellen Störungen auf, und das jeweilige psychopathologische Syndrom manifestiert sich nur bei einem kleinen Teil derjenigen Patienten, bei denen der organische Determinationsfaktor vorhanden ist. Für die Entstehung dieser zweiten Gruppe psychoorganischer Syndrome sind also organische Ursachen nicht ausreichend und nur in bestimmten Fällen notwendig. Solche Merkmalskombinationen nennen wir psychoorganische Syndrome zweiten Ranges. Hierzu gehören beispielsweise die organische Persönlichkeitsveränderung und Halluzinose oder das organische affektive Syndrom und Wahnsyndrom.

1. Psychoorganische Syndrome ersten Ranges

Hierzu zählen Delir, Demenz und Amnesie.

a) Delir

Dieser Terminus erfaßt alle diejenigen organischen Psychosyndrome, die mit einer Bewußtseinstrübung einhergehen. Im traditionellen psychiatrischen Sprachgebrauch wird die Bezeichnung oft nur für solche Erscheinungsbilder angewandt, die durch Situationsverkennung, optische Sinnestäuschungen und Veränderungen des Realitätsbezugs gekennzeichnet sind. Im Rahmen neuerer Klassifikationssysteme hat sich aber die Bedeutung des Delir-Begriffs ausgeweitet, und es werden hierunter auch andere Zustände verminderter oder eingeengter Vigilanz – z. B. Verwirrtheits- oder Dämmerzustände – verstanden. Zu diesem Syndrom gehört vor allem eine Beeinträchtigung des Bewußtseins und der Aufmerksamkeit. Die Herabsetzung des Bewußtseins kann verschiedene Schweregrade annehmen – Benommenheit, Somnolenz, Sopor oder Koma –, geht aber oft auch mit qualitativen Veränderungen des Erlebens einher. Es besteht eine verminderte Fähigkeit, die Aufmerksamkeit einem bestimmten Wahrnehmungsgegenstand zuzuwenden, sie längere Zeit hierauf zu zentrieren oder sie von einem Gegenstand wieder abzulenken und auf einen anderen Sachverhalt zu richten. Die Bewußtseinsstörung hat eine zweite Gruppe typischer Merkmale zur Folge, die für das Delir-Syndrom charakteristisch sind: Es handelt sich dabei um kognitive Beeinträchtigungen in Form von Wahrnehmungsstörungen mit Illusionen und Halluzinationen – meist auf optischem Gebiet –, Behinderungen des abstrakten Denkens mit Verwirrtheit des Gedankengangs sowie Störungen der Situationsauffassung, des Kurzzeitgedächtnisses und der Orientierung.

Drittens bestehen Veränderungen der Psychomotorik, die sich in einem Mangel oder Überschuß an Aktivität, verlängerten Reaktionszeiten, vermehrtem oder vermindertem Rededrang und Neigung zu Schreckreaktionen äußern. Als vierte Merkmalsgruppe läßt sich beim Delir-Syndrom eine Veränderung des Schlaf-Wach-Rhythmus nachweisen; dazu gehören Schlaflosigkeit, Benommenheit während des Tages, Verschlimmerung der Symptome in den Abend- und Nachtstunden sowie Alpträume, die sich nach dem Erwachen als Illusionen oder Sinnestäuschungen fortsetzen können.

Zu den genannten Hauptmerkmalen können noch emotionale Störungen hinzutreten in Form von Angst, Ratlosigkeit, Depression, Reizbarkeit, Euphorie oder Apathie. Insgesamt umfaßt das Delir alle diejenigen psychoorganischen Prädilektionstypen, die bei akuten körperlichen Krankheiten auftreten und durch das Leitsymptom einer Bewußtseinstrübung gekennzeichnet sind. Nicht eingeschlossen sind dagegen Zustände, die mit einer Steigerung der Vigilanz oder mit Beeinträchtigungen der Ordnungsfunktion des Bewußtseins verbunden sind und vor allem im Zusammenhang mit bestimmten Intoxikationen auftreten. Der Delirbegriff erstreckt sich auch nicht auf solche Begleit- oder Folgeerscheinungen akuter organischer Psychosen, die nicht mit einer Bewußtseinsveränderung einhergehen.

b) Demenz

Im Gegensatz zum Delir ist das Demenz-Syndrom durch das Fehlen einer Bewußtseinstrübung gekennzeichnet. Zur Charakterisierung der Demenz werden außerdem drei Kriterien herangezogen. Erstens gehört dazu eine objektiv nachweisbare Beeinträchtigung des Gedächtnisses, die sich auf die beruflichen Leistungen, die soziale Anpassung und das Alltagsverhalten auswirkt. In Mitleidenschaft gezogen ist vor allem die Lernfähigkeit für neue Informationen sowie die Reproduktion von Erinnerungen, die im Altgedächtnis gespeichert sind, wobei vorwiegend jüngere, aber auch früher erworbene Gedächtnisinhalte betroffen sind. In schweren Fällen ist auch das primäre Gedächtnis, also das unmittelbare Behalten, gestört.

Ein zweites Merkmal der Demenz besteht in dem zunehmenden Verlust früherer intellektueller Fähigkeiten. Betroffen sind vor allem abstraktes Denken, Urteilsvermögen, Erfassung und Verarbeitung von Informationen und Konzentrationsfähigkeit. In manchen Fällen sind auch andere kognitive Leistungen auf dem Gebiet der Sprache, der motorischen Handlungsentwürfe und der gestalteten Wahrnehmung in Mitleidenschaft gezogen, die auf eine Beeinträchtigung spezifischer kortikaler Funktionen hindeuten.

Während sich die beiden bisher genannten Merkmale auf den Bereich kognitiver Leistungen beziehen und als „Hirnleistungsschwäche" zusammengefaßt werden können, erstreckt sich eine dritte Gruppe von Symptomen auf Veränderungen der Persönlichkeit. Es handelt sich dabei um Störungen von Motivation, Psychomotorik, emotionaler Kontrolle und Sozialverhalten. Veränderungen der Motivation und der Psychomotorik manifestieren sich als Antriebsschwäche und allgemeine Verlangsamung des psychischen Tempos. Emotionale Störungen äußern sich in Veränderungen der habituellen Grundstimmung – meist in Form von Euphorie, Dysphorie oder Depression – sowie in einer Labilität oder Inkontinenz der affektiven Reaktionsweise, meist in Form von Reizbarkeit oder Rührseligkeit. Störungen des Sozialverhaltens sind Folge einer Zuspitzung, Nivellierung oder tiefgreifenden Abwandlung primärer Charakterzüge.

Der aus dem psychopathologischen Querschnittsbild abgeleitete Demenzbegriff ist sehr weit und umfassend. Er engt sich in verschiedene Richtungen ein, wenn zu seiner Charakterisierung zusätzlich klinische Merkmale wie Schweregrad, Verlauf, Krankheitsdauer oder Lokalisation der zugrunde liegenden Schädigung herangezogen werden.

c) Amnesie

Im Gegensatz zum Delir fehlt beim amnestischen Syndrom die Bewußtseinstrübung; im Gegensatz zur Demenz sind intellektuelle Störungen nicht vorhanden oder stehen nicht im Vordergrund. Betroffen ist in erster Linie das Gedächtnis, vor allem das Erlernen und die Einprägung neuer Informationen. Außerdem wird auch die Rekonstruktion früher erlernter Gedächtnisinhalte beeinträchtigt, was eine Reproduktionsstörung vor allem für jüngere Erfahrungen zur Folge hat. Die Amnesie betrifft besonders die zeitliche Abfolge, den räumlichen Kontext und die Informationsquelle von Ereignissen. Das unmittelbare Behalten – also das primäre Gedächtnis – ist nicht in Mitleidenschaft gezogen. Auch die Merkfähigkeit – also das längere Behalten neu erlernter Gedächtnisinhalte – ist nur bei bestimmten Schädigungsfolgen – z. B. in den Tagen und Wochen nach einer Elektrokonvulsionsbehandlung – beeinträchtigt. Einige Amnesien – z. B. bei Schädel-Hirn-Traumen oder bei der sog. transienten globalen Amnesie – erstrecken sich nur auf kurze, vorübergehende Lebensperioden; andere – wie z. B. das „klassische" amnestische Syndrom im Sinne der Korsakoff-Psychose – sind zeitlich ausgedehnt und persistierend.

Neben den Gedächtnisstörungen sind beim amnestischen Syndrom häufig Konfabulationen vorhanden; sie können gelegentlich auch bei den amnestischen

Beeinträchtigungen im Rahmen einer Demenz vorkommen. Dabei sollte man „provozierte" Konfabulationen, die von Patienten bei gezieltem Befragen als eine Art Verlegenheitslösung zur kurzfristigen Überbrückung von Gedächtniseinbußen herangezogen werden, von „phantastischen" Konfabulationen unterscheiden (Berlyne 1972; Kopelman 1987), die spontan geäußert und kontinuierlich aufrecht erhalten werden; sie haben meist einen bizarren Inhalt, treten im Zusammenhang mit Größenideen auf und sind zuweilen kaum von wahnhaften Erinnerungsfälschungen zu unterscheiden. Oft ist das amnestische Syndrom mit emotionalen Störungen im Sinne von Apathie, Antriebslosigkeit und fehlender Krankheitseinsicht begleitet. Frühere Autoren haben auf den Zusammenhang des amnestischen Symptomenkomplexes mit allgemeineren und tiefer liegenden Störungen des Denkens (Pick 1915), der Einstellung (Grünthal 1923) und der Vitalsphäre (Bürger-Prinz u. Kaila 1930) hingewiesen.

2. Psychoorganische Syndrome zweiten Ranges

Persönlichkeitsstörungen können Ausdruck vieler verschiedenartiger psychiatrischer Erkrankungen sein und sind als solche nicht für eine organische Krankheitsursache charakteristisch. Sie gehören daher eher in den Bereich der psychoorganischen Syndrome zweiten Ranges. *Persönlichkeitsveränderungen organischer Herkunft* sind aber durch ein Verhaltensmuster gekennzeichnet, das von dem Primärcharakter des betroffenen Patienten meist in bestimmter Weise abweicht. Kennzeichnend sind vor allem emotionale Störungen im Sinne von affektiver Labilität, Euphorie, Apathie oder Reizbarkeit sowie die Enthemmung von Triebbedürfnissen und Impulsen ohne Rücksicht auf bislang beachtete soziale Konventionen. Die Durchführung zielgerichteter Aktivitäten und die Entwicklung und längerfristige Beibehaltung von Plänen ist beeinträchtigt. Zu den organischen Persönlichkeitsveränderungen zählen auch charakterliche Besonderheiten, wie sie vor allem bei Patienten mit Temporallappenepilepsie beobachtet werden, z.B. Umständlichkeit, psychische Viskosität, Einnahme starrer religiöser oder weltanschaulicher Haltungen, Mißtrauen, wahnähnliche Reaktionen sowie Veränderungen des Sexualverhaltens.

Als *organische Halluzinationen* werden Zustände bezeichnet, die durch das episodische oder persistierende Vorhandensein optischer oder akustischer Sinnestäuschungen bei klarem Bewußtsein charakterisiert sind. Mit der Einbeziehung dieser Erscheinungsbilder und der organischen Wahnsyndrome hat sich der klassische Rahmen psychoorganischer Prädilektionstypen im Lauf der Zeit immer mehr von den typischen „heteronomen" (Kleist 1926) Syndromen auf ein großes Spektrum „homogener" Bilder ausgedehnt. Die Grenze organisch begründbarer „exogener" Psychosen verlagerte sich weit in den Bereich der phänomenologisch „endogen" anmutenden „endoformen" (Alsen 1969) Prägnanztypen und der neurotisch-psychoreaktiven Manifestationsformen organisch bedingter psychischer Störungen. Schon in den früheren Auflagen der Psychiatrie der Gegenwart hat Conrad (1973) festgestellt, daß es praktisch kein psychotisches Zustandsbild gäbe, das nicht auch bei körperlich begründbaren Psychosen zu finden sei und dies ebenso wie Huber (1972) durch zahlreiche Beispiele belegt.

Schizophrenieähnliche Psychosen treten vor allem bei Epilepsie, Hirntraumen, progressiver Paralyse, Chorea Huntington und Narkolepsie häufiger auf, als es der Zufallserwartung entspricht; das gleiche gilt – wenn auch weniger deutlich – für Hirntumoren, rheumatische Enzephalopathien und Morbus Wilson (DAVISON u. BAGLEY 1969). Unter den akuten exogenen Psychosen eines Allgemeinkrankenhauses fand CUTTING (1980) in 34% der Fälle ein paranoid-halluzinatorisches Zustandsbild ohne gleichzeitige Bewußtseinstrübung. In einem großen Kollektiv von annähernd 1700 Patienten mit organischen Psychosen waren Symptome ersten Ranges von K. SCHNEIDER in 7% der Fälle und bei 13% solcher Patienten nachweisbar, bei denen die organische Erkrankung mit einer produktiven Symptomatik einherging (MARNEROS 1985). Besonders häufig sind solche Symptome beim Fehlen einer Bewußtseinsstörung sowie in bestimmten ätiologischen Untergruppen; bei nicht-deliranten Alkoholpsychosen und epileptischen Psychosen ist der Anteil von Patienten mit Symptomen ersten Ranges fast ebenso hoch wie bei der Schizophrenie. Bei chronischem Mißbrauch von Ephedrin und verwandten Substanzen wurden Psychosen beobachtet, die von einer Schizophrenie kaum zu unterscheiden waren und teilweise in defektähnliche Verläufe übergingen (PANSE u. KLAGES 1964). In neuerer Zeit sind durch Drogenabusus ausgelöste, sich eigengesetzlich entwickelnde Psychosen beschrieben worden, die in ihrem Erscheinungsbild und Verlauf vorwiegend schizophrenen Psychosen entsprechen (BRON 1982). *Wahnphänomene* können grundsätzlich bei allen Hirnprozessen auftreten, am häufigsten bei progressiver Paralyse, Epilepsie und Hirntumoren, aber auch bei akuten oder chronischen Intoxikationen und experimentellen Psychosen (HUBER 1964) sowie bei subkortikalen Erkrankungen (CUMMINGS 1986). *Katatone Syndrome* sind bekanntlich nicht auf die Schizophrenie beschränkt, sondern werden in den unterschiedlichsten diagnostischen Zusammenhängen beobachtet, vor allem bei der Enzephalitis, progressiver Paralyse, CO-Vergiftungen, Hirntumoren, anderen – oft nicht ausreichend rubrizierbaren – zerebralen Prozessen (HUBER 1955) und als Folge der Anwendung neuroleptischer und psychotomimetischer Substanzen. SASS (1985) spricht von der Möglichkeit einer biologisch determinierten „psychomotorischen Vulnerabilität", die bei entsprechend Disponierten im Verlauf verschiedenartiger Krankheitsprozesse zum Zustandekommen katatoner Erscheinungen führt. Insgesamt sind offensichtlich für die Entstehung psychoorganischer Randsyndrome paranoider, halluzinatorischer oder katatoner Prägung Schädigungen der linken Hirnhemisphäre, des Temporallappens, des Zwischenhirns und der Stammganglien von besonderer pathogenetischer Bedeutung (DAVISON u. BAGLEY 1969).

Auch *manische und depressive Erscheinungsbilder* können durch hirnorganische Erkrankungen oder durch die Einwirkung pharmakologischer Substanzen zustandekommen. KRAUTHAMMER u. KLERMAN (1978) haben „sekundäre" Manien als Folge von intrakraniellen Tumoren, Infektionskrankheiten, Stoffwechselstörungen, Epilepsie und verschiedenen Medikamenten beschrieben. Fälle dieser Art sind meist durch höheres Erkrankungsalter und Fehlen einer familiären Belastung gekennzeichnet. Unter 74 Patienten mit akuten organischen Psychosen fand CUTTING (1980) bei 34% depressive und bei 16% maniforme Verstimmungen mit und ohne Bewußtseinsstörungen. MARNEROS (1982) beschrieb endogendepressive Zustandsbilder bei hirnatrophischen Prozessen, die mit einer asthe-

nisch-hypochondrischen Prodromalsymptomatik einsetzten und in rein psychoorganische Syndrome übergingen. Depressionen sind ein Kardinalsymptom subkortikaler Demenzen (ALBERT et al. 1974; MCHUGH u. FOLSTEIN 1975). Depressive Verstimmungen bei Morbus Parkinson kommen sehr viel häufiger vor als bei
anderen neurologischen oder internistischen Erkrankungen mit einem vergleichbaren Ausmaß körperlicher Behinderungen; Depressionen bei dieser Krankheit
gehen oft den neurologischen Störungen zeitlich voraus und weisen keine engen
Beziehungen zu dem Grad der motorischen Funktionsbeeinträchtigung auf
(MAYEUX et al. 1981). Unter 41 Patienten mit der Erstmanifestation einer endogenen Depression im höheren Lebensalter fanden JACOBY et al. (1983) eine Untergruppe, bei der im Computertomogramm des Schädels eine deutliche Erweiterung der Ventrikel und eine verminderte Gewebsdichte in mehreren Hirnregionen
bestand und der weitere Krankheitsverlauf durch eine erhöhte Mortalität gekennzeichnet war. Als Beispiel medikamentenbedingter depressiver Syndrome ist vor
allem der depressiogene Reserpineffekt zu nennen; auf andere Substanzgruppen,
die ebenfalls zu depressiven Zustandsbildern führen können, haben MATUSSEK
und HOLSBOER in Band 5 dieses Handbuches hingewiesen. Unmittelbar nach einem Schlaganfall und in den Monaten danach treten bei mehr als 60 Prozent der
Patienten länger anhaltende Depressionen auf, die größtenteils den typischen affektiven Störungen im Sinne des DSM III zuzuordnen sind (ROBINSON et al. 1984)
und offensichtlich auf einer neuroanatomischen und neurophysiologischen
Grundlage beruhen. Infarkte der linken Hemisphäre führen nämlich häufiger zu
einer depressiven Symptomatologie als solche der rechten Hirnhälfte; außerdem
besteht bei linksseitigen Anteriorinfarkten eine enge Korrelation zwischen dem
Schweregrad der Depression und der Nähe der Schädigungszone zum Frontalpol
(ROBINSON et al. 1985).

3. Andere psychoorganische Syndrome

Auf Tabelle 1 werden noch einige weitere psychoorganische Syndrome angeführt.
Aphasische, apraktische und agnostische Symptomenkomplexe, die isoliert auftreten und nicht mit einer globalen Beeinträchtigung anderer kognitiver Leistungen
einhergehen, stellen eine Sondergruppe von organischen Psychosyndromen dar,
die auf einer besonderen Schädigungslokalisation beruhen und in einer Aufzählung psychoorganischer Merkmalskombinationen nicht fehlen sollten. Das gleiche gilt für das Syndrom der „senilen benignen Vergeßlichkeit" (KRAL 1962), das
für viele Menschen in der zweiten Lebenshälfte eine erhebliche Beeinträchtigung
bedeuten kann und über dessen neurobiologische Grundlage, klinischen Verlauf
und therapeutische Beeinflußbarkeit noch wenig bekannt ist. In jüngster Zeit ist
der Versuch gemacht worden, eine genauere Definition und Abgrenzung dieses
Syndroms vorzunehmen und operationale Ein- und Ausschlußkriterien zu entwickeln, die für Forschungszwecke geeignet sind (CROOK et al. 1986).
  Dagegen haben andere syndromale und diagnostische Begriffe, die in der Terminologie organischer Psychosen lange Zeit hindurch eine Rolle spielten, heute
ihre eigenständige Stellung eingebüßt. Hierzu gehört die „Presbyophrenie", deren
klinisches Erscheinungsbild durch schwere Gedächtniseinbußen, Konfabulatio-

nen, Desorientiertheit, Hyperaktivität und Erhaltenbleiben der Persönlichkeit charakterisiert ist (BERRIOS 1986). Symptomenkombinationen dieser Art sind bei Aneurysmen der Arteria communicans anterior beschrieben worden, stellen aber möglicherweise auch eine spezielle Unterform der Alzheimerschen Krankheit mit besonders schwerer Atrophie des Locus coeruleus dar (BERRIOS 1985).

II. Komplexe klinische Semiologien

Die Definition der organischen Psychosyndrome in den neueren psychiatrischen Klassifikationssystemen stützt sich zwar hauptsächlich auf die Beobachtung des psychopathologischen Querschnittsbildes, weil sich auf dieser Grundlage am ehesten ein diagnostischer Konsens zwischen Psychiatern mit unterschiedlicher Herkunft und Erfahrung erzielen läßt. Dennoch wurden bei der Festlegung der Syndrombegriffe im DSM III und in der 10. Revision der ICD bis zu einem gewissen Grad auch andere klinische Kriterien herangezogen. Dies entspricht der historischen Entwicklung, in deren Verlauf zur Kennzeichnung der Syndrome neben der Beschreibung des psychopathologischen Querschnittsbefundes von jeher auch andere Merkmale berücksichtigt wurden. Hierzu gehören Feststellungen über das Vorliegen organpathologischer Befunde, die Lokalisation der zugrunde liegenden Schädigung, Erkrankungsalter, Verlaufscharakter des Krankheitsprozesses sowie Schweregrad und Prognose der psychischen Störungen. Aus dieser gleichzeitigen Betrachtung mehrerer Beobachtungsebenen entstanden komplexe Semiologien psychoorganischer Syndrome, die zunächst für bestimmte traditionelle Schulrichtungen kennzeichnend waren, sich aber meist mehr oder weniger deutlich in denjenigen Klassifikationen wiederfinden, die heute international am weitesten verbreitet sind. Die Bedeutungsanalyse dieser komplexen Semiologien wird auf Tabelle 2 zusammengefaßt; sehr viel genauere Hinweise und Erläuterungen finden sich in dem Buch "Organic Psychiatry" von LISHMAN (1987).

1. Verlauf

Historisch begann die Entwicklung syndromaler Typologien organisch bedingter Psychosen mit der Unterteilung der klinischen Zustandsbilder in akute und chronische Erscheinungsformen. Eine solche Aufgliederung kann oft wichtige Anhaltspunkte für die Ursache der zugrunde liegenden Schädigung liefern. Dabei werden die Bezeichnungen „akut" und „chronisch" meist auf den Verlaufstyp des zugrunde liegenden somatischen Prozesses bezogen. Die „akuten" Psychosyndrome sind in der Regel durch rasch einsetzende und nach einiger Zeit wieder abklingende, die „chronischen" Psychosyndrome dagegen meist durch schleichend beginnende, andauernde oder fortschreitende Krankheiten hervorgerufen. Die Prognose hängt bei beiden Erscheinungsformen von der zugrunde liegenden Ätiologie ab; auch chronische Psychosyndrome können reversibel sein. Trotz unterschiedlicher Akzentuierung der Einzelmerkmale gibt es zwischen akuten und chronischen Psychosyndromen viele Übergänge. Nahezu alle Erscheinungsbilder chronischer Hirnprozesse können gelegentlich auch im Verlauf akuter somatischer Psychosen auftreten.

Tabelle 2. Komplexe Semiologien organischer Psychosyndrome

Zusätzliche – neben der psychopathologischen Querschnitts-beschreibung herangezogene – Beobachtungsebene	Die Semiologie dient zur Kennzeichnung des Gegensatzes		Besonderheiten gegenüber einfacher – lediglich auf psychopathologischer Querschnittsbeschreibung beruhender – Semiologie	Berücksichtigung dieser Semiologie im DSM III und in der ICD 10
	zwischen	und		
1. Krankheitsverlauf	Akuter exogener Reaktionstyp	Organisches Psychosyndrom i.e.S. Hirnlokales und endokrines Psychosyndrom	Berücksichtigung des akuten Verlaufs beim Delir und des chronischen Verlaufs bei der Demenz. Hervorhebung von akuten organischen Psychosen ohne Bewußtseinsstörung	Akuter Beginn (DSM III ICD 10) und kurze Dauer (ICD 10) des Delirs; längerer Verlauf der Demenz (ICD 10)
	Bewußtseinstrübung, Durchgangssyndrom	Pseudoneurasthenisches Syndrom, organischer Per-sönlichkeitsabbau, Demenz		
2. Prognose	Reversible Syndrome (Funktionspsychosen)	Organische Defekt-Syndrome (pseudoneurasthenisches Syndrom, organischer Per-sönlichkeitsabbau, Demenz)	Einengung des Demenzbe-griffs auf irreversible organische Krankheits-prozesse	
3. Lokalisation der Schädigung	Organisches Psychosyndrom i.e. S.	Hirnlokales und endokrines Psychosyndrom	Differenzierung des Demenzbegriffs aufgrund der Schädigungslokali-sation	
	Kortikale Demenz	Subkortikale (Hirnstamm-) Demenz		
4. Schweregrad	Nicht-psychotische Formen organischer Psychosen	Psychotische Formen organischer Psychosen	Einengung des Demenzbe-griffs auf besonders schwere Formen kognitiver Leistungseinbußen	Der Demenzbegriff wird auf sämtliche Schweregrade kognitiver Leistungs-einbußen ausgedehnt. In den Forschungskriterien der ICD 10 wird die Demenz jedoch in drei verschiedene operational definierte Schweregrade untergliedert
	Leichtes und mittel-gradiges organisches Psychosyndrom i.e.S.	Schweres organisches Psychosyndrom i.e.S. (=Demenz)		
	Pseudoneurasthenisches Syndrom, organischer Persönlichkeitsabbau	Demenz		

5. Erkrankungsalter	Geistige Behinderung	Demenz	Als Demenz wird lediglich der Verlust geistiger Fähigkeit nach Stabilisierung des Intelligenzquotienten bezeichnet	Als Demenz gilt ebenfalls der Verlust vorher bestehender mnestischer und intellektueller Fähigkeiten
	Frühkindliches exogenes Psychosyndrom	Pseudoneurasthenisches Syndrom, organischer Persönlichkeitsabbau		
6. Körperliche Begründbarkeit	„Echte" organische Psychosyndrome	„Pseudo-organische" Psychosyndrome (z. B. hysterische Dämmerzustände, Amnesien und Pseudodemenzen. Depressive Pseudodemenz).	Bei nicht vorhandener oder nicht nachweisbarer körperlicher Grundlage werden organische Psychosyndrome nicht als solche definiert sondern als pseudoorganische Psychosyndrome bezeichnet	Das DSM III führt die körperliche Begründbarkeit ausdrücklich als ein Kriterium der organischen Psychosyndrome auf, macht aber bei der Demenz bestimmte Ausnahmen. In der ICD 10 gehört die körperliche Begründbarkeit nicht zu den Bestimmungskriterien des Demenzbegriffs
7. Ätiologie	Ätiologisch unspezifische organische Psychosyndrome	Bestimmte psychoorganische Merkmalskombinationen (z. B. gesteigerte Vigilanz), die aus der Beschreibung organischer Psychosyndrome ausgeklammert und nur noch als Merkmale bestimmter Krankheitsdiagnosen (z. B. Drogenpsychosen) angeführt werden.	Beschränkung der psychoorganischen Syndromdiagnosen auf ätiologisch unspezifische Merkmalskombinationen	Dieses Prinzip wird vom DSM III und von der ICD 10 übernommen

Zu den häufigsten Merkmalskombinationen bei akuten körperlichen Krankheiten gehört das Delir, dessen Symptomatologie im vorangehenden Abschnitt erläutert wurde. Viele akute Körperkrankheiten sind aber durch psychopathologische Erscheinungsbilder gekennzeichnet, die nicht mit einer Bewußtseinsstörung einhergehen. Hierzu wurden schon von BONHOEFFER (1910) die amnestischen Syndrome, emotional-hyperaesthetische Schwächezustände und Halluzinosen gerechnet. Seither wurde von verschiedener Seite der Versuch unternommen, diejenigen psychischen Begleit- und Folgeerscheinungen akuter Körperkrankheiten, bei denen keine Bewußtseinsstörungen vorhanden sind, besonders zu kennzeichnen und diesen Symptomenkonfigurationen einen eindeutigen Platz in dem begrifflichen Ordnungssystem der exogenen Reaktionstypen zuzuweisen. In diesem Sinn hat WIECK (1967) von den Bewußtseinsstörungen die „Durchgangssyndrome" abgegrenzt. Hierunter werden Symptomverbindungen verstanden, die man bis dahin den chronischen organischen Psychosyndromen zugeordnet hatte, oder solche organisch bedingten psychischen Störungen, die üblicherweise bei endogenen Psychosen, Neurosen und Psychopathien auftreten.

Von den psychischen Begleit- und Folgeerscheinungen chronischer zerebraler Erkrankungen wird der größte Teil im deutschen Sprachraum vorwiegend als „organisches Psychosyndrom" (M. BLEULER 1983) im engeren Sinn bezeichnet. Das psychopathologische Erscheinungsbild solcher Zustände entspricht dem heute hierfür gebräuchlichen und im vorangehenden Abschnitt beschriebenen Demenz-Syndrom. M. BLEULER (1983) hat dieses für diffuse Hirnprozesse charakteristische organische Psychosyndrom später durch die Beschreibung eines „hirnlokalen" und eines „endokrinen" Psychosyndroms ergänzt. K. SCHNEIDER (1948) bezeichnete „Persönlichkeitsabbau" und „Demenz" als obligate Symptome mittelbarer und unmittelbarer chronischer Gehirnkrankheiten. Mit der deutlichen Trennung von Hirnleistungsstörungen und Persönlichkeitsveränderungen wurde der Tatsache Rechnung getragen, daß es auch Persönlichkeitsveränderungen ohne Demenz gibt, während diese nicht ohne – in der Regel zeitlich vorausgehende – Persönlichkeitsveränderungen vorkommt. Bei chronischen hirneigenen oder hirnbeteiligenden Erkrankungen trennt HUBER (1972) von den beiden Syndromen der Demenz und des Persönlichkeitsabbaus noch zusätzlich die chronischen pseudoneurasthenischen Syndrome ab; hierunter werden die von VON BAEYER (1947) als „Enzephalopathie" bezeichneten Zustände erhöhter Erregbarkeit und Verstimmbarkeit verstanden, die mit wenig aufdringlichen, oft nur subjektiv erlebten und vorwiegend testpsychologisch objektivierbaren Beeinträchtigungen von Konzentrations- und Merkfähigkeit, Ermüdbarkeit und Erschöpfbarkeit einhergehen und die soziale Kommunikation nicht wesentlich beeinflussen.

2. Prognose

Der zeitliche Verlauf des zugrunde liegenden somatischen Prozesses wird oft mit einem anderen typologischen Kriterium verwechselt, nämlich der Prognose des psychoorganischen Syndroms. So ist das "acute brain syndrome" in der amerikanischen Psychiatrie noch bis vor kurzem als eine reversible, das "chronic brain syndrome" dagegen als eine irreversible Störung aufgefaßt worden. In der klinisch-psychopathologischen Tradition des deutschen Sprachraums gelten Demenz, organischer Persönlichkeitsabbau und pseudoneurasthenisches Syndrom vielfach als Ausdruck eines irreversiblen organischen Psychosyndroms oder eines „organischen Defektsyndroms" (SCHEID 1962; WIECK 1962) und werden den reversiblen organischen Psychosen gegenübergestellt, zu deren charakteristischen psychopathologischen Merkmalen vor allem die Bewußtseinsstörungen und Durchgangssyndrome gerechnet werden. Allerdings waren schon seit Jahrzehnten Remissionen bei progressiver Paralyse und anderen chronischen Hirnkrankheiten bekannt, die nicht nur die affektive Seite der Persönlichkeit, sondern auch die kognitiven Leistungen betrafen. Auf Grund solcher Beobachtungen sprach BRONISCH (1951) von einer „akuten Demenz" und WEITBRECHT (1962) von reversiblen und irreversiblen Demenzzuständen. Seither hat sich die Überzeugung durchgesetzt, daß es eine größere Gruppe von Demenzerkrankungen gibt, die unter geeigneten Therapiemaßnahmen weitgehend oder völlig remittieren können. Das Kriterium der Irreversibilität gilt daher heute nicht mehr als ein Bestimmungsmerkmal des Demenz-Syndroms. Außerdem läßt sich das Ausmaß der Rückbildungsfähigkeit auf der Grundlage des Querschnittsbefundes meist nur unzulänglich beurteilen. Sofern sich nicht aus der Anamnese Hinweise auf die vermutliche Prognose ergeben, muß unter Umständen mehrere Jahre lang gewartet werden, bis eine kognitive Leistungseinbuße endgültig der Gruppe des reversiblen Durchgangssyndroms oder der Kategorie der nicht rückbildungsfähigen Defektsyndrome zugeordnet werden kann (HUBER 1985; KLOSTERKÖTTER u. HUBER 1985). Da heutige Klassifikationssysteme vorwiegend an dem Gesichtspunkt der Beobachtungsreliabilität orientiert sind, werden prognostische Aussagen bei der Definition organischer Psychosyndrome in diesen Systemen nicht mehr herangezogen. Dies ist zu bedauern, da die Reversibilität oder Irreversibilität solcher Syndrome wichtige Hinweise auf Ursachen und Therapie hirnorganischer Krankheiten ermöglicht. Es bleibt daher eine Aufgabe künftiger, prospektiv angelegter wissenschaftlicher Untersuchungen, Prädiktormerkmale zu entwickeln, die eine reliable und valide Aussage über den remittierenden, stationären oder progredienten Verlauf organisch bedingter psychopathologischer Erscheinungen ermöglichen.

3. Schädigungslokalisation

Viele organische Psychosyndrome sind auf diffuse zerebrale Schädigungen zurückzuführen, die gleichzeitig eine größere Zahl von Hirnfunktionen in Mitleidenschaft ziehen. Es gibt aber auch psychoorganische Symptomkombinationen, denen regional lokalisierte Hirnerkrankungen akuter oder chronischer Art zugrunde liegen. Hierzu gehören akute psychische Folgezustände fokaler Hirnschädigungen bei Epilektikern, wie zum Beispiel die epileptische Aura, Temporallappenanfälle oder Dämmerzustände. Schon seit langem ist der Zusammenhang von Aphasien, Apraxien und Agnosien mit eng umschriebenen regionalen Läsionen bestimmter Rindenbereiche bekannt, so daß diese isolierten neuropsychologischen Defizite aus der Gruppe des hirndiffusen organischen Psychosyndroms herausgelöst werden konnten. Das amnestische Syndrom tritt als Folge bilateraler Defekte bestimmter dienzephaler und mediobasaler Hirnregionen auf. Andere psychische Erscheinungsbilder wurden am Ende des ersten Weltkriegs und während des folgenden Jahrzehnts bei Patienten beobachtet, die an den Folgezuständen einer epidemischen Enzephalitis litten. Dabei stehen Störungen der Emotionalität und Veränderungen der Persönlichkeit im Sinne einer Senkung des allgemeinen seelischen Energieniveaus mit Antriebsmangel und Apathie im Vordergrund. Bei manchen Patienten kann es auch zu Antriebssteigerungen in Form von Unrastigkeit oder übertriebener Unternehmungslust, plötzlich einschießenden Verstimmungszuständen oder Veränderungen elementarer Triebregungen kommen. Psychische Störungen ähnlicher Art wurden auch bei anderen Hirnprozessen mit umschriebener Lokalisation beobachtet. Unabhängig von bestimmten lokalisationsspezifischen Besonderheiten solcher zerebraler Erkrankungen kann daher von einem gemeinsamen phänomenologischen Rahmen sämtlicher fokaler Hirnschädigungen ausgegangen werden. Dies wird in dem von M. Bleuler (1983) geprägten Begriff des „hirnlokalen Psychosyndroms" zum Ausdruck gebracht. Bei den engen strukturalen und funktionalen Beziehungen zwischen Hypothalamus und Hypophyse ist es nicht verwunderlich, daß auch endokrine Störungen verschiedener Art zu den gleichen psychischen Folgezuständen führen können, die für das hirnlokale Psychosyndrom kennzeichnend sind; für solche Erscheinungsbilder hat sich der Terminus „endokrines Psychosyndrom" durchgesetzt.

Beobachtungen an Patienten mit Erkrankungen des Zwischenhirns, der Stammganglien und des Hirnstamms haben allerdings gezeigt, daß zu dem psychopathologischen Erscheinungsbild solcher subkortikaler Prozesse in der Regel auch kognitive Veränderungen gehören. Schon Wilson (1912) wies in der klassischen Beschreibung der nach ihm benannten Krankheit auf eine Einengung des geistigen Horizonts, Beeinträchtigungen der Urteilskraft und leichtere Störungen von Gedächtnis und Auffassung hin. Stertz (1932) sprach im Zusammenhang mit Tumoren des Zwischenhirns von einer „Hirnstammdemenz", die er den Symptomen der Hirnmanteldemenz gegenüberstellte. Von Stockert (1932) beschrieb die psychopathologischen Erscheinungen bei einem postenzephalitischen Zustand und prägte hierfür den Begriff der „subkortikalen Demenz", der in jüngerer Zeit von Albert et al. (1974) und McHugh u. Folstein wiederentdeckt und auf Patienten mit einem Steele-Richardson-Olszewski-Syndrom und eine Chorea Huntington angewandt wurde. Andere subkortikale Krankheitsprozesse mit ähnlicher Symptomatologie sind unter anderem die Thalamus-Degeneration (Stern 1939), der Morbus Parkinson (Albert 1978), die idiopathische bilaterale Stammganglienverkalkung (Cummings u. Benson 1983) sowie spino-zerebelläre Degenerationen (Hart et al. 1985). Wie aus Tabelle 3 hervorgeht, äußern sich die kognitiven Störungen bei solchen Erkrankungen in einer verlangsamten Informationsverarbeitung, erschwertem Umstellungsvermögen, abnormem Haften an einmal eingenommenen Vorstellungen und Denkinhalten, Störungen der Abrufbarkeit von Gedächtnisinhalten sowie einer Beeinträchtigung von Abstraktionsvermögen und Begriffsbildung. Subkortikale Demenzen führen also vorwiegend zu einer Beeinträchtigung psychischer „Fundamentalfunktionen" – zum Beispiel Vigilanz, Aufmerksamkeit, Motivation und Stimmung –, die an die Intaktheit sub-

Tabelle 3. Differentialtypologie der kortikalen und subkortikalen Demenz. [Nach CUMMINGS (1986) und BENSON (1987)]

Kriterium	Merkmal	Kortikale Demenz	Subkortikale Demenz
1. Lokalisation		Vorwiegend frontotemporaler und parietotemporaler Assoziationskortex; Hippokampus	Vorwiegend Thalamus, Stammganglien, oberer Hirnstamm
2. Betroffene Funktionsbereiche		Instrumentalfunktionen (Sprache, Gedächtnis, gnostische Wahrnehmung, gerichtetes Handeln, Rechnen)	Fundamentalfunktionen (Vigilanz, Aufmerksamkeit, Motivation, Stimmung, motorische Programme)
3. Kognitive Leistungen	Sprache	Störung von Wortfindung und Sprachverständnis; Paraphasie	Normal
	Gedächtnis	Amnesie (beeinträchtigte Lernfähigkeit)	Vergeßlichkeit (beeinträchtigtes Reproduktionsvermögen)
	Intelligenz	Schwere Beeinträchtigung von Abstraktion, Urteilsvermögen und Rechenleistungen	Leichtere Störung der Begriffsbildung, Verlangsamung, Erschwerung des Umstellungsvermögens
	Optisch-räumliche Fähigkeiten	Beeinträchtigt. Agnostische und apraktische Störungen	Gestörter Umgang mit dem „persönlichen Raum"
4. Persönlichkeit		Gleichgültigkeit, Enthemmung	Apathie, Reizbarkeit, Fügsamkeit
5. Motorik	Tonus	Normal (in Spätstadien: Rigor oder Gegenhalten)	Hypertonie oder Hypotonie
	Motorisches Tempo	Normal (außer in Spätstadien)	Verlangsamt
	Gang	Normal (außer in Spätstadien)	Hypokinetisch oder hyperkinetisch
	Bewegungsabläufe	Normal oder Myoklonus	Tremor, Chorea, Dystonie
	Sprachmotorik	Normal	Dysarthrie, Hypophonie

kortikaler neuronaler Systeme gebunden sind und sich in einem frühen Stadium der Phylogenese und Ontogenese entwickeln. Im Gegensatz dazu werden kognitive „Instrumentalfunktionen" – zum Beispiel Gedächtnis, gnostische Wahrnehmung und gerichtetes Handeln – bei subkortikalen Krankheitsprozessen nicht in Mitleidenschaft gezogen; Störungen dieser Art treten vielmehr nur bei Läsionen der Hirnrinde auf und bilden die typischen Merkmale der „kortikalen Demenz" (CUMMINGS 1986; BENSON 1987).

Typologien der organischen Psychosyndrome, die auf eine unterschiedliche Topik der zugrunde liegenden Schädigung beruhen, liefern zwar brauchbare Anhaltspunkte für die klinische Diagnostik, bedürfen aber in Zukunft vermutlich der Modifikation und weiteren Differenzierung. Krankheitsprozesse, die erfahrungsgemäß zu einer subkortikalen Demenz führen, sind in der Regel nicht ausschließlich auf den Bereich der Stammganglien, des Thalamus und des Hirnstamms beschränkt, sondern beziehen oft auch das Stirnhirn und andere Rindenbezirke mit ein. Außerdem decken sich die psychischen Folgeerscheinungen von Frontalhirnschädigungen fast völlig mit denen, die bei subkortikalen Läsionen zu beobachten sind. Generalisierte und fokale Hirnschädigungen stellen zwei theoretische Extrempole dar, zwischen denen es viele Übergänge gibt und die klinisch nur sehr selten in völlig idealtypischer Form auftreten. Degenerative, infektiöse, toxische oder metabolische Hirnschädigungen führen im allgemeinen nicht zu einer völlig gleichmäßigen Störung sämtlicher zerebraler Funktionen, sondern ziehen bestimmte neuronale Systeme stärker in Mitleidenschaft als andere und sind daher oft durch gewisse fokale Akzentuierungen gekennzeichnet. Andererseits wird das psychopathologische Erscheinungsbild bei eng umgrenzten fokalen Hirnerkrankungen häufig durch eine mehr oder weniger ausgeprägte Beteiligung anderer neuronaler Systeme mitbestimmt.

4. Schweregrad

Gerade auf dem Gebiet der psychoorganischen Syndrome besteht ein großes Bedürfnis, auch den Schweregrad der klinischen Erscheinungen als Gesichtspunkt der Klassifikation heranzuziehen. Dies gilt vor allem für die Beeinträchtigung kognitiver Leistungen durch erworbene, hirneigene oder hirnbeteiligende Schädigungen. Für die Beurteilung von Verlauf, Prognose und Therapie und für wissenschaftliche Fragestellungen ist es von Nachteil, wenn leichtere und schwere Formen psychoorganischer Störungen unter einer einheitlichen Sammelbezeichnung zusammengefaßt und nicht auf Grund des Ausprägungsgrades der klinischen Symptome oder der sozialen Behinderung in unterschiedliche Klassen aufgegliedert werden. Vor allem besteht aber bei einem sehr weit gefaßten begrifflichen Rahmen für sämtliche Schweregrade organisch verursachter kognitiver Leistungseinbußen die Gefahr, daß sich die zur Syndromdefinition herangezogenen psychopathologischen Kriterien vorwiegend an den schweren, deutlich ausgeprägten Fällen orientieren. Damit finden Verhaltensauffälligkeiten, Persönlichkeitsveränderungen, emotionale Störungen und andere qualitative Besonderheiten möglicherweise keine ausreichende Berücksichtigung, die für die leichteren

Formen und für die psychiatrischen Frühmanifestationen organischer Hirnkrankheiten bedeutsam sein können.

Aus diesen Gründen hat es nicht an Versuchen gefehlt, den unterschiedlichen Schweregrad der kognitiven Leistungsdefizite als Kriterium für die Definition verschiedenartiger psychoorganischer Syndrome zu verwenden. Ein Beispiel hierfür ist die Einteilung in psychotische und nicht-psychotische organische Psychosyndrome, wie sie in der ICD vorgenommen wird. Ein anderes Beispiel ist die innerhalb des deutschen Sprachraums übliche traditionelle Konvention, wonach nur die schweren Ausprägungsformen erworbener Hirnleistungsdefizite als „Demenz" bezeichnet und von den leichteren Schweregraden des organischen Psychosyndroms abgetrennt werden. Vor allem HUBER (1985) hat bis in die jüngste Zeit an einem sehr eng gefaßten Demenzbegriff festgehalten und in der „Demenz" gegenüber der „organischen Persönlichkeitsveränderung" und den „chronischen pseudoneurasthenischen Syndromen" nicht nur qualitativ andersartige Prägnanztypen, sondern auch verschiedene – durch unterschiedliche Häufigkeit pneumenzephalographischer Normabweichungen gekennzeichnete – Schweregrade der von ihm als „irreversibel" eingestuften organischen Psychosyndrome gesehen. Mit Recht hat dieser Autor darauf hingewiesen, daß leichte Ausprägungsformen psychoorganischer Syndrome bei den meisten chronisch verlaufenden Hirnerkrankungen ungleich häufiger vorkommen als – durch aufgehobene Reflexionsfähigkeit und mangelnde Krankheitseinsicht definierte – Demenzzustände. Trotzdem hat sich international allmählich eine sehr viel weitere Definition des Terminus „Demenz" durchgesetzt, die zwar eine Abgrenzung gegenüber der organischen Persönlichkeitsveränderung und einigen anderen psychoorganischen Prädilektionstypen ermöglicht, aber doch auch relativ geringfügige globale und nicht mit einer Bewußtseinsstörung einhergehende kognitive Leistungseinbußen einschließt, sofern diese eine Beeinträchtigung der beruflichen oder sozialen Kompetenz zur Folge haben.

Damit ist ein Wandel des Demenzbegriffs eingetreten, der von der deutschsprachigen klinischen Erfahrungstradition abweicht und diese nicht berücksichtigt. Die breite Fassung des Demenzbegriffs hat vermutlich den Vorteil, daß sie das Vorhandensein oder Fehlen des Schwellenkriteriums nicht von differenzierten psychopathologischen Überlegungen, sondern von sozialen Beurteilungsmaßstäben abhängig macht, für die sich zwischen Untersuchern verschiedener Ausbildung und Schulrichtung eher eine Übereinkunft erzielen läßt. Die Gefahr einer negativen Stigmatisierung der betroffenen Patienten, die HUBER (1985) bei einer Ausdehnung des Demenzbegriffs befürchtet, wiegt gering, wenn der Terminus nicht mehr mit der Prognose der Irreversibilität behaftet ist. Vor allem schließt aber ein weit gefaßter Demenzbegriff keinesfalls aus, daß innerhalb dieses Syndroms quantitative Untergliederungen vorgenommen werden. Für die 10. Revision der ICD sind Forschungskriterien vorgesehen, die eine Unterteilung der Gedächtnisstörungen und der intellektuellen Beeinträchtigungen in verschiedene Ausprägungsstufen erlauben und sich hierbei vor allem auf Angaben der Angehörigen, psychologische Testverfahren und die Beurteilung lebensnaher Alltagsaktivitäten stützen. Aufgrund dieser Einschätzungen kann das Demenzsyndrom in drei verschiedene Schweregrade aufgegliedert werden.

5. Manifestationsalter

Die bisher beschriebenen psychischen Folgezustände zerebraler Funktionsstörungen treten nur dann auf, wenn sie das ausgereifte, in seiner Entwicklung weitgehend abgeschlossene, funktionstüchtige Gehirn betreffen. Angeborene und früh erworbene Hirnschädigungen schwerer Art führen zu motorischen Funktionsausfällen und zu globalen Einschränkungen der intellektuellen Entwicklung, die als Oligophrenie bezeichnet werden. Sowohl nach traditioneller Auffassung als auch nach den neueren Klassifikationssystemen gehört die erworbene Natur kognitiver Leistungseinbußen zu den Definitionskriterien des Demenzbegriffs. Die Stabilisierung des Intelligenzquotienten nach dem 3. und 4. Lebensjahr stellt daher in etwa die zeitliche Grenze dar, die den Entwicklungsrückstand einer geistigen Behinderung vom dementiellen Abbau bereits ausgebildeter Intelligenzfunktionen trennt. Bei weniger schweren frühkindlichen Hirnschädigungen stehen Charakterauffälligkeiten, Verhaltensabweichungen und Teilleistungsstörungen der Intelligenz im Vordergrund; Behinderungen dieser Art werden als „infantiles psychoorganisches Syndrom" (M. BLEULER 1983), „frühkindliches exogenes Syndrom" (HARBAUER et al. 1980) oder „minimale zerebrale Dysfunktion" (WENDER 1971) bezeichnet.

6. Körperliche Grundlagen

Als notwendiges Kriterium psychoorganischer Syndrome gilt das Vorhandensein einer körperlichen Grundlage, die auf eine somatische Schädigungsursache verweist. Es gibt jedoch einige psychopathologische Zustände, deren Erscheinungsbild den organischen Psychosyndromen stark ähnelt oder weitgehend damit identisch ist, bei denen aber eine organische Entstehungsursache nicht besteht oder ihr Vorhandensein fraglich ist. Derartige Symptomkombinationen kann man als „pseudoorganische" Psychosyndrome bezeichnen. Ihnen ist zwar das Fehlen einer gesicherten körperlichen Grundlage gemeinsam. In psychopathologischer Hinsicht lassen sich diese Syndrome aber in zwei verschiedenartige Gruppen untergliedern.

Zu einer ersten Gruppe gehören neben den seltenen Fällen der bewußten Simulation von Intelligenzeinbußen, Gedächtnismängeln oder Bewußtseinsstörungen die hysterischen Dämmerzustände, Amnesien und Pseudodemenzen sowie das sog. Ganser-Syndrom (LISHMAN 1987). Alle diese Erscheinungsbilder zeichnen sich dadurch aus, daß sie in mehrfacher Hinsicht von der typischen Phänomenologie organischer Psychosyndrome abweichen. Die Leistungsausfälle entsprechen nicht dem Schwierigkeitscharakter der gestellten Anforderungen und treten oft bei Aufgaben auf, die selbst von Patienten mit schweren organischen Abbauerscheinungen noch bewältigt werden können; es werden kognitive Defizite demonstriert, die den Eindruck plumper und gezielter Falschaussagen hervorrufen, mit der Annahme eines organischen Schädigungsmusters nicht übereinstimmen, die persönliche Orientierung und das Bewußtsein der eigenen Identität beeinträchtigen und dennoch oft mit einer weitgehend normalen Anpassung an die praktischen Alltagsanforderungen vereinbar sind. Pseudoorganische Syndrome dieser

Art werden häufig durch die Haft, aber auch durch andere Streßsituationen und belastende Lebensereignisse hervorgerufen, in denen das Ausblenden der Realität und die Flucht in einen Ausnahmezustand einen Gewinn darstellt und als psychologischer Anpassungsmechanismus verstanden werden kann. Derartige Zustände werden also im allgemeinen nicht den organisch bedingten psychischen Störungen zugerechnet, sondern als hysterische Reaktionen interpretiert.

Dabei darf allerdings nicht außer acht gelassen werden, daß psychogene Amnesien verschiedene phänomenologische Ähnlichkeiten mit organisch bedingten Amnesien aufweisen (KOPELMAN 1987) und daß bei einem Teil der Fälle hirnorganische Erkrankungen anamnestisch nachweisbar sind (KENNEDY u. NEVILLE 1957; BERINGTON et al. 1956). Auch eine große Zahl von Patienten mit einem Ganser-Syndrom hat Schädel-Hirn-Traumen oder andere organische Hirnschädigungen durchgemacht. „Pseudo"-organisch sind also derartige Erscheinungsbilder zwar insofern, als sie von dem üblichen Bild psychoorganischer Syndrome ersten Ranges abweichen und psychogene Entstehungsmechanismen überwiegen, während organische Determinanten zur Erklärung dieser Erscheinungsbilder im konkreten Fall weder notwendig noch ausreichend sind. Dagegen sind hirnorganische Erkrankungen als prädisponierende und konditionierende Vulnerabilitätsfaktoren durchaus in Betracht zu ziehen.

Anders liegen die Verhältnisse bei einer zweiten Gruppe pseudoorganischer Syndrome, nämlich bei amnestischen und intellektuellen Störungen, die im Zusammenhang mit endogenen Psychosen, vor allem mit schweren Melancholien auftreten. Depressive Störungen können vor allem in den Anfangsstadien fortschreitender Demenzprozesse als Symptome dieser Erkrankungen auftreten; schwere und typische melancholische Phasen können auch gleichzeitig mit solchen Demenzprozessen vorkommen und zeigen dann meist einen von dieser organischen Grundkrankheit unabhängigen Verlauf. In solchen Fällen sind die kognitiven Leistungseinbußen Folgeerscheinungen der hirnorganischen Grunderkrankung und werden mit Recht dem Demenzsyndrom zugeordnet. Es gibt aber auch melancholische Phasen, die das kognitive Leistungsniveau beeinträchtigen, ohne daß hierfür eine gleichzeitig bestehende Hirnerkrankung verantwortlich zu machen wäre. Antriebsverarmung, psychomotorische Hemmung, Interessenverlust sowie Erschwerung und Verlangsamung des Denkens können bei vielen depressiven Patienten Klagen über Vergeßlichkeit und intellektuelle Einbußen hervorrufen und sich in Form objektiv nachweisbarer kognitiver Defizite manifestieren. Derartige Störungen sind u. a. von MADDEN et al. (1952), KILOH (1961), POST (1962) und WELLS (1979) beschrieben und in zahlreichen Publikationen anderer Autoren diskutiert worden (s. u. a. ZIMMER u. LAUTER 1984; MAHENDRA 1985). Sie werden im allgemeinen als „depressive Pseudodemenz" bezeichnet, weil sich zumindest die leichteren Formen von ausgeprägten dementiellen Erscheinungen bei diffusen chronischen Hirnerkrankungen unterscheiden und weil die kognitiven Störungen nicht auf einer körperlichen Grundlage beruhen und mit dem Abklingen der Depression meist wieder verschwinden.

Es gibt aber auch eine größere Zahl von Fällen, bei denen die emotionalen Störungen stark zurücktreten, die kognitiven Erscheinungen völlig dem Bild einer subkortikalen Demenz entsprechen und den üblichen begrifflichen Kriterien des Demenzsyndroms – erworbene globale Störungen im Bereich von Gedächtnis, Intelligenz und Persönlichkeit bei erhaltenem Bewußtsein – genügen. Die Reversibilität der Symptomatik kommt auch bei verschiedenen organisch bedingten Demenzprozessen vor und ist kein Grund, kognitive Störungen auf depressiver Grundlage nicht unter dem Begriff des Demenzsyndroms zu subsumieren. Die Bezeichnung „depressive Pseudodemenz" ist also nur dann gerechtfertigt, wenn man die Syndromdiagnose einer Demenz nicht ausschließlich von der Beschreibung des psychopathologischen Querschnittbildes, sondern von der zusätzlichen Voraussetzung einer nachweisbaren organischen Schädigungsgrundlage abhängig macht. Hält man sich dagegen ohne derartige Voraussetzungen unvoreingenommen an die beobachtbaren Fakten, so kommt man nicht um die Feststellung herum, daß reversible Demenzen nicht immer auf nachweisbaren organischen Ursachen beruhen, sondern auch durch funktionelle psychische Krankheiten hervorgerufen werden können. Eine mögliche Erklärung für ein solches „Demenz-Syndrom der Depression" (FOLSTEIN u. MCHUGH 1978) könnte darin liegen, daß bei bestimmten Patienten aufgrund eines altersbedingten Neuronenverlustes oder anderer nicht nachweisbarer Prädispositionen die Demenzschwelle schon vor dem Auftreten der Melancholie gesenkt ist und die mit der Depression einhergehenden biochemischen Veränderungen dazu ausreichen, um bis dahin latente kognitive Störungen in Erscheinung treten zu lassen. Es könnte aber auch ein Spektrum zerebraler Funktionsstörungen geben, dessen einer Pol durch das Hervortreten sehr ausgeprägter depressiver Symptome und reversibler Demenzen und dessen anderer Pol durch das Vorhandensein maligner fortschreitender Demenzsymptome und das Fehlen von Depressionen gekennzeichnet ist, während Krankheiten wie der Morbus Parkinson und die Huntingtonsche Chorea mit langsam fortschreitender Demenz und einer deutlichen depressiven Komponente in der Mitte dieses Spektrums liegen (MAHENDRA 1985). Daß die kognitiven Störungen beim Demenz-Syndrom der Depression nicht einfach aus den depressiven Symptomen erwachsen, sondern auf noch nicht näher eruierbaren hirnorganischen Ursachen beruhen können, ergibt sich u. a. aus der Tatsache, daß die Demenz in einigen Fällen nicht reversibel ist und daß ein großer Teil der Patienten, welche Krankheitsphasen einer depressiven „Pseudodemenz" durchgemacht haben, viele Jahre später offenbar an einem degenerativen Demenzprozeß erkranken (KRAL 1982).

In Verbindung mit den früheren Ausführungen über psychoorganische Syndrome ersten und zweiten Ranges lassen die Überlegungen zur hysterischen und depressiven Pseudodemenz erkennen, daß der Zusammenhang zwischen organischen Determinationsfaktoren und psychopathologischen Manifestationen durch unterschiedliche Definitionen des Begriffs „organische Psychosyndrome" zum Ausdruck gebracht wird. In seiner ursprünglichen Bedeutung enthielt der Begriff die Erklärungshypothese, daß die Klasse der somatischen Entstehungsfaktoren und die der klinischen Folgeerscheinungen in einem unmittelbaren wechselseitigen Verweisungszusammenhang stehen und daß Merkmale der einen Klasse als spezifische Indikatoren für die der anderen Klasse anzusehen sind. Zwar kann auch heute noch daran festgehalten werden, daß für eine große Zahl psychopathologischer Erscheinungsbilder organische Ursachen eine zugleich notwendige und ausreichende Vorbedingung darstellen. Daneben gibt es aber gleichartige psychische Störungen – wie z. B. das Demenz-Syndrom der Depression –, für deren Entstehung notwendige organische Determinanten lediglich vermutet werden können, aber nicht sicher nachweisbar sind, und es gibt solche – wie die organischen Syndrome zweiten Ranges –, für deren Erklärung organische Ursachen notwendig, aber nicht ausreichend sind. Für die Manifestation einer Reihe von anderen psychischen Krankheiten stellen schließlich organische Ursachen weder eine notwendige noch eine ausreichende Voraussetzung dar; sie sind lediglich als prädisponierende, mitbedingende oder die psychische Vulnerabilität erhöhende Faktoren von Bedeutung. Hierzu gehören eine große Zahl von Krankheiten, die dem Formenkreis der endogenen Psychosen oder dem Bereich anderer funktioneller Störungen zuzurechnen sind, bei denen aber zustandsüberdauernde und zeitstabile, teilweise genetisch determinierte körperliche Befunde nachweisbar sind, die nicht als Folge dieser Krankheitszustände oder der hierbei angewandten Therapieverfahren zu interpretieren sind. Mit der Verfeinerung der neurobiologischen Untersuchungstechniken haben sich vor allem auf dem Gebiet der Schizophrenie und der manisch-depressiven Erkrankungen Forschungsansätze entwickelt, die sich mit den körperlichen Grundlagen dieser Psychosen beschäftigen und verschiedene biologische Marker oder Trait-Variable solcher Krankheitsprozesse zum Gegenstand haben. Bei der Schizophrenie (ERLENMEYER-KIMLING 1986) beschäftigen sich solche Ansätze mit biologisch verankerten Prozessen der Aufmerksamkeit und Informationsverarbeitung, neuromotorischen Störungen, glatten Augenfolgebewegungen, elektrodermaler Aktivität, ereignisbezogenen Potentialen, Erweiterungen der Hirnventrikel und Hirnfurchen, limbischen und paralimbischen Strukturdefekten, Phänomenen der Hirnlateralität und Hypofrontalität und Rezeptorveränderungen an Lymphozyten und Thrombozyten. Das Ziel solcher Forschungsstrategien besteht u. a. darin, mit Hilfe ausgewählter reliabel erfaßbarer Variabler zu homogeneren, klinisch validen Untergruppen bestimmter diagnostischer Klassen zu gelangen und aus solchen Konstrukten Gesetzmäßigkeiten abzuleiten, die zwischen der untersuchten Indexvariablen, der klinischen Phänomenologie und den ätiopathogenetischen Bedingungen bestehen. Der Charakter dieser Untersuchungen ist vielfach Nosologie-übergreifend, so daß die nosologische Spezifität des jeweiligen neurobiologischen Merkmals richtig eingeschätzt und Ähnlichkeitsbeziehungen zwischen verschiedenen nosologischen Klassen aufgedeckt werden können (HELMCHEN 1986).

Der Begriff der „organisch bedingten" psychischen Störungen umfaßt also heute nicht nur diejenigen organischen Psychosyndrome, die ausschließlich und eindeutig durch organische Entstehungsbedingungen determiniert sind. Er beinhaltet auch solche organischen Psychosyndrome, für deren Zustandekommen körperliche Entstehungsbedingungen zwar vermutet werden, aber nicht sicher nachweisbar sind oder zu deren Manifestation organische Determinanten zwar eine notwendige, aber keine ausreichende Voraussetzung darstellen und kann schließlich auf die sehr viel größere Gruppe jener psychischen Störungen ausgedehnt werden, bei denen somatische Faktoren einen prädisponierenden Vulnerabilitätsfaktor innerhalb eines multikonditionalen ätiopathogenetischen Bedingungsgefüges darstellen. Damit verwischen sich die klaren Grenzziehungen zwischen dem „funktionellen" und dem „organischen" Bereich psychischer Erkrankungen und müssen durch solche definitorische Konventionen festgelegt werden, die eine größtmögliche Reliabilität und Validität erwarten lassen.

7. Spezifische Ätiologie

Der Terminus „organische Psychosyndrome" enthält in seiner ursprünglichen Fassung nicht nur die Annahme eines gesetzmäßigen Zusammenhangs zwischen einer bestimmten Gruppe von Ursachen – den „organischen" Determinanten – und einer bestimmten Gruppe von klinischen Effekten – den „psychoorganischen Syndromen". Eine zweite mit diesem Begriff verbundene Hypothese besagt zusätzlich, daß zwischen dem spezifischen Charakter eines schädigenden Agens und der besonderen Art des psychopathologischen Zustandsbildes nur ein relativ lokkerer Zusammenhang besteht. Heute spricht manches dafür, daß diese Bonhoeffersche Feststellung von der relativen Noxenunspezifität exogener Reaktionstypen über die in ihr bereits enthaltenen Einschränkungen hinaus zusätzlich relativiert werden muß. Die Erfahrungen mit den sog. Modellpsychosen, besonders aber die heutigen Kenntnisse auf dem Gebiet der Pharmakotherapie haben gezeigt, daß sich mit jeweils bestimmten psychotropen Substanzen eine beabsichtigte spezifische psychopathologische Wirkung erzielen läßt, so daß prädiktive Aussagen über den Zusammenhang zwischen verschiedenartigen Substanzen und bestimmten klinischen Effekten möglich sind und eine Grundlage der modernen Psychopharmakologie bilden. Die psychopathologischen Erscheinungsbilder von Intoxikationspsychosen können zwar nicht pathognomisch für jeweils bestimmte Gifte angesehen werden (HARTMANN 1986). Dennoch läßt sich die pharmakologische Substanzklasse, der das fragliche Agens zugehört, meist aus dem psychopathologischen Befund erschließen, sofern man sich hierbei nicht auf die Feststellung einer Bewußtseinsstörung beschränkt, sondern verschiedene Aspekte des Bewußtseins – Wachheit (Vigilität), Klarheit (Kohärenz) und Besonnenheit (Außenweltbezug) – in die Beobachtung mit einbezieht (HARTMANN 1986). In den heutigen Beschreibungen des Delir-Syndroms, also des häufigsten psychopathologischen Erscheinungsbildes akuter körperlich begründbarer Psychosen, sind Zustände, die durch eine Steigerung der Vigilität und Vermehrung der Reizoffenheit gekennzeichnet sind, nicht mehr als Merkmale angeführt; sie wurden also aus der nosologisch unspezifischen Syndromkategorie ausgesondert und erscheinen lediglich unter den spezifischen Krankheitskriterien der substanzinduzierten psychischen Störungen nach Mißbrauch von Kokain, Amphetaminen und koffeinähnlichen Substanzen. Beim Demenzsyndrom ergibt die Einbeziehung von Lokalisation und Ausbreitungsmodus der zugrunde liegenden Hirnschädigung in die psychopathologische Syndrombeschreibung zumindest gewisse Rückschlüsse auf die vermutliche Schädigungsursache. Besonders im Bereich der psychischen Störungen bei endokrinen Erkrankungen wäre ein engerer Zusammenhang zwischen spezifischen hormonellen Funktionsveränderungen und bestimmten psychopathologischen Manifestationen zu erwarten, als dies in der sehr globalen Charakterisierung des sog. endokrinen Psychosyndroms zum Ausdruck kommt. Vermutlich ist der empirische Gehalt der psychoorganischen Merkmals- und Syndrombegriffe nicht differenziert genug, um etwaige spezifische Zusammenhänge zwischen bestimmten ätiologischen Ursachen und ihren psychopathologischen Folgeerscheinungen zu erkennen. Die Untersuchung verschiedener neurobiologischer Parameter, die als pathogenetische Zwischenglieder zwischen die schädigende Noxe und die klinische Merkmalsmanifestation eingeschaltet sind, müßte dazu geeignet sein, biologische Marker aufzudecken, welche für bestimmte Krankheitsprozesse spezifisch sind und deren mögliche Beziehungen zu bestimmten psychoorganischen Merkmalskonstellationen zu erhellen.

F. Rekonstruktion und empirische Analyse psychoorganischer Syndrombegriffe in neueren Klassifikationssystemen

I. DSM III

Die Hauptneuerung des DSM III besteht in der konsequenten Einführung von operationalen Kriterien für sämtliche diagnostische Kategorien. Außerdem handelt es sich um ein multiaxiales Klassifikationssystem, das die Berücksichtigung eines breiten Spektrums klinisch relevanter Informationen erlaubt, ohne daß die heterogenen Datenebenen miteinander durchmischt werden. Auf der ersten Achse dieses Systems wird eine deskriptive Kategorisierung verschiedener klinischer Merkmalskombinationen vorgenommen; die übrigen Achsen erlauben die Darstellung von Persönlichkeits- oder Entwicklungsstörungen (Achse 2), von körperlichen Störungen oder Zuständen (Achse 3), psychosozialen Belastungsfaktoren (Achse 4) und sozialer Anpassung (Achse 5). Die Bildung der entscheidenden diagnostischen Klasse wird also auf der ersten Achse im allgemeinen ohne Berücksichtigung der Ätiologie oder der zugrundeliegenden pathophysiologischen Prozesse vorgenommen und erfolgt ausschließlich auf einer klinisch-deskriptiven Grundlage.

Von diesem atheoretischen Ansatz wird aber bei den organisch bedingten psychischen Störungen eine Ausnahme gemacht. Zu ihrer Klassifizierung wird neben dem Kriterium des klinischen Querschnittsbildes auch das Merkmal der körperlichen Begründbarkeit herangezogen. Ein organisches Psychosyndrom kann also nur dann diagnostiziert werden, wenn sich auf Grund der Vorgeschichte, des körperlichen Befundes oder aus dem Ergebnis verschiedener Zusatzuntersuchungen der Nachweis eines „spezifischen organischen Faktors" erbringen läßt, „der in ätiologischem Zusammenhang mit der Beeinträchtigung steht." Aus dem gemeinsamen Vorhandensein dieser organischen Ätiologie und einer größeren Zahl verschiedenartiger klinischer Merkmalskombinationen resultieren im DSM III acht unterschiedliche Erscheinungsformen psychoorganischer Syndrome: Delir, Demenz, amnestisches Syndrom, organische Persönlichkeitsveränderung, organische Halluzinose, organisches Wahnsyndrom, organisches affektives Syndrom sowie atypisches oder gemischtes organisches Psychosyndrom (s. Tabelle 1). Für die Revision des DSM III ist noch die zusätzliche Kategorie des organischen Angst-Syndroms vorgesehen. Als „Intoxikation" und „Entzug" führt das DSM III noch zwei weitere organische Psychosyndrome an, deren Benennung allerdings – im Gegensatz zu den übrigen psychoorganischen Syndromen – von vornherein auf eine bestimmte Ursache, nämlich die Induktion durch eine spezifische psychotrope Substanz, verweist und deren klinische Charakterisierung nur in einer sehr globalen Weise vorgenommen wird. Für die verschiedenen Formen substanzinduzierter, organisch bedingter psychischer Störungen werden jedoch ebenso wie für die primär degenerativen Demenzen und die Multi-Infarkt-Demenz jeweils bestimmte klinische Zusatzmerkmale angegeben, die über das zugrunde liegende organische Psychosyndrom (Entzug, Intoxikation, Demenz) hinaus die Zuordnung zu einer ätiologisch bestimmten nosologischen Kategorie erlauben. Primär-degenerative bzw. vaskuläre Demenzen und substanzinduzierte organische Psychosen werden auf der ersten Achse des Klassifikationssystems verschlüsselt. Bei allen übrigen organisch bedingten psychischen Störungen wird dagegen auf der ersten Achse lediglich die jeweilige Art des organischen Psychosyndroms eingetragen, während für etwaige Angaben zur Ätiologie dieser Störungen die dritte Achse (körperliche Befunde) herangezogen wird.

Außer den Gesichtspunkten von körperlicher Begründbarkeit und klinischem Querschnittsbild werden keine weiteren Beobachtungsaspekte als Kriterien der verschiedenen organischen Psychosyndrome berücksichtigt. Der akute Beginn („innerhalb einer kurzen Zeitspanne") gilt zwar als ein Markmal des „Delir"; auf die Krankheitsdauer wird dagegen nicht Bezug genommen. Auch der Gesichtspunkt von Verlauf und Prognose wird nicht zur Unterscheidung der organischen Psychosyndrome herangezogen. Im Gegensatz zur 9. Revision der ICD ist ein chronischer oder fortschreitender Verlauf kein Kriterium des Demenzbegriffs, und es fehlt eine eigene Kategorie für „vorübergehende" organische Psychosen. Beeinträchtigungen der Intelligenz, amnestische Störungen oder Persönlichkeitsveränderungen müssen also beim Fehlen einer Bewußtseinstrübung auch dann den Kategorien der Demenz, Amnesie oder organischen Persönlichkeitsveränderungen zugeordnet werden, wenn sie eine spontane Rückbildungstendenz aufweisen. Auch Hinweise, die sich aus der Lokalisation der Hirnschädigung ergeben, werden nicht in die Kriterien für die verschiedenen organischen Psychosyndrome aufgenommen. Die Merkmalsbeschreibung für das Demenzsyndrom folgt daher dem Modell diffuser fortschreitender Hirnprozesse und wird den besonderen psychopathologischen Erscheinungsbildern derjenigen Erkrankungen weniger gerecht, die vorwiegend in bestimmten Rindenbezirken oder im Hirnstamm lokalisiert sind. Schließlich bildet auch der Schweregrad der psychischen Symptome kein Abgrenzungsmerkmal, das für die Zuordnung zu einer psychoorganischen Syndromkategorie maßgebend wäre. Die Unterscheidung von „psychotischen" und „nicht-psychotischen" psychischen Störungen – wie sie in der 9. Revision der ICD vorgenommen wurde – ist weggefallen. Auch das Demenzsyndrom wird nicht in verschiedene Schweregrade untergliedert. Dies hat zur Folge, daß als Bestimmungsmerkmale dieses Syndroms vorwiegend klinische Kriterien verwendet werden, die für die sehr ausgeprägten Schweregrade der Demenz charakteristisch sind, während qualitative Besonderheiten leichter Demenzformen auf Grund der geringen diagnostischen Reliabilität und Validität solcher Merkmale nicht berücksichtigt werden.

Die Kritik an der Klassifikation organischer Psychosyndrome durch das DSM III kann sich auf zwei wesentliche Punkte konzentrieren. Der erste betrifft die Unbestimmtheit der Kriterien, aufgrund derer die Zuordnung von Persönlichkeitsveränderungen, Halluzinosen oder „endogen" anmutenden Erscheinungsbildern zur Kategorie der organischen Psychosyndrome vorgenommen wird. Wenn man Zustände dieser Art als psychoorganische Syndrome auffassen will, so muß im konkreten Einzelfall der Nachweis geführt werden, daß eine organische Entstehungsursache die notwendige Voraussetzung für das Zustandekommen des psychiatrischen Merkmals darstellt. Entscheidungskriterien, die sich für einen solchen Nachweis eignen, werden aber im DSM III nicht angegeben. Es bleibt vielmehr weitgehend dem persönlichen Ermessen des Einzelnen überlassen, was er als einen „spezifisch organischen Faktor" ansieht und unter welchen Umständen er einen ätiologischen Zusammenhang zwischen diesem Faktor und der psychischen Störung bejaht, auf welche Weise er also das jeweilige Gewicht einer somatischen Krankheit und deren pathogenetische Relevanz bestimmen will. Für die klinische Praxis bringt die Unbestimmtheit des ätiologischen Kriteriums die naheliegende Gefahr, daß die Häufigkeit körperlicher Befunde namentlich bei älteren Menschen zu einer enormen Ausweitung psychoorganischer Syndromkategorien auf Kosten funktioneller Syndrome führen kann und daß die gegebenen therapeutischen Möglichkeiten auf Grund der vermuteten organischen Krankheitsgrundlage nicht ausgeschöpft werden. Außerdem können bei einer so unbestimmten Definition des ätiologischen Kriteriums auch keine homogenen Kategorien psychischer Störungen zustande kommen, die als wissenschaftliche Hypothese geeignet sind und deren Validierung erstrebenswert wäre.

Ein zweiter kritischer Punkt des DSM III ist die Kategorie des Demenz-Syndroms (JORM u. HENDERSON 1985). Es werden eine Reihe von Merkmalen und Merkmalskombinationen aufgezählt, die für die Syndromdiagnose „Demenz" entscheidend sind. Dabei handelt es sich um den Verlust intellektueller Fähigkeiten (Kriterium A), die Störung des Gedächtnisses (Kriterium B) sowie um eine Kombination von vier weiteren Merkmalen (Kriterium C), von denen mindestens eines vorhanden sein muß; hierzu gehören Beeinträchtigungen des abstrakten Denkens (C1) und Urteilens (C2), neuropsychologische Defizite höherer kortikaler Funktionen (C3) und Veränderungen der Persönlichkeit (C4). Zur Diagnose eines Demenzsyndroms wird ferner das Fehlen einer Bewußtseinstrübung (Kriterium D) sowie das Vorhandensein eines spezifischen organischen Faktors verlangt, der in ätiologischem Zusammenhang mit der psychischen Störung steht (Kriterium E). Das letztgenannte Merkmal kann allerdings durch den Ausschluß nicht-organischer psychischer Störungen und durch den Nachweis kognitiver Beeinträchtigungen „in mehreren Bereichen" ersetzt werden.

Bei der Betrachtung dieses Konzepts fällt auf, daß einige der Merkmale, die zur Bestimmung der verschiedenen Kriterien herangezogen werden – zum Beispiel „Intelligenz", „Gedächtnis" oder „kognitive Beeinträchtigungen in mehreren Bereichen" –, nicht näher erläutert werden und völlig unscharf definiert sind. Es läßt sich nicht erkennen, welche manifesten Leistungsstörungen diesen latenten Variablen zugrunde liegen, auf Grund wessen Beurteilung sie erfaßt und mit welchen Untersuchungsverfahren ihr Vorhandensein festgestellt werden soll. Die Revision des DSM III bringt allerdings in dieser Hinsicht einige geringfügige Verbesserungen.

Unklarheiten ergeben sich auch in bezug auf den diagnostischen Algorithmus z. B. in Hinblick auf die Gewichtung der unter C1 bis C4 angeführten psychopathologischen Merkmale. Da jedes dieser vier Merkmale im konkreten Fall auch fehlen kann, ohne daß hierdurch die Annahme einer Demenz in Frage gestellt wird, erscheint es logisch nicht konsequent, wenn nach der algorithmischen Entscheidungsregel das Vorhandensein mindestens eines dieser vier Merkmale für die

Diagnose eines Demenzsyndroms obligatorisch ist (Jorm u. Henderson 1985). Schwierigkeiten bereitet ferner das Kriterium E, da der Nachweis eines organischen ursächlichen Faktors bei den primär degenerativen Demenzprozessen nicht immer erbracht werden kann. Aus diesem Grund sieht das DSM III beim Fehlen eines belangvollen körperlichen Befundes die beiden oben genannten Ersatzkriterien vor. Aber während das erste dieser beiden Merkmale – das Vorhandensein kognitiver Beeinträchtigungen in „mehreren" Bereichen – wiederum eine erhebliche definitorische Unschärfe aufweist, erscheint das zweite Merkmal – der Ausschluß von Zuständen anderer Art als hirnorganische Psychosyndrome – unnötig restriktiv, da hierdurch nicht nur die „Pseudodemenzen", sondern auch manche beginnenden Demenzprozesse aus der Gruppe des Demenzsyndroms ausgeschlossen werden, wenn sie mit krankheitswertigen depressiven oder paranoiden Erscheinungsbildern einhergehen und weder eine ätiologisch bedeutsame Schädigung noch einen nachweisbaren zerebralen Befund erkennen lassen.

Ein besonders schwerwiegendes Problem bei der Demenzdefinition des DSM III besteht aber darin, daß einige der angeführten Kriterien keinen kategorialen, sondern einen dimensionalen Charakter aufweisen. Es handelt sich also um Variable, die in der Gesamtbevölkerung älterer Menschen und in Untersuchungsstichproben dementer Patienten kontinuierlich verteilt sind und sich lediglich durch den Ausprägungsgrad des jeweiligen Merkmals unterscheiden. Will man daher eine Abgrenzung „normaler" von dementen älteren Personen vornehmen und innerhalb der Population dementer Patienten eine Aufteilung nach Schweregraden der Demenzerkrankung durchführen, so bedarf es einer Übereinkunft über geeignete Trennungslinien, welche verschiedene Ausprägungsgrade des kontinuierlich verteilten Merkmals voneinander abgrenzen (Jorm u. Henderson 1985). Im Bezug auf das Kriterium A (Intelligenzverlust) wird im DSM III ein solcher Schwellenwert angegeben: Die Beeinträchtigung muß schwer genug sein, um die sozialen und beruflichen Funktionen in Mitleidenschaft zu ziehen. Diese Definition zielt offensichtlich darauf ab, gewisse, noch im Bereich der Durchschnittsnorm liegende kognitive Veränderungen älterer Menschen gegenüber leichten Ausprägungsgraden der Demenz abzutrennen. Dabei ist aber zu bedenken, daß das Eintreten sozialer oder beruflicher Schwierigkeiten als Folge einer Intelligenzeinbuße nicht nur von dem primären Intelligenzniveau, sondern auch von den äußeren Lebensanforderungen abhängt, die an den betreffenden Menschen gestellt werden. Für die anderen psychopathologischen Merkmalskriterien des DSM III sind ähnliche quantitative oder qualitative "Cut-off points" nicht vorgesehen, so daß es dem subjektiven Ermessen des Untersuchers überlassen bleibt, ob er beispielsweise ein bestimmtes Ausmaß an Gedächtnisstörungen noch als Ausdruck einer benignen Altersvergeßlichkeit (Kral 1967) oder bereits als Symptom einer Demenz bewertet und ob er den Beeinträchtigungsgrad im letzteren Fall als leicht, mittelgradig oder schwer bezeichnet.

II. ICD 10

Die 10. Revision der ICD, die vermutlich 1990 in Kraft treten wird, unterscheidet sich in zweierlei Hinsicht von ihren Vorgängern (Jablensky 1987). Erstens lassen sich durch die Verwendung einer alphanumerischen Kodierung jederzeit neue diagnostische Kategorien in das System einfügen, falls sich ein diesbezüglicher Bedarf ergibt, ohne daß hierdurch die gesamte Struktur der Klassifikation geändert werden müßte. Zweitens wird die ICD 10 aus einer Mehrzahl unterschiedlicher Instrumente bestehen, die neben einer obligaten uniaxialen Klassifikation auch mehrdimensionale Klassifizierungen oder die ergänzende Beurteilung und Einstufung verschiedenartiger Behinderungen ermöglicht.

Der fünfte Abschnitt der ICD über psychische Verhaltens- und Entwicklungsstörungen sieht neben ausführlichen deskriptiven Definitionen der einzelnen Diagnosen auch explizite diagnostische Kriterien vor. Für den klinischen Routinegebrauch werden diese Kriterien in Form von diagnostischen Richtlinien festgelegt; damit wird der normalen Untersuchungssituation Rechnung getragen, in der das diagnostische Bild zuweilen nicht ganz eindeutig ist und nur unvollständige Informationen vorliegen, so daß eine gewisse Flexibilität des diagnostischen Prozesses unumgänglich ist. Für Forschungszwecke stehen dagegen operationalisierte Ein- und Ausschlußkriterien und klare diagnostische Entscheidungsregeln zur Verfügung, so daß falsch-positive Zuordnungen nach Möglichkeit vermieden werden und die Bildung homogener Stichproben erleichtert wird. Die psychiatrischen Diagnosen werden in zehn größere Rubriken unterteilt, die nach unterschiedlichen Gesichtspunkten – körperliche Begründbarkeit, Ätiologie, klinisches Erscheinungsbild oder Erkrankungsalter – zusammengefaßt sind.

Eine dieser Gruppen ist den organisch bedingten psychischen Störungen vorbehalten. Damit sind psychopathologische Erscheinungsbilder gemeint, die auf Hirnkrankheiten oder Systemerkrankungen beruhen. Die strenge Dichotomie zwischen organischen und nicht-organischen psychischen Erkrankungen wird jedoch in der ICD 10 fallengelassen; organisch bedingte psychische Störungen werden auch in anderen psychiatrischen Diagnosegruppen – wie z. B. im Abschnitt über psychische Störungen nach Anwendung psychoaktiver Substanzen – angeführt. Die in den früheren ICD-Revisionen enthaltene Trennung von psychotischen und nicht-psychotischen organischen Störungen wurde aufgegeben.

Unter den organisch bedingten psychischen Störungen wird eine große Zahl syndromaler Kategorien genannt, die aus Tabelle 1 ersichtlich sind. Als Bestimmungsmerkmal für diese Syndrome werden vorwiegend die psychopathologischen Querschnittsmerkmale herangezogen, daneben aber auch Gesichtspunkte des Krankheitsverlaufs, z. B. akuter Beginn und höchstens sechsmonatige Verlaufsdauer beim Delir-Syndrom oder mindestens sechsmonatige Krankheitsdauer beim Demenz-Syndrom. Die Schädigungslokalisation wird bei der Merkmalsbeschreibung der Syndrom-Diagnose nicht berücksichtigt, wohl aber als Kriterium der Krankheitsdiagnose bei den zerebrovaskulären Demenzen herangezogen, die in vorwiegend kortikale und subkortikale Formen untergliedert werden. Mit Ausnahme des Demenz-Syndroms bildet die körperliche Begründbarkeit ein notwendiges Einschlußkriterium für alle psychoorganischen Syndrome; dabei sind Anamnese, körperliche und neurologische Befunde sowie die Ergebnisse von Zusatzuntersuchungen zu berücksichtigen. Für die Diagnose der meisten psychoorganischen Syndrome zweiten Ranges, vor allem der „endoformen" Zustandsbilder, werden strikte Regeln aufgestellt, von denen die Annahme eines Zusammenhangs zwischen organischer Schädigungsursache und psychopathologischem Erscheinungsbild abhängig gemacht wird und die sich eng an die Forderung von K. SCHNEIDER (1948) anlehnen: belangvolle körperliche Befunde, eindeutiger Zusammenhang zwischen körperlichem Befund und Psychose, fehlende Hinweise für eine alternative Verursachung der psychischen Störung (z. B. familiäre Belastung mit gleichartigen Erkrankungen) sowie günstige Beeinflussung des psychopathologischen Zustands nach Beseitigung oder Besserung der vermuteten organischen Krankheitsursache; dabei gilt die zuletzt genannte Regel am wenigsten streng. Im Gegensatz zum DSM III sind die Kriterien für die endoformen psychoorganischen Syndrome also sehr viel eindeutiger festgelegt, und die entsprechenden Kategorien sind von vorneherein auf eine kleine Zahl von Fällen begrenzt.

Namentlich in bezug auf die Definition des Demenz-Syndroms ergeben sich gegenüber der DSM III drei wesentliche Unterschiede. Erstens ist der diagnostische Algorithmus einfacher und beruht auf vier Kriterien: Verlust von Gedächtnisleistungen und globale Einbußen intellektueller Fähigkeiten, Beeinträchtigung von emotionaler Kontrolle, Motivation oder Sozialverhalten, Fehlen einer Bewußtseinstrübung und mindestens sechsmonatige Krankheitsdauer. Das letztgenannte Kriterium erscheint zwar zur zuverlässigen Diagnose eines Demenzprozesses wertvoll, erschwert aber die klassifikatorische Zuordnung von kurzdauernden reversiblen Demenzen und von Durchgangssyndromen, die durch eine vorübergehende Beeinträchtigung kognitiver Fähigkeiten gekennzeichnet sind. Einbußen höherer kortikaler Funktionen wie Sprache, motorische Fähigkeiten und gnostische Wahrnehmungsleistungen werden nur als Zusatzmerkmale angeführt.

Eine zweite Besonderheit der ICD 10 besteht darin, daß der Nachweis eines körperlichen Befundes kein notwendiges Einschlußkriterium für die syndromale Demenzdiagnose darstellt. Es werden also auch solche Demenzprozesse erfaßt, bei denen insbesondere neuroradiologische oder neurophysiologische Normabweichungen nicht oder noch nicht vorhanden sind. Aber auch das Demenz-Syndrom der Depression wird nicht unbedingt ausgeschlossen, sofern die übrigen Kriterien des Demenz-Syndroms – besonders auch im Hinblick auf die Krankheitsdauer – erfüllt sind.

Der dritte und wichtigste Unterschied gegenüber der DSM III besteht aber darin, daß Begriffe wie „Gedächtnis" und „Intelligenz" genau definiert und die zur Aufdeckung dieser Störungen erforderlichen Untersuchungsverfahren erläutert werden. Außerdem wird dem dimensionalen Charakter dieser Funktionen dadurch Rechnung getragen, daß die Schwellenkriterien genannt sind, welche die Annahme einer Gedächtnis- und Intelligenzeinbuße rechtfertigen und die Unterteilung dieser beiden Störungen in drei verschiedene Schweregrade erlauben. Aufgrund der verschiedenen Ausprägungsstufen dieser beiden Leistungsbereiche kann auch das Demenz-Syndrom als Ganzes in drei homogene Untergruppen mit leichtem, mittlerem und deutlich ausgeprägtem Schweregrad untergliedert werden.

G. Standardisierte Untersuchungsverfahren

Neuere Klassifikationssysteme erleichtern die verläßliche Zuordnung des Einzelfalls zu bestimmten diagnostischen Kategorien und vermindern damit die Kriteriumsvarianz psychiatrischer Syndrom- und Krankheitsdiagnosen. Es trägt aber zusätzlich zur Reliabilität der Diagnostik bei, wenn bereits die psychiatrische Untersuchung in einheitlicher Weise vorgenommen wird und hierdurch die negativen Folgen unterschiedlicher Informationsgewinnung und psychopathologischer Befunderhebung so weit als möglich vermieden werden. Natürlich kann die psychiatrische Beurteilung in der ärztlichen Sprechstunde und im klinischen Alltag auch dann erfolgreich durchgeführt werden, wenn das diagnostische Vorgehen von der eigenen Erfahrung oder der in der jeweiligen Institution erlernten und eingeübten Erhebungsmethodik bestimmt wird. Dennoch ist es heute unerläßlich, derartige klinisch-intuitive Untersuchungsverfahren durch standardisierte und überregional gebräuchliche Methoden der Befunderhebung zu ergänzen. Vor allem ist der Erkenntniswert epidemiologischer Studien und anderer Forschungsprojekte von der einheitlichen Beobachtung und Beschreibung psychopathologischer Sachverhalte abhängig.

Aus diesem Grund sind in den letzten zwei Jahrzehnten standardisierte Untersuchungsverfahren eingeführt worden, die sich für die Befunderhebung besonders auch bei älteren Personen eignen und als Informationsquellen sowohl die eigenen Angaben des Betroffenen als auch Beobachtungen von seiten des Angehörigen, des Interviewers oder anderer Bezugspersonen berücksichtigen sowie die Prüfung kognitiver Leistungen einbeziehen. Viele dieser Erhebungsinstrumente wurden im englischen Sprachraum entwickelt; sie sind aber größtenteils ins Deutsche übersetzt und werden auch in einigen Zentren der Bundesrepublik angewandt. Ihrem Typ nach lassen sich fünf Gruppen dieser Instrumente unterscheiden:

1. Kognitive psychometrische Testverfahren zur Ermittlung spezifischer neuropsychologischer Leistungseinbußen.
2. Standardisierte Beobachtungsskalen zur Feststellung von psychiatrischen Merkmalen und von Verhaltens- oder Anpassungsstörungen bei der Bewältigung von Alltagsaufgaben in einer institutionellen Umwelt oder im eigenen Haushalt.
3. Klinische Delir- und Demenz-Skalen zur Erfassung von Art und Schweregrad kognitiver Beeinträchtigungen und zur Abschätzung des sich hieraus ergebenden Betreuungsbedarfs.
4. Screening-Verfahren zur raschen Ermittlung von Personen, bei denen wegen des Verdachts auf ein organisches Psychosyndrom weitere und aufwendigere Untersuchungen indiziert sind.
5. Standardisierte Interviewverfahren zur Diagnose von organischen Psychosyndromen oder organisch bedingten psychischen Krankheiten und zur Differentialdiagnose gegenüber anderen psychischen Störungen.

I. Neuropsychologische Diagnostik

Trotz der Erweiterung und Verfeinerung der apparativen medizinischen Untersuchungstechnik stellen auch heute noch psychopathologische Merkmale die empfindlichsten Indikatoren organisch bedingter psychischer Störungen dar. Standardisierte neuropsychologische Testverfahren können zwar in vielen Fällen einen wichtigen Beitrag zur Diagnose leisten. Der wesentliche Indikationsbereich für die Anwendung solcher psychodiagnostischer Verfahren besteht aber nicht in der Entscheidung über das Vorliegen oder Fehlen einer organischen Hirnschädigung, sondern in der detaillierten und differenzierten Beurteilung spezifischer Leistungs- und Funktionsstörungen auf dem Gebiet von Sprache, optisch-räumlichen Funktionen, Aufmerksamkeit, Konzeptbildung, Lernen oder verschiedenen Gedächtnismodalitäten (POECK 1982). Die neuropsychologische Untersuchung dient vor allem der Aufdeckung von kognitiven Störungsmustern, die bei lokalisierten Hirnschädigungen auftreten und bestimmten Formen der organischen Psychosyndrome – z. B. der Amnesie oder der subkortikalen Demenz – zugrunde liegen. Die kognitiven Leistungseinbußen bei diffusen Hirnprozessen weichen dagegen oft von den umschriebenen neuropsychologischen Defiziten – z. B. verschiedenen Formen der Aphasie, Apraxie oder Agnosie – ab, wie sie bei abgegrenzten Hirnprozessen zu beobachten sind (HUPPERT u. TYM 1986). Die psychopathologischen Merkmale solcher diffusen zerebralen Erkrankungen sind daher nicht als ein additives Mosaik multifokal bedingter isolierter Leistungsstörungen (POECK 1982) zu verstehen, sondern müssen als qualitativ andersartige Symptomkonfigurationen interpretiert werden, die durch eine Interaktion gleichzeitiger Beeinträchtigungen mehrerer Funktionssubstrate zustande kommt.

Die Anwendung psychometrischer Testverfahren ist mit einem erheblichen Zeitaufwand verbunden. Es muß daher eine dem jeweiligen Patienten angepaßte Auswahl an Instrumenten getroffen werden. Da die kognitiven Leistungen durch verschiedenartige Demenzprozesse und Krankheitsstadien in unterschiedlicher Weise in Mitleidenschaft gezogen werden, können vorhandene Funktionsdefizite aufgrund einer solchen Testselektion der Erfassung entgehen. Bei mittelgradig oder schwer Dementen scheitert die korrekte Durchführung psychometrischer Techniken oft an dem Schwierigkeitsgrad der Aufgaben oder an der starken Ermüdbarkeit und der eingeschränkten Kooperationsfähigkeit der Patienten. Andererseits sind aber die Anwendungsmöglichkeiten dieser Verfahren auch bei den meisten Demenzprozessen leichteren Grades oder bei entsprechenden Verdachtsfällen beschränkt, da sich die Leistungsprofile normaler und leicht dementer älterer Menschen bisher nicht zuverlässig genug voneinander abgrenzen lassen. Testpsychologische Untersuchungen, welche die Aufdeckung latenter Benennungsschwierigkeiten, perseveratorischer Tendenzen und optisch-räumlicher Störungen ermöglichen oder Probleme der Konzeptbildung und des Umstellungsvermögens erfassen, dürften am ehesten dazu geeignet sein, die Frühdiagnose von Demenzprozessen zu erleichtern (FLICKER et al. 1985).

II. Standardisierte Beobachtungsskalen

Verhaltensbezogene Rating-Skalen können dazu benutzt werden, die Kompetenz eines Patienten bei verschiedenen Alltagsaktivitäten in seiner natürlichen Umwelt oder in einer Institution zu erfassen. Die Beurteilung erfolgt, je nach Art des Inventars, durch Psychiater, Psychologen, Pflegepersonal oder Angehörige und erstreckt sich nicht nur auf den Bereich kognitiver Fähigkeiten, sondern auch auf Aussagen über Verhalten, Aktivitätsniveau, soziale Kommunikation, vegetative Erscheinungen oder psychotische Symptome. Ein Vertreter dieses Skalentyps

sind die *I*nstrumental *A*ctivities of *D*aily *L*iving (I-ADL)-Skala von Lawton u.
Brody (1969) sowie eine Reihe ähnlicher Meßinstrumente, mit denen die Fähigkeit nicht-institutionalisierter Patienten zur Ausübung komplexer häuslicher Tätigkeiten – wie z. B. Telefonieren, Einkaufen, Regelung finanzieller Angelegenhei-
ten – geprüft wird. Ein besonders wichtiges Anwendungsgebiet von Verhaltensskalen sind auch standardisierte Fremdbeurteilungs-Instrumente, die zur Erkennung von Depressionen und zur Einschätzung ihres Schweregrades geeignet sind;
die Einbeziehung solcher Instrumente in das psychopathologische Erhebungsin-
ventar ist bei Patienten mit Demenzprozessen oder beim Verdacht auf solche Erkrankungen unerläßlich.

Die *S*andoz *C*linical *A*ssessment *G*eriatric (SCAG)-Skala (Shader et al. 1974)
deckt ein besonders breites Feld psychogeriatrischer Störungen ab und wird vor
allem zur Verlaufskontrolle bei der Anwendung von Therapieverfahren herangezogen; von ihren 19 Items beziehen sich aber nur 5 auf kognitive Funktionen. Ein
Nachteil dieses Verfahrens besteht in der ungenauen Definition verschiedener
Items und in der unscharfen Festlegung der Skalenpunkte, mit denen der Schweregrad des jeweiligen Merkmals beurteilt wird. Speziell für die Merkmalserfas-
sung durch klinische Psychiater eignet sich das AGP-System (Ciompi u. Kanowski 1981); es handelt sich um ein außerordentlich umfangreiches Instrument, das
die Erhebung psychopathologischer, anamnestischer, sozialer und somatischer
Merkmale ermöglicht und auf die Erfassung sämtlicher psychiatrischer Erkrankungen im höheren Lebensalter abzielt. Dagegen ist der Anwendungsbereich der
Dementia Scale von Blessed et al. (1968) von vorneherein sehr viel enger; sie ist
ein Instrument, das die Beobachtungen der Angehörigen von Demenzkranken in
standardisierter Form erfaßt und hierbei Veränderungen von Alltagsaktivitäten
und Persönlichkeit berücksichtigt. Die Beliebtheit dieser häufig verwendeten Skala beruht vor allem auf der engen Korrelation ihrer Punktwerte mit dem Grad der
neuropathologischen Veränderungen im Gehirn normaler und dementer alter
Menschen. Dagegen hat sich bei der sehr einfachen Demenz-Skala von Roberts
u. Caird (1976) eine gute Korrelation mit dem CT-Befund ergeben. Die *B*rief
*C*ognitive *R*ating *S*cale (Reisberg 1983; Reisberg et al. 1983, 1985) erstreckt sich
auf zehn verschiedene Störungsbereiche, die für Patienten mit einer Demenz besonders charakteristisch sind. Der Punktwert dieser zehn Skalen entspricht jeweils einem typischen Verlaufsstadium der Alzheimerschen Krankheit, was durch
die Zuordnung der Punkte zu einer *G*lobal *D*eterioration *S*cale (Reisberg 1983;
Reisberg et al. 1982, 1985) festgelegt werden kann. Die Validität einer solchen
Zuordnung setzt allerdings voraus, daß der Abbau verschiedener Leistungen bei
dieser Krankheit tatsächlich in einer völlig globalen und systematischen Weise erfolgt und daß bei einem bestimmten Krankheitsstadium alle Störungsbereiche in
gleicher Weise betroffen sind.

III. Klinische Delir- und Demenz-Skalen

Der dritte Typ von Erhebungsinstrumenten besteht in der Anwendung von standardisierten Skalen, mit deren Hilfe sich im Rahmen der klinischen Alltagsbedin-
gungen einige besonders wichtige kognitive Leistungen – wie z. B. Vigilanz, Auf-

merksamkeit, Orientierung, Merkfähigkeit oder Reproduktionsvermögen für einige basale Informationen zur aktuellen Zeitgeschichte – in relativ einfacher Weise überprüfen und quantitativ erfassen lassen. Einige dieser Erhebungsinstrumente kann man als Delir-Skalen bezeichnen, da sie der Beurteilung von Störungen des skalaren Bewußtseins dienen und die Möglichkeit bieten, verschiedene Schweregrade beeinträchtigter Vigilanz – von tiefen komatösen Zuständen über leichtere Formen von Somnolenz und Benommenheit bis hin zu den kognitiven Durchgangssyndromen – zu bestimmen. Zu diesen Skalen gehören die *M*ünchner *K*oma *S*kala (MCS) von Brinkmann et al. (1976), die *V*igilanz-*S*kala (VS) von von Cramon (1979), die *F*unktionspsychose-*S*kalen von Lehrl et al. (1977 a, b), der *S*yndrom-*T*est von Boecker (1961) sowie der *S*yndrom-*K*urz-*T*est (SKZ) von Erzigkeit (1977).

Die überwiegende Mehrzahl derartiger Erhebungsinstrumente ist aber vorwiegend zur Beurteilung von Demenzzuständen geeignet. Zu diesen Demenzskalen gehört u. a. der *M*ental *S*tatus *Q*uestionnaire (MSQ), der ebenso wie der *F*ace-*H*and-*T*est von Kahn et al. (1960) entwickelt wurde und eine hohe prädikte Validität aufweist. Der *I*nformation-*M*emory-*C*oncentration *T*est (Roth u. Hopkins 1953; Blessed et al. 1968) sowie eine kürzere Version dieses Verfahrens – der *A*bbreviated *M*ental *T*est *S*core (AMT) von Hodkinson (1972) wurden an neuropathologischen und neurochemischen Befunden dementer und psychisch unauffälliger älterer Menschen validiert. Eine Skala ähnlicher Art ist der *S*hort *P*ortable *M*ental *S*tatus *Q*uestionnaire (SPMSQ) von Pfeiffer (1975).

Andere Demenzskalen sind zusätzlich mit einigen Aufgaben angereichert, die auf eine globale Erfassung von sprachlichen Leistungen, Konzentrationsvermögen oder einfachen arithmetischen, psychomotorischen und konstruktiv-praktischen Fähigkeiten abzielen. Hierzu gehören die *C*lifton *A*ssessment *S*cale (CAS) von Pattie u. Gilleard (1975) und die *C*ognitive *C*apacity *S*creening *E*xamination (CCSE) von Jacobs et al. (1977). Die *C*richton *I*ntellectual *R*ating *S*cale (CIRS) von Robinson (1955) zeichnet sich durch besondere Benutzerfreundlichkeit aus; ihre Skalenwerte weisen eine hohe Korrelation mit der Verlangsamung des EEG auf. Die *M*ini *M*ental *S*tate *E*xamination (MMSE) von Folstein et al. (1975) stellt ein außerordentlich häufig benutztes Erhebungsinstrument im Rahmen zahlreicher klinischer und epidemiologischer Forschungsstudien dar.

Alle diese Demenzskalen haben den Vorteil, daß ihre Anwendung keine längere Einübung erfordert, in wenigen Minuten möglich ist und die Testaufgaben gut von den Patienten akzeptiert werden. Sie ermöglichen aber nur eine sehr globale Beurteilung der erfaßten kognitiven Leistungsbereiche und setzen einige von der sozialen Schichtzugehörigkeit abhängige kulturspezifische Kenntnisse von seiten des untersuchten Probanden voraus. Die Reliabilität dieser Verfahren ist hoch. Namentlich die MMSE weist an Stichproben institutionalisierter Älterer eine hohe diagnostische Validität bei mittelgradigen oder deutlichen kognitiven Störungen auf (Kay et al. 1985).

Es gibt verschiedene – teilweise erheblich zeitaufwendigere – „erweiterte" Demenzskalen, mit denen ein sehr viel größeres Spektrum kognitiver Defizite mit größerer Genauigkeit erfaßt und der Schweregrad dieser verschiedenartigen Beeinträchtigungen exakt bestimmt werden kann. Viele von ihnen beziehen nichtkognitive Störungen in die multiaxiale Beurteilung ein. Instrumente dieser Art vermitteln Aufschluß über die jeweilige psychopathologische Struktur und den verschiedenartigen Prägnanztyp einer Demenzerkrankung; sie sind besonders geeignet zur Verlaufsbeurteilung und Kontrolle des Therapieergebnisses. Beispiele für solche erweiterten klinischen Demenzinventare sind die *H*ierarchische *De*menz*s*kala (HDS) von DASTOOR u. COLE (1986), die *A*lzheimer's *D*isease *A*ssessment *S*cale (ADAS) von ROSEN et al. (1984) oder die beiden von MATTIS (1976) entwickelten Demenzskalen.

IV. Screening-Verfahren

Angesichts der großen Häufigkeit von Demenzprozessen im höheren Lebensalter besteht heute ein wachsendes Bedürfnis nach der Entwicklung von Screening-Verfahren, die eine rasche Entscheidung darüber erlauben, bei welchen Personen innerhalb einer größeren Gruppe von Individuen der Verdacht auf ein dementielles Syndrom besteht. Verfahren dieser Art müßten möglichst einfach und rasch durchführbar sein und könnten beim Klientel einer ärztlichen Praxis, bei den Bewohnern von Alten- und Pflegeheimen, den Patienten verschiedener klinischer Einrichtungen, vor allem aber in epidemiologischen Feldstudien an bestimmten Bevölkerungsstichproben angewandt werden.

Ein solches Screening ist kein syndromdiagnostisches Instrument im engeren Sinne, denn es zielt lediglich auf die Frühentdeckung von Fällen, bei denen eine globale kognitive Beeinträchtigung vorhanden ist. Diese muß nicht immer auf einer Demenz beruhen; sie kann ebenso gut durch eine Depression, ein anderes organisches Psychosyndrom oder eine Minderbegabung bedingt sein; sie kann auch durch einen niedrigen Bildungsgrad vorgetäuscht werden oder eine benigne Altersvergeßlichkeit darstellen. Bei einem positiven Ausfall des Screeningtests muß sich also an dieses Verfahren ein zweites Untersuchungsstadium anschließen, das dann der Klärung der Syndromdiagnose dient.

Leider gibt es hierfür bis heute keine zuverlässigen Instrumente (COOPER u. BIRKEL 1984; HENDERSON 1987). Neuropsychologische Testverfahren scheiden schon wegen des erforderlichen Zeitaufwands aus. Von den Demenzskalen kommt am ehesten die MMSE in Frage, weil sie auch von nichtprofessionellen Interviewern angewandt werden kann, nur wenige Minuten beansprucht und immerhin eine gewisse Breite kognitiver Störungen erfaßt. Mittlerweile wurde dieses Instrument nicht nur in klinischen Studien erprobt, sondern auch in mehreren unselektierten Bevölkerungsstrichproben eingesetzt (KAY et al. 1985). Während sich aber bei der Diagnose schwerer und mittelgradiger Demenzzustände eine hohe Sensitivität und Spezifität ergab, erwies sich das Verfahren bei der Erfassung leichter Demenzsyndrome als sehr viel weniger geeignet (HENDERSON 1987). Dagegen erzielten PFEFFER et al. (1981) durch Kombination dieses Instruments mit zwei kurzen psychometrischen Testverfahren auch bei der Abgrenzung leichter Demenzen im höheren Lebensalter gegenüber kognitiv ungestörten Personen eine hohe diagnostische Sensitivität und Spezifität. JORM (1986) machte die Beobachtung, daß „kontrollierte" Formen der Informationsverarbeitung offenbar in einem früheren Stadium der Demenz in Mitleidenschaft gezogen werden als „automatisch" ablaufende Verarbeitungsprozesse; wahrscheinlich lassen sich auf diesem theoretischen Hintergrund Verfahren zur Früherfassung von Demenzsyndromen entwickeln.

Ein besonderes Problem bei der Konstruktion geeigneter Screeninginstrumente besteht darin, daß aus der Beeinträchtigung kognitiver Leistungen nicht ohne weiteres auf den Verlust vorher vorhandener Fähigkeiten geschlossen werden kann, was aber für die Diagnose eines Demenzsyndroms erforderlich ist. Jorm u. Korten (1987) haben sich daher in jüngster Zeit um die Entwicklung eines Fragebogens für Angehörige oder andere Bezugspersonen bemüht, der einen Vergleich des früheren mit dem jetzigen Niveau verschiedener kognitiver Fähigkeiten der betroffenen Person anstrebt. Ein Nachteil dieses Ansatzes besteht allerdings darin, daß ein beträchtlicher Teil älterer Menschen allein lebt und keine Angehörigen oder andere Informanten mehr verfügbar sind. Außerdem gehen Feldstudien, die ein mehrstufiges Untersuchungsprogramm voraussetzen, meist mit erheblichen Stichprobenverlusten einher, wie sich gerade in jüngster Zeit wieder an der Eastern Baltimore Mental Health Study (Folstein et al. 1986) gezeigt hat. Außerdem muß bei der Durchführung solcher Bevölkerungsstudien auch gefragt werden, ob der zweite Untersuchungsabschnitt bei den durch das Screeningverfahren aufgedeckten Verdachtsfällen nicht mit personellen und finanziellen Aufwendungen verbunden ist, die gegenwärtig nicht in einem vernünftigen Verhältnis zu dem Nutzen für den betroffenen Patienten und seine Angehörigen stehen (Cooper u. Bickel 1984).

V. Semi-strukturierte Interviewinstrumente

Die bisher genannten Verfahren zielen darauf ab, Vorhandensein und Schweregrad von kognitiven Defiziten, emotionalen Störungen und Verhaltensauffälligkeiten unter standardisierten Bedingungen zu erfassen. Instrumente dieser Art sind also zur Beobachtung und quantitativen Beschreibung psychoorganischer Symptomkombinationen geeignet. Sie leisten einen wertvollen Beitrag zur Diagnose eines organischen Psychosyndroms oder einer bestimmten organisch bedingten psychischen Krankheit. Aber der diagnostische Entscheidungsprozeß hängt nicht nur von bestimmten Beobachtungen ab, die an dem Patienten gemacht werden, sondern auch von einer gezielten, sytematischen Befragung, welche sich auf die gegenwärtig vorhandenen Symptome und auf die Entstehungsgeschichte dieser Krankheitserscheinungen bezieht. In der klinischen Alltagsroutine erfolgt diese Befragung im allgemeinen in Form eines freien Interviews und wird von Psychiatern durchgeführt, die sich hierbei von ihrer klinischen Erfahrung leiten lassen. Schon unter klinischen Bedingungen ist es aber unvermeidlich, daß sich ärztliche Interviewer durch die Art des Fragestils und durch Erfahrungstraditionen verschiedener Schulrichtungen voneinander unterscheiden und daß sich ihre Befragung nicht auf die gleichen Gegenstandsbereiche erstreckt. Solche Divergenzen treten noch deutlicher zutage, wenn das Interview in verschiedenen klinischen Zentren oder im Rahmen von Feldstudien unter schwierigen äußeren Umständen vorgenommen wird oder wenn hierzu Ärzte oder Laieninterviewer mit unterschiedlicher Ausbildung herangezogen werden. In solchen Situationen ist es besonders wichtig, auch den Interviewprozeß zu vereinheitlichen und auf diese Weise dafür Sorge zu tragen, daß hierbei ausnahmslos die gleichen klinischen Sachverhalte zum Gegenstand der Beobachtung gemacht werden. Diesem Zweck dient die Einführung standardisierter Interviewverfahren. Durch ihre Anwendung wird die Informationsvarianz psychiatrischer Diagnostik vermindert, die neben der Beobachtungs- und Kriteriumsvarianz eine zusätzliche Quelle mangelnder diagnostischer Reliabilität darstellt.

Eines der bekanntesten standardisierten Interviews zur Erfassung psychischer Störungen bei älteren Menschen ist die *Geriatric Mental State Schedule* (GMS) von COPELAND et al. (1976). Sie ist aus Erfahrungen mit der standardisierten Befunderhebung bei jüngeren Probanden hervorgegangen und hat ihren Ursprung in einem Untersuchungsinstrument – der *Combined Mental Status Schedule* –, das Elemente der *Present State Examination* (PSE) von WING et al. (1974) und solche des *Psychiatric Status Schedule* (PSS) von SPITZER et al. (1970) in sich vereinigt. Um das Interviewverfahren den diagnostischen Erfordernissen bei älteren Patienten anzupassen, wurden besonders solche Items hinzugefügt, die zur Erfassung kognitiver Störungen geeignet sind; außerdem wurden *Mental Status Questionnaire* (MSQ) und *Face-Hand-Test* (KAHN et al. 1960) in das Untersuchungsinventar aufgenommen. Sämtliche Items wurden sorgfältig in bezug auf ihre Akzeptanz bei älteren Patienten geprüft. Die Benutzung des GMS setzt ein vorheriges Training voraus; die Anwendungsdauer beträgt durchschnittlich 25–40 Minuten. Eine deutsche Übersetzung liegt vor. Das Verfahren lag der Durchführung des US-UK-Diagnostic Project (COPELAND et al. 1975) zugrunde und diente dem diagnostischen Vergleich 65jähriger und älterer Patienten, die in psychiatrischen Krankenhäusern in New York und London aufgenommen wurden. Später wurde das Interviewverfahren auch für verschiedene andere Untersuchungen herangezogen, teilweise in Form mehrerer kürzerer Versionen, die auch für Feldstudien geeignet waren. Die klinische Diagnose wird aufgrund der gewonnenen Informationen durch Zuordnung der Symptome zu den Kategorien eines psychiatrischen Klassifikationssystems vorgenommen. In den letzten Jahren wurde aber in Verbindung mit der GMS ein computerisiertes Diagnosesystem, das AGECAT (*Automated Geriatric Examination for Computer Assisted Taxonomy*) entwickelt (COPELAND u. DEWY 1985), das die automatisierte Bildung verschiedener diagnostischer Klassen ermöglicht. Die Kategorie der organischen Psychosen kann jedoch mit diesem Programm vorläufig noch nicht in syndromale oder diagnostische Untergruppen aufgeteilt werden, da die hierfür erforderlichen anamnestischen Daten noch nicht endgültig in die bisherigen GMS-Versionen aufgenommen wurden.

Ein weiteres psychogeriatrisches Interviewinstrument, die *Comprehensive Assessment and Referral Evaluation* (CARE) wurde von GURLAND et al. (1977) entwickelt. Es entstand aus einer verkürzten Version des GMS, stellt aber ein sehr viel umfangreicheres Erhebungsinstrument dar, das zusätzlich zahlreiche Items über körperliche Gesundheit, soziale Probleme und Art der erforderlichen und tatsächlich genutzten ärztlichen und sozialen Betreuungsmaßnahmen enthält. Das Verfahren bildet die Grundlage der US-UK-National Geriatric Community Study, in deren Rahmen die gesundheitlichen und sozialen Bedürfnisse älterer Menschen und ihrer Angehöriger untersucht wurden. Auch für dieses Interview gibt es mehrere kürzere Versionen, die für Felderhebungen (Core-CARE, Short-

CARE) oder für die Untersuchung älterer Menschen in verschiedenen Institutionen (In-CARE) geeignet sind (GURLAND u. WILDER 1984).

Speziell für den Gebrauch in Felduntersuchungen und Allgemeinpraxis-Studien wurde von GOLDBERG et al. (1970) das *Standardized Psychiatric Interview* (CPIS) konzipiert und von COOPER u. SCHWARZ (1982) an die Erfordernisse alterspsychiatrischer Untersuchungen angepaßt. Dieses Interviewverfahren wurde als Fallfindungsinstrument im Rahmen einer psychogeriatrischen Feldstudie in Mannheim eingesetzt (COOPER u. SOSNA 1983).

Die *Diagnostic Interview Schedule* (DIS) ist ein im Auftrag des NIMH von ROBINS et al. (1981) entwickeltes Verfahren, das auf die Anwendung durch Laieninterviewer zugeschnitten ist und computerisierte Diagnosen für einige Kategorien der DSM III-Klassifikation ermöglicht. Das Interviewverfahren dient zur Grundlage des Epidemiologic Catchment Area-Programms, das von einigen Universitäten der USA durchgeführt wird und teilweise auch institutionalisierte und nicht-institutionalisierte Patienten im höheren Lebensalter einbezieht (WEISSMAN et al. 1985). Die Prüfung kognitiver Funktionen im Rahmen des Interviews stützt sich aber ausschließlich auf die Anwendung des MMSE.

Im Gegensatz hierzu ist das *Initial Subject Protocol* (ISP) von BERG et al. (1982) ausschließlich zur standardisierten Erfassung der Demenz vom Alzheimer Typ und zur Bestimmung verschiedener Schweregrade und Verlaufsstadien dieser Erkrankung entwickelt worden. Das Verfahren enthält nicht nur eine Reihe bekannter Verhaltensskalen und klinischer Leistungstests, sondern bezieht auch eine Befragung der Angehörigen in die Untersuchung ein. Damit wird eine Schwäche vieler anderer Interviewinstrumente ausgeglichen, die sich ausschließlich auf eine Befragung des Patienten selbst erstrecken, obwohl die Selbsteinschätzung der eigenen Gedächtnisleistung bekanntlich schlecht mit den objektivierbaren Störungen amnestischer Funktionen übereinstimmt.

Über den gleichen Vorzug verfügt auch ein anderes standardisiertes Interviewinstrument, die *Cambridge Mental Disorders of the Elderly Examination* (CAMDEX) von ROTH et al. (1986). Dieses Verfahren beruht nicht nur auf einem stanardisierten Interview des Patienten, sondern auch auf einer strukturierten Befragung der Angehörigen. Die Erhebung erstreckt sich auf Vorgeschichte und Befund und bezieht zahlreiche standardisierte Verhaltensbeobachtungen und Demenzskalen ein, unter anderem die MMSE, den AMT und die *Dementia Scale*. Neben einem Erhebungsbogen für die körperliche Befunderhebung und für weitere Zusatzuntersuchungen enthält das Instrument zahlreiche Merkmale, die für eine Differentialdiagnose verschiedener Demenzprozesse erforderlich sind, unter anderem auch den *Ischemic Score* (HACHINSKI et al. 1975), der häufig zur Abgrenzung degenerativer Demenzerkrankungen gegenüber der Multi-Infarkt-Demenz herangezogen wird. Auch dieses Instrument liegt in deutscher Übersetzung vor.

H. Bedeutung der organischen Psychosyndrome für die Gestaltung des klinischen Erscheinungsbildes

Organische Psychosyndrome sind die unmittelbare Folge verschiedenartiger Hirnkrankheiten und zerebraler Funktionsstörungen und stellen mit ihren ver-

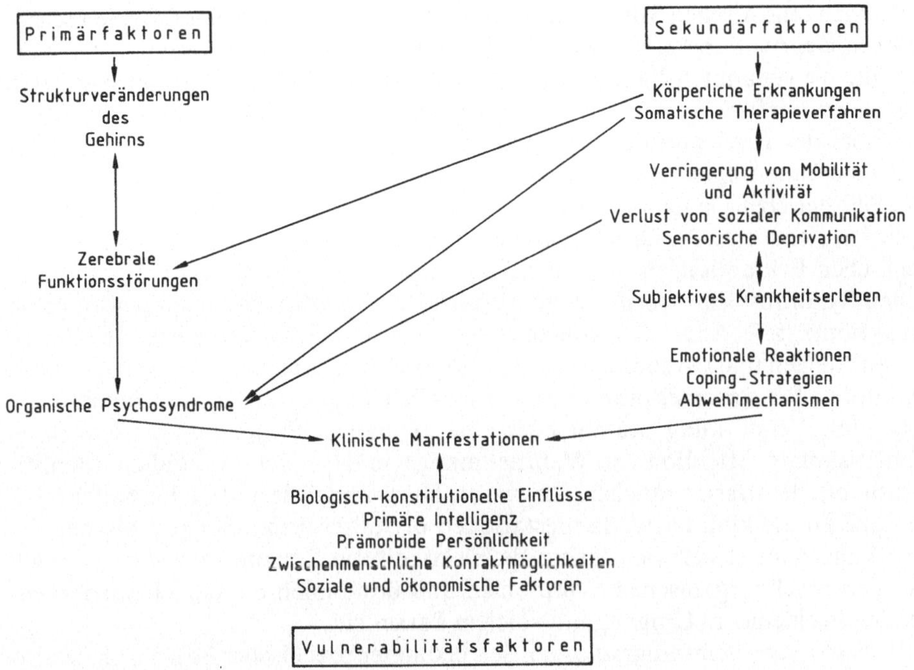

Abb. 1. Das Zusammenwirken verschiedener Faktoren beim Zustandekommen organisch bedingter psychischer Störungen (in Anlehnung an WANG 1977)

schiedenen Erscheinungsformen das immer wiederkehrende Grundmuster organisch bedingter psychischer Störungen dar. Art und Schweregrad der psychopathologischen Merkmalsmanifestation wird aber nicht allein von diesen charakteristischen Symptomkonfigurationen bestimmt, sondern darüber hinaus von verschiedenen anderen Phänomenen geprägt, die nicht durch die primären organischen Determinanten der zugrunde liegenden Krankheit, sondern durch Faktoren anderer Art verursacht werden.

Wie aus Abb. 1 hervorgeht, gehören hierzu beispielsweise körperliche Erkrankungen, die eine Ursache, Begleit- oder Folgeerscheinung hirnorganisch bedingter Krankheitsprozesse sein können und entweder zerebrale Funktionen in Mitleidenschaft ziehen oder auch unmittelbar das Erleben und Verhalten des Patienten beeinflussen. Das gleiche gilt für die erwünschten und unerwünschten Wirkungen von somatischen Therapieverfahren. Verschiedene Gründe können dazu führen, daß die Mobilität des Patienten eingeschränkt ist oder sein Aktivitätsniveau abnimmt; dies hat oft negative Folgen in bezug auf Stimmung und kognitives Leistungsniveau. Die zugrunde liegende Hirnerkrankung selbst oder die Unterbringung in einer fremden und ungewohnten Umgebung bringen unter Umständen eine Einschränkung der sprachlichen und sozialen Kommunikation mit sich und verändern damit die Möglichkeit zur Orientierung, Information und zur Aufrechterhaltung mitmenschlicher Kontakte. Gleichzeitig ist häufig auch die Aufnahme sensorischer Informationen eingeschränkt, z. B. infolge der Beeinträchtigung von Sinnesorganen oder durch einen milieubedingten Mangel an notwendigen sensorischen Stimuli. Die negativen Auswirkungen einer solchen sensorischen Deprivation auf das seelische Funktionsgefüge sind bekannt.

Alle die genannten Faktoren können die kognitiven Leistungen zusätzlich in Mitleidenschaft ziehen und führen ebenso wie die Wahrnehmung der Gedächtnisausfälle, der Erschwerung intellektueller Prozesse oder anderer psychoorganischer Veränderungen zu einer erheblichen Störung des subjektiven Befindens und des Selbsterlebens, auch wenn dieses psychische Krankheitsgefühl oft nicht in der gleichen Form zum Ausdruck kommt, wie dies bei den meisten körperlichen und seelischen Erkrankungen sonst der Fall ist. Patienten mit einem psychoorganischen Syndrom beantworten diese Verunsicherung mit vielfältigen emotionalen Reaktionen, z. B. Angst, Ratlosigkeit, Zorn oder Panik. Es werden zahlreiche Copingstrategien und psychologische Bewältigungsmechanismen eingesetzt, um das gefährdete Ich von einer rational nicht mehr beherrschbaren Umwelt zu schützen: Rigidität, Verstärkung prämorbider Charakterzüge, Projektion, Verleugnung, Somatisierung, Selektion von Wahrnehmungs- und Gedächtnisinhalten, Identifikation mit dem vermeintlichen Aggressor. Diese und viele andere Verhaltensweisen prägen die klinischen Manifestationen organisch bedingter psychischer Erkrankungen meist sehr viel stärker als die kognitiven Defizite, durchmischen sich mit den psychoorganischen Symptomen und bestimmen die täglich wiederkehrenden Probleme im Umgang mit solchen Patienten.

Der klinische Schweregrad organisch bedingter psychischer Störungen ist also nicht allein von den zerebralen Folgeerscheinungen der krankheitsverursachenden Primärfaktoren, sondern auch immer von der individuellen Konstellation der sog. Sekundärfaktoren abhängig. Darüber hinaus werden Erscheinungsform und Ausprägungsgrad der Demenz von einer Reihe von Vulnerabilitätsfaktoren mitbestimmt: Hierzu gehören nicht nur verschiedene, im einzelnen noch wenig bekannte Faktoren der biologischen Konstitution, sondern auch die primäre Intelligenz und Persönlichkeit des betreffenden Patienten, das Hilfspotential seiner Familie und seiner Angehörigen und die sozialen und ökonomischen Ressourcen, welche die Gemeinschaft zur pflegerischen Betreuung und sozialen Hilfe für Menschen mit psychoorganischen Syndromen aufbieten kann und will. Faktoren dieser Art verändern die Verwundbarkeit der Patienten gegenüber den Folgeerscheinungen organischer Psychosen.

Therapeutische Maßnahmen medizinischer, pflegerischer, psychologischer und sozialer Art dürfen daher nicht allein auf die Beeinflussung der psychoorganischen Merkmale oder auf die Beseitigung und Linderung der organischen Primärfaktoren gerichtet sein, die für die Entstehung dieser Syndrome verantwortlich sind. Sie sollten vielmehr gleichzeitig darauf abzielen, in einer solchen Weise auf die Sekundär- und Vulnerabilitätsfaktoren einzuwirken, daß hierdurch ein lindernder und kompensierender Einfluß auf die Manifestation der klinischen Krankheitserscheinungen zustande kommt.

Literatur

Ackner B (1960) Emotional aspects of hysterectomy. A follow-up of 50 patients under the age of 40. Adv Psychosom Med 1:248

Albert ML (1978) Subcortical dementia. In: Alzheimer's disease: Katzman R, Terry RD, Bick KL (eds) Senile dementia and related disorders. Raven Press, New York

Albert ML, Feldman RG, Willis AS (1974) The "subcortical dementia" of progressive supranuclear palsy. J Neurol Neurosurg Psychiatry 37:121–130

Alsen V (1959/69) Endoforme Psychosyndrome bei cerebralen Durchblutungsstörungen. Arch Psychiatr Nervenkr 200:585–602

Alsen V (1985) Babylonische Sprachenverwirrung in der Altersheilkunde bei Hirndurchblutungs- und Hirnstoffwechselstörungen. Versuch einer Klärung. In: Fischer B, Lehrl S (Hrsg) Zerebrale Insuffizienz im Alter. Narr, Tübingen

Arbeitsgemeinschaft für Methodik und Dokumentation der Psychiatrie (1979) Das AMDP-System: Manual zur Dokumentation psychiatrischer Befunde. 3. korr und erw Aufl. Springer, Berlin Heidelberg New York

Baeyer W von (1947) Zur Pathocharakterologie der organischen Persönlichkeitsveränderungen. Nervenarzt 18:21–28

Barker MG (1968) Psychiatric illness after hysterectomy. Br Med J 1:91

Benson DF (1987) The diagnosis and classification of senile dementia of the Alzheimer type in the Anglo-American schools. Vortrag beim "Symposion on consensus development in the diagnosis of Alzheimer disease". WHO, Genf, März 1987

Berg L, Hughes CP, Coben LA, Danziger WL, Martin RL (1982) Mild senile dementia of Alzheimer type: research diagnostic criteria, recruitment, and description of a study population. J Neurol Neurosurg Psychiatry 45:962–968

Berington WP, Liddell DW, Foulds GA (1956) A reevaluation of the fugue. J Ment Sci 102:281–286

Berlyne N (1972) Confabulation. Br J Psychiatry 120:31–39

Berrios GE (1985) Presbyiophrenia: Clinical aspects. Br J Psychiatry 147:76–79

Berrios GE (1986) Presbyophrenia: the rise and fall of a concept. Psychol Med 16:267–275

Blessed G, Tomlinson BE, Roth M (1968) The association between quantitative measures of dementia and of senile change in the cerebral grey matter of elderly subjects. Br J Psychiatry 114:797–811

Bleuler E (1916) Lehrbuch der Psychiatrie, 1. Aufl. Springer, Berlin

Bleuler E (1983) Lehrbuch der Psychiatrie, 15. Aufl, neubearbeitet von M. Bleuler. Springer, Berlin Heidelberg New York

Boecker F (1961) Eine Methode zur genauen Erfassung von Bewußtseinstrübungen und Durchgangssyndromen. Schweiz Arch Neurol Neurochir Psychiatr 88:332–338

Bonhoeffer K (1910) Die symptomatischen Psychosen im Gefolge von akuten Infektionen und inneren Erkrankungen. Deuticke, Leipzig Wien

Bridgman PW (1928) The logic of modern physics. Macmillan, New York

Brinkmann R, Cramon D von, Schulz H (1976) The munic coma scale (MCS). Neurol Neurosurg Psychiatry 39:788–793

Bron B (1982) Drogenabhängigkeit und Psychose. Psychotische Zustandsbilder bei jugendlichen Drogenkonsumenten. Springer, Berlin Heidelberg New York

Bronisch FW (1951) Hirnatrophische Prozesse im mittleren Lebensalter und ihre psychischen Erscheinungsbilder. Thieme, Stuttgart

Bürger-Prinz H, Kaila M (1930) Über die Struktur des amnestischen Symptomenkomplexes. Z Neurol 124:553–595

Ciompli L, Kanowski S (1981) Das AGP: Dokumentationssystem der Arbeitsgemeinschaft für Gerontopsychiatrie. In: CIPS, Collegium Internationale Psychiatriae Scalarum (Hrsg) Internationale Skalen für Psychiatrie. Beltz, Weinheim

Conrad K (1972) Symptomatische Psychosen. In: Kisker KP, Meyer JE, Müller C, Strömgren E (Hrsg) Klinische Psychiatrie 2. Springer, Berlin Heidelberg New York (Psychiatrie der Gegenwart, Bd II/2, 2. Aufl, S 1–70)

Cooper B, Birkel H (1984) Population screening and the early detection of dementing disorders in old age: a review. Psychol Med 14:81–95

Cooper B, Schwarz R (1982) Psychiatric case identification in an elderly population. Soc Psychiatry 17:43–53

Cooper B, Sosna U (1983) Psychische Erkrankungen in der Altenbevölkerung. Nervenarzt 54:239–249

Copeland JRM, Dewey ME (1985) Differential diagnosis: Depression versus dementia. In: Traber J, Gispen WH (eds) Senile dementia of the Alzheimer type. Springer, Berlin Heidelberg New York Tokyo, pp 72–83

Copeland JRM, Kelleher MJ, Kellet JM, Gourlay AJ, Cowan DW, Barron G, de Gruchy J (UK-Team) Gurland BJ, Sharpe L, Simon R, Kuriansky J, Stiller P (US-Team) (1975) Cross-national study of diagnosis of the mental disorders: A comparison of the diagnoses of elderly psychiatric patients admitted to mental hospitals serving Queens County, New York, and the former Borrogh of Camberwell, London. Br J Psychiatry 126:11–20

Copeland JRM, Kelleher MJ, Kellet JM, Gourlay AJ (1976) A semi-structural clinical interview for the assessment of diagnosis and mental state of the elderly. The geriatric mental state schedule. I: Development and reliability. Psychol Med 6:439–449

Cramon D von (1979) Quantitative Bestimmung des Verhaltensdefizits bei Störungen des skalaren Bewußtseins. Thieme, Stuttgart

Crook T, Bartus RT, Ferris S, Whitehouse P, Cohen GD, Gershon S (1986) Age-associated memory impairment: proposed diagnostic criteria and measures of clinical change (unveröffentlichtes Manuskript)

Cummings JL (1986) Subcortical dementia. Neuropsychology, neuropsychiatry, and pathophysiology. Br J Psychiatry 149:682–697

Cummings JL, Benson DF (1983) Dementia. A clinical approach. Butterworths, Boston London Sydney Toronto

Cutting J (1980) Physical illness and psychosis. Br J Psychiatry 136:109–119

Dastoor DP, Cole MG (1986) The course of Alzheimer's disease: an uncontrolled longitudinal study. J Clin Exp Gerontol 7(4):289–299

Davison K, Bagley C (1969) Schizophrenia-like psychoses associated with organic disorders of the central nervous system: a review of literature. In: Herrington RN (ed) Current problems in neuropsychiatry (Br J Psychiatry Special Publication 4). Headly Bros, Ashford

Derogatis LR, Morrow GR, Fetting J, Penman D, Piasetsky S, Schmale AM, Henrichs M, Carnicke CLM (1983) The prevalence of psychiatric disorders among cancer patients. JAMA 249:751–757

Diagnoseschlüssel und Glossar psychiatrischer Krankheiten (1980) Deutsche Ausgabe der internationalen Klassifikation der WHO ICD (International Classification of Diseases), 9. rev. Degkwitz R, Helmchen H, Kockott G, Mombour W (Hrsg) Springer, Berlin Heidelberg New York

Diagnostisches und statistisches Manual psychischer Störungen, DSM III (1984) übersetzt nach der 3. Auflage des Diagnostic and Statistical Manual of Mental Disorders der American Psychiatric Association. Deutsche Bearbeitung und Einführung von K. Koehler und H. Sass. Beltz, Weinheim Basel

Erlenmeyer-Kimling L (1986) Biological markers for the liability to schizophrenia. Vortrag auf der Dahlem-Konferenz über Schizophrenie

Erzigkeit H (1977) Manual zum Syndrom-Kurztest. Vless, Vaterstetten München

Feighner JP, Robins E, Guze S, Woodruff RA, Winokur G, Munoz R (1972) Diagnostic criteria for use in psychiatric research. Arch Gen Psychiatry 26:57–63

Flicker C, Ferris SH, Crook T, Bartus RT, Reisberg B (1985) Cognitive function in normal aging and early dementia. In: Traber J, Gispen WH (eds) Senile dementia of the Alzheimer type. Springer, Berlin Heidelberg New York Tokyo, pp 2–17

Folstein MF, McHugh PR (1978) Dementia syndrome of depression. In: Katzman R, Terry RD, Bick KL (eds) Alzheimer's disease: Senile dementia and related disorders (Aging, vol 7). Raven Press, New York, pp 98–96

Folstein MF, Folstein SE, McHugh PR (1975) "Mini mental state". A practical method for grading the cognitive state of patients for the clinician. J Psychiatr Res 12:189–198

Folstein MF, Anthony JC, Parhad J, Romanoski A, Nestadt G et al. (1986) Differential diagnosis of dementia in Eastern Baltimore. Unpublished final report to NINGDS. The John Hopkins University, Baltimore

Götze P (1980) Psychopathologie der Herzoperierten. Enke, Stuttgart

Goldberg DP, Cooper B, Eastwood MR, Kedward HB, Shepherd M (1970) A standardized psychiatric interview for use in community service. Br J Prev Soc Med 24:18–23

Grünthal E (1923) Zur Kenntnis des Korsakowschen Symptomenkomplexes. Monatsschr Psychiatr Neurol 53:89–132

Gruhle HW (1932) Das Problem der Demenz. Klin Wochenschr 11:829–931

Gurland BJ, Wilder DE (1984) The CARE interview revisited: Development of an efficient, systematic clinical assessment. J Gerontol 39/2:129–137

Gurland BJ, Kuriansky J, Sharpe L, Simon R, Stiller P, Birkett P (1977) The comprehensive assessment and referral evaluation (CARE) – Rationale, development and reliability. Int J Aging Hum Dev 8:9–42

Hachinski VC, Iliff LD, Cihak E, duBoulay GH, McAllister VL, Marshall J, Russell RW, Symon L (1975) Cerebral blood flow in dementia. Arch Neurol 32:632–637

Harbauer H, Lempp R, Nissen G, Strunk P (1980) Lehrbuch der speziellen Kinder- und Jugendpsychiatrie. Springer, Berlin Heidelberg New York

Hart RP, Kwentus JA, Leshner RT, Frazier R (1985) Information processing speed in Friedreich's ataxia. Ann Neurol 17:612–614

Hartmann M (1986) Substanzinduzierte psychische Störungen. In: Freedman AM, Kaplan HI, Sadock BJ, Peters UH (Hrsg) Psychiatrie in Praxis und Klinik, Bd 2. Thieme, Stuttgart, S 423–447

Helmchen H (1986) Strategie zur Erforschung neurobiologischer Determinanten psychotischer Erkrankungen. Vortrag auf dem 6. Weissenauer Schizophrenie-Symposion, Dezember 1986, Bonn

Hempel CG (1965) Fundamentals of taxonomy. In: Aspects of scientific explanation and other essays in the philosophy of science. Free Press, New York, pp 137–154

Hempel CG (1970) Fundamentals of concept formation in empirical science. In: Neurath O, Carnap R, Morris C (eds) Foundations of the unity of science: Toward an international encyclopedia of unified science. The University of Chicago Press, Chicago, pp 651–745

Hempel CG (1977) Aspekte wissenschaftlicher Erklärung. de Gruyter, Berlin New York

Henderson AS (1986) Epidemiology of mental illness. In: Häfner H, Moschel G, Sartorius N (eds) Mental health in the elderly. A review of the present state of research. Springer, Berlin Heidelberg New York Tokyo, pp 29–34

Henderson AS (1987) The standardized assessment of senile dementia of Alzheimer type. Vortrag auf dem Symposion consensus development in the diagnosis of Alzheimer disease. WHO, Genf, März 1987

Hodkinson HM (1972) Evaluation of a mental testscore for the assessment of mental impairment in the elderly. Age Ageing 1:233–238

Huber G (1955) Zur nosologischen Differenzierung lebensbedrohlicher katatoner Psychosen. Schweiz Arch Neurol Psychiatr 74:216–244

Huber G (1964) Wahn. Fortschr Neurol Psychiatr 32:429–489

Huber G (1972) Klinik und Psychopathologie der organischen Psychosen. In: Kisker KP, Meyer JE, Müller C, Strömgren E (Hrsg) Klinische Psychiatrie 2. Springer, Berlin Heidelberg New York (Psychiatrie der Gegenwart, Bd II/2, 2. Aufl, S 71-146)

Huber G (1985) Zum psychopathologischen Begriff und zur Klinik der Demenzen. Nervenheilkunde 4:128 135

Huppert FA, Tym E (1986) Clinical and neuropsychological assessment of dementia. Br Med Bull 42:11–18

Jablensky A (1987) Diagnosis and classification of Alzheimer type dementia according to the tenth revision of the international classification of diseases. Vortrag beim Symposion on consensus development in the diagnosis of Alzheimer disease. WHO, Genf, März 1987

Jacobs JW, Bernhard MR, Delgardo A, Strain JJ (1977) Screening for organic mental syndroms in the medically ill. Ann Intern Med 86:40–46

Jacoby RJ, Dolan RJ, Levy R, Baldy R (1983) Quantitative computed tomography in elderly depressed patients. Br J Psychiatry 143:124–127

Jorm AF (1986) Controlled and automatic information processing in senile dementia: a review. Psychol Med 16:77–88

Jorm AF, Hendersen S (1985) Possible improvements to the diagnostic criteria for dementia in DSM III. Br J Psychiatry 147:394–399

Jorm AF, Korten AE (1987) Assessment of cognitive decline in the elderly by informant interview. Br J Psychiatry (in press)

Kahn RL, Goldfarb A, Pollak M, Peck A (1960) Brief objective measures for the determination of mental status in the aged. Am J Psychiatry 117:326–328

Kay DWK, Henderson S, Scott R, Wilson J, Rickwood D, Grayson DA (1985) Dementia and depression among the elderly living in the Hobart community: the effect of the diagnostic criteria on the prevalence rates. Psychol Med 15:771–788

Kendell RE (1978) Die Diagnose in der Psychiatrie. Enke, Stuttgart

Kennedy A, Neville J (1957) Sudden loss of memory. Br Med J 11:428–433

Kiloh LG (1961) Pseudo-dementia. Acta Psychiatr Scand 37:336–351

Kleist K (1926) Episodische Dämmerzustände. Thieme, Leipzig

Klosterkötter J, Huber G (1985) Was heißt Demenz? Wandlungen des Demenzbegriffes 1960–1984. Zentralbl Neurol Psychiatr 242:315–329

Kopelman MD (1987) Amnesia: organic and psychogenic. Br J Psychiatry 150:428–442

Kral VA (1962) Senescent forgetfulness: benign and malignant. J Can Med Ass 86:257–260

Kral VA (1982) Depressive Pseudodemenz und senile Demenz vom Alzheimer Typ. Nervenarzt 53:284–286

Krauthammer C, Klerman GL (1978) Secondary mania: manic syndromes associated with antedecent physical illness or drugs. Arch Gen Psychiatry 35:1333–1339

Lawton MP, Brody EM (1969) Assessment of older people: Self-maintaining and instrumental activities of daily living. Gerontologist 9:179–186

Lehrl S, Fuchs HH, Luganer J (1977a) Funktionspsychose Skala A. Eine Skala für mittlere und schwere Durchgangssyndrome und Bewußtseinstrübungen. Psychopathometrie 3:89–102

Lehrl S, Fuchs HH, Luganer J, Schumacher H, Nusko G (1977b) Manual zur Funktionspsychose Skala B. Vless, Vaterstetten München

Lempp R (1980) Organische Psychosyndrome. In: Harbauer H, Lempp R, Nissen G, Strunk P (Hrsg) Lehrbuch der speziellen Kinder- und Jugendpsychiatrie. Springer, Berlin Heidelberg New York, S 312–377

Lishman WA (1987) Organic Psychiatry: the psychological consequences of cerebral disorder, 2nd ed. Blackwell Scientific, Oxford (in press)

Lunde T (1969) Psychiatric complications of heart transplants. Am J Psychiatry 126:369–373

Madden JJ, Luhan JA, Kaplan LA, Manfredi HM (1952) Nondementing psychoses in older persons. JAMA 150:1567–1570

Mahendra B (1985) Depression and dementia: a multi-faceted relationship. Psychol Med 15:227–236

Marneros A (1982) Hirnorganische Melancholie. Psychiatr sclin 15:212–230

Marneros A (1985) Schneiderian first rank symptoms in organic psychoses. In: Pichot P, Berner P, Wolf R, Thau K (eds) Psychiatry, vol 1. Plenum Press, New York, pp 699–704

Mattis S (1976) Mental status examination for organic mental syndrome in the elderly patient. In: Bellak L, Karasu TB (eds) Geriatric psychiatry. Grune & Stratton, New York, pp 77–121

Matussek N, Holsboer (1987) Biologischer Hintergrund. In: Kisker KP, Lauter H, Meyer JE, Müller C, Strömgren E (Hrsg) Affektive Psychosen. Springer, Berlin Heidelberg New York Tokyo (Psychiatrie der Gegenwart, 3. Aufl, Bd 5, S 203–240)

Mayeux R, Stern Y, Rosen J, Leventhal J (1981) Depression, intellectual impairment, and Parkinson disease. Neurology 31:645–650

McHugh PR, Folstein MF (1975) Psychiatric syndromes of Huntington's chorea: a clinical and phenomenological study. In: Benson DF, Blumer D (eds) Psychiatric aspects of neurologic diseases. Grune & Stratton, New York

McHugh PR, Slavney PR (1986) Psychiatrische Perspektiven. Übersetzt und bearbeitet von Koehler K und Sass H. Springer, Berlin Heidelberg New York Tokyo

Möller HJ (1976) Methodische Grundprobleme der Psychiatrie. Kohlhammer, Stuttgart Berlin

Panse F, Klages W (1964) Klinisch-psychopathologische Beobachtungen bei chronischem Mißbrauch von Ephedrin und verwandten Substanzen. Arch Psychiatr Gesamte Neurol 206:69–95

Pattie AH, Gilleard GJ (1975) A brief psychogeriatric assessment schedule. Br J Psychiatry 127:489–493

Peters UH (1981) Das organische Psychosyndrom – was ist das? Dtsch Med Wochenschr 106:1403–1405
Peters UH, Gille G (1973) Über die körperlichen Gründe körperlich begründbarer Psychosen. Münch Med Wochenschr 98:967–970
Pfeffer RI, Kurosaki TT, Harrah CH, Chance JM, Bates D, Detels R, Filos S, Butzke C (1981) A survey diagnostic tool for senile dementia. Am J Epidemiol 114(4):515–527
Pfeiffer E (1975) A short portable mental status questionnaire for the assessment of organic brain deficit in elderly patients. J Am Geriatr Soc 23:433–441
Pick A (1915) Beitrag zur Psychologie des Denkverlaufes bei Korsakowscher Psychose. Z Gesamte Neurol Psychiatr 28:344
Poeck K (1982) Klinische Neuropsychologie. Thieme, Stuttgart
Post F (1962) The significance of affective symptoms in old age. Oxford University Press, London
Reisberg B (1983) The brief cognitive rating scale and global deterioration scale. In: Crook T, Ferris S, Bartus R (eds) Assessment in geriatric psychopharmacology. Marc Powley Ass Inc, New Canaan/Con, pp 19–35
Reisberg B, Ferris SH, Leon MJ de, Crook T (1982) The global deterioration scale (GDS): an instrument for the assessment of primary degenerative dementia (PDD). Am J Psychiatry 139:1135–1139
Reisberg B, London E, Ferris SH, Borenstein J, Scheier L, Leon MJ de (1983) The brief cognitive rating scale: Language, motoric and mood, concomitants in primary degenerative dementia (PDD). Psychopharmacol Bull 19:702–708
Reisberg B, Ferris SH, Leon MJ de (1985) Senile dementia of the Alzheimer type: Diagnostic and differential diagnostic features with special reference to functional assessment staging. In: Traber J, Gispen WH (eds) Senile dementia of the Alzheimer type. Springer, Berlin Heidelberg New York Tokyo, pp 18–37
Roberts LN, Helzer JE, Croughan J, Ratcliff KS (1981) National institute of mental health diagnostic interview schedule. Its history, characteristics and validity. Arch Gen Psychiatry 38:381–389
Roberts MA, Caird FI (1976) Computerized tomography and intellectual impairment in the elderly. J Neurol Neurosurg Psychiatry 39:986–989
Robins LN, Helzer JE, Croughan J, Ratcliff KS (1981) National Institute of Mental Health Diagnostic Interview Schedule: Its history, characteristics, and validity. Arch Gen Psychiatry 38:381–389
Robinson RA (1955) Correlation between EEG-abnormality and senile/arteriosclerotic organic deterioration. In: Old age in the modern world. Livingstone, Edinburgh, pp 433–437
Robinson RG, Starr LB, Price TR (1984) A two year longitudinal study of mood disorders following stroke. Prevalence and duration at six month follow-up. Br J Psychiatry 144:256–262
Robinson RG, Starr LB, Lipsey JR, Rao K, Price TR (1985) A two-year longitudinal study of poststroke mood disorders. In-hospital prognostic factors associated with six-month outcome. J Nerv Ment Dis 173:221–226
Rosen WG, Mohs RC, Davis KL (1984) A new rating scale for Alzheimer's disease. Am J Psychiatry 14:1356–1364
Roth M, Hopkins B (1953) Psychological test performance of patients over 60. Senile psychosis and affective disorders. J Ment Sci 101.281–301
Roth M, Tym E, Mountjoy CQ, Huppert FA, Hendrie H, Verma S, Goddard R (1986) CAMDEX. A standardized instrument for the diagnosis of mental disorder in the elderly with special reference to the early detection of dementia. Br J Psychiatry 149:698–709
Sass H (1985) Die Stellung katatoner Syndrome zwischen den affektiven und schizophrenen Psychosen (unveröffentlichtes Manuskript)
Sass H (1987) Die Krise der psychiatrischen Diagnostik. Zur Publikation angenommen: Fortschr Neurol Psychiatr
Scheid W (1962) Die Lehre von den „exogenen Reaktionstypen" vor einem halben Jahrhundert und heute. In: Kranz H (Hrsg) Psychopathologie heute. Thieme, Stuttgart, S 205–211
Scheller H (1965) Über den Begriff der Demenz und unterscheidbare klinische Formen von Demenzen. Nervenarzt 36:1–7

Schneider K (1948) Der Aufbau der körperlich begründbaren Psychosen. In: Beiträge zur Psychiatrie. Thieme, Stuttgart, S 38–45

Schwartz MA, Wiggins OP (1986) Logical empiricism and psychiatric classification. Compr Psychiatry 27:101–114

Semler G (1983) Deutsche modifizierte Version des Composite International Diagnostic Interview (CIDI). Max-Planck-Institut für Psychiatrie, München

Shader RI, Harmatz JS, Salzman C (1974) A new scale for clinical assessment in geriatric population: Sandoz Clinical Assessment Geriatric (SCAG). J Am Geriatr Soc 22:107–113

Spitzer RL, Endicott J, Fleiss JL, Cohen J (1970) Psychiatric Status Schedule: a technique for evaluating psychopathology and impairment in role functioning. Arch Gen Psychiatry 23: 41–55

Spitzer RL, Endicott J, Robins E (1975) Clinical criteria for psychiatric diagnosis and DSM–III. Am J Psychiatry 132:1187–1192

Stern K (1939) Severe dementia associated with bilateral symmetrical degeneration of the thalamus. Brain 62:157–171

Stertz G (1932) Probleme des Zwischenhirns. 57. Wanderversammlung der südwestdeutschen Neurologen und Psychiater 1932. Arch Psychiat 98:441–445

Stockert FG von (1932) Subcorticale Demenz. Arch Psychiat 97:77–100

Wang HS (1977) Dementia and old age. In: Smith WL, Kinsbourne M (eds) Aging and dementia. Spectrum, New York, pp 1–23

Weissman MM, Myers JK, Tischler GL, Holzer CE, Leaf PJ, Orvaschel H, Brody JA (1985) Psychiatric disorders (DSM–III) and cognitive impairment among the elderly in a US urban community. Acta Psychiatr Scand 71:366–379

Weitbrecht HJ (1962) Zur Frage der Demenzen. In: Kranz H (Hrsg) Psychopathologie heute. Thieme, Stuttgart

Wells CE (1979) Pseudodementia. Am J Psychiatry 136:895–900

Wender PH (1971) Minimal brain dysfunction in children. Wiley, New York London Sidney Toronto

Wieck HH (1962) Zur Analyse der Syndromgenese bei körperlich begründbaren Psychosen. In: Kranz H (Hrsg) Psychopathologie heute. Thieme, Stuttgart, S 212–220

Wieck HH (1967) Lehrbuch der Psychiatrie. Schattauer, Stuttgart

Wilson SAK (1912) Progressive lenticular degeneration: a familial nervous disease associated with cirrhosis of the liver. Brain 34:295–509

Wing JK, Cooper JE, Sartorius N (1974) The measurement and classification of psychiatric symptoms: an Instruction Manual for the PSE and Catego Program. Cambridge University Press, Cambridge

Work group to revise DSM–III (1986) DSM–III–R in development, 2nd draft. Am Psychiatric Association

World Health Organization (1987) I.C.D.–10. 1986 draft of chapter V

Zimmer R, Lauter H (1984) Zum Problem der depressiven Pseudodemenz. Z Gerontol 17:109–112

2. Neuropsychologie[1]

G. ASSAL

INHALTSVERZEICHNIS

---

[1] Aus dem Französischen übersetzt von Dr. Alfred Lobrinus, CH-1073 Savigny.

A. Einleitung

Mit dem Beginn des 19. Jahrhunderts dringen Ärzte in Bereiche ein, die bis dahin meist den Priestern vorbehalten waren. Sie versuchen nichts Geringeres, als die Seele in den Griff zu bekommen; diese setzt sich nach der von dem großen Anatomen Franz GALL begründeten phrenologischen Lehre aus mehreren Fähigkeiten zusammen. Thesen dieser Art gewinnen heute wieder erheblich an Interesse; dies zeigt die Schrift des amerikanischen Philosophen FODOR über die Modularität des Geistes. Die Vorahnungen dieser Positivisten erfahren eine Bestätigung durch die Entdeckung des Chirurgen und Anthropologen Paul BROCA (1865), der nicht nur die Funktion der gesprochenen Sprache in die dritte Frontalwindung lokalisiert, sondern auch das Prinzip der zerebralen Dominanz bestätigt. Von da an erlebt das Studium der Beziehungen von Verhalten und Gehirn ein wahrhaft goldenes Zeitalter, das mit dem Ende des ersten Weltkrieges ausklingt. Wenn für die progressive Paralyse und gewisse Formen geistigen Abbaus der Beweis ihrer Organizität erbracht wurde, so gelingt dies nicht in gleicher Weise für die großen Psychosen, noch weniger für die Neurosen. Die Scheidung einer Neurologie, die sich nicht für das Verhalten interessiert, und einer Psychiatrie, die sich vom Gehirn abwendet, bahnt sich an.

Gegen Ende der vierziger Jahre zeichnet sich eine Strömung ab, die unter der Bezeichnung Neuropsychologie Ärzte und Psychologen vereint. Unter ihnen sind in erster Linie die Namen von HECAEN, LURIA, MILNE, PRIBRAM, TEUBER, ZANGWILL zu nennen. Alle diese Forscher sehen in der Neuropsychologie eine Wissenschaft, welche die Beziehungen der höheren geistigen Funktionen zu den zerebralen Strukturen behandelt. Am Anfang größtenteils auf die Beiträge der Neurochirurgie gegründet, unter denen die Arbeiten von PENFIELD u. ROBERT (1959) besonders hervorzuheben sind, profitieren die neuropsychologischen Studien mehr und mehr von den Fortschritten der Neuroradiologie. Diese Verfahren liefern immer präzisere Bilder der morphologischen Hirnveränderungen und werden durch neurophysiologische Untersuchungstechniken (Hirndurchblutungsmessung, PET) ergänzt, mit deren Hilfe sich Aufschlüsse über das jeweilige Funktionsniveau des Hirnparenchyms gewinnen lassen. Durch die Untersuchung von Splitbrain-Patienten bietet die Neurochirurgie auch hervorragende Möglichkeiten zum Studium der zerebralen Dominanz; Studien dieser Art stammen von SPERRY (1958), GAZZANIGA u. SPERRY (1967) sowie BOGEN u. GAZZANIGA (1965).

Der Anspruch der Neuropsychologie ist beträchtlich, da sie die Beziehungen zwischen Gehirn und Geist ins Auge faßt. Bei dieser Zielsetzung liefern ihr die neurologischen Krankheitsbilder unentbehrliche Daten. Ihr Ansatzpunkt reicht aber über die Beobachtung klinischer Fälle hinaus, bei denen sich enge Berührungspunkte zur Physiologie ergeben. Sie läßt sich von dem Gedanken Claude BERNARDS (1865) leiten, und ihr Entwurf ist von Haus aus dem der Psychoanalytiker verwandt, für die sich geistige Prozesse durch Versprechen und Fehlhandlungen verraten.

Diese Bemühungen haben es der Neuropsychologie ermöglicht, mit wechselndem Erfolg die Geisteswissenschaften – Psychologie, Ethologie, Linguistik u.a. – in die Neurowissenschaften zu integrieren. Natürlich ist es unmöglich, ein derart weitgestecktes Programm in dem Kapitel eines psychiatrischen Handbuches darzustellen. Daher wird sich der folgende Beitrag auf die klinische Neuropsychologie des Menschen beschränken und das Schwergewicht auf das große Problem der Hemisphärenasymmetrie legen. Im zweiten Teil werden einige aktuelle Konzepte dieses Problems erörtert.

Die Semiologie der Krankheiten des Zentralnervensystems erfährt durch die Neuropsychologie eine bemerkenswerte Bereicherung. Durch ihre Erfolge konnte die Sichtweise von Neurologen und Psychiatern erweitert werden. Seit einigen Jahren beschäftigen sie sich nun wieder mit dem Verhalten und mit dem Gehirn; dies ist an den Bezeichnungen „Verhaltensneurologie" und „Neuropsychiatrie" zu erkennen.

In der folgenden Darstellung werden die klinischen Beobachtungen zunächst unter dem Gesichtspunkt der zerebralen Dominanz zusammengefaßt. In den anschließenden Abschnitten wird dieses Problem wieder aufgenommen, wobei der Akzent zunächst auf die psychologischen Phänomene und dann auf deren biologische Grundlagen gelegt wird.

B. Die großen Syndrome

Die klinischen Symptome werden auf der Grundlage der wichtigsten Syndromgruppen abgehandelt.

I. Die Sprachstörungen

Beobachtungen zur Aphasie stehen am Beginn der Neuropsychologie. Durch das Studium dieser Sprachstörungen wurde die Tatsache der zerebralen Dominanz oder der funktionellen Hemisphärenasymmetrie bestätigt und das Prinzip der zerebralen Lokalisation unter Beweis gestellt. Dieser letztgenannte Schritt wurde vor allem durch die Arbeiten von WERNICKE (1960) und LICHTHEIM (1865) vollzogen. Die genannten Forscher haben durch ihre Konzepte dem Nachweis von Zentren und Assoziationsbahnen den Weg bereitet, deren Topographie sich durch den Nachweis anatomisch-klinischer Korrelationen ermitteln läßt. Die Vorstellungen dieser Autoren sind von GESCHWIND (1965) wieder aufgegriffen worden und dienen auch heute noch als Basis einer Klassifizierung der Aphasien, die von den Klinikern am häufigsten angewandt wird. Man unterscheidet die Broca-Aphasie, die Wernicke-Aphasie, die Leitungsaphasie, die globale Aphasie, das Agraphie-Alexie-Syndrom, die reine Alexie, die reine Agraphie, die amnestische Aphasie, die transkortikalen Aphasien (motorisch, sensorisch und gemischt). Trotz dieser zahlreichen Untergruppen läßt sich mit Hilfe dieser Klassifizierung nur ein Teil der Sprachstörungen einordnen. Die häufigsten atypischen Formen sind mit dem Terminus „abweichende Aphasie" („aphasie dissidente") bezeichnet worden; auf diese besonderen Aphasieformen wird noch zurückzukommen sein (PUEL et al. 1984).

Die Sprachstörungen, die für eine Aphasie besonders charakteristisch sind – phonemische Paraphasien, phonetische Desintegration, Agrammatismus –, weisen auf die Läsion einer Zone hin, die ihr Zentrum in der sylvischen Fissur aufweist und darüber hinaus die dritte Frontalwindung, den hinteren Teil der ersten und zweiten Schläfenwindung sowie den Lobulus parietalis inferior (Gyrus supramarginalis und Gyrus angularis) umfaßt: Dort also findet man die Brocasche und Wernickesche Region.

Die Begrenzung dieser Regionen läßt sich noch nicht genau bestimmen. Besonders die Broca-Aphasie kann bei Läsionen auftreten, die außerhalb ihrer klassischen Lokalisation – der dritten Stirnhirnwindung – liegen. Bei geringer ausgedehnten Schädigungen sind die Störungen vorübergehender Natur. Im Gegensatz dazu setzt eine längerdauernde Broca-Aphasie das Vorhandensein von Läsionen voraus, die über das Gebiet der dritten Stirnhirnwindung hinausreichen (GESCHWIND u. PUTNAM 1980). Dies spricht dafür, daß ausgedehnte Hirnregionen eine gleichwertige funktionelle Bedeutung aufweisen können. Die zytoarchitektonischen Grundlagen sind noch nicht genau genug bekannt, um eine schlüssige Korrelation mit den klinischen Beobachtungen zu erlauben (GALABURDA 1980).

Die Ausdehnung der Wernickeschen Region ist noch nicht genau erforscht. Ihre Grenzen weisen von einem Autor zum anderen eine erhebliche Variation auf. Für WERNICKE und GESCHWIND liegen die Grenzen der Wernickeschen Region im hinteren Teil von T1; im Gegensatz dazu reicht diese Region nach PENFIELD weit in den Temporal- und Parietallappen hinein (BOGEN u. BOGEN 1976).

Die Aphasie wurde lange Zeit hindurch aus einem sensomotorischen Blickwinkel betrachtet. Daher stammen die Ausdrücke sensorische oder rezeptive und motorische oder expressive Aphasie. Die Untersuchungen zeigen jedoch, daß bei der sog. sensorischen Form Störungen der expressiven Sprachfunktion vorhanden sind – z. B. in Form verschiedenartiger Paraphasien – und daß bei den motorischen Störungen Schwierigkeiten der Auffassung und des Sprachverständnisses bestehen. In neueren Arbeiten wird der Akzent auf die Tatsache gesetzt, daß Störungen, die die Phonetik, die Syntax und die lexikalische Sprachfunktion betreffen, sich in gleicher Weise auf die motorischen und sensorischen Sprachfunktionen auswirken können. Es zeigt sich somit, daß beim phonetischen Zerfall, bei dem Sprachlaute oder Phoneme in abnormer Weise gebildet werden und manchmal sogar Wortneubildungen auftreten, gleichzeitig Schwierigkeiten auf dem Gebiet des Sprachverständnisses auftreten (ASSAL 1974). Die Störungen der Grammatik oder der Syntax, deren Vorhandensein lange Zeit nur unter dem Blickwinkel der Sprachmotorik gesehen wurde, werden nunmehr mit Störungen des Sprachverständnisses in Zusammenhang gebracht (SAFRAN et al. 1980). Störungen der lexikalen Sprachfunktion, die durch eine Verarmung des Wortschatzes gekennzeichnet sind und lange Zeit als spezifisch expressive Sprachstörungen gedeutet wurden, könnten mit Störungen des Sprachverständnisses zusammenhängen (CARAMAZZA et al. 1982). In diesem Zusammenhang ist darauf hinzuweisen, daß der Zerfall der lexikalischen Sprache stark selektiv sein kann und bestimmte Wortkategorien bevorzugt in Mitleidenschaft gezogen sind (WARRINGTON u. McCARTHY 1983).

Mit den transkortikalen Aphasien gelangen wir in den Grenzbereich aphasischer Sprachstörungen. Für WERNICKE (1960) sind die Aphasieformen ein Beispiel für eine Schädigung solcher Hirnregionen, die zwischen den Sprachzonen und anderen Teilen der Hirnrinde liegen, in denen nach der Auffassung dieses Autors die Begriffe gebildet werden. Mit dieser Unterscheidung unterstreicht WERNICKE sehr klar seine Auffassung, wonach die Sprachstörungen von denen der Intelligenz grundsätzlich abzutrennen sind. Bei den transkortikalen Aphasien ist die Sprache, von ihrem Werkzeugcharakter her gesehen, erhalten, was sich durch die Fähigkeit zum richtigen Nachsprechen und zur Korrektur von Formfehlern ergibt; dagegen ist das Sinnverständnis für das Gesprochene verlorengegangen. Die gewissermaßen spiegelbildliche Gegenüberstellung von transkortikaler Aphasie und klassischen Aphasieformen – besonders der Leitungsaphasie – ermöglicht es, die Autonomie einer Sprachfunktion im Verhältnis zu anderen psychischen Funktionen hervorzuheben. Die Sprache ist mit anderen Worten eine spezifische Fähigkeit, ein „Modul" – um einen modernen Ausdruck zu gebrauchen –, deren Funktion von zerebralen, topographisch lokalisierbaren Strukturen abhängig ist.

Das Ingangsetzen dieses Moduls erfordert einen Anstoß, ohne den ein mehr oder weniger vollständiger Verlust der Spontansprache eintritt. Dies entspricht klinisch einer motorischen transkortikalen Aphasie. Die anatomischen Befunde weisen in solchen Fällen auf einen Befall des Frontallappens hin, sei es an seiner inneren Seite – motorisches Zusatzareal, Gyrus cinguli –, sei es an der vorderen Konvexität, der Brocaschen Zone. Diese Regionen sind eng mit den subkortikalen Strukturen, besonders den Thalamusbereichen, verbunden und sind somit Teil eines Aktivierungssystems der für die Sprache verantwortlichen Hirnstrukturen (FREDDMAN et al. 1984).

Die Vielzahl von reziproken thalamo-kortikalen Verbindungen wird durch Sprachstörungen belegt, welche als Folge von Thalamusläsionen auftreten. Die neuroradiologischen Befunde erlauben den Nachweis, daß Thalamusschädigungen in dem Maße zu aphasischen Störungen führen, in dem sie eine Verminderung der kortikalen Aktivität nach sich ziehen (BARON et al. 1986). Die Semiologie der Aphasien auf der Grundlage von Schädigungen des Thalamus und anderer subkortikaler Strukturen – N. cuadatus, Putamen, Pallidum – ist allerdings besonders vielfältig. Klassische Aphasieformen werden ebenso beobachtet wie sehr atypische Bilder, die sich den üblichen Klassifizierungen entziehen. Diese ungewöhnlichen Formen sind unter dem recht glücklichen Terminus der „abweichenden Aphasien" zusammengefaßt worden (PUEL et al. 1984).

Neuere Beobachtungen auf dem Gebiet der Prosodie haben unsere Kenntnisse bezüglich der sprachlichen Kommunikation aphasischer Patienten erweitert. Bei Aphasikern bleiben die prosodischen Funktionen gut erhalten, während Patienten mit Läsionen der rechten Hirnhälfte in diesem Bereich Störungen aufweisen können; diese sind entweder global oder betreffen vor allem die expressive oder rezeptive Sprache (HEILMANN et al. 1975). Bei rechtsseitigen Herden kann auch das Unterscheidungsvermögen oder die Identifizierung der Stimmen mehrerer Sprecher stärker gestört sein als bei linkshemisphärischen Läsionen (ASSAL et al. 1981).

II. Die Störungen der geschriebenen Sprache

Sehr häufig begleiten sie diejenigen der gesprochenen Sprache und bieten ein vergleichbares Zerfallsmuster. Im folgenden wird vor allem von den Lesestörungen die Rede sein, deren Spezifität meist sehr groß ist. Dabei kann sowohl an die klassischen Befunde als auch an die neueren Arbeiten von Linguisten und Psychologen angeknüpft werden.

Klinisch ist bei einer reinen Alexie die erstaunliche Situation gegeben, daß ein Patient ohne Störungen der gesprochenen Sprache zwar schreiben, aber nicht lesen kann. Das visuelle Erkennungsvermögen bleibt auf hohem Niveau erhalten; dies ergibt sich aus der Fähigkeit dieser Kranken, bekannte Schriften zu erkennen. Die Worte werden Buchstabe für Buchstabe mit Irrtümern erfaßt, die ihre Entzifferung verhindern. Die Zuhilfenahme taktiler, kinaesthetischer oder auditiver (vom Untersucher buchstabierte Worte) Afferenzen stellt eine wirksame Hilfe dar. Auf Grund dieser Phänomenologie muß an ein Defizit gedacht werden, welches auf die Übertragung der visuellen verbalen Informationen in die Sprachregionen begrenzt ist. Dies paßt gut zur Topographie der Läsionen; in der Regel handelt es sich um eine Schädigung an der inneren Fläche des Okzipitallappens und des Balkenknies (Geschwind 1962).

Die Agraphie-Alexie stellt die Kombination zweier Störungen dar, die nicht unbedingt von gleicher Intensität zu sein brauchen. In weniger deutlicher Form als bei der Aphasie umfaßt dieses Syndrom meist auch einige Störungen der gesprochenen Sprache und nähert sich in seinem Verlauf einer Aphasie an (Alajouanine et al. 1960). Taktile, kinästhetische oder auditive Hilfen sind unwirksam. Das Lesen Buchstabe für Buchstabe ist unmöglich; dabei kommt es unter Umständen zu semantischen Paralexien, konkrete Hauptwörter werden leichter erkannt. Die Läsionen betreffen den linken Lobulus parietalis inferior.

Dieses Syndrom ist in eine tiefe oder phonologische Alexie und eine Oberflächenalexie differenziert worden (Marshall u. Newcombe 1973); durch diese Unterscheidung lassen sich die dem Lesen zugrundeliegenden psychischen Prozesse genauer erfassen.

Bei der Oberflächenalexie ist die Übertragung von der Schrift- in die Lautsprache erhalten und das Lesen kann Buchstabe für Buchstabe durchgeführt werden. Dies gilt dagegen nicht für die phonologischen Formen, bei denen lediglich der Zugang des Patienten zu seinem Wortschaft erhalten ist. Diese Unterscheidung, welche auf der klinischen Beobachtung beruht, bestätigt, daß beim normalen Lesen zwei psychische Prozesse zusammenwirken. Der erste Prozeß ist analytischer Art und besteht in der Umsetzung von Schrift- in Lautzeichen; der zweite Prozeß ist globaler Natur und ermöglicht, daß die Worte einen direkten Zugang zu dem lexikalischen Wissen des Lesers finden.

Einen Spezialfall der phonologischen Alexie stellt die Tiefenalexie dar. Bei dieser Form ist der Zugang zum lexikalen Wortschaftwissen des betreffenden Patienten seinem Wesen nach auf konkrete, vorstellungsnahe Hauptwörter beschränkt, wobei mögliche semantische Paralexien vorkommen. Dieser Fehlertyp läßt an ein kompensatorisches Eingreifen der rechten Hemisphäre denken; hierfür spricht die Häufigkeit der semantischen Fehler, die um so größer ist, je ausgedehnter der linkshemisphärische Herd ist (Landis et al. 1983). Allerdings stellt sich hierbei die Frage, warum ein derartiges Leseverhalten bei der reinen Alexie nicht nachweisbar ist, obwohl sich hierbei die rechtshemisphärisch begründete Lesefähigkeit auf Grund der anatomischen Unversehrtheit dieser Hirnhälfte zeigen müßte. Neuere Studien über Patienten mit reiner Alexie sprechen dafür, daß die Fähigkeit zum

Lesen von Wörtern insoweit erhalten sein kann, als die geschriebenen Informationen in einer Form dargeboten werden, welche das Lesen der Buchstaben ausschließt. So war ein alektischer Patient, der den Namen eines bestimmten Gegenstandes nicht lesen konnte, in der Lage, den betreffenden Gegenstand mit der Hand auszuwählen, wenn die tachistokopische Darbietung dieses Namens unterhalb der zeitlichen Schwelle erfolgte, die ein isoliertes Lesen der Buchstaben erlaubt (LANDIS et al. 1980). Will man also einem Patienten die Fähigkeit zum rechtshemisphärischen Lesen ermöglichen, so muß man zuerst linkshemisphärische Strategien kurzschließen; dies heißt, daß der Patient in eine Situation gebracht werden muß, die ihm ein verbales Verständnis der dargebotenen Informationen unmöglich macht. Solche Ergebnisse stehen in Einklang mit dem Leseverhalten, welches Patienten mit Balkenläsionen aufweisen, wenn die visuelle Information der rechten Hemisphäre dargeboten wird.

III. Die Aphasie in Abhängigkeit vom Alter

Bedeutsame phänomenologische Varianten lassen sich in Abhängigkeit von dem Lebensalter beobachten, in dem die Schädigung auftritt. Auch der Verlauf einer Aphasie ist vom Altersfaktor abhängig. Diese Tatsache unterstreicht die Bedeutung der Plastizität des Gehirns, die selbst in der Kindheit begrenzt ist.

Die klinische Besonderheit kindlicher Aphasien liegt besonders in dem Schweregrad der motorischen Störungen, die häufig zu einem initialen Mutismus führen. In der Regel ist der Verlauf dieser kindlichen Aphasien günstig. Dennoch bleiben leichte Spätschäden bestehen, besonders beim Gebrauch der Syntax und auf der Ebene der geschriebenen Sprache. Die soziale und berufliche Entwicklung solcher jungen Aphasiker ist in der Regel leicht beeinträchtigt (ALAJOUANINE u. LHERMITTE 1965; HECAEN 1983).

Man hat lange Zeit angenommen, daß die kindliche Aphasie mit gleicher Häufigkeit bei Schädigungen der rechten und solchen der linken Hemisphäre auftritt. Neuere Beobachtungen haben aber den unilateralen Charakter dieser Störungen bestätigt und sprechen zugunsten von linkshemisphärischen Schädigungen. Die linke Hemisphäre spielt also von Anfang an eine dominierende Rolle, und auf der Basis der klinischen Fakten kann die Vorstellung nicht aufrechterhalten werden, daß eine funktionelle Asymmetrie erst mit der Reifung im Laufe der Entwicklung entsteht (CARTER et al. 1982). Experimentelle Befunde (besonders auf dem Gebiet des dichotischen Hörens) bestätigen diese Tatsache. Dennoch verfügt das Gehirn während seiner Reifung über eine erhebliche Plastizität; die kompensatorische Fähigkeit der rechten Hemisphäre selbst bei ausgedehnten Hirnläsionen im Kindesalter übertrifft bei weitem die beim Erwachsenen beobachteten Phänomene.

Am entgegengesetzten Pol, d. h. im höheren oder sehr hohen Alter, bieten die klinischen Erscheinungen bei fokalen Hirnläsionen noch ein weites und bisher unentdecktes Beobachtungsfeld. Möglicherweise finden sich hierbei Abwandlungen der morphologischen und klinischen Befunde, die mit der Annahme einer altersbedingten Erstarrung der zerebralen Organisation keineswegs im Einklang stehen. So wird beispielsweise im Schrifttum eine ausgedehnte Hirnläsion erwähnt, die die Gesamtheit der für die Sprache verantwortlichen kortikalen Strukturen zerstört hat; die Aphasie war hierbei trotz der Ausdehnung des anatomischen Schadens keine globale, sondern eine Wernicke-Aphasie (Joanette et al. 1983). Diese anatomisch-klinische Studie deutet darauf hin, daß die Sprachfunktionen bei älteren Menschen weit besser von subkortikalen Strukturen übernommen werden können, als dies bei Erwachsenen und bei Kindern der Fall ist.

IV. Die Aphasie bei Demenzen vom degenerativen Typ

Im Verlauf von Demenzprozessen vom Alzheimer Typ sind Sprachstörungen die Regel; sie sind im Beginn durch eine Verarmung des Wortschatzes gekennzeichnet, was sich leicht durch eine Prüfung der Wortfindung zeigen läßt. Sofern solche Störungen zu einem frühen Zeitpunkt des Krankheitsverlaufes auftreten, weisen sie auf eine schlechte Prognose hin (Berg et al. 1984). Vor kurzem wurde auf das Vorkommen langsam fortschreitender aphasischer Störungen hingewiesen, welche schließlich in einen allgemeinen geistigen Abbau einmünden. Solche Beobachtungen sprechen dafür, daß bestimmte Demenzformen nicht mit einer diffusen, sondern einer herdförmigen Hirnschädigung beginnen können (Mesulam 1982; Assal et al. 1985).

V. Die Aphasie des Linkshänders

Die Aphasie beim Linkshänder ist das bevorzugte Studienobjekt für atypische Fälle von Hemisphärenasymmetrie; durch Beobachtungen dieser Art wird die Heterogeneität der Gruppe von Linkshändern bestätigt. Bei den letzteren, aber auch bei Rechtshändern, welche Linkshänder in der Familienanamnese haben, ist die Dominanz der linken Hemisphäre in bezug auf die Sprache weniger deutlich ausgeprägt. Dennoch wird hierdurch nicht die Aussage von Broca außer Kraft gesetzt, wonach Linkshänder mit ihrer rechten Hemisphäre sprechen. Die zerebrale Asymmetrie des Linkshänders ist nur ausnahmsweise ein Spiegelbild derjenigen des Rechtshänders. Bei Linkshändern ist die Sprache vielmehr häufig bilateral repräsentiert, so daß deren Aphasie – unabhängig von der geschädigten Hemisphäre – meist relativ günstig verläuft. Das Übergewicht der linken Hemisphäre kommt bei diesen Patienten in der Häufigkeit aphasischer Störungen zum Ausdruck: 70% der von einer linken Läsion betroffenen Linkshänder sind aphasisch, gegenüber 30% bei rechten Läsionen (Goodglass u. Quadfasel 1954). Im Gegensatz dazu wird bei Rechtshändern mit einer Schädigung der rechten Hirnhälfte eine – als „gekreuzte" Aphasie bezeichnete – Sprachstörung bei weniger als 5% der Patienten beobachtet.

VI. Die Aphasie in Abhängigkeit vom Geschlecht

Der Einfluß des Geschlechts auf die Häufigkeit der Aphasien wie auch auf deren Schweregrad ist heute noch eine offene Frage. Ihre Beantwortung muß im Rahmen jener experimentellen neuropsychologischen Studien gesucht werden, welche auf Geschlechtsunterschiede hinsichtlich der zerebralen Repräsentation der wichtigsten geistigen Funktionen hindeuten; diese Untersuchungen sprechen dafür, daß die zerebrale Lateralisation bei Frauen weniger ausgeprägt ist (BRYDEN et al. 1983).

VII. Amusie

Störungen der musikalischen Fähigkeiten können mit einer Aphasie einhergehen; Dissoziationen sind aber immerhin häufig. Seit langer Zeit ist bekannt, daß bei Aphasikern die Fähigkeit zum Singen erhalten bleiben kann. Die Zuhilfenahme einer melodischen Stütze kann die sprachlichen Funktionen von Patienten mit Broca-Aphasie und globaler Aphasie erleichtern und damit zur Rehabilitation eingesetzt werden (ALBERT et al. 1973).

Aphasische Musiker können die Fähigkeit zum Spielen eines Instruments auf hohem Niveau behalten, Noten lesen und schreiben, ja sogar komponieren, während ihre gesprochene und geschriebene Sprache schwer gestört ist (LURIA et al. 1965). Im Gegensatz dazu können bei rechtshemisphärischen Herden die musikalischen Fähigkeiten in Mitleidenschaft gezogen sein (BOTEZ u. WERTHEIM 1959).

Die zahlreichen experimentellen Studien, die auf der Grundlage des dichotischen Hörens durchgeführt wurden, sprechen für eine Überlegenheit der rechten Hemisphäre bei der Kontrolle der Musik (KIMURA 1964). Sie zeigen, daß die verschiedenen musikalischen Parameter nicht in gleicher Weise auf der Ebene der beiden Hemisphären repräsentiert sind. So hängt beispielsweise die linke Hemisphäre unmittelbar mit rhythmischen Funktionen zusammen, während die rechte Hemisphäre für Klangfarbe und Melodie verantwortlich ist (MILNER 1962). Das musikalische Erkennen beruht offenbar auf einem Zusammenspiel beider Hemisphären; bei Nichtmusikern dürfte mehr die rechte, bei Musikern dagegen die linke Hemisphäre beteiligt sein (MORAIS et al. 1982).

VIII. Die Rechenstörungen

Bei rechtshemisphärischen Herden sind Störungen beim schriftlichen Rechnen durch eine unzureichende Beherrschung des Raumes gekennzeichnet und stellen somit eine räumliche Dyskalkulie dar. Bei Läsionen dieser Hirnhälfte kann die Lösung geometrischer Probleme schwer beeinträchtigt sein; dies ist aber nicht der Fall bei Aphasikern, die häufig auf diesem Gebiet gute Resultate erzielen (LANARES u. ASSAL 1985).

Bei linken Läsionen spielt die Beteiligung des Parietalhirns, genauer gesagt, des Lobulus parietalis inferior, eine entscheidende Rolle. Das Lesen und Schreiben der Sprache ist bei einer solchen Schädigung meist gestört; man beobachtet aber auch Elemente des klassischen Gerstmann-Syndroms, das neben Rechen- und Schreibstörungen eine Fingeragnosie und eine Rechts-Links-Störung umfaßt. Trotz einer schweren Akalkulie können Patienten die Fähigkeit behalten, das Resultat einer Rechenoperation richtig zu beurteilen, obwohl die zugrunde liegende Rechenleistung nicht durchgeführt werden kann (ASSAL u. JACOT-DES-COMBES 1984).

IX. Die Apraxien

Seit der Beschreibung der bukko-fazialen, idiomotorischen und ideatorischen Apraxie ist die dominierende Rolle der linken Hemisphäre für die willentliche Kontrolle gestischer Handlungen bekannt. Untersuchungen bei Patienten mit Balkenläsionen haben aber die Möglichkeit antagonistischer Handlungen beider Hände ans Licht gebracht, wobei jede abgekoppelte Hemisphäre ihre eigene Absicht ins Werk setzt. Dabei kann es zu einem Konflikt zwischen der rechten Hand kommen, die einen sprachlich ausgedrückten Wunsch verwirklicht, und der linken Hand, die dieser Absicht entgegenarbeitet (Akelaitis 1944/45). Auf dem Gebiet der konstruktiven Fähigkeiten wurde die Überlegenheit der rechten Hemisphäre nach und nach aufgezeigt. An größeren Patientenkollektiven mit unilateraler Hirnschädigung konnte jedoch die Beteiligung beider Hemisphären nachgewiesen werden (Hecaen u. Assal 1970). Dies konnte auch nach Balkendurchtrennungen bestätigt werden. Hierbei sind die Leistungen beider Hände beeinträchtigt; dies gilt besonders für die rechte Hand, da das Ganze der Vorlage nicht reproduziert werden kann, während bei der Ausführung mit der linken Hand zwar die richtige Gesamtstruktur erhalten bleibt, dabei aber gleichzeitig Detailfehler auftreten (Geschwind 1979).

In diesem Zusammenhang ist auch auf Störungen einzugehen, die unter der Bezeichnung „Benutzung von Gegenständen" beschrieben und im Verlauf von Stirnhirnschädigungen beobachtet wurden (Lhermit 1983, 1986). Hierbei gehen Patienten mit vor ihnen ausgebreiteten Gegenständen in einer Weise um, als ob ihnen der Auftrag zur Benutzung dieser Objekte gegeben worden wäre. Diese unmittelbare Benutzung (z. B. einer Flasche oder eines Glases) erfolgt ganz unabhängig von den reellen Bedürfnissen des betreffenden Patienten. Das Phänomen stellt einen Verlust an Autonomie dar und weist enge Beziehungen zu dem Symptom des Haftens auf, wie man es gerade bei frontalen Läsionen beobachten kann. Bei schweren Formen ist der Wille des Patienten wie ausgelöscht; die Auslieferung an die Außenwelt endet damit, daß jeder Gegenstand, mit dem der Patient in Kontakt kommt, ergriffen wird: Orales, visuelles und manuelles Greifen.

X. Die Neglect-Phänomene

Sie sind insbesondere unter der Bezeichnung einseitige räumliche Agnosie beschrieben worden (Brain 1941). Obwohl sie sich ausschließlich auf einem einzigen Sinnesgebiet manifestieren können, umfassen sie doch häufig Störungen auf visueller, auditiver und taktiler Ebene. Hierdurch verschwindet eine Hälfte des Körper- und Umweltraums aus dem Bewußtsein des Patienten. Die auf der vernachlässigten Seite erhaltenen Informationen können auf die Gegenseite projiziert werden; dies zeigt sich an dem Phänomen der Alloästhesie, bei dem auf der kranken Seite applizierte Berührungsreize an symmetrischen Punkten der nicht gereizten Körperhälfte wahrgenommen werden. Wie das erzählerische Wachrufen der inneren Bilderwelt zeigt, kann die Vorstellung der Welt von dieser Amputation betroffen sein; auf die Bitte, vertraute Orte in der Erinnerung wachzurufen, liefern die Patienten eine Beschreibung, die nur auf eine Hälfte des Erinnerungsbildes beschränkt ist (BISIACH et al. 1979).

Neglect-Phänomene werden besonders als Folgezustände von rechtshemisphärischen Schädigungen gesehen. Sie äußern sich in mehreren Bereichen. Von einem Text wird die linke Seite nicht erfaßt, und der Patient verfügt trotz der Zusammenhanglosigkeit des Gelesenen nicht über eine Korrekturmöglichkeit; in spontanen und kopierten Zeichnungen wird nur der rechte Teil dargestellt; bei den alltäglichen Verrichtungen rasieren die Patienten nur die rechte Gesichtsseite und essen nur die Speisen, die sich auf der rechte Seite ihres Tellers befinden usw. Diese Phänomene weisen auf eine funktionelle Asymmetrie der Hirnhälften hin. Sie geben Anlaß zu der spekulativen Annahme, daß Körper- und Umweltraum in ganzheitlicher Form in der rechten Hemisphäre und nur in kontralateraler Form in der linken Hemisphäre repräsentiert sind (DE RENZI 1982).

Motorische Neglect-Phänomene können gemeinsam mit sensorischen Phänomenen vorhanden sein oder seltener in isolierter Form auftreten. Mit dem Begriff des motorischen Neglects werden klinische Phänomene beschrieben, bei denen die Reduktion von Bewegungen einer Körperhälfte nicht mit einer motorischen Störung zusammenhängt oder motorische Defizite völlig fehlen können. Die Auswirkungen der funktionellen Asymmetrie auf die Motorik sind weniger ausgeprägt als die Folgezustände auf sensorischem Gebiet. Das motorische Neglect-Phänomen ist aber bei rechtshemisphärischen Störungen häufiger. Bei diesen letzteren sprechen die Patienten mitunter davon, daß ihre linken Glieder träge geworden seien. Bei ausdrücklicher Aufforderung gelingt es ihnen, ihr Defizit teilweise zu korrigieren. Vom Untersucher gegebene verbale Instruktionen können mit einer ruckförmigen Bewegungsfolge beantwortet werden. Besteht gleichzeitig der Eindruck einer affektiven Indifferenz, so können solche Phänomene als hysterische Zustände verkannt werden (CASTAIGNE u. LAPLANE 1970; CASTAIGNE et al. 1972).

Die genannten Störungen, die den Handlungsanstoß betreffen, können sich ausschließlich bei Aufgaben zeigen, zu deren Bewältigung höhere geistige Funktionen erforderlich sind. Die Störungen wirken sich damit in Bereichen aus, die der Funktion einer bestimmten Hemisphäre entsprechen. Verbale Anstöße können durch die Aufforderung gesetzt werden, Wörter zu bilden, die einer vorgegebenen semantischen Kategorie angehören oder mit einem vom Untersucher genannten Buchstaben beginnen (RAMIER u. HECAEN 1970); Anstöße im konstruktiven Bereich erfolgen bei der Produktion nicht-figurativer Zeichnungen, mit deren Hilfe die Funktionsfähigkeit der rechten Hemisphäre erfaßt werden kann (JONES-GOTMAN u. MILNER 1977).

Neglect-Phänomene werden in reinster Form bei parietalen Läsionen beobachtet, in geringerem Umfang aber auch bei frontalen Schädigungen, welche die mediale Seite des Stirnhirns betreffen. Subkortikale Herde, besonders im Thalamus, verursachen ebenfalls solche Störungen. Während Neglect-Symptome früher als kortikales Phänomen aufgefaßt wurden, werden sie heute als Folge eines Mangels der hemisphärischen Aktivierung interpretiert, die das Vorhandensein einer kortiko-subkortikalen Schleife voraussetzt (HEILMAN et al. 1983).

XI. Die Störungen des Körperschemas

Den Begriff des Körperschemas oder der Somatognosie – um nur die am häufigsten gebrauchten Termini zu nennen – verdanken wir dem Bedürfnis für eine Erklärung bestimmter Verhaltens- und Erlebnisweisen von Patienten, die sich nicht auf sensible oder sensorische Störungen zurückführen lassen, sondern die Vorstellung einer gestörten Körperwahrnehmung notwendig machen. Klinisch kann man eine Gruppe heterogener Störungen unterscheiden, die im folgenden unter Bezugnahme auf die jeweilige Hemisphärenschädigung aufgezählt werden.

Bei linksseitigen Läsionen spielen Schwierigkeiten der sprachlichen Vermittlung eine entscheidende Rolle. Zu erwähnen sind Irrtümer bei der Unterscheidung von rechts und links (BONHOEFFER 1923), die häufig mit einer Verwechslung von örtlichen Adverben und Präpositionen einhergehen; die letztgenannten Störungen kommen auch isoliert vor. Die Autotop-Agnosie (PICK 1908) stellt eine Störung beim Gebrauch des Wortschatzes dar, der sich auf verschiedene Körperteile bezieht; hierbei zeigt sich die Möglichkeit, daß Störungen des Wortschatzes auf ein bestimmtes, eindeutig definiertes lexikalisches Feld beschränkt sind (GOODGLASS et al. 1966). Die Fingeragnosie (GERSTMAN 1930) umfaßt einerseits Schwierigkeiten, die denen der Autotop-Agnosie ähneln; sie kann aber auch bei Aufgaben nachweisbar sein, bei denen die sprachliche Übermittlung keine eindeutige Rolle spielt (KINSBOURNE u. WARRINGTON 1962).

Bei Schädigungen der rechten Hemisphäre überwiegen Neglect-Phänomene der linken Körperhälfte. Bei ausgeprägten Krankheitsbildern wird diese Körperhälfte in der vom Patienten normalerweise erlebten Repräsentation seines Leibes ausgelöscht. Hierdurch können Angstgefühle entstehen; meist legt der Patient jedoch ein Gefühl der Gleichgültigkeit gegenüber der vernachlässigten Körperhälfte an den Tag und zeigt damit eine unzureichende Wahrnehmung seiner Störung. Eine derartige Anosognosie kommt in allen Schweregraden vor und fällt bei rechten Hirnläsionen besonders auf (HECAEN u. DE AJURIAGUERRA 1952).

Die Hemi-Asomatognosie und die Anosognosie auf Grund von rechtsseitigen Hirnschädigungen kann zu Wahnvorstellungen führen, die sich auf die linke Körperhälfte beziehen. Eine derartige Wahnidee ist die der Nichtzugehörigkeit: Der Patient ist davon überzeugt, daß seine linke Körperhälfte nicht die seine ist, sondern diejenige eines Angehörigen oder gar die eines Fremden (ASSAL 1983). Diese Körperhälfte kann auch einem Tier oder mißliebigen Gegenstand zugeordnet werden; zuweilen kann die nicht wahrgenommene Körperseite von dem Patienten als Angriffsort fremder und oft feindlicher Einflüsse erlebt werden (NIGHTINGALE 1982). Zu erwähnen sind hier auch sehr seltene Formen von Verwandlungen in ein Tier; Erlebnisse dieser Art erfassen die Gesamtheit der Person des Patienten und treten als Folge multipler zerebraler Läsionen auf, wobei allerdings rechtshemisphärische Herde überwiegen (ASSAL 1985).

XII. Die Störungen des visuellen Erkennens

Auf Grund der Ausdehnung und des bilateralen Charakters der Läsionen stellen solche Störungen oft komplexe Ausfälle dar, die durch doppelseitige vaskuläre oder anoxische Schäden bedingt sind. Sie treten dann beim Abklingen einer Rindenblindheit auf, können aber auch im Gefolge herdförmiger Hirnschädigungen vorkommen. Es gibt reine Formen, die sich auf Störungen in der Erkennung von Farben, Gegenständen und Gesichtern erstrecken.

Dem visuellen Erkennen liegen verschiedenartige Phänomene zugrunde, auf deren Basis sich unterschiedliche Störungen entwickeln können. So ist bei manchen Patienten die Fähigkeit, bestimmte Gegenstände trotz erheblicher Unterschiede ihrer Gestalt paarweise zu ordnen oder zu klassifizieren, durchaus erhalten; trotzdem fällt es aber den Kranken schwer, diese Gegenstände zu benennen, ja sogar ihren Gebrauch mit Gesten anzudeuten. In solchen Fällen klagt der Patient selbst über seine Unfähigkeit zum visuellen Erkennen, wenngleich andere Verhaltensweisen – eben etwa die Klassifizierung von Objekten – ein Beweis für das Gegenteil sind. Solche Beobachtungen können damit gedeutet werden, daß bei diesen Patienten die Verbindung zwischen erhaltenen visuellen Fähigkeiten und sprachlichen oder gestischen Funktionsabläufen unterbrochen ist (ASSAL u. REGLI 1980).

Seit LISSAUER (1889) können Störungen des Erkennens von Gegenständen und besonders von Bildern solcher Gegenstände zwei gegensätzlichen Polen zugeordnet werden, nämlich einem diskriminativen und einem assoziativen Störungstyp. Bei den diskriminativen Störungen beruht das Problem des Wiedererkennens auf der Ebene der optischen Wahrnehmung; der Nachweis dieser Störungen erfolgt durch die Vorlage von Bildern, auf denen der gezeichnete Gegenstand lückenhaft oder undeutlich dargestellt ist. Diese Form der Agnosie steht einer primären Wahrnehmungsstörung sehr nahe. Im Gegensatz dazu besteht bei dem assoziativen Störungstyp kein Anhaltspunkt für ein Wahrnehmungsdefizit; dies zeigt sich beispielsweise darin, daß die Fähigkeit zum Nachzeichnen des vorgelegten Materials gut erhalten ist. In den letztgenannten Fällen handelt es sich um eine optische Agnosie im engeren Sinne des Wortes, bei der die visuelle Wahrnehmung ihres Bedeutungsgehaltes beraubt ist; bei solchen Störungen können Patienten die ihnen vorgelegten Bilder nicht mehr nach ihrem semantischen Gehalt ordnen. Derartige Störungen des Erkennens wurden bei hinteren linkshemisphärischen Schädigungen beschrieben.

Die Störungen beim Wiedererkennen von Gesichtern oder die Prosop-Agnosie stellen ein Defizit dar, das sich auf die Identifizierung von Gesichtern beschränkt; das besondere dieses Syndroms besteht darin, daß die Erkennung über die Stimme, den Gang, ja sogar über Einzelheiten der Physiognomie normal abläuft. Bei manchen dieser Kranken besteht eine Unfähigkeit, Gesichtsausdrücke zu erkennen. Neuere Befunde deuten darauf hin, daß Prosop-Agnostiker auch beim Fehlen einer bewußten Wiedererkennung nicht die Fähigkeit eingebüßt haben, zwischen ihnen vertrauten und unbekannten Gesichtern zu unterscheiden; dies kann durch die Prüfung vegetativer Reaktionen nachgewiesen werden (TRANEL u. DAMASIO 1985). Die Prosop-Agnosie kann in ausgesprochen reiner Form vorkommen und nicht von irgendeiner anderen Störung des visuellen Erkennens begleitet sein. Manchmal ist aber die visuelle Individualisation mit Hilfe anderer Kategorien schwer beeinträchtigt. Dies war bei einem von uns untersuchten Bauern der Fall, der zu seinem größten Leidwesen die einzelnen Kühe seiner Herde nicht mehr erkennen konnte (ASSAL et al. 1984). Bei der Prosop-Agnosie scheint ein hinterer rechtshemisphärischer Herd eine entscheidende Rolle zu spielen. Bei den autoptisch verifizierten Fällen waren aber bilaterale Läsionen im Bereich des Gyrus lingualis und fusiformis (Damasio et al. 1982) vorhanden.

Das Syndrom von Capgras oder der Doppelgängerwahn wurde ursprünglich bei Psychotikern beschrieben, welche die Identität ihrer Gesprächspartner anzweifeln (Capgras u. Reboullachaux 1923). Ähnliche Erscheinungen treten aber auch im Gefolge von Hirnschädigungen, besonders bei Läsionen der rechten Hemisphäre auf (Alexander et al. 1979).

XIII. Die räumlichen Störungen

Die Phänomene des visuellen Neglects wurden bereits erwähnt. Gedächtnisstörungen für Orte äußern sich meist in einem mangelnden Gefühl der Vertrautheit für die Stätten, an denen der Kranke gelebt hat (Landis et al. 1986). Derartige Störungen des Erkennens können sich zu einem echten ortsbezogenen Wahn ausweiten; die Patienten behaupten dann, daß sie nicht mehr an ihrem Wohnort leben und daß ihre Angehörigen ohne ihr Wissen weggezogen seien. Solche Erscheinungsbilder treten als Folge hinterer rechtshemisphärischer Läsionen auf (Vighetto et al. 1980).

Balint (1909) und Holmes (1918) haben bei bilateralen parieto-okzipitalen Hirnschädigungen komplexe Krankheitsbilder beschrieben, die durch eine Blikkapraxie, eine Störung der visuellen Aufmerksamkeit und eine optische Ataxie gekennzeichnet sind. Die Blickataxie äußert sich in der Schwierigkeit, bei entsprechender Aufforderung eine angemessene optische Erfassung der Umwelt vorzunehmen oder in der Suche nach einem optischen Sinnenreiz. Die Störung der visuellen Aufmerksamkeit zeigt sich in der Nichtbeachtung einer – meist der linken – Hälfte des Raumes, aber auch in Schwierigkeiten, zwei oder mehrere gleichzeitg dargebotene optische Informationen zu integrieren. Die optische Ataxie schließlich besteht in einer Störung des manuellen Ergreifens visuell dargebotener Gegenstände. Dieses Phänomen kann bei einer Unterbrechung zwischen den visuellen und motorischen Rindenfeldern auftreten (Rondot et al. 1977); es kann aber auch bei einer parietalen Schädigung auftreten, die eine gestörte Programmierung der Greifbewegung zur Folge hat (Hyvärinen 1977).

XIV. Die Störungen des Gedächtnisses

Neuere neuropsychologische Studien haben einen wichtigen Beitrag zum Verständnis der amnestischen Syndrome geleistet. Dabei wurden zwei Aspekte des Gedächtnisses aufgedeckt: Das episodische Gedächtnis, welches der willentlichen verbalen Reproduktion von Ereignissen der Vergangenheit entspricht, und das semantische Gedächtnis oder Regelgedächtnis (Tulving 1984). Das episodische Gedächtnis ist bei Patienten mit einer Amnesie gestört. Die semantischen Fähigkeiten solcher Kranker bleiben jedoch gut erhalten; sie können beispielsweise lernen, eine Spiegelschrift zu lesen, und die Schnelligkeit und Genauigkeit ihrer Leistung nimmt hierbei von Sitzung zu Sitzung zu, obwohl sie unfähig sind, die geringste Erinnerung an die verschiedenen Etappen dieses Lernprozesses wachzurufen (COHEN u. SQUIRE 1980).

Die anatomische Grundlage amnestischer Syndrome besteht in bilateralen Herden, die zwei verschiedene Neuronennetze betreffen. Hippocampus, Fornix, Corpora mamillaria, Nucleus anterior thalami und Gyrus cinguli bilden das erste dieser neuronalen Systeme; das zweite Neuronennetz besteht aus Corpus amygdalae, Nucleus dorso medial thalami und präfrontalem Kortex. Beide Netze können symmetrisch befallen sein; so kommt es beispielsweise beim alkoholischen Korsakoff-Syndrom zu Läsionen der Corpora mamillaria und zu einer Schädigung der dorsomedialen Thalamuskerne. Die Herde können aber auch asymmetrisch sein, wie dies vor allem bei vaskulären Läsionen der Fall ist (DELAY u. BRION 1969). Auf Grund der klinischen Phänomenologie kann der jeweilige Störungstyp in Abhängigkeit von der Herdlokalisation näher bestimmt werden. So ist zum Beispiel das Vergessen nach beidseitigen Hippocampus-Läsionen schneller als nach Schädigungen der dorsomedialen Kerne und der Mamillarkörper (SQUIRE 1981). In der Regel zieht eine einseitige Läsion klinisch kein amnestisches Syndrom nach sich. Dagegen sind bei einseitigen Hirnschädigungen diejenigen Gedächtnismodalitäten betroffen, die von der betroffenen Hemisphäre gesteuert werden; nach Resektion des linken Hippocampus – zum Beispiel bei Epileptikern – kommt es daher zu Störungen des verbalen Gedächtnisses, nach Resektion des rechten Hippocampus zu einer Beeinträchtigung des optisch-räumlichen Gedächtnisses. Die Schwere des Defizits soll sogar der Ausdehnung der Hippocampus-Resektion entsprechen (MILNER 1974). Dennoch können amnestische Syndrome auch bei einseitigen Läsionen auftreten. Sie sind dann in der Regel linkshemisphärisch (BENSON et al. 1974).

Neuere Befunde lenken die Aufmerksamkeit auf die Rolle des basalen Vorderhirns. Schädigungen in diesem Bereich – insbesondere in der Region des Nucleus basalis Meynert – können Gedächtnisstörungen zur Folge haben. Derartige Fälle treten besonders im Zusammenhang mit zerebralen Gefäßerkrankungen auf und weisen auf einen Befall der Arteria communicans anterior hin (VOLPE u. HIRST 1983).

An dieser Stelle soll auch auf Verzerrungen des Gedächtnisses aufmerksam gemacht werden, die man als Reduplikationsparamnesien bezeichnen kann. Die betroffenen Patienten behaupten, gleichzeitig an zwei verschiedenen Orten anwesend zu sein. Derartige Erscheinungsbilder treten bei multiplen Hirnläsionen auf, bei denen auch die Frontallappen betroffen sind.

Zuweilen ist bei amnestischen Krankheitsbildern das Klüver-Bucy-Syndrom zu beobachten. Dabei kommt es zu Störungen des visuellen Erkennens, Greifautomatismen für alle dargebotenen Stimuli und zu einer Störung des Nahrungsverhaltens. Die ungewöhnlichsten Gegenstände werden in den Mund genommen und lange gekaut. Das sexuelle Verhalten ist in der Regel gestört (GREENWOOD et al. 1983).

XV. Die Störungen der Affekte und Emotionen

Kortikal-subkortikale Prozesse haben häufig affektive Veränderungen zur Folge. Schon BABINSKI (1914) hat auf das Vorkommen emotionaler Gleichgültigkeit bei

Patienten mit rechtshemisphärischen Läsionen hingewiesen, während Goldstein (1939) die Bedeutung von Katastrophenreaktionen bei linksseitigen Hirnschädigungen hervorhob. Dieser Gegensatz wurde von Hecaen (1952) und von Gainotti (1969, 1972) bestätigt. Nach Gainotti besteht ein enger Zusammenhang zwischen zentralen Sprachstörungen und affektiven Katastrophenreaktionen; solche emotionalen Zustände sind bei Broca-Aphasien besonders ausgeprägt und könnten als eine verständliche Reaktion auf die Sprachstörung interpretiert werden. Terzian (1964) hat das emotionale Verhalten bei vorübergehender Anästhesie einer Hemisphäre untersucht. Dabei fanden sich ebenfalls unterschiedliche affektive Reaktionsweisen in Abhängigkeit von der jeweiligen Seite der zerebralen Funktionsstörung; die depressive-ängstlichen Reaktionen bei Anästhesie der linken Hemisphäre wurden aber von den Patienten nicht in Beziehung zu ihren Sprachstörungen gebracht.

Sackheim et al. (1982) fanden bei Patienten mit rechtsseitiger Hemisphärektomie euphorische Reaktionsweisen; die geringe Zahl linksseitiger Ablationen erlaubte dagegen hinsichtlich der Folgezustände keine klaren statistischen Aussagen. Bei Studium experimenteller Hirnreizungen konnten die gleichen Autoren zeigen, daß Lachkrisen bei linksseitigen, Weinkrisen dagegen bei rechtsseitigen Reizläsionen besonders häufig waren.

Die Gesamtheit dieser Beobachtungen spricht für eine zerebrale Asymmetrie im Bezug auf den Ausdruck von Emotionen, wobei möglicherweise jeder Hemisphäre eine spezifische affektive Tönung entspricht: Die linke Hemisphäre ist eher für positive, die rechte Hirnhälfte eher für negative emotionale Prozesse verantwortlich. Der gleiche Unterschied ist auch wiederholt in neuropsychologischen Untersuchungen nachgewiesen worden, besonders in Studien, welche sich mit der Erkennung des physiognomischen Ausdrucksgehalts beschäftigt haben. LeDoux et al. (1979) konnten bei Patienten mit Balkendurchtrennungen zeigen, daß von jeder der Hemisphären eine leicht unterschiedliche emotionale Einschätzung ausging. Schon Jackson (1878/79) vertrat die Auffassung, daß der rechten Hemisphäre eine ausschlaggebende Rolle für die emotionale Steuerung zukommt. Diese Überlegenheit der rechten Hirnhälfte, die in seiner Arbeit in bezug auf die Kontrolle der Prosodie nachweisbar war, konnte in zahlreichen Studien bestätigt werden. So hat beispielsweise Wechsler (1973) gezeigt, daß Patienten mit rechtshemisphärischen Läsionen sich den affektiven Gehalt der ihnen vorgetragenen Geschichten nur unzureichend einprägen konnten.

XVI. Die Störungen des Bewußtseins

Bewußtseinsstörungen unter dem Bild von Verwirrtheitszuständen treten manchmal als Folge rechtshemisphärischer Läsionen auf. Dies spricht dafür, daß auch bezüglich der Aufmerksamkeitssteuerung eine funktionelle Asymmetrie der Hirnhemisphären besteht (Mesualm et al. 1976).

C. Das Wesen der zerebralen Dominanz

Mit dem bisherigen Überblick über die großen klinischen Syndrome konnte die Bedeutung der funktionellen Hemisphärenasymmetrie für das Zustandekommen neuropsychologischer Störungsmuster aufgezeigt werden. In den folgenden Abschnitten werden wir uns mit dem Wesen der zerebralen Dominanz befassen. Dabei werden die Schwierigkeiten aufzuzeigen sein, die mit der Aufdeckung von spezifischen Fähigkeiten jeder Hemisphäre verbunden sind. Die Hypothesen, die aus diesen Überlegungen resultieren, können sich teilweise ergänzen, schließen sich aber auch manchmal gegenseitig aus. Sie stützen sich ebenso auf die Natur des dargebotenen Materials wie auf die Modalitäten seiner Verarbeitung.

I. Die psychologischen Phänomene

Die Literatur enthält mehrere psychologische Beschreibungen der Hemisphärenasymmetrie, die sich jeweils auf verschiedene Kriterien stützen. Einige unter den klassischen Beschreibungen sollen in Erinnerung gerufen werden: MILNER (1958) stellt die verbalen den nicht-verbalen Fähigkeiten gegenüber, ZANGWILL (1961) die symbolischen den optisch-räumlichen, BOGEN u. GAZZANIGA (1965) die verbalen den optisch-räumlichen Funktionen. LEVY-AGRESTI u. SPERRY (1968) setzen den Akzent stärker auf die zugrundeliegenden geistigen Verarbeitungsprozesse und sprechen von einer logisch-analytischen Dominanz, der eine perzeptisch-synthetische gegenübersteht. BOGEN (1969) nimmt den Terminus "propositional" von JACKSON (1876) wieder auf und setzt dieser Bezeichnung den Neologismus "appositional" entgegen; der letztgenannte Begriff wird absichtlich gewählt, da seine Zweideutigkeit angesichts der Unsicherheiten in bezug auf die Verarbeitungsmodalitäten der rechten Hemisphäre durchaus angemessen erscheint.

1. Die verbalen Fähigkeiten

Es ist sicher trivial, wenn man feststellt, daß die linke Hemisphäre sprachliche Kapazitäten besitzt, die diejenigen ihrer Partnerin weit übertreffen. Aber auch die rechte Hemisphäre ist nicht ohne Sprache. Pathologische Befunde zeigen, daß sehr ausgedehnte linkshemisphärische Läsionen, ja sogar Hemisphärektomien mit der Wiederaufnahme verbaler Fähigkeiten – vor allem des Sprachverständnisses – durchaus vereinbar sind; diese Fähigkeiten umfassen die gesprochene Sprache, das Lesen und Schreiben sowie den Gebrauch konkreter Substantiva emotionalen Inhalts (LANDIS et al. 1980). Bei Aphasikern kann die langsame Restitution der Sprachfunktionen durch eine zweite Läsion – diesmal im Bereich der rechten Hemisphäre – wieder zunichte gemacht werden. Dies ist ein Beweis dafür, daß die Sprache durch die rechte Hirnhälfte wiederhergestellt werden kann (CAMBIER et al. 1983).

Untersuchungen bei Patienten mit Balkenläsionen haben die Fähigkeit der rechten Hemisphäre zum Sprachverständnis bestätigt. Bei diesen Experimenten wurden Schriftzeichen in lateralisierter tachistoskopischer Darbietung vorgelegt

und das Lesen dieser Schriftzeichen durch eine den Augenbewegungen folgende
Linse begünstigt. Dabei konnte die durch eine kurze Expositionszeit gegebene Er-
schwernis überwunden werden, und die Kranken hatten die Möglichkeit, in normaler Geschwindigkeit zu lesen. Es fand sich ein gutes lexikalisches Verständnis
bei nur geringen syntaktischen Fähigkeiten (ZAIDEL 1978).

Das Lesen von Wörtern ist ein interessantes Untersuchungsfeld, um die Strategie der rechten Hemisphäre besser zu verstehen. Bei Personen ohne Hirnschädigung wird bei tachistoskopischer Darbietung die Lesemöglichkeit für konkrete
und emotionale Wörter verbessert (ELLIS u. SHEPHERD 1974; GRAVES et al. 1981).
Bei normalen Japanern, die zwei Schriften benutzen – eine aus Silben bestehend,
das Kana, die andere, idiographisch, das Kanji –, sind bei tachistoskopischer
Darbietung die Leistungen der rechten Hemisphäre relativ besser für das Kanji
und schlecht für das Tana (SASANUMA et al. 1977).

Bei Patienten mit einer als schwer eingestuften Alexie gelingt das Lesen einzelner Buchstaben nur schlecht, während den Kranken das Erfassen von Wörtern
leichter fällt. Bei konkreten Hauptwörtern sind Antworten mit semantischen Irrtümern relativ häufig. Es handelt sich meist um Läsionen, die sich weit in die
Sprachzonen ausdehnen. Auf Grund dieser Beobachtungen kann davon ausgegangen werden, daß die rechte Hemisphäre über Lesemöglichkeiten verfügt
(COLTHEART 1980), daß hierbei aber eine besondere Strategie erforderlich ist: Das
Wort wird nicht segmentiert, sondern global erfaßt. Es ruft ein Bild hervor, das
nicht unbedingt visuell ist; es wird erst im zweiten Anlauf benannt. Die verbale
Reproduktion dieses Bildes geht mit bestimmten Irrtümern einher, wobei der Teil
für das Ganze genommen wird oder umgekehrt. Die Schrift von Patienten mit
schwerer Dyslexie läßt ebenfalls diese Unfähigkeit zur Segmentierung erkennen.
Bei solchen Fällen, bei denen man von schwerer Dysgraphie sprechen kann, ver-
trägt die Produktion von Worten keine Unterbrechung, so daß auch ein Buchsta-
bieren nicht möglich ist (ASSAL et al. 1978).

2. Die motorischen und visuo-motorischen Aktivitäten

Bei der Darstellung der großen Syndrome wurde darauf hingewiesen, daß gewisse
motorische Aktivitäten von der linken Hemisphäre gesteuert werden. Der symbo-
lische Aspekt der Sprache und der Gestik ist seit langem bekannt. In den letzten
Jahren haben sich Konzepte entwickelt, bei denen die Fähigkeit der linken Hemisphäre betont wird, rasche und komplexe motorische Abläufe, insbesondere oraler, fazialer und manueller Art, in Gang zu setzen (KIMURA 1976). Die Fähigkeit
zur Verarbeitung kurzer Informationssequenzen läßt sich auch auf sensorischem
Gebiet nachweisen: Die linke Hemisphäre spielt eine führende Rolle bei der Einschätzung sehr kurz dauernder, aufeinanderfolgender Klangelemente (EFRON
1963).

Was die visuo-motorischen Aktivitäten betrifft, so dürften die konstruktiven
Apraxien sehr geeignet sein, um die spezifische Rolle jeder Hemisphäre zu erfassen. In dem Abschnitt über die großen Syndrome wurde darauf hingewiesen, daß
die konstruktiven Apraxien als Folgezustände von linken und von rechten Hirnläsionen auftreten können. Dennoch lassen sich diese Störungen je nach der Seite

der Schädigung differenzieren. Patienten mit Balkendurchtrennungen zeigen beim Abzeichnen von Figuren eine unterschiedliche Strategie, je nachdem, ob die linke oder die rechte Hemisphäre aktiv ist: Von der rechten Hemisphäre wird die Gesamtform wiedergegeben, auf Kosten von Detailfehlern; im Gegensatz dazu ist die linke Hirnhälfte häufig nicht dazu in der Lage, eine korrekte Wiedergabe der Gesamtstruktur zu ermöglichen (GESCHWIND 1979).

3. Die Erkennung von Gesichtern

In zahlreichen klinischen und experimentellen Studien wurde das Übergewicht der rechten Hemisphäre beim Erkennen von Gesichtern nachgewiesen. Da das Gesicht zu einer Kategorie nicht-verbaler Reizwahrnehmungen gehört, fügt sich diese Tatsache gut in ein Dominanzkonzept ein, das von der verbalen oder nicht-verbalen Natur des Reizmaterials ausgeht. Dennoch sind manche Patienten mit Balkendurchtrennungen in der Lage, Gesichter mit Hilfe ihrer linken Hemisphäre zu erkennen. Dies zwingt uns dazu, nach anderen Erklärungsmustern zu suchen. Die Relativität dieser Dominanz ist im übrigen nicht überraschend, wenn man daran denkt, daß die für die Prosop-Agnosie verantwortlichen Läsionen zwar überwiegend die rechte Hemisphäre betreffen, im allgemeinen aber doch bilateral sind. Wenn das Vorhandensein eines spezifischen Mechanismus zum Erkennen von Gesichtern nicht haltbar ist, so stellt sich die Frage nach Mechanismen allgemeinerer Art, welche geeignet sind, in die Phänomene der Asymmetrie einzugreifen. Zunächst darf die Tatsache nicht außer acht gelassen werden, daß das Gesicht zwar ein wesentliches Merkmal für die Identifizierung des anderen darstellt, gleichzeitig aber auch ein wichtiger Träger von Emotionen ist. Seit der Epoche, in der BODAMER die Prosop-Agnosie isolierte, interessiert man sich immer mehr für die unterschiedliche Sensibilität der beiden Hemisphären in bezug auf Emotionen. Zahlreiche Erfahrungen weisen darauf hin, daß die rechte Hemisphäre sehr stark an diesen Prozessen beteiligt ist. Damit gerät eine Hypothese ins Blickfeld, nach der das Gesichtererkennen an den emotionalen Ausdruckscharakter gebunden ist. Diese Hypothese wird teilweise durch die Beobachtung bestätigt, daß das gleichzeitige Vorhandensein eines physiognomischen Ausdrucksgehalts die Überlegenheit der rechten Hemisphäre beim Gesichtererkennen erhöht (SUBERI u. MCKEEVER 1977). Dennoch muß davon ausgegangen werden, daß das Erkennen der Identität und die Wahrnehmung des emotionalen Ausdrucksgehalts auf zwei voneinander unabhängigen Prozessen beruht (LEY u. BRYDEN 1979; STRAUSS u. MOSCOVITCH 1981). Der emotionale Ausdruck eines Gesichts ist also für die rechtshemisphärische Überlegenheit nicht allein verantwortlich.

Die beobachteten Unterschiede beim Erkennen bekannter und unbekannter Gesichter lassen die Hypothese zu, daß beim Zustandekommen der Prosop-Agnosie auch ein Vertrautheitsfaktor beteiligt ist. Manche Autoren denken sogar an unterschiedliche Verarbeitungsprozesse für vertraute und nicht vertraute Gesichter (BENTON 1980). In diesem Zusammenhang ist es bemerkenswert, daß prosopagnostische Patienten häufig einen Verlust des Vertrautheitsgefühls erwähnen. Dieses Phänomen kann sich auf andere Wahrnehmungskategorien, z. B. auf Tiere, ausdehnen. In solchen Fällen geht auch häufig das Gefühl der Vertrautheit mit bestimmten Orten verloren. Andererseits haben experimentelle Arbeiten gezeigt, daß die Dominanz in dem Maß wechseln kann, in dem die Vertrautheit zunimmt. Dennoch kann dieser Faktor die zugrundeliegenden Mechanismen nicht erklären, da durch die Variation anderer Parameter auch Asymmetrien für Gesichter gleicher Vertrautheit zu beobachten sind. Letztlich können die gewonnenen Resultate am besten erklärt werden, wenn man bei deren Deutung auch die verschiedenen Strategien oder Verarbeitungsformen berücksichtigt.

4. Die Formen der Informationsverarbeitung

Wenn jede Hemisphäre zum Erkennen von Gesichtern in der Lage ist, so bedient sie sich dabei wahrscheinlich unterschiedlicher Strategien. Die Phänomene der funktionellen Asymmetrie lassen sich daher von der erforderlichen oder der jeweils benutzten Form der Informationsverarbeitung her angehen. Das zur Zeit am häufigsten vertretene Konzept geht von der Unterscheidung eines globalen und eines analytischen Verarbeitungsmodus aus. Diese Diochotomie stützt sich auf die Vorstellung, daß die rechte Hemisphäre immer dann überlegen ist, wenn es auf die Wahrnehmung der Beziehung zwischen den Einzelteilen und der Gesamtstruktur ankommt, während die linke Hemisphäre zu einer isolierten Erfassung von Einzelheiten oder Bestandteilen innerhalb einer Gesamtstruktur imstande und daher besser zur Wahrnehmung von Unterschieden geeignet ist (NEBES 1978).

BRADSHAW u. SHERLOCK (1982) konnten die Gültigkeit dieser Hypothese zeigen. Diese Autoren boten ihren Versuchspersonen im linken oder rechten Gesichtsfeld schematische Gesichter und komplexe bedeutungslose optische Reize dar. Die Probanden mußten sich zu beiden Reizkategorien äußern und entweder die räumlichen Beziehungen zwischen den verschiedenen Teilen beurteilen, ohne auf die Besonderheit dieser Teile Rücksicht zu nehmen, oder die Form gewisser Einzelteile der Figur einschätzen. Unabhängig von der dargebotenen Reizkategorie beobachtet man im ersten Fall eine Überlegenheit der rechten, im anderen Fall eine Überlegenheit der linken Hemisphäre. Andere Untersuchungen, bei denen besonders die Zahl der Details in den Stimuli berücksichtigt wurde, kamen zu den gleichen Ergebnissen (SERGENT 1982). Einige dieser Arbeiten beziehen sich auf nicht-verbale Stimuli. Sie zeigen eine Überlegenheit der linken Hemisphäre, wenn sich bei einer Vergleichsaufgabe der Unterschied auf eine kleine Zahl von Teilen bezieht; diese Überlegenheit verschwindet, sobald die Zahl der zu verarbeitenden Teile größer wird. Die rechte Hemisphäre wird dagegen praktisch nicht von diesen Variablen beeinflußt. Dies könnte auf eine analytische sequentielle Informationsverarbeitung in der linken Hemisphäre hinweisen. Dennoch nötigen die aus experimentellen Ergebnissen abgeleiteten Schlußfolgerungen zur Zurückhaltung (COHEN 1982; SERGENT 1982). Eine andere Implikation dieser Dichotomie ist die Tendenz der rechten Hemisphäre, eine Form auf der Grundlage verstreuter Einzelteile zu vervollständigen, während die Fähigkeit zur Isolierung eines Details aus dem Gesamtzusammenhang von der linken Hemisphäre abhängt (NEBES 1978). Anzumerken ist, daß das Modell global-analytisch wahrscheinlich nicht befriedigend ist, wenn sich eine simultane Verarbeitung der verschiedenen Elemente auf eine vorausgegangene Identifizierung dieser Elemente gründet und damit einen vermutlich analytischen Prozeß erforderlich macht.

Diese verschiedenen Formen der Informationsverarbeitung müssen vielleicht zu der Rolle in Beziehung gesetzt werden, die das Wesen oder der Kontext der Aufgabe spielt. So läßt sich bei dichotom gesungenen Zahlen eine Überlegenheit des rechten Ohres erkennen, wenn die Versuchsperson die jeweiligen Zahlworte wiederholen soll; geht es dagegen um die Wiedergabe der Melodie, so findet sich eine Überlegenheit des linken Ohres (GOODGLASS u. CALDERON 1977). Manche Informationen werden durch den Kontext beeinflußt: Zum Beispiel zieht eine musikalische Aufgabe, die der Darbietung verbalen Materials unmittelbar vorausgeht, eine Überlegenheit des linken Ohres nach sich (MORAIS u. LANDERCY 1977).

Diese Tendenz, die Dominanz in so allgemein wie möglich gehaltene Begriffe zu fassen, findet ihre Bestätigung in stark psychosomatisch und psychophysiologisch orientierten Forschungsansätzen wie denen von SERGENT (1984), der ein Requiem auf die holistische analytische Dichotomie anstimmt. Aus der Sicht dieses Autors hängt die Hemisphärenasymmetrie von unterschiedlichen Fähigkeiten der beiden Hirnhälften ab, fundamentale Merkmale der Stimuli – besonders ihre räumlichen Frequenzen – zu analysieren.

5. Die Aufmerksamkeit

Bekanntlich liefern die von der experimentellen Psychologie übernommenen Methoden (dichotisches Hören, tachistoskopische Darbietung etc.) Hinweise für eine Seitenbetonung, die von einer Person zur anderen und von einem Augenblick des Versuchs zum nächsten variieren. Eine der interessantesten Erklärungen geht von einer Fluktuation in der Aktivierung der Hemisphären aus (KINSBOURNE 1974). Durch diese Aktivierung gewinnt eine Hemisphäre die Oberhand. So kommt es z. B. bei einer Blickwendung nach rechts zur Aktivierung der linken Hemisphäre, wobei die Schnelligkeit und Genauigkeit der Antworten dieser Gehirnhälfte zunimmt. Eine Blickwendung nach links hat die entgegengesetzte Wirkung. Ein gleicher Aktivierungseffekt wird durch die Erwartung eines Ereignisses hervorgerufen, das rechts oder links eintreten kann. Außerdem kann die Erwartung einer musikalischen Aufgabe, wie bereits erwähnt, zu einer Aktivierung der rechten Hemisphäre führen.

Das Verständnis dieser Fluktuation der Aufmerksamkeit der Hemisphären muß durch eine intrinsische Asymmetrie dieser Dominanz ergänzt werden. Durch die Kreuzung der Nervenbahnen ist jede Hemisphäre dazu prädisponiert, ihre Aufmerksamkeit auf die gegenüberliegende Raumhälfte zu richten. Während aber die linke Hemisphäre in Beziehung mit dem rechts liegenden Raum steht, verfügt die rechte Hirnhälfte über Fähigkeiten, die ihr die Kontrolle des linken und rechten Raumes erlauben. Diese Asymmetrie der Aufmerksamkeit weist Beziehungen zum Auftreten von Verwirrtheitszuständen auf, die man gewöhnlich bei rasch einsetzenden, ausgedehnten rechtshemisphärischen Schädigungen beobachtet (MESULAM et al. 1976). Nach rechtsseitigen Läsionen besteht die Möglichkeit zu einer Reorganisation der Raumvorstellung (BISLIACH u. LUZZATI 1978),

während die linke Hemisphäre allein kein Schema des kontralateralen Raumes
gewährleisten kann. Demgegenüber bleibt bei einer linken Läsion die Fähigkeit
der rechten Hemisphäre zu einer bilateralen Repräsentation des Raumes erhalten.

6. Schlußfolgerungen

Das Phänomen der Dominanz wird somit auf der Grundlage sehr verschiedener
Ansätze untersucht: Hierzu gehören die Hirnschädigungen, die neurochirurgischen Balkendurchtrennungen, die Methoden der experimentellen Psychologie
sowie die neurophysiologischen Untersuchungsverfahren mit Messung von evozierten Potentialen oder Hirndurchblutung. Wir sind bisher auf diese Methoden
nicht eingegangen, werden aber teilweise darauf zurückkommen.
   Alle diese Untersuchungsansätze haben ihre Grenzen. Trotz der Fortschritte
der Neuroradiologie sind die Bilder von zerebralen Schädigungsarealen topographisch ungenau. Die Beurteilung solcher Läsionsherde wirft schwierige Fragen
auf: Einerseits können sich unmittelbar an das Einsetzen der Schädigung schwere
allgemeine zerebrale Funktionsstörungen anschließen; andererseits und im Gegensatz dazu kommt es im weiteren Krankheitsverlauf zu einer Restitution, die
weitgehend von der zerebralen Plastizität abhängt und eine Funktion des Lebens-
alters darstellt. Bei Patienten mit einer Balkendurchtrennung kann natürlich das
dem neurochirurgischen Eingriff vorausgegangene Krankheitsbild zu einer Störung der zerebralen Organisation geführt haben. Was die Methoden der experimentellen Psychologie betrifft, so kranken sie an der Variabilität und der Fluktuation der Leistungsfähigkeit und zwingen häufig zur Beschränkung in der Wahl
des Materials. Die physiologischen Korrelate sind noch sehr grob, wie z. B. die
Ableitung der bioelektrischen Hirnaktivität von der Kopfhaut aus. Gleichwohl
handelt es sich ohne Zweifel um zukunftsträchtige Verfahren, mit deren Hilfe das
Problem der Dominanz auf viel funktionellere Art untersucht werden kann. Die
neuen Techniken, wie z. B. die Positronen-Emissions-Tomographie, erlauben bereits sehr interessante Einblicke in die Hemisphärenasymmetrie, und zwar ebenso
im Bereich der kognitiven Funktionen wie auf dem Gebiet der Affektkontrolle
(Mazziotta 1984).
   Die biologischen Aspekte der zerebralen Dominanz lassen damit rechnen, daß
diese Asymmetrie bei Primaten und sogar bei niederen Tierarten noch genauer
untersucht werden kann. Die Asymmetrie beim Tier wird zweifellos einen neuen
Zugang zu dieser Frage eröffnen, wenn es sich beispielsweise bestätigen läßt, daß
die emotionalen und optisch-räumlichen Faktoren von der rechten Hemisphäre
gesteuert werden. Im Augenblick muß man sich aber mit den bei Menschen erhaltenen Befunden zufriedengeben, die trotz der angeführten Vorbehalte einige bemerkenswerte Übereinstimmungen bei den verschiedenen Untersuchungsansät-
zen zeigen.
   Es ist natürlich verlockend, nach der grundlegenden Fähigkeit einer Hemisphäre zu suchen. Dieser unitarischen Versuchung ist vielleicht erstmals Pierre
Marie (1906) erlegen, als er die Existenz der ideatorischen Apraxie verneinte, sie
als ein den zentralen Sprachstörungen gleichartiges Phänomen bezeichnete und

sie damit als eine Störung der intellektuellen Fähigkeiten interpretierte. Eine solche Versuchung drückt sich auch deutlich in den heutigen Erklärungsmodellen aus, bei denen zwei komplementäre Strategien – eine holistische und eine analytische – einander gegenübergestellt werden. Für die experimentelle Neuropsychologie bedeutet ein solches Modell wahrscheinlich einen relativ günstigen Rahmen; im klinischen Bereich ist eine derartige Gegenüberstellung dagegen mit beträchtlichen Problemen behaftet, z. B. dem linksseitigen Neglect-Phänomen bei rechten Hirnläsionen. Der flexible Charakter dieses Konzepts hat wahrscheinlich etwas mit seinem Erfolg zu tun. Im übrigen ist es auffällig, wie schwer es mit allen diesen Konzepten gelingt, ein starres Funktionieren zu definieren; die beiden Hemisphären lassen sich nicht leicht in so kategorischer Form auf eine definierte Aktivität reduzieren. Diese Ansätze sind im wesentlichen erklärender Art und ihr prädiktiver Wert ist gering; es kann sich also nicht um starre und absolute Modellvorstellungen handeln.

Wenn sich die zerebrale Asymmetrie auch ganz deutlich nachweisen läßt, wie dies z. B. bei den Aphasien der Fall ist, so ist es doch viel schwieriger, ihr Wesen in allgemeiner Form zu beschreiben und Aufgaben festzulegen, mit denen sich die spezifischen Fähigkeiten oder Störungen jeder Hemisphäre messen lassen. Die Situation wird noch komplizierter durch den Einfluß intervenierender Variabler (Linkshändigkeit, Geschlecht), die in diesem Kapitel erörtert werden. Größte Zurückhaltung ist also geboten gegenüber voreiligen Verallgemeinerungen, wie sie z. B. mit dem Begriff des hemisphärischen Stils aufgestellt werden, der nach manchen Autoren für bestimmte Individuen oder bestimmte Zivilisationen charakteristisch sein soll. Diese Feststellung ist wohl unerläßlich in einer Zeit, in der die Korrelationen zwischen Gehirn und Verhalten sich einer Beliebtheit erfreuen, welche leicht zu oberflächlichen Vereinfachungen führen kann.

II. Die biologischen Grundlagen der zerebralen Dominanz beim Tier

Eine große Zahl von Forschungen konzentriert sich heute auf die biologischen Asymmetrien. Diesbezügliche Studien sind anatomischer, biochemischer und physiologischer Art und wurden ebenso beim Tier wie beim Menschen durchgeführt. Wir gehen zunächst auf einige Befunde beim Tier ein, beschränken uns hierbei aber auf Affen und Vögel.

1. Affen

Bei den Menschenaffen wurden zerebrale Asymmetrien nachgewiesen. LeMay u. Geschwind (1975) sowie LeMay (1976) fanden beim Orang-Utan eine Asymmetrie in bezug auf die Lage der sylvischen Furchen: Der rechte sylvische Punkt war höher in der Hemisphäre gelegen als der entsprechende linke. Damit bestätigt sich eine morphologische Asymmetrie, die von Rubens (1976) beim Menschen nachgewiesen wurde. Yeni-Komshian (1976) haben sich für die Länge der sylvischen Furchen interessiert. Bei 80% der untersuchten Schimpansen war die linke Furche länger (im Vergleich zu 84% beim Menschen), während diese Asymmetrie bei anderen Affen (z. B. beim Makaken) nur in 44% der Fälle gesehen wurde. Der Längenunterschied war beim Menschen stärker ausgeprägt (ungefähr 15%) als beim Schimpansen (5%). Nach Meinung der Autoren stellt die Länge der sylvischen Furchen bei diesen Tieren einen Indikator für die Ausdehnung einer Zone dar, die funktionell dem menschlichen Planum temporale entspricht; dieses Planum temporale umfaßt die Hirnoberfläche hinter den Heschlischen Windungen bis zum Übergang in den Gyrus supramarginalis und gehört in der linken Hemisphäre zur Wernicke-Zone. Weder beim Menschenaffen noch bei anderen Affen spricht die Länge der sylvischen Furchen für das Vorhandensein einer manuellen Präferenz.

Im Bereich des auditiven Erkennens wurden Asymmetrien nachgewiesen. DEWSON et al. (1975) haben Makaken beigebracht, zwischen Tönen und Geräuschen zu unterscheiden. Läsionen im oberen temporalen Bereich der linken Hemisphäre (in einer Zone, die der Werneckeschen Region beim Menschen entspricht), führten zu einer Beeinträchtigung dieses Unterscheidungsvermögens.

PETERSON et al. (1978) wandten ein Verfahren an, um Asymmetrien zwischen beiden Ohren nachzuweisen. Jedem Ohr wurden einzelne verschiedene auditive Reize dargeboten, und die Reaktionszeit oder die Zahl der Irrtümer wiesen auf das für die jeweilige Aufgabe dominierende Ohr (bzw. die gegenüberliegende Hemisphäre) hin. Dabei mußten Schreie mit kommunikativem Wert von solchen ohne kommunikative Bedeutung unterschieden werden. Die untersuchten Affen waren japanische Makaken, und die bei dem Versuch benutzten Schreie waren artspezifisch. Die Autoren beobachteten eine Überlegenheit des rechten Ohres (linke Hemisphäre) bei der Unterscheidung der kommunikativen Schreie und eine Überlegenheit des linken Ohres oder aber keine Überlegenheit eines der beiden Ohren für die nicht-kommunikativen Schreie.

Mit der gleichen Technik erzielte POHL (1983) beim Pavian ähnliche Resultate. In dieser Studie mußten die Tiere lernen, zwischen akustischen Stimuli unterschiedlicher Natur (reine Töne, musikalische Akkorde, menschliche Sprache) zu unterscheiden. Der Autor fand ausgeprägte Asymmetrien, die von der Natur der akustischen Reize abhängig waren. Das linke Ohr wies eine Überlegenheit bei der Unterscheidung von musikalischen Akkorden und Vokalen auf; diese Befunde standen mit den Untersuchungsergebnissen beim Menschen in Einklang.

2. Vögel

NOTTEBOHM et al. (1979) unternahmen eine umfangreiche Studie, um die Phänomene der zerebralen Dominanz und ihre Beziehung zum Gesang von Kanarienvögeln und Finken zu untersuchen. Diese Vögel erzeugen ihren Gesang mit Hilfe der Syrinx. Dieses bilaterale Organ steht durch Äste des Nervus hypoglossus ipsilateral mit dem Gehirn in Verbindung; die linke Hemisphäre steuert also die linke Seite der Syrinx. Der Kanarienvogel lernt in der ersten Saison seines Lebens das artspezifische Gesangsrepertoire mit Hilfe des Imitationslernens. Das Repertoire wird von strukturierten Gesängen gebildet, die das Tier während der ganzen Saison produziert und die spektrographisch leicht zu identifizieren sind.

In einem ersten Untersuchungsansatz zeigte NOTTEBOHM, daß eine Durchtrennung des linken N. hypoglossus einen Verlust des Gesamtrepertoires nach sich zog, während dies nach einer Durchtrennung des rechten Hypoglossus nicht der Fall war. Somit konnte man von einer linken Hypoglossus-Dominanz sprechen. Danach beobachtete NOTTEBOHM, daß eine bilaterale Läsion einer bestimmten Hirnregion – des Hyperstriatum ventralis caudalis (HVc) – beim Kanarienvogel einen völligen Verlust des Gesangs zur Folge hatte; bei Läsion des linken HVc trat eine schwere, bei einer Läsion des rechten HVc dagegen nur eine diskrete Beeinträchtigung des Gesangsrepertoires auf. Somit konnte man von einer linken zerebralen Dominanz für den Gesang sprechen.

NOTTEBOHM konnte auch Beweise für die Plastizität des Systems erbringen. Die Durchschneidung des linken Hypoglossus beim jungen Kanarienvogel führte zu einer Übernahme des Gesangs durch den rechten Hypoglossus. Auch beim erwachsenen Vogel zog eine Läsion des linken HVc zwar den Verlust des jeweiligen saisonalen Repertoires nach sich; das Tier war aber fähig, das Repertoire der nächsten Saison zu lernen. Auch dieses Repertoire ging wiederum verloren, wenn man nunmehr eine rechte HVc-Läsion setzte. Zwischen beiden Systemen bestand somit ein Prinzip der Äquipotentialität. Auf morphologischem Gebiet konnten – ebenso wie bei der Ratte – geschlechtsabhängige Unterschiede nachgewiesen werden. NOTTEBOHM beobachtete, daß beim Männchen eine positive Korrelation zwischen der Größe des linken HVc und dem Umfang des Gesangsrepertoires bestand. Testosteroninjektionen beim Weibchen hatten eine Vergrößerung des HVc und gleichzeitig eine Erweiterung der Gesangsproduktion zur Folge. Darüber hinaus trat im Herbst eine etwa 50%ige Volumenverminderung des HVc im Vergleich zum Frühjahr ein; dies wurde von dem Autor auf einen hormonellen Mechanismus zurückgeführt, der je nach der Jahreszeit zu einer Verkleinerung oder Vergrößerung der Dentriten führt. Schließlich war das Gewicht der linken Syrinx-Hälfte beim erwachsenen Männchen größer als das der rechten Hälfte; bei einer Kastration des Tieres verschwand dieser Unterschied. Auch durch diesen Versuch wird die Rolle des Testosterons bei diesen Asymmetriephänomenen erneut bestätigt. Die Untersuchungen von NOTTEBOHM an Finken und Spatzen bestätigten die beim Kanarienvogel erhobenen Befunde.

III. Die anatomischen Korrelate der zerebralen Dominanz beim Menschen

In den letzten Jahren hat das Interesse an den morphologischen Asymmetrien der Hirnhemisphären erheblich zugenommen, vor allem dank der Arbeiten von M. GESCHWIND, M. LeMAY und A. GALABURDA.

1. Die morphologischen Befunde

Schon in älteren Arbeiten wurden morphologische Unterschiede der Hemisphären erwähnt. EBERSTALLER machte 1884 auf die größere Länge der linken sylvischen Furche im Vergleich zur rechten aufmerksam. VON ECONOMO u. HORN wiesen 1930 auf Asymmetrien im Bereich der Heschl'schen Windungen hin. Diese Feststellungen blieben aber zunächst ohne Echo; VON BONIN konnte deshalb 1960 erklären, daß es keine bedeutsamen Hinweise für eine morphologische Asymmetrie gäbe.

Einige Jahre später publizierten Geschwind u. Levitsky (1968) ihre Befunde über Asymmetrien des Planum temporale. Bei 100 Gehirnen war das Planum temporale links ausgedehnter als rechts. Diese Befunde wurden in den folgenden Jahren in einer Reihe von Arbeiten bestätigt. Alle diese Untersuchungen zeigten, daß das linke Planum temporale bei 70% der Gehirne eine größere Ausdehnung aufweist, daß der Grad dieser Asymmetrie sehr erheblich sein kann und bereits bei Föten und Neugeborenen nachweisbar ist (Witelson u. Pallie 1973; Wada et al. 1975; Chi et al. 1977). Auch im Frontalhirn wurden Asymmetrien der Hirnrinde aufgezeigt (Falzi et al. 1982).

Diese makroskopischen Befunde wurden durch histologische oder zytoarchitektonische Beobachtungen bestätigt. Galaburda et al. (1978) konnten zeigen, daß der auditive Assoziationskortex im hinteren Teil der ersten Schläfenwindung links ausgedehnter (bis zu siebenmal) ist als rechts. Weitere Asymmetrien wurden im Bereich des Lobulus parietalis inferior gefunden (Eidelberg u. Galaburda 1984). Dort gibt es eine Zone, die links stärker entwickelt ist als rechts und mit dem seitlichen hinteren Thalamuskern in Verbindung steht, bei dem ebenfalls eine solche Asymmetrie nachgewiesen wurde.

Die Asymmetrien des Planum temporale, der unteren Parietalregion und des hinteren Thalamus sind signifikant miteinander korreliert; dagegen kann die frontale Asymmetrie alleine auftreten.

2. Die neuroradiologischen Befunde

Auf der Grundlage ihrer neuroradiologischen Untersuchungen haben LeMay u. Kido (1978) mit einem Scanner X eine zweifache Asymmetrie aufgezeigt: Die Frontalregion ist rechts stärker entwickelt als links, die Okzipitalregion links stärker als rechts. Dieser Unterschied zeigt sich in der Länge wie auch in der Breite. Die zerebrale Entwicklung wirkt sich auch auf die Knochenentwicklung aus. Der Abdruck des Gehirns auf die Tabula interna des Schädels (Petalia) weist beim Rechtshänder eine Betonung rechts frontal und links okzipital auf. Diese Feststellung von LeMay ist mehrmals bestätigt worden, u. a. von Chui u. Damasio (1980). Die häufigsten Unterschiede werden bei Rechtshändern beobachtet; sie verwischen sich dagegen bei Linkshändern und Ambidextern.

Derartige Asymmetrien sind ein Neuerwerb des Menschen. Schädeluntersuchungen bei Neandertalern haben vergleichbare Befunde ergeben (LeMay 1976).

Arteriographische Studien haben gezeigt, daß bei Rechtshändern der Winkel zwischen der Arteria cerebri media und ihren Ästen links spitzer ist als rechts; dies hängt mit einem größeren Volumen des linken Lobulus parietalis inferior zusammen. Andere Asymmetrien sind im Bereich der Hirnvenen beschrieben worden (LeMay u. Culebras 1972; Di Chiro 1962).

Auch pneumenzephalographische Studien haben zu unseren Kenntnissen über die morphologische Asymmetrie beigetragen. Wie MacRae et al. (1968) gezeigt haben, ist das linke Hinterhorn des Seitenventrikels bei 60% der Rechtshänder stärker entwickelt als rechts; diese Asymmetrie findet man nur bei 38% der Linkshänder und Ambidexter.

3. Schlußbemerkungen

Das Vorhandensein morphologischer Asymmetrien ist heute gesichert. Die Bedeutung dieses Phänomens kann aber nur indirekt erfaßt werden, denn in den anatomischen Studien fehlen Auskünfte über Händigkeit und zerebrale Dominanz. Auf Grund der neuroradiologischen Untersuchungen lassen sich die Beziehungen zwischen anatomischen Asymmetrien und Händigkeit besser beurteilen; hierbei zeigt sich, daß die morphologischen Differenzen bei Rechtshändern häufiger vorkommen als bei Linkshändern und Ambidextern. Bei den letzteren zeichnet sich eine Tendenz zu fehlender Asymmetrie, in einigen Fällen sogar zu einer Umkehrung der Asymmetrie ab.

Natürlich ist die Händigkeit nur ein einzelner Aspekt der zerebralen Dominanz. Wahrscheinlich stehen die zahlreichen Seitenunterschiede des parieto-temporalen Kortex eher mit einer funktionellen Asymmetrie der Sprache in Verbindung als mit der Händigkeit. Hierfür sprechen verschiedene Befunde. So haben RATCLIFF et al. 1980 gezeigt, daß die arteriographisch nachgewiesene Asymmetrie eng mit der Dominanz für die Sprache korreliert war. PIENIADZ et al. untersuchten 1983 den Verlauf von Sprachstörungen in Abhängigkeit von – mit dem Scanner X nachgewiesenen – okzipitalen Asymmetrien. Dabei zeigte sich, daß bei fehlender oder nur gering ausgeprägter Asymmetrie sich gewisse Sprachstörungen (Benennen, Verständnis und Wiederholen von Worten) deutlicher bessern als bei Patienten mit deutlich ausgeprägter Asymmetrie zu Gunsten der linken Hirnhälfte.

IV. Die physiologischen Grundlagen der zerebralen Dominanz

Die Hemisphärenasymmetrie, die mit den klassischen Gegensatzpaaren von verbal und nicht-verbal oder analytisch und global beschrieben wird, ist eine Folge einer unterschiedlichen Aktivierung beider Hirnhälften. Die bevorzugte Aktivierung einer Hemisphäre im Rahmen bestimmter Aufgaben läßt sich an verschiedenartigen physiologischen Parametern ablesen. Hierzu gehört die Beobachtung einiger physiologischer Begleitphänomene, zum Beispiel der Augenfolgebewegungen (BAKAN 1971; KINSBOURNE 1972; GUR et al. 1975; SCHWARZ et al. 1975; EHRLICHMAN u. WEINBERGER 1978), der Mundbewegungen (GRAVES et al. 1982; CHAURASIA u. GASWAMI 1975; ECKMAN et al. 1981), der Bewegungen von Arm und Hand (KIMURA 1973; KUMURA u. HUMPHRYS 1981; DIMOND u. HARRIES 1984) oder des unterschiedlichen emotionalen Ausdrucks der beiden Gesichtshälften (SACKHEIM et al. 1978; SACKHEIM u. GUR 1978; MOSCOVITCH u. OLDS 1982, SACKHEIM et al. 1984; DOPSON et al. 1984; BOROD u. KOFF 1983). Als wichtigste physiologische Indikatoren einer asymmetrischen Hirnaktivität sind die Veränderungen der hirnelektrischen Aktivität, die Erhöhung der Hirndurchblutung und die Steigerung des Hirnstoffwechsels anzusehen. Alle die genannten Untersuchungsmethoden sind freilich sehr komplex und werfen verschiedene methodologische Probleme auf, die der Grund für teilweise widersprüchliche Ergebnisse sind.

1. Elektroenzephalogramm

Galin u. Ornstein (1974) gehörten zu den ersten Autoren, die mit Hilfe des EEG die elektrische Aktivität der zerebralen Hemisphären bei gesunden Personen untersuchten. Hierbei fand sich eine Aktivierung der linken Hemisphäre mit Verminderung des Alpha-Rhythmus bei verbalen Aufgaben, dagegen eine Aktivierung der rechten Hemisphäre bei nicht-verbalen Aufgaben. Ähnliche Ergebnisse erbrachten die Untersuchungen von Schwarz et al. (1974) und Moore u. Haynes (1980). Cacioppo u. Petty (1980) wiesen nach, daß das EEG-Profil nach auditiver Darbietung bestimmter Reizworte von der emotionalen Qualität des jeweiligen Wortes abhing. Adjektive mit einem starken positiven oder negativen emotionalen Bedeutungsgehalt hatten eine deutlichere Aktivierung der rechten Hemisphäre zur Folge als emotional neutrale Adjektive. Damit wird das verbreitete Konzept von der dominierenden Rolle der rechten Hemisphäre für die Emotionalität bestätigt.

Galin et al. (1982) stellten fest, daß der Ausprägungsgrad der mit dem EEG beurteilten Hemisphärenasymmetrie von der Art der ausgeführten Aufgabe abhängt. So wurde die deutlichste Asymmetrie beim Schreiben beobachtet; dann folgten in absteigender Reihe Spontansprache, Lesen und Anhören einer Rede. Die Hemisphärenasymmetrie war über den zentralen Hirnregionen ausgeprägter als im Parietalbereich; in der Okzipitalregion waren keine solchen Asymmetrien vorhanden. In einer neueren Studie berichteten Ornstein et al. (1980) über unerwartete Ergebnisse. Bei einer optisch-räumlichen Aufgabe mit rotierenden Figuren überwog die EEG-Aktivität über der linken Hemisphäre, obwohl es sich um eine Hirnleistung handelte, die traditionell mit der rechten Hemisphäre in Zusammenhang gebracht wird. Die Autoren denken an die Möglichkeit, daß bei der Bewältigung dieser Aufgabe linkshemisphärische analytische Strategien angewandt wurden. Daher sind bei derartigen Untersuchungen nicht nur die jeweiligen Reizcharakteristiken des Wahrnehmungsmaterials zu berücksichtigen; es muß vielmehr auch auf die Art der Aufgabe und die hierbei erforderlichen kognitiven Strategien geachtet werden.

Zwei neue Studien (Ruoff et al. 1981; Haynes 1980) sprechen dafür, daß bei solchen Versuchsanordnungen auch die motorischen Komponenten kontrolliert werden müssen. So konnte in diesen Studien durch die bei der Bewältigung der Aufgabe benutzte Hand eine zerebrale Aktivierung hervorgerufen werden, die mit den beobachteten elektrischen Variablen interferierte.

2. Evozierte Potentiale

Morell u. Salamy (1971) und Molfese (1975) registrierten die auditiv evozierten Potentiale bei Darbietung von Wortfetzen, Silben, Wörtern, Geräuschen oder Musik. Die Amplitude der evozierten Potentiale war bei verbalen Reizen über der linken Hemisphäre größer, bei nicht-verbalen Stimuli dagegen über der rechten Hemisphäre.

Ein anderes Untersuchungsverfahren besteht in der Ableitung von evozierten Potentialen als Antwort auf einen Klangreiz während der Ausführung einer Aufgabe. Man geht davon aus, daß das evozierte Potential über der durch die Aufgabe aktivierten Hemisphäre weniger ausgeprägt ist. Bei Anwendung dieser Methode wiesen PAPANICALAOU et al. (1983) eine Beteiligung der linken Hemisphäre an der Verarbeitung der phonetischen Aspekte eines gehörten Textes und eine Aktivierung der rechten Hemisphäre bei der Verarbeitung der prosodischen Aspekte dieses Textes nach.

Andere Forschungsergebnisse beziehen sich auf visuell evozierte Potentiale. Das Vorzeigen von Wörtern bei Aufgaben der Wiedererkennung (GOODIN et al. 1985) oder der freien Reproduktion (NEVILLE 1980) hatte über der linken Hemisphäre visuell evozierte Potentiale mit höheren Amplituden zur Folge als über der rechten. NEVILLE et al. (1982) beobachteten diese von der Art der Stimuli abhängige Asymmetrie in den frontalen und temporalen Regionen, während die interhemisphärische Asymmetrie über den okzipitalen Arealen von der Position des Wortes im Gesichtsfeld abhing. Die Untersuchungsergebnisse von FRIED et al. (1981) sprechen für eine linkshemisphärische Aktivierung bei einer Diskriminationsaufgabe, die sich auf die Namen bildlich dargestellter Gegenstände bezog.

Die erwartete Asymmetrie zugunsten der rechten Hemisphäre bei optischräumlichem Material hat sich bei Untersuchungen mit visuell evozierten Potentialen nicht immer bestätigt. Immerhin hat NEVILLE (1980) beim Erkennen von Strichzeichnungen in den rechten zentralen Arealen größere evozierte Potentiale nachgewiesen als in den linken; ebenso fanden VELLA et al. (1972) beim Vorzeigen einer karierten Figur eine temporo-okzipitale Asymmetrie und SMALL (1983) beim Vorzeigen von Gesichtern eine temporo-parieto-okzipitale Asymmetrie. Als Antwort auf Vorzeigen eines Wortes, welches einen unpassenden Satzabschluß darstellte, wiesen KUTAS u. HILLYARD (1982) über der rechten Hemisphäre visuell evozierte Potentiale mit größerer Amplitude und längerer Dauer nach als über der linken.

Bei der Registrierung visuell evozierter Potentiale während der Lokalisierung eines Wahrnehmungsreizes durch die Versuchsperson fanden HARTER u. AINE (1982) eine Aktivierung kontralateraler visueller Areale, die von einer Aktivierung rechtsseitiger temporo-parietaler Assoziationsareale gefolgt wurde. Bei der Diskriminierung von Stimuli waren die evozierten Potentiale in den hinteren Assoziationsfeldern der linken Hemisphäre deutlicher ausgeprägt. MCADAM u. WHITAKER (1971) untersuchten evozierte Potentiale, die dem spontanen Aussprechen vielsilbiger Wörter vorausgingen. Die Amplitude dieser negativen Potentiale, die weniger als eine Sekunde vor dem Aussprechen der Wörter auftraten, hatte ihr Maximum über der Broca-Zone; den Bewegungen von Mund, Zunge oder Kehlkopf gingen dagegen bilaterale und symmetrische evozierte Potentiale voraus.

3. Hirndurchblutung

Messungen der regionalen Hirndurchblutung haben bei Personen im Ruhezustand (RISBERG 1980) oder bei solchen, die sich über banale Gesprächsthemen unterhielten (HALSEY et al. 1980) keine zerebrale Asymmetrie ergeben. LASSEN et al. (1978) beobachteten jedoch bei oraler Tätigkeit von Versuchspersonen eine Aktivierung der linken Hemisphäre mit deutlich getrennten Aktivitätszonen im Bereich des somatosensorischen Areals des Mundes und der Hörrinde, während diese Zonen in der rechten Hemisphäre ineinander übergingen. Die gleichen Autoren wiesen auch nach, daß automatisches Sprechen – zählen bis zwanzig, Wochentage aufsagen – mit einer Erhöhung der Hirndurchblutung in der rechten Hemisphäre einhergeht, während über der linken Hemisphäre keine signifikanten Veränderungen auftreten. Bei monauraler Darbietung verbaler Reize fand Maximilian (1982) höhere regionale Hirndurchblutungswerte in den tempro-perietalen Abschnitten der linken Hemisphäre als in denen der rechten. Eine vermehrte Hirndurchblutung im rechten Fronto-Temporalbereich trat bei einer Stimulierung des linken Ohres auf; sie wurde interpretiert im Sinne einer partiellen Verarbeitung der verbalen Informationen, die von den rechten frontotemporalen Arealen in die linke Hemisphäre übergeleitet werden. Knopman et al. (1982) stellten bei Aufgaben, welche auf die Unterscheidung von Versen, Rhythmen und nicht-verbalen Klangvolumen abzielten, eine erhöhte Hirndurchblutung im Bereich der linken hinteren sylvischen Regionen fest; bei einer diskriminativen semantischen Aufgabe ließ sich dagegen keine systematische Asymmetrie nachweisen.

Risberg et al. (1975) erbrachten den Nachweis, daß die Bildung von Wortpaaren von einer deutlicheren Erhöhung der Hirndurchblutung in der linken Hemisphäre gefolgt war, während nicht-verbale Aufgabe eine Erhöhung der Hirndurchblutung in den rechtshemisphärischen frontalen und parietalen Regionen nach sich zog. Gur u. Reivich (1980) und Gur et al. (1982) stellten bei verbalen Analogietests ebenfalls eine stärkere Aktivierung der linken Hemisphäre fest. Bei optisch-räumlichen Aufgaben – zum Beispiel der Vervollständigung von organisierten Formen oder der Zuordnung von Linien mit verschiedenem Neigungswinkel – war die Hirndurchblutung in der rechten Hemisphäre deutlicher erhöht als in der linken. Das Erlernen und Wiederholen optisch dargebotener Wortpaare (Maximilian et al. 1978) und eine visuelle Aufgabe der Links-Rechts-Unterscheidung (Hannay et al. 1983) gingen mit einer Aktivierung der linken Parietalregion einher.

Leli u. Hanney (1984) betonten den Einfluß senso-motorischer Faktoren auf die zerebralen Durchblutungsmuster. Bei zwei in kognitiver und sensorischer Hinsicht gleichartigen Aufgaben hingen die Werte der Hirndurchblutung davon ab, ob die Reizantwort oral oder manuell erfolgte.

4. Glukosestoffwechsel

Mit Hilfe der Positronen-Emissions-Tomographie (PET) kann die Geschwindigkeit bestimmt werden, mit der radioaktiv markierte Glukose in den verschiedenen Hirnregionen verbraucht wird. Bis heute haben nur wenige Studien auf diese neue Methode zurückgegriffen, um die funktionelle Hemisphärenasymmetrie genauer zu untersuchen. Bei Versuchspersonen im Ruhezustand und mit geöffneten Augen und Ohren fand sich keine Asymmetrie des Glukosestoffwechsels; bei einigen Probanden wurde allerdings ein erhöhter Stoffwechsel über der linken Hemisphäre festgestellt (Kuhl et al. 1980; Mazziotta et al. 1982).

Grenberg et al. (1982) gingen von optischen, taktilen und auditiven Reizen aus, welche ausschließlich auf die eine oder die andere Hälfte des Raumes oder des Körpers beschränkt blieben. Bei visuellen und taktilen Stimuli lag das Zentrum des erhöhten Glukosestoffwechsels im gestreiften kontralateralen Kortex; bei auditiven verbalen Stimuli betraf die Stoffwechselerhöhung vorwiegend die kontralaterale Hörrinde. Bei komplexen Bewegungen einer Hand stellten ROLAND et al. (1981) eine Erhöhung des Glukosestoffwechsels in den senso-motorischen Rindenarealen fest.

MAZZIOTTA et al. (1982) untersuchten die Bedeutung, welche der jeweiligen Art der monaural dargebotenen auditiven Stimuli zukommt, und welche Rolle hierbei die von den Versuchspersonen eingesetzten Strategien spielen. Verbale Reize – wie z. B. eine Erzählung – hatten diffuse Stoffwechselveränderungen in der linken Hemisphäre sowie eine bilaterale temporale Aktivierung zur Folge; dagegen ging das Anhören von musikalischen Akkorden mit einer bilateralen parietotemporalen Aktivierung und einer Stoffwechselerhöhung vorwiegend in der rechten Fronto-Temporal-Region einher. Bei Musikern und bei Personen, welche analytische Strategien verwenden, führte die Unterscheidung von Tonsequenzen zu einer Asymmetrie zugunsten der linken Hemisphäre; bei Nicht-Musikern und bei Personen, die nicht analytisch vorgehen, wurde vor allem der Stoffwechsel der rechten Hemisphäre aktiviert.

Bei Personen, die einem verbalen Analogietest unterzogen wurden, fanden GUR et al. (1983) eine stärkere Aktivierung der linken Hirnhälfte, während es bei Aufgaben optisch-räumlicher Art zu einem deutlicheren Stoffwechselanstieg der rechten Hemisphäre kam. CHASE et al. (1984) untersuchten den zerebralen Glukosestoffwechsel bei fünf Rechtshändern, die einem Wechsler-Test (WAIS) unterzogen wurden. Die Ergebnisse im verbalen Teil wiesen besonders hohe Korrelationen mit der Erhöhung des Glukosestoffwechsels in den linken parasylvischen Regionen auf; die Resultate im Leistungsteil waren dagegen von einer Aktivierung der rechten hinteren Parietalregion abhängig.

5. Schlußfolgerungen

Am Ende dieses Überblicks soll auf die Vielfalt der auf diesem Gebiet durchgeführten Studien und auf die Verschiedenartigkeit der hierbei angewandten Techniken hingewiesen werden. Derartige Untersuchungen zielen darauf ab, die Beobachtungen des in vivo funktionierenden Gehirns zu ermöglichen. Das Studium des Hirnstoffwechsels ist eine Technik, von der eine große Anziehungskraft für die Forschung ausgeht und die sich auf Grund ihrer Präzision und ihres Anwendungsbereichs als vielversprechend erweist. Dennoch müssen einige Punkte bedacht werden. Die zerebrale Aktivität, die bei einer bestimmten Aufgabe auftritt, weist meist einen globalen Charakter auf. Die nachweisbaren Asymmetrien stellen nur graduelle Unterschiede im Eingreifen der einen oder der anderen Hemisphäre dar. Die beobachteten Asymmetrien lassen sich nicht immer durch die Unterscheidung von verbalen und nicht-verbalen Sinnesmodalitäten erklären; mitunter ist der Rückgriff auf andere Erklärungsmodelle, wie z. B. diejenigen der Strategien – der analytischen oder globalen Informationsverarbeitung – notwendig. Die nachgewiesenen Asymmetrien haben keinen prädiktiven Wert in bezug auf die zerebrale Lateralisierung bei einem Einzelindividuum; sie stellen lediglich das am häufigsten angetroffene Profil innerhalb einer Bevölkerung dar. Die Resultate der verschiedenen Studien stimmen manchmal wenig miteinander überein; hierfür sind methodologische Schwierigkeiten verantwortlich: Auswahl der zu messenden Parameter, Kontrolle der experimentellen Situation, Notwendigkeit von Kontrollbedingungen.

Nach einem Überblick über die wichtigsten klinischen Fakten haben wir den Schwerpunkt dieses Kapitels auf die biologischen Grundlagen eines wesentlichen Aspektes der Neuropsychologie gelegt und die funktionelle zerebrale Asymmetrie in den Vordergrund der Darstellung gerückt. Dieser Ansatz ist zwar mit einem augenfälligen Reduktionismus behaftet, stellt aber dennoch einen der Pole dar, an dem sich diese Disziplin orientiert. Allerdings darf die Neuropsychologie ihre Aufmerksamkeit nicht von der Reorganisation des kranken Menschen in seiner Gesamtheit abwenden. Ein solcher Umweg schafft die Voraussetzungen, die grundlegenden Funktionen komplexer biologischer Systeme zu erfassen.

Danksagung. Ich möchte mich bei Frau Claire Bindschaedler, Herrn Jacques Laneres und Frau Astrigh Lindenmann für ihre Mitarbeit bei der Abfassung dieses Textes bedanken.

Literatur

Akelaitis AJ (1944/1945) Studies of the corpus callosum IV. Diagnostic dyspraxia in epileptics following partial and complete section of the corpus callosum. Am J Psychiatry 101:594–599

Alajouanine T, Lhermitte F (1965) Acquired aphasia in children. Brain 88:653–662

Alajouanine T, Lhermitte F, Ribaucourt-Ducarne B de (1960) Les alexies agnosiques et aphasiques. Dans: Alajouanine (ed) Les grandes activites du lobe occipital. Masson, Paris, pp 235–268

Albert M, Sparks R, Helm N (1973) Melodic intonation therapy for aphasia. Arch Neurol 29:130–131

Alexander MP, Stuss D, Benson DF (1979) Capgras syndrome: a reduplicative phenomenon. Neurology 29:334–339

Amaducci L, Sorbi S, Abanese A, Gainotti G (1981) Choline-acétyltransférase (Ch At). Activity differs in right and left human temporal lobes. Neurology 31:799–805

Assal G (1974) Troubles de la réception auditive du langage lors de lésions du cortex cérébral. Neuropsychologia 12:399–401

Assal G (1983) Non, je ne suis pas paralysée, c'est la main de mon mari. Schweiz Arch Neurol Neurochir Psychiatr 133:151–157

Assal G (1985) Tranformation en animal. Métamorphose ou métaphore. Schweiz Arch Neurol Neurochir Psychiatr 136(3):33–42

Assal G, Jacot-Descombes CH (1984) Intuition arithmétique chez un acalculique. Rev Neurol 140(5):374–375

Assal G, Regli F (1980) Syndrome de disconnexion visuo-verbale et visuo-gestuelle. Rev Neurol 136:(365–376)

Assal G, Buttet J, Jolivet R (1978) Aspects idéographiques de l'écriture: analyse d'un nouveau type d'agraphie. Linguistique 14(2):79–101

Assal G, Aubert C, Buttet J (1981) Asymétrie cérébrale et reconnaissance de la voix. Rev Neurol 137:225–268

Assal G, Favre C, Anderes JP (1984) Non-reconnaissance d'animaux familiers chez un paysan. Rev Neurol 140(10):580–584

Assal G, Favre C, Regli F (1985) Aphasie dégenerative. Rev Neurol 141:245–247

Babinski J (1914) Contribution a l'étude des troubles mentaux dans l'hémiplégie cérébrale (anosognosie). Rev Neurol 27:845–847

Bakan P (1971) The eyes have it. Hum Nat 1:76–83

Balint R (1909) Seelenlähmung des „Schauens", optische Ataxie, räumliche Störung der Aufmerksamkeit. Monatsschr Psychiatr Neurol 25:51–81

Baron J-C, D'Antona R, Pantano P, Serdaru M, Ysamson, Bousser G (1986) Effects of thalamic stroke on energy metabolism of the cerebral cortex. Brain 109:1243–1259

Beauvois M-F, Derouesne J (1979) Phonological alexia: Three dissociations. J Neurol Neurosurg Psychiatry 42:115–1124

Benson DF, Marsden CD, Meadows JC (1974) The amnesic syndrome of posterior cerebral artery occlusion. Acta Neurol Scand 50:133–145

Benton AL (1980) The neuropsychology of facial recognition. An Psychol 35:176–186

Berg L, Warren LD, Storandt M, Coben LA, Gado M, Hughes CHP, Kneserich JW, Botwinick J (1984) Predictive features in mild senile dementia of the Alzheimer type. Neurology 34:563–569

Bernard C (1865) Introduction à l'étude de la médicine expérimentale. Bailliere, Paris

Bisiach E, Luzzati C (1978) Unilateral neglect of the representational space. Cortex 14:29–133

Bisiach E, Luzzatti C, Perani D (1979) Unilateral neglect, representational schema and consciousness. Brain 102:609–618

Bogen JE (1969) The other side of the brain 2: an appositional mind. Bull Los Angeles Neurol Soc 34:135–162

Bogen JF, Bogen GM (1976) Wernicke's region. Where is it? Ann Acad Sci 280:834–843

Bogen JE, Gazzaniga MS (1965) Cerebral commissurotonomy in man: minor hemisphere dominance for certain visuospatial functions. Neurosurgery 23:394–399

Bonin G von (1962) Anatomical asymmetries of the cerebral hemispheres. In: Mountcastel VB (ed) Interhemispheric relations and cerebral dominance. The John Hopkins Press, Baltimore, pp 1–6

Bonhoeffer K (1923) Zur Klinik und Lokalisation des Agrammatismus und der Rechts-Links-Desorientierung. Monatsschr Psychiatr Neurol 54:11–42

Borod JC, Koff E (1983) Hemiface mobility and facial expression asymmetry. Cortex 19:327–332

Botez MI, Wertheim N (1959) Expressive aphasia and amusia following right frontal lesion in a right-handed man. Brain 82:186

Bradschaw JL, Sherlock D (1982) Bugs and faces in the two visual fields: the analytic/holistic procesing dichotomy and task sequencices. Cortex 18:211–226

Brain R (1941) Visual disorientation with special reference to the lesion of the right hemisphere. Brain 64:244–272

Broca P (1865) Sur la faculté du langage articulé. Bull Soc Anthropol 6:33–393

Bryden MP, Hecaen H, Agostini M de (1983) Patterns of cerebral organisation. 20:249–262

Cacioppo JP, Petty RE (1980) The effects of orienting task on differential hemispheric EEG activation. Neuropsychologia 18:675–683

Cambier J, Elghozi D, Signoret J-L, Henin D (1983) Contribution de l'hémisphère droit au langage des aphasiques. Disparition de ce langage après lésion droite. Rev Neurol 139:55–63

Capgras J, Reboul-Lachaux J (1923) Illusion des sosies dans un délire systématisé chronique. Bull Soc Clin Mèd 2:6–16

Caramazza A, Berndt RS, Brownell HH (1982) The semantic deficit hypothesis: perceptual parsing and object classification by aphasic patients. Brain Lang 15:161–189

Carter RL, Hohenegger MK, Satz P (1982) Aphasia and speech organisation in children. Science 218:797–798

Castaigne P, Laplane D (1970) Trois cas de négligence motrice par lésion rétrorolandique. Rev Neurol 122:233–242

Castaigne P, Laplane D, Degos JD (1972) Trois cas de négligence motrice par lésion prérolandique. Rev Neurol 126:5–15

Chase TN, Fedio P, Foster NL, Brooks R, Chiro G di, Mansi L (1984) Wechsler adult intelligence scale performance. Cortical localization by fluorodeoxyglucose F18-positron emission tomography. Arch Neurol 41:1244–1248

Chaurasia BD, Gasvami HK (1975) Functional asymmetry in the face. Acta Anat 91:154–160

Chi JC, Dooling EC, Gilles FH (1977) Gyral development of the human brain. Ann Neurol 1:86–93

Chui HC, Damasio AR (1980) Human cerebral asymmetries evaluated by computed tomography. J Neurol Neurosurg Psychiatry 43:873–878

Cohen G (1982) Theoretical interpretations of lateral asymmetries. In: Beaumont JG (ed) Divided visual field studies of cerebral organization. Academic Press, London, pp 87–111

Cohen NJ, Squire LR (1980) Preserved learning and retention of pattern-analyzing skill in amnesia: dissociation of knowing how and knowing that. Science 210:207–210

Coltheart M (1980) Deep dyslexia: a right-hemisphere hypothesis. In: Coltheart M, Patterson K, Marschall JC (eds) Deep dyslexia. Routledge and Kegan Paul, London

Damasio AR, Damasio M, Hoesen GW van (1982) Prosopagnosia: anatomic basis and behavioral mechanisms. Neurology 32:331–341

Delay J, Brion S (1969) Le syndrome de Korsakoff. Masson, Paris, (170 pages)

Dewson JH, Burlinnghame A, Kiser K, Dewson S, Kenney P, Pribram KH (1975) Hemispheric asymmetry of auditory function in monkeys. Acoust Soc Am 58:S66

Di Chiro G (1962) Angiographic patterns of cerebral convexity veins and superficial dureal sinuses. Am J Roentgenology Radium Therapy Nuclear Med 87:308–321

Dimond S, Harries R (1984) Face touching in monkeys, apes and man: evolutionary origins and cerebral asymmetry. Neuropsychologia 22(2):227–233

Dopson WC, Bill E, Beckwith BE, Tucker DN, Bullard-Bates PC (1984) Asymmetry of facial expression in spontaneous emotion. Cortex 20:243–251

Eberstaller O (1884) Zur Oberflächenanatomie der Großhirnhemisphären. Wien Med Blätter 7:449–642–644

Eckman P, Hager JC, Frisen WV (1981) The symmetry of emotional and deliberate facial actions. Psychophysiology 18:101–106

Economo C von, Horn L (1930) Über Windungsrelief, Masse und Rindenarchitektonik der Supratemporalflasche, ihre individuellen und ihre Seitenunterschiede. Z Neurol Psychiatr. 130:678–757

Efron R (1963) Temporal perception, aphasia and déjà-vu. Brain 86:403–424

Ehrlichmann H, Weinberger A (1978) Lateral eye movements and hemispheric asymmetry. A critical review. Psychol Bull 85:1080–1101

Eidelberg D, Galaburda AM (1987) Inferior parietal lobule: divergent architectonic asymmetries in the human brain. Arch Neurol 39:325–332

Ellis HD, Shepherd JW (1974) Recognition of abstract and concrete words presented in left and right visual fields. J Exp Psychology 103:1035–1036

Falzi G, Perrone P, Vignolo LA (1982) Right-left asymmetry in the anterior speech region. Arch Neurol 39:239–240

Fodor JA (1983) The modularity of mind. An essay of faculty on psychology. M.I.T. Press, Cambridge Mass

Freedmann M, Alexander MP, Naeser MA (1984) Anatomic basis of transcortical motor aphasia. Neurology 34:409–417

Fried I, Ojemann G, Fetz E (1981) Language-related potential specific to human language cortex. Science 212:353–356

Gainotti G (1969) Réaction „catastrophiques" et manifestations d'indifférence au cours des atteintes cérébrales. Neuropsychologia 7:195–205

Gainotti G (1972) Emotional behavior and hemispheric side of lesion. Cortex 8:41–55

Galaburda AM (1980) La Région de Broca. Observations anatomiques faites un siècle après la mort de son inventeur. Rev Neurol 136:609–616

Galaburda AM, Sanides F, Geschwind N (1978) Human brain: cytoarchitectonie left-right asymmetries in the temporal speech region. Arch Neurol 35:812–817

Galin D, Ornstein R (1974) Individual differences in cognitive style. I. Reflexive eye movements. Neuropsychologia 12:367–376

Galin D, Ornstein R, Herron J, Johnstone J (1982) Sex and handedness differences in EEG measures of hemispheric specialization. Brain Lang 16(19):19–55

Gall FJ (1975) Cité Dans: Clarke E, Dewhurst K (eds) Histoire illustrée de la fonction cérébrale. Roger Dalosta, Paris, p 158

Gazzaniga MS, Sperry RW (1967) Language after section of the cerebral commissures. Brain 90(I):131–148

Gerstmann J (1930) Zur Symptomatologie der Hirnläsionen im Übergangsgebiet der unteren Parietal und mittleren Okzipitalwindung. Nervenarzt 3:961–965

Geschwind N (1962) The anatomy of acquired disorders of reading. In: Money J (ed) Reading disability. Johns Hopkins, Baltimore, pp 115–128

Geschwind N (1965) Dysconnexion syndromes in animals and man. Brain 88:237–294, 237–644

Geschwind N (1979) Specializations of the human brain. Sci Am 241:158–171

Geschwind N, Levitsky W (1968) Left-right asymmetry in temporal speech region. Science 161:186–187

Geschwind N, Putnam JJ (1980) L'Aphasie de Broca. Le phénix neurologique. Rev Neurol 136:585–589

Goldstein K (1939) The organism. American Book Company, New York

Goodglass H, Calderon M (1977) Parallel processing of verbal and musical stimuli in right and left hemispheres. Neuropsychologia 15:397–405

Goodglass H, Klein B, Carey P, Jones K (1966) Specific semantic word categories in aphasia. Cortex 2:74–89

Goodglass M, Quadfasel F (1954) Language laterality in left handed aphasics. Brain 77:521–548

Goodin DS, Waltz DA, Aminoff MJ (1985) Task-dependent hemisphere asymmetries of visual evoked potential. Neurology 35:378–384

Gott PS, Hughes EC, Whipple K (1984) Volontary control of two lateralized conscious states: validation by electrical and behavioral studies. Neuropsychologia 22(1):65–72

Graves R, Landis T, Goodglass H (1981) Laterality and sex differences for visual recognition of emotional and non-emotional words. Neuropsychologia 19:95–102

Graves R, Goodglass M, Landis T (1982) Mouth asymmetry during spontaneous speech. Neuropsychologia 20:371–381

Greenberg JH, Hand P, Rosenquist A, Rintelmann W, Stein A, Tusa R, Dann R, Christman D, Fowler J, MacGregar B, Wolf A (1981) Metabolic mapping of functional activity in human subjects with the (18 F) fluorodeoxyglucose technique. Science 212:678–680

Greenwood R, Bhalla A, Gordon A, Roberts J (1983) Behaviour disturbances during recovery from herpes simplex encephalitis. J Neurol Neurosurg Psychiatry 46:809–817

Gur RC, Reivich M (1980) Cognitive task effects on hemispheric blood flow in humans: Evidence for individual differences in hemispheric activation. Brain Lang 9:78–92

Gur RE, Gur RC, Harris LJ (1975) Cerebral activation, as measured by subjects' lateral eye movements, is influenced by experimenter location. Neuropsychologia 13:35–44

Gur RC, Gur RE, Rosen AD, Warach S, Alavi A, Greenberg J, Reivich M (1983) A cognitive motor net work demonstrated by positron emission tomography. Neuropsychologia 21(6):601–606

Gur RE, Sussman NM, O'Connor M, Vey MM, Gur RC (1982) The effect of corpus callosotomy on writing in a left hander with left hemisphere language. Neurology 32:A188

Halsey JH Jr, Blauenstein UW, Wilson EM, Wills EL (1980) Brain activation in the presence of brain damage. Brain Lang 9:47–60

Hannay HJ, Leli DA, Falgout JC, Katholi CR, Halsey JH (1983) rCBF for middle-aged males and females during right-left discrimination. Cortex 19:465–474

Harter MR, Aine C (1982) Hemispheric differences in the neural processing of stimulus location and type: effects of selective attention on visual evoked potentials. Neuropsychologia 20(4):421–438

Haynee OW (1980) Task affect and EEG Alpha asymmetry: an analysis of linguistic processing in two responses mode. Cortex 16:95–102

Hecaen H (1983) Acquired aphasia in children: revisited. Neuropsychologia 21:581–587

Hecaen H, Ajuriaguerra J De (1952) Méconnaiscances et hallucinations. Masson, Paris

Hecaen H, Assal G (1970) A comparison of constructive deficits following right and left hemispheric lesion. Neuropsychologia 8:289–304

Heilmann KL, Scholes R, Watson RT (1975) Auditory affective agnosia: disturbed comprehension of affective speech. J Neurol Neurosurg Psychiatry 38:69–72

Heilmann KL, Valenstein E, Watson RT (1983) Localization of neglect. In: Kertesz A (ed) Localization in Neuropsychology. Academic Press, New York, pp 471–492

Holmes G (1918) Disturbances of visual orientation. J Ophthalmol 2:449–468, 506–518

Honore J (1982) Posture oculaire et attention sélective à des stimuli cutanés. Neuropsychologia 20(6):727–730

Huppert FA, Piercy M (1979) Normal and abnormal forgetting in organic amnesia: effect of locus lesion. Cortex 15:385–390

Hyvärinen J (1977) Fonctions du cortex pariéral d'association chez le singe. Implications cliniques possibles chez l'homme. In: Hecaen H, Jeannerod M (eds) Du controle moteur à l'organisation de geste. Masson, Paris

Jackson H (1878–1879) On affection of speech from disease of the brain. Brain 1:304–330

Jackson H (1958) In: Taylor J (ed) Selected writings of John Hughlings Jackson. Basic Books, New York

Joanette Y, Ali-Cherif A, Delpuech F, Habib M, Pellissier JF, Poucet M (1983) Evolution sémiologique selon l'age. Rev Neurol 139:657–664

Jones-Gotmann D, Milner B (1977) Disign Fluency: the invention of nonsense drawings after focal cortical lesion. Neuropsychologia 15:653–674

Kertesz A (1979) Aphasia and associated disorders. Taxonomy, localization and recovery localization and recovery. Grune and Stratton, New York

Kertesz A, Geschwind N (1971) Patterns of pyramidal decussation and their relationship to handedness. Arch Neurol 24:226–332

Kimura D (1964) Left-right differences in the perception of melodies. Quarterly J Psychology 14:355–358

Kimura D (1973) Manual activity during speaking. I. Right-handers. Neuropsychologia 11:45–50

Kimura D (1976) The neural basis of language gesture. In: Whitaker H, Withaker HA (eds) Studies in neurolinguistics, vol 2. Academic Press, New York

Kimura D, Humphrys AC (1981) A comparison of left- and right-arm movements during speaking. Neuropsychologia 19(6):807–812

Kinsbourne M (1972) Eye and head turning indicates cerebral lateralization. Science 176:539–541

Kinsbourne M (1974) The hemisphere asymmetry. In: Kinsbourne M, Smith WL (eds) Man, hemisphere disconnection and cerebral function. Charles C. Thomas, Springfield, 3

Kinsbourne M (1975) The ontogeny of cerebral dominance. In: Aarouson D, Rieber RW (eds) Developmental psycholinguistics and communication disorders. New York Academy of Sciences, New York

Kinsbourne M, Warington EK (1962) A study of finger aphasia. Brain 85:47–66

Knopman DS, Rubens AD, Klassen AC, Meyer MW (1982) Regional cerebral blood flow correlates of auditory processing. Arch Neurol 39:487–493

Kopp N, Michel F, Carrier H, Biron A, Duvillard P (1977) Etude de certaines asymmétries hemisphériques du cerveau humain. J Neurol Sci 34:349–363

Kuhl DE, Phelpo ME, Koevell AP, Metter EJ, Salin C, Winter J (1980) Effects of stroke on local cerebral metabolism and perfusion: mapping by emission computed tomography of FDG and NH3. Ann Neurol 8:47–60

Kutas M, Hillyard SA (1982) The lateral distribution of event-related potentials during sentence processing. Neuropsychologia 20(5):579–590

Lanares J, Assal G (1985) Neuropsychological study of geometrical intuition. Submitted for publication, presented at Congrès de la Société Française de Psychologie, Paris

Lassen NA, Ingvar DH (1972) Radioisotopic assessment of regional cerebral blood flows. In: Progress in nuclear medicine, vol 1. University Park Press, Baltimore

Lassen NA, Ingvar DH, Skinhoj E (1978) Brain function and blood flow. Sci Am 239:62–71

Landis T, Regard M, Serrat A (1980) Iconic reading in a case of alexia without agraphia by a brain tumor: a tachistocopic study. Brain Lang 11:45–53

Landis T, Regard M, Graves R, Goodglass H (1983) Semantic paralexia: a release of right hemispheric function from left hemisphere control? Neuropsychologia 21:359–364

Landis T, Cumming JL, Benson DF, Palmer EP (1986) Loss of topographic familiarity. An environmental agnosia. Arch Neurol 43:132–136

LeDoux JE, Wilson DH, Gazzaniga MS (1979) Beyond commissurotonomy: clues to consciousness. In: Gazzaniga MS (ed) Handbook of behavioral neurology, vol 2. Plenum Press, New York

Leli DA, Hanney HJ (1984) Relevance of sensorimotor task components to the interpretation of task related blood flow changes. Neuropsychologia 22(1):79–84

Lemay M (1976) Morphological cerebral asymmetries of modern man, fossil man, and non human primate. Ann NY Acad Sci 280:349–366

Lemay M, Culebras A (1972) Human brain: morphologic differences in the hemispheres demonstrable by carotid arteriography. N Engl J Med 287:168–170

Lemay M, Geschwind N (1975) Hemispheric differences in the brains of great apes. Brain Behav Evol 11:48–52

Lemay M, Kido DK (1978) Asymmetries of the cerebral hemispheres on computed tomograms. J Comput Tomogr 2:471–476

Lempert H, Kinsbourne M (1982) Effect of laterality of orientation on verbal memory. Neuropsychologia 20(2):211–214

Levy-Agresti J, Sperry RW (1968) Differential perceptual capacities in major and minor hemispheres. Proc Natl Acad Sci USA 61:1151

Ley RG, Bryden MF (1979) Hemispheric differences in processing emotions and faces. Brain Lang 7:127–138

Lhermitte F (1983) "Utilization behaviour" and its relation to lesions of the frontal lobe. Brain 106:237–255

Lhermitte F, Pillon B, Serdaru M (1986) Human anatomy and the frontal lobes. Part 1: imitation and utilization behaviour: a neuropsychological study of 75 patients. Ann Neurol 19:326–334

Lichtheim L (1885) On aphasia. Brain 7:433–484

Lilly R, Cumming JL, Benson F, Frankel M (1983) The human Kluver bucy syndrome. Neurology 33:1141–1145

Lissauer H (1889) Ein Fall von Seelenblindheit nebst einem Beitrage zur Theorie derselben. Arch Psychiatrie 21:222–270

Luria A, Tsvetkova LS, Futer DS (1965) Aphasia in a composer. J Neurol Sci 2:288–292

McAdam D, Whitaker HA (1971) Language production: electroencephalographic localization in the normal human brain. Science 172:499–502

MacRae DC, Branch CI, Milner B (1968) The occipital horns and cerebral dominance. Neurology 18:95–98

Marie P (1926) La troisieme circonvolution frontale gauche ne joue aucun role special dans la fonction du language. In: Travaux et Mémoire Pierre Marie 1 ed. Masson, Paris, pp 3–30

Marshall JC, Newcombe F (1973) Patterns of paralexia: A psycholinguistic approach. J Psycholinguist Res 2:175–199

Maximilian WA (1982) Cortical blood flow asymmetries during monaural verbal stimulation. Brain Lang 15:1–11

Maximilian VA, Prokovnik J, Risberg R, Hakansson K (1978) Regional blood flow changes in the left cerebral hemisphere during word pair learning and recall. Brain Lang 6:22–31

Mazziota JC, Phelps ME (1984) Human sensory stimulation and deprivation positron emission tomographic results and strategies. Ann Neurol (Suppl) 50–60

Mazziotta JC, Phelps PD, Carson RE, Kuhl DE (1982) Tomographic mapping of human cerebral metabolism: auditory stimulation. Neurology 32:921–937

Mesulam MM (1982) Slowly progressive aphasia without generalized dementia. Ann Neurol 11:592–598

Mesulam MM, Waxmann SG, Geschwind N, Sabin TD (1976) Acute confusional states with right middle cerebral artery infarctions. J Neurol Neurosurg Psychiatry 39:84–89

Milner B (1958) Psychological defects produced by temporal lobe excision. Res Publ Assoc Nerv Ment Dis 36:244–257

Milner B (1962) Laterality effects in audition. Interhemispheric relations and cerebral dominance. Johns Hopkins Press, Baltimore

Milner B (1974) Hemispheric specialisation: scope and limits. In: Schmitt FO, Worden FG (eds) The neurosciences third study program. M.I.T. Press, Boston New York, pp 75–89

Molfese DL, Freeman RB Jr, Palermo DS (1975) The ontogeny of brain lateralisation for speech and nonspeech stimuli. Brain Lang 2:356–368

Moore WH, Haynes WO (1980) A study of alpha hemispheric asymmetries for verbal and non verbal stimuli in males and females. Brain Lang 9:338–349

Morais J, Landercy M (1977) Listening to speech while retaining music: what happens to the right ear advantage? Brain Lang 4:295–308

Morais J, Peretz I, Gudanski M, Guiard Y (1982) Ear asymmetry for chord recognition in musicians and non musicians. Neuropsychologia 20:351–354

Morrell LK, Salamy JG (1971) Hemispheric asymmetry of electrocortical responses to speech stimuli. Science 174:164–166

Moscovitch M, Olds J (1982) Asymmetries in spontaneous facial expressions and their possible relation to hemispheric specialization. Neuropsychologia 20(1):71–81

Nebes RD (1978) Direct examination of cognitive function in the right and left hemispheres. In: Kinsbourne M (ed) Asymmetrical function of the brain. Cambridge University Press, pp 99–140

Neville HJ (1980) Event-related potentials in neuropsychological studies of language. Brain Lang 11:300–318

Neville HJ, Kutas M, Schmidt A (1982) Event-related potential studies of cerebral specialization during reading. Brain Lang 16:300–315

Nightingale S (1982) Somatoparaphrenia: a case report. Cortex 18:463–467

Nottebohm F, Manning E, Nottebohm E (1979) Reversal of hypoglossal dominance in canaries following syringeal denervation. J Comp Physiol (A) 134:227–240

Oke A, Keller R, Adams RN, Mefford I (1978) Lateralization of norepinephrine in the human thalamus. Science 200:1411–1413

Ornstein R, Johnstone J, Herron J, Swencionis C (1980) Differential right hemisphere engagement in visuospatial tasks. Neuropsychologia 18:49–64

Papanicolaou A, Levin HS, Eisenberg HM, Moore BD (1983) Evocated potential indice of selection hemispheric engagement in affective and phonetic tasks. Neuropsychologia 21(4):401–405

Penfield W, Robert L (1959) Speech and brain mechanisms: University Press, Princeton

Peterson MR, Beecher MD, Zoloth SR, Moody DB, Steblins WC (1978) Neural lateralization of species-specific vocalization by japonese macaques. Science 202:324–326

Pick A (1903) On reduplicative paramnesia. Brain 26:242–267

Pick A (1908) Über Störungen der Orientierung am eigenen Körper. Arbeiten aus der Deutschen Psychiatrischen Universitäts-Klinik in Prag. Karger, Berlin

Pieniadz JM, Naeser MA, Levine H (1983) CT scan cerebral hemispheric asymmetry measurements in stroke cases with global aphasia: atypical asymmetries associated with improved recovery. Cortex 19:371–391

Pohl P (1983) Central auditory processing. V. Ear advantages for acustic stimuli in baboons. Brain Lang 20:44–53

Puel M, Demonet JF, Cardebat D, Gazounaud Y, Guiraud-Chaumel B, Rascol A (1984) Aphasies sous corticales. Etude neurolinguistique avec scanner X de 25 cas. Rev Neurol 140:695–710

Ramier AM, Hecaen H (1970) Role respectif des atteintes frontales de la latéralisation lésionelle dans les déficits de la „F. V.". Rev Neurol 123:17–22

Ratcliff G, Dila C, Taylor L, Milner B (1980) The morphological asymmetry of the hemispheres and cerebral dominance for speech: a possible relationship. Brain Lang 11:87–98

Renzi E de (1982) Disorders of space exploration and cognition. John Wiley, New York

Risberg J (1980) Regional cerebral blood flow measurement by Xe-inhalation: methodology and applications in neuropsychology and psychiatry. Brain Lang 9:9–34

Risberg J, Halsey JH, Wills EL, Wilson EM (1975) Hemispheric spezialization in normal man studied by bilateral measurements of the regional blood flow: a study with the 133 Xe-inhalation technique. Brain 98:511–524

Roland P, Meyer E, Yamamoto Y, Thompson CJ (1978) Dynamic positron emission tomography as a tool in neuroscience: functional mapping in normal human volunteers. J Cereb Blood Flow Metab (Suppl 1) 1:463–464

Rondot P, Recondo J de, Ribadeau Dumas J-L (1977) Visuomotor ataxia. Brain 100:355–376

Ross GF (1981) The aprosodias: functional anatomic organization of the affective components of language in the right hemisphere. Arch Neurol 38:561–569

Rubens AB, Mahowald MW, Hutton JT (1976) Asymmetry of the lateral (sylvian) fissures in man. Neurology 26:620–624

Ruoff P, Doerr H, Fuller P, Martin D, Ruoff LO (1981) Motor and conitive interactions during lateralized cerebral functions in children: an EEG study. Cortex 17:5–18

Sackeim HA, Weiman BD (1984) Asymmetry of the face at rest: size, area and emotional expression. Cortex 20:165–178

Sackeim HA, Gur RC, Saucy MC (1978) Emotions are expressed more intensely on the left side of emotional expression. Neuropsychologia 16:473–481

Sackeim HA, Gur RC, Saucy MC (1978) Emotions are expressed more intensely on the left side on the face. Science 202:434–436

Sackeim HA, Greeberg MS, Weimann AL (1982) Hemispheric asymmetry in the expression of positive and negative emotions: Neurological evidence. Arch Neurol 39:210–218

Saffran E, Schwartz M, Marin O (1980) The word order problem in agrammatism: production. Brain Lang 10:263–280

Salazar A, Grafmann J, Schlesselman S, Vance SC, Mohr JP, Carpenter M, Peusner P, Ludlow C, Weingartner H (1986) Penetrating war of the basal forebrain: Neurology and cognition. Neurology 36:459–465

Sasanuma A, Itoh M, Mori K, Kobayashi Y (1977) Tachistoscopic recognition of Kana and Kanji words. Neuropsychologia 15:547–553 (1977)

Schwartz GE, Davidson RJ, Maer F (1975) Right hemisphere lateralization for emotion in the human brain: interaction with cognition. Science 190:286–288

Sergent J (1982a) Basic determinants in visual field. Basic determinants in visual field effects with special reference to the Hannay et al. (1981) study. Brain Lang 16:158–164

Sergent J (1982b) Left hemisphere involvement in processing physiognomies. J Exp Psychol 8(1):1–14

Sergent J (1982c) The cerebral balance of power, confrontation or cooperation. J Exp Psychol 8(2):253–272

Sergent J (1984) Requiem for the analytic-holistic dichotomy. Paper presented at workshop on cognitive neuropsychology bressanone

Small M (1983) Asymmetrical evoked potentials in response to face stimuli. Cortex 19:441–450

Sperry RW (1958) Corpus callosum and interhemispheric transfert in the monkey. Anat Rec 131:297

Sperry RW, Gazzaniga MS, Bogen JE (1969) Role of the neocortical commisures. In: Vinken and Bruyn (eds) Handbook of clinical neurology, vol 14. Wiley, New York, pp 273–290

Squire LR (1981) Two forms of human amnesia: an analysis of forgetting. J Neurosci 1:635–640

Strass E, Moscovitch M (1981) Perception of facial expressions. Brain Lang 13:308–332

Straton RD, Brumback RA, Wilso NH (1982) Reduplicative paramnesia: a disconnection syndrome of memory. Cortex 18:23–36

Subery M, McKeever WF (1977) Differential right hemispheric memory storage of emotional and non-emotional faces. Neuropsychologia 15:757–768

Terzian H (1964) Behavioral and EEG effects of intracarotid sodium amytal injection. Acta Neurochir (Wien) 12:230–240

Tranel R, Damasio AR (1985) Knowledge without Awarness: an Autonomic Index of facial recognition by prosopagnosics. Science 228:1453–1454

Tulving E (1984) Precis of elements of episodic memory. Behav Brain Sci 7:223–268

Vella EJ, Butler SR, Glass A (1972) Electrical correlate of right hemisphere function. Nat New Biol 236:125–126

Vighetto A, Aimard G, Confavreux C, Devic M (1980) Une observation anatomique de fabulation (ou délire) topographique. Cortex 16:501 507

Volpe BT, Hirst W (1983) Amnesia following the rupture and repair of an anterior communicating artery anevrysm. J Neurol Neurosurg Psychiatry 46:704–709

Wada JA, Clarke R, Hamm A (1975) Cerebral hemispheric speech asymmetry in humans. Arch Neurol 32:239–246

Warrington EK, MacCarty R (1983) Category specific access dysphasia. Brain 166:859–878

Wechsler AF (1973) The effect of organic brain disease on recall of emotionally charged versus neutral narrative texts. Neurology 23:130–135

Wernicke C (1874) Der aphasische Symptomencomplex: eine psychologische Studie auf anatomischer Basis. Cohn und Weigert, Breslau

Wernicke C (1960) Grundriß der Psychiatrie. In: Klinische Vorlesungen, 2. rev Aufl. Thieme, Leipzig

Witelson SF, Pallie W (1973) Left hemisphere specialization for language in the new born. Neuroanatomical evidance of asymmetry. Brain 96:641–646

Yakovlev PI, Rakic P (1966) Patterns of decussation of bulbar pyramids and distribution of pyramidal tracts on two sides of the spinal. Trans Am Neurol Assoc 91:366–367

Yeni-Komshian GH (1976) Anatomical study of cerebral asymmetry in the temporal lobe of humans, chimpanzees, and rhesus monkeys. Science 192:387–389

Zaidel E (1978) Concepts of cerebral dominance in the split-brain. In: Buser P, Rougent-Buser A (eds) Cerebral correlates of conscious experience. Elsevier, Amsterdam

Zaidel E (1982) Reading by the disconnected right hemisphere: an aphasiological perspective. In: Zotterman Y (ed) Dyslexia: Neuronal cognitive and linguistic aspects. Pergamon Press, Oxford

Zangwill OL (1961) Asymmetry of cerebral hemisphere function. In: Garland H (ed) Scientific aspects of neurology. Livingstone, Edinbourgh, pp 51–62

3. Klinische Neurophysiologie und psychiatrische Anwendungsbereiche

B. CONRAD und R. BENECKE

INHALTSVERZEICHNIS

A. Einleitung

Seit der ersten Auflage dieses Handbuchs für Psychiatrie sind mehr als 20 Jahre vergangen. Der damalige gigantische Versuch von R. Jung, eine breit angelegte Zusammenschau von neurophysiologischen Methoden, Theorien, Denkansätzen und deren klinische Bezüge zur Psychiatrie herzustellen, ist sowohl aus grundsätzlichen als auch aus praktischen Erwägungen nicht mehr denkbar. Die im folgenden kurz skizzierte Zielsetzung des vorliegenden Kapitels, dessen vorgeschriebener Umfang nicht einmal einen Bruchteil des Literaturverzeichnisses des Jung-'schen Beitrags erreichen durfte, mußte deshalb vergleichsweise eingeschränkt bleiben.

I. Klinische Neurophysiologie und Psychiatrie

Unter dem Begriff „Klinische Neurophysiologie" ist diejenige Fachdisziplin zu verstehen, die sich mit der objektiven Erfassung elektrophysiologischer Vorgänge und ihrer Störungen im Bereich des zentralen und peripheren Nervensystems befaßt und ihre Erkenntnisse klinisch nutzbar macht. Sie verdankt ihr Entstehen im wesentlichen zwei Wurzeln: Zum einen ist sie aus den Erkenntnissen und Grundlagen der theoretischen experimentellen Neurophysiologie hervorgegangen, die unser Wissen über allgemeine und spezielle Funktionsprinzipien des Nervensystems erheblich erweitert hat. Zum anderen ist sie aus den Konsequenzen neuer methodischer und technischer Entwicklungen erwachsen, die eine Erfassung von elektrischen Funktionsabläufen in breiterem Umfang erst möglich gemacht haben.

Der Begriff „Neurophysiologie" wird wegen der historisch gewachsenen Vorrangstellung der elektrotechnischen Methoden immer noch mit Elektrophysiologie gleichgesetzt, obwohl heutzutage auch Methoden außerhalb der Elektrophysiologie zur Verfügung stehen, mit denen physiologische Vorgänge des Nervensystems erfaßt werden können. Die Klinische Neurophysiologie liefert in erster Linie eine erweiterte Basis für eine objektive, quantitative Erfassung neurologischer Erkrankungen. Sie hat dabei methodische Verfahren entwickelt, die sich bei der Aufdeckung, Registrierung und Quantifizierung verschiedener Funktionsstörungen des zentralen und peripheren Nervensystems sowie auch des neuromuskulären Apparates als unentbehrlich erwiesen haben. Neben dem Elektroenzephalogramm haben sich insbesondere Verfahren, wie die Analyse evozierter bzw. ereignisbezogener Potentiale, die Elektromyo- und -neurographie sowie die Elektrookulographie, als feste Bestandteile des Fachgebietes etabliert.

Die Klinische Neurophysiologie ist demnach vornehmlich eine methodenorientierte Disziplin. Sie bedarf mit ihren klinischen und wissenschaftlichen Fragestellungen stets der Integration in verschiedene klinische Fachgebiete, wie Neurologie, Psychiatrie, Klinische Psychologie, Neurochirurgie, Orthopädie etc. Der Beitrag, den die Klinische Neurophysiologie sowohl für die Erweiterung der Grundlagenkenntnisse als auch für eine klinische Entscheidungshilfe im diagnostischen und therapeutischen Bereich erbracht hat, ist für die Neurologie zweifellos erheblich größer und umfangreicher einzustufen als für die Psychiatrie. Dies bedeutet aber keineswegs, daß Methoden der Klinischen Neurophysiologie auf verschiedenen Teilgebieten der Psychiatrie nicht brauchbare Zusammenhänge und verwertbare klinische Korrelationen zwischen neurophysiologisch registrierbaren Vorgängen und psychiatrischen (und psychologischen) Beobachtungen erkennen lassen könnten. Es zeigt aber zugleich auch, daß das primäre Untersuchungsobjekt der Klinischen Neurophysiologie die Erfassung organisch bedingter Hirnvorgänge ist und deshalb der Psychiatrie um so ferner steht, je mehr sich diese mit interindividuellen sozialen Interaktionen oder mit psychodynamischen Fehlentwicklungen beschäftigt. Organisch bedingte psychiatrische Störungen lassen sich hingegen häufig mit neurophysiologischen Begleitvorgängen korrelieren. Der Schwerpunkt dieses Kapitels wird demzufolge ganz auf diesem Sektor liegen.

Was die Erforschung gestörter Sinnesfunktionen, Aufmerksamkeit, Bewußtseinslage und Affekte anbetrifft, so sollen Zusammenhänge nur insoweit dargestellt oder berührt werden, als sie für die klinische Psychiatrie relevant geworden sind und einer methodologischen Kritik standhalten.

Überblickt man die Ergebnisse klinisch-neurophysiologischer Forschungen besonders im Hinblick auf die Psychiatrie, so ist in der Mehrzahl eher die Tendenz zu erkennen, daß sich die Ergebnisse und Befunde von der klinischen Praxis entfernen und eine Umsetzung des Wissens in ärztliches Handeln bisher nur begrenzt möglich ist. Das vorliegende Kapitel beschränkt sich auf Aussagen, die für den in der Klinischen Psychiatrie Tätigen eine diagnostische und wissenschaftliche Relevanz besitzen.

Das Kapitel richtet sein Hauptaugenmerk auf die Bedeutung des EEGs und der evozierten Potentiale für die Psychiatrie. Daneben werden neuere Ergebnisse auf dem Gebiet der Elektrookulographie mit Relevanz für die Psychiatrie dargestellt.

B. EEG und Psychiatrie

I. Grundlagen/Terminologie/Methodik

1. Grundlagen des EEG

Die Erklärung zur Entstehung der EEG-Aktivität ist bis heute spekulativ geblieben. Die EEG-Aktivität repräsentiert einen statistisch komplexen und in seiner Bewertung eingeschränkten momentanen Funktionsstatus elektrischer Erregungsmuster von Millionen von Nervenzellen überwiegend des Kortex. Die Existenz synchroner Exzitations- bzw. Inhibitionsphänomene ist dabei sicher ein Grundelement der Entstehung rhythmischer Potentialschwankungen. Es herrscht darüber hinaus weitgehende Übereinstimmung, daß die EEG-Aktivität exzitatorische (und auch inhibitorische) postsynaptische Potentialschwankungen insbesondere apikaler Dendriten darstellt (THATCHER u. JOHN 1977). Als eine weitere Voraussetzung für die EEG-Rhythmen wird eine Schrittmacherfunktion der unspezifischen Kernareale des Thalamus angesehen, die allerdings von verschiedenen subkortikalen und intrakortikalen Mechanismen beeinflußt werden können (Petsche 1975). Das EEG stellt damit eine vergleichsweise diffuse Signaläußerung einer komplexen neuronalen Aktivität, und zwar einer relativ umschriebenen Population überwiegend kortikaler Neurone dar. Der Vergleich des EEGs mit dem rhythmischen Geräusch einer Maschine von Jung (1967) ist noch immer ein anschauliches Abbild der Begrenztheit der Aussage über den Informationsgehalt von Hirnstromkurven zum Entladungsverhalten spezifischer Neuronenverbände.

2. EEG-Standards und Technologie

Voraussetzung für vergleichbare EEG-Registrierungen ist eine standardisierte Ableittechnik, da Amplituden und indirekt auch Frequenzanteile des EEGs von der Elektrodendistanz abhängen (Cooper et al. 1984). Beim Erwachsenen hat sich das sog. „10-20-System", das von der Messung vier wichtiger topographischer Punkte des Schädels (Nasion, Inion, linker und rechter präaurikularer Punkt) ausgeht, weltweit durchgesetzt. Das 10-20-System ist so ausgelegt, daß gleiche Elektrodenabstände entlang jeder antero-posterioren oder transversalen Reihe bestehen. Diese Art der Elektrodenpositionierung gewährleistet eine umfassende Überdeckung der Hemisphären. Die internationalen Standardpositionen sehen für die einzelnen Elektrodenpositionen bestimmte Bezeichnungen vor, die eine einfache Verständigung erlauben.

Die technischen Parameter der EEG-Ableitung beeinflussen in erheblichem Maß die Darstellung der abgeleiteten Hirnpotentiale. Standardisierte technische Parameter für Verstärkungen (5–10 µV/mm) und Filterung der Signale (Zeitkonstante d. h. Filter für tiefe Frequenzen 0,3 s; Filter für hohe Frequenzen 70 Hz; Papiergeschwindigkeit 3 cm/s) sind zur vergleichenden Kurvenbeurteilung unumgänglich. Zum Erhalt einer vollständigen Information sollten sowohl Referenzableitungen (eine Elektrode vielen Kanälen gemeinsam) als auch bipolare (longitudinale und transversale) Ableitungen durchgeführt werden. Als Minimalinformation zu einer EEG-Kurve sind Name und Alter des Patienten, Datum, Uhrzeit, Medikation und Vigilanzzustand unerläßlich.

3. Normvarianten und EEG-Terminologie

Für die konventionelle „visuelle" EEG-Auswertung ist die Aufteilung des EEGs in vier Frequenzbänder (Alphaband 8–13 Hz, Betaband 13 Hz, Thetaband 4–8 Hz, Deltaband 4 Hz) praktikabel. Exaktere, computerunterstützte Frequenzanalysen eines EEGs zeigen häufig – im Gegensatz zum visuellen Eindruck –, daß Frequenzanteile aller Frequenzbänder im normalen EEG des Erwachsenen vorkommen.

Das normale EEG des Erwachsenen im Wachzustand zeigt entweder isoliert oder in Kombination unterschiedliche Aktivitätstypen. Am häufigsten trifft man den α-Rhythmus an, bestehend aus sinusoidalen 8–13 Hz-Wellen mit Maximum über den posterioren Hirnregionen. Er wird durch Augenöffnen bzw. erhöhte Aufmerksamkeit blockiert und nimmt bei Schläfrigkeit in seiner Ausprägung ab.

Seltener begegnet man β-Rhythmen, am häufigsten als fronto-zentraler β-Rhythmus, seltener als generalisierter β-Rhythmus oder als posteriorer β-Rhythmus (sog. schnelle α-Variante). Letzterer wird durch Augenschluß blockiert. Bei ca. 20% jüngerer Erwachsener findet sich über der Zentralregion ein sog. μ-Rhythmus, der durch Augenschluß nicht, hingegen durch Faustschluß über der kontralateralen Hemisphäre blockiert wird.

Bilaterale, z. T. asymmetrische steile, sog. λ-Wellen über der Okzipital-Region kann man u. U. bei jüngeren Patienten beobachten, wenn sie die Augen auf ein Muster richten. Noch seltener findet man intermittierende posteriore 4–5/s ϑ-Rhythmen vor (sog. Grundrhythmusvarianten), die wie der α-Rhythmus durch Augenöffnen blockiert werden.

Vom flachen oder Niederspannungs-EEG spricht man, wenn die Potentialamplituden durchweg niedriger als 20 µV sind und keine β-Aktivität vorliegt.

4. Ordnungs- und Einteilungsprinzipien der EEG-Veränderungen

Die große interindividuelle Varianz der Hirnstrommuster und ihre Abhängigkeit von zusätzlichen Faktoren wie Wachheit, Alter und Ableitbedingungen hat von jeher die Definition bzw. Festlegung einer beginnenden (leichten) Abnormität des Hirnstrombildes erschwert. Diese Festlegung ist aber in der Mehrheit der EEG-Ableitungen gefragt.

Einteilungsprinzipien können nur außerordentlich einfache Raster liefern. Die grobe Zweiteilung der EEG-Veränderungen nach ihrer zeitlichen Verteilung in kontinuierliche und diskontinuierliche Anomalien ist sinnvoll, wobei der Begriff „kontinuierlich" nicht extrem eng gefaßt ist. Zu pathologischen Kurvenverläufen vom kontinuierlichen Typ sind sowohl Allgemeinveränderungen (leicht, mittel, schwer) als auch diffuse Dysrhythmien (zumeist fronto-temporaler Schwerpunkt) als auch die Herdstörungen zu zählen, wobei ein gradueller Übergang von generalisierter über halbseitige bis zu umschriebener Verteilung vorkommt. Gegen die kontinuierlich auftretenden Veränderungen der EEG-Grundaktivität sind die diskontinuierlich auftretenden Veränderungen der EEG-Aktivität abzugrenzen, die einzeln oder gruppiert und sporadisch oder mit annähernd rhythmischer Wiederkehr auftreten können. Auch hier sind graduelle Übergänge von generalisierten bis hin zu rein fokalen Veränderungen zu beobachten. Typische Beispiele einer diskontinuierlichen Aktivität sind die gruppierte Dysrhythmie, die Parenrhythmie und hypersynchrone Aktivitäten.

Die Grundproblematik abnormer kontinuierlicher oder diskontinuierlicher EEG-Aktivitäten besteht in ihrer pathophysiologischen Interpretation, d. h. letztlich in ihrer Krankheitsspezifität. Es müssen keineswegs morphologisch faßbare zerebrale Substanzschädigungen (etwa durch vaskuläre Störungen, Entzündungen, Tumorwachstum etc.) zugrundeliegen. Auch extrazerebrale Stoffwechselstörungen (z. B. als Medikamentenfolge) können praktisch identische Modifikationen der EEG-Grundaktivitäten bewirken. Sie bleiben in ihrer pathologischen Zuordnung somit zumeist unspezifisch, was sich auch in einem Auftreten derartiger Veränderungen in einer Vielzahl verschiedenster klinischer Zustandsbilder äußert.

5. Visuelle Analyse des EEGs

Die visuelle Auswertung des EEG ist trotz aller technologischen Entwicklungen
noch immer unersetzbar. Die Vorteile der visuellen EEG-Analyse liegen vor allem
in ihrer diagnostischen Genauigkeit (Auge und Gehirn sind zur Mustererkennung
besonders geeignet), in der Erkennung von Artefakten, in der Geschwindigkeit
der Befundung und Befundvermittlung sowie in der Verständlichkeit und Kosten-
/Nutzenrelation der Methode. Dennoch hat die visuelle EEG-Analyse zweifellos
gewichtige Nachteile. Während die visuelle Erkennung spezieller EEG-Muster
verhältnismäßig leicht erscheint, ist die verbale Beschreibung, d. h. Quantifizierung der Merkmale äußerst schwierig. Dies hängt damit zusammen, daß eine präzise Amplituden- und Frequenzabschätzung der EEG-Signale begrenzt ist. Bestimmte Frequenzanteile können durch eine andere Frequenz mit größerer Amplitude weitgehend überdeckt sein. Eine Kenntnis der Vorteile und Möglichkeiten
automatischer EEG-Auswertung erscheint deshalb wichtig; sie hat vor allem für
die Pharmako-Psychiatrie größere Bedeutung erlangt.

6. Erweitertes Methodenspektrum des EEGs

a) Computer-unterstützte EEG-Signal-Analyse

Die computerunterstützte EEG-Analyse stellt heute eine wesentliche Voraussetzung für die quantitative Objektivierung zerebraler Medikationswirkungen dar.
Die Pharmako-Psychiatrie stützt einen großen Teil ihrer Erkenntnisse auf diese
Verfahren. Die Analysetechniken erlauben, differenzierte Informationen von
EEG-Merkmalen numerisch (anstatt verbal) zu beschreiben. Es sei allerdings betont, daß auch eine geeignete Analysetechnik nicht von vornherein brauchbare
zusätzliche diagnostische Informationen über das EEG erbringen muß. Es gibt
heute eine sehr umfangreiche Literatur über Methoden und spezielle Anwendungen der computergestützten EEG-Analyse (Hermann 1982). Es ist schwer vor-
auszusehen, wie weit die rasche technologische Entwicklung der Mikrocomputer
und die kostengünstige Verfügbarkeit von Software-Analyseprogrammen zu einer Verbreitung der Anwendung der quantitativen EEG-Analyse in der klinischen Psychiatrie führt. Bei den Auswerteverfahren zur Analyse der Grundtätig-
keit haben die Amplitudenintegration, die Perioden-Analyse sowie die Spektral-
analyse besondere Verbreitung erfahren (Cooper et al. 1984). In jüngster Zeit haben auch Verfahren zur Analyse diskontinuierlich auftretender EEG-Aktivität
(brain electrical activity mapping – BEAM) an Bedeutung gewonnen (Duffy
1986), ohne daß der Wert ihres klinischen Einsatzes bisher bereits sicher abge-
schätzt werden kann (Tyler 1986).

b) Mobile Langzeit-EEG-Ableitung (MLE)

Bei der Abklärung selten auftretender kurzer Bewußtseinsstörungen mit zunächst
ungeklärter Ätiologie ist die Wahrscheinlichkeit, diese mittels Routine-EEG zu
charakterisieren, häufig gering. Die Entwicklung kleiner, leichter, tragbarer Auf-

nahmegeräte stellt heute eine erhebliche methodische Erweiterung dar, die es erlaubt, mit 8 Kanälen bis zu 24 Stunden EEG-Signale aufzuzeichnen (STEFAN u. BURR 1982). Der Einsatz dieser Geräte, die ursprünglich zur Aufzeichnung von Langzeit-EKGs entwickelt wurden, wurde durch die Miniaturisierung der notwendigen Vorverstärker möglich, die eine Verringerung der Bewegungsartefakte mit sich brachte. Bei kommerziell erhältlichen Geräten werden die EEG-Signale auf einem Kassettenrekorder gespeichert, der an einem Gürtel getragen werden kann. Ein Zeitkode auf einem Kanal erlaubt eine genau tageszeitliche Zuordnung der EEG-Ereignisse. Der Patient kann darüber hinaus sich ankündigende Ereignisse durch Knopfdruck signalisieren. Die aufgezeichneten Daten können mit Hilfe spezieller Auswerteroutinen analysiert werden. Die erheblichen Schwierigkeiten dieser Methode liegen in der Bewältigung biologischer, externer und instrumenteller Artefaktprobleme (Erkennung, Bewertung, Korrektur), da eine lückenlose Verhaltensbeobachtung nicht möglich ist.

Ein Einsatz dieser Methodik ist zeit- und personalintensiv und deshalb nur für Fachkliniken empfehlenswert.

II. Organische Hirnerkrankungen

1. Symptomatische Psychosen

Die klinische Unterscheidung zwischen neurologischen und psychischen Erkrankungen ordnet einen Teil psychischer Erkrankungen eine (reversible oder irreversible) Störung der Psyche oder des Verhaltens zu, die nicht mit einer faßbaren organischen Veränderung einhergeht. Neuere EEG-Techniken bieten jedoch zunehmend die Möglichkeit, Korrelationen zwischen Hirnaktivität und psychischen Phänomenen aufzudecken (DONCHIN 1984).

Zahlreiche organische Störungen können das Bild einer endogenen Psychose oder einer anderen funktionellen psychischen Störung vortäuschen, da sie auch mit Persönlichkeitsveränderungen und Denkstörungen einhergehen. Sie lassen sich nicht nur definierten Läsionen des ZNS zuordnen (z. B. vaskuläre Prozesse, Infektionskrankheiten, Stoffwechselstörungen, Hirntumoren, Intoxikationen), sondern zeigen oft auch eindeutige EEG-Veränderungen.

Das EEG kann bei der Abschätzung und Bewertung des Ausmaßes einer organischen Hirnerkrankung eine brauchbare Rolle spielen und damit zugleich zum Problem des organischen Anteils einer Verhaltensstörung als auch zur Differentialdiagnose zwischen organisch bedingter und nicht-organisch bedingter Verhaltensstörung einen sinnvollen Beitrag leisten.

Einige allgemeine Regeln lassen sich formulieren, ohne daß sie für den Einzelfall immer anwendbar wären:

1. Bei traumatischen, infektiösen und metabolischen Psychosen sind die EEG-Veränderungen zumeist deutlich, während sie bei den Alkoholpsychosen einschließlich des Delirium tremens gering sind (JUNG 1967).

2. EEG-Veränderungen bei organischen Psychosen sind um so erheblicher, je stärker Bewußtseinsveränderungen, amnestische Störungen oder epileptische Anfälle im Vordergrund stehen. Die enge Korrelation zwischen Besserung des amne-

stischen Syndroms und EEG-Befund ist allerdings nur bei traumatischen Psychosen obligat.

3. Akute Stadien symptomatischer Psychosen zeigen viel konstanter EEG-Veränderungen (generelle Verlangsamung, Dysrhythmien) als chronische und Defektzustände.

4. Erhebliche EEG-Veränderungen lassen sich im Rahmen von Psychosen bei Enzephalitiden und Meningitiden sowie bei CO-Vergiftungen nachweisen.

Symptomatische Psychosen und Verhaltensstörungen mit organischer Grundlage (organische Psychosyndrome) zeigen häufig pathologische EEG-Veränderungen, deren Ausmaß zumeist mit der Schwere des Grundprozesses korreliert. Die EEG-Veränderungen sind aber in aller Regel unspezifisch, d. h. vielfältigen, verschiedenen Krankheitsprozessen stehen zumeist ähnliche EEG-Veränderungen gegenüber. Auf Ausnahmen (Jakob-Creutzfeldt-Erkrankung, Herpes-Enzephalitis, hepatische Enzephalopathie und verschiedene Formen der Medikamenten-Intoxikation) wird später noch eingegangen.

Die am häufigsten beobachteten EEG-Veränderungen bestehen in einer diffusen Verlangsamung der Grundaktivität, die – korrelierend mit der Schwere des ZNS-Prozesses – von einer geringen Verlangsamung der α-Aktivität über eine vorwiegende ϑ-Tätigkeit bis hin zu einer generalisierten δ-Aktivität reichen kann. In Anfangsstadien der Erkrankung kann das EEG allerdings unauffällig sein, was zu regelmäßigen Verlaufskontrollen Anlaß geben muß.

Bei der langsamen, abnormen EEG-Aktivität ist stets zwischen diffuser EEG-Veränderung und mehr fokalen Veränderungen zu unterscheiden. Einer intermittierenden, rhythmischen und bilateral synchronen δ-Aktivität, die beim Augenöffnen blockiert werden kann, wird häufig eine Funktionsstörung subkortikaler Hirnstrukturen zugeschrieben, z. B. als Folge dienzephaler oder periventrikulärer Läsionen, bei erhöhtem Hirndruck, bei supratentoriellen Tumoren oder bei metabolischen Störungen.

2. Stoffwechselstörungen

Zu den häufigsten Stoffwechselstörungen mit EEG-Veränderungen gehören Störungen des Glukosestoffwechsels, Hepatopathien, Nephropathien und Störungen des Elektrolythaushaltes. Zu den frühen abnormen Veränderungen bei Hypoglykämie rechnet man eine verstärkte Reaktivität während einer Hyperventilation. Dies darf allerdings nicht zu dem Schluß verleiten, daß jede erhöhte Reaktivität während Hyperventilation mit einer Hypoglykämie korreliert.

Erste EEG-Veränderungen (Verminderung der parieto-okzipitalen α-Frequenzen, erhöhte Sensitivität auf Hyperventilation) beginnen bei einem Blutzuckerspiegel zwischen 40 und 60 mg-%. Bei Blutzuckerwerten unter 25 mg-% korreliert das sich einstellende Koma mit einer generalisierten δ-Aktivität im EEG. Hyperglykämien zeigen erst bei Blutzuckerwerten weit über 300 mg-% leichte Allgemeinveränderungen.

Korrelierend mit der Bewußtseinseinschränkung als Folge einer hepatischen Enzephalopathie zeigt das EEG bei Patienten mit Lebererkrankungen in fortgeschrittenen Stadien häufig typische Veränderungen. Während die frühen Stadien die erwähnten unspezifischen Veränderungen (Verlangsamung der α-Aktivität, vermehrt diffus eingestreute ϑ-Wellen) aufweisen, kommt es mit fortschreitender Bewußtseinstrübung neben der vermehrten δ-Aktivität zu bilateral synchronen triphasischen Wellen mit einer Frequenz von 1,5–3/s, häufig mit Prominenz über der vorderen Schädelhälfte (was gelegentlich eine Abgrenzung von Augenartefakten erforderlich macht) und einer fronto-okzipitalen Phasenverschiebung.

Veränderungen des EEGs bei urämischen Enzephalopathien zeigen eine bessere Korrelation zwischen Bewußtseinsveränderungen und EEG als zwischen Höhe der Harnstoff-Stickstoff-Konzentration und EEG (HUGHES 1980). Das sog. zerebrale Dysäquilibrium-Syndrom bei Patienten während oder nach Dialyse kündigt sich mit typischen Auffälligkeiten (progrediente Verlangsamung, hochamplitudige rhythmische δ-Aktivität) an.

Ein sich subakut entwickelndes sog. Dialyse-Demenz-Syndrom mit myoklonischen und epileptischen Anfällen korreliert im EEG mit stark verlangsamter Hintergrundaktivität, häufig mit sog. *f*rontaler *i*ntermittierender *r*hythmischer *D*elta*a*ktivität (FIRDA) sowie ebenfalls mit triphasischen, steilen Wellen und Spike-Wave-Aktivität. Da die EEG-Veränderung dem klinischen Symptom vorausgehen, kann dieses Syndrom mittels EEG gelegentlich prognostiziert werden.

3. Demenzen und degenerative Erkrankungen

Bei den senilen Demenzen oder präsenilen Demenzen vom Alzheimer-Typ korrelieren die EEG-Veränderungen oft besser mit der Geschwindigkeit des dementiven Abbaus als mit der aktuellen geistigen Störung selbst (LUNDERVOLD et al. 1962; BUSSE 1985). Die präsenilen Demenzen vom Alzheimer-Typ zeigen fast durchweg EEG-Veränderungen, mit allgemein oft auch fokal verlangsamter, diskontinuierlicher und niedriger α-Tätigkeit (GORDON u. SIM 1967; HARNER 1975). In Frühstadien kann das EEG allerdings unauffällig sein. Die Bedeutung des EEGs bei senilen Demenzen liegt vor allem darin, bei ausgeprägten EEG-Veränderungen den Arzt frühzeitig auf mögliche toxische und metabolische Störungen aufmerksam zu machen. Bei der Pickschen Erkrankung ist das EEG auch in fortgeschrittenen Fällen häufig normal.

Lokalisierte ϑ-Tätigkeit allein in den Temporalregionen beim alten Menschen muß sehr zurückhaltend bewertet werden. Sie erlaubt selten weitergehende Schlußfolgerungen (MAHENDRA 1984).

4. Traumatische Psychosen

Solange klinisch eindeutige Symptome einer traumatischen Psychose bestehen, sind im EEG immer Allgemeinveränderungen anzutreffen. Es besteht dabei eine gute Korrelation zwischen Rückbildung der Allgemeinveränderungen und Rückbildung der Psychose (SCHNEIDER u. HUBACH 1962). Der zumeist parallele Verlauf zwischen der Besserung der Allgemeinveränderungen im EEG und insbesondere der Rückbildung der amnestischen Störungen und Desorientierung bei traumatischen Psychosen ist auffällig. Das Ausmaß einer Bewußtseinsstörung muß nicht immer parallel mit dem Grad der EEG-Veränderungen einhergehen. Gleichermaßen auffällig ist, daß die Korrelation zwischen klinischen und elektroenzephalographischen Zeichen in den Spätstadien nach Schädelhirnverletzungen, zumeist 3–6 Monate nach dem Trauma, schlecht ist (Kugler 1981). Diese Tatsache unterstreicht die Bedeutung frühzeitiger EEG-Untersuchungen bei der Beurteilung traumatischer Hirnschäden. Allgemeinveränderungen verschwinden stets, während EEG-Herdveränderungen am häufigsten parieto-okzipital noch über Jahre bestehen können. Die Herdbefunde imponieren am häufigsten als α-Verminderung oder als fokale Dysrhythmie temporal.

5. Enzephalitiden

EEG-Befunde bei Enzephalitiden sind deshalb von besonderem psychiatrischen Interesse, weil bei Patienten mit Enzephalitiden außergewöhnlich häufig psychische Störungen im Vordergrund stehen.

Obwohl die Diagnose entzündlicher Erkrankungen des ZNS in erster Linie durch klinische und Liquorbefunde gestellt wird, bietet das EEG oft die Möglichkeit, eine organische Erkrankung überhaupt festzustellen und ihren Verlauf besser zu verfolgen; die abnormen EEG-Veränderungen korrelieren insgesamt mit der intrazerebralen Ausbreitung des entzündlichen Prozesses und der Bewußtseinslage. Bei akuten Enzephalitiden und Meningitiden zeigt das EEG diffuse rhythmische oder arhythmische langsame ϑ- bzw. δ-Wellen. Aus den EEG-Veränderungen kann dabei allerdings generell weder eine Prognose über postenzephalitische Anfälle abgeleitet werden, noch kann aus der Rückbildung der EEG-Veränderungen auf das Fehlen von Residualläsionen geschlossen werden.

Bei der Herpes-Enzephalitis, bei der zumeist die Temporallappenregionen bevorzugt sind, finden sich stets auffällige EEG-Veränderungen, oft in Form fokaler, asymmetrischer (z. T. auch bilateraler) hochamplitudiger δ-Wellen, die von sog. PLEDs (periodischen lateralisierten epileptischen Entladungen) gefolgt sein können (Chien et al. 1977). PLEDs gehen fast immer mit einer erheblichen Einschränkung der Bewußtseinslage, daneben häufig auch mit fokalen Anfällen und neurologischen Herdzeichen einher. PLEDs stellen zumeist nur einen Durchgangsbefund für Tage bis wenige Wochen dar.

Die auffälligsten periodischen EEG-Veränderungen beobachtet man im Rahmen von „slow-virus-Infektionen", bei der Creutzfeldt-Jakob-Erkrankung sowie bei der subakuten sklerosierenden Panenzephalitis.

In vielen Fällen der Jakob-Creutzfeldt'schen Erkrankung sind hochspezifische periodische, regelmäßig mit einer Frequenz von ca. 0,5–4/s wiederkehrende, stereotype hohe steile, auch triphasische Wellen nachweisbar, die bis in späte Stadien der Erkrankung persistieren können.

Die ebenfalls sehr charakteristischen periodischen EEG-Abläufe bei Leukenzephalitiden, die meist schleichend mit psychischem Versagen beginnen (van Bogaerts Lenkenzephalitis, subakute sklerosierende Panenzephalitis SSPE), sind durch bilateral symmetrische, periodisch auftretende EEG-Komplexe gekennzeichnet, wobei die Folgefrequenz dieser Komplexe (2–12/s) langsamer ist als bei der Creutzfeldt-Jakob-Erkrankung und die Einzelperioden komplexer zusammengesetzt sind.

6. Bewußtseinstrübung und Koma

Präkomatöse und komatöse Zustandsbilder unterscheiden sich von Zustandsbildern mit Einengung oder leichter Minderung des Bewußtseins (Schläfrigkeit, Dämmerzustände), bei denen die Veränderungen dem Hirnstrombild in physiologischen Schlafstadien gleichen können. Beim Präkoma und Koma fehlen EEG-Schlafphänomene wie z. B. β-Spindeln, biparietale Steilwellen und K-Komplexe. Blockadereaktionen sind vermindert oder fehlen. Mit der Schwere des komatösen Zustandsbildes nehmen die EEG-Veränderungen von einer leichten über mittlere bis zu schweren Allgemeinveränderungen hin zu. Entsprechend nimmt die Reagibilität des EEG auf äußere Reize ab.

Einige relativ „spezifische" eigenständige EEG-Veränderungen lassen sich bei verschiedenen Koma-Zuständen abgrenzen. Im Rahmen einer generellen EEG-Verlangsamung können bei präkomatösen und komatösen Zuständen bilateral synchrone Gruppen von sog. „triphasischen" Wellen mit einer Folgefrequenz von 1,5 bis 2,5/s beobachtet werden, die im Falle ihres Auftretens fast als pathognomisch für metabolische Enzephalopathien überwiegend beim hepatischen seltener bei urämischen oder anoxischen Enzephalopathien angesehen werden können. Sie werden vor allem in Übergangsstadien gefunden, in denen der Patient soporös ist und noch auf schmerzhafte Reize reagiert.

Bei Komazuständen infolge eines Stammhirnprozesses (Tumor, Anoxie) findet sich häufig ein prognostisch eher ungünstig zu wertendes sog. α-Koma (WESTMORELAND et al. 1975): Obwohl der Patient tief bewußtlos ist, liegt die Frequenz der dominierenden Aktivität im α-Bereich. Die mehr diffus verteilten a-Wellen dominieren oft frontal und reagieren nicht auf äußere Reize. Seltener wird bei komatösen Patienten insbesondere nach Schädelhirntraumen, aber auch nach Insulten eine sog. Spindel-Koma-Aktivität beobachtet, wie sie normalerweise im Schlafstadium II und III auftritt. Aufgrund neuer Untersuchungen wird die Spindelaktivität im Koma nicht mehr durchweg als ein günstiges prognostisches Zeichen gewertet (HANSOTIA et al. 1981; BRITT 1981).

Auch komatöse Patienten mit einem sog. „Burst-Suppression"-Muster haben dann eine insgesamt schlechte Prognose, wenn es als Folge einer Hypoxämie auftritt. Ein solches Aktivitätsmuster besteht aus periodisch auftretenden Entladungen variierender Frequenz, die immer wieder von Intervallen einer weitgehenden elektrozerebralen Stille abgelöst werden. Ein solches Muster stellt einen Übergangsbefund von der sog. schweren Allgemeinveränderung (diffuse δ-Tätigkeit) zum isoelektrischen oder Null-Linien-EEG dar. Es kann auch bei Medikamentenintoxikation bzw. bei tiefer Anästhesie beobachtet werden. In diesen Fällen kann allerdings eine Reversibilität bestehen.

III. Epileptogen-psychische Störungen

1. Allgemeine Bemerkungen

Akute bzw. subakute psychische Veränderungen auf dem Boden epileptogener Störungen werden ebenso wie Veränderungen in der Wahrnehmung und im Erleben häufig als nicht-organisch bedingte psychische Störung verkannt. Es kann in der Tat bisweilen schwer sein, ein seltsam anmutendes Verhalten während epileptischer Anfälle sofort als iktale Phase einer Epilepsie zu erkennen. Auch kann das Verhalten eines Patienten vor oder nach einem epileptischen Anfall von psychotischen oder hysterischen Verhaltensstörungen kaum zu unterscheiden sein. Insbesondere komplexe Verhaltensmuster, z. B. verbale oder motorische Stereotypien, länger eingenommene bizarre Körperhaltungen im psychomotorischen Anfall, können eine sofortige diagnostische Einordnung schwierig gestalten und gelegentlich an katatone Zustandsbilder im Rahmen einer Schizophrenie erinnern.

Bei der Differentialdiagnose zwischen einer endogenen Psychose und epileptogenen (iktalen sowie interiktalen) Verhaltensänderungen ist das EEG eine wertvolle Hilfe, um so mehr, je weniger präzise anamnestische Daten (Angaben über Häufigkeit der Verhaltensänderung, subjektive Wahrnehmung, Automatismen, Desorientiertheit, amnestische Lücken etc.) verfügbar sind (Janz 1969).

2. Iktale EEG-Veränderungen und psychomotorische Verhaltensänderungen

Absencen, gekennzeichnet durch bilateral symmetrische, frontal betonte 2,5–3/s Spike-Wave-Paroxysmen, können mit psychomotorischen Anfällen verwechselt werden, wenn sie mit Automatismen einhergehen. Länger anhaltende Absencen (20 s) bieten nicht selten eine ausgestaltete psychomotorische Symptomatik. Blinzelabsencen können mit einem Tic verwechselt werden.

Das myoklonische Petit-mal des Erwachsenen (Impulsiv-petit-mal) ist geprägt von Zuckungen vor allem der Arme, geringer auch der Beine, wobei bei leichteren Myoklonien das Bewußtsein erhalten ist. Im EEG findet man die charakteristischen Polyspike-Wave-Entladungen.

So relativ uniform das EEG bei den oben genannten Anfallsformen ist, so variabel ist es bei der psychomotorischen Epilepsie (Synonym: Temporallappenepilepsie, Dämmerattacken). Am häufigsten beobachtet man hohe, regelmäßige Wellen im ϑ- und δ-Bereich mit diffuser, aber oft temporal dominierender Verteilung, z. T. mit Seitenbetonung. Im Intervall ist das EEG der psychomotorischen Epilepsie von Veränderungen über einer der beiden Temporalregionen geprägt.

3. Epileptische Psychosen, epileptische Dämmerzustände und Verstimmungen

Die genaue Ätiologie der im Zusammenhang mit Epilepsie auftretenden Psychosen ist bis heute nicht bekannt. Psychopathologisch zeigen sie keine eigene, ausschließlich ihnen zukommende Gestalt. Sie können nur als „Psychose" bei Epilepsie definiert werden.

Verschiedene Bedingungen scheinen schizophrenie-ähnliche Psychosen zu begünstigen: a) schlecht einstellbare Epilepsien, b) Temporallappenepilepsien, speziell medio-temporale Läsionen mit Affektion limbischer Strukturen, c) Epilepsien mit mehreren Anfallstypen, d) antikonvulsive Langzeit-Therapie. In den meisten Fällen sind bei der Entwicklung einer epileptischen Psychose mehrere Bedingungen beteiligt. Im Einzelfall kann die Differentialdiagnose „Epileptische Psychose oder Schizophrenie" äußerst schwierig sein. Ihre Abgrenzung ist teilweise überhaupt umstritten.

Wenn vor Entwicklung einer Psychose abnorme EEG-Befunde vorlagen, die sich im Rahmen eines produktiv-psychotischen Syndromes – eventuell unter Steigerung der Antikonvulsiva-Dosis – normalisierten, wird von einer „forcierten Normalisierung" gesprochen (LANDOLT 1963). Diese Normalisierung des EEGs während „epileptischer" Psychosen ist keineswegs regelhaft. Bei der Mehrzahl epileptischer Psychosen sind weiterhin EEG-Abnormitäten nachweisbar, besonders in Form paroxysmaler Dysrhythmien und hypersynchroner Aktivitäten. Unter den episodischen psychischen Störungen der Epilepsie werden nach dem EEG verschiedene Syndrome differenziert: Relativ einfach sind Dämmerzustände nach einem Grand-mal-Anfall auch ohne die Hilfe des EEGs zu bewerten; die postparoxysmalen, oft länger anhaltenden Bewußtseinsstörungen, verbunden z. T. mit motorischer Unruhe, zeigen eine der Klinik entsprechende Beibehaltung oder Rückbildung der Verlangsamung des EEGs. Bei einer verzögerten Rückbildung derartiger Dämmerzustände treten häufiger generalisierte Potentiale vom Spike-Wave-Typ auf.

Postparoxysmal geordnete und ungeordnete bzw. verhangene Dämmerzustände nach psychomotorischen Anfällen sind klinisch ungleich schwerer von prolongierten Anfallszuständen wie dem kontinuierlichen oder diskontinuierlichen Petit-mal-Status oder dem temporalen Status epilepticus abzugrenzen. In vielen Fällen ermöglicht allein das EEG eine Unterscheidung. Das EEG zeigt beim Petit-Mal-Status eine kontinuierliche oder irregulär gruppierte, frontal betonte Spike-Wave- oder Polyspike-Wave-Aktivität. Seltenere Staten psychomotorischer Anfälle sind klinisch sowie im EEG durchweg schwieriger einzuordnen. Es finden sich leichte bis mittelschwere Allgemeinveränderungen, kontinuierliche oder gruppierte Dysrhythmien bzw. Parenrhythmien, häufig ohne hypersynchrone Potentiale etwa vom Sharp-Wave-Typ. Sie zeigen klinisch in sehr unterschiedlicher Ausprägung das Bild des verhangenen Dämmerzustands mit trieb- und instinktgesteuertem Handeln, Merkfähigkeitsstörung, verminderter Orientierung und Amnesie.

4. EEG-Veränderungen bei elektrokonvulsiver Therapie

Bei einer elektrokonvulsiven Therapie (EKT) soll mittels elektrischer Auslösung einer Serie von Grand-Mal Anfällen eine therapeutische Remission bestimmter psychiatrischer Störungen erreicht werden.

Ein durch EKT induzierter Krampfanfall ist hinsichtlich der elektroencephalographischen Deskription von einem spontan auftretenden Anfall praktisch nicht zu unterscheiden. Die Elektrokrampfbehandlung löst im Grundsatz ein transientes hirnorganisches Syndrom aus, das neben Orientierungsstörungen und Amnesie auch EEG Veränderungen hervorruft. Das EEG nach EKT ist dabei nicht nur hinsichtlich der Brauchbarkeit als biologischer Kontrollparameter der induzierten Veränderung des Kortex untersucht worden, sondern auch als Indikator für die therapeutische Wirksamkeit des EKT und als ein Hilfsmittel, die dem EKT zugrundeliegenden neurophysiologischen Mechanismen zu untersuchen (Weiner 1983).

EKT verursacht eine generalisierte Verlangsamung im EEG, gekennzeichnet durch eine mehr unregelmäßige oder regelmäßige zumeist bilateral symmetrische ϑ- und δ-Aktivität. Daneben wurde auch über Verminderung der mittleren α-Frequenz, der β-Aktivität und Zunahme paroxysmaler Aktivität berichtet (Fink 1979).

Nach einer einzigen EKT-Anwendung bildet sich die EEG-Verlangsamung relativ schnell zurück, während nach wiederholten Behandlungen generalisierte ϑ- und δ-Wellen insbesondere frontal länger persistieren. Der genaue Zeitgang der Rückbildung der Verlangsamung im EEG nach EKT-Behandlung war Gegenstand zahlreicher Untersuchungen. In der Mehrzahl der Fälle ergab sich eine Rückbildung der EKT induzierten EEG Verlangsamung innerhalb des ersten Monats, nur selten später als 3 Monate.

Patienten, die bereits abnorme EEG-Befunde vor Beginn der EKT-Anwendung aufweisen, scheinen stärkere und prolongierte EEG Veränderungen aufzuweisen. Dies kann als Hinweis für eine höhere Gefährdung eines vorgeschädigten Gehirns durch EKT-Anwendung gewertet werden. Das EEG liefert deshalb auch Informationen darüber, ob eine Indikation oder Kontraindikation gegeben ist: Bei halbseitigen bzw. stark lokalisierten EEG Anomalien muß deren Ursache zunächst diagnostisch weiter abgeklärt werden (Maltbie et al. 1980).

Untersuchungsergebnisse, die sich mit der genaueren Korrelation zwischen Zahl und Dauer der EKT-induzierten Anfälle und Ausmaß der EEG Veränderung befassen, sind z. T. noch kontrovers (Weiner 1983).

Der Vergleich bilateraler und unilateraler EKT-Stimulation ergab eine insgesamt ausgeprägtere Verlangsamung des EEG bei beidseitiger Stimulation.

Bezüglich einer positiven Beziehung zwischen Ausmaß der EEG Veränderung nach EKT-Behandlung und Therapieeffekt liegen bisher sehr konträre Untersuchungsergebnisse vor, die keine endgültigen Schlußfolgerungen erlauben. In der Tendenz scheint aber die Meinung zu überwiegen, daß EEG Verlangsamung und Therapieeffekt nicht, hingegen EEG Verlangsamung und Amnesie positiv miteinander korrelieren (Strömgren u. Juul-Jensen 1975; Kurland et al. 1976).

Eine mittels EKT induzierte EEG-Verlangsamung zeigt zumindest immer an, daß eine adäquate Auslösung eines generalisierten Elektrokrampfes, die eine Voraussetzung für das Erreichen eines therapeutischen Effekts darstellt, erzielt wurde. Unter der während Elektrokrampfbehandlung inzwischen üblich gewordenen Anästhesie mit Muskelrelaxierung ist der Nachweis eines tatsächlich ausgelösten Krampfanfalls schwieriger geworden. Es wird deshalb heute vermehrt Wert auf ein sog. „Anfalls-Monitoring" gelegt.

Neuere Stimulationsgeräte haben deshalb die Möglichkeit einer 1-Kanal-Registrierung des EEG vor und nach EKT integriert. Verschiedene Behandlungszentren sind dazu übergegangen, auch die EMG-Aktivität eines durch Oberarmstauung von der Muskelrelaxation ausgeschlossenen Muskels zu registrieren (Fink u. Johnson 1982). Andere Autoren messen der Registrierung der EMG-Aktivität eine größere Bedeutung zu als der einfachen klinischen Beobachtung (Ives et al. 1976; Sorensen et al. 1981).

IV. Pharmako-EEG

1. Allgemeine Betrachtungen

Mit der weiten Verbreitung der Pharmakotherapie in der Psychiatrie hat nicht nur eine intensive Entwicklung zur Erfassung zerebraler Medikationseffekte mittels elektroenzephalographischer Untersuchungsmethoden eingesetzt; zugleich ist auch die Kenntnis von Medikamentenwirkungen in therapeutischen und toxischen Dosen äußerst wichtig geworden.

Die quantitative Objektivierung zerebraler Effekte psychotroper Medikamente ist parallel mit der Entwicklung der Computertechnologie verlaufen und hat – insbesondere durch den Einsatz hochwertiger Mikrocomputer – zu einer Spezialdisziplin der „Pharmako-Elektroenzephalographie" (HERMAN 1982) geführt, die heute weltweit von ca. 50 Laboratorien betrieben wird.

Die Angaben verschiedener EEG-Lehrbücher über Veränderungen nach Einnahme verschiedener Medikamente erwecken den Eindruck, die Feststellung z. B. einer signifikanten medikamenten-induzierten EEG-Verlangsamung sei mittels visueller Analyse ein einfacher Vorgang. Es muß jedoch betont werden, daß die Effekte verschiedener psychotroper Medikamente im EEG visuell häufig nicht erfaßbar, sondern nur mittels computerunterstützter EEG-Analyseverfahren ermittelbar sind. Mit computer-unterstützter EEG-Analyse können auch extrem geringe Frequenzverlangsamungen von 0,1 Hz im Gruppenvergleich signifikant sein (REILLY et al. 1973; ITIL u. ITIL 1982). Zum andern sind vermeintliche, visuell ermittelte EEG-Veränderungen nur dann verwertbar, wenn sie bei Vergleich konsekutiver EEG-Ableitungen und unter Berücksichtigung verschiedener anderer klinischer Einflußgrößen (u. a. Vigilanzdynamik, Tageszeit, Krankheitsentwicklung, Arzneimittelanamnese etc.) beobachtet werden (REILLY et al. 1983).

Interindividuell variiert die dominierende α- bzw. β-Frequenz zwischen 8 und 20 Hz, intraindividuell hingegen ist bei regelmäßig durchgeführten EEG-Kontrollen das Abweichen einer Frequenz von mehr als 1.5 Hz bereits als abnorm zu werten.

Die vorherrschende EEG-Aktivität eines psychiatrischen Patienten, der z. B. erst wenige Tage mit Psychopharmaka behandelt wird, und dessen Vigilanz nicht herabgesetzt ist, mag zunächst wenig verändert sein, weil die Toleranz auf den hypnotischen Effekt Tage anhalten kann, bis eine Dosisstabilisierung eintritt. Es ist deshalb häufig Vorsicht geboten, wenn man anhand einer Verlangsamung des EEGs zwischen einem alerten Zustand und einem raschen Ermüdungseffekt differenziert.

Andererseits können die EEG-Veränderungen bei akuter bzw. erstmaliger Applikation wesentlich stärker sein als bei chronischer, längerdauernder Medikation. Ein Grundproblem der Korrelation von medikamenteninduzierter Verhaltens- und Befindlichkeitsänderung und EEG-Veränderung ist immer die Kontrolle und Abschätzung von Ausmaß der EEG-Veränderung als Folge einer direkten Medikamentenwirkung bzw. als Folge einer indirekten, über Vigilanzeffekte erreichten Veränderung. Vigilanzeffekte haben für medikamentenabhängige Variablen des EEGs erhebliche quantitative Konsequenzen, deren präzise quantitative Analyse, z. B. durch psychometrische Testung, unerläßlich ist.

Neben der klinischen Klassifikation psychotroper Substanzen sind auch Klassifikationen, die auf EEG-Veränderungen nach akuter Applikation basieren, versucht worden. Bezüglich des erheblichen methodischen und interpretatorischen Aufwands, der methodischen Schwierigkeiten sowie auch der Ergebnisse muß auf die Spezialliteratur verwiesen werden (Herman 1982).

2. Medikamenten-Intoxikation und Entzug

Ein seit langem gut bekanntes Anzeichen eines therapeutischen Effekts verschiedener Medikamente ist das Auftreten einer vermehrten höherfrequenten β-Aktivität besonders über den vorderen Hirnregionen (16–25/s). Zu diesen Medikamenten gehören vor allem Barbiturate, Sedativa (Diazepam, Chlordiazepoxid, Meprobamat, Gluthedimid), Antikonvulsiva (Phenobarbital, Primidon, Mephenytoin) und Atropinderivate. Bei höheren Dosen und Überdosierungen mit überhöhten Konzentrationen im Serum kommt es zu einer Verlangsamung der Grundaktivität mit Vermehrung diffus eingestreuter ϑ-Wellen, später auch generalisierter ϑ-δ-Aktivität oft mit intermittierenden paroxysmalen Verlangsamungen.

Bei Phenytoin-Medikation ist eine über lange Zeit durchgeführte Behandlung oft an einer höheren Frequenzstreuung der α-Aktivität, bei toxischen Dosen an einer vermehrt paroxysmalen Aktivität mit ϑ-δ-Wellen zu erkennen. Auch Carbamazepin kann bereits bei Serumspiegelwerten im therapeutischen Bereich zu einer Verlangsamung bzw. zu vermehrten paroxysmalen Aktivitäten führen.

Das EEG ist bei der Erkennung akuter komatöser Zustände infolge Medikamentenüberdosierung oft eine entscheidende Hilfe. Eine Diskrepanz zwischen Bewußtseinslage und schnellen EEG-Frequenzen besonders über der vorderen Schädelhälfte bei gleichzeitiger Verlangsamung der Hintergrundaktivität mit δ-Wellen spricht für eine Intoxikation mit Barbituraten, Benzodiazepinen und Sedativa.

Rascher Medikamentenentzug vor allem von Sedativa wie kurzwirkende Barbiturate und Benzodiazepine, aber auch Analgetika, erzeugt fast immer erhebliche EEG-Veränderungen mit paroxysmalen Abläufen und epilepsieähnlichen Befunden. Dies gilt auch für die Mehrzahl der Psychopharmaka.

3. Psychotrope Substanzen

Zahlreiche Psychopharmaka können das Hirnstrombild mehr oder weniger deutlich beeinflussen. Die Literatur zu diesem Thema ist kaum noch übersehbar.

Neuroleptika und Hypnotika verlangsamen die α-Tätigkeit und vermehren die Tätigkeit langsamer Wellen. Die am besten untersuchte Substanz ist Chlorpromazin. Es sei noch einmal betont, daß EEG-Veränderungen nach Neuroleptikamedikation häufig nur im Rahmen einer computerunterstützten EEG-Analyse eine statistische Signifikanz erreichen, nicht aber bei visueller Analyse (Akpinar et al. 1972), und daß auch diese rechnergestützten Signifikanzen nach längerdauernder Medikation verschwinden können. Höhere Dosen, insbesondere wenn intravenös verabreicht, führen häufig zum Auftreten einer generalisierten δ-Tätigkeit.

Daneben wurde immer wieder auch über höhere paroxysmale langsame Aktivitäten, selten sogar über epileptische Aktivitäten berichtet.

Langzeitmedikation von Haloperidol zeigt bei Computerspektralanalyse erst signifikante Veränderungen bei Dosen über 15 mg/Tag, wobei weniger langsame, sondern vermehrt rasche Aktivität registriert wurde (ITIL et al. 1970).

Unter der zur Intervall- und Dauertherapie bei phasischen Psychosen angewandten Lithiumtherapie werden deutliche, jedoch vielgestaltige EEG-Veränderungen beobachtet; es wurden sowohl diffuse Verlangsamungen der Grundaktivität als auch generalisierte Paroxysmen (besonders frontotemporal, auffälligerweise oft mit Linksüberwiegen) und fokale langsame Veränderungen z. T. mit epileptiformen Graphoelementen beschrieben (HELMCHEN u. KANOWSKI 1971; CZERNIK 1978). Derartige EEG-Veränderungen können leicht fälschlicherweise auf hirnorganische Läsionen zurückgeführt werden. Zusammenhänge zwischen Höhe des Lithium-Serumspiegels und EEG-Veränderungen werden in der Literatur kontrovers diskutiert.

Trizyklische Antidepressiva (aus der Gruppe der Imipramine und Amitryptiline) verursachen eine Zunahme sowohl der langsamen Aktivitäten im ϑ- und δ-Frequenzband als auch der β-Wellen, daneben auch paroxysmale Erscheinungen. Die auch bereits aufgrund niedriger Dosen von Benzodiapezinen zu beobachtende diffuse rasche β-Tätigkeit kann bis zu 2 Wochen nach der letzten oralen Verabreichung bestehen bleiben. Bei zunehmend toxischen Dosen tritt verstärkt ϑ- bzw. δ-Aktivität bis hin zu „burst-suppression-Mustern" auf. Marihuana und Haschisch enthalten die Wirksubstanz 9–THC, die bei visueller Analyse keine sichtbaren Änderungen im EEG induzieren.

C. Ereignisbezogene Potentiale

I. Allgemeine Aspekte

Ereignisse, die mit unseren Sinnesorganen erfaßt und uns bewußt werden, führen prinzipiell auch zu Änderungen der elektrischen Hirnaktivität. Die EEG-Antworten (Signale) auf extern ausgelöste Reize, wie z. B. Geräusche, Licht etc. sind jedoch so gering, daß sie in der spontanen EEG-Hintergrundaktivität zumeist verborgen bleiben. Um sie aufzudecken, ist eine Verbesserung des sog. Signal-Rausch-Verhältnisses mit Hilfe elektronischer Mittelwertbildner (Averager) erforderlich. Obwohl Hirnpotentiale vereinzelt auch durch einen einzelnen Stimulus ausgelöst, d. h. „evoziert" werden können (z. B. durch Lichtblitze ausgelöste okzipitale steile Wellen oder durch Geräusche ausgelöste K-Komplexe), ist heute unter evozierten Hirnpotentialen durchweg ein durch vielfache Mitteilung gewonnenes Potential zu verstehen.

In den letzten Jahren hat sich zunehmend der übergeordnete Begriff „ereignisbezogene Potentiale" gegenüber dem Begriff „evozierte Potentiale" durchgesetzt, da es auch EEG-Potentiale gibt, die nicht durch einen externen Reiz (somatosensorisch, visuell, akustisch), sondern durch „innere" (endogene) Ereignisse, wie z. B. durch eine Willkürbewegung oder eine Erwartungssituation, ausgelöst werden.

Die exogen „evozierten" Hirnpotentiale sind zu einem wesentlicheren Teil eine Funktion der physikalischen Eigenschaften der Reize. Latenzen, Form und Amplitude sowie die topographische Verteilung der evozierten Potentiale hängen von der Modalität und Intensität des Stimulus ab. Die endogen evozierten Potentiale hingegen stehen viel stärker in einem funktionellen Zusammenhang mit kognitiven und affektiven Prozessen. Derartige Potentialkomponenten sind oft nur dann registrierbar, wenn mit optischen, akustischen oder somatosensorischen Stimuli bestimmte perzeptive oder kognitive Aufgaben verknüpft sind, die z. B. einen diskriminativen oder motorischen Entscheidungsprozeß erfordern. Etwas vereinfacht kann man formulieren, daß die frühen Komponenten aller evozierten Potentiale (bis etwa 100 ms Latenz) den Aktivitäten in den spezifischen sensorischen Afferenzen und im primären sensorischen Kortex entsprechen, während die späten Komponenten (mehr als 100 ms) den Aktivitäten sowohl thalamo-kortikaler sensorischer Systeme als auch spezifischer, weiterverarbeitender kortikaler Strukturen zugeordnet werden können.

Im folgenden werden die exogen ausgelösten (somatosensorisch, akustisch und visuell) evozierten Potentiale sowie die endogen evozierten Potentiale (CNV, P 300 und Nd-Welle) und ihre Bedeutung im Rahmen psychiatrischer Erkrankungen getrennt dargestellt.

Die Literatur über evozierte bzw. ereigniskorrelierte Potentiale ist im letzten Jahrzehnt so sprunghaft angestiegen, daß bei mehr als 1000 jährlich veröffentlichten Arbeiten eine volle Übersicht nicht mehr möglich ist. Bezüglich methodischer Einzelheiten sei auf Übersichtsarbeiten und Monographien verwiesen (Hughes u. Wilson 1983).

II. Methodische und klinische Aspekte der evozierten Potentiale

Die *visuell evozierten Potentiale* (VEP) haben sich in den letzten Jahrzehnten zu einem sehr wertvollen klinischen Hilfsmittel zur Aufdeckung zerebraler Dysfunktionen entwickelt. Der Hauptgrund für diese Entwicklung kann auf die Entdeckung geeigneter Musterreize zurückgeführt werden. Die höchsten Antworten werden über dem okzipitalen Kortex abgeleitet. Die Latenz der positiven Hauptkomponente beträgt ca. 100 ms bei einer geringen Standardabweichung von 4 ms. Latenzen über 112 ms werden als pathologisch angesehen. Visuell evozierte Potentiale sind besonders wertvoll zur Erfassung einer Optikus-Neuritis, als Screening-Methode bei der Fahndung nach einer Multiplen Sklerose oder anderen Erkrankungen mit Läsion des zentralen Myelins, zum Nachweis einer Kompression vorderer Sehbahnabschnitte. Starke Latenzverlängerungen der positiven Hauptkomponente (P100) sprechen am wahrscheinlichsten für eine MS bzw. eine Optikusneuritis. Geringe pathologische Latenzverschiebungen (abgesehen von Erkrankungen im Augenabschnitt) werden beim Morbus Friedreich, der spastischen Spinalparalyse, beim Hydrozephalus, bei der funikulären Myelose, beim Morbus Parkinson u. a. gefunden.

Frühe, *akustisch evozierte Hirnstammpotentiale* (AEP) werden durch kurze Klickimpulse über Kopfhörer ausgelöst und bestehen aus 6 Wellen innerhalb der ersten 10 ms. Diese Komponenten werden an den Mastoiden gegen eine Vertexelektrode abgegriffen und repräsentieren die Generatorpotentiale in umschriebenen Kerngebieten des Hirnstamms. Latenz, Amplitude und Form der akustisch evozierten Hirnstammpotentiale sind bei verschiedenen neurologischen Erkrankungen (z. B. Akustikus-Neurinom, Hirnstammprozessen, Multiple Sklerose u. a.) oft verändert und bis auf Komponente I beim Hirntod ausgefallen.

Somatosensorisch evozierte Potentiale (SSEP) werden gewöhnlich durch elektrische Stimuli des N. medianus am Arm bzw. des N. tibialis am Bein ausgelöst und über dem kontralateralen kortikalen Arm- bzw. Beinareal abgeleitet.

Es ist häufig schwierig, spezifische Details von Komponenten evozierter Potentiale (insbesondere SSEP) eines Labors mit denen eines anderen zu vergleichen. Dieses hängt mit den unterschiedlich verwendeten Techniken der Reiz- und Ableitbedingungen zusammen.

III. Evozierte Potentialuntersuchungen in der Psychiatrie

Die zahlreichen Untersuchungen evozierter Potentiale bei psychiatrischen Patienten unterstreichen die Anstrengungen und Hoffnungen, mit Hilfe dieser Verfahren objektive Parameter einer Hirnfunktionsstörung im Rahmen psychiatrischer Erkrankungen zu erlangen. Die Ergebnisse dieser Untersuchung sind zu einem erheblichen Teil diskrepant und kontrovers, z. T. in ihrer Interpretation unspezifisch.

Bei den schizophrenen Psychosen wurde im Rahmen der Analyse somatosensorisch evozierter Potentiale (SSEP) über eine vermehrte Tendenz höherer Amplituden der Komponenten vor 100 ms und niedriger Amplituden der Komponenten nach 100 ms vor allem bei chronischen Schizophrenien (SHAGASS 1983), daneben auch über eine veränderte Topographie der sog. P30- und N60-Komponente berichtet.

Die frühen akustischen Hirnstammpotentiale zeigten sich bei schizophrenen Patienten normal, während bei Potentialkomponenten nach 50 ms über reduzierte Amplituden sowie auch über verkürzte Latenzen berichtet wurde (ROTH et al. 1981). Die Befunde über Latenzen und Amplituden visuell evozierter Potentiale bei schizophrenen Patienten sind uneinheitlich.

Die Untersuchungen somatosensorischer Potentiale bei endogenen Depressionen stammen überwiegend aus der Arbeitsgruppe von SHAGASS. Er beobachtete u. a. höhere N20-P30-Amplituden und niedrigere Amplituden nach 100 ms bei Patienten mit endogenen Depressionen im Vergleich zu Gesunden. Solange die Ergebnisse nicht von anderen Arbeitsgruppen bestätigt werden, müssen sie mit Zurückhaltung bewertet werden, zumal zahlreichen Beobachtungen keine statistische Signifikanz zukommt. Für die Komponenten der akustisch evozierten Potentiale jenseits von 60 ms wurde bei endogenen Depressionen sowohl über reduzierte Amplituden (GIEDKE et al. 1980; ROTH 1981) als auch über vergrößerte Amplituden (FRIEDMANN u. MEARES 1979) berichtet.

Die Zahl der Arbeiten, die den Einfluß von psychoaktiven Substanzen auf unterschiedliche Komponenten von VEP, SSEP, AEP untersucht haben, ist kaum noch zu überblicken. Ihre klinische Bedeutung, ihre statistische Validität und ihre Spezifität ist bis heute noch nicht voll überschaubar. Für weitere Literatur sei auf

Shagass (1983) verwiesen. Insgesamt ist festzustellen, daß die Analyse evozierter Potentiale in der Psychiatrie zahlreiche, von der Norm abweichende Befunde aufgedeckt hat. Die Art der Abweichung ist nicht nur von Störung zu Störung, sondern auch innerhalb von Untergruppen einer diagnostischen Kategorie verschieden. Die pathophysiologische Bedeutung und die diagnostische Valenz der Analyse evozierter Potentiale in der Psychiatrie kann zum gegenwärtigen Zeitpunkt noch nicht ausreichend bewertet werden.

IV. Endogene evozierte Potentiale

Während die evozierten Potentiale primär eine Funktion der Reiz-Ableit-Bedingungen darstellen, stehen die endogenen evozierten Potentiale in engem funktionellem Zusammenhang mit kognitiven und affektiven Prozessen. Ein Auftreten dieser Potentiale ist also nicht obligatorisch. Ob ein Reiz ein Potential auslöst oder nicht, hängt von der mentalen Aufgabe ab, die an diesen Reiz gekoppelt ist.

Es soll im folgenden kurz auf methodische Grundlagen von 2 endogenen Potentialen eingegangen werden, die in der psychiatrischen Forschung größere Bedeutung erlangt haben: die kontingente negative Variation (CNV) und die P-300-Welle.

Bei der klassischen Versuchsanordnung der CNV läßt man einen ersten (Warn-)Reiz einem zweiten (Test- oder Imperativ-)Reiz nach einer definierten Zeit folgen, bei dem die Versuchsperson dann eine mentale oder motorische Aufgabe leisten muß. Zwischen Warn- und Imperativreiz baut sich über dem Kortex mit Maximum über dem Vertex ein rampenförmiges negatives Potential von mehr als 20 µV auf. Die CNV-Potentialkonfiguration hängt stark von den methodischen Ausgangsbedingungen ab. Untersuchungen mit langen Intervallen zwischen Warn- und Imperativreiz ließen erkennen, daß die CNV aus 2 Subkomponenten besteht, wobei die frühe Komponente mit einer Orientierung auf den Warnreiz, die späte Komponente mit antizipatorischen Vorgängen des Imperativstimulus assoziiert ist. Man nimmt an, daß die CNV-Aktivität Ausdruck unterschiedlicher zerebraler Prozesse ist, die etwas mit Aufmerksamkeitsfokussierung, Erwartung und Antizipation und mit präparatorischen Prozessen zu tun haben (Donchin 1984). Wichtige Voraussetzungen für die Ausbildung einer CNV sind Faktoren wie Motiviertheit, Aufmerksamkeit und Vigilanz.

Daneben wurden verschiedenartige Zusammenhänge zwischen Amplitude des CNV und Lernprozessen festgestellt. Einen engen Bezug zur CNV hat die sog. PINV (postimperative negative Variation). Es handelt sich um eine Situation, in der normalerweise das nach dem Imperativstimulus sich auflösende negative CNV-Potential persistiert. Dies wird zum Teil als Ausdruck der Erfahrung einer Hilflosigkeit gegenüber der Testsituation gedeutet.

Auf andere langsame, ereignisbezogene Potentiale (Bereitschaftspotential, Nd Welle u. a.) soll wegen ihrer für die Psychiatrie bisher vergleichsweise eingeschränkten Anwendungsorientierung nicht eingegangen werden.

Die P-300-Welle, auch als LPC-Welle bezeichnet (late positive complex), ist ein großes positives Potential, das ein umschriebenes Maximum zwischen 300 und

500 ms nach dem Stimulus erreicht und seine maximale Ausprägung über P_Z besitzt.

Die P-300-Welle wird am verläßlichsten ausgelöst, indem man aus einer in beliebiger Reihenfolge dargebotenen Serie zum einen von selten und zum anderen von häufiger dargebotenen Reizen auf die seltenen Reize reagieren muß. Die P-300-Welle ist im wesentlichen als eine Funktion der Wahrscheinlichkeit, der Bedeutung sowie auch der Klassifikation des Ereignisses aufzufassen.

V. Ereigniskorrelierte (CNV, P-300-Welle) Potentiale in der Psychiatrie

Es liegen zwischenzeitlich zahlreiche Untersuchungen vor, die eine Verminderung der Amplitude der contingent negative variation (CNV) bei schizophrenen Patienten beobachtet haben (s. Übersicht bei PRITCHARD 1986). Diese Verminderung ist ausgeprägter bei akuten Schizophrenen mit Symptomen 1. Ordnung (nach K. SCHNEIDER) als bei Patienten ohne Symptome 1. Ordnung.

Die Reduktion der Amplitude der CNV ist dabei nicht spezifisch für Schizophrenien, da sie in ähnlichem Ausmaß auch bei affektiven Psychosen und Angstneurosen beschrieben wurde.

Fast alle Untersuchungen zur P-300-Welle (LPC) bei Schizophrenen haben ergeben, daß die P-300-Amplitude im Vergleich zum Gesunden signifikant erniedrigt ist (zwischen 26% und 53% für das Odd-ball-Standardexperiment). Auch konnte nachgewiesen werden, daß die Verminderung der P-300-Amplitude nicht als ein Artefakt einer antipsychotischen Medikation angesehen werden kann, da sie auch bei unbehandelten Patienten nachweisbar war.

Ebenso wie bei der CNV ist auch die Verminderung der P-300-Amplitude nicht spezifisch für Schizophrenien, sondern sie wird bei verschiedenen anderen Krankheitsgruppen (z. B. Demenzen, depressive Syndrome, Autismus) beobachtet, ebenso auch als Folge einer Einnahme verschiedener psychoaktiver Substanzen.

Das Vorkommen einer postimperativen Variation (PINV) war bei Schizophrenen ebenfalls häufiger als bei Gesunden.

Eine lange gehegte Hoffnung, daß mit der abnormen P-300-Welle ein spezifischer Marker für Schizophrenie aufgedeckt worden sei, hat sich zweifellos nicht erfüllt.

D. Die Bedeutung der Elektrookulographie und der Elektromyographie für die Psychiatrie

I. Elektrookulographie und Psychiatrie

Bei der Elektrookulographie handelt es sich um eine Methode zur Erfassung von Augenbewegungen. Das Prinzip dieser Methode beruht darauf, daß die Augenachse durch die Negativität der Retina gegenüber der positiven Hornhaut einen rotierenden elektrischen Dipol darstellt. Bei bitemporaler Positionierung von

Oberflächenelektroden können horizontale Augenbewegungen in Form von positiven und negativen Ausschlägen erfaßt werden. Vertikale Augenbewegungen erfaßt man über frontale gegen eine Ohr- oder infraorbitale Elektrode. Alternativ zur Elektrookulographie können Augenbewegungen auch über – durch die Iris reflektierte – Infrarotstrahlen registriert werden. Insbesondere bei der Untersuchung von psychiatrischen Patienten hat die Elektrookulographie gegenüber der Infrarot-Methode den Vorteil, daß sie in geringerem Ausmaß von der Kooperation des Patienten abhängig ist. Insbesondere bei schizophrenen Patienten ist es nicht möglich, das erforderliche Unterbleiben von Kopfbewegungen zu erreichen. Der Nachteil der Elektrookulographie besteht darin, daß bioelektrische Artefakte, wie Blinzelbewegungen und Muskelkontraktionen, häufig überlagert sind. Die Elektrookulographie ist über die klinische Untersuchung der Augenbewegungen hinaus wertvoll für die Erfassung diskreter Störungen und die Quantifizierung der okulomotorischen Abnormität.

Unter wissenschaftlichen Gesichtspunkten ist die Erfassung von abnormen Augenbewegungen wichtig, um bei gestellten psychiatrischen Diagnosen über die Erfassung von gestörten Augenbewegungen mehr über das Wesen einer Erkrankung zu erfahren. Funktionell anatomisch lassen sich für die Generierung von Augenbewegungen zwei Systeme unterscheiden: Das Folgesystem ermöglicht eine ständige Fixierung eines sich langsam bewegenden Objektes, so daß es ständig mit der Fovea erfaßt wird, wo die höchste Sehschärfe repräsentiert ist. Demgegenüber ermöglicht das sakkadische System, Bewegungssprünge auszuführen, um Ziele in der Gesichtsfeldperipherie rasch fixieren zu können. Die in diese Systeme involvierten Hirnstrukturen, wie Großhirn, Zerebellum und Hirnstamm, sind bei vielen multisystemischen Erkrankungen, deren Leitsymptom psychische Aberrationen sind, mitbetroffen. Zu nennen sind hier insbesondere die multisystem-degenerativen Erkrankungen aus dem Bereich der Heredoataxien, die Chorea Huntington, das Richardson-Steele-Olschewsky-Syndrom, die Multiple Sklerose und die Lues cerebrospinalis. Der Nachweis von pathologischen Nystagmen und verschiedenen Störungen des Folge- und des sakkadischen Systems können wegweisend bei der Diagnosestellung sein.

Auch bei Patienten mit schizophrenen und affektiven Psychosen können Augenbewegungsstörungen beobachtet werden, die sich häufig bei der klinischen Untersuchung zunächst noch nicht sicher erkennen lassen, aber durch die quantitative Erfassung im Rahmen der Elektrookulographie sicher nachgewiesen werden können (Kovelmann u. Scheibel 1986). Störungen bei Blickfolgebewegungen wurden erstmals von Holzman et al. (1973) bei schizophrenen Patienten beschrieben. Während Gesunde der sinusoidalen Bewegung eines Pendels innerhalb eines geringen Bereichs folgen können, zeigten schizophrene Patienten eine inadäquate Bewegungsgeschwindigkeit, die durch sakkadische Augenbewegungen korrigiert wurden (Spohn u. Patterson 1979; Holzman et al. 1984). Diese Art der Störung bei Blickfolgebewegungen ist als unspezifisch zu bezeichnen; sie wurde bei 50–85% schizophrener Patienten beobachtet, bei 40% der Patienten mit affektiven Psychosen und auch bei vielen organischen Erkrankungen. Die Entstehungsweise dieser Augenbewegungsstörungen bei Psychosen ist unklar. Unspezifische Faktoren, wie inadäquate Motivation und Einfluß von Psychopharmaka, müssen trotz gegenteiliger Aussagen (Siever et al. 1984) diskutiert werden. Sicher gilt dies für die Lithium-Therapie, die sowohl bei schizophrenen Patienten als auch bei manischen Patienten einen Einfluß auf den Ablauf von Augenfolgebewegungen hat.

Störungen der Blickfolgebewegungen werden nicht nur bei den erkrankten Patienten selbst, sondern auch bei Familienangehörigen beobachtet. Etwa 34% der Eltern von schizophrenen Patienten zeigten die gleichen okulomotorischen Störungen wie ihre erkrankten Kinder. Diese Beobachtungen führten zu dem Schluß, daß abnorme Augenfolgebewegungen die Funktion eines biologischen Markers bei der Schizophrenie erfüllen können (SIEVER u. COURSEY 1985).

II. Elektromyographie und Psychiatrie

Elektromyographische Untersuchungen sind in der Psychiatrie dann erforderlich, wenn im Rahmen psychiatrischer Erkrankungen über eine subjektiv empfundene allgemeine Schwäche oder über eine Lähmung bestimmter Muskelgruppen geklagt wird. Über eine allgemeine Muskelschwäche berichten am häufigsten Patienten mit Angstneurosen und Depressionen. Häufig ist die allgemeine Muskelschwäche mit einer vorzeitigen Ermüdbarkeit der Muskulatur verbunden. In dieser Situation gilt es, eine Myasthenia gravis und eine Muskelerkrankung auszuschließen. Das mit konzentrischen Nadelelektroden abgeleitete EMG zeigt bei den psychogenen Lähmungen keine pathologische Spontanaktivität, das Interferenzbild ist gelichtet, zeigt aber eine unauffällige Rekrutierung motorischer Einheiten und niedrige Entladungsfrequenzen der Motoneurone. Belastungstests mit repetitiver elektrischer Reizung der versorgenden Nerven erbringen durchweg unauffällige Befunde.

Fokale Lähmungen treten insbesondere bei hysterischen Persönlichkeitsveränderungen auf. Am häufigsten werden Monoparesen im Bereich der oberen und unteren Extremitäten gefunden. Es können neurologische Bilder im Sinne einer multiradikulären oder einer Plexusläsion imitiert werden. Bei der neurologischen Untersuchung vermißt man bei diesen Patienten entsprechende Reflexausfälle oder -abschwächungen, Faszikulationen und adäquate Sensibilitätsstörungen. Im EMG, das in dieser Situation frühestens 14 Tage nach Auftreten der vermuteten psychogenen Lähmung durchgeführt werden sollte, zeigt sich ein Fehlen von pathologischer Spontanaktivität, im Gegensatz zu der ausgeprägten Parese oder Plegie der Muskulatur.

Bei einigen organischen Erkrankungen, die als Leitsymptom vielfältige psychische Aberrationen aufweisen, können pathologische elektromyographische Befunde wegweisend für die Diagnosestellung sein. Zu denken ist hier an die Chorea fibrillare (Morvan), bei der Ängstlichkeit, depressive Verstimmungen, Suizidgedanken, hypochondrische Befürchtung, Schlafstörungen und optische Halluzinationen vorkommen. Im neuromuskulären Bereich imponieren generalisierte Myokymien, die sich im EMG in Form von typischen hochfrequenten spontanen Entladungen im Sinne einer Neuromyotonie objektivieren lassen (DE BRAY et al. 1979). Weiterhin treten bei der Hyper- und Hypothyreose psychische Störungen auf, die im EMG mit einer Myopathie (Hyperthyreose) oder mit abnormer Relaxation von Muskelkontraktionen und proximalen Muskelschwächen (Hypothyreose) einhergehen können.

Literatur

Akpinar S, Itil T, Rudman (1972) Comparison of the clinical and computer analyzed EEG effects of mesoridazine and chlorpromazine. Pharmacopsychiatry Neuropharmacology 5:25–34

Britt CW (1981) Nontraumatic "spindle coma". Clinical, EEG, and prognostic features. Neurology 31:393–397

Busse EW (1985) Electroencephalography. In: Reisberg B (ed) Alzheimer's disease. Free Press, New York, pp 231–236

Chien LT, Boehm RM, Robinson H et al. (1977) Characteristic early electroencephalographic changes in herpes simplex encephalitis. Arch Neurol 34:361–364

Cooper R, Osselton JW, Shaw JC (1984) Elektroencephalographie. G. Fischer, Stuttgart

Czernik A (1978) EEG changes induced by long-term lithium therapy. Psychiatr Clin (Basel) 11:189–197

De Bray JM, Emile J, Basle M (1979) Chorée fibrillaire de Morvan. Rev Neurol 135:827–833

Donchin E (ed) (1984) Cognitive psychophysiology: event related potentials and the study of cognition. Lawrence Erlbaum Associates, Publishers Hillsdale, New Jersey

Duffy FH (ed) (1986) Topographic mapping of brain electrical activity. Butterworths, Boston

Feinberg I, Braun M, Koresko RL, Gottlieb F (1969) Stage 4 sleep in schizophrenia. Arch Gen Psychiatry 21:262–266

Fink M (1979) Convulsive therapy – theory and practice. Raven Press, New York

Fink M, Johnson L (1982) Monitoring the duration of electroconvulsive therapy seizures: "cuff" and EEG methods. Arch Gen Psychiatry 39:1189–1191

Friedmann J, Meares R (1979) Cortical evoked potentials and severity of depression. Am J Psychiatry 136:1218–1220

Giedke H, Bolz J, Heimann H (1980) Evoked potentials, expectancy wave and skin resistance in depressed patients and healthy controls. Pharmacopsychiatry Neuropsychopharmacol 13:91–101

Gordon EB, Sim M (1967) The EEG in presenile dementia. J Neurol Neurosurg Psychiatry 30:285–292

Hansotia P, Gottschalk P, Greene P, Zais R (1981) Spindle coma: Incidence, clinicopathological correlations and prognostic value. Neurology 31:83–87

Harner RN (1975) EEG evaluation of the patient with dementia. In: Benson DF, Blumer D (eds) Psychiatric aspects of neurological disease. Grune & Stratton, New York

Helmchen H, Kanowski S (1971) EEG Veränderungen unter Lithium-Therapie. Nervenarzt 42:144

Henry CE (ed) (1980) Current clinical neurophysiology and evoked potentials. Elsevier/North-Holland

Herman WM (1982) Electroencephalography in drug research. G. Fischer, Stuttgart New York

Holzman PS, Proctor LR, Hughes DW (1973) Eye tracking patterns in schizophrenia. Science 181:179–181

Holzman PS, Solomon CM, Levin S, Waternaux CS (1984) Pursuit eye movement dysfunctions in schizophrenia. Family evidence for specificity. Arch Gen Psychiatry 41:136–139

Hughes JR (1980) Correlations between EEG and chemical changes in uremia. Electroencephalogr Clin Neurophysiol 48:583–594

Hughes JR, Wilson WP (eds) (1983) EEG and evoked potentials in psychiatry and behavioral neurology. Butterworths, Boston

Itil TM, Itil KZ (1982) The establishment of CNS toxicity of drug. In: Hermann WM (ed) Electroencephalography in drug research. G. Fischer, Stuttgart New York

Itil TM, Hsu W, Klingenberg H (1970) Digital computer analyzed sleep and resting EEG during haloperidol treatment. Am J Psychiatry 127:462–470

Ives JO, Weaver LA, Williams R (1976) Portable electromyograph monitoring of unilateral ECT. Am J Psychiatry 133:1340–41

Janz R (1969) Die Epilepsien. Spezielle Pathologie und Therapie. Thieme, Stuttgart

Jung R (1967) Neurophysiologie und Psychiatrie. In: Gruhle HWT, Jung R, Mayer-Gross WT, Müller M (Hrsg) Grundlagenforschung zur Psychiatrie, Teil A. Springer, Berlin Heidelberg New York (Psychiatrie der Gegenwart, Bd I/1, S 325–928)

Kovelmann JA, Scheibel AB (1986) Biological substrates of schizophrenia. Acta Neurol Scand 73:1–32

Kugler J (1981) Elektroencephalographie in Klinik und Praxis, 3. Aufl. Thieme, Stuttgart

Künkel H (1980) Elektroenzephalographie und Psychiatrie. In: Kisker KP, Meyer JE, Müller C, Strömgren E (Hrsg) Grundlagen und Methoden der Psychiatrie, Teil 2. Springer, Berlin Heidelberg New York (Psychiatrie der Gegenwart, Bd I, 2. Aufl, S 115–196)

Kurland AA, Turek IS, Brown CC, Wagman AM (1976) Electroconvulsive therapy and EEG correlates in depressive disorders. Compr Psychiatry 17:581–589

Landolt H (1963) Die Dämmer- und Verstimmungszustände bei Epilepsien und ihre Elektroencephalographie. Dtsch Z Nervenheilkd 185:411–430

Lundervold A, Engeset A, Lönnum A (1962) The EEG in cerebral atrophy. World Neurology 3:226

Mahendra B (ed) (1984) The electroencephalogram in dementia. In: Mahendra, Dementia, a survey of the syndrome of dementia. MTP Press Limited, pp 88–95

Maltbie AA, Wingfield MS, Volow MR, Weiner RD, Sullivan JL, Cavenar JO (1980) ECT in the presence of brain tumor: case reports and an evaluation of risk. J Nerv Ment Dis 168:400–405

Petsche H (1975) Das EEG und die ihm zugrunde liegenden Gehirnvorgänge. J Electrophysiol Tech 1:32–40

Pritchard WS (1986) Cognitive event-related potential correlates of schizophrenia. Psychol Bull 100:43–66

Reilly EL, Halmik A, Noyes R (1973) Electroencephalographic responses to lithium. Int Pharmacopsychiatry 8:208–213

Reilly EL, Reed K, Kelley JT (1983) EEG and psychotropic drugs. In: Hughes JR, Wilson WP (eds) EEG and evoked potentials in psychiatry and behavioral neurology. Butterworths, Boston, pp 79–99

Roth WT, Pfefferbaum A, Kelly AF, Berger PA, Kopell (1981) Auditory event-related potentials in schizophrenia and depression. Psychiatry Res 4:199–212

Schneider E, Hubach H (1962) Das EEG der traumatischen Psychosen. Dtsch Z Nervenheilkd 183:600–627

Shagass C (1983) Evoked potentials in adult psychiatry. In: Hughes JR, Wilson WP (eds) EEG and evoked potentials in psychiatry and behavioral neurology. Butterworths, Boston

Siever LJ, Coursey RD, Altermann IS, Buchsbaum MS, Murphy DL (1984) Impaired smooth pursuit eye movement: vulnerability marker for schizotypal personality disorder in a normal volunteer population. Am J Psychiatry 141:1560–1566

Sorensen PS, Bolwig TG, Lauritsen B, Bengtson O (1981) Electroconvulsive therapy: a comparison of seizure duration as monitored with electroencephalograph and electromyograph. Acta Psychiatr Scand 64:1193–1198

Spohn HE, Patterson T (1979) Recent studies in psychopathology. Schizophr Bull 5:581–611

Stalberg E, Young RR (eds) (1981) Clinical neurophysiology. Butterworths, London

Stefan H, Burr W (1982) Mobile long-term EEG monitoring. Gustav Fischer Verlag, Stuttgart

Strömgren LS, Juul-Jensen P (1975) EEG in unilateral and bilateral electroconvulsive therapy. Acta Psychiatr Scand 51:340–360

Thatcher R, John (1977) Foundation of cognitive processes. John Wiley, New York

Trimble MR (1985) Psychiatric and psychological aspects of epilepsy. In: Porker RJ, Morsell PL (eds) The epilepsies. Butterworths, London, pp 322–355

Tyler HR (1986) Progress in topographic mapping of neurophysiological data: a critique. In: Duffy EH (ed) Topographic mapping of brain electrical activity. Butterworths, Boston, pp 397–400

Weiner RD (1983) EEG related to electroconvulsive therapy. In: Hughes JR, Wilson WP (eds) EEG and evoked potentials in psychiatry and behavioral neurology. Butterworths, Boston, pp 101–126

Westmoreland BF, Klass DW, Sharbrough FW, Reagan TJ (1975) Alpha-Coma. Arch Neurol 32:713–718

4. Neuroradiologische Diagnostik bei organisch bedingten psychischen Störungen

K. KOHLMEYER

INHALTSVERZEICHNIS

A. Einleitung

In der neuroradiologischen Diagnostik der akuten und chronischen körperlich begründbaren psychischen Störungen nimmt heute die *kraniale Computertomographie* (CCT) die erste Stelle ein, gefolgt im großen Abstand von der *zerebralen*

Angiographie. Der *Positronen-Emission-Tomographie* (PET) kommt in bestimmten Fällen diagnostisch – z. B. wenn es um die differenzielle Pathogenese der Demenzen geht – eine gewisse Bedeutung zu. Jedoch ist ihre Verfügbarkeit zur Zeit noch so eingeschränkt, daß ihre routinemäßige Anwendung keine bedeutende Rolle spielen kann und sie im wesentlichen der Forschung vorbehalten bleibt. Auch eine andere neuro-nuklearmedizinische Methode, die *Single-Photon-Emission-Tomographie* (SPECT), steht für die Hirn-Diagnostik und -Forschung noch so in den Anfängen, daß sie in einem Beitrag wie diesem nur am Rande berücksichtigt werden kann. Über die *Kernspin-Tomographie* (KST) – auch Magnetic-Resonance-Tomographie (MRT) genannt – in der Psychiatrie liegen schließlich erst so wenige Untersuchungen und Ergebnisse vor, daß auch sie zwar nicht vollständig, im Vergleich mit der CCT aber noch weitgehend vernachlässigt werden kann. Wo ihr Einsatz diagnostisch und wissenschaftlich gewinnbringend zu sein verspricht, wird sie im Nachfolgenden Erwähnung finden. Die mittels der Magnetresonanz mögliche *Spektroskopie* (MRS) im Gehirn wird sicher in Zukunft gerade für körperlich begründbare psychische Störungen wertvolle Beiträge liefern können, steht aber zur Zeit noch im Versuchsstadium.

Da die Fragestellung an eine neuroradiologische Untersuchung bei einer akuten körperlich begründbaren psychischen Störung in der Regel ganz anders ist als bei chronisch verlaufenden organischen Psychosyndromen, soll die diagnostische Bedeutung der Neuroradiologie für diese beiden Syndromgruppen im folgenden getrennt abgehandelt werden.

B. Akute körperlich begründbare psychische Störungen

Hier stellt sich zu allererst die diagnostische Frage, ob eine akute körperlich begründbare Psychose durch eine primäre akute Erkrankung des Gehirns oder durch eine sekundäre Hirnbeteiligung bei einer Allgemeinerkrankung, einer internistischen Organkrankheit oder einer Intoxikation bedingt ist. Natürlich stehen bei dieser Differentialdiagnose die Klinik mit Anamnese, internen und neurologischen Befunden sowie laborchemischen Parametern ganz an der Spitze. Aber die Neuroradiologie, vor allem die CCT, kann in Einzelfällen doch hilfreich sein und Befunde liefern, die zwar für eine bestimmte primäre oder sekundäre Hirnerkrankung nicht spezifisch sind, jedoch die nach Klinik und Labor vermutete oder wahrscheinliche Diagnose zu stützen vermögen. Statistisch dürfte aber der diagnostische Beitrag der CCT bei akuten körperlich begründbaren Psychosen nicht allzu hoch eingeschätzt werden; dies ergibt sich auch aus den Übersichten von von Gall u. Becker (1978), Huber (1980) und Gross et al. (1982).

Strobl et al. (1980) beschrieben die CCT-Befunde bei 516 psychiatrischen Fällen, von denen 205 an „Psychosen und psychischen Störungen bei zerebralen und extrazerebralen Krankheiten" litten, wobei zwischen akuten und chronischen Verläufen nicht differenziert wird. Als herdförmige Befunde im CCT werden in 1.5% unerwartete Tumoren genannt. Besonders behandelt werden in diesem Krankengut 100 chronische Alkoholiker, von denen etwa die Hälfte akute Psychosen aufwies. In dieser Gruppe waren im CT gleichmäßige innere und kortikale

Hirnatrophien dreimal so häufig vertreten wie in der ohne akute Psychosen, während isolierte innere Atrophien in beiden Gruppen gleich oft und isolierte kortikale Atrophien bei den Patienten ohne akute Psychose etwa doppelt so häufig beobachtet wurden.

PLATZ et al. (1984) fanden unter 40 Patienten mit einem akuten exogenen Reaktionstyp im Sinne Bonhoeffers in 54% der Fälle einen normalen computertomographischen Befund. Innere oder kortikale Hirnatrophien waren nur bei 16% bzw. 18% der Patienten nachweisbar. In 12% der Fälle bestanden herdförmige Veränderungen im CCT wie Blutung, Kontusionsherd, Infarkt und (bei 2 Patienten) klinisch nicht erwartete Tumoren. Ohne Einsatz der CCT wären diese Tumoren vermutlich nicht oder erst viel später diagnostiziert worden.

Unser eigenes Spektrum computertomographischer Diagnosen bei akuten organisch begründbaren Psychosen mit Bewußtseinstrübung, psychomotorischer Unruhe und gelegentlich auch mit optischen Halluzinationen ohne eine wenigstens augenfällige und bei dem psychischen Zustand der Patienten kaum zu ermittelnde neurologische Symptomatik geht über den Nachweis alter Infarkte bei zerebrovaskulären Krankheiten, die Aufdeckung klinisch nicht erwarteter multipler Hirnmetastasen und Folgen von traumatischen Hirnschädigungen weit hinaus. So konnten wir in manchen solcher Fälle spontane Subarachnoidalblutungen als Ursache nachweisen, wenngleich ein auffälliger Meningismus nicht bestand und über Kopfschmerzen wegen der psychotischen Veränderungen der Patienten nichts in Erfahrung gebracht werden konnte; nicht selten fand sich nach Kontrastmittelinjektion im CCT auch ein Aneurysma der Hirngefäße. Die genaue Lokalisation eines solchen Aneurysmas erfolgte bei diesen Patienten mit Hilfe der zerebralen Angiographie, die somit einen wesentlichen diagnostischen Beitrag bei akuten körperlich begründbaren Störungen leisten und die Grundlage für eine erfolgreiche operative Therapie darstellen kann.

Nicht nur Aneurysmen, sondern auch intrazerebrale Hämatome, die nicht mit evidenten neurologischen Ausfällen – wie etwa Halbseitenlähmungen oder Aphasien – einhergehen und unter dem klinischen Bild einer akuten exogenen Psychose verlaufen, können durch ein CCT aufgedeckt werden, z. B. bei Lokalisation im rechten Thalamus oder auch rechts temporo-okzipital. Die dabei erst später zu ermittelnde Hemianopsie ist anfangs oft durch das akute psychotische Syndrom maskiert. Von SCHÜTZ (1985) werden als häufige Symptome einer autoptisch oder computertomographisch nachgewiesenen Thalamusblutung Hemiparesen, halbseitige Sensibilitätsstörungen, Pyramidenbahnzeichen und Somnolenz in dieser Reihenfolge angegeben.

In unserem Material von 32 durch CCT diagnostizierten, streng auf den Thalamus beschränkten Blutungen standen in mehr als einem Drittel der Fälle akute organische Psychosyndrome mit mehr oder minder ausgeprägter Bewußtseinstrübung im Vordergrund. Neurologische und neuropsychologische Syndrome waren in diesem Stadium der akuten exogenen Psychose klinisch nicht oder nur angedeutet vorhanden oder feststellbar, so daß in einer großen Zahl der Fälle klinisch keine zerebrale Herd-, sondern eine zerebrale Allgemeinerkrankung angenommen worden war. Auch im Material von PIEPGRAS u. RIEGER (1981) von 21 computertomographisch nachgewiesenen Thalamusblutungen, die allerdings in der Mehrzahl der Fälle auch die Capsula interna mitbetrafen, boten sieben Patienten das klinische Bild eines Komas und acht weitere Kranke das einer akuten exogenen Psychose, während eine evidente neurologische Herdsymptomatik bei vier Kranken vermißt wurde.

Solche computertomographischen Einzelbeobachtungen intrazerebraler Blutungen bei akuten exogenen Psychosen und beim Fehlen einer augenfälligen neurologischen Symptomatik lehren den Neuropsychiater und auch den Internisten – der nicht selten mit solchen Fällen als erster Arzt konfrontiert wird –, daß eine spontane intrakranielle, speziell auch intrazerebrale Blutung beim akuten

Auftreten eines seiner Symptomatik nach organischen Psychosyndroms an Stelle einer zerebralen Allgemeinerkrankung – wie etwa Enzephalitis oder zerebrale Arteriosklerose – durchaus in Erwägung gezogen werden muß.

Akute intrakranielle Blutungen stellen sich im CCT als Herde oder Regionen erhöhter Dichte dar. Auch die computertomographische Fragestellung von herdförmiger oder diffus verminderter Dichte kann jedoch für die Diagnostik akuter körperlich bedingter psychischer Störungen von Bedeutung sein. Dies gilt keineswegs nur für solche Hypodensitäten, die durch Infarkte oder Hirnkontusionen verursacht werden. So kann es keinem Zweifel unterliegen, daß akute virale Enzephaliten sich primär mit ausschließlich psychotischer Symptomatik manifestieren können, und zwar nicht nur unter dem klinischen Bild einer akuten exogenen Psychose, sondern auch unter Diagnosen wie Katatonie, Schizophrenie, Manie, agitierte Depression oder Hysterie (BRAININ et al. 1982). In zahlreichen solchen Fällen kann die CCT durch den Nachweis von hypodensen Läsionen, die nach Lokalisation, Form und Dichte keine Infarkte sein können, die Diagnose einer Enzephalitis nahelegen (MARCU et al. 1979).

Wir selbst haben bei einer 60jährigen Frau, die fünf Tage nach einer Frischzellentherapie an einer akuten exogenen Psychose erkrankte, mit dem Nachweis von diffusen hypodensen Zonen in der weißen Substanz der Großhirnhemisphären die computertomographische Diagnose einer Entmarkungsenzephalitis gestellt, die nach dem Tode der Patientin neuropathologisch bestätigt wurde.

Die Lokalisation der Zonen verminderter Dichte im CCT infolge von Entmarkungen läßt in Fällen von unklaren akuten Psychosen gelegentlich auch eine Artdiagnose zu. Die temporale Lage solcher Herde macht eine Herpes-simplex-Enzephalitis wahrscheinlich (ZIMMERMANN et al. 1980). Hierdurch verursachte temporal lokalisierte raumfordernde Prozesse können im zerebralen Angiogramm nicht selten einen Tumor vortäuschen (DIETEMANN et al. 1978).

Auch wir haben den Fall eines Jugendlichen mit einem residuären organischen Psychosyndrom nach einer akuten exogenen Psychose als Folge einer Herpes-simplex-Enzephalitis beobachtet, dessen postencephalitische hypodense Läsionen von Liquordichte im CCT temporal lokalisiert waren.

Hirntumoren führen zwar relativ selten als klinische Erstmanifestation zu einer akuten psychotischen Episode; in solchen Fällen kommt es aber oft zur Einweisung in eine psychiatrische Institution (PAAL 1981). In unserem eigenen Krankengut von 123 klinisch unerwarteten raumfordernden Prozessen im CCT kamen 27 Fälle, das sind 22%, mit psychiatrischen Diagnosen, wie akuter Verwirrtheitszustand, akute Katatonie, endogene Depression oder Manie zur computertomographischen Untersuchung (KOHLMEYER 1985).

Akute Psychosen, nicht selten mit schizophrenieähnlicher Symptomatik, sind beim computertomographischen und/oder angiographischen Nachweis von zerebralen, temporal lokalisierten arteriovenösen Angiomen beschrieben (LEONHARDT u. WARECKA 1981).

Wir haben eine 54jährige Patientin computertomographisch untersucht, bei der seit vielen Jahren kurzfristige Episoden mit akustischen Halluzinationen und zerfahrenem Rededrang auftraten, die computertomographisch und angiographisch ein linkstemporales arteriovenöses Angiom hatte.

Zur Klärung akuter Psychosen, die im Verlauf internistischer Erkrankungen oder bei Intoxikationen auftreten, kann die CCT oder Angiographie nur sehr selten einen diagnostischen oder differentialdiagnostischen Beitrag leisten, es sei denn, die Psychose ist von der Manifestation zerebraler Herdsymptome begleitet, wie z. B. in Fällen von Hirnabszessen im Rahmen einer Sepsis.

Eine pathogenetisch zunächst unklare delirante Psychose kann durch den Nachweis charakteristisch lokalisierter hirnatrophischer Zeichen im CCT – insbesondere wenn es sich um Patienten im jugendlichen oder mittleren Lebensalter handelt und daher altersbedingte computertomographische Veränderungen nicht zu erwarten sind – differentialdiagnostisch im Hinblick auf das Vorliegen eines chronischen Alkoholismus eingeengt werden (STROBL et al. 1980).

Schließlich sei noch darauf hingewiesen, daß eine hoch dosierte und/oder Langzeittherapie mit Kortisonpräparaten, z. B. bei inneren Erkrankungen, nach Schädel-Hirn-Trauma, zwecks Ödembehandlung oder als Therapie von kindlichen hirnorganischen Anfällen mit den Zeichen einer oft reversiblen kortikalen Atrophie im CCT einhergehen und zu akuten Psychosen unterschiedlicher Symptomatik führen kann (LAGENSTEIN et al. 1979; WALLESCH u. LISSON 1982; SCHMIDT et al. 1987). Daher ist in solchen Fällen jeweils kritisch zu prüfen, inwieweit die Psychose auf die im CCT nachgewiesene kortikale Atrophie zurückzuführen ist und ob die letztere mit einer bekannten internen Erkrankung oder mit einem Schädel-Hirn-Trauma im ursächlichen Zusammenhang steht.

C. Chronische körperlich begründbare psychische Störungen

Die größte Zahl dieser psychischen Veränderungen wird von den im mittleren, hohen und sehr hohen Lebensalter auftretenden organischen Psychosyndromen (OPS) und Demenzen gebildet.

I. Computertomographie

Die an eine computertomographische Untersuchung solcher Patienten vom Psychiater oder Neurologen gerichtete Frage ist in der Regel die nach dem Vorliegen einer Hirnatrophie. Manchmal wird allerdings auch die Frage nach einem „hirnatrophischen Prozeß" gestellt, die sich selbstverständlich durch eine einmalige computertomographische Untersuchung nicht beantworten läßt. Verlaufsuntersuchungen mit CCT, die den prozeßhaften Charakter einer Hirnatrophie zu beweisen imstande sind, wurden bisher nur vereinzelt durchgeführt.

1. Visuelle und morphometrische Beurteilungsverfahren

Die Frage, wie sich die Ventrikelweite und Furchenbreite im CCT vor allem im höheren und hohen Lebensalter beim Vorliegen von OPS oder Demenz, aber auch unter physiologischen Alternsbedingungen verhalten, macht eine Einigung darüber erforderlich, welche Parameter der inneren und äußeren Liquorräume im CCT als morphologisches Korrelat hirnorganischer Abbauprozesse angesehen werden können und welche dem normalen Alternsprozeß entsprechen.

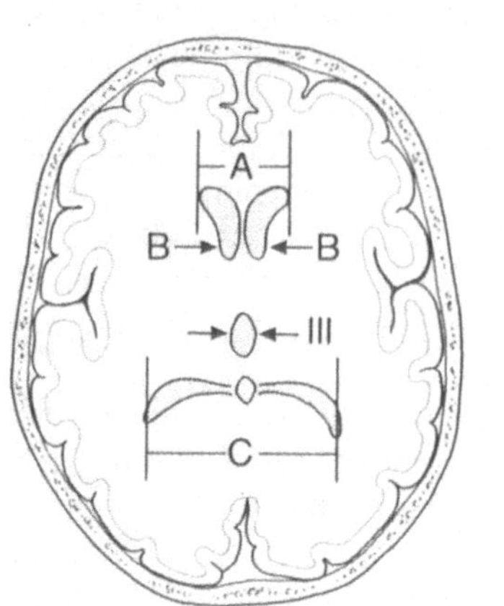
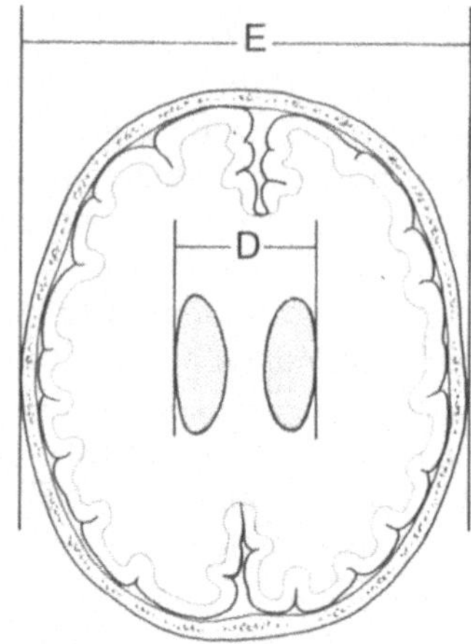

Abb. 1. Lineare Meßwerte zur Bestimmung der Ventrikelgröße. *III* Breite des 3. Ventrikels; *A* u. *B* Huckman Zahl; $\dfrac{C}{A}$ Ventrikel Index; $\dfrac{E}{D}$ Cella media Index. (Nach Meese et al. 1976)

Die am häufigsten verwendeten *linearen Messungen* sind auf der Abb. 1 dargestellt (Huckman et al. 1975; Meese et al. 1980; Meese u. Grumme 1980). Es handelt sich dabei um die Breite des 3. Ventrikels, um die Huckman-Zahl, den Ventrikel-Index und den Cella-Media-Index. Von manchen Autoren wird auch der Evans-Index in die Ventrikelmessungen einbezogen (Evans 1942), der aber von einem rechnerischen Fehler ausgeht (Zatz 1979). Problematischer ist die Bestimmung der Breite der kortikalen Furchen (Huber 1980; Reisner et al. 1980). Aus technischen Gründen ist es unmöglich, die Breite jeder einzelnen Hirnfurche der Großhirnkonvexität zu messen. Darum gelten als exemplarische Parameter für die Morphologie des Windungs- und Furchenreliefs in der CCT die Weiten der Sylvischen Zisternen, des Interhemisphärenspalts sowie Zahl, Form und Weite einiger auf bestimmten Schichten sichtbarer Hirnfurchen (Kohlmeyer u. Shamena 1983).

Die *Planimetrie* dient der Errechnung des Verhältnisses der planimetrisch ermittelten Ventrikelfläche anhand der Dichtewerte des Liquors zu der Fläche des Gehirns auf derselben Schicht. Dieser Wert wird ausgedrückt als "ventricle brain ratio" (VBR). Benutzt für dieses Rechenverfahren werden allerdings je nach Autor nur ein bis drei Schichten mit dargestellten Seitenventrikelabschnitten, so daß z. B. bei unregelmäßig erweitertem Ventrikelsystem Ungenauigkeiten vorkommen können.

Alle *volumetrischen Verfahren*, d. h. die Bestimmung der Volumina des 3. Ventrikels, der Seitenventrikel und unter Umständen auch des Subarachnoidalraumes der Großhirnhemisphärenkonvexitäten sowie des intrakraniellen Gesamtvolumens zielen darauf ab, aus der Pixelsumme (d. h. der Summe der kleinsten von der CCT gemessenen Gewebseinheiten) – aller Ventrikelvolumina und der Pixelsumme der intrakraniellen Gesamtvolumina eine VBR zu bilden. Hierzu werden im Gegensatz zur Planimetrie nicht nur ein oder zwei willkürlich ausgewählte Schichtbilder, sondern jene Schnitte herangezogen, die die größten intrakraniellen Gesamtvolumina – meistens fünf – aufweisen. Alle volumetrischen Verfahren setzen in der Regel für die Rechenvorgänge aufwendige Computerprogramme voraus, so daß sie vorzügliche wissenschaftliche Instrumente darstellen, aber für die klinische Routine nur beschränkt geeignet sind.

Bei allen Vorzügen der genannten morphometrischen Methoden sollte daher nicht vergessen werden, daß auch die nur visuelle Beurteilung dieser intrakraniellen Strukturen durch erfahrene Neuroradiologen für die computertomographische Diagnostik in der Psychiatrie, insbesondere beim Vorliegen chronischer organischer Psychosyndrome, ihren Stellenwert hat.

2. Die Erfassung alternsbedingter Hirnveränderungen

Um die Frage atrophischer Veränderungen des Gehirns im CCT mit der Folge einer Erweiterung der inneren und äußeren zerebralen Liquorräume beantworten und sie dem klinischen Bild eines OPS oder einer Demenz als Ursache zuordnen zu können, ist es notwendig, die alternsbedingten Veränderungen – also die Zeichen der physiologischen Altersinvolution – mit den entsprechenden Auswirkungen auf die Morphologie der Hirnventrikel sowie der Hirnfurchen im CCT zu kennen. Es unterliegt keinem Zweifel, daß das Gehirn mit fortschreitendem Alter einer zunehmenden Volumenveränderung unterworfen ist, was sich im CCT durch eine Größenzunahme des Ventrikelsystems und eine Verbreiterung der Hirnfurchen über der Konvexität der Großhirnhemisphären sowie auch des Interhemisphärenspalts darstellt. Die CCT als eine nicht-invasive Methode hat es ermöglicht, die Morphologie der Gesamtheit der Liquorräume unter den Bedingungen des normalen Alterns in verschiedenen Altersgruppen in die Beurteilung und Diagnostik mit einzubeziehen, zumal die Strahlenbelastung dieser Methode nach GYLDENSTED (1977a) so minimal ist, daß ethische Bedenken gegen die Anwendung einer CCT mit dem Ziel, normale Hirnveränderungen von pathologischen Zuständen und Prozessen abzugrenzen, nicht gerechtfertigt sein können. Untersuchungen dieser Art dienen besonders der Feststellung, ob eine Parallelität zwischen alternsbedingter Ventrikel- und Furchenverbreiterung besteht, oder ob die Akzentuierung der einen oder anderen Veränderung im CCT als pathologische Atrophie und damit als Ursache eines OPS oder einer Demenz angesehen werden muß.

Mit Hilfe linearer (MEESE u. GRUMME 1980; MEESE et al. 1980; KOHLMEYER u. SHAMENA 1983), planimetrischer (SYNEK u. REUBEN 1975) und volumetrischer (PENN et al. 1978; HACKER u. ARTMANN 1978; ZEUMER et al. 1982; GADO et al. 1982) Vermessungen der intrakraniellen Liquorräume konnte übereinstimmend gezeigt werden, daß die Seitenventrikel und der 3. Ventrikel eine altersabhängige Weitenzunahme aufweisen. Diese zeigt allerdings schon zwischen dem 45. und 65. Lebensjahr die ausgeprägteste Entwicklungstendenz und schreitet danach bis zum Alter von 100 Jahren nur noch in geringerem Umfang fort; die maximalen Normwerte, wie sie von HUCKMAN et al. (1975), MEESE u. GRUMME (1980) und MEESE et al. (1980) angegeben sind, werden dabei statistisch nicht überschritten (KOHLMEYER u. SHAMENA 1983).

Die Frage nach den physiologischen Verbreiterungen der Hirnfurchen mit zunehmendem Lebensalter wird in der Literatur außerordentlich kontrovers diskutiert.

Einigkeit besteht darüber, daß im kindlichen, jugendlichen und frühen mittleren Lebensalter Furchen der Großhirnkonvexitäten je nach räumlichem Auflösungsvermögen des CT-Geräts gar nicht oder kaum – d. h. nur als 0,5 bis maximal 2 mm breite hypodense Striche von Liquordichte – sichtbar sein dürfen. Die drei höchsten parietalen Schichten sind auf Grund der schrägen Schnittführung parallel zur Orbito-Meatal-Linie für die Beurteilung der Furchenbreite nicht geeignet und können zu Fehlinterpretationen Anlaß geben, was in der Literatur nicht immer genügend beachtet wird (HUBER 1980; GROSS et al. 1982; KOHLMEYER et al. 1983).

HUGHES u. GADO (1981) sowie LAFFEY et al. (1984) fanden bei gesunden Individuen zwischen 65 und fast 90 Jahren keinen deutlichen Zusammenhang zwischen Furchenverbreiterung im CCT und zunehmendem Lebensalter. Auf der anderen Seite stellten Gyldensted (1977b) sowie Jacoby et al. (1980) eine hochsignifikante Korrelation zwischen Lebensalter und Furchenbreite, aber nicht zwischen Ventrikelmaßen und Lebensalter, fest. Auch unsere eigenen Untersuchungen (Kohlmeyer 1986a; Kohlmeyer u. Shamena 1983) lassen, wie die Tabelle 1 zeigt, bei 150 normal gealterten Individuen zwischen 60 und 98 Jahren computertomographisch eine altersabhängig zunehmende Verbreiterung der kortikalen Furchen erkennen, die die altersentsprechende Zunahme der Weite der Seitenventrikel deutlich übertrifft.

3. Die Computertomographie bei Patienten mit Demenzen und organischen Psychosyndromen

a) Beurteilung der äußeren und inneren Liquorräume

Vergleichende Untersuchungen über das computertomographische Bild der physiologischen Hirninvolution im Präsenium und im Senium und über Veränderungen der inneren und äußeren intrakraniellen Liquorräume bei den organischen Psychosyndromen und bei der Demenz sind – von wenigen Ausnahmen abgesehen – zu dem Ergebnis gekommen, daß diese hirnorganisch bedingten Abbauprozesse in der Regel mit Hirnatrophie korreliert sind, d. h. mit Ventrikel und/oder Furchenerweiterung im Vergleich mit altersentsprechenden Kontrollen.

Ausnahmen bilden die Ergebnisse von Earnest et al. (1979) und Hughes u. Gado (1981), die keine statistisch signifikanten Unterschiede im Computertomogramm bei Demenz und altersentsprechenden Kontrollgruppen fanden; nach Earnest et al. (1979) sind innere und kortikale Atrophien im CCT nur ein weicher Prädiktor für gestörte geistige Funktionen im Alter von über 60 Jahren.

Huber (1980) und Gross et al. (1982) fanden bei Vorliegen von irreversiblen organischen Psychosyndromen in 90%, bei Demenz in 100% eine Hirnatrophie im CCT, und zwar sowohl eine Erweiterung der inneren als auch der äußeren Liquorräume. Dabei wird die kortikale Akzentuierung von den Autoren mehr den Demenzen, die Ventrikelerweiterung dagegen eher den organischen Persönlichkeitsveränderungen ohne ausgeprägte Demenz zugeordnet. Auch für Meese u. Grumme (1980) und für Bigler et al. (1985) sind psychopathologische Veränderungen i. S. der präsenilen und senilen Demenz immer mit Hirnatrophien im CCT verbunden, die besonders auch die kortikale Atrophie einschließen sollen.

Andererseits konnten schon in der Frühzeit der computertomographischen Ära Huckman et al. (1975), Roberts u. Caird (1976), Roberts et al. (1977) und Claveria et al. (1977) an Patienten mit einer Demenz und altersentsprechenden Kontrollen zeigen, daß zwischen dem computertomographischen Nachweis einer kortikalen Atrophie und dem Vorhandensein einer Demenz keine Korrelation besteht, sich aber eine gute bis sehr gute Beziehung zwischen Ventrikelgröße und Demenz aufzeigen läßt.

Huckman et al. (1975) und Roberts u. Caird (1976) vertreten sogar die Auffassung, daß beim Vorliegen deutlicher intellektueller Störungen und bei Fehlen nennenswerter Ventrikelerweiterungen im CCT die Diagnose einer Demenz nicht ohne weiteres aufrechtzuerhalten sei. Wir meinen aber, wie noch zu zeigen sein wird, daß es Demenzen ohne Hirnatrophien im CCT gibt, wenn dieses auch nicht die Regel darstellt.

Die Bedeutung der inneren Hirnatrophie mit Erweiterung der Seitenventrikel und des 3. Ventrikels als dem für das Vorliegen einer Demenz wesentlichen computertomographischen Befund ist bis heute vielfach bestätigt worden, unabhängig davon, ob die Liquorräume linear, planimetrisch oder volumetrisch vermessen wurden oder lediglich eine visuelle Befundung erfolgt. So fanden Tsai u. Tsuang (1979) bei 63 älteren und alten Patienten mit den Diagnosen Organisches Psychosyndrom oder Demenz, bei solchen mit einer inneren Atrophie, bestimmt nach linearen Kriterien, im Mini-Mental-State-Test statistisch signifikant deutlichere kognitive Störungen als in einer Kontrollgruppe mit normalem CCT. Von Jacoby u. Levy (1980) wurden die computertomographischen Bilder von 40 dementen Patienten zwischen 60 und 99 Jahren der einer altersentsprechenden Kontrollgruppe auf der Basis von planimetrischen und linearen Messungen ermittelten Werte der Ventrikelgröße sowie eines Sulcus-Erweiterungs-Index gegenübergestellt. Dabei fanden sich in der Demenzgruppe häufiger erweiterte Seitenventrikel als in der Kontrollgruppe, wenn auch in etwa 20% der Fälle (Jacoby 1984) Überlappungen vorkamen. Im Bezug auf das Vorliegen einer kortikalen Atrophie waren statistisch signifikante Unterschiede zwischen dementen Patienten und gleichaltrigen Kontrollprobanden nicht nachweisbar. Ebenfalls auf der Basis linearer Meßwerte verglichen De Leon et al. (1980) die Ergebnisse einer umfangreichen Testbatterie bei 43 Patienten mit Gedächtniseinbußen und anderen kognitiven Störungen zwischen 60 und 84 Jahren mit dem Vorliegen innerer und kortikaler Atrophie im CCT; eine statistisch signifikante Beziehung bestand allein zwischen Ventrikelweite und schlechten Scores in den Tests, nicht aber zwischen Testergebnissen und kortikaler Atrophie. Gleiche Befunde wurden von Merskey et al. (1980) erhoben. Auch in dieser Untersuchung fand sich keine Korrelation zwischen Sulcusmaßen und kognitiven Indices.

Volumetrische Untersuchungen im CCT haben diese Beziehungen zwischen Ventrikelweite und Demenz bestätigt.

So fanden Gado et al. (1982) bei dementen Patienten in einem sehr viel höheren Prozentsatz Vergrößerungen des Ventrikelvolumens als bei einer gleichaltrigen Kontrollgruppe. Auch nach Damasio et al. (1983) vermögen volumetrische Ventrikelvermessungen signifikant Demente von Nicht-Dementen zu differenzieren. George et al. (1983) fanden bei 35 Patienten über 60 Jahre mit seniler Demenz vom Alzheimer Typ nicht nur ein signifikant größeres Ventrikelvolumen als bei einer entsprechenden Kontrollgruppe, sondern darüber hinaus eine Zunahme des Ventrikelvolumens mit zunehmenden kognitiven Störungen. Solche Korrelationen wurden von Wilson et al. (1982) sowie von Naugle et al. (1985) nicht bestätigt, sondern nur die sicheren Beziehungen zwischen Demenz und innerer Hirnatrophie.

Unsere eigenen Ergebnisse zu der Frage, welche Bedeutung der inneren und kortikalen Atrophie für die Pathogenese von Demenzprozessen zukommt, sind der Tabelle 1 zu entnehmen.

Diesen Untersuchungen liegen lineare Messungen der inneren Liquorräume im CT zugrunde. Außerdem wurde ein approximativer Furchenindex in Anlehnung an De Leon et al. (1980) ermittelt (Kohlmeyer u. Shamena 1983; Kohlmeyer 1985, 1986a, b). Eingeschlossen in diese Studie waren 150 Patienten mit der klinischen Diagnose Demenz über 60 Jahre. Als Kontrollgruppe dienten 150 altersentsprechende Patienten ohne Demenz, die wegen reaktiver Depression, Neurose, Kopfschmerzen oder unsystematischen Schwindels zur computertomographischen Untersuchung überwiesen worden waren. Patienten mit einer Vorgeschichte von Drogen- oder Alkoholabusus, epileptischen Anfällen, Kopftrauma, transitorischen ischämischen Attacken oder Schlaganfall, sowie mit neurologischen Symptomen oder pathologischen EEG-Befunden waren aus der Kontrollgruppe ausgeschlossen. Das mittlere Lebensalter der nicht-dementen Gruppe

Tabelle 1. Die Weite innerer und äußerer liquorführender Räume im kranialen CT bei je 150 alten Menschen von 60 bis 98 Jahren ohne und mit Demenz. Legende siehe Text

Altersgruppe klinisch	3. Ventrikel < 8 mm		Huckman Zahl < 52 mm		Ventrikelindex > 1.6		Cella media Index $> 4,0$		Kortikale Furchen mm	
60–64										
⌀ Demenz (29)	5,44	(0,58)	47,37	(3,51)	1,83	(0,12)	4,78	(0,27)	10,32	(3,3)
Demenz (25)	9,5 xxx	(3,82)	63,83xxx	(4.89)	1,25xxx	(0,09)	3,38xxx	(0,28)	18,33xx	(8,7)
65–69										
⌀ Demenz (27)	6,53	(1,38)	49,56	(3,83)	1,85	(0,17)	4,78	(0,86)	14,26	(3,59)
Demenz (26)	9,12xxx	(3,06)	64,92xxx	(7,20)	1,35xxx	(0,13)	3,76xxx	(0,40)	18,00x	(4,05)
70–74										
⌀ Demenz (40)	7,91	(1,40)	49,98	(5,00)	1,81	(0,20)	5,03	(0,75)	15,28	(3,90)
Demenz (39)	11,18xxx	(4,15)	69,62xxx	(8,10)	1,26xxx	(0,13)	3,46xxx	(0,33)	17,37	(3,60)
75–79										
⌀ Demenz (35)	8,04	(1,96)	51,21	(5,10)	1,76	(0,17)	4,87	(0,9)	16,33	(3,96)
Demenz (41)	11,10xxx	(2,98)	68,40xxx	(9,90)	1,26xxx	(0,13)	3,51xxx	(0,41)	17,95	(4,66)
> 80										
⌀ Demenz (19)	8,68	(2,03)	52,04	(4,04)	1,78	(0,09)	4,80	(0,07)	17,67	(4,04)
Demenz (19)	11,38x	(1,81)	70,47xxx	(5,60)	1,22xxx	(0,15)	3,36xxx	(0,24)	18,05	(5,28)

betrug 73,3 Jahre und das der dementen Gruppe 74 Jahre. Aus allen Meßwerten wurden Durchschnittswerte und Standardabweichungen für Altersgruppen in jeweils 5-Jahres-Abständen berechnet. Die statistische Analyse erfolgte nach Student's-Test. In der Tabelle bedeuten ein Kreuz (x) eine statistische Signifikanz von $p < 0.01$, zwei Kreuze(xx) $p < 0,01$, drei Kreuze (xxx) $p < 0,05$.

Aus unseren Untersuchungen ergibt sich, daß bei Patienten mit Demenz in vergleichbaren Altersgruppen der dritte Ventrikel signifikant erweitert ist. Diese Erweiterung ist schon zwischen dem 60. und 64. Lebensjahr so erheblich, daß die Normwerte für das Lebensalter von über 60 Jahren deutlich überschritten werden. In den Kontrollgruppen blieb eine gewisse, altersabhängig zunehmende Erweiterung der Seitenventrikel auch im höchsten von uns untersuchten Lebensalter immer im Bereich der Normwerte, wie sie in Tabelle 1 oben angegeben sind. Auf der anderen Seite zeigt jeder dieser Parameter in den Gruppen mit Demenz eine statistisch signifikante Ventrikelerweiterung im Vergleich mit den Kontrollen. Eine unterschiedliche Breite der kortikalen Furchen zwischen den Dementen und

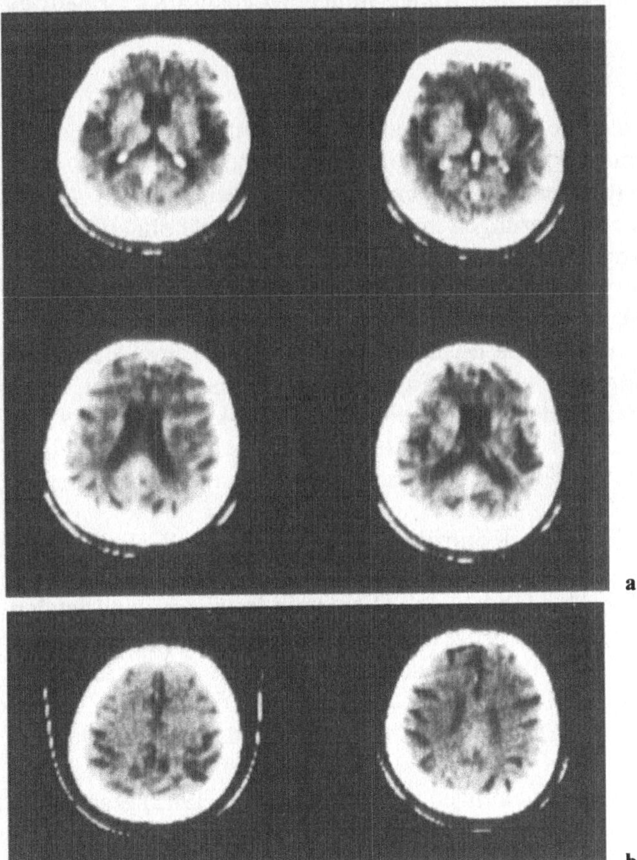

Abb. 2a, b. Computertomogramm eines 98jährigen Patienten ohne Zeichen von organischer Wesensänderung. Altersbedingte sehr starke Furchenerweiterung bei schmalen Seitenventrikeln

Nicht-Dementen war nur zwischen 60 und 69 Jahren erkennbar; diese Differenz war aber nur von geringer statistischer Signifikanz. Nach dem 70. Lebensjahr waren Unterschiede in der Breite der kortikalen Furchen bei Dementen und Nicht-Dementen nicht mehr vorhanden. Darum hat nach unseren Ergebnissen das Vorkommen von noch so erweiterten kortikalen Furchen im CCT alter Menschen nichts mit Demenz zu tun, sondern muß als ein computertomographisches Symptom des physiologischen Involutionsprozesses der Hirnrinde angesehen werden. Als Beispiel zeigt die Abb. 2a und b das computertomographische Bild eines 98jährigen Mannes ohne Demenz und OPS, der nach einer vertebrobasilären Untersuchung überwiesen wurde.

Diese unsere Ergebnisse stimmen gut mit den vergleichenden computertomographischen und kernspintomographischen Untersuchungen von Alavi et al. (1986) überein. Auch von diesen Autoren wird die kortikale Atrophie im CCT als "an inferior discriminator" bezeichnet, die für die Unterscheidung zwischen normalem Alterungsprozeß des Gehirns und Demenz im hohen Lebensalter wenig geeignet sei. Anders ist das selbstverständlich – wie die Abb. 3a und b zeigt – bei kortikalen Atrophien im mittleren und frühen höheren Lebensalter zu beurteilen.

b) Dichtemessungen

In den letzten zehn Jahren ist versucht worden, den computertomographischen Veränderungen bei der Demenz durch Dichtemessungen näher zu kommen. Naeser et al. (1980) fanden bei präseniler Demenz und seniler Demenz vom Alzheimer Typ signifikante Dichteminderungen im Centrum semiovale ohne Überlappung mit einer Kontrollgruppe, und dies unabhängig davon, ob eine Atrophie in der CCT nachweisbar war oder nicht. Bondareff et al. (1981) ermittelten bei 25 Patienten mit einer senilen Demenz vom Alzheimer Typ im Vergleich mit einer altersentsprechenden Kontrollgruppe geringere Dichtewerte im medialen Temporallappen bilateral, präfrontal und im Caput nuclei caudati. George et al. (1981) beschrieben einen Verlust der Unterscheidungsmöglichkeit von grauer und weißer Substanz in der CCT bei Patienten mit seniler Demenz vom Alzheimer Typ, was ebenfalls auf Dichteveränderungen im Vergleich mit normalem Hirngewebe zurückzuführen ist.

Dichtemessungen mit klinischen Kontrolluntersuchungen im Verlauf seniler Demenzen vom Alzheimer Typ wurden von Naguib u. Levy (1982a, b) sowie Colgan (1985) vorgenommen. Sie fanden, daß Dichteminderungen im parietalen Marklager, die eine Ausdehnung des Prozesses von temporal nach parietal anzeigen, eine schlechte Prognose sowohl im Hinblick auf die Progression der Demenzsymptomatologie als auch quo ad vitam bedeuten. Dichteminderungen in beiden Thalami sind nach Colgan (1985) als Hinweis auf eine ungünstige klinische Prognose zu betrachten.

Diesen Befunden stehen Untersuchungen von Wilson et al. (1982) gegenüber, bei denen die Dichte in 14 Hirnregionen bei Patienten mit seniler Demenz im Vergleich zu einer Kontrollgruppe bestimmt und dabei keine Unterschiede gefunden wurden. Auch in unseren eigenen Untersuchungen (Kohlmeyer 1985) spielten Dichtemessungen bei der CCT-Diagnostik der Demenz keine bedeutungsvolle Rolle.

4. Differentialdiagnose verschiedenartiger Demenzprozesse

Bei Patienten mit organischem Psychosyndrom oder Demenz leistet die CCT einen wichtigen Beitrag zur Differentialdiagnose von zugrunde liegenden organischen Hirnerkrankungen.

a) Multi-Infarkt-Demenz und Demenzen vom Alzheimer Typ

Nach den pathologisch-anatomischen Untersuchungen von TOMLINSON et al. (1970) stellen einerseits die Alzheimersche Krankheit im engeren Sinne und die senile Demenz vom Alzheimer Typ (SDAT), andererseits die Multi-Infarkt-Demenz (MID) – auch „vaskuläre Demenz" genannt – bei weitem die häufigsten Formen der Demenz im höheren Lebensalter dar. Zwar kann die endgültige Differentialdiagnose nur auf Grund des autoptischen Befundes gestellt werden, wobei sich gerade die Demenzen vom Alzheimer Typ durch charakteristische histologische Veränderungen auszeichnen. Auch klinisch ist auf Grund von Symptomatologie und Verlauf zumindest in vielen Fällen eine ausreichende Unterscheidung möglich. Für die Differentialdiagnose kommt aber auch der CCT als einer makromorphologischen Methode erhebliche Bedeutung zu. Mit Hilfe dieses neuroradiologischen Verfahrens lassen sich Residuen von alten Hirninfarkten bis herunter zu einer Größenordnung von drei bis vier Millimeter Ausdehnung nachweisen; bei der Untersuchung mit hochauflösenden Computertomographen der dritten oder vierten Generation sind sogar noch kleinere Herde im CT-Bild erkennbar.

LADURNER u. SAGER (1981) sind den computertomographischen Kriterien der vaskulären Demenz nachgegangen. Sie untersuchten ein Krankengut mit Schlaganfällen infolge Hirnfarkt und verglichen dabei eine Gruppe von Patienten, die eine Demenz aufwiesen, mit einer zweiten Gruppe von nicht-dementen Patienten. Wie nicht anders zu erwarten, fand sich in der Gruppe mit Demenz signifikant häufiger eine Hirnatrophie. Außerdem ließen sich in dieser Gruppe signifikant häufiger multiple, meist bilaterale Infarkte mit Schwerpunkt im Versorgungsgebiet der Arteria cerebri media nachweisen. Multiple, häufiger bilaterale Hirninfarkte in Verbindung mit Hirnatrophien wurden daher von den Autoren als wesentliches computertomographisches Korrelat der vaskulären Demenz bezeichnet. Bei einer späteren Untersuchung von LADURNER et al. (1983) wurde lediglich von dem Vorhandensein von Infarkten im CCT ausgegangen, ohne daß die untersuchten Patienten im gegenwärtigen klinischen Befund oder in der Vorgeschichte das Bild eines Schlaganfalls aufgewiesen hatten. Auch in dieser Studie wurden bei Dementen signifikant häufiger multiple Infarkte in der dominanten Hemisphäre und auch wiederum häufiger Hirnatrophien gefunden. Allerdings wiesen nur 54% der Patienten mit multiplen Infarkten im CCT die Symptome einer Demenz auf. Andererseits wiesen die Autoren darauf hin, daß das Fehlen von Infarkten im CCT die klinische Diagnose einer Multi-Infarkt-Demenz bzw. einer vaskulären Demenz nicht unbedingt ausschließt, da der Erkennbarkeit eines Hirninfarkts natürlich durch das Auflösungsvermögen des CT-Systems Grenzen gesetzt sind. Diese Grenzen können auch durch die Zeitpunkte des Auftretens des Hirninfarktes und der computertomographischen Untersuchung gegeben sein; es gibt nämlich Stadien im Verlauf eines Hirninfarkts, in dem dieser im CCT nicht sichtbar ist (AULICH et al. 1976; BECKER et al. 1979; BECH SKRIVER u. SKYHÖJ OLSEN 1981; BORIES et al. 1985). Auf die unsicheren Beziehungen zwischen Multi-Infarkt- bzw. vaskulärer Demenz und computertomographischem Befund wurde auch von GROSS et al. (1982) sowie von ZEUMER u. HACKE (1982) hingewiesen.

Im Gegensatz dazu nehmen LOEB u. GANDOLFO (1983) eine weit sicherere Position hinsichtlich der differentialdiagnostischen Bedeutung der CCT ein. Die Autoren sprechen nur dann von einer Multi-Infarkt-Demenz, wenn im CCT multiple

Infarkte nachweisbar sind. Sofern sich dagegen in der CCT nur eine einzige gefäß-
abhängige Läsion findet, müsse hierfür die Bezeichnung „vaskuläre Demenz" gewählt werden. Bei einem Fehlen einer dieser beiden Veränderungen müsse eine
Demenz vom Alzheimer Typ angenommen werden. Auf dieser Grundlage korre-
spondierte die klinische Diagnose, die auf Grund des Ischemic Score als Multi-
Infarkt-Demenz oder vaskuläre Demenz gestellt worden war, in 94% mit der
Gruppierung in der CCT. Bei den computertomographisch als SDAT klassifizierten Fällen war eine Übereinstimmung zwischen klinischem und neuroradiologi-
schem Befund nur in 69% der Fälle vorhanden. Auch nach JACOBY (1984) ist mittels CCT die SDAT von der MID gut zu unterscheiden, wenn auch immer an die
Möglichkeit des gemeinsamen Auftretens von computertomographischen Veränderungen im Sinne von SDAT und MID gedacht werden solle, also an die Mischfälle im Sinne von TOMLINSON et al. (1970).

Wir haben eigene Untersuchungen zu computertomographischen Befunden bei Demenz unter besonderer Berücksichtigung der Differentialdiagnose von SDAT und MID zwischen 1982
und 1985 durchgeführt (KOHLMEYER 1982, 1983, 1985, 1986a, b). Eine dieser Studien bezieht sich
auf 621 über 65jährige Patienten mit der klinischen Diagnose der Demenz (Tabelle 2). Dabei
fand sich in 41,2% der Fälle das Vorliegen einer diffusen Hirnatrophie ohne Zeichen einer vaskulären Läsion. Bei 15,3% der Fälle ließen sich dagegen hypodense fokale Läsionen in der CCT
nachweisen, die meist multipel lokalisiert waren. Von den 95 Patienten, die zur letztgenannten
Gruppe gehörten und bei denen die CCT-Diagnose einer MID gestellt wurde, war in 59% der
Fälle gleichzeitig eine Hirnatrophie erkennbar. Es muß angenommen werden, daß es sich bei einem Teil dieser Gruppe um Mischfälle einer Multi-Infarkt-Demenz und einer Demenz vom Alzheimer Typ handelt, wenngleich die groben vaskulären Läsionen im CCT das Bild bestimmten.

b) Vaskuläre Enzephalopathie

Wie aus Tabelle 2 ersichtlich, wurden 18% unseres oben genannten Untersu-
chungskollektivs einer Sondergruppe von Demenzprozessen zugeordnet, die wir
unter der Bezeichnung „vaskuläre Enzephalopathie" zusammengefaßt haben. Bei

Tabelle 2. CT-Befunde bei 621 Patienten über 65 Jahre mit der klinischen Diagnose: Demenz

Alter Zahl	Normal	Atrophie	Infarkte	Vaskuläre Enzephalo-pathie	Raumf. Prozesse Kommuniz. Hydrozephalus
65–75	71	119	52	38	16
296	24,0%	40,2%	17,6% (29 = 55,8%)	12,8% (30 = 78,9%)	5,4%
> 75	57	137	43	74	14
325	17,5%	42,2%	13,2% (27 = 62,8%)	22,8% (45 = 60,8%)	4,3%
Gesamt	128	256	95	112	30
621	20,6%	41,2%	15,3% (56 = 58,9%)	18% (75 = 67,0%)	4,8%

( ) = Anteil mit Atrophie

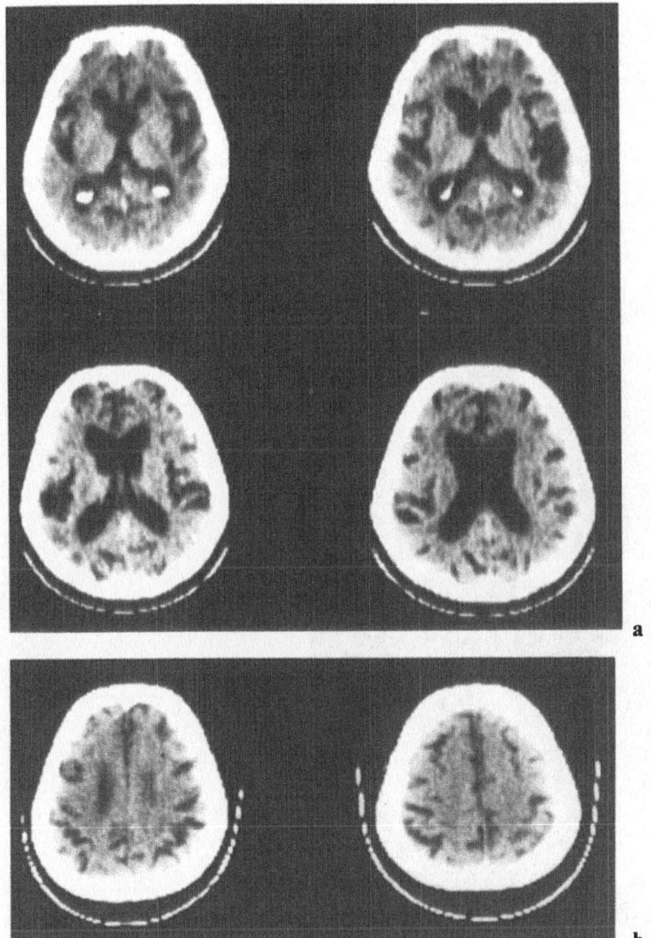

Abb. 3a, b. Computertomogramm eines 65jährigen Patienten mit einer seit mehreren Jahren progredienten präsenilen Demenz (Alzheimer). Sehr stark erweitertes Ventrikelsystem sowie für dieses Lebensalter maximal verbreiterte Furchen

dieser Untergruppe fällt in der CCT vor allem eine verminderte Dichte im Marklager peri- und supraventikulär, vor allem parieto-okzipital und im Centrum semiovale auf (Abb. 4a und b). Es handelt sich dabei um Demyelinisierungen im Marklager, die wahrscheinlich vaskulären Ursprungs sind und gewisse Beziehungen zur erstmals von BINSWANGER 1894 beschriebenen Encephalitis subcorticalis chronica progressiva aufweisen. Bis zur Einführung der Computertomographie war diese Diagnose neuropathologischen Untersuchungen vorbehalten, und bei den entsprechenden Patienten handelte es sich um solche mit jahrelang bestehender hochgradiger Demenz und meist auch neurologischen Ausfällen, die an internistischen Komplikationen gestorben waren. Der neuropathologische Befund bestand in arteriosklerotischen Veränderungen der langen Markarterien und diffusen Demyelinisierungen im Marklager, wobei der Kortex typischerweise als voll-

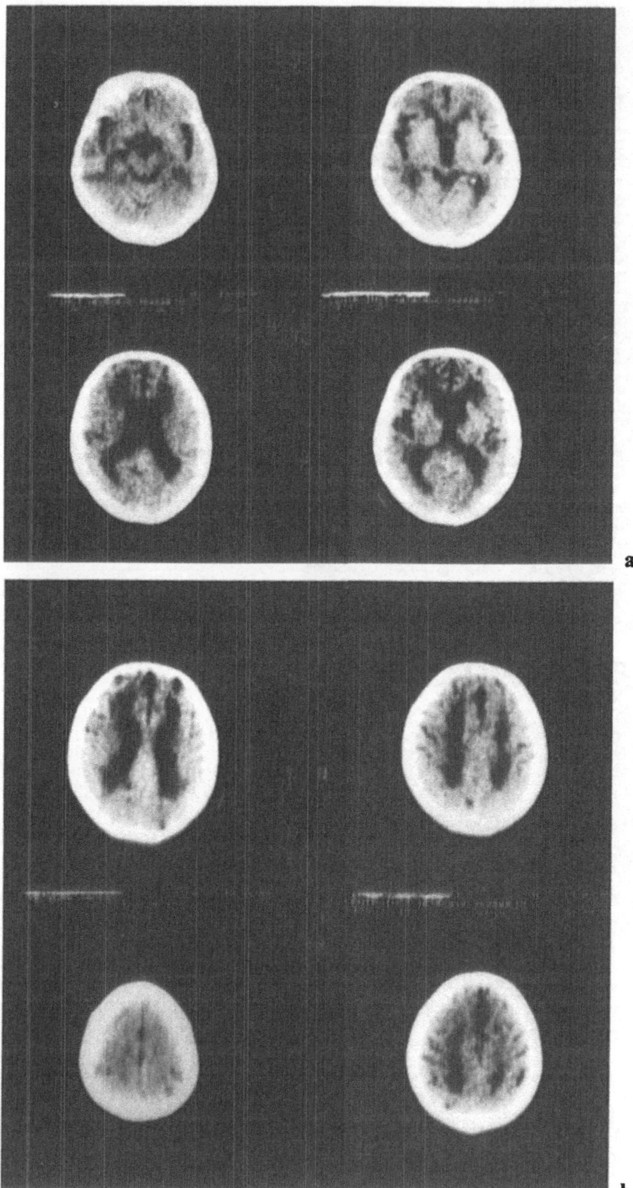

Abb. 4a, b. Computertomogramm eines 74jährigen Patienten mit fortgeschrittener Demenz. Innere und kortikale Hirnatrophie sowie ausgeprägter peri- und supraventrikuläre Hypodensitäten als computertomographische Zeichen einer vaskulären Enzephalopathie

ständig frei von arteriosklerotisch bedingten Veränderungen beschrieben wurde. Erst mit Einführung der Computertomographie-Geräte der zweiten Generation wurde das Interesse der Neuroradiologen und Neuropsychiater an der nun in vivo zu diagnostizierenden subkortikalen arteriosklerotischen Enzephalopathie wach

(DE REUCK et al. 1980; VALENTINE et al. 1980; LOIZU et al. 1981; ZEUMER et al. 1981). Neuere Forschungsergebnisse haben zu einem grundlegenden Wandel in der Erkenntnis dieser Krankheit sowohl in pathogenetischer als auch in klinischer Hinsicht geführt, so daß heute nicht mehr nur von subkortikaler arteriosklerotischer Enzephalopathie gesprochen wird, sondern unter dem Eindruck der computertomographischen Befunde von Marklager-Demyelinisierungen, die auch bei Patienten ohne Arteriosklerose und Hypertonie vorkommen, benutzt man hierfür in jüngster Zeit allgemeinere, pathogenetisch nichts präjudizierende diagnostische Bezeichnungen, z. B. "white matter changes" bzw. "white matter diseases" (VALENTINE et al. 1980; ZATZ et al. 1982 b; ERKINJUNTTI et al. 1986, 1987), "leukoencephalopathy" (GEORGE et al. 1986), "periventricular lucencies" (LONDON et al. 1986) oder „Leuko-Araiosis" (s. hierzu Arch Neurol 44 (1987) 21–23, 30–39, 42–47).

Neuropathologisch-computertomographisch-klinische Vergleichsuntersuchungen von GOTTFRIES et al. (1985), BRUN u. ENGLUND (1986), ERKINJUNTTI et al. (1986, 1987) haben gezeigt, daß solche Demyelinisierungen in bis zu zwei Dritteln von neuropathologisch gesicherten Alzheimer Fällen vorkommen und daß auch bei diesen ein vaskulärer Prozeß – von BRUN u. ENGLUND (1986) Fibrohyalinose genannt – am wahrscheinlichsten ist. Die Leuko-Araiosis wird im CCT bei 31,9% von klinisch der senilen Demenz vom Alzheimer Typ (SDAT) zugerechneten Fällen beobachtet, dagegen in 75% der klinisch als Multi-Infarkt-Demenz (MID) klassifizierten Kranken (s. o. g. Arch Neurol). Nur bei 44% aller Patienten mit Demenz und Leuko-Araiosis im CCT besteht eine Hypertonie. Hypotonien in der Vorgeschichte sollen häufiger sein (BRUN u. ENGLUND 1986). Andererseits werden die Demyelinisierungen im CCT nicht nur beim Vorliegen von Demenz oder OPS, sondern auch bei phasenhaft verlaufenden Psychosen mit depressiver oder paranoider Symptomatik im höheren Lebensalter (ZEUMER et al. 1981; OLBRICH et al. 1988) und sogar ohne jede psychische Störung in 7% bis 16% mit steigendem Lebensalter zunehmend (ERKINJUNTTI et al. 1987) beobachtet. Allerdings werden diese Demyelinisierungen im CCT beim Vorliegen von Demenz und OPS etwa dreimal so häufig gesehen wie bei Patienten ohne diese klinischen Syndrome.

Unter Berücksichtigung der genannten Ergebnisse fassen wir derartige computertomographische Befunde als das morphologische Korrelat einer vaskulären Enzephalopathie auf, wobei wir uns weder auf die arteriosklerotische Grundlage der zerebralen Angiopathie noch auf die ausschließlich vaskuläre Pathogenese der morphologischen Veränderungen festlegen. Die Befunde rechtfertigen aber die Annahme, daß bei der Entwicklung von organischen Psychosyndromen und Demenzen in einer weit höheren Zahl mit einer vaskulären Beteiligung zu rechnen ist – nach O'BRIEN (1987) in 30–50% aller Demenzfälle – als bisher angenommen. In den neuropathologischen Untersuchungsergebnissen von TOMLINSON et al. (1970) wurden diese Marklagerläsionen bei der Klassifizierung von Demenzprozessen nicht berücksichtigt.

Stehen Atrophien, Rinden- oder Marklagerinfarkte sowie die Zeichen einer vaskulären Enzephalopathie nach dem Umfang ihres Vorkommens auch ganz im Vordergrund der Diagnostik mittels CCT bei Demenzen, so sollte bei fehlenden derartigen computertomographischen Veränderungen und der sicheren klinischen Diagnose einer Demenz besonders auch an die Beurteilung der Thalami im CCT gedacht werden. War die thalamische Demenz schon seit langem durch neuropathologische Untersuchungen bekannt, so ist die Bedeutung bilateraler, vor allem vaskulärer Thalamusläsionen für Entstehung und Verlauf eines besonderen Demenz-, aber auch eines amnestischen Syndroms in vivo erst durch computertomographische Untersuchungen bekannt geworden (VON CRAMON u. EILERT 1979; VON CRAMON et al. 1981).

Tabelle 3. Gegenüberstellung der klinischen und computertomographischen Diagnosen bei 400 Patienten mit Demenz. Mittleres Lebensalter 70,1 Jahre

Klinisch		Computertomographie			
		Atrophie ohne vaskuläre Zeichen	Atrophie mit vaskuläre Zeichen	Raumfordernde Prozesse Kommuniz. Hydrozephalus	Normal
SDAT	256	171	36	8	41
	64%	67%	14%	3%	16%
MID	92	40	39	8	5
	23%	44%	42%	9%	5%
Nicht klassi- fiziert	52	13	16	10	13
	13%	24%	31%	20%	25%
Gesamt	400	224	91	26	59
	100%	56%	23%	7%	15%

c) Hirntumoren, subdurales Hämatom, kommunizierender Hydrozephalus

Eine weitere Untergruppe unserer genannten Untersuchungsserie (Tabelle 3) besteht aus 4,8% des Ausgangskollektivs und setzt sich aus Patienten zusammen, bei denen als Ursache der Demenz behandelbare Hirnkrankheiten nachgewiesen wurden. Es handelt sich dabei vor allem um Tumoren und subdurale Hämatome sowie um Patienten mit kommunizierendem Hydrozephalus. BRADSHAW et al. (1983) beziffern in ihrem Material die durch CCT diagnostizierten behandelbaren Hirnerkrankungen bei der klinischen Diagnose Demenz mit über 10%, davon raumfordernde Prozesse mit 8,4%. JACOBY (1984) fand unter seinen 40 als SDAT diagnostizierten Fällen computertomographisch zweimal – also in 5% – raumfordernde Prozesse. Auf Grund unserer eigenen Beobachtungen handelt es sich bei den Hirntumoren in der Mehrzahl um gutartige, frontal sowohl links als auch rechts und temporal rechts lokalisierte Geschwülste.

Dem kommunizierenden Hydrozephalus (ADAMS et al. 1965) – auch Normaldruck-Hydrozephalus genannt – liegt eine Liquorzirkulationsstörung zugrunde, die im CCT durch Nachweis des Liquorrefluxes in der Computer-Kontrast-Zisternographie nachgewiesen werden kann. Dabei wird lumbal intrathekal ein anionisches wässeriges Kontrastmittel eingebracht; 3, 6 und 24 Stunden nach der Kontrastmittelapplikation werden computertomographische Untersuchungen durchgeführt (GREITZ u. HINDMARSH 1974). Diese Methode hat die Isotopen-Zisternographie weitgehend abgelöst, die früher für die Diagnose des kommunizierenden Hydrozephalus herangezogen wurde.

d) Demenzprozesse ohne CCT-Veränderungen

Daß insgesamt 20% der von erfahrenen Neurologen und Psychiatern als Demenz diagnostizierten 621 Patienten ein normales CCT aufwiesen (Tabelle 2), stimmt mit den Angaben anderer Autoren überein, z.B. bei BRADSHAW et al. (1983) 16,4% und bei JACOBY (1984) etwa 20%.

Über die positive Bedeutung der PET für solche Fälle liegen inzwischen ausgiebige Erfahrungen vor (ALAVI et al. 1986; HEISS 1986; HEISS et al. 1986; FRACKOWIAK 1986; HEDDE u. REISCHIES 1986).

Auch die SPECT, z. B. mit J-Isopropyl-Amphetamin kann durch die Darstellung bestimmter Verteilungsmuster von lokaler zerebraler Minderdurchblutung im Mark und in der Rinde der Großhirnhemisphären zur Klärung der Differentialpathogenese von Demenzsyndromen beitragen (KAISER-MARTINI et al. 1987).

Auf die Rolle der KST wird noch zurückzukommen sein.

e) Gegenüberstellung von klinischer Diagnose und CCT-Befunden

In einer anderen eigenen Untersuchungsserie haben wir bei 400 Patienten mit einer Demenz die klinische Diagnose mit den computertomographischen Befunden verglichen. Auch an diesem Patientenkollektiv ist wiederum bemerkenswert, daß in 26 Fällen – also bei 7% der Fälle – durch die CCT eine behandelbare Ursache der Demenz aufgedeckt werden konnte. Trotz deutlicher klinischer Symptome der Demenz war die CCT bei 59 Patienten – 15% der Fälle – unauffällig. Der Anteil solcher normaler Computertomogramme lag in der klinisch nicht klassifizierten Demenzgruppe mit 25% erheblich höher als bei den Patienten, die klinisch der Gruppe der Multi-Infarkt-Demenz oder der Demenz vom Alzheimer Typ zugeordnet worden waren. Vermutlich drückt sich hierin die Gefahr aus, Patienten mit einer depressiven Pseudodemenz als Fälle von nicht näher klassifizierbarer Demenz fehlzudiagnostizieren.

In 67% der klinisch als SDAT klassifizierten 256 Patienten zeigte das CCT eine diffuse Hirnatrophie ohne Zeichen einer vaskulären Läsion. Auch nach dem CT-Befund war also eine primär degenerative Atrophie wahrscheinlich. Die Übereinstimmung mit den computertomographischen Ergebnissen war dagegen in der Gruppe von klinisch diagnostizierter Multi-Infarkt-Demenz weniger gut, denn nur bei 42% der 92 Patienten waren hypodense, fokale Läsionen im CCT nachweisbar, während bei den übrigen Patienten lediglich Zeichen der Atrophie ohne Infarktresiduen im CCT nachgewiesen werden konnten. Offenbar werden also vaskuläre Demenzen klinisch zu häufig diagnostiziert. Allerdings wurden evtl. vorhandene Demyelinisierungen im Sinne der vaskulären Enzephalopathie in dieser Gegenüberstellung nicht berücksichtigt, da etwas über 100 Patienten dieser Studie mit einem Computertomographen der ersten Generation untersucht worden waren, dessen Ergebnisse auf Grund des minderen Auflösungsvermögens nicht zu dieser Diagnose zu führen vermochten (KOHLMEYER 1986 b).

f) Chronischer Alkoholismus

Eine zunehmend häufige Ursache von organischen Psychosyndromen – seltener auch von Demenzsyndromen – ist der chronische Alkoholismus. Seit 1978 ist durch wiederholte Mitteilungen zu diesem Thema bekannt, daß dieser zwischen 56% und 75% zu einer Hirnatrophie im CCT führen kann (GÖTZE et al. 1978; STROBL et al. 1980; ISCHII 1983; RON 1983). Bei eigenen computertomographischen Untersuchungen von Patienten mit chronischem Alkoholismus und altersentsprechenden Kontrollgruppen mit den Diagnosen Neurose, Kopfschmerz und nicht systematischer Schwindel ohne neurologische Symptome und EEG-Verän-

derungen (Kohlmeyer et al. 1987) fand sich, daß sich Alkoholiker mit 98%iger
rscheinlichkeit auf Grund des CCT-Befundes von Nicht-Alkoholikern unterscheiden lassen; die Diagnose eines chronischen Alkoholismus war in dieser
Untersuchung auf Grund der Weite der Liquor- und insbesondere der Subarach-
noidalräume einschließlich der Furchen des Zerebellum und des Kleinhirnwurms
auch ohne Kenntnis von weiteren Befunden und anamnestischen Daten mit 84%
iger Wahrscheinlichkeit möglich.

Im Rahmen eines anderen computertomographischen Projektes konnten wir
später noch einmal 128 Patienten im Alter von über 65 Jahren neuroradiologisch
untersuchen, die wegen auffälliger organisch bedingter psychischer Störungen
nach extrem chronischem Alkoholismus in psychiatrischen Landeskrankenhäu-
sern untergebracht waren. In dieser Patientengruppe dominiert das Vorkommen
von vorwiegend kortikalen und zerebellären Atrophien mit 65%, eine computertomographische Symptomkombination, die in keiner anderen psychiatrischen
Krankheitsgruppe vorkommt. Auf die hohe Signifikanz von Kleinhirnhemisphä-
ren- und Wurmatrophie in der CCT für die Diagnose des chronischen Alkoholismus ist auch von Haubeck u. Lee (1979) hingewiesen worden. Der Neuropsychiater sollte aber auch stets daran denken, daß ein progressives organisches Psychosyndrom bei einem Alkoholiker im Alter von über 65 Jahren in nicht seltenen
Fällen – nämlich in 7% – ein subdurales Hämatom zur Ursache haben kann.
Artmann et al. (1984) haben auf die Reversibilität atrophischer Hirnveränderungen bei chronischen Alkoholikern nach einer Abstinenzzeit zwischen 9 und 20
Monaten hingewiesen, wobei die Rückbildung der Furchenerweiterung eindrück-
licher war als die der inneren Liquorräume.

Einen wesentlichen diagnostischen Beitrag vermag die CCT auch bei der als Folge von chronischem Alkoholismus, seltener aus anderen Ursachen sich entwickelnden zerebralen pontinen
und außerpontinen Myelolyse zu liefern (Schroth 1984).

g) Andere Demenzprozesse

Bei progressiver Paralyse oder Lues cerebrospinalis kann die CCT lediglich, wenn
überhaupt, den pathologischen Hirnbefund aufzeigen. Die spezifische Diagnose
muß sich aus der Vorgeschichte, dem klinischen Befund und den Laborparame-
tern ergeben (Godt et al. 1979). Auch bei internen Erkrankungen mit sekundärer
Hirnbeteiligung in Form von chronischen oder subchronischen Psychosen kann
die CCT zur Sicherung der Hirnbeteiligung nützlich sein; wenn sie natürlich auch
keinen entscheidenden Beitrag zur Pathogenese und Ätiologie liefert.

Beim Morbus Whipple wurden ausgedehnte Demyelinisierungen der weißen Substanz mit
Kontrastmittelanreicherung im CCT beschrieben (Ludwig et al. 1981; Lisson u. Wallesch
1981; Wallesch u. Lisson 1982). Bei Dialysepatienten mit chronischer Enzephalopathie und
entsprechenden psychischen Veränderungen können im CCT Dichteminderungen der grauen
und weißen Hirnsubstanz beobachtet werden, die reversibel sind und sich in zeitlicher Abhängigkeit von erneuten Dialysen wieder entwickeln (Dettori et al. 1982). Selbstverständlich ist die
CCT ein unentbehrliches diagnostisches Instrument, wenn es im Verlaufe eines bekannten Ma-
lignoms zur Entwicklung eines organischen Psychosyndroms kommt; mit ihrer Hilfe kann rasch
und sicher geklärt werden, ob eine zerebrale Metastasierung oder eine paraneoplastische Enzephalopathie vorliegt.

Schließlich sollen noch einige seltener vorkommende zerebrale Krankheitsprozesse erwähnt
werden, die für etwa 5% aller Demenzsyndrome verantwortlich sein dürften. Der *Morbus Pick*
ist durch ein relativ charakteristisches atrophisches Muster mit lokaler frontaler Akzentuierung

gekennzeichnet (MEESE u. GRUMME 1980); ähnliche Fälle haben auch wir im CCT bei klinisch hinreichend gesicherten Fällen von Pickscher Krankheit gesehen. Auch für die *Huntingtonsche Krankheit* sind, wenn auch nicht gerade spezifische, im Zusammenhang mit klinischen Daten aber doch recht typische Atrophiemuster mit lokaler Ausweitung der den Nucleus caudatus berührenden Ventrikelbegrenzung in Form einer Vergrößerung des Bicaudatum-Index beschrieben worden (STOBER et al. 1984; LANG 1985). Die *Creutzfeldt-Jacobsche Krankheit* zeichnet sich im CCT insbesondere durch Zeichen einer inneren Atrophie aus, die – wie bei keiner anderen zur Demenz führenden Krankheit – extrem rasch im Verlaufe weniger Monate fortschreitet (ZIEGER et al. 1981; WESTPHAL u. SCHACHENMAYR 1985). Bei der *Parkinsonschen Krankheit* ist nach FISCHER et al. (1976) sowie BECKER et al. (1979) eine Hirnatrophie nur in 51,4% zu erwarten; sie betrifft sowohl die inneren als auch die äußeren Liquorräume und ist in ihrem Auftreten und in ihrer Intensität von der Dauer der Krankheit abhängig.

5. Das Computertomogramm bei depressiven und paranoiden Psychosen der zweiten Lebenshälfte

Depressive und paranoide Psychosen im höheren Lebensalter werden nicht selten mit dem Verdacht einer Hirnatrophie einer computertomographischen Untersuchung zugewiesen. Mit etwa zwei Drittel überwiegen die Normalbefunde, die unter den Depressiven im Alter über 75 Jahre aber mit nur 40% deutlich abnehmen, wogegen die vaskulär abhängigen Läsionen im CCT in diesem Lebensalter stark ansteigen, vor allem auch die vaskuläre Enzephalopathie. Damit wird bestätigt, daß diese Veränderungen im CCT keineswegs nur beim organischen Psychosyndrom und der Demenz vorkommen, sondern vor allem auch altersabhängig sind. Faßt man die Atrophien ohne und mit zusätzlichen vaskulären Läsionen im CCT zusammen, so macht ihr Anteil am Gesamtkrankengut der Altersdepressionen 22% aus. Dies entspricht genau dem Anteil von erweiterten Seitenventrikeln, den auch JACOBY u. LEVY (1980) sowie JACOBY et al. (1981) bei computertomographischen Untersuchungen von depressiven Patienten über 60 Jahre fanden. Es gibt also offenbar im Alter eine Subgruppe von Depressionen, die im Gegensatz zu der Mehrzahl dieser Erkrankungen eine Beziehung zur Hirnatrophie aufweisen; die Erstmanifestation der Depression liegt bei diesen Patienten fast ausnahmslos jenseits des 60. Lebensjahres. Die Untergruppe wurde sowohl in dem Krankengut von JACOBY u. LEVY (1980) sowie JACOBY et al. (1981) als auch in unserem Patientenkollektiv gefunden und dürfte der von MARNEROS (1979, 1982) beschriebenen hirnorganischen Melancholie als klinische Erstmanifestation einer Hirnatrophie entsprechen.

Unter den paranoiden Psychosen im Senium sind die Normalbefunde im CCT gleichermaßen häufig, während Atrophien mit ebenfalls nur 20% eher Ausnahmen darstellen.

II. Kernspintomographie

Über die Bedeutung der Kernspintomographie (KST) in Diagnostik und Forschung bei organischen Psychosen liegen nicht viele Erfahrungen vor. BESSON et al. (1984) fanden bei Dementen zwischen 65 und 85 Jahren eine signifikant verlängerte T_1-Relaxationszeit im Vergleich mit altersentsprechenden Kontrollpersonen, ohne damit zwischen SDAT und MID unterscheiden zu können. Dagegen waren in diesen Untersuchungen die Werte für die Protonen-Dichte der weißen Substanz signifikant höher in Fällen von SDAT, verglichen sowohl mit Kontrollen als auch mit MID. Dieser Befund ergab sich auch dann, wenn die visuelle Inspektion der KST-Bilder keine Veränderungen erbrachte.

Aber auch die Diagnostik aus der Bildgebung kann in einigen Fällen von Demenz der CCT überlegen sein (ALAVI et al. 1986). So kommt es z. B. bei der KST an den Grenzen zwischen Kalotte und Hirnrinde nicht zu den aus der CCT bekannten streifigen Knochenartefakten, die auf computertomographischen Bildern die Furchen bzw. ihre tatsächliche Breite verwischen können. Dadurch werden auf kernspintomographischen Bildern eventuelle frühe Stadien einer kortikalen Atrophie, z. B. bei initialen Fällen einer präsenilen Alzheimerschen Krankheit, besser sichtbar gemacht als durch CCT. Die hierdurch gegebene Möglichkeit der Frühdiagnostik gewinnt durch die Bildgebung des Gehirns in allen drei Ebenen mittels KST noch größere Bedeutung, z. B. wenn es sich um lokale kortikale Atrophien im Temporalbereich bei beginnender Alzheimerscher Krankheit handelt. Auch Infarktareale können mitunter erst durch eine KST sichtbar gemacht werden oder in größerer Zahl erkennbar sein.

Die Magnet-Resonanz-Spektroskopie (MRS) wurde im zerebralen Bereich nur an Leichengehirnen von verstorbenen Alzheimer Patienten durchgeführt (PETTEGREW et al. 1987). Dabei fanden sich erheblich vermehrte Phosphormonoester und Phosphordiester in Arealen, die reichlich Drusen und Neurofibrillenveränderungen enthielten, aber auch erhöhte Phosphormonoester, Phosphoräthanolamine und Phosphorcholine in Regionen ohne solche zytologischen Veränderungen. Aus von derselben Arbeitsgruppe in vitro durchgeführten spektroskopischen Untersuchungen von Rattengehirnen haben sich Hinweise ergeben, die die Aluminiumhypothese für die Pathogenese der Alzheimerschen Krankheit stützen könnten.

Insgesamt ergeben sich also derzeit noch keine zwingenden Indikationen zu einer kernspintomographischen Untersuchung bei körperlich begründbaren Psychosen. Allerdings mag die KST insbesondere bei chronischen organischen Psychosen mitunter einen diagnostischen Beitrag liefern, der über die Aussagekraft einer computertomographischen Untersuchung hinausgeht. In bezug auf funktionell-metabolische Untersuchungen in vivo kommt der MRS gegenwärtig noch nicht die Bedeutung der PET oder SPECT zu.

III. Zerebrale Angiographie

1. Allgemeines

Auch in der Ära der nicht-invasiven zerebral-diagnostischen Verfahren ist die zerebrale Angiographie in zahlreichen Fällen von chronischen organischen Psychosyndromen und Demenzen immer noch von Bedeutung (GROBE 1981). In zahlreichen klinisch-angiographischen Vergleichsuntersuchungen konnte gezeigt werden, daß extrakranielle Stenosen und Verschlußprozesse der Arteria carotis interna, insbesondere bei bilateraler Lokalisation, die Ursache von organischen Psychosyndromen und Demenzen sein können (GROBE 1980, 1981).

Jedoch sind die Ergebnisse der Endarterektomie – und damit der Beseitigung der mutmaßlichen Ursache organischer Psychosyndrome und Demenz – in solchen Fällen äußerst widersprüchlich und können letztlich die Annahme der Verursachung solcher Psychosyndrome durch den obturierenden Prozeß der Arteria carotis interna nicht beweisen (ASKEN u. HOBSON II 1977).

2. Nicht-invasive Verfahren

Bei Verdacht eines stenosierenden oder Verschlußprozesses der extrakraniellen Karotiden als Ursache einer chronischen organischen Psychose sollte die erste Untersuchungsmethode die Doppler-Sonographie der supraaortalen Halsarterien, nach Möglichkeit unter Einschluß des bildgebenden B-Scan-Verfahrens, sein. Erst hieran schließt sich dann gegebenenfalls die Gefäßdarstellung mittels Kontrastmittel zur Vorbereitung eines gefäßchirurgischen Eingriffs an.

3. Intravenöse digitale Subtraktionsangiographie

Die Hoffnungen, die zunächst in die intravenöse digitale Subtraktionsangiographie (DSA) als wenig invasive, weitgehend risikolose Angiographiemethode gesetzt worden sind, haben sich nicht erfüllt. Für die größten Bereiche neuroradiologischer Diagnostik hat sich die intravenöse DSA als nur in beschränktem Maße tauglich erwiesen, und dies insbesondere bei Patienten in höherem Lebensalter. Die bei einer größeren Zahl solcher Patienten vorliegende verminderte Herzleistung kann schon in den Halsarterien zu einer derartigen Kontrasteinbuße führen, daß eine für operative Fragestellungen relevante Diagnose nicht möglich ist. Insbesondere die intrakraniellen arteriellen Gefäße können aber mit Hilfe dieser Methode meist nicht ausreichend sichtbar gemacht werden.

4. Intraarterielle digitale Subtraktionsangiographie

Der intraarteriellen DSA haftet der Nachteil des geringeren räumlichen Auflösungsvermögens an, so daß unter Anwendung der derzeit gebräuchlichen Geräte mit einer Matrix von 512×512 Arterien unter 2 mm nicht mehr zur Darstellung gelangen (TAKAHASHI et al. 1984). Vor allem ein anderer Umstand setzt aber dieser angiographischen wie auch jeder anderen Kathetermethode Grenzen. Es handelt sich bei Patienten mit dem Verdacht eines organischen Psychosyndroms in Folge extrakranieller stenosierender Karotisprozesse in der Regel um alte Menschen mit einer nicht nur im Halsbereich lokalisierten, sondern generalisierten Gefäßkrankheit. Jeder mit den Kathetermethoden vertraute Radiologe weiß aber, daß es schwierig bis unmöglich sein kann, von der Arteria femoralis den Führungsdraht bzw. den Katheter durch arteriosklerotisch geschlängelte Gefäße mit atheromatotischen Auflagerungen bis in den Aortenbogen oder gar in die aus ihm abgehenden supraaortalen Arterien zu führen, und daß diese Manipulation bei gefäßkranken alten Menschen mit einem nicht zu gering zu veranschlagenden Risiko verbunden ist.

5. Konventionelle Angiographie

Zwischen dem jeweils beteiligten Neuroradiologen, dem Neuropsychiater und Gefäßchirurgen muß daher im Einzelfall diskutiert werden, ob bei einer gefäßchirurgischen Fragestellung die intraarterielle DSA oder die konventionelle zerebrale Angiographie – beide mittels selektiver und superselektiver Kathetermethoden – vorzuziehen ist. Wir bevorzugen – wie auch jüngst von CHIRAS et al. (1985) beschrieben – bei zerebralen gefäßdiagnostischen Fragestellungen im höheren Lebensalter für die Darstellung des rechtsseitigen Karotissystems die so gut wie komplikationslose rechtsseitige retrograde Brachialis-Überdruckangiographie und für die des linksseitigen Karotissystems die Direktpunktion der Ateria carotis communis am Hals.

D. Erkrankungen des Kindes- und Jugendalters

Computertomographie-Untersuchungen bei 239 Kindern und Jugendlichen, die mit unterschiedlichsten psychiatrischen Diagnosen stationär in einer kinder- und jugendpsychiatrischen Klinik behandelt wurden, haben in 43% computertomographische Abnormitäten ergeben. Dabei fanden sich vor allem kortikale und innere Atrophien, gefolgt von intrazerebralen Veränderungen, wie Pori, Verkalkungen, traumatischen Substanzdefekten und Tumoren sowie von zerebralen Fehlbildungen (LEHMKUHL et al. 1985). Andere klinisch-computertomographische Vergleichsstudien beschränken sich auf ausgewählte Krankheitsbilder. Hierbei lag der Anteil pathologischer computertomographischer Befunde niedriger, z. B. in einer Gruppe geistig behinderter Kinder bei 20% (LINGAM et al. 1982), bei Sprachverzögerungen bei 37% (SCHÜTZ et al. 1984) und in einer Gruppe von Kindern mit minimaler zerebraler Dysfunktion bei 33% (BERGSTRÖM u. BILLE 1978). Veränderungen in der CCT stellen also beim Zustandekommen von behandlungsbedürftigen kinder- und jugendpsychiatrischen Störungen nur einen unter mehreren anderen pathogenetischen Faktoren dar.

Eine Ausnahme bildet die Anorexia nervosa. Dabei werden – soweit computertomographische Untersuchungen durchgeführt werden – in nahezu 100% der Untersuchten Zeichen von kortikaler Atrophie der Großhirnhemisphären, seltener auch innere und zerebelläre Atrophien gefunden, die sich nach erfolgreicher Therapie, d. h. nach Erreichen des Zielgewichts immer – teils weitgehend, teils vollständig –, zurückbilden (KOHLMEYER et al. 1983; ARTMANN et al. 1985) und die darum auch als Pseudoatrophien bezeichnet werden. Diese Rückbildung korreliert in unserem Krankengut signifikant mit einer Verbesserung neuropsychologischer Testleistungen bei Vergleichsuntersuchungen im Stadium der Atrophie und nach Remission.

Vor einer Überbewertung von computertomographischen Befunden nach schweren Schädel-Hirn-Traumen im Kindesalter im Hinblick auf die weitere psychische und geistige Entwicklung solcher hirngeschädigter Kinder warnen LEHMKUHL et al. (1987), denn sie fanden keine Korrelationen zwischen traumatisch bedingten Veränderungen im CCT in der Akutphase sowie bei späteren Kontrolluntersuchungen und psychopathologischen Befunden. Bei der Prüfung neuropsychologischer Leistungen schnitten posttraumatisch hirngeschädigte Kinder mit kortikaler Atrophie wesentlich besser ab als solche mit innerer Atrophie und Kontusionsherden im CCT.

Schließlich sei noch auf die im Kindes- und Jugendalter sich mit organischen Psychosyndromen, intellektuellem Abbau und oft auch mit neurologischen Ausfällen manifestierenden chronisch-entzündlichen, metabolischen und dystrophischen Hirnerkrankungen hingewiesen, die mit mehr oder minder charakteristischen Veränderungen im CCT einhergehen, wenn auch seltener in den frühesten Stadien, wie z. B. subakute sklerosierende Panenzephalitis, und die verschiedenen Typen von Leukodystrophien. Auch für noch seltener in Kindheit und Jugend auftretende degenerative Hirnerkrankungen, wie z. B. die Pelizäus-Merzbachersche Krankheit und die Wilsonsche Krankheit, sind charakteristische Dichteänderungen in der weißen Substanz, z. T. hypo-, zum Teil hyperdenser Natur, in der CCT beschrieben worden.

E. Endogene Psychosen

Seit Einführung der CCT auch in die psychiatrische Diagnostik und Forschung sind wiederholt hirnatrophische Veränderungen mit Erweiterungen des 3. Ventrikels, der Seitenventrikel und/ oder der kortikalen Furchen bei chronisch Schizophrenen und bei einer bestimmten Untergruppe schizophren Erkrankter beschrieben worden. Umfangreiche Literaturhinweise zu diesem Thema finden sich bei BACKMUND (1986), BOGERTS et al. (1987) und GATTAZ et al. (1987). Eigene Untersuchungen (GATTAZ et al. 1981; KOHLMEYER 1985) erbrachten zwar den Nachweis eines signifikant weiteren dritten Ventrikels bei den Schizophrenen als bei altersentsprechenden Kontrollpersonen; die Größe des 3. Ventrikels lag aber bei Schizophrenen in keinem Fall oberhalb der Altersnormwerte, wie sie GRUMME (1977) angegeben hat.

Regionale Hirnsubstanzdefizite, die sich im CCT schizophrener Patienten vor allem in die limbischen und paralimbischen Areale lokalisieren ließen, wurden von BOGERTS et al. (1987) beschrieben. Aus der Sicht einer jetzt zwölfjährigen Erfahrung mit der CCT müssen aber Zweifel angemeldet werden, ob nur axiale Bilder einer computertomographischen Untersuchung, selbst bei optimalem räumlichen Auflösungsvermögen des Geräts, eine so subtile lokalisatorische Zuordnung erlauben. Zur weiteren Klärung dieser Frage sollte die KST mit ihren wesentlich genaueren Möglichkeit der dreidimensionalen Bildgebung anatomischer Gehirnstrukturen herangezogen werden.

Seltener sind die affektiven Psychosen, vor allem die Depressionen, mit computertomographischen Befunden verglichen worden (JACOBY u. LEVY 1980; JACOBY et al. 1981; WEINBERGER et al. 1982; SCHLEGEL u. KRETZSCHMAR 1987a, b). Daß es mit Sicherheit eine Untergruppe von Depressionen mit Manifestation jenseits des 60. Lebensjahres gibt, die den Hirnatrophien und Demenzen nahezustehen scheint und als organisch bedingte psychische Störung zu definieren ist, wurde schon ausgeführt. Aber der weitaus größte Teil affektiver und zyklothymer Psychosen zeigt, mit Ausnahme der von WEINBERGER (1982) mitgeteilten Fälle, keine Liquorraumerweiterung im CCT. Auf der anderen Seite ist aber von JACOBY et al. (1981) sowie von SCHLEGEL u. KRETZSCHMAR (1987b) auf verminderte Dichtewerte in bestimmten Arealen des Marklagers der Großhirnhemisphären hingewiesen worden, deren Bedeutung allerdings noch ganz unklar ist. Weitere Studien sind dazu sicher erforderlich.

Insgesamt können die zahlreichen CCT-Befunde bei der Schizophrenie und die geringere Zahl bei Depressionen hinsichtlich ihrer pathogenetischen Relevanz und ihrer theoretischen Bedeutung erst dann voll gewürdigt werden, wenn funktionelle und anatomische Informationen der zerebralen Bildgebung integriert werden.

F. Zusammenfassung und Schlußfolgerungen

Die *CCT* ist heute die Methode der Wahl, um die zerebralen Korrelate von akuten und chronischen körperlich bedingten psychischen Störungen aufzudecken. Ihre diagnostische Bedeutung für die gesamte klinische Neuro-Medizin und damit auch für die Psychiatrie einschließlich der Kinder- und Jugendpsychiatrie kann nicht hoch genug eingestuft werden.

Robert u. Lishman (1984) fanden bei 200 psychiatrischen Patienten, bei denen aus klinischen und bei 122, bei denen aus Forschungsgründen eine computertomographische Untersuchung durchgeführt wurde, in insgesamt etwa 50% pathologische Befunde. In 11,7% der aus klinischen Gründen durchgeführten computertomographischen Untersuchungen hatten die Ergebnisse wesentlichen Einfluß auf Diagnose, Prognose und Therapie der psychiatrischen Patienten. Ebenso fanden auch Emsley et al. (1986) bei 100 psychiatrischen Patienten mit computertomographischen Untersuchungen des Schädels in 23% pathologische Befunde mit einem wesentlichen Einfluß auf Diagnose, Prognose und Therapie in 16%.

Diese Ergebnisse unterstreichen die von Weinberger (1984) und von uns (Kohlmeyer 1985) aufgestellten Indikationen zu einer Untersuchung mittels CCT in der Psychiatrie. Danach sollte jede nicht mit einfachsten Mitteln ätiologisch oder pathogenetisch erklärbare Demenz oder Verwirrtheit, jede erste Episode einer akuten schizophrenen oder affektiven Psychose und jede Persönlichkeitsstörung nach dem 50. Lebensjahr – möglichst aber auch schon vorher – einer solchen Untersuchung unterzogen werden. Denn immerhin macht der Anteil ursächlich, meist neurochirurgisch behandlungsbedürftiger Erkrankungen, die ganz allein und mit keiner anderen Methode als mit CCT diagnostiziert werden konnten, in unserem Krankengut aller Altersgruppen mit akuten und chronischen Psychosen ca. 3%, im Alter von über 65 Jahren 5% und noch mehr, in anderen Studien bis zu fast 20% aus. Von Emsley et al. (1986) werden diesen Indikationen noch Alkoholismus und Schädel-Hirn-Trauma in der Vorgeschichte von psychiatrischen Patienten sowie das Vorkommen fokaler neurologischer Zeichen im Zusammenhang mit einer psychiatrischen Diagnose hinzugefügt. Gleichermaßen selbstverständlich ist unsere Indikationsempfehlung für eine CCT, wenn im Verlaufe einer psychischen Krankheit, gleich welcher Symptomatologie, ein generalisierter oder fokaler epileptischer Anfall auftritt (Kohlmeyer 1985). Das gilt auch dann, wenn unter klinischen Aspekten die Verursachung eines epileptischen Anfalls durch Alkohol-, Barbiturat- oder Benzodiazepinmißbrauch näherliegt als etwa das Vorliegen eines raumfordernden intrakraniellen Prozesses oder einer Gefäßmißbildung. In Fällen von OPS, Demenz oder Depression im Präsenium oder Senium vermag die CCT außer dem Nachweis von raumfordernden intrakraniellen Prozessen oder kommunizierendem Hydroenzephalus als Ursache, wesentliche Beiträge zur pathogenetischen Diagnose zu leisten. Eine primär-degenerative Hirnatrophie kann mittels CCT mit hoher Wahrscheinlichkeit von einer vaskulären Hirnatrophie durch den Nachweis von Residuen von Hirninfarkten differenziert werden, und die Beteiligung eines vaskulären Faktors an den Entstehungsbedingungen eines OPS, einer Demenz oder einer organischen Depression kann durch den Befund von periventrikulären Demyelinisierungen im Sinne einer vaskulären Enzephalopathie im CCT wahrscheinlich gemacht werden.

Der *zerebralen Angiographie* kommt in zahlreichen Fällen akuter oder chronischer organischer Psychosen im Hinblick auf die vor allem chirurgische Therapie nach wie vor eine wesentliche Bedeutung zu. Der Einsatz der sehr kostenintensiven *KST* in der psychiatrischen Diagnostik bleibt in den nächsten zehn Jahren voraussichtlich nur Einzelfällen psychiatrischer Krankheiten einschließlich der Kinder- und Jugendpsychiatrie vorbehalten, nämlich dann, wenn es sich darum handelt, daß die KST anatomische Bilder von wesentlich höherer Qualität zu liefern vermag als die CCT. Der *MRS* in vivo kommt derzeit in der Psychiatrie noch keine diagnostische oder wissenschaftliche Bedeutung zu.

Literatur

Adams RD, Fisher CM, Hakim S, Ojemann RG, Sweet WH (1965) Symptomatic occult hydrocephalus with "normal" cerebro-spinal fluid pressure. A treatable syndrome. N Engl J Med 273:117–126

Alavi A, Chawluk A, Hurtig H, Dann RW, Saykin A, Gur R, Reivich M (1986) Determination of regional cerebral function and structure in normal aging and dementia with positron emission tomography, magnetic resonance imaging and X-ray computed tomography. In: Häfner H, Moschel G, Sartorius N (eds) Mental health in the elderly: A review of the present state of research. Springer, Berlin Heidelberg New York Tokyo, pp 127–139

Artmann H, Hacker H, Gall M von (1984) Reversible hirnatrophische Veränderungen im Computertomogramm bei Alkoholismus und Anorexia nervosa. In: Lechner H (Hrsg) Klinik, Diagnostik und Therapie zerebraler Abbauprozesse. Perimed, Erlangen, S 158–164

Artmann H, Grau H, Adelmann M, Schleiffer R (1985) Reversible and non-reversible enlargement of cerebrospinal fluid spaces in anorexia nervosa. Neuroradiology 27:304–312

Asken MJ, Hobson RW II (1977) Intellectual change and carotid endarterectomy, subjective speculation or objective reality: A review. J Surg Res 23:367–375

Aulich A, Wende S, Fenske A, Lange S, Steinhoff H (1976) Diagnosis and follow-up studies in cerebral infarcts. In: Lanksch W, Kazner E (eds) Cranial computerized tomography. Springer, Berlin Heidelberg New York, pp 273–283

Backmund H (1986) Neuroradiologie in der Schizophrenieforschung. Nervenarzt 57:80–87

Bech Skriver E, Skyhöj Olsen T (1981) Transient disappearance of cerebral infarcts on CT scan, the so-called fogging effect. Neuroradiology 22:61–65

Becker H, Schneider E, Hacker H, Fischer PA (1979) Cerebral atrophy in Parkinson's disease represented in CT. Arch Psychiat Nervenkr 227:81–88

Becker H, Desch H, Hacker H, Pencz A (1979) CT fogging effect with ischemic cerebral infarcts. Neuroradiology 18:185–192

Bergström K, Bille B (1978) Computed tomography of the brain in childhood with minimal brain damage: a preliminary study of 46 children. Neuropädiatrie 9:378–384

Besson JAO, Corrigan FM, Foreman EI, Eastwood LM, Smith FW, Ashcroft GW (1984) NMR-Imaging in Demenzzuständen. Eine diagnostische und quantitative Studie. Z Gerontol 17:136–140

Bigler AD, Hubler DW, Cullum CM, Turkheimer (1985) Intellectual and memory impairment in dementia. Computerized axial tomography volume correlations. J Nerv Ment Dis 173:347–352

Binswanger O (1984) Die Abgrenzung der allgemeinen progressiven Paralyse. Berl Clin Wochenschr 49:1103–1105, 1137–1139, 1180–1186

Bogerts B, Wurthmann C, Piroth HD (1987) Hirnsubstanzdefizit mit paralimbischem und limbischem Schwerpunkt im CT Schizophrener. Nervenarzt 58:97–106

Bondareff W, Baldy R, Lévy R (1981) Quantitative computed tomography in senile dementia. Arch Gen Psychiatry 38:1365–1368

Bories J, Derhy S, Chiras J (1985) CT in hemispheric ischemic attacks. Neuroradiology 27:468–483

Bradshaw JR, Thomson JLG, Campell MJ (1983) Computed tomography in the investigation of dementia. Br Med J 286/6361:277–280

Drainin M, Presslich O, Eichberger G, Friedmann A, Merksteiner A, Malda E (1982) Akute virale Encephalitis mit primär psychotischer Symptomatik – Diagnose, Verlauf und Prognose. Fortschr Neurol Psychiatr 50:387–395

Brun A, Englund E (1986) A withe matter disorder in dementia of the Alzheimer's type: A pathoanatomical study. Ann Neurol 19:253–262

Chiras J, Bories J, Barth MO, Aymard A, Poirier B (1985) Cerebral angiography in ischemic strokes. Neuroradiology 27:521–538

Claveria LE, Moseley IF, Stevenson JF (1977) The clinical significance of "cerebral atrophy" as shown by C.A.T. In: Boulay GH du, Moseley IF (eds) Computerised axial tomography in clinical practice. Springer, Berlin Heidelberg New York, pp 213–217

Colgan J (1985) Regional density and survival in senile dementia. An interim report on a prospective computed tomographic study. Br J Psychiatry 147:63–66

Cramon D von, Eilert P (1979) Ein Beitrag zum amnestischen Syndrom des Menschen. Nervenarzt 50:643–648

Cramon D von, Kühnlein J, Wolfram A (1981) Die thalamische Demenz. Fortschr Neurol Psychiatr 49:129–135

Damasio H, Eslinger P, Damasio AR (1983) Quantitative computer tomography in the diagnosis of dementia. Arch Neurol 40:715–719

Dettori P, La Greca G, Biasioli S, Chiaramonte S, Fabris A, Feriani M, Pinna V, Pisani E, Ronco C (1982) Changes of cerebral density in dialyzed patients. Neuroradiology 23:95–100

Dietemann JL, Heldt H, Quintana F (1978) Angiographic changes in a case of herpes simplex encephalitis. Neuroradiology 15:225–227

Earnest MP, Heaton RK, Wilkinson WE, Manke WF (1979) Cortical atrophy, ventricular enlargement and intellectual impairment in the aged. Neurology 29:1138–1143

Emsley RA, Geldhill RF, Bell PSH, Stauder D (1986) Indications for CAT scans of psychiatric patients. Am J Psychiatry 143:1199

Erkinjuntti T, Ketonen L, Sulkava R, Sipponen J, Vuorialho M, Iivanainen M (1986) Do white matter changes on MRI and CT differentiate vacular dementia from Alzheimer's disease. J Neurol Neurosurg Psychiatry 50:37–42

Erkinjuntti T, Sulkava R, Palo J, Ketonen L (1987) White matter low attenuation on CT in Alzheimer's disease. Arch Gerontol Geriatr (im Druck)

Evans WA Jr (1942) An encephalographic ratio for estimating ventricular enlargement and cerebral atrophy. Arch Neurol Psychiatry 47:931–937

Fischer PA, Jacobi P, Schneider E, Becker H (1976) Correlation between clinical and CT-findings in Parkinson's syndrome. In: Lanksch W, Kazner E (eds) Cranial computerized tomography. Springer, Berlin Heidelberg New York, pp 244–248

Frackowiak RSJ (1986) The significance of regional cerebral blood flow and metabolism for processes of age and dementia. In: Häfner H, Moschel G, Sartorius N (eds) Mental health in the elderly. A review of the present state of research. Springer, Berlin Heidelberg New York, pp 146–153

Gado M, Hughes CP, Danziger W, Chi D, Jost G, Berg L (1982) Volumetric measurements of the cerebrospinal fluid spaces in demented subjects and controls. Radiology 144:535–538

Gall M von, Becker H (1978) Zur Anwendung der Computertomographie (CT) in der klinischen Psychiatrie. Fortschr Neurol Psychiatr 46:361–368

Gattaz WF, Kasper S, Kohlmeyer K, Beckmann H (1981) Die kraniale Computertomographie in der Schizophrenieforschung. Fortschr Neurol Psychiatr 49:286–291

Gattaz WF, Kohlmeyer K, Gasser T (1987) Structural brain abnormalities in schizophrenia: an integrative model. In: Häfner, H, Gattaz WF, Janzarik W (eds) Search for the causes of schizophrenia. Springer, Berlin Heidelberg New York Tokyo, pp 250–259

George AE, Leon MJ de, Ferris SH, Kircheff JJ (1981) Parenchymal CT correlates of senile dementia (Alzheimer disease): loss of gray-white matter discriminability. AJNR 2:205–213

George AE, Leon MJ de, Rosenblom S, Ferris SH, Gentes C, Emmerich M, Kricheff JJ (1983) Ventricular volume and cognitive deficit: a computed tomographic study. Radiology 149:493–498

George AE, Leon MJ de, Gentes CI, Moller J, London E, Budzilowich GN, Ferris S, Chase N (1986) Leukoencephalopathy in normal and pathologic aging: 1. CT of brain lucencies. AJNR 7:561–566

Godt O, Stöppler L, Wischer U, Schröder HH (1979) The value of computed tomography in cerebral syphilis. Neuroradiology 18:197–200

Götze P, Kühne D, Hansen J, Knipp HP (1978) Hirnatrophische Veränderung bei chronischem Alkoholismus. Eine klinische und computertomographische Studie. Arch Psychiat Nervenkr 226:137–156

Gottfries CG, Karlsson I, Svennerholm L (1985) Senile dementia – a white matter disease. In: Gottfries CG (ed) Normal aging, Alzheimer's disease and senile dementia. Aspects of etiology, pathogenesis, diagnosis, and treatment. Editions de l'Université de Bruxelles, Bruxelles, pp 111–118

Greitz T, Hindmarsh T (1974) Computer assisted tomography of intracranial CSF circulation using a water-soluble contrast medium. Acta Radiol [Diagn] (Stockh) 15:497–507

Grobe T (1980) Zur Häufigkeit psychischer Auffälligkeiten bei Karotisstenosen. Krankenhausarzt 53:117–119

Grobe T (1981) Diagnostik und Behandlungsmöglichkeiten extrakranieller Verschlußprozesse. Fortschr Neurol Psychiatr 49:335–365

Gross G, Huber G, Schüttler R (1982) Psychopathologische und computertomographische Befunde bei neuropsychiatrischen Alterserkrankungen. Fortschr Neurol Psychiatr 50:241–246

Grumme Th (1977) Die Breite der 3. Hirnkammer vom Frühgeborenen bis ins 10. Dezennium. Fortschr Neurol Psychiatr 45:233–268

Gyldensted C (1977 a) Gonadal thermoluminiscence dosimetry in cranial computer tomography with the EMI scanner. Neuroradiology 14:1–2

Gyldensted C (1977 b) Measurements of the normal ventricular system and hemispheric sulci of 100 adults with computed tomography. Neuroradiology 14:183–192

Hacker H, Artmann H (1978) The caculation of CSF spaces in CT. Neuroradiology 16:190–192

Haubek A, Lee K (1979) Computed tomography in alcoholic cerebellar atrophy. Neuroradiology 18:77–80

Hedde JP, Reischies FM (1986) Bildgebende Hirndiagnostik in der Psychiatrie. Nervenarzt 57:65–79

Heiss WD (1986) Untersuchungen des Hirnstoffwechsels mit Positronenemissionstomographie. In: Lauter H, Möller HJ, Zimmer R (Hrsg) Untersuchungs- und Behandlungsverfahren in der Gerontopsychiatrie. Springer, Berlin Heidelberg New York Tokyo, S 151–167

Heiss WD, Herholz K, Pawlik G, Beil C, Wienhard K (1985) Positronen-Emissions-Tomographie: Stand, Probleme, Perspektiven für die klinische Praxis und Forschung. In: Helmchen H, Hedde JP, Pietzker A (Hrsg) Hirndiagnostik mit bildgebenden Verfahren. MMV Medizin Verlag, München, S 85–97

Heiss WD, Pawlik G, Herholz K, Wienhard K (1986) Regional cerebral blood flow and glucose metabolism in old age and in dementia evaluated by PET. In: Häfner H, Moschel G, Sartorius N (eds) Mental health in the elderly. A review of the present state of research. Springer, Berlin Heidelberg New York, Tokyo, pp 140–145

Huber G (1980) Was erwartet der Psychiater von der Computertomographie? Fortschr Neurol Psychiatr 48:385–392

Huckman MS, Fox J, Topel J (1975) The validity of criteria for evaluation of cerebral atrophy by computed tomography. Radiology 116:85–92

Hughes CP, Gado M (1981) Computed tomography and aging of the brain. Radiology 139:391–396

Ischii T (1983) A comparison of cerebral atrophy in CT scan findings among alcoholic groups. Acta Psychiatr Scand [Suppl] 309

Jacoby RJ (1984) CT Untersuchungen in der Demenz – heute und in Zukunft. Z Gerontol 17:132–135

Jacoby RC, Lévy R (1980) Computed tomography in the elderly. 2. Senile dementia: diagnosis and functional impairment. Br J Psychiatry 136:256–269

Jacoby RJ, Lévy R (1980) Computed tomography in the elderly: 3. Affective disorders. Br J Psychiatry 136:270–275

Jacoby RJ, Lévy R, Dawson JM (1980) Computed tomography in the elderly. 1. The normal population. Br J Psychiatry 136:249–255

Jacoby RJ, Lévy R, Bird JM (1981) Computed tomography and the outcome of affective disorder: A follow up study of elderly patients. Br J Psychiatry 139:288–292

Jacoby RJ, Dolan RJ, Lévy R, Baldy R (1983) Quantitative computed tomography in elderly depressed patients. Br J Psychiatry 143:124–127

Kaiser-Martini R, Kessler C, Strauss L, Sinn H, Kohlmeyer K (1986) J-Isopropyl-Amphetamine (IMP) spect as a brain imaging technique in dementia. Acta Radiol [Diagn] Suppl 369:460–462

King GD, Gideon DA, Haynes CD, Dempsey RL, Jenkins CW (1977) Intellectual and personality changes associated with carotid endarterectomy. J Clin Psychol 33:215–220

Kohlmeyer K (1982) Computertomographischer Beitrag zur Differentialdiagnose vaskulär bedingte Demenz (Multi-Infarkt-Typ) und primär degenerative Demenz (Alzheimer-Typ). Z Gerontol 15:321–324

Kohlmeyer K (1983) Computertomographische Untersuchungen bei Demenz. Therapiewoche 33:1221–1235

Kohlmeyer K (1985) Stellenwert der kranialen Computer-Tomographie in der psychiatrischen Diagnostik. In: Helmchen H, Hedde JP, Pietzker A (Hrsg) Hirndiagnostik mit bildgebenden Verfahren. MMV Medizin Verlag, München, S 21–33

Kohlmeyer K (1986a) Die Differentialdiagnose zwischen primär degenerativer und vaskulärer Hirnatrophie (Typ Alzheimer/Multiinfarkttyp) durch Computertomographie. In: Lauter H, Zimmer R (Hrsg) Untersuchungs- und Behandlungsverfahren in der Gerontopsychiatrie. Springer, Berlin Heidelberg New York Tokyo, S 129–136

Kohlmeyer K (1986b) Morphology of the brain in normal aging and in processes of dementia: Neuropathology and CT-findings. In: Häfner H, Moschel G, Sartorius N (eds) Mental health in the elderly. A review of the present state of research. Springer, Berlin Heidelberg New York Tokyo, pp 117–126

Kohlmeyer K (1986) Studies of CSF circulation by contrast cisternography on patients with psychiatric diseases. Acta Radiol [Diagn] Suppl 369:292–295

Kohlmeyer K, Shamena AR (1983) CT assessment of the CSF spaces of the brain in demented and nondemented patients over 60 years of age. AJNR 4:707–708

Kohlmeyer K, Lehmkuhl G, Poustka F (1983) Computed tomography of anorexia nervosa. AJNR 4:437–438

Kohlmeyer K, Stober B, Jennen C (1986) Computed tomography in chronic alcoholism. Acta Radiol [Diagn] Suppl 369:393–395

Ladurner G, Sager WD (1981) Morphologische Bedingungskonstellationen der vaskulären (Multi-Infarkt-)Demenz. Fortschr Neurol Psychiatr 49:53–55

Ladurner G, Jeindl E, Schneider G (1983) Die Beziehungen zwischen multiplen Infarkten und vaskulärer (Multi-Infarkt-)Demenz. Fortschr Neurol Psychiatr 51:124–127

Laffey PA, Peyster RG, Nathan R, Haskin ME, McGinley JA (1984) Computed tomography and aging: results in a normal elderly population. Neuroradiology 26:279–284

Lagenstein J, Willig RP, Kühne D (1979) Cranial computed tomography (CCT) findings in children treated with ACTH and Dexamethason; First results. Neuropädiatrie 10:370–384

Lang C (1985) Is direct CT caudatometry superior to indirect parameters in Huntington's disease. Neuroradiology 27:161–163

Lehmkuhl G, Detzner M, Prelle JH, Kohlmeyer K (1985) Was leistet die kraniale Computertomographie bei der Diagnostik von Verhaltensauffälligkeiten im Kindes- und Jugendalter? Pädiatr Prax 31:621–627

Lehmkuhl G, Thoma W, Weber G (1987) Computertomographische Befunde bei Kindern nach einem schweren Schädel-Hirn-Trauma in ihrer Beziehung zu neuropsychologischen und psychopathologischen Befunden. In: Kohlmeyer K (Hrsg) Aktuelle Probleme der Neurotraumatologie und klinischen Neuropsychologie. Regensberg & Biermann, Münster, S 423–430

Leon MJ de, Ferris SH, George AE, Reisberg B, Kricheff II, Gershon S (1980) Computed tomography evaluations of brain – behavior relationships in senile dementia of Alzheimer's type. Neurobiol Aging 1:69–79

Leonhardt KF, Warecka K (1981) Psychotische Störung und Epilepsie als Leitsymptom arteriovenöser Angiome des Gehirns – dargestellt anhand eines kasuistischen Beitrages. Fortschr Neurol Psychiatr 49:242–245

Lingam S, Read S, Molland JM, Wilson J, Brett EM, Hoare RD (1982) Value of computerized tomography in children with non-specific mental subnormality. Arch Dis Child 57:381–383

Lisson G, Wallesch C (1981) Computertomographische Befunde bei zerebralem Morbus Whipple. Fortschr Neurol Psychiatr 49:232–235

Loeb C, Gandolfo C (1983) Diagnostic evaluation of degenerative and vascular dementia. Stroke 14:359–401

Loizu LA, Kendall BE, Marshall J (1981) Subcortical arteriosclerotic encephalopathy: a clinical and radiological investigation. J Neurol Neurosurg Psychiatry 44:294–304

London E, Leon MJ de, George AE, Englund E, Ferris S, Gentis C, Reisberg B (1986) Periventricular lucencies in the CT scans of aged and demented patients. Biol Psychiatry 21:960–962

Ludwig B, Bohl J, Haferkamp G (1981) Central nervous system involvement in Whipple's disease. Neuroradiology 21:289–293

Marcu H, Hacker H, Vonofakos D (1979) Bilateral reversible thalamic lesions on computed tomography. Neuroradiology 18:201–204

Marneros A (1982) Hirnorganische Melancholie. Psychiatr Clin 15:212–230

Meese W, Grumme T (1980) Die Beurteilung hirnatrophischer Prozesse mit Hilfe der Computer-tomography. Fortschr Neurol Psychiatr 48:494–509

Meese W, Lanksch W, Wende S (1976) Cerebral atrophy and computerized tomography – Aspects of a qualitative and quantitative analysis. In: Lanksch W, Kazner E (eds) Cranial computerized tomography. Springer, Berlin Heidelberg New York, pp 222–233

Meese W, Kluge W, Grumme T, Hopfenmüller W (1980) CT evaluation of the CSF spaces of healthy persons. Neuroradiology 19:131–136

Merskey H, Ball MJ, Blume WT Fox AJ, Fox H, Hersch EL, Kral VA, Palmer RB (1980) Relationships between psychological measurements and cerebral organic changes in Alzheimer's disease. Can J Neurol Sci 7:45–49

Naeser MA, Gebhardt C, Levine HL (1980) Decreased computerized tomography numbers in patients with presenile dementia. Detection in patients with otherwise normal scans. Arch Neurol 37:401–409

Naguib M, Lévy R (1982a) Prediction of outcome in senile dementia. – A computed tomography study. Br J Psychiatry 140:263–267

Naguib M, Lévy R (1982b) CT scanning in senile dementia. A follow-up of survivors. Br J Psychiatry 141:618–620

Naugle RJ, Cullum CM, Bigler ED, Massmann PJ (1985) Neuropsychological and computerized axial tomography. Volume characteristics of empirically derived dementia subgroups. J Nerv Ment Dis 173:596–604

O'Brien MD (1987) Methods of assessing the vascular contribution to the development of dementia. International symposium dementia and stroke. Biology of the aging brain. Heidelberg, September 1986 (im Druck)

Olbrich R, Haupt GE, Kohlmeyer K (1988) Die progressive subcorticale vasculäre Encephalopathie Binswanger im Lichte der cranialen Computertomographie. Münch Med Wochenschr (im Druck)

Paal G (1981) Zur Psychopathologie des Hirntumorkranken. Fortschr Neurol Psychiatr 49:265–274

Penn RD, Belanger MG, Yasnoff WA (1978) Ventricular volume in man computed from CT scans. Ann Neurol 3:216–223

Pettegrew JW, Withers G, Panachalingam K, Post JFM (1987) 31 p nuclear magnetic resonance (NMR) spectroscopy of brain in aging and Alzheimer's disease. In: Wurthman RJ, Corkin SH, Growdon JH (eds) Proceedings of the fourth meeting of the international study group on the pharmacology of memory disorders associated with aging. Zürich

Piepgras U, Rieger P (1981) Thalamic bleeding. Diagnosis, course and prognosis. Neuroradiology 22:85–91

Platz T, Hinterhuber H, Biebl W, Pallua A, Mayr U (1984) Möglichkeiten und Grenzen der kranialen CT für die klinische Psychiatrie. Psychiatr Neurol Med Psychol (Leipz) 36:257–268

Reisner Th, Zeiler K, Strobl G (1980) Quantitative Erfassung der Seitenventrikelbreite im CT – Vergleichswerte einer Normalpopulation. Fortschr Neurol Psychiatr 48:168–174

Reuck J de, Crevits L, Costor W de, Sieben G, Eecken H van der (1980) Pathogenesis of Binswanger chronic progressive subcortical encephalopathy. Neurology 30:920–928

Robert JKA, Lishman WA (1984) The use of C.A.T. head scanner in clinical psychiatry. Br J Psychiatry 145:152–158

Roberts MA, Caird FI (1976) Computerized tomography and intellectual impairment in the elderly. J Neurol Neurosurg Psychiatry 39.986–989

Roberts MA, Caird FI, Steven JL, Grossart KW (1977) Computerised axial tomography and dementia in the elderly. In: Boulay GH du, Moseley IF (eds) Computerised axial tomography in clinical practice. Springer, Berlin Heidelberg New York, pp 218–220

Ron M (1983) The alcoholic brain: CT scan and psychological findings. Cambridge University Press, [Suppl] 3

Sager WD, Gell G, Ladurner G, Ascher PW (1978) Calculation of cerebral tissue and cerebro-spinal fluid volumes from computer tomography. Neuroradiology 16:176–178

Schlegel S, Kretzschmar K (1987a) Computed tomography in affective disorders. Part I: Ventricular and sulcal measurements. Biol Psychiatry 22:4–14

Schlegel S, Kretzschmar K (1987b) Computed tomography in affective disorders, Part II: Brain density. Biol Psychiatry 22:15–23

Schmidt RC, Reimann KP, Scholtyssek D (1987) Reversible Liquorraumerweiterung nach Schädeltrauma. In: Kohlmeyer K (Hrsg) Aktuelle Probleme der Neurotraumatologie und klinischen Neuropsychologie. Regensburg & Biermann, Münster, S 357–363

Schroth G (1984) Clinical and CT confirmend recovery from central pontine myelinolyse. Neuroradiology 26:149–151

Schütz E, Kotlarek F, Püllen U (1984) Der ätiologische Beitrag der Computertomographie in der Abklärung von Entwicklungsverzögerungen. Kinderarzt 15:483–487

Schütz HJ (1985) Klinik und Langzeitprognose spontaner Thalamushämatome. Fortschr Neurol Psychiatr 53:355–362

Stober T, Wussow W, Schimrigk K (1984) Bicaudate diameter – the most specific and simple CT parameter in the diagnosis of Huntington's disease. neuroradiology 26:25–28

Strobl G, Reisner Th, Zeiler K (1980) Die craniale CT in der Psychiatrie. Diagnostische Wertigkeit. Nervenarzt 51:36–40

Synek V, Reuben JR (1975) The ventricular-brain ratio using planimetric measurements of EMI scans. Br J Radiol 49:233–237

Takahashi M, Bussaka H, Nakagawa N (1984) Evaluation of the cerebral vasculature by intraarterial DAS – with emphasis on in vivo resolution. Neuroradiology 26:253–260

Tomlinson BE, Blessed G, Roth M (1970) Observations on the brains of demented old people. J Neurol Sci 11:205–242

Tsai L, Tsuang MT (1979) The mini mental state test and computerized tomography. Am J Psychiatry 136:346–439

Valentine AR, Moseley IF, Kendall BE (1980) White matter abnormality in cerebral atrophy: clinicoradiological correlations. J Neurol Neurosurg Psychiatry 43:139–142

Wallesch CW, Lisson G (1982) Klinische und neuropsychologische Befunde bei zerebralem Morbus Whipple. Fortschr Neurol Psychiatr 50:48–51

Weinberger DR (1984) Brain disease and psychiatric illness: When should a psychiatrist order a CAT-scan. Am J Psychiatry 141:1521–1527

Weinberger DR, Lisi LE de, Perman GE, Targum S, Wyatt RJ (1982) Computed tomography in chronic schizophreniform disorders and other acute psychiatric disorders. Arch Gen Psychiatry 39:778–783

Westphal KP, Schachenmayr W (1985) Computed tomography during Creutzfeldt-Jakob's disease. Neuroradiology 27:362–364

Wilson RS, Fox JH, Huckman MS, Bacon LD, Lobick JJ (1982) Computed tomography in dementia. Neurology 32:1054–1057

Zatz LM (1979) The evans ratio for ventricular size: a calculation error. Neuroradiology 18:81–82

Zatz LM, Jernigan TL, Ahumada AJ Jr (1982a) Changes on computed cranial tomography with aging: intracranial fluid volume. AJNR 3:1–11

Zatz LM, Jernigan TL, Ahumada AJ Jr (1982b) White matter changes in cerebral computed tomography related to aging. J Comput Assist Tomogr 6:19–23

Zeumer H, Hacke W (1982) Zur Frage der Multiinfarktdemenz unter besonderer Berücksichtigung computertomographischer Befunde. Fortschr Neurol Psychiatr 50:366–367

Zeumer H, Hacke W, Hündgen R (1981) Subkortikale arteriosklerotische Encephalopathie. Fortschr Neurol Psychiatr 49:223–231

Zeumer H, Hacke W, Hartwich P (1982) A quantitative approach to measuring the cerebral spinal fluid space with CT. Neuroradiology 22:193–197

Zieger A, Vonofakos D, Gräfin Vitzhum H (1981) Creutzfeldt-Jakobsche Krankheit: Das CT in Korrelation zu klinischen, elektroencephalographischen und neuropathologischen Befunden. Nervenarzt 52:685–691

Zimmermann RD, Russel EJ, Leeds NE, Kaufmann D (1980) CT in the early diagnosis of herpes simplex encephalitis. AJR 134:61–66

II. Spezielle Krankheitsgruppen

1. Infektions- und andere entzündliche Erkrankungen des Zentralnervensystems

G. HUFFMANN

INHALTSVERZEICHNIS

A. Einleitung

„Die Brennpunkte psychiatrischer Forschung liegen offensichtlich schon geraume Zeit auf anderen Gebieten." Mit diesem Gedanken leitet WERNER SCHEID den Abschnitt „Die psychischen Störungen bei Infektions- und Tropenkrankheiten" in der zweiten Auflage der „Psychiatrie der Gegenwart" im Jahre 1960 ein. Über 25 Jahre später hat sich die Psychiatrie, so möchten wir sagen, noch weiter von den entzündlichen Erkrankungen des Zentralnervensystems entfernt. Die Aufteilung der Nervenheilkunde hat zur Folge, daß die Forschung in diesem Gebiet überwiegend der Neurologie obliegt. Hier aber werden psychiatrische Gesichtspunkte nur allzu häufig vernachlässigt.

Viele entzündliche Erkrankungen des Nervensystems werden von psychischen Störungen eingeleitet. Die *tuberkulöse Meningitis* führt meist während der ersten Krankheitswochen zu Veränderungen des Verhaltens, zu Stimmungsauffälligkeiten und zu ungewöhnlichen Reaktionsweisen. Psychiatrische Behandlungen und psychotherapeutische Bemühungen werden in der Annahme neurotischer Störungen eingeleitet. Ihre Erfolglosigkeit und plötzlich einsetzende Hirnnervenausfälle oder ein hirnorganischer Anfall weisen auf die somatische Erkrankung hin. Selbst wenn die Diagnose unmittelbar gestellt werden kann, kommt die tuberkulostatische Therapie zu spät, um deletäre Entwicklungen zu verhindern. Denn der Behandlungserfolg hängt in der Regel entscheidend vom Therapiebeginn ab.

Die psychopathologischen Auffälligkeiten entzündlicher Erkrankungen des Gehirns stehen mitunter derart im Vordergrund, daß der Verdacht auf eine Schizophrenie oder auf eine Zyklothymie zur Einweisung in eine psychiatrische Klinik führt. Der progrediente Verlauf und der körperliche Verfall, elektroenzephalographische oder elektrokardiographische Befunde sowie Liquorveränderungen weisen auf eine *Virusenzephalitis* oder eine *Psychose bei Endokarditis* hin. Auch erleben wir zur Zeit die Aktualität unseres Themas im Rahmen des *Erworbenen Immundefektsyndroms (AIDS)*, das offensichtlich mit psychischen Störungen manifest werden kann. So muß der Psychiater heute – wie vor 25 Jahren – mit den entzündlichen Erkrankungen des Zentralnervensystems vertraut sein, um eine angemessene Behandlung unverzüglich einleiten zu können. Die größeren Möglichkeiten der Therapie legen der Psychiatrie mehr Verantwortung auf, lassen sie aber auch auf manchen ärztlichen Erfolg hoffen.

B. Die psychopathologischen Syndrome

In der Psychiatrie gibt es nur noch wenige Begriffe, deren Definitionen allgemein anerkannt sind. Es ist daher notwendig geworden, an den Anfang eines psychiatrischen Themas Begriffsbestimmungen zu stellen, die gewissermaßen die systematischen Positionen darlegen (s. Kapitel „Die organischen Psychosyndrome").

I. Psychopathologie, Körper und Seele

Bei der Begegnung mit dem Begriff Psychopathologie denken viele auch heute noch an eines der bedeutendsten Bücher unseres Faches in diesem Jahrhundert, an die „Allgemeine Psychopathologie" von KARL JASPERS, deren erste Auflage im Jahre 1913 erschien. Danach haben wir es mit einem Gegenstand zu tun, der das wirkliche seelische Geschehen mit seinen Bedingungen, Ursachen und Folgen erfaßt. Allerdings beschäftigt sich die Psychopathologie nicht mit der Gesamtheit des seelischen Lebens, sondern nur mit ihrem pathologischen Anteil. Wie aber in der Medizin überall Physiologie und Pathologie ohne scharfe Grenzen ineinander übergehen, so sind psychologische und psychopathologische Vorgänge eng miteinander verwoben. Sie können prinzipiell nicht getrennt werden, gehören zueinander und sollten zur gegenseitigen Befruchtung beachtet werden.

Die Erforschung psychopathologischer Zusammenhänge führt zwangsläufig zur theoretischen Vorstellung außerbewußter Mechanismen. Körperliche Funktionen werden als entferntere Ursachen der seelischen Phänomene erkannt. Dabei gelangen wir zu der Überzeugung einer bis ins einzelne gehenden Einheit von

Körper und Seele. Die gegenseitigen Wechselbeziehungen werden bei den primär körperlichen Vorgängen deutlich, wenn wir etwa nur an die Herz- und Kreislauffunktionen, aber auch an alle anderen somatischen Abläufe denken. Sie sind auch im seelischen Leben erkennbar, das stets von den körperlichen Bedingungen mehr oder weniger geprägt wird. Daraus leitet sich die enge Verbindung von sog. Körpermedizin und Psychopathologie her. Eine Einsicht in die Ursachen der Seelenvorgänge ist ohne genaue Kenntnis körperlicher und besonders der Funktionen des Nervensystems nicht möglich. So ist es vielleicht doch verständlich, daß die Neurophysiologie und die Neurologie zu den wichtigsten Stützen und Grundlagen der Psychiatrie geworden sind.

II. Zum Begriff „Psychose"

Basierend auf der Definition von KURT SCHNEIDER wollen wir unabhängig vom Grade ihrer Ausprägung und ihren sozialen Auswirkungen nur diejenigen seelischen Störungen als Psychosen bezeichnen, bei denen eine körperliche Grundlage bekannt ist oder vermutet werden kann (HUFFMANN 1977, 1978). Infolgedessen können zwar die leichte endogene Depression oder auch die flüchtige psychische Alteration nach einem Schädel-Hirn-Trauma als Psychosen bezeichnet werden, nicht aber die noch so auffällige Erlebnisreaktion, eine akzentuierte Persönlichkeitsentwicklung oder eine Neurose.

III. Körperlich begründbare Psychosen

Liegt der als psychotisch erkannten seelischen Störung eine körperliche Erkrankung zugrunde, sprechen wir von einer körperlich begründbaren – oder weniger präzise von einer „symptomatischen", „organischen" oder „exogenen" – Psychose (SCHNEIDER 1959). Es ist allerdings Voraussetzung, daß es sich um belangvolle organische Befunde handelt, die sich mit gewisser Parallelität zu den seelischen Auffälligkeiten entwickeln und verlaufen.

1. Ätiologische Ordnung

Eine Unterteilung der körperlich begründbaren Psychosen nach der Art der somatischen Erkrankung ist nur in beschränktem Maße möglich. Die psychischen Störungen nach einer traumatischen Hirnschädigung zum Beispiel sind charakteristisch und unterscheiden sich meistens eindrucksvoll von den seelischen Veränderungen etwa infolge zerebraler Durchblutungsstörungen bei Arteriosklerose oder durch einen Alkoholismus. Andererseits kann ein psychomotorischer Erregungszustand mit Halluzinationen und Wahnproduktion einmal Ausdruck einer Kontusionspsychose, aber auch hirnarteriosklerotisch bedingt oder durch eine chronische Alkoholintoxikation hervorgerufen worden sein. Die psychopathologischen Syndrome, die bei körperlich begründbaren Psychosen auftreten, sind daher unspezifisch. Bereits KARL BONHOEFFER hat im Jahre 1910 gezeigt, daß die allerverschiedenartigsten Schädigungen zu einem eng beschreibbaren Kreis von psychopathologisch faßbaren Reaktionen führen und hat von „exogenen Reaktionstypen" gesprochen.

2. Reversibilität und Irreversibilität

Mit dieser Erkenntnis und in Ermangelung weiterer Einteilungsprinzipien haben HANS HEINRICH WIECK mit der Beschreibung der Durchgangs-Syndrome im Jahre 1956 und WERNER SCHEID (1960) am Beispiel der Psychosen durch Infektionskrankheiten die Begriffe der Reversibilität und der Irreversibilität in die Systematik der Psychiatrie eingeführt (WEITBRECHT 1963). Das hat allerdings die Notwendigkeit bewirkt, daß für die Zuordnung einer körperlich begründbaren Psychose nicht nur die momentanen seelischen Befindlichkeiten – psychopathologische Querschnittssymptomatik – herangezogen werden können, sondern daß stets die Anamnese, der Verlauf, die Dynamik des psychischen Prozesses – Längsschnittsymptomatik – berücksichtigt werden müssen.

3. Ausgestaltungen

Reversibilität, unspezifische Genese und eine Minderung mehr oder weniger aller seelischen Funktionen können als definitorische Kriterien der reversiblen körperlich begründbaren Psychosen herausgestellt werden. Die Fülle ihrer Ausgestaltungen umfaßt die gesamte Buntheit und Vielgestaltigkeit psychopathologischer Syndrome schlechthin. Gleichförmiger dagegen stellen sich die irreversiblen körperlich begründbaren Psychosen dar.

a) Bewußtlosigkeit

Wenn alle erkennbaren psychischen Funktionen und wahrscheinlich auch das Erleben erloschen sind, liegt Bewußtlosigkeit vor. Seelische Vorgänge des Bewußtlosen sind nicht erreichbar. Es kann somit auch keine Abstufungen wie etwa „tiefe" oder „völlige" Bewußtlosigkeit geben. Vielmehr wird bei derartigen Formulierungen zum Ausdruck gebracht, daß beim bewußtlosen Patienten noch graduelle Unterschiede einer neurologischen Symptomatik zu registrieren sind. Reflektorisch ablaufende Reaktionen, die zentralen und peripheren vegetativen Funktionen und etwa die Auslösbarkeit der Eigenreflexe verändern sich noch, und erst im *Koma* liegen sie danieder oder erlöschen.

b) Apallisches Syndrom

Mit intensivtherapeutischen Maßnahmen gelingt es, das Leben bewußtloser Patienten auch im Koma zum Teil über lange Zeit zu erhalten. Es kommt zu einer Stabilisierung der eben angesprochenen vitalen vegetativen Funktionen und zu einem scheinbaren Erwachen in psychischer Hinsicht. Die Patienten öffnen die Augen, ohne wahrscheinlich jedoch etwas wahrzunehmen. Auch erfolgen keine sinnvollen Reaktionen auf Ansprache und nach Aufforderungen zu einfachen Handlungen. Wir haben es mit dem von Ernst Kretschmer im Jahre 1940 erstmalig beschriebenen apallischen Syndrom zu tun. Da es sich um Zustände handelt, bei denen man eine Ausschaltung der Großhirnrindenfunktion annimmt, sollte der Begriff nur Verwendung finden, wenn es nach schwerer Hirnschädigung zu einem längeren Persistieren eines derartigen Syndroms kommt, das in der Regel einen ausgeprägten psychischen und neurologischen Defekt hinterläßt, sofern es überhaupt überlebt wird.

Die offenen Augen des Patienten mit einem apallischen Syndrom verleiten zu der Annahme eines wenigstens teilweise intakten Bewußtseins. Die Helligkeitsqualität des Bewußtseins ist anscheinend erhalten. Es fehlt aber offenbar jeder Bewußtseinsinhalt, so daß – wie beim Syndrom der Bewußtlosigkeit – Bewußtsein nicht registriert werden kann. Wir bevorzugen aber wegen der Diskrepanz von möglicher Bewußtseinshelligkeit und fehlendem Inhalt den Ausdruck „Bewußtseinsleere".

c) Bewußtseinstrübung

Die Reversibilität von Bewußtlosigkeit und apallischem Syndrom zeichnet sich ab, sobald erste Bewegungen der Augen und der Hände oder auch sprachliche Äußerungen deutlich werden. Im Stadium der Bewußtseinstrübung sind alle seelischen Funktionen gleichmäßig betroffen. Die Denkvorgänge sind gestört, wir sprechen von inkohärentem oder verwirrtem Denken, es liegen eine zeitliche, örtliche und situative Desorientiertheit vor, und die Merkfähigkeit, das Gedächtnis, der Antrieb sowie die Spontaneität sind erheblich eingeschränkt. Zwar ist oft das Schlafbedürfnis erhöht, die festgestellte *Somnolenz* hat aber nichts mit dem Grad der Bewußtseinstrübung zu tun und sollte davon tunlichst unterschieden werden. Ebenso besagt auch der Ausdruck „wach" nur, daß der Patient geweckt worden ist und nicht schläft. Dagegen erfahren wir mit dieser Beschreibung noch nichts über eine etwa vorhandene Bewußtseinstrübung.

In der Regel besteht keine Schwierigkeit, eine stärkere Bewußtseinstrübung zu erfassen. Anders ist es, sobald sich die zerebralen Fundamentalfunktionen bessern oder ungewöhnliche Formen auftreten. So kann eine psychomotorische Unruhe mit produktiver psychopathologischer Symptomatik entstehen. Illusionäre Verkennungen und Halluzinationen, ausgeprägte Delirien und selbst Wahneinfälle kommen im *Stadium der leichten Bewußtseinstrübung* vor, welches dann oftmals nur mit psychopathometrischen Verfahren einigermaßen sicher erkannt werden kann. Bewußtseinsgetrübte Menschen können sich selbst nicht mehr versorgen. Das überraschende Einnässen oder Einkoten eines erwachsenen Kranken muß stets an eine Bewußtseinstrübung denken lassen, wie auch eine Harnverhaltung unter Umständen darauf hinweist. Selbst die leichte Bewußtseinstrübung erfordert also immer eine stationäre Betreuung, zudem meist mit hohem pflegerischen Aufwand.

d) Psychopathologische Durchgangs-Syndrome

Sobald die Helligkeitsqualität des Bewußtseins überzeugend nicht mehr beeinträchtigt ist und die Umweltbeziehung sinnvoll zu werden beginnt, liegt *Bewußt-*

seinsklarheit vor. Auch mit Hilfe von Testverfahren ist eine scharfe Abgrenzung von Zuständen sehr leichter Bewußtseinstrübung meistens nicht möglich. Vielmehr gibt es ein *Übergangsstadium*, das psychopathometrisch definiert werden kann, in dem aber eine zuverlässige Differenzierung zwischen „noch bewußtseinsgetrübt" und „schon bewußtseinsklar" nicht möglich ist (FISCHER 1973).

Während Syndrome mit Bewußtlosigkeit und auch apallische Syndrome sowohl als reversible wie auch als irreversible körperlich begründbare Psychosen in Erscheinung treten, stellen Syndrome mit Bewußtseinstrübung und vor allem die psychopathologischen Durchgangs-Syndrome Prototypen der reversiblen körperlich begründbaren Psychosen dar. Dabei ist einzuräumen, daß aus beiden Syndrom-Formen auch irreversible Psychosen hervorgehen können.

α) Schwere Form

Bewußtseinsklarheit ist neben der Reversibilität der Symptome Voraussetzung für die Annahme eines psychopathologischen Durchgangs-Syndroms (WIECK 1977). In seiner schweren Ausprägung sind die psychischen Funktionen noch stark gemindert. Erhebliche Gedächtnis- und Orientierungs-Störungen, Minderung des Antriebs und des psychomotorischen Tempos, aber auch affektive Besonderheiten stehen im Vordergrund des Syndroms. Die entsprechenden Einbußen der intellektuellen Fähigkeiten und der allgemeine Leistungsabfall lassen das Krankhafte der seelischen Auffälligkeiten auch der nichtärztlichen Umgebung des Betroffenen evident erscheinen. Die Kranken sind hilflos und bedürfen pflegerischer Betreuung, die nur bei sehr günstigen Verhältnissen noch zu Hause erfüllt werden kann.

Obwohl mit Hilfe von psychologischen Testverfahren nachzuweisen ist, daß *alle* erwähnten psychischen Funktionen gestört sind, gibt es im schweren psychopathologischen Durchgangs-Syndrom besondere Ausgestaltungen mit vorherrschenden Auffälligkeiten. So gehört z. B. das von S. S. KORSAKOW im Jahre 1890 an Alkoholikern beschriebene Syndrom mit Desorientiertheit, Gedächtnisschwäche und Konfabulationen hierher. Die Konfabulationen stehen mitunter derart im Vordergrund, daß die erheblichen Gedächtnis- und Merklücken, die vom Kranken konfabulierend ausgefüllt werden, gar nicht so sehr auffallen. Wenn es sich zudem um eine differenzierte und intelligente Primärpersönlichkeit handelt, können wohlformulierte Floskeln und eine gesetzte Rhetorik lange Zeit ein Gedächtnis, das nur noch Sekunden zu speichern vermag, und eine völlige Desorientiertheit verbergen (SCHEID 1934).

β) Mittelschwere Form

Die Häufigkeit ungewöhnlicher psychopathologischer Ausprägungen nimmt beim mittelschweren Durchgangs-Syndrom zu. Während die psychischen Funktionsstörungen noch deutlich vorhanden sind, lassen offenbar die geringere Minderung des psychomotorischen Tempos und der sich bessernde Antrieb Potenzen zur Entwicklung produktiver Phänomene mit der Ausbildung verschiedenartigster psychiatrischer Syndrome zu. Ohne Kenntnis der Vorgeschichte und des Verlaufs, allein nach der Querschnittssymptomatik, stellen sich nicht selten erhebliche differentialdiagnostische Schwierigkeiten ein, vor allem gegenüber den endogenen Psychosen.

Am häufigsten begegnet man einer niedergedrückten und morosen, von Antriebsmangel und Schwunglosigkeit gekennzeichneten Stimmung. Patienten mit depressivem Durchgangs-Syndrom entwickeln sogar manchmal eine Schuldthematik. Sie machen sich Selbstvorwürfe und fühlen sich am Schicksal der Familie oder gar der ganzen Welt schuldig. Es sind Fälle, die eine Abgrenzung gegenüber den endogenen und anderen Depressionen erfordern (Huffmann 1981).

γ) Leichte Form

Die immer noch ausgeprägte psychopathologische Symptomatik des mittelschweren Durchgangs-Syndroms läßt den fachkundigen Untersucher die Psychose in der Regel erkennen, so daß die notwendigen therapeutischen Konsequenzen nicht unterbleiben. Das wird jedoch wesentlich schwieriger in dem von seelischen Auffälligkeiten verdünnten Bereich des leichten psychopathologischen Durchgangs-Syndroms. Es entsteht ohne scharfe Grenze aus dem seelischen Befinden des Gesunden, und es wird wesentlich mehr als die bisher beschriebenen Syndrome von der Persönlichkeitsstruktur und der Intelligenz des Betroffenen, aber auch von den Gegebenheiten seiner Umwelt geprägt. Erinnern wir uns nur an die unterschiedlichen Auswirkungen eines leichten alkoholischen Rauschzustandes. Nicht vermutete Seiten und Eigenschaften einer Persönlichkeit werden evident, wobei dies in der Kneipe kaum, sofort aber in der strengen Atmosphäre einer differenzierten Berufstätigkeit auffällt.

Das Kritikvermögen der Kranken gegenüber ihren psychischen Auffälligkeiten ist oft vermindert, und sie bemerken das Krankhafte ihres Seelenzustandes nicht. Vielmehr vernachlässigen sie sich und ihre Angehörigen, ihre Leistungsfähigkeit nimmt ab, und mit dem Gefühl nachlassenden Schwungs sowie mangelnder Initiative stellen sich Stimmungsschwankungen zwischen mutloser Niedergeschlagenheit und aufgeregter Reizbarkeit ein. Je höhere und differenziertere Anforderungen an die Bewältigung der Lebensaufgaben gestellt werden, desto eher erfolgen Reaktionen, so etwa bei Einbußen schöpferischer Arbeit oder bei der bemerkten Unfähigkeit zu geistigem Tun. Es treten Störungen des Wohlbefindens auf, psychovegetative Beschwerden wie Kopfschmerzen, Konzentrationsschwäche, vermehrtes Schwitzen und Störungen des Appetits, der Verdauung und des Schlafes melden sich. Damit aber werden die Vielzahl differentialdiagnostischer Überlegungen, aber auch die Möglichkeiten deutlich, leicht ausgeprägte körperlich begründbare Psychosen zu übersehen.

e) Psychopathologische Defektsyndrome nach frühkindlichem
und später erworbenem Hirnschaden

Abgeschlossene und nicht mehr progrediente Hirnprozesse können neben neurologischen Resterscheinungen psychopathologische Defektsyndrome hinterlassen. Klinische Syndrome, die sich auf Störungen der Entwicklung und Reifung des Gehirns zurückführen lassen, werden als *frühkindliche Hirnschäden* bezeichnet (Huffmann 1963, 1968). Sie zeichnen sich durch charakteristische neurologische Syndrome, aber auch durch typische psychiatrische Bilder aus, die zu den irreversiblen körperlich begründbaren Psychosen zu zählen sind.

Später erworbene Hirnschäden zum Beispiel nach Schädel-Hirn-Traumen oder nach Enzephalitiden führen vor allem zu Veränderungen der Persönlichkeit, zu emotionalen Störungen und zu Beeinträchtigungen des Antriebs, was sich wiederum auf die oft überraschend gut erhaltene intellektuelle Leistungsfähigkeit mehr oder weniger auswirkt. Besonders bemerkbar sind Einbußen der Kritikfähigkeit, aber auch die Denk- und Abstraktionsfähigkeit können bei größeren Hirndefekten beeinträchtigt sein.

f) Abbau-Syndrome

Anhaltende und progrediente Hirnerkrankungen haben regelmäßig *Veränderungen der Persönlichkeit* und der Intelligenz zur Folge. Auch mit dem Alterungsprozeß verändern sich die Eigenschaften eines Menschen. Hervorstechende Wesensmerkmale treten ausgeprägter, zugespitzt hervor (K. F. SCHEID 1933), oder sie werden flacher und „schleifen" sich ab, depravieren. Die immer noch gute intellektuelle Leistungsfähigkeit wird nicht mehr so eingesetzt wie früher. Das wird deutlicher, sobald Auffassungsstörungen, ein Nachlassen des Gedächtnisses und Verminderungen des psychomotorischen Tempos im Sinne einer „organischen Wesensänderung" hinzukommen.

Bei einem Abbau der Intelligenz wird von *Demenz* gesprochen. Vielfältige klinische Syndrome entstehen, denen eine Minderung der intellektuellen Leistungsfähigkeit gemein ist. Stehen Gedächtniseinbußen im Vordergrund, kann von *mnestischer Demenz* (GRUHLE 1948) gesprochen werden. Die zunehmende Unfähigkeit, Wichtiges von Unwichtigem zu differenzieren, ist *apperzeptive Demenz* und ein Zerfall der Denkfähigkeit mit Verlust des Denkaufbaues *strukturelle Demenz* genannt worden. Jeder Abbau der Intelligenz hat Rückwirkungen auf die Persönlichkeit eines Menschen, auf das emotionale Verhalten und den Antrieb, auf das psychomotorische Tempo und auch auf die sich in Sprache, Mimik und Gestik äußernde Motorik. Dazu trägt die Primärpersönlichkeit zur Ausgestaltung des psychopathologischen Syndroms bei. Es kommt vor allem im Anfangsstadium zu einer großen Variabilität der durch Demenz gekennzeichneten Abbau-Syndrome. Erst die fortgeschrittenen Hirnprozesse bewirken ein von Ätiologie und Ausgangsmerkmalen weitgehend unabhängiges amorphes psychisches Bild.

g) Überlagerungen von reversiblen und irreversiblen Syndromen

Oft ist das Defekt- und auch das Abbau-Syndrom von einer reversiblen körperlich begründbaren Psychose überlagert. Die psychopathologische Querschnitts-Symptomatik wird dann vorwiegend von Symptomen des reversiblen Syndroms geprägt. Bei Patienten mit einem frühkindlichen Hirnschaden, der im Laufe des Lebens eine Epilepsie ausgelöst hat, kann neben Symptomen des Defekts ein psychopathologisches Durchgangs-Syndrom etwa während eines hirnorganischen Anfalls auftreten. Auch führt die Epilepsie nicht selten zu progredienten psychischen Veränderungen, so daß sich reversible und irreversible psychopathologische Symptome überlagern.

Bei bewußtlosen oder bewußtseinsgetrübten Kranken kann sich ein zugleich bestehendes Abbau-Syndrom nicht offenbaren. So ist nach einer Hirnkontusion der schon vorhandene Defekt zunächst noch nicht zu erkennen. Auch ein schweres psychopathologisches Durchgangs-Syndrom bei entzündlicher Hirnerkrankung überdeckt das Abbau-Syndrom, das erst nach einem Verlauf von 1–2 Jahren in seiner ganzen Ausprägung erfaßt werden kann. Die aus systematischen Gründen sinnvolle Abgrenzung von reversiblen und irreversiblen körperlich begründbaren Psychosen ist somit oft nur nach Beobachtung einer Verlaufsstrecke möglich. Die akute Erkrankung läßt indessen stets auf die Reversibilität der psychischen Auffälligkeiten hoffen.

Die Aufzählung der körperlich begründbaren Psychosen ist stellvertretend für die Beschreibung der psychischen Syndrome bei den im Folgenden aufgeführten Erkrankungen des Zentralnervensystems vorangestellt worden. Zwar kommen spezifische Syndrome bei einzelnen Erkrankungen vor, und es soll dann jeweils darauf hingewiesen werden, indessen möchten wir diesen Abschnitt mit den Worten von Karl Bonhoeffer (1917) abschließen, mit denen er seine Lehre von den „exogenen Reaktionstypen" zusammengefaßt hat: „Der Mannigfaltigkeit der Grunderkrankungen steht eine große Gleichförmigkeit der psychischen Bilder gegenüber".

C. Die einzelnen Krankheitsbilder

Verschiedenartige Erreger rufen recht gleichförmige *Meningitiden, Enzephalitiden* und *Myelitiden* hervor. Aus den klinischen Befunden läßt sich die Herkunft des Krankheitsprozesses in der Regel nicht ablesen. Auch die morphologischen Veränderungen stimmen weitgehend überein. Dasselbe gilt von den als *Enzephalopathien* abgegrenzten Hirnprozessen, die – anders als die Enzephalitiden – wahrscheinlich nicht auf einer unmittelbaren Erregerwirkung beruhen, sondern als Ergebnis infektions- oder stoffwechselbedingter Immunreaktionen oder toxischer Schäden anzusehen sind. Bei allen aufgezählten Krankheitsformen zeigt sich, daß der Organismus offensichtlich nur über begrenzte Reaktionsmöglichkeiten verfügt, die sich allerdings durch das Ausmaß der klinischen Symptome und durch besondere Verlaufsarten unterscheiden (Scheid et al. 1983).

Alle aufgezählten Erkrankungen sollen möglichst entsprechend ihrer Ätiologie eingeordnet werden. Obwohl in der klinischen Diagnostik üblicherweise die Meningitiden von den Enzephalitiden getrennt werden, weisen neuropathologische Befunde bei allen schwereren Meningitiden meistens auf eine Mitbeteiligung des Gehirns hin. Dennoch sollte nur dann von einer Meningoenzephalitis gesprochen werden, wenn auch tatsächlich zerebrale Symptome nachweisbar sind.

I. Infektionen mit Bakterien und bakterienähnlichen Mikroorganismen

1. „Eitrige" Meningitis und Meningoenzephalitis

Zu den charakteristischen klinischen Zeichen einer akuten bakteriellen Meningitis zählen Fieber, meningeales Syndrom und eitriger Liquor cerebrospinalis mit trübem Aussehen und einer Zellvermehrung über 1–2000 M/1. Angesichts der wichtigen Frühdiagnose, um unverzüglich behandeln zu können, sind die bei allen Meningitiden und Meningoenzephalitiden vorkommenden Ausnahmen zu beachten. Das *Fieber* kann fehlen, und auch das *meningeale Syndrom* ist manchmal keineswegs typisch ausgeprägt. Bei kleinen Kindern werden Nackensteifigkeit und Zeichen nach KERNIG und BRUDZINSKI mitunter vermißt. Neben Fieber überwiegen weitere Allgemeinsymptome wie Unruhe, vermehrte Schläfrigkeit, Nahrungsverweigerung, Magen-Darm-Störungen oder auch eine erschwerte Atmung, ein Ikterus. Ein hirnorganischer Anfall weist auf eine zerebrale Beteiligung hin, und zusätzliche Symptome der Entzündung sollten zu einer Liquorentnahme veranlassen.

Der *Liquor* hat einen hohen Granulozytengehalt und ist daher trübe, eitrig. Seine lumbale Entnahme in Seitenlage erfolgt unmittelbar nach der allgemeinen und der neuropsychiatrischen Untersuchung. Nur wenn auch ein raumfordernder intrakranieller Prozeß vorliegen kann, ist *vorher* ein kraniales Computertomogramm durchzuführen. Wird der Liquor sehr früh zu Beginn der Erkrankung entnommen, kann trotz deutlicher klinischer Symptomatik eine Pleozytose fehlen oder sehr gering in Erscheinung treten. Gerade bei abwehrgeschwächten Schwerkranken ist manchmal die Zellvermehrung gering. Die leichte Trübung des Liquors beruht dann auf dem Gehalt an zahllosen Erregern. Breitgefächerte *bakteriologische* und *virologische Untersuchungen* müssen veranlaßt werden.

Akute bakterielle Meningitiden und Meningoenzephalitiden treten überall teils sporadisch, teils epidemisch auf. Die Erreger gelangen hämatogen oder fortgeleitet über fronto-basale Frakturen und Liquorfisteln und andere Schädelfrakturen wie über Ohr- und Nebenhöhleneiterungen in den intrakraniellen Raum. Auch können die Erreger offenbar über Venen in den Subarachnoidalraum gelangen, so daß auch hier von „fortgeleiteten" Erkrankungen gesprochen werden kann.

Eine frühe antibiotische Therapie verhindert nicht selten die ätiologische Klärung des Krankheitsbildes. Andererseits kann sie entscheidend sein, um ernste Verläufe mit Letalität oder die Entstehung von neuropsychiatrischen Defektsyndromen und symptomatischen Epilepsien zu verhindern. Entzündliche oder narbige Veränderungen am Aquaeduct können einen Hydrocephalus internus occlusus bewirken. Auch andere Behinderungen der Liquorpassage, Hygrome, subdurale Empyeme oder Abszesse gehören zu den Komplikationen der eitrigen Erkrankungen des Gehirns und seiner Häute.

a) Pneumokokken-Meningoenzephalitis

Unter den ätiologisch geklärten Meningitiden und Meningoenzephalitiden kommt die Infektion mit Pneumokokkus – auch Diplococcus pneumoniae – besonders häufig vor. Sie erfolgt meistens hämatogen als Folge einer Pneumonie, aber auch fortgeleitet von einer Otitis oder einer Sinusitis. Eine Pneumokokken-Meningoenzephalitis nach einem Schädel-Hirn-Trauma erweckt immer den Verdacht auf eine fronto-basale Fraktur mit Liquorfistel durch einen Durariß. Schon innerhalb weniger Stunden führt die Pneumokokken-Infektion des Liquorraumes zu einem lebensbedrohlichen Zustand. Neben Fieber, meningealem Syndrom und

Bewußtseinstrübung treten Hirnnervenausfälle, Paresen und hirnorganische Anfälle auf, da die eitrigen Beläge besonders die Konvexität der Hemisphären – „Haubenmeningoenzephalitis" – bedecken. Ferner werden körperlich begründbare Psychosen mit produktiver und deliranter Symptomatik beobachtet. Ein sich entwickelnder Herpes labialis verrät oft die Pneumokokkeninfektion. Der Liquor ist eitrig-trüb und enthält reichlich extrazellulär gelegene Diplokokken.

Mit Hilfe eines wirksamen Antibiotikums wandelt sich das durchweg schwere Krankheitsbild rasch. Nur selten resultieren Defektzustände. Mitunter kommt es jedoch nach anfänglich günstigem Verlauf zu erneutem Fieberanstieg und neuropsychiatrischer Symptomatik. Solche bedrohlichen Entwicklungen lassen auf eine perivenöse Entmarkung, eine Arteriitis, Venenthrombose oder eine Abszedierung schließen. Entsprechende Befunde im kranialen Computertomogramm und ein Eiweißanstieg im Liquor sichern die Diagnose.

b) Meningokokken-Meningoenzephalitis

Meningokokkenepidemien sind wahrscheinlich schon vor langen Zeiten aufgetreten und wiederholten sich bei uns bis zum Ende des 2. Weltkriegs in Abständen von etwa 7–12 Jahren. Die „übertragbare Genickstarre" forderte sehr viele Opfer. Erst die Einführung der Sulfonamidtherapie konnte die Epidemiegefahr bannen, so daß es nur noch selten und dann besonders endemisch unter ungünstigen Wohnbedingungen, in Internaten und Kasernen, zu Infektionen kommt. Allein in einer breiten Zone Afrikas nördlich des Äquators kommen Meningokokkeninfektionen noch sehr häufig vor (SCHORRE 1979).

Die Erreger – Neisseria meningitidis – besiedeln zunächst über Tröpfchen den Nasenrachenraum, lösen eine blande Rhinitis aus und gelangen nur selten in die Blutbahn. Wiederum kann es bei einer bedeutungslosen Bakteriämie bleiben. Mitunter aber dringen die Erreger in den Liquorraum vor und lösen dann das schwere Krankheitsbild der Meningoenzephalitis aus. Dabei wird besonders das *Waterhouse-Friderichsen-Syndrom* durch eine Meningokokkensepsis gefürchtet. Es kann noch *vor* der Entwicklung einer Meningoenzephalitis zum Tode führen. Nach starker Vermehrung der Mikroorganismen bewirkt ihr Endotoxin einen Kreislaufschock und verursacht eine allgemeine Kapillarwandschädigung mit ausgedehnten intrakapillären Thrombosen. Es folgen Gerinnungsstörung und Verbrauchskoagulopathie mit Blutungen in Haut, Schleimhäute, Nieren und Nebennieren.

Nach einer Inkubationszeit von meistens 1–5 Tagen kommt es zunächst zu einem allgemeinen Krankheitsgefühl und zu Glieder- und Leibschmerzen. Dann entwickelt sich ein meningeales Syndrom mit Hirnbeteiligung. Die Kranken liegen auf der Seite, meiden jede Bewegung, sind bewußtseinsgetrübt und vermehrt schläfrig. Auch kommen Psychosen mit produktiver Symptomatik, Unruhe und Delirien vor. Dazu können Hirnnervenausfälle, vor allem Abduzens- und Fazialisparesen, Ertaubung durch eine fortgeleitete Labyrinthitis sowie selten zentrale Paresen oder hirnorganische Anfälle auftreten. Zu den Hauterscheinungen gehören ein Herpes labialis und bei etwa der Hälfte der Patienten am Rumpf und an den Extremitäten Exantheme. Sie erklären sich durch die hämatogene Aussaat des Erregers mit Thrombosierungen – aus denen sich Meningokokken züchten lassen – und entzündlichen Veränderungen an den Gefäßwänden und in deren Umgebung.

Der anfangs eitrig-trübe Liquor enthält fast ausschließlich Granulozyten mit gramnegativen intrazellulär gelegenen Diplokokken. Der Eiweißwert ist hoch. Die Blutsenkung ist stark beschleunigt, die Leukozytose hoch und die Linksverschiebung erheblich. Mit einem wirksamen Antibiotikum – bei Erwachsenen täglich 20–40 Mill. Einheiten Penizillin G – bessert sich die Symptomatik nur selten in einigen Tagen. Meist entfiebern die Kranken erst nach 2–3 Wochen, und die meningitischen Symptome und psychischen Auffälligkeiten bilden sich langsam zurück. Nur gelegentlich resultieren Defektsyndrome.

c) Weitere bakterielle eitrige Meningitiden und Meningoenzephalitiden

Gelegentlich führen auch andere Bakterien zu eitrigen Meningitiden und Meningoenzephalitiden. *Haemophilus influenzae-Infektionen* spielen in den ersten Lebensjahren eine bedeutende Rolle. Sie kommen im Erwachsenenalter nur bei abwehrgeschwächten Individuen vor. *Staphylokokken-* und *Streptokokkenmeningoenzephalitiden* entstehen hämatogen bei einer Sepsis oder fortgeleitet von Nachbarschaftsprozessen. Bakterielle Endokarditiden können das vielgestaltige Krankheitsbild der *embolischen Herdenzephalitis* auslösen. Als Erreger kommen am häufigsten der Streptococcus viridans, aber auch andere vor. Die Symptomatik entspricht der eines zerebralen Gefäßprozesses und führt nur selten zu einem meningitischen Bild. Es treten Kopfschmerz, hirnorganische Anfälle, Bewußtseinstrübungen und zentrale Lähmungssyndrome auf. Mitunter führt die embolische Herdenzephalitis jedoch auch zu protrahiert verlaufenden Psychosen mit paranoid-halluzinatorischer Symptomatik oder langsam fortschreitender organischer Wesensänderung mit intellektuellem Abbau. Im Liquor zeigen sich mäßige vorwiegend lymphozytäre Pleozytosen. Befunde von seiten des Herzens und der Nieren, eine beschleunigte BSG, ein schon länger bekannter reduzierter Allgemeinzustand und der Erregernachweis ermöglichen die meist schwierige Diagnose.

Ferner können *Escherichia coli, Klebsiella* und auch *Salmonellen* besonders im ersten Lebensjahr zu schweren eitrigen Meningoenzephalitiden führen. *Pseudomonas aeruginosa* und *Proteus* spielen im Rahmen des „Hospitalismus" eine mitunter verheerende Rolle. Selten kommen unter den Erregern einer „eitrigen" Meningoenzephalitis auch einmal Gonokokken – *Neisseria gonorrhoeae* – und *Listeria monocytogenes* vor.

2. Meningoencephalitis tuberculosa

Noch in der frühen Nachkriegszeit galt die Meningoencephalitis tuberculosa als eine nahezu ausnahmslos tödliche Erkrankung. Das Streptomycin führte zu den ersten spektakulären Therapieerfolgen. Aber erst die Einführung der Kombinationsbehandlung brachte Jahre später durchschlagende Ergebnisse. Die heute selten gewordene Diagnose läßt immer noch schwere Krankheitsverläufe erwarten. Wenn sie jedoch frühzeitig gestellt und eine tuberkulostatische Therapie sofort eingeleitet wird, kann mit dem Überleben gerechnet werden, wenn auch mitunter noch mit neurologischem und psychischem Defekt.

Die ersten Krankheitserscheinungen sind oft uncharakteristisch. Mißverständliche psychische Veränderungen wie Lustlosigkeit, Verstimmung, Reizbarkeit oder auch Isolierung und vermehrtes Schlafbedürfnis stehen am Anfang. Dann verschlechtert sich das Allgemeinbefinden, und manchmal erst nach Wochen entwickeln sich meningeales Syndrom, allgemeine Hyperästhesie und Hyperpathie sowie ausgeprägte vegetative Regulationsstörungen. Hirnnervenausfälle lassen die vorwiegend *basale Meningitis* erkennen. Daher treten nur vereinzelt hirnorganische Anfälle auf. Neben weiteren neurologischen Symptomen bestehen immer psychopathologische Durchgangs-Syndrome unterschiedlicher Färbung oder eine Bewußtseinstrübung mit episodenhaften Unruhezuständen und deliranter Symptomatik. Manchmal führt die Beteiligung des Rückenmarks zu einem *Querschnitts-Syndrom*. Im kranialen Computertomogramm und im Magnetresonanz-Tomogramm können sich basale Veränderungen oder auch Tuberkulome darstellen (Reuther et al. 1982). Wiederum aber unterstützen die Veränderungen des *Liquors* den sich aus dem Ablauf der klinischen Symptome ergebenden Verdacht auf eine tuberkulöse Meningoenzephalitis. Manchmal bildet sich im Glas mit klarem Liquor ein zartes Spinnengewebsgerinnsel. Der Eiweißgehalt ist hoch, die Zellzahl nur mäßig erhöht, der Zuckerwert und die Chloride sind erniedrigt. Nur manchmal gelingt der Nachweis von Tuberkelbakterien im Liquorsediment. Ein Tierversuch bestätigt endgültig die Diagnose.

Mit einer spezifischen Behandlung sollte schon beim ersten Verdacht begonnen werden. Aber trotz einer tuberkulostatischen „*Vierfachtherapie*" – etwa mit Isoniazid, Rifampicin, Pyrazinamid und Myambutol oder Streptomycin (Konietzko 1986) – und sehr aufwendiger intensivmedizinischer Pflege kommt es erst nach 1–2 Monaten oder später zu einer langsamen klinischen Besserung. Die Zucker- und Chloridwerte im Liquor steigen an, und die Pleozytose verschwindet, während der Eiweißwert noch lange erhöht bleiben kann. Nach der Überwindung der Akutphase folgt eine 1- bis 2jährige tuberkulostatische „Zweifachtherapie". Der Kranke muß sorgfältig überwacht werden, und der Liquor ist noch mehrfach zu kontrollieren.

3. Brucellosen

Die nach D. Bruce (1887) benannten *gramnegativen Bakterien* werden durch unmittelbaren Kontakt mit Rindern, Schweinen, Ziegen oder Schafen auf den Menschen übertragen. Von Bedeutung sind das Maltafieber, die Bangsche Krankheit sowie die Schweine- und Schafe-Brucellose. Nach einer Inkubationszeit von Tagen bis mitunter mehreren Monaten kommt es zu uncharakteristischen Allgemeinerscheinungen mit Fieber, Hepato-, Splenomegalie sowie depressiven Verstimmungszuständen. Neben Meningitiden, Meningoenzephalitiden, embolischen Herdenzephalitiden durch Endokarditis, Myelitiden und Polyneuritiden (Bashir et al. 1985) werden zerebrale Gefäßprozesse beobachtet – „Neurobrucellose" –, die besonders in Spanien Bedeutung haben (Schorre 1979).

Neben akuten und subakuten *Verläufen* führen chronische Brucellosen zu rezidivierender Symptomatik und dabei eindrucksvollen psychopathologischen Veränderungen. Im *Liquor* zeigen sich regelmäßig Pleozytosen von einigen hundert Zellen, vorwiegend Lymphozyten, Eiweißerhöhungen mit relativer Vermehrung der Immunglobuline und absinkende Zucker- und Chloridwerte bei chronischem Verlauf. Die Diagnose wird durch Isolierung des Erregers aus dem Blut oder meist serologisch bestätigt. Zur *Therapie* werden Tetrazykline und bei chronischer Erkrankung zusätzlich Streptomycin und Sulfonamide oft 3–6 Monate lang eingesetzt (ABRAMSKY 1977).

4. Spirochätosen

Spirochäten sind spiralig geformte, lange, dünne, bewegliche, bakterienähnliche Mikroorganismen, die in die drei Gattungen Borrelien, Treponemen und Leptospiren eingeteilt werden (WIESMANN 1986). Alle drei Arten können zu Infektionen des Zentralnervensystems führen.

a) *Borrelien-Infektionen*

α) Rückfallfieber
Borrelien-Infektionen erfolgen ausschließlich durch blutsaugende Zwischenwirte, Arthropoden. Die durch Kleiderläuse übertragene Borrelia recurrentes ist schon im Jahre 1868 von OBERMEIER im Blut von Rückfallfieberkranken in Berlin gesehen worden. Sie gilt als der erste im menschlichen Blut entdeckte Krankheitserreger. Auch die durch Zecken übertragene Borrelia duttonii ist menschenpathogen und führt nach einer Inkubation von 5–8 Tagen zu plötzlichem Fieberanstieg bis über 40 °C, das 3–7 Tage andauern kann. Nach vielleicht einer Woche kehrt es zurück, was sich bis zu zehnmal wiederholen kann. Mitunter kommt es zu einer *lymphozytären Meningitis* mit Pleozytose und Eiweißerhöhung im Liquor. Während Kopfschmerzen regelmäßig beobachtet werden, sind *Enzephalitiden* mit körperlich begründbaren Psychosen und hirnorganischen Anfällen eher selten. Therapeutisch werden Penizilline und Tetrazykline empfohlen (SCHORRE 1979).
β) Durch Zecken übertragene Meningopolyneuritis (GARIN-BUJADOUX-BANNWARTH), Erythema chronicum migrans, Lyme-Krankheit und „progressive Borrelien-Enzephalomyelitis"
Im Jahre 1941 hat A. BANNWARTH ein Krankheitsbild beschrieben, das mit heftigen Schmerzen, umschriebenen peripher-neurologischen Ausfällen und einem meningitischen Liquor-Syndrom einhergeht. Er rechnete es dem rheumatischen Formenkreis zu. Der erste hierher gehörende Fall wurde im Jahre 1922 von GARIN u. BUJADOUX veröffentlicht. Vergleichbare Krankheitsbilder sind seit dem Jahre 1975 auch im Osten der USA beobachtet und nach der Stadt mit den ersten Krankheitsfällen *„Lyme-Krankheit"* benannt worden (STEERE et al. 1977). Im Vordergrund dieser Beschreibungen standen schmerzhafte Arthritiden und Herzerkrankungen, wie sie später auch in Europa beobachtet wurden.

Vor über 70 Jahren ist bereits das *Erythema chronicum migrans* beschrieben worden, das sich mehrere Tage bis gelegentlich zwei Wochen nach dem Biß der Zecke Ixodes ricinus entwickelt. Die Infektiösität des Erythems konnte schon frühzeitig belegt werden. Eine gute Ansprechbarkeit auf Antibiotika deutete auf eine bakterielle Genese hin. Im Jahre 1982 gelang es W. Burgdorfer und Mitarbeitern, Borrelien zu isolieren und zu zeigen, daß Personen, die eine Lyme-Krankheit durchgemacht haben, hohe Antikörpertiter aufweisen. R. Ackermann wies denselben Erreger und Antikörpertiter bei an *Meningopolyneuritis* Erkrankten nach, so daß es sich offensichtlich um drei verschiedene Manifestationen einer durch Zecken übertragenen Borrelien-Infektion handelt.

Während das Erythema chronicum migrans nach dem Zeckenbiß meist ohne weitere Symptomatik abklingt, kommt es in einigen Fällen etwa 3–5 Wochen nach dem keineswegs immer zu ermittelnden Zeckenbiß überfallartig zu *Schmerzen*. Sie beginnen in der vom Zeckenbiß betroffenen Körperregion, dehnen sich später auf andere Körperbereiche aus und zeichnen sich durch ungewöhnliche, den Schlaf raubende Heftigkeit aus. Auch kommt es zu unangenehmen Reizerscheinungen von seiten der Oberflächensensibilität. *Arthritiden*, kardiale Symptome oder andere Organmanifestationen lassen eine internistische Systemerkrankung vermuten.

Etwa drei Wochen nach Einsetzen der Schmerzen treten *Hirnnervenausfälle*, vor allem Fazialislähmungen, und umschriebene *peripher-motorische Paresen* nach Art einer Polyneuritis vom Multiplextyp auf. Im *Liquor* besteht eine Pleozytose mit Werten zwischen 30 und mehreren hundert Zellen, vorwiegend Lymphozyten und Plasmazellen. Der Eiweißgehalt ist erhöht, die Immunglobuline vermehrt, die BSG beschleunigt. Eine typische Vorgeschichte und der Nachweis an Antikörpern erfordern eine Therapie mit täglichen Dosen von 20 Mill. IE Penizillin intravenös oder 4×250 mg eines Tetrazyklins oral mindestens 10 Tage lang.

Während die beschriebenen Krankheitsformen üblicherweise ausheilen, gibt es offensichtlich auch chronisch-progrediente Erkrankungen des Zentralnervensystems. In jahrelangen Verläufen entwickeln sich Hirnnervenausfälle, spastische und zerebellare Symptome sowie irreversible psychische Veränderungen. Pleozytosen und Eiweißerhöhungen im Liquor wie auch hohe Antikörpertiter gegen die Ixodes-ricinus-Borrelie im Serum und im Liquor lassen an eine weitere Manifestation der Infektion, an eine *progressive Borrelien-Enzephalomyelitis* denken (Ackermann et al. 1985).

Die Meningopolyneuritis und auch die von einem Flavivirus hervorgerufene Zentraleuropäische Enzephalitis (CEE) dürfen nicht mit der schon seit über 100 Jahren bekannten *Zeckenlähmung* verwechselt werden. Mit dem Biß verschiedenartiger Zecken wird ein Toxin übertragen, das zu allgemeinem Krankheitsgefühl und schon nach 12–36 Std zu peripheren Lähmungen, Schluckstörungen und Atemnot führen kann. Die Entfernung der Zecke bewirkt eine rasche Rückbildung der lebensbedrohlichen Krankheitserscheinungen.

b) Treponemen-Infektionen

Die drei menschenpathogenen Arten Treponema pallidum-Syphilis-, Treponema pertenue-Frambösie- und Treponema carateum-Pinta – sind nahe verwandt und morphologisch nicht zu unterscheiden. Es sind korkenzieherartig aufgewundene, fadenförmige Mikroorganismen.

α) Neurosyphilis

Die syphilitischen – oder luetischen – Erkrankungen des Nervensystems bieten recht unterschiedliche morphologische Befunde und eine Fülle klinischer Syndrome. F. v. SCHAUDINN u. E. HOFFMANN entdeckten im Jahre 1905 Treponema pallidum im Sekret syphilitischer Primär- und Sekundäreffloreszenzen. N. NOGUCHI wies schon acht Jahre später den Erreger im Gehirn von Paralysekranken und in Rückenmarkshäuten bei der Tabes nach (SCHEID et al. 1983). Mit einer jährlichen Inzidenzrate von 1:100000 ist die Neurosyphilis heute eine seltene Krankheit (PRANGE u. RITTER 1981), mit deren gelegentlichem Auftreten allerdings immer zu rechnen ist. Neurosyphilitische Symptome stehen keineswegs immer am Anfang der Erkrankung. Vielmehr führen unspezifische Allgemeinerscheinungen, Arthropathien, Rückenschmerzen, Miktions- und abdominelle Störungen oder auch sensorische Ausfälle erst über erhebliche Umwege zum spezifischen Verdacht. Mit serologischen Verfahren ist die Diagnose zu sichern. Hierbei werden treponemen-spezifische und unspezifische Untersuchungen sowie der Nachweis treponemen-spezifischer IgM-Antikörper im Serum angewandt (PRANGE 1986).

Im Sekundärstadium der Syphilis kann sich eine akute Meningitis – *frühsyphilitische Meningitis* – entwickeln. Meist führt sie nur zu leichten klinischen Erscheinungen und muß dann von der *meningealen Reaktion* mit einer Pleozytose im Liquor, aber fehlenden klinischen Symptomen bei nahezu jedem Syphiliskranken im Sekundärstadium abgegrenzt werden. Wenn jedoch ein meningeales Syndrom und Fieber entstehen, können sich hirnorganische Anfälle, Hirnnervenausfälle und Hemiparesen einstellen: *Lues cerebri im Sekundärstadium.*

Häufiger kommt es Jahre oder Jahrzehnte nach der Infektion zu meningoenzephalitischen Symptomen: *Lues cerebri im Spätstadium.* Fast immer sind die spezifischen und unspezifischen serologischen Verfahren im Serum und im Liquor positiv, in welchem außerdem eine Pleozytose und eine Eiweißvermehrung auffallen. Dazu können eine intrakranielle Drucksteigerung mit Stauungspapillen, Anfällen und Hemiparesen auftreten (HUFFMANN 1966). Auch größere Gummen können einmal zu einer derartigen Symptomatik führen – *gummöse Form.* Oder die zerebralen Syndrome treten plötzlich im Stile eines zerebralen Gefäßprozesses auf: *Vaskuläre Form.* Verschiedenartigste Krankheitsbilder werden beobachtet, wobei neben prägnanten neurologischen Ausfällen auch körperlich begründbare Psychosen mit Bewußtseinstrübungen oder im Sinne psychopathologischer Durchgangs-Syndrome festgestellt werden. Ferner kommen alle Arten spinaler Syndrome, vom vollständigen Querschnitts-Syndrom bis zur umschriebenen Wurzelschädigung vor: *Lues spinalis.*

Treten Jahre oder Jahrzehnte nach der Infektion Schmerzen, vor allem nach Art der lanzinierenden, auf und werden Pupillenstörungen – Entrundungen, Anisokorie, reflektorische und absolute Pupillenstarren – bemerkt, ist an eine *Tabes* zu denken. Optikusatrophien und andere Hirnnervenausfälle, spinale Ataxie, Areflexie, Kältehyperästhesie, verzögerte Schmerzleitung, Blasenstörungen, Arthropathien mit ausgeprägten, auffällig schmerzarmen Gelenkdeformierungen und dabei nur in 70% positiven Lipoidreaktionen im Serum und Liquor stellen das charakteristische Vollbild der Tabes dar. Die sich langsam entwickelnden tabischen Symptome sind meist irreversibel, und dennoch wird ein Kranker mit pathologischem Liquor so lange mit Penizillin behandelt, bis der Liquor saniert ist.

Im Durchschnitt zwischen acht und 20 Jahren nach der Infektion tritt die *Paralyse* zumeist mit uncharakteristischen psychischen Veränderungen wie Konzentrationsschwäche, Unlustgefühl und Interesselosigkeit auf. Unbehandelt kommt es zu einem progredienten Abbau von Intelligenz und Persönlichkeit. Verläufe mit „stillen", unproduktiven Symptomen sind heute wesentlich häufiger als solche mit paranoid-halluzinatorischen – „Größenwahn" – oder maniformen Erscheinungen, Affektinkontinenz und Gereiztheit (Risse et al. 1985). Auf neurologischem Gebiet gehören bulbäre Dysarthrie, Pupillenstörungen und Reflexanomalien zu den häufigen, Ataxie, hirnorganische Anfälle und Hemiparesen mit Aphasien zu den seltenen Störungen. Nahezu immer liegen spezifische und unspezifische serologische Veränderungen und pathologische Liquorveränderungen vor. Da treponemozide Liquorkonzentrationen nur nach intravenöser Verabfolgung von mindestens 25 Mill. IE Penizillin G pro Tag zu erreichen sind, werden 3- bis 4mal täglich 10 Mill. IE Penizillin G als Kurzinfusionen 10 Tage lang verabreicht (Prange u. Ritter 1982).

c) Leptospirosen

Leptospirosen-Infektionen werden überall angetroffen. Unter den zahlreichen menschenpathogenen Arten führt vor allem Leptospira icterohaemorrhagiae zu einem schweren Krankheitsbild – *Weilsche Krankheit* –, das sich durch eine Leberschädigung mit Ikterus auszeichnet und eine hohe Letalität hat. Berufliche Dispositionen mit Kontakt zu Maus, Ratte oder Schwein – „Feldfieber" u. a. – und das Auftreten eines Ikterus bei einer fieberhaften Erkrankung mit neuropsychiatrischer Symptomatik weisen auf eine Leptospirose hin, die sofort mit 20–30 Mill. IE Penicillin als Kurzinfusionen täglich behandelt werden sollte. Die Diagnose erfolgt durch Erregernachweis im Blut.

5. Weitere Infektionen durch Bakterien und bakterienähnliche Mikroorganismen

Eine Vielzahl weiterer Erreger sind imstande, entzündliche Erkrankungen des Zentralnervensystems auszulösen.

Listeriose. Die unter den Erregern der „eitrigen" Meningitis erwähnte Listeria monocytogenes wird bei zahlreichen Säugerarten, Vögeln und Arthropoden, in roher Milch und ungekochtem Fleisch angetroffen. Unter den noch nicht ganz geklärten Infektionswegen wird vor allem die ärogene Übertragung diskutiert. Diaplazentar führt sie zu einer *Fetopathie* oder zu einer *Neugeborenen-Listeriose* mit miliaren Granulomen in zahlreichen Organen und so auch im Zentralnervensystem. Ältere Kinder und Erwachsene erkranken nur selten, kommen aber als Dauerausscheider in Frage. Im allgemeinen entwickeln sich eine Meningitis und nicht nur bei abwehrgeschwächten Personen Meningoenzephalitiden (PATZOLD et al. 1986), die den Hirnstamm befallen und zur Abszedierung führen können. Der Liquor kann „eitrig" sein und ist eiweißreich. Der Erreger wird in Serum und Liquor nachgewiesen, aber auch serologische Untersuchungen können die Diagnose bestätigen. Ampicillin ist besonders wirksam.

Aktinomykose, Nokardiose. Die nicht mehr den Pilzen, sondern den Bakterien zugeordneten Actinomyces israeli und Nocardia asteroides führen von der Lunge über den Blut- oder Lymphweg zu chronisch verlaufenden Infektionen des Zentralnervensystems und der Meningen. Sie breiten sich extradural aus und führen zu Hirnnervenausfällen. Daneben kommen Meningoenzephalitiden mit Zeichen der intrakraniellen Raumforderung, hirnorganischen Anfällen, Hemiparesen, Aphasien, Hirnstammsymptomatik und körperlich begründbaren Psychosen vor. Bei Querschnitts- und Kaudasyndromen kann sich ein Epiduralabszeß mit entsprechender Schmerzsymptomatik entwickeln. Die Diagnose ist immer schwierig, weil der Erregernachweis oft nicht gelingt. Charakteristisch sind chronischer Verlauf und Neigung zur Abszeßbildung.

Mycoplasma pneumoniae-Infektion. Sie bewirkt Fieber, Bronchitiden und Pneumonien. Die kleinen Bakterien ohne feste Zellwand können jedoch auch Meningitiden und Meningoenzephalitiden in typischer Weise mit protrahiertem Verlauf und sogar tödlichem Ausgang auslösen (WEINBLATT 1980). Der Erregernachweis zumal aus dem Liquor und ansteigende Serumantikörpertiter sichern die Diagnose. Zur Therapie werden Antibiotika eingesetzt (SCHÄDLICH et al. 1982).

Legionella pneumophila-Infektion. Im Juli 1976 kam es während eines Treffens ehemaliger „Legionäre" in einem Hotel in Philadelphia zu einer Epidemie, die sich rasch auch auf Nichtteilnehmer ausdehnte und die mit einer hohen Letalität einherging. Bei der seither als *„Legionärkrankheit"* bezeichneten bakteriellen Infektion können psychopathologische Symptome wie Persönlichkeitsveränderungen, Bewußtseinstrübung, delirante Bilder mit Verwirrtheit und Halluzinationen im Vordergrund stehen. Dazu kommen Fieber, Abgeschlagenheit, Übelkeitsgefühl, ein trockener Husten, Durchfälle, Myalgien, Myoglobinurien und Mikrohämaturien (SCHEID et al. 1983). Zu den häufigsten mitunter nicht reversiblen neurologischen Symptomen zählen Ataxie, Dysarthrie und myelitische Zeichen mit Denervation. Liquorveränderungen fehlen meist. Ein Anstieg spezifischer Serumantikörper ermöglicht die Diagnose. Die Symptomatik kommt wahrscheinlich durch die Produktion eines endotoxinähnlichen Stoffes und nicht unmittelbar durch die Bakterieninfektion zustande (WEIR et al. 1982), die jedoch eine Therapie mit Antibiotika erfordert.

Keuchhusten. Auch die Pathogenese der Keuchhustenenzephalopathie wird über ein Endotoxin des Bakterium Bordetella pertussis erklärt, das zu einer Gefäßwandschädigung mit Ödembildung und Blutungen führt. Bei Säuglingen und auch noch bei Kleinkindern können nach einer Inkubation von 10–14 Tagen zumeist in der 3.–5. Krankheitswoche zerebrale Erscheinungen plötzlich einsetzen. Im Gefolge einer Hustenattacke etwa tritt ein großer hirnorganischer Anfall auf, an den sich Bewußtlosigkeit oder Bewußtseinstrübung sowie Herdsymptome wie Hirnnervenausfälle, Hemiparesen, Aphasien und extrapyramidale Störungen anschließen. Die Letalität im Säuglingsalter ist hoch, und es entstehen irreversible neurologische und psychische Defektsyndrome, selbst wenn Antibiotika und Gammaglobuline eingesetzt worden sind.

Tetanus. Der durch die Exotoxine des Clostridium tetani hervorgerufene Wundstarrkrampf fordert weiterhin Opfer, da die Bevölkerung immer noch nicht durch aktive Schutzimpfung immunisiert ist. Der wichtigste Angriffspunkt des Tetanustoxins liegt im Zentralnervensystem. Durch die Minderung des Einflusses hemmender Interneurone des Rückenmarks kommt es zur Erregbarkeitssteigerung der Alphamotoneurone. Die postreflektorische Innervationsstille ist verkürzt oder aufgehoben, was für die wichtige Frühdiagnose von Bedeutung ist (Leven u. Huffmann 1971). Die Inkubationszeit schwankt zwischen acht Stunden und mehreren Wochen. Es beginnt mit Mattigkeit, Erbrechen und Kopfschmerzen. Dann tritt ein Spannungsgefühl der Kiefer- und Halsmuskulatur und des Gesichts – „Risus sardonicus" – mit Opisthotonus und Dysphagie auf. Auf äußere Reize stellen sich anfallsartige Steigerungen der Muskelspannung ein, was Atmung und Kreislauf erheblich belastet. Sekundäre Komplikationen bewirken auch bei intensivmedizinischer Behandlung noch Todesfälle. Chronische Verläufe gibt es vor allem bei umschrieben beginnendem *lokalem Tetanus*, der differentialdiagnostische Schwierigkeiten bereitet, aber eine gute Prognose hat.

Typhus abdominalis. Mit der oralen Aufnahme von Salmonella typhi kommt es 7–21 Tage später zu Kopfschmerz, Mattigkeit, zunächst „treppenförmigem" Fieberanstieg und dann einer Kontinua mit 40 °C, zunehmender Bewußtseinstrübung, Splenomegalie, Leukopenie, Roseolen an der Bauchhaut, hirnorganischen Anfällen und neurologischen Herderscheinungen. In Nigeria zeichneten sich 57% von 959 Kranken durch Verwirrtheitszustände und delirante Psychosen aus (Osuntokun et al. 1972). Gastroenteritische Symptome setzen erst am Ende der 2. Krankheitswoche ein. Ihr frühes Auftreten spricht eher für eine Infektion mit Salmonella paratyphi A, B oder C. Die Diagnose erfolgt durch den kulturellen Nachweis des Erregers aus Blut oder Stuhl und serologisch. Therapeutisch haben sich Sulfonamide und Ampicillin bewährt.

Rickettsien-Infektionen – Fleckfieber. Vom Typhus abdominalis ist der „Typhus exanthematicus" oder das epidemische Fleckfieber zu unterscheiden. Es wird durch Rickettsia prowazeki verursacht, durch Arthropoden übertragen und führt nach einer Inkubation von 10–14 Tagen bei ungeimpften Erwachsenen regelmäßig zu einer Panenzephalitis. Noch in der ersten Krankheitswoche entwickelt sich ein Exanthem mit Roseolen zunächst am seitlichen Thorax, dann generalisiert, und in der Folge tritt die neuropsychiatrische Symptomatik mit Bewußtseinstrübung, deliranten halluzinatorischen Psychosen aller Art, extrapyramidalen Symptomen und an Katatonie erinnernden Phänomenen auf. Nach der Entfieberung am Ende der 2. Krankheitswoche verfallen die Kranken in einen tiefen Schlaf, bis ein erneuter Schub mit zerebralen Erscheinungen oder auch einer Polyneuropathie auftreten kann. Unter den seltenen Residualsymptomen kommen Persönlichkeitsveränderungen, spastische Lähmungen und hirnorganische Anfälle vor. Die Diagnose ist durch Erregernachweis aus dem Blut oder teilweise serologisch möglich. Während bei einer Therapie mit Tetrazyklinen heute die Letalität gering ist, sollen in Osteuropa zwischen den Jahren 1918 und 1922 30 Mill. Erkrankungen mit 3 Mill. Todesfällen aufgetreten sein (SCHEID et al. 1983). Weitere Rickettsiosen sind u. a. das *Rocky-Mountain-Spotted-Fever (RMSF)*, das *Q-Fieber* und das in Asien vorkommende *Tsutsugamushi-Fieber*.

Ornithose. Chlamydia psittaci vermehrt sich nur intrazellulär und wird von Papageien, Sittichen und anderen Vögeln durch Einatmung erregerhaltigen Staubes bei unmittelbarem Kontakt übertragen. Nach 8–14 Tagen treten üblicherweise zentrale Pneumonien auf. Bei schweren Verläufen entwickeln sich Hirnstamm-Syndrome und körperlich begründbare Psychosen mit Bewußtseinstrübung oder deliranter Symptomatik. Die heute übliche Therapie mit Tetrazyklinen hat eine niedrige Letalität und eine völlige Rückbildung der Krankheitserscheinungen zur Folge. Chlamydien bewirken ferner das *Lymphogranuloma inguinale*, das *Trachom*, die *Einschlußkonjunktivitis* und wahrscheinlich auch die seltene, aber weltweit verbreitete *Katzenkratzkrankheit*, die zu Enzephalitis und Myelitis führen kann.

Morbus Whipple. Der Nachweis von Bakterien und der günstige Einfluß von Antibiotica und Kortikosteroiden lassen das von G. H. Whipple bereits im Jahre 1907 beschriebene chronische Krankheitsbild als bakterielle Infektion erscheinen. Die Ätiologie wird jedoch wohl auch von anderen Faktoren wie etwa einer Störung der zellulären Immunität bestimmt (FEURLE et al. 1979). Das mit Arthritis, Gewichtsverlust, Steatorrhoe, Leibschmerzen, Fieberschüben und Lymphknotenschwellungen einhergehende Krankheitsbild führt bei etwa 10% zu neuropsychiatrischen Störungen (SCHLIEP et al. 1979). Unbehandelt verläuft die granulomatöse Entzündung nach Monaten oder Jahren immer tödlich. Aber auch Antibiotika verzögern nur die Progredienz. Die Diagnose der Whippleschen Erkrankung stützt sich auf den Nachweis von Makrophagen mit PAS-positiven Speicherzellen im Biopsiematerial der Jejunalschleimhaut oder der mesenterialen Lymphknoten. Auch kann neben anderen klinischen Befunden das kraniale Computertomogramm aufschlußreich sein (POLLOCK et al. 1981).

II. Protozoen-Infektionen

Zu den menschenpathogenen Protozoen zählen u. a. Trypanosomen, Amöben, Leishmanien, Plasmodien, Trichomonaden, Kryptosporidien und Toxoplasmen. Die durch sie hervorgerufenen Meningoenzephalitiden treten überwiegend in den tropischen und subtropischen Ländern auf. Die lebhafte Reisetätigkeit bringt sie jedoch auch in die nördliche Hälfte Europas. Außerdem sind die Toxoplasmose wie auch die Krytosporidiose in jüngster Zeit bedeutsam geworden, da sie sich häufig bei Kranken mit erworbenem Immundefektsyndrom als lebensbedrohliche opportunistische Infektion mit neuropsychiatrischer Symptomatik entwikkeln (Enzensberger et al. 1985; Zoller u. Goebel 1986).

1. Toxoplasmose

Toxoplasma gondii vermehrt sich in der Darmschleimhaut der Katze und wird von dort zum Teil über Zwischenwirte wie Mäuse, Vögel, Hunde und Rinder oral auf den Menschen übertragen. Nach frisch erworbener Infektion der Mutter kann es diaplazentar zur Entwicklung einer *Fetopathie* und neurologischen und psychischen Defektsyndromen kommen, die oft von einem Hydrozephalus, Veränderungen am Auge als Folge einer Chorioretinitis toxoplasmotica, intrazerebralen Verkalkungen und manchmal Hörverlust begleitet werden.

Die *später erworbene Toxoplasmose* wird in der Regel symptomlos, mit dem Bild eines banalen Infekts oder nur mit Lymphknotenschwellungen, überstanden. Bei herabgesetzter Abwehr und so vor allem bei AIDS entwickeln sich Exantheme, Muskel- und Gelenkschmerzen, Myokarditis und vor allem eine Meningoenzephalitis. Diese kann aus einem Stadium mit Fieber, Kopfschmerzen und Erbrechen in wenigen Tagen zu Bewußtseinstrübung und Koma (Bach u. Armstrong 1983) mit epileptischen Anfällen und neurologischen Herdsymptomen führen (Slavick u. Lipman 1977). Daneben werden subakute und chronische Verläufe gesehen (Schlenska 1978). Im kranialen Computertomogramm können hypodense Ringstrukturen auftreten (Horowitz et al. 1983). Der früher geforderte Erregernachweis (Wahle 1958) gelingt oft nicht, und auch ein überzeugender Anstieg des Titers der Serumantikörper liegt nicht immer vor. Zur Therapie werden Pyrimethamin und Sulfonamide eingesetzt.

2. Amöben-Meningoenzephalitis

Die mit Entamoeba histolytica hervorgerufene Amöbiasis kann zu hämatogenen Amöben-Metastasen im Gehirn und zu einem Hirnabszeß mit Meningitiden und Meningoenzephalitiden führen. Darüber hinaus können *freilebende Wasseramöben* schwere Meningoenzephalitiden auslösen. Amphothericin B hilft nur mitunter. Bei abwehrgeschwächten Kranken soll es zu schleppend verlaufenden granulomatösen Enzephalitiden mit Panarteriitis, Thrombosen und mykotischen Aneurysmen kommen (Martinez et al. 1980).

3. Weitere Protozoen-Infektionen

Die durch Trypanosomen gambiense und rhodesiense verursachte und von der Tsetsefliege auf den Menschen übertragene *afrikanische Schlafkrankheit* führt im 2. Krankheitsstadium zu einer chronischen Enzephalitis mit entzündlichen Liquorveränderungen, Störungen des Schlaf-Wach-Rhythmus und körperlich begründbaren Psychosen. Die Erkrankung bewirkt Marasmus und Tod, wenn nicht im ersten Krankheitsstadium mit Suramin oder Melarsoprol behandelt worden ist. Bei Kindern unter 10 Jahren entstehen durch die *Chagas-Krankheit* – Trypanosoma cruzi – Meningoenzephalitiden und Myokarditiden. Erregernachweis im Blut und serologische Methoden ermöglichen die Diagnose der teils akut, meist über Jahrzehnte sich hinziehenden Erkrankung.

Das durch weibliche Anopholes-Mücken auf den Menschen übertragene Plasmodium falciparum kann zu ausgeprägten zerebralen Erscheinungen führen: *Malaria tropica*. Neben klinischen Bildern mit schnell oder schlagartig einsetzender Bewußtseinstrübung, epileptischen Anfällen, zentralen Lähmungen und extrapyramidalen Störungen kommen rein psychiatrische Syndrome mit asthenisch-hypochondrischen Verhaltensweisen oder produktiver Symptomatik vor. Vor allem bei komatösen Entwicklungen ist die Prognose immer ernst und die Therapie mit Chloroquin u. a. nicht immer erfolgreich.

Die als Parasitose des Darms vorwiegend bei Tieren vorkommende *Kryptosporidiose* bewirkt beim Menschen milde Durchfälle, löst aber bei Patienten mit AIDS hartnäckige Diarrhoen aus (PITLIK et al. 1983; MÜLLER 1986).

III. Pilz-Infektionen

Bei schweren Grunderkrankungen und Behandlungen mit Antibiotika, Kortikosteroiden, Zytostatika und Immunsuppressiva bahnt eine verminderte Resistenz den Befall und die Ausbreitung von Pilzen im menschlichen Organismus (STAMMLER 1961; SALAKI et al. 1984).

1. Kryptokokkose

Die Infektion mit dem Hefepilz Cryptococcus neoformans führt fast ausnahmslos zu einer Beteiligung des Nervensystems. Die neuropsychiatrische Symptomatik der sich entwickelnden Meningoenzephalitis erinnert oft an eine tuberkulöse Erkrankung (STOCKSTILL u. KAUFFMAN 1983). Typisch sind Vorderhornbeteiligungen, Abszeßbildungen und Zell- und Eiweißvermehrungen im Liquor, in dem der Zuckerwert herabgesetzt und der kapseltragende Erreger eventuell nachweisbar ist. Der Hefepilz kommt auch im Sputum oder im Pleuraexsudat vor und kann auf Sabouraudschem Glukose-Agar gezüchtet werden (BINIEK et al. 1986). Ferner dienen serologische Methoden der Diagnose. Neben etwa 15% asymptomatischer Verläufe sind die meisten Krankheitsbilder lebensbedrohend, so daß möglichst frühzeitig Flucytosin in Kombination mit Amphotericin B eingesetzt werden sollte.

2. Weitere Pilzinfektionen

Auch die Infektion mit *Candida albicans* bewirkt eine Symptomatik, die der tuberkulösen Meningoenzephalitis gleicht. Der Nachweis der Pilze im Liquor begründet die Diagnose. Klinisch imponiert gelegentlich eine Schleimhaut- oder Haut-Mykose, dagegen selten eine solche der inneren Organe. Das Gehirn wird in der Regel hämatogen befallen, und es kommt zu einer vorwiegend basalen Meningoenzephalitis (Bayer et al. 1976). Neben dem Erregernachweis erhalten für die Diagnose der Candidamykose wie auch der *Aspergillose* serologische Methoden einen immer höheren Stellenwert (Biniek u. Heitmann 1986). Trotzdem wird die Diagnose noch oft zu spät oder gar nicht gestellt, und die Prognose ist immer infaust, was besonders von der *Mucormykose* gilt.

IV. Infektionen durch Viren

1. „Abakterielle" Meningitis und Meningoenzephalitis

Im Jahre 1925 beschrieb der schwedische Pädiater Arvid Wallgren eine „Meningitis aseptica acuta", die sich durch ein akut einsetzendes meningeales Syndrom und einen schnellen gutartigen Verlauf ohne Restsymptome auszeichnete. Epidemiologische Beziehungen zu den bekannten Infektionskrankheiten fehlten (Scheid et al. 1983). Derartige „abakterielle" Meningitiden und auch Enzephalitiden sind für durch Viren verursachte Infektionen des Zentralnervensystems charakteristisch. Seltener kommt es zu Enzephalomyelitiden, Myelitiden und zu dem besonders typischen Vorderhorn-Syndrom, einer „Poliomyelitis". Die Neurotropie der einzelnen Virusarten ist unterschiedlich, auch gibt es jahreszeitliche Bindungen und epidemiologische Besonderheiten (Schorre 1979).

Im allgemeinen enthält der Liquor eine zunächst granulozytäre und später lymphozytäre Pleozytose, normale oder leicht erhöhte Eiweißwerte bei normalem oder leicht erniedrigtem Zuckergehalt. Die BSG ist nicht beschleunigt, und Blutbildveränderungen liegen nicht vor. Die Temperatur steigt immer an, in der Regel hoch, jedoch nur für einige Tage, kehrt aber manchmal – „2gipflig" – wieder. Während der erste Fieberanstieg mit allgemeinen Krankheitserscheinungen der Virämie entspricht, treten neurologische Symptome mit dem 2. Fiebergipfel auf. Ein Erregernachweis gelingt nur selten, so daß die Diagnose auf serologischen Methoden und eben auf den klinischen Daten beruhen muß. Virusinfektionen lassen sich durch Antibiotika meist nicht beeinflussen, und die Therapie beschränkt sich auf symptomatische Maßnahmen. Die von diesem Grundschema abweichenden Besonderheiten sollen im folgenden bei den in Europa vorkommenden Virusarten beschrieben werden.

2. DNA-enthaltende Viren

a) Adenoviren

Die weltweit verbreiteten Adenoviren führen nur vereinzelt zu Meningitiden und Meningoenzephalitiden mit ausgeprägter neuropsychiatrischer Symptomatik (Similä et al. 1970).

b) Gruppe der Herpesviren

Zur Gruppe der Herpesviren zählen das Herpes-simplex-Virus Typ 1 und Typ 2, das Varizellen-Zoster-Virus, das Herpesvirus simiae – B-Virus –, das Zytomegalie-Virus und das Epstein-Barr-Virus. Allen Herpesviren ist gemeinsam, daß sie über lange Zeit im Körper latent bleiben können.

α) Herpes-simplex-Infektionen

Die Erstinfektion mit dem Virus des Herpes simplex findet meistens schon im frühen Kindesalter über die Mundschleimhaut statt. Erste Krankheitserscheinungen zeigen sich oft erst nach Jahren mit einem banalen Infekt, während der Menstruation, bei einem Klimawechsel oder aber auch bei einer „eitrigen" Meningitis – *Herpes labialis*.

Wenn das Virus transaxonal vom Nasenrachenraum über die Nn. olfactorii in das Zentralnervensystem gelangt, kommt es zu einer *hämorrhagisch-nekrotisierenden Enzephalitis*, der häufigsten sporadisch auftretenden Enzephalitis mit einer auch heute noch hohen Letalität von 20% (HEUCKE u. ACKERMANN 1982; PRANGE et al. 1985). Die Erkrankung setzt im allgemeinen wie ein beliebiger Infekt ein. Nach mehreren Tagen, manchmal schon am 2. Krankheitstag, kommt es über ein kurzes psychopathologisches Durchgangs-Syndrom zu Bewußtseinstrübung und zu vermehrter Schläfrigkeit. Dazu stellen sich neurologische Herdzeichen wie u. a. Nackensteifigkeit, Aphasien, Hemi- und Tetraparesen ein. Hirnorganische Anfälle, Bewußtlosigkeit, Koma und apallische Syndrome weisen schließlich auf das lebensbedrohliche *Krankheitsbild* hin.

Der *Liquor* ist mit lymphozytärer Pleozytose und mäßig stark erhöhtem Gesamtprotein entzündlich verändert. Das *EEG* zeigt bereits in der Frühphase oftmals rhythmische Entladungen mit und ohne Krampfaktivität. Dazu treten zunächst Allgemeinveränderungen und dann in der Regel ein δ-ϑ-Herd temporal und temporo-basal und später weitere δ- oder Krampfpotentialherde an den hinteren Hirnabschnitten auf. Im *kranialen Computertomogramm* stellt sich erst nach dem 4. oder 5. Krankheitstag eine charakteristische uni- oder bilaterale, temporobasale Hypodensität im Inselbereich dar. Die Diagnose wird durch direkten Virusnachweis nach Hirnbiopsie und Darstellung einer intrathekalen Produktion herpes-simplex-virus-spezifischer *Antikörper* bestätigt. Schon bei einem Verdacht auf die früher in den meisten Fällen nach 7–15 Tagen zum Tode führende Krankheit sollte heute *Aciclovir* neben symptomatischen Maßnahmen eingesetzt werden. Das antivirale Medikament macht nur geringe Nebenwirkungen und hat die Letalität beträchtlich senken lassen. Die neuropsychiatrische Symptomatik bildet sich in wochenlangen Verläufen teilweise oder auch völlig zurück, wobei neben neurologischen Defektsyndromen unterschiedliche psychopathologische Störungen auftreten können (GREENWOOD et al. 1983).

β) Zoster

Der Zoster ist eine meistens harmlos verlaufende Viruserkrankung, die mit einer Bläschenbildung an der Haut oder an den Schleimhäuten einhergeht. Der Erreger ist mit dem der Varizellen identisch und wird daher Varizellen-Zoster-Virus genannt. Antikörper lassen sich im Serum bei allen an Zoster Erkrankten nachweisen. Sie treten gegen Ende der ersten Krankheitswoche auf und verschwinden meist wieder nach 6 Monaten. Auch im Liquor kommt es zur Antikörperbildung. Ihr Nachweis erlaubt die Diagnose auch bei Fällen ohne Zosterbläschen (MÖLLER et al. 1982).

Die Infektion bevorzugt Menschen im mittleren und höheren Lebensalter mit eingeschränkter Abwehr oder therapeutischer Immunsuppression (JEMSEK et al. 1983; MUMENTHALER 1985). Meistens bleiben Papeln und Bläschen auf das Innervationsgebiet einer oder mehrerer Nervenwurzeln oder Hirnnerven beschränkt: *Zoster ophthalmicus, Zoster oticus.* Im Liquor finden sich immer lymphozytäre Pleozyten und manchmal leichte Eiweißerhöhungen, die monatelang nachweisbar sein können. Demgegenüber werden selten die Meningen – *Zostermeningitis* –, das Gehirn – *Zosterenzephalitis* – und sogar das Rückenmark – *Zostermyelitis* – mit entsprechend ausgeprägter generalisierter klinischer Symptomatik und deutlicheren Liquorveränderungen befallen. Wenn erst in 2–8 Wochen nach dem Exanthem zerebrale Herdsymptome auftreten, ist an die *Zosterarteriitis* zu denken, bei der es sich offenbar um eine fortgeleitete umschriebene granulomatöse Entzündung handelt (MUMENTHALER 1985). Alle aufgeführten Manifestationen des Zoster bewirken ernste Krankheitsbilder, die frühzeitig zu intensiv-medizinischer Behandlung und Einsatz von Aciclovir veranlassen sollten.

γ) Infektionen mit Herpesvirus simiae, Zytomegalievirus
und Epstein-Barr-Virus
Das *Herpesvirus simiae* ist bei Affen weit verbreitet. Die in Laboratorien vorkommenden Infektionen des Menschen führen zu rasch progredienten Enzephalomyelitiden mit bulbärer Symptomatik und oft tödlichem Verlauf. Arbeit mit Affen erfordert daher besondere Vorsichtsmaßnahmen.

Der Durchseuchungsgrad mit dem *Zytomegalievirus* nimmt mit dem Lebensalter zu und umfaßt schließlich fast alle Erwachsenen. Gefürchtet sind die durch pränatale transplazentare Infektion entstehenden *Fetopathien.* Ältere Kinder und Erwachsene erkranken fast ausschließlich bei einer Abwehrschwäche durch maligne Prozesse, durch immunsuppressive Therapie und nahezu regelmäßig bei AIDS. Neben Leberfunktionsstörungen, Adenopathien, Exanthemen und Pneumonien kommen selten Retinitiden und Enzephalitiden vor. Komplementbindende Antikörper im Serum und der Nachweis spezifischer Immunglobuline vom Typus des IgM bestätigen die Diagnose.

Eine Infektion mit dem Epstein-Barr-Virus führt zum Krankheitsbild der *infektiösen Mononukleose.* Fieber, ausgedehnte Lymphknotenschwellungen mit Beteiligung des Rachenrings und ein schubartiger Verlauf gehören zu den charakteristischen Symptomen. Darüber hinaus werden leicht verlaufende „abakterielle" Meningitiden, aber auch Meningoenzephalitiden und Enzephalitiden mit entsprechend ausgeprägter neuropsychiatrischer Symptomatik beobachtet. Der Verlauf ist in der Regel günstig. Die Diagnose wird durch Virusisolierung aus der Rachenspülflüssigkeit und durch den Nachweis spezifischer Antikörper bestätigt.

c) Gruppe der Pockenviren

Die Viren der Pockengruppe sind besonders groß und gerade noch im Lichtmikroskop erkennbar. Weltweite Impfaktionen haben zur Ausrottung der Pocken seit dem Jahre 1980 geführt. Wegen der sehr gefürchteten *postvakzinalen Enzephalomyelitis* wird in den meisten Ländern inzwischen auch auf einen Impfzwang verzichtet.

d) Weitere DNA-enthaltende Viren

Die *Parvoviren* gehören mit 19–25 nm Durchmesser zu den kleinsten Arten. Das einzige menschenpathogene Parvovirus HPV – human parvovirus – kann bei Kindern das harmlose Erythema infectiosum – „atypische Röteln" – hervorrufen, ist beim gesunden Erwachsenen symptomlos, löst aber bei Patienten mit Sichelzellenanämie aplastische Krisen aus (WIESMANN 1986).

Papovaviren – Papillom- und Polyomaviren – induzieren gut- oder bösartige Tumoren, so vor allem die verschiedenen Arten von *Warzen*. Sie persistieren offenbar lebenslänglich latent im Organismus. Bei einer Schwächung des Immunsystems werden sie reaktiviert und können fortschreitende psychische Veränderungen und mannigfaltige neurologische Herdsymptome auslösen, die als *progressive multifokale Leukoenzephalopathie (PML)* bezeichnet werden. Im allgemeinen sterben die Kranken schon wenige Monate nach dem Erscheinen der ersten zerebralen Symptome im Koma. Nur selten werden schubförmige Verläufe mit Teilremission beobachtet.

3. RNA-enthaltende Viren

a) Picornaviren

Neben den veterinärmedizinisch bedeutsamen Aphtho- und Cardioviren sind Entero- und Rhinoviren auch menschenpathogen.

α) Enteroviren

Hierzu zählen die Virusstämme der Poliomyelitis (J. v. HEINE, O. MEDIN) mit den Typen 1, 2 und 3. Noch vor 20 Jahren war in jedem Spätsommer mit Patienten zu rechnen, die in typischer Weise während des 2. Fieberschubs mit asymmetrisch verteilten Paresen bei fehlenden Sensibilitätsstörungen erkrankten und nicht selten mit einer Schwäche der Thoraxmuskulatur auf eine Beatmungsstation gelegt werden mußten. Neben derartigen spinalen Formen traten auch bulbäre, pontomesenzephale und enzephalitische Syndrome auf. Weltweite Immunisierungsmaßnahmen mit inaktivierter Virussuspension nach J. SALK und – wirkungsvoller – mit abgeschwächter Lebendvakzine nach H. KOPROWSKI, A. B. SABIN u. a. haben inzwischen die „Poliomyelitis anterior acuta" (A. KUSSMAUL) weitgehend zurückgedrängt, so daß diese gefürchtete Infektionskrankheit in Deutschland nur noch sporadisch auftritt.

Im Jahre 1947 sind in Coxsackie, im Staate New York, im Stuhl von Kranken mit Symptomen einer „Poliomyelitis" bis dahin unbekannte Viren isoliert worden, die später als Erreger verschiedenartiger Krankheitsprozesse identifiziert werden konnten. Inzwischen werden das Coxsackievirus der Gruppe A mit 24 Serotypen und das Coxsackievirus der Gruppe B mit 6 Serotypen unterschieden. *Infektionen mit Coxsackie A-Viren* verlaufen meistens symptomlos, können aber auch „abakterielle" Meningitiden und der Poliomyelitis entsprechende Lähmungssyndrome – vor allem Coxsackie A7 – auslösen. Erkrankungen durch *Coxsackie B-Viren* führen mitunter zu heftigen Schmerzen in der unteren Thoraxgegend: *Pleurodynie*. Auch Muskelschmerzen und Meningitiden – „Meningitis myalgica" – kommen vor. Epidemien sind besonders in Nordeuropa beobachtet worden – „Bornholmer Krankheit". Bei Neugeborenen haben Krankheitsbilder mit Myokarditis, Splenomegalie und Enzephalitis eine hohe Letalität.

Auch die *ECHO-Viren* (*"Enteric Cytopathogenic Human Orphans"*) bewirken unspezifische Infekte, Meningitiden und auch der Poliomyelitis ähnliche Syndrome. Ein begleitendes Exanthem ist besonders charakteristisch.

Von den *Rhinoviren* sind heute 115 Serotypen bekannt. Sie werden ärogen übertragen und bewirken den banalen Schnupfen, dessen Folgen oft durch bakterielle Superinfektionen verschlimmert werden.

b) Ortho- und Paramyxoviren

Wenige Viren haben in der Geschichte der Virológie eine so bedeutende Rolle gespielt wie das *Influenzavirus*. Die große Pandemie von 1918–1920 hat mehr Todesopfer gefordert als der vorangegangene Weltkrieg (Brandis u. Otte 1984). Das zu den Orthomyxoviren zählende Influenzavirus A ist wichtiger als das nur zu Endemien führende Influenza B-Virus und das selten isolierte Influenza C-Virus. Nach dem Befall der nasopharyngealen Schleimhäute kann es zu Pneumonien und sogar zu einer Einbeziehung der inneren Organe und des Gehirns (Enzephalitis) – „toxische", oft letale Verlaufsformen – kommen. Zu den Paramyxoviren gehören das Parainfluenzavirus Typ 1–4, das Mumps-, das Masern- und das Respiratory-Syncytial-Virus.

Die *Infektion mit dem Mumpsvirus* läßt am häufigsten eine Parotitis und eine Orchitis, aber auch leicht verlaufende Meningitiden und Meningoenzephalitiden entstehen, die nur mitunter eine Hörstörung hinterlassen. Serologische Befunde bestätigen die Diagnose.

Zwischen dem 1. und 7. Tag nach Auftreten des *Masern*-Exanthems kann sich eine Enzephalitis entwickeln: Temperaturanstieg, Nackensteifigkeit, Kopfschmerzen, hirnorganische Anfälle, Unruhezustände und Bewußtseinstrübung sowie spastische, extrapyramidale, zerebellare und auch myelitische Symptome zeichnen die nicht selten schweren Krankheitsbilder mit hoher Letalität aus. Zu den Residualsymptomen zählen organische Wesensänderungen und symptomatische Epilepsien.

Das Masernvirus verursacht ferner, bei Knaben häufiger als bei Mädchen, eine „Einschlußkörperchen"-Enzephalitis, die *subakute sklerosierende Panenzephalitis (SSPE)*. Das den Slow-Virus-Infektionen zuzurechnende Leiden setzt meist im Schulalter mit psychischen Auffälligkeiten ein. Es folgen mnestische und Orientierungs-Störungen, ein Verfall der Sprache, manchmal hirnorganische Anfälle und schließlich nach Monaten extrapyramidale Symptome. Besonders charakteristisch sind ruckartige Myoklonien, die sich periodisch wiederholen, und im EEG über beiden Hemisphären auftretende, von J. RADERMECKER im Jahre 1949 erstmalig beschriebene Komplexe hoher langsamer Wellenzüge, denen oft einzelne oder mehrere steile Wellen vorausgehen. Vegetative Syndrome mit Tachykardien, Schweißausbrüchen und Blutdruckschwankungen sowie schließlich Eintrübungen des Bewußtseins führen nach 1–2 Jahren zum Tode. Daneben werden foudroyante und sehr protrahierte Verläufe, aber auch Remissionen beobachtet. Die Diagnose wird mit Hilfe der serologischen Befunde aus Serum, Liquor und eventuell Hirnbiopsiematerial gesichert, die einen hohen Gehalt an Antikörpern gegen Masernvirus zeigen.

c) Rhabdoviren: Tollwut (Lyssa, Rabies)

Die Infektion mit dem Tollwutvirus bewirkt eine akute Erkrankung des Zentralnervensystems und führt nahezu ausnahmslos zum Tode. Nach einer Inkubationszeit zwischen 10 Tagen und 8 Monaten kommt es zunächst zu einer depressiven Verstimmung mit Überempfindlichkeit gegenüber Sinneseindrücken. Es folgen Appetitlosigkeit, Übelkeitsgefühl, Kopfschmerzen und ein Gefühl des wunden Mundes. Von der Bißstelle, durch die die Viren meistens mit dem Speichel des infizierten Tieres in den menschlichen Organismus gelangt sind, gehen unangenehme sensible Reizerscheinungen und ziehende Schmerzen aus. Die Patienten werden unruhig, ängstlich, schlaflos und werden von qualvollen Schlundmuskelkrämpfen heimgesucht, die ihnen jede Flüssigkeitsaufnahme unmöglich machen – „Hydrophobie". In der sich anschließenden Erregungsphase treten tonisch-klonische Krämpfe auf, und ausgeprägte Erregungszustände mit episodischem Toben, Schreien, Beißen und Kratzen leiten das Endstadium ein, in dem ein rascher Tod eintritt oder sich noch meningeale Symptome mit Hirnnervenausfällen, schlaffen Paresen der gesamten quergestreiften Muskulatur, Bewußtseinstrübung und Koma entwickeln. Da auch eine gute intensivmedizinische Therapie den letalen Ausgang nicht verhindern kann, muß bei jedem Verdachtsfall eine Schutzimpfung durchgeführt werden. Der mikroskopische Nachweis von Virusantigen im Gehirn mit Hilfe fluoreszierender Serumantikörper und der Nachweis von Negrikörperchen im Ammonshorn der verdächtigen Tiere stellen sichere diagnostische Untersuchungen dar.

d) Arena-Viren

Prototyp der Familie der Arena-Viren ist das *Virus der lymphozytären Choriomeningitis (LCM)*. In den USA bereits im Jahre 1934 isoliert, kommt es vor allem in ländlichen Gebieten Nord- und Westdeutschlands vor und wird von Hausmäusen oder auch Goldhamstern auf den Menschen übertragen. Die Infektion kann symptomlos verlaufen oder zu leichten grippeähnlichen Erscheinungen führen. Aber auch meningitische, enzephalomyelitische und enzephalitische Krankheitsbilder, die tödlich enden können, werden beobachtet. Serologische Verfahren ermöglichen die diagnostische Zuordnung (SCHEID 1957).

e) Togaviren, Flaviviren und Bunyaviren

Ein großer Teil der Toga-, Flavi- und Bunyaviren wird durch Arthropoden übertragen und daher als *Arboviren* (arthropode borne) zusammengefaßt. Eine Ausnahme stellt das *Röteln-Virus* (Rubella) dar, das nicht von Arthropoden übertragen wird. Im Verlauf der Krankheit kommt es äußerst selten zu einer Enzephalitis, die innerhalb weniger Tage zum Tode führen kann. Das Rubeolenexanthem und ein mindestens 4facher Anstieg der Antikörpertiter im Serum sichern die Diagnose. Von klinischer Bedeutung ist ferner die Rötelninfektion während der ersten Schwangerschaftsmonate, die *Rötelnembryopathie*. Sie kann zu einem Mißbildungssyndrom (N. McA. Gregg 1941) mit Katarakt, Herzmißbildungen, Hörstörungen, Mikroenzephalie u. a. sowie neurologischen und psychischen Defektsyndromen führen (Huffmann 1968). Jahre nach der frühen Rötelninfektion kann es offenbar durch persistierende Viren auch zu einer *progredienten subakuten Panenzephalitis* kommen (Johnson 1978; Townsend et al. 1975; Weil et al. 1975). Die aktive Immunisierung der Mädchen *vor* dem gebärfähigen Alter stellt eine nahezu gefahrlose Prophylaxe dar.

Von den zahlreichen unterschiedlichen Arboviren sind annähernd 100 humanpathologisch. Sie sind meistens auf bestimmte Gebiete der Erde beschränkt und kommen in tropischen und subtropischen Zonen besonders häufig vor. Während in den USA die durch Mücken übertragenen Togaviren der *Östlichen (EEE)* und *Westlichen (WEE)* sowie *Venezuela (VEE)-Pferdeenzephalitis* schwere Erkrankungen des Menschen ausgelöst haben, bewirkte das Flavivirus der *Encephalitis japonica B (JBE)* verheerende Epidemien im Spätsommer und Herbst auf den japanischen Inseln und in anderen Teilen Ostasiens. Die *Russische Frühjahr-Sommer-Enzephalitis (RSSE)* kommt vor allem in Sibirien vor, wird von einer Zecke übertragen, hat eine hohe Letalität und hinterläßt Defektsyndrome mit atrophischen Paresen. Ebenfalls von einem Flavivirus wird im europäischen Teil der UdSSR, Polen, Südosteuropa, Österreich, Deutschland und auch in Schweden und Dänemark die *Zentraleuropäische Enzephalitis (CEE)* (= Frühsommer-Meningoenzephalitis (FSME) oder Zeckenenzephalitis) hervorgerufen. Der klinische Verlauf geht oft mit einem zweigipfligen Fieberanstieg einher. Bei einem Teil treten mit dem 2. Krankheitsschub neurologische Ausfälle von seiten der unteren Hirnnerven und des Vorderhorns mit atrophischen Paresen auf, was an eine Poliomyelitis erinnert. Ein vorangegangener Zeckenbiß und mögliche Kontakte zu Waldarbeitern, Förstern, Landwirten u. ä. sowie vor allem ein Anstieg der Antikörpertiter im Serum ermöglichen die Diagnose (Ackermann u. Rehseküpper 1979). Das Bunyavirus der *California Enzephalitis (CE)* kann in Amerika zumal bei Kindern Krankheitsbilder hervorrufen, die ausgeprägte neuropsychiatrische Defektsyndrome mit hirnorganischen Anfallsleiden hinterlassen. Das in Europa vorkommende *Ťahyňa-Virus* ist nahe verwandt, wird auch von Mücken übertragen und führt wahrscheinlich ebenfalls zu Meningitiden und Enzephalitiden.

f) Retroviren: "Acquired Immune Deficiency Syndrome" (AIDS)

Hier werden alle Viren mit einer während ihres Vermehrungszyklus vorkommenden „Rückwärtstranskription" eingeordnet. Nahm man bis vor einigen Jahren an, daß der Informationsfluß ausschließlich von der DNA zur RNA verläuft, ermöglicht bei den Retroviren eine RNA-abhängige DNA-Polymerase-reverse Transkriptase – den umgekehrten Weg, die Transkription der Einzelstrang-RNA zu einer ringförmigen doppelsträngigen DNA (BRANDIS u. OTTE 1984; WIESMANN 1986). Bisher sind neben tierpathogenen Retroviren auch drei für den Menschen pathogene Arten bekannt: die HTLV-Typen I, II und III (*h*uman *T*-cell *l*eukemia [oder lymphotropic] *v*irus. *HTLV-I* wird bei erwachsenen Kranken mit T-Zell-Tumoren gefunden, die gehäuft in Afrika, in Mittel- und Südamerika und in Japan festgestellt worden sind. *HTLV-II* ist bisher nur selten, einmal bei einem Patienten mit einer Leukose, isoliert worden. Beide Viren zeigen einen ausgesprochenen Tropismus für T-Helfer-Zellen (T4-Zellen), deren immunologische Funktionen sie offenbar verändern.

Im Jahre 1980 ist in mehreren Städten der USA, vor allem in New York, ein bis dahin unbekanntes Krankheitsbild beobachtet worden. Früher gesunde homosexuelle Männer verstarben an nicht beherrschbaren Infektionskrankheiten. Das Vollbild der Krankheit, das *Erworbene Immundefektsyndrom (AIDS)*, kann sich bei gesunden Personen nach einer HTLV-III-Infektion oder auf dem Weg über das Lymphadenopathie-Syndrom entwickeln (GOEBEL u. LINK 1985).

Nachdem L. MONTAGNIER und Mitarbeiter im Jahre 1983 ein Virus isoliert und ihm den Namen Lymphadenopathy-Associated-Virus (LAV) gegeben hatten, beschrieben C. R. GALLO und Mitarbeiter das identische HTLV-III-Virus (NOBLE 1985; GROSS 1986). Es wird heute kürzer *HIV* (= Human Immunodeficiency Virus) bezeichnet und ist bisher in Blut, Liquor, Samenflüssigkeit, Tränen, Speichel und Muttermilch nachgewiesen worden. Infektionsübertragungen erfolgten jedoch ausschließlich über Blut und Samenflüssigkeit (DEINHARDT u. MAASS 1987). So zählen zu den Risikogruppen homo- und bisexuelle Männer mit hoher Promiskuität, Drogenabhängige beiderlei Geschlechts, Hämophile, Partner infizierter Personen und deren Kinder, die diaplazentar infiziert worden sind.

Der *klinische Verlauf* der HIV-Infektion läßt drei Stadien unterscheiden. Zunächst kann ein Krankheitsbild mit Fieber, Schweißausbrüchen, allgemeiner Hinfälligkeit, Glieder- und Kopfschmerzen entsprechend einer typischen Virusinfektion auftreten, das sich nach 1 bis 2 Wochen wieder völlig zurückbildet. In dieser Zeit ist bereits eine Antikörper-Bildung möglich, die sich serologisch nachweisen läßt. Ein mit zunehmender Erfahrung erschreckend größer werdender Prozentsatz der Infizierten kann noch nach 6 Jahren und mehr entweder an einem Lymphadenopathie- oder an einem Immundefekt-Syndrom erkranken. Beide Krankheitsbilder zeichnen sich durch Lymphknotenschwellungen an mindestens zwei nicht zusammenhängenden Körperstellen aus. Bei AIDS kommen kontinuierliches oder intermittierendes Fieber, Nachtschweiße, Gewichtsabnahme, Durchfälle und häufig Kaposi-Sarkome an Haut und inneren Organen hinzu. Nach pränataler HIV-Infektion werden *Embryopathien* und Mißbildungen beobachtet. Übertragungen sind auch perinatal oder postnatal beim Stillen möglich.

Schon R. M. LEVY und Mitarbeiter (1984, 1985) haben auf *neuropsychiatrische Symptome bei AIDS* hingewiesen. Inzwischen sind psychiatrische (NURNBERG et al. 1984) und neurologische *Erstmanifestationen* durch das erworbene Immundefektsyndrom beschrieben worden (JÜRGENS et al. 1985). Am häufigsten kommt es zu einer subakuten Enzephalitis mit progredientem Abbau der intellektuellen Leistungsfähigkeit, mit organischer Wesensänderung und neurologischen Herdzeichen wie zentralen Paresen, Aphasien, Hemianopsien und hirnorganischen Anfällen (Pohle u. Eichenlaub 1985; Kesselring 1986). Auch werden „abakterielle" Meningitiden, Myelitiden, Optikusatrophien (Cordt et al. 1986), Hirninfarkte, intrazerebrale Blutungen, Myositiden, Polyneuropathien und eine progredient verlaufende Entmarkung des zentralen Nervensystems, die progressive multifokale Leukoenzephalopathie, gesehen. Ferner kommen Lymphome, Plasmozytome und andere Tumoren des Zentralnervensystems vor. Als Folge der Immunschwäche treten sog. *opportunistische Infektionen* wie u. a. Zytomegalie, Herpes simplex und Zoster auf, ferner Tuberkulose, Syphilis, Toxoplasmose (Enzensberger et al. 1985), Kryptosporidiose, Pneumonien durch Pneumocystis carinii sowie Mykosen mit Crytococcus neoformans, Candida albicans, Coccidioides immitis und Aspergillus fumigatus (Staib et al. 1986).

Die HIV-Infektion wird mit dem *Nachweis von Antikörpern* bestätigt, wobei es sich jedoch nicht um einen AIDS-Test handelt. Die bisher mögliche *Therapie* richtet sich einerseits gegen die opportunistischen Erreger. Andererseits wird versucht, das Virus durch Hemmung der für die Vermehrung notwendigen reversen Transkriptase zu erreichen, etwa durch Anwendung von 3⁻ desoxy 5⁻ Azidothymidin (Frösner 1987).

4. Slow-Virus-Infektionen

Die schon erwähnten *subakute sklerosierende Panenzephalitis* (Masernvirus), die *progressive multifokale Leukoenzephalopathie* (Papovaviren, HIV) und die *progrediente subakute Panenzephalitis* (Rötelnvirus) werden, wie andere langsam fortschreitende übertragbare Krankheiten, zu den Slow-Virus-Infektionen gezählt. Sie zeichnen sich durch ungewöhnlich lange Inkubationszeiten und durch morphologische Veränderungen aus, die weniger den akuten Enzephalitiden, sondern eher mit dem Bild eines Status spongiosus den degenerativen Hirnerkrankungen entsprechen. Schon seit langem sind die bei Schafen, Ziegen und Nerzen vorkommenden „Scrapie", „Visna" und „Mink-Enzephalopathie" bekannt. Beim Menschen lernte man zum ersten Mal ein derartiges Leiden im Hochland von Neuguinea kennen. Die *Kuru* bezeichnete Krankheit befällt vorzugsweise Frauen und Kinder, führt zu progredienten neurologischen sowie psychischen Syndromen und meistens schon innerhalb eines Jahres zum Tode. Durch Übertragung auf Affen konnte die Infektiösität des Leidens bewiesen werden, das wahrscheinlich Folge des noch lange betriebenen Kannibalismus war, bei dem das Gehirn den Frauen und Kindern überlassen wurde.

a) Creutzfeldt-Jakobsche Erkrankung

Auch bei der bereits im Jahre 1920 von H. G. Creutzfeldt und unabhängig von A. M. Jakob beschriebenen Erkrankung haben D. G. Gajdusek, C. J. Gibbs, Jr., u. Mitarb. im Jahre 1968 die Infektiösität nachgewiesen (Ter Meulen u. Katz 1977). Sie übertrugen Hirnmaterial auf Schimpansen, die nach einer Inkubationszeit von annähernd einem Jahr mit charakteristischen Erscheinungen erkrankten

und verstarben. Beim Menschen dauern die Krankheitsverläufe ein oder allenfalls
wenige Jahre. Zu den Erstsymptomen zählen psychische Störungen im Sinne einer
progredienten organischen Wesensänderung. Dazu kommen bald Leistungseinbußen, mnestische Ausfälle, Demenz. Neuropsychologische Symptome, zentrale
Paresen, zerebellare und vor allem extrapyramidale Bewegungsstörungen wie
Myoklonien weisen noch deutlicher auf das schwere Krankheitsbild hin. Wenn
außerdem im EEG periodische Dysrhythmien mit Intervallen von 0,5–2 s und
Komplexen von steilen Wellen und Spitzen auftreten, dann kann die Diagnose
des immer zum Tode führenden Leidens gestellt werden. Zum morphologischen
Bild gehört ein diffuser oder manchmal ein nur sehr umschriebener Ganglienzell-
untergang vor allem in der Hirnrinde, dazu ein mehr oder weniger deutlich ausgeprägter Status spongiosus und eine Lichtung der Markfasern. Da offenbar bei
medizinischen Eingriffen Übertragungen möglich sind, werden besondere Vorsichtsmaßnahmen bei Patienten mit klinischem Verdacht empfohlen (TOSI et al.
1980).

V. Vermutlich virusbedingte und andere „entzündliche" Erkrankungen

1. Encephalitis epidemica (lethargica)

Die Encephalitis epidemica tritt heute nicht mehr oder allenfalls nur noch sehr selten auf. Sie hat aber in früheren Jahrhunderten und zuletzt während und nach
dem ersten Weltkrieg (VON ECONOMO 1929) ausgedehnte Epidemien mit bis zu
40%iger Letalität bewirkt. Die Krankheitsbilder waren sehr unterschiedlich. Neben einer ausgesprochenen Schlafneigung bei nur mäßigen Temperaturerhöhun-
gen und Liquorveränderungen traten Augenmuskellähmungen – somnolent oph-
thalmoplegische Form –, ein Parkinson-Syndrom – akinetische Form – und hoch-
gradige Erregungszustände mit Umkehr des Schlaf-Wach-Rhythmus – hyperki-
netische Form – auf. Ein *Parkinson-Syndrom* konnte bestehen bleiben oder sich
auch erst nach Jahren oder Jahrzehnten als postenzephalitischer Folgezustand
entwickeln. Der Erreger ist bisher unbekannt, ein Virus wird vermutet.

2. Reye-Syndrom

An eine Virusinfektion wird auch bei dem seltenen von R. D. K. REYE und Mitarbeitern im Jahre 1963 beschriebenen Syndrom gedacht. Säuglinge und Kleinkin-
der erkranken mit gastrointestinalen Störungen oder einem Infekt der oberen
Luftwege. Nach vorübergehender Besserung kommt es zu erneutem Fieberanstieg, Kreislaufstörungen, Schock, zerebralen Symptomen mit Erhöhung des
Muskeltonus, hirnorganischen Anfällen, Bewußtseinstrübung und Koma. Vergrößerung der Leber und Erhöhung der Transaminasen ohne Ikterus, erhebliche
Leukozytose und Hypoglykämie können zur Diagnose führen. Die Letalität ist
hoch, Defektsyndrome entstehen selten.

3. Behçetsche Erkrankung

Im Jahre 1937 beschrieb der türkische Dermatologe H. BEHÇET ein Krankheitsbild mit rezidivierenden Aphthen und Geschwüren an Mund, Auge und Genita-
lien, das nicht nur in den Mittelmeerländern, sondern auch in Deutschland wie
in den USA und Japan beobachtet wird. BEHÇET nahm als Ursache eine Virusinfektion an, heute wird eher ein Autoimmunprozeß vermutet (HIELSCHER et al.
1982). Neben den Hauterscheinungen gehören zu den regelmäßigen Symptomen
eine Iridozyklitis, Arthritis, Thrombophlebitis, Myokarditis und andere entzündliche Erkrankungen der inneren Organe sowie erst nach jahrelangem Verlauf Erscheinungen von seiten des zentralen und selten peripheren Nervensystems. Nahezu regelmäßig ist der Liquor entzündlich verändert, körperlich begründbare
Psychosen werden oft gesehen, und die Verläufe der das männliche Geschlecht bevorzugenden Erkrankung sind akut, subakut und rezidivierend mit Remissionen
oder chronisch progredient mit einer Dauer bis zu 30 Jahren.

4. Vogt-Koyanagi-Harada-Syndrom

Symptome von seiten der Augen, der Haut und der Haare sowie des Nervensystems müssen auch an die nach A. VOGT (1906), Y. KOYANAGI (1925) und E. HA-
RADA (1926) benannte *Uveomeningoenzephalitis* denken lassen (PATTISON 1965).
Neben einer Meningitis entwickeln sich schon frühzeitig psychische Auffälligkeiten mit einer besonderen Empfindlichkeit gegenüber hohen Tönen – Dysakusis –,
mit Hirnnervenausfällen, zentralen Paresen und Blasenstörungen. Die neben
der Uveitis auftretenden Vitiligo, Poliosis und Ausfall der Haare erwecken den
Verdacht auf diese seltene, im Verlauf von Monaten oder Jahren schubartig fortschreitende Krankheit. Die Ätiologie ist unbekannt, eine Virusinfektion wird er-
wogen.

5. Encephalomyelitis disseminata (multiple Sklerose)

In Differentialdiagnose zu den seltenen, oben erwähnten Erkrankungen des Zentralnervensystems tritt in erster Linie die Encephalomyelitis disseminata. Auch
hier ist jahrzehntelang an eine Slow-Virus-Infektion gedacht worden, und manche Erfahrungen wie die unterschiedliche Erkrankungshäufigkeit in der Welt und
die diskontinuierliche Verteilung auch in den Ländern mit hoher Morbidität
schienen die Hypothese zu stützen. Heute wird in erster Linie an eine *Autoimmunerkrankung* gedacht, und u. a. Erfolge mit immunsuppressiver Therapie geben
dieser noch nicht bewiesenen Hypothese den Vorrang.
 In typischer Weise erkranken Erwachsene im 3.–5. Lebensjahrzehnt. Schubför-
mig mit Remissionen beginnt das Leiden etwa mit einer Neuritis retrobulbaris
oder mit einem anderen Hirnnervenausfall. Dann können Blasenentleerungs-
oder Sensibilitätsstörungen manifest werden, und es entwickelt sich schließlich
ein spastisch-zerebellares Syndrom. Neben günstigen *Verläufen* mit Erhalt völli-
ger Leistungsfähigkeit haben vor allem die chronisch progredienten Prozesse eine

ungünstige Prognose und führen oft schon innerhalb von wenigen Jahren zu ausgeprägter Hilflosigkeit.

Es gibt kaum ein neurologisches Symptom, das nicht bei der in Deutschland häufigsten Erkrankung des Zentralnervensystems einmal vorkommt. Dazu treten regelmäßig *psychopathologische Veränderungen* auf. Selbst bei den symptomarmen Bildern weisen Kritikminderung, Unbekümmertheit und leicht gehobene Stimmung auf eine organische Wesensänderung hin. Akute schwere Krankheitsschübe lassen psychopathologische Durchgangs-Syndrome mit Beeinträchtigung der Orientierung, des Gedächtnisses, des Antriebs und der Affekte entstehen und remittieren. Ausgeprägte depressive Verstimmungen kommen neben paranoiden Reaktionen vor. Fortgeschrittene Prozesse bewirken Persönlichkeitsabbau und Demenz.

VI. Enzephalitiden ungeklärter Ätiologie

1. Granulomatöse Enzephalitiden

Bei der *retikulo-histiozytären granulomatösen Enzephalitis* zeigt sich eine von der Adventitia der Gefäße ausgehende chronische Entzündung mit tumorartigen Infiltraten (WILKE 1950). Zur klinischen Symptomatik gehören hypophysär-dienzephale Ausfälle und psychische Störungen (STAMMLER, CERVÓS-NAVARRO 1965).

Die Granulome der *Sarkoidose* (C. P. BOECK, E. BESNIER, J. SCHAUMANN) breiten sich bevorzugt periventrikulär aus und können dann etwa zu einem Diabetes insipidus oder zu Störungen der Sexualfunktionen, darüber hinaus aber zu mannigfaltigen anderen zerebralen neurologischen Symptomen und körperlich begründbaren Psychosen führen. Daneben werden meningeale Bilder und besonders charakteristisch Paresen des N. facialis mit Parotisschwellung und Iridozyklitis – *Heerfordt-Syndrom* – beobachtet. Die klinische Diagnose wird an den granulomatösen Veränderungen vor allem in Lunge und Leber erkannt. Histologisch kann der Nachweis einer Myositis gelingen.

2. Akute hämorrhagische Leukoenzephalitis

Im Jahre 1941 beschrieb A. W. HURST in Australien eine akut einsetzende Meningoenzephalitis, der in der Regel ein Infekt der oberen Luftwege vorausgeht und die schon nach wenigen Tagen zum Tode führen kann. Zu den neuropathologischen Befunden gehören eine diffuse Entzündung mit weitgehendem Zerfall des Markes. Neben einer infektiösen Ätiologie wird ein Autoimmunprozeß diskutiert (SCHEID et al. 1983).

3. Andere akute, subakute und chronische Enzephalitiden – katatone Syndrome

Bei zahlreichen akut einsetzenden, aber auch subakut und chronisch verlaufenden Enzephalitiden bleibt trotz intensiver diagnostischer Bemühungen die ätiologische Klärung aus. Oft scheitert selbst der Versuch einer Einordnung nach der klinischen Symptomatik. Mitunter läßt sich ein „fieberhafter Infekt" in der Vorgeschichte ermitteln, von dem man nicht weiß, ob er mit dem schweren Krankheitsbild und neuropsychiatrischer Symptomatik in ursächlichem Zusammenhang steht. Besonders schwierig wird die diagnostische Einordnung, wenn der Liquor cerebrospinalis keine Veränderungen zeigt und wenn psychiatrische Syndrome ganz im Vordergrund stehen. Die zwar seltener gewordenen, aber immer noch vorkommenden *lebensbedrohlichen Katatonien* mit psychomotorischer Erregung und kataleptischer Starre, mit Grimassieren, rhythmischen Hyperkinesen und extrapyramidal anmutenden Bewegungsstörungen, mit Wahnstimmung und Halluzinationen sind als charakteristische Form einer Schizophrenie oder aber doch als Folge einer „Enzephalitis ungeklärter Ätiologie" aufzufassen. Dabei lassen auch Allgemeinveränderungen im EEG, Fieber, Beschleunigung der BSG, Leukozytose mit Linksverschiebung, aber fehlenden Veränderungen in Liquor, kranialer Computer- und Magnetresonanztomographie eine befriedigende Differenzierung nicht zu.

Literatur

Abramsky O (1977) Neurological features as presenting manifestations of Brucellosis. Eur Neurol 15:281–284

Ackermann R (1983) Die Spirochäten-Ätiologie des Erythema chronicum migrans und der Meningo-Polyneuritis Garin-Bujadoux-Bannwarth. Fortschr Med 101:1167–1170

Ackermann R, Rehse-Küpper B (1979) Die Zentraleuropäische Enzephalitis in der Bundesrepublik Deutschland. In: Forschungsberichte des Landes Nordrhein-Westfalen. Westdeutscher Verlag, Opladen

Ackermann R, Gollmer E, Rehse-Küpper B (1985) Progressive Borrelien-Enzephalomyelitis. Dtsch Med Wochenschr 110:1039–1042

Bach MC, Armstrong RM (1983) Acute toxoplasmic encephalitis in a normal adult. Arch Neurol 40:596–597

Bannwarth A (1941) Chronische lymphocytäre Meningitis, entzündliche Polyneuritis und „Rheumatismus". Arch Psychiat Nervenkr 113:284–376

Bashir R, Al-Kawi MZ, Harder EJ, Jinkins J (1985) Nervous system brucellosis: diagnosis and treatment. Neurology 35:1576–1581

Bayer AS, Edwards JE, Seidel JS, Guze LB (1976) Candida meningitis. Medicine (Baltimore) 55:477–486

Biniek R, Heitmann R (1986) Diagnostische Wertigkeit des indirekten Candida- und Aspergillus-Hämagglutinationstestes im Liquor. Akt Neurol 13:88–91

Biniek R, Hilgenstock F, Schuchardt V (1986) Cryptococcen-Meningitis. Nervenarzt 57:47–55

Bonhoeffer K (1910) Die symptomatischen Psychosen. Deuticke, Leipzig Wien

Bonhoeffer K (1917) Die exogenen Reaktionstypen. Arch Psychiat Nervenkr 58:58–70

Brandis H, Otte HJ (1984) Lehrbuch der medizinischen Mikrobiologie, 5. Aufl. Fischer, Stuttgart New York

Burgdorfer W, Barbour AG, Hayes SF, Benach JL, Grunwaldt E, Davis JP (1982) Lyme disease – a tick – borne spirochetosis? Science 216:1317

Cordt A, Schlegel U, Jerusalem F (1986) Retrobulbärneuritis und Myelitis bei Immundefektsyndrom (AIDS – acquired immune deficiency syndrome –). Akt Neurol 13:77–79

Deinhardt F, Maass G (1987) Gefahren durch eine HIV-Infektion für Mutter und Kind. Dtsch Ärztebl 84:B–276

Economo C von (1929) Die Encephalitis lethargica. Urban und Schwarzenberg, Berlin

Enzensberger W, Helm EB, Hopp G, Stille W, Fischer P-A (1985) Toxoplasmose – Enzephalitis bei Patienten mit AIDS. Dtsch Med Wochenschr 110:83–87

Feurle GE, Dörken B, Schöpf E, Lenhard V (1979) HLAB 27 and defects in the T-cell system in Whipple's disease. Eur J Clin Invest 9:385–389

Fischer V (1973) Methodenkritische Untersuchung zur Unterscheidung von Bewußtseinstrübung und Bewußtseinsklarheit. Diss Köln

Frösner G (1987) Erste Anzeichen von AIDS. Med Tribune 10(3):19

Gajdusek DC (1967) Slow-virus infektions of the nervous system. N Engl J Med 276:392–400

Gallo RC, Wong-Staal F (1985) A human T-lymphotropic retrovirus (HTLV III) as the cause of acquired immunodeficiency syndrome. Ann Intern Med 103:679–689

Gallo RC, Shearer GM, Kaplan M, Haynes BF, Palker ThJ, Redfield R, Oleske J, Safai B, White G, Foster P, Markham PhD (1984) Frequent detection and isolation of cytopathic retroviruses (HTLV-III) from patients with AIDS and at risk for AIDS. Science 224:500–503

Garin C, Bujadoux (1922) Paralysie par les Tiques. J Méd, Lyon 71:765–767

Gibbs CJ Jr, Gajdusek DC, Asher DM, Alpers MP, Beck E, Daniel PM, Matthews WB (1968) Creutzfeldt-Jakob disease (Spongiform encephalopathy): Transmission to the chimpanzee. Science 161:388–389

Goebel FD, Link J (1985) Zur Pathophysiologie und Klinik des erworbenen Immundefektsyndroms (AIDS). Tempo Medical Sonderheft Dez 8–13

Greenwood R, Bhalla A, Gordon A, Roberts J (1983) Behaviour disturbances during recovery from herpes simplex encephalitis. J Neurol Neurosurg Psychiatry 46:809–817

Gross R (1986) Aktuelles über AIDS. Dtsch Ärztebl 83:472 475

Gruhle HW (1948) Grundriß der Psychiatrie. Bergmann, München; Springer, Berlin Göttingen Heidelberg

Heucke Th, Ackermann R (1982) Herpes-simplex-Enzephalitiden: Klinisches Bild. In: Mertens HG, Dommasch D (Hrsg) Enzephalitis. Perimed, Erlangen, S 70–73

Hielscher H, Becker J, Gerhard L (1982) Affektionen des Nervensystems beim Morbus Behçet – zur Klinik und Morphologie. Fortschr Neurol Psychiat 50:337–348

Horowitz SL, Bentson JR, Benson DF, Davos I, Pressman B, Gottlieb MS (1983) CNS toxoplasmosis in acquired immunodeficiency syndrome. Arch Neurol 40:649–652

Huffmann G (1963) Zur Systematik und Ätiologie der frühkindlichen Hirnschäden. Fortschr Neurol Psychiat 31:281–307

Huffmann G (1966) Neurologische Erkrankungen im Sekundärstadium der Lues mit der Differentialdiagnose „Hirntumor". Med Welt 17:2614–2619

Huffmann G (1968) Das neurologische und psychische Defektsyndrom bei frühkindlichem Hirnschaden. Thieme, Stuttgart

Huffmann G (1977) Endogene Depression – Diagnose und Differentialdiagnose. In: Fortbildung bei Tropon, Köln, S 1–17

Huffmann G (1978) Die Psychopathologie der Funktionspsychosen. Kopfklinik 2:143–147

Huffmann G (1981) Depressiv getönte Durchgangs-Syndrome. In: Wieck HH, Daun H, Witkowski R (Hrsg) Depression, Schmerz, moderne Behandlungsverfahren in Neurologie und Psychiatrie. Hoechst AG, Frankfurt, S 41–51

Jaspers K (1973) Allgemeine Psychopathologie, 9. Aufl. Springer, Berlin Heidelberg New York

Jemsek J, Greenberg StB, Taber L, Harvey D, Gershon A, Couch RB (1983) Herpes zoster-associated encephalitis: Clinicopathologic report of 12 cases and review of the literature. Medicine (Baltimore) 62:81–97

Johnson RT (1978) Virology and neuroepidemiology: chronic viral infections of the nervous system. Adv Neurol 19:161–167

Jürgens R, Thun F, Ackermann R (1985) Erstmanifestation des "Acquired Immunodeficiency Syndrome" (AIDS) am Nervensystem. Nervenarzt 56:603–607

Kesselring J (1986) Neurologische Manifestationen beim erworbenen Immundefektsyndrom (AIDS). Dtsch Med Wochenschr 111:1068–1073

Konietzko N (1986) Stellungnahme zu ambulanter Tuberkulosebehandlung. Dtsch Ärztebl 83:3033–3034

Korsakow SS (1890) Ueber eine besondere Form psychischer Störung, combinirt mit multipler Neuritis. Arch Psychiat Nervenkr 21:669–704

Kretschmer E (1940) Das apallische Syndrom. Z Ges Neurol Psychiat 169:576–579

Leven B, Huffmann G (1971) Elektrodiagnostische Befunde bei lokalem Tetanus des Menschen. Dtsch Med Wochenschr 96:1245–1249

Levy RM, Pons VG, Rosenblum ML (1984) Central nervous system mass lesions in the acquired immunodeficiency syndrome (AIDS). J Neurosurg 61:9–16

Levy RM, Bredesen DE, Rosenblum ML (1985) Neurological manifestations of the acquired immunodeficiency syndrome (AIDS): Experience at UCSF and review of the literature. J Neurosurg 62:475–495

Martinez AJ, Sotelo-Avila C, Alcalá H, Willaert E (1980) Granulomatous encephalitis, intracranial arteriitis, and mycotic aneurysm due to a free-living ameba. Acta Neuropathol 49:7–12

Meulen V ter, Katz M (1977) Slow virus infections of the central nervous system. Springer, New York Heidelberg Berlin

Möller A, Ackermann R, Felgenhauer K, Ulm H (1982) Zoster-Enzephalitis ohne Exanthem. Dtsch Med Wochenschr 107:822–825

Montagnier L (1985) Lymphadenopathy-associated virus: from molecular biology to pathogenicity. Ann Intern Med 103:689–693

Müller HE (1986) Kryptosporidiose-Erreger, Epidemiologie, Klinik und Nachweis. Dtsch Med Wochenschr 111:146–151

Mumenthaler M (1985) Zosterinfektionen des Nervensystems, Klinik und Therapie. Akt Neurol 12:145–152

Noble GR (1985) International Conference on Acquired Immunodeficiency Syndrome. Ann Intern Med 103:653–824

Nurnberg HG, Prudic J, Fiori M, Freedman EP (1984) Psychopathology complicating acquired immune deficiency syndrome (AIDS). Am J Psychiatry 141:95–96

Osuntokun BO, Bademosi O, Ogunremi K, Wright SG (1972) Neuropsychiatric manifestations of typhoid fever in 959 patients. Arch Neurol 27:7–13

Pattison EM (1965) Uveomeningoencephalitic syndrome (Vogt-Koyanagi-Harada). Arch Neurol 12:197–205

Patzold U, Haas J, Becker H, Potel J (1986) Listerien-Meningoenzephalitis (Kasuistische Mitteilung). Akt Neurol 13:83–87

Pitlik SD, Fainstein V, Garza D, Guarda L, Bolivar R, Rios A, Hopfer RL, Mansell PA (1983) Human cryptosporidiosis: spectrum of disease. Arch Intern Med 143:2269–2275

Pohle HD, Eichenlaub D (1985) Zentralnervensystem bei AIDS. Münch Med Wochenschr 127:756–759

Pollock S, Lewis PD, Kendall B (1981) Whipple's disease confined to the nervous system. J Neurol Neurosurg Psychiatry 44:1104–1109

Prange HW (1986) Diagnostische Maßnahmen und Kriterien der Neurosyphilis. Dtsch Med Wochenschr 111:625–627

Prange HW, Ritter G (1981) Epidemiologie der Neurosyphilis. Nervenarzt 52:32–35

Prange H, Ritter G (1982) Neurosyphilis. In: Mertens HG, Dommasch D (Hrsg) Enzephalitis. Perimed, Erlangen, S 122–135

Prange HW, Hacke W, Felgenhauer K (1985) Diagnostik und Therapie der Herpes simplex-Enzephalitis. Akt Neurol 12:217–225

Radermecker J (1949) Aspects électroencéphalographiques dans trois cas d'encéphalite subaiguë. Acta Neurol Belg 49:222–232

Reuther P, Fuhrmeister U, Dommasch D (1982) Tuberkulöse Meningoenzephalitis. In: Mertens HG, Dommasch D (Hrsg) Enzephalitis. Perimed, Erlangen, S 112–120

Reye RDK, Morgan G, Baral J (1963) Encephalopathy and fatty degeneration of the viscera. Lancet II:748–752

Risse A, Rohde A, Maneros A (1985) Erscheinungsformen der progressiven Paralyse. Dtsch Med Wochenschr 110:1202–1205

Salaki JS, Louria DB, Chmel H (1984) Fungal and yeast in infections of the central nervous system. Medicine (Baltimore) 63:108–132

Schädlich H-J, Ackermann R, Tschersich A, Rehse-Küpper B (1982) Mykoplasma pneumoniae: Infektionen des Nervensystems. In: Mertens HG, Dommasch D (Hrsg) Enzephalitis. Perimed, Erlangen, S 195–197

Scheid KF (1933) Über senile Charakterentwicklung. Z Ges Neurol Psychiat 148:437–468

Scheid W (1934) Zur Pathopsychologie des Korsakow-Syndroms. Z Ges Neurol Psychiat 151:346–369

Scheid W (1957) Das Virus der lymphozytären Choriomeningitis und seine Bedeutung für die Neurologie. Fortschr Neurol Psychiat 25:73–99

Scheid W (1960) Die psychischen Störungen bei Infektions- und Tropenkrankheiten. In: Gruhle HW, Jung R, Mayer-Gross W, Müller M (Hrsg) Psychiatrie der Gegenwart, Bd 2, 2. Aufl. Springer, Berlin Göttingen Heidelberg, S 437–551

Scheid W, Gibbels E, Stammler A, Wieck HH, Seidenfaden I, Friedmann G, Jochheim K-A (1983) Lehrbuch der Neurologie, 5. Aufl. Thieme, Stuttgart New York

Schlenska GK (1978) Zur Symptomatik, Diagnostik und Therapie der zentralnervösen Erwachsenen-Toxoplasmose. Fortschr Neurol Psychiat 46:287–294

Schliep G, Müller W, Schaefer HE, Schröder R, Passarge ChR, Seidenfaden I, Stammler A (1979) Morbus Whipple. Fortschr Neurol Psychiat 47:167–208

Schneider K (1959) Klinische Psychopathologie, 5. Aufl. Thieme, Stuttgart

Schorre W (1979) Die Infektionskrankheiten des Nervensystems. Urban und Schwarzenberg, München Wien Baltimore

Similä S, Jouppila R, Salmi A, Pohjonen R (1970) Encephalomeningitis in children associated with an adenovirus type 7 epidemic. Acta Paediatr Scand 59:310–316

Slavick HE, Lipman IJ (1977) Brain stem toxoplasmosis complicating Hodgkin's disease. Arch Neurol 34:636–637

Staib F, Rögler G, Prüfer-Krämer L, Seibold M, Eichenlaub D, Pohle HD (1986) Disseminierte Kryptokokkose bei zwei AIDS-Patienten. Dtsch Med Wochenschr 111:1061–1065

Stammler A (1961) Die Pilzkrankheiten des Nervensystems. In: Polemann G (Hrsg) Klinik und Therapie der Pilzkrankheiten. Thieme, Stuttgart, S 333–382

Stammler A, Cervós-Navarro J (1965) Die retikulo-histiozytäre granulomatöse Enzephalitis. Fortschr Neurol Psychiat 33:1–24

Steere AC, Malawista SE, Hardin JA, Ruddy S, Askenase PW, Andiman WA (1977) Erythema chronicum migrans and Lyme arthritis: The enlarging clinical spectrum. Ann Intern Med 86:685–698

Stockstill MT, Kauffman CA (1983) Comparison of cryptococcal and tuberculous meningitis. Arch Neurol 40:81–85

Tosi C, Regli F, Wenk J (1980) Die Creutzfeldt-Jakobsche Krankheit. Fortschr Neurol Psychiat 48:353–384

Townsend JJ, Baringer JR, Wolinsky JS, Malamud N, Mednick JP, Panitsch HS, Scott RAT, Oshiro LS, Cremer NE (1975) Progressive rubella panencephalitis. N Engl J Med 292:990–993

Wahle H (1958) Die erworbene Toxoplasmose. Fortschr Neurol Psychiat 26:6–48

Weil ML, Itabashi HH, Cremer NE, Oshiro LS, Lennette EH, Carnay L (1975) Chronic progressive Panencephalitis due to rubella virus simulating subacute sclerosing Panencephalitis. N Engl J Med 292:994–998

Weinblatt ME (1980) Fatal mycoplasma pneumoniae encephalitis in an adult. Arch Neurol 37:321

Weir AL, Bone J, Kennedy DH (1982) Neurological involvement in legionellosis. J Neurol Neurosurg Psychiatry 45:603–608

Weitbrecht HJ (1963) Psychiatrie im Grundriß. Springer, Berlin Göttingen Heidelberg

Wieck HH (1956) Zur Klinik der sogenannten symptomatischen Psychosen. Dtsch Med Wochenschr 81:1345–1349

Wieck HH (1977) Lehrbuch der Psychiatrie, 2. Aufl. Schattauer, Stuttgart

Wiesmann E (1986) Medizinische Mikrobiologie, 6. Aufl, fortgeführt v Kaiser FH, Bienz KA, Eckert J, Lindemann J. Thieme, Stuttgart New York

Wilke G (1950) Über primäre Reticuloendotheliosen des Gehirns. Dtsch Z Nervenheilk 164:332–380

Zoller WG, Goebel F-D (1986) Opportunistische Infektionen bei AIDS. Inform Arzt 14:8–14, Nr 11

2. Körperlich begründbare psychische Störungen bei Intoxikationen, Allgemein- und Stoffwechselstörungen, bei inneren und dermatologischen Erkrankungen, Endokrinopathien, Generationsvorgängen, Vitaminmangel und Hirntumoren

G. HUBER

INHALTSVERZEICHNIS

A. Körperlich begründbare psychische Störungen nach Arzneimitteln und bei gewerblichen, pflanzlichen und anderen nicht-medikamentösen Intoxikationen. Enzephallergische Psychosyndrome

I. Arzneimittel

Zahlreiche Arzneimittel können zu psychischen Störungen mit und ohne gleichzeitige neurologische Symptome führen. Abgesehen von Medikamenten, bei denen eine enzephalo- und/oder psychotrope Wirkung therapeutisch erwünscht ist (Psychopharmaka, Antikonvulsiva, Antiparkinsonmittel), können nach zahlreichen anderen Substanzen unerwünschte zentralnervöse Effekte mit psychopathologischen Syndromen auftreten. Risikofaktoren und Inzidenzraten für die das Zentralnervensystem betreffenden unerwünschten psychopathologischen Effekte sind nur bei wenigen Substanzen zureichend bekannt.

1. Kortikosteroide, Sexualhormone und andere Hormontherapeutika

Nach Kortikoiden sieht man auch heute noch alle möglichen Prägnanztypen reversibler körperlich begründbarer Psychosen, nämlich depressive und manische, seltener paranoid-halluzinatorische, katatone, amnestische und dementielle Durchgangssyndrome und delirante Psychosen, die in der Regel nach Absetzen des Medikaments voll reversibel sind (LEIGH et al. 1978; HALL et al. 1978; VARNEY et al. 1984).

Sexualhormone. Gestagene, so in zwei Fällen Lynestrenol und Allylestrenol (Orgametril; Gestagon), können paranoid-halluzinatorische Psychosen auslösen (KISS 1972). Unter oralen Kontrazeptiva können sich depressive Syndrome entwickeln, möglicherweise im Zusammenhang mit einer durch Östrogene induzierten Störung des Tryptophan-Stoffwechsels (MALEK-AHMADI u. BEHRMANN 1976). Ovulationshemmer mit hohem Gehalt an Progesteron und niedrigem Gehalt an Östrogenen sollen über eine Entleerung der zerebralen Katecholamin-Reserven die Dekompensationsneigung gegenüber Streßsituationen und so möglicherweise auch das Risiko der psychisch-reaktiven oder somatischen Provokation von Psychosen erhöhen (PILOWSKY 1971).

2. Weckamine (Psychostimulanzien, Psychoanaleptika), Anorektika, Antiasthmatika

Amphetamin-Derivate und strukturverwandte Verbindungen und andere, auch als „Nicht-Amphetamine" bezeichnete Psychostimulanzien können besonders, aber nicht nur, bei Abhängigen endogenomorphe, zumal schizophrene Psychosen hervorrufen, die nach Entziehung innerhalb von Tagen bis Wochen vollständig oder bis auf ein pseudoneurasthenisches Residuum remittieren oder in chronische Schizophrenien übergehen. Bei diesen schizophrenen Psychosen mit Symptomen ersten Ranges, die auch bei *Anorexigenen* vorkommen, ist die Frage: ausgelöste oder symptomatische Schizophrenie, nur dann mit Sicherheit zugunsten einer symptomatischen Schizophrenie zu beantworten, wenn in größeren Kollektiven Sekundärfälle von Schizophrenien bei den Blutsverwandten nicht häufiger sind als in der Durchschnittsbevölkerung (K. SCHNEIDER 1987; HUBER 1987). Dies gilt für alle schizophren aussehenden Psychosen bei definierbaren Hirnkrankheiten (s. HUBER u. GROSS 1974; GROSS u. HUBER 1986).

Japanische Autoren berichten über Metamphetaminpsychosen mit phantastischen Größenideen (TAKEZAKI et al. 1984) und über eine ängstlich-paranoide Psychose bei einem 18jährigen Mädchen, das in engem Zusammenhang mit dem Doppelgängererlebnis eines Capgras-Syndroms einen Menschen tötete (KIMURA et al. 1981). Bei Amphetaminabhängigen konnte BELL (1973) mit intravenösen Amphetamingaben paranoid-halluzinatorische Psychosen bei klarem Bewußtsein auslösen. Paranoide Psychosen beginnen gewöhnlich während der Amphetaminapplikation, können aber auch (ebenso wie ein Agoraphobie-Syndrom – DJENDEREDJIAN u. TASHJIAN 1982) nach Amphetaminentzug einsetzen (DEVEAUGH-GEISS u. PANDURANGI 1982).

Endogenomorphe schizophrene Psychosen wurden auch nach Ephedrin (ROXANAS u. SPALDING 1977; SNOW et al. 1980), Amfepramin (Regenon), Methylphenidat (Ritalin) und Sedafamen (preludinähnliche Substanz) beobachtet. Ein delirantes Syndrom nach jahrelangem Gebrauch von Phenylephedrin als Nasenspray klang nach Absetzen rasch ab (Snow et al. 1980). Weitere Beobachtungen über Weckaminpsychosen finden sich bei Martin u. Iwamoto (1984), Lucas u. Weiss (1971), Young (1981), Rozberg (1971), Spensley (1972) und Otto (1973).

3. Antibiotika, Sulfonamide, Tuberkulostatika

Psychosen bevorzugt deliranten Typs wurden nach Antibiotika, Sulfonamiden, Tuberkulostatika und Akridin-Derivaten (z. B. Atebrin) beobachtet. Bei intramuskulärer, besonders intravenöser Gabe von *Penicillin* und *Tetracyclin* kann es, zumal bei durch das Grundleiden (z. B. Asthma bronchiale oder Leukämie) vorgeschädigter Blut-Hirn-Schranke und Hypoxydose zu akuten symptomatischen Psychosen kommen. Psychosen nach *Streptomycin* und *Cycloserin* remittieren rasch nach Absetzen, können aber nach Wiederaufnahme der Therapie erneut auftreten. Die *Isonikotinsäurehydracid*-Psychosen entwickelten sich während der Therapie oder nach Absetzen des Tuberkulostatikums (Huber 1972). Bei den Psychosen nach Antibiotika und Tuberkulostatika ist das Medikament, wie auch sonst bei symptomatischen Psychosen, selten die einzige Bedingung; stets sind auch die Grundkrankheit und eine Reihe zusätzlicher anderer Faktoren zu berücksichtigen.

Bei einer Patientin mit Urämie und bakterieller Endokarditis kam es nach dreiwöchiger Gabe des Breitspektrum-Antibiotikums *Cephalexin* (aus der Gruppe der Cephalosporine) zu einer maniformen, später bewußtseinsgetrübten Psychose mit Verwirrtheit und Grand mal. Daß die Patientin nach vollständiger Remission der Psychose mit einer geringeren Cephalexin-Dosis weiterbehandelt werden konnte, weist darauf hin, daß bei Niereninsuffizienz das Risiko einer symptomatischen Psychose bei hoher Dosierung und hohem Serumspiegel ansteigt.

Vermutlich weil *Erythromycin* zu einer reduzierten Clearance von Carbamazepin führt, können symptomatische Psychosen durch Interaktion der beiden Substanzen auftreten. Da Carbamazepin zunehmend bei affektiven Psychosen verwendet wird, muß man an die Möglichkeit einer derartigen Wechselwirkung denken (Berrettini 1986).

4. Disulfiram

Disulfiram (Antabus), das bei Psoriasis und bei der Entwöhnung von Alkoholkranken verwendet wird, kann zu Psychosen mit exogenen oder endogenomorphen schizophrenen, manischen und depressiven Syndromen führen (Huber 1972). Paranoide und katatone Psychosen und amnestische Durchgangssyndrome mit Desorientiertheit sowie Ataxie und Dysarthrie können wenige Tage oder Wochen nach Behandlungsbeginn einsetzen (Hotson u. Langstone 1976; Weddington et al. 1980) und bei erneuter Disulfiram-Gabe rezidivieren. Weil Disulfiram die Dopaminoxydation hemmt, könnte dopaminerge Überaktivität eine Rolle spielen (Hotson u. Langston 1976).

Ein unter Disulfiram bei Alkoholgenuß auftretendes Azetaldehydsyndrom kann lebensbedrohlich sein. Möglicherweise ist Schwefelkohlenstoff, ein Metabolit von Disulfiram, für bestimmte neurotoxische Effekte (Delir, Parkinsonsyndrom, Choreoathetose) verantwortlich (RAINEY 1977).

5. Antiparkinsonmittel

Symptomatische Psychosen nach Antiparkinsonmitteln, nach *Anticholinergika* (z. B. Akineton, Artane, Tremarit), *Amantadinen* (z. B. PK-Merz, Contenton, Symmetrel) und *Levodopa* (z. B. Madopar, Nacom) sind seit langem bekannt (HUBER 1972).

Unter mit Artane kombinierter Langzeitneurolepsie schizophrener Kranker kam es in 22 Fällen bei Absetzen des Anticholinergikums zu einem Entzugssyndrom mit Hypotonie, Tachykardie und passagerer Verschlimmerung der Psychose (MCINNIS u. PETURSSON 1985).

Hohe therapeutische Dosen von *Amantadin* können bei Parkinson-Patienten symptomatische Psychosen mit Verwirrtheit und Halluzinationen hervorrufen. Unter L-*Dopa-Behandlung* werden neben Dyskinesien delirante und endogenomorphe, depressive, manische oder paranoid-halluzinatorische Psychosen, dabei auch von idiopathischen psychopathologisch nicht unterscheidbare symptomatische Schizophrenien beobachtet (HUBER 1987). Bei Parkinson-Syndromen wurden seit Einführung der L-Dopa-Behandlung exogene Psychosen zunehmend häufiger (20–60% – DANIELCZYK 1979) beobachtet. Bei 152 Parkinson-Patienten, die 1 bis 9 Jahre lang mit L-Dopa, Amantadinen und/oder Anticholinergika behandelt wurden, traten symptomatische Psychosen in 28% der Fälle auf (E. SCHNEIDER et al. 1984).

6. Antihypertonika, β-Blocker

Über depressive Syndrome bei der Behandlung mit *Reserpin* oder reserpinhaltigen Rauwolfia-Alkaloiden aus internistischer Indikation wurde häufig und auch noch in den letzten Jahren berichtet (TORRE et al. 1985). Reserpin- und Azetylcholinantagonismus (anticholinerge Wirkung) wurde früher für die antidepressive Wirkung von Thymoleptika für unerläßlich gehalten, Eigenschaften, die aber bei neueren Antidepressiva (z. B. Mianserin und Trazodon) nicht oder kaum mehr vorhanden sind. Neben Reserpin können auch chemisch definierte Antihypertonika, so *Methyldopa* – z. B. Presinol, Sembrina (BANT 1978) –, *Clonidin* – z. B. Catapresan (ADLER et al. 1982) – und *Yohimbin* (PRICE et al. 1984), während der Behandlung oder bei Entzug gelegentlich auch zu schizophrenen oder exogen aussehenden Psychosen führen.

Auch bei der Verabreichung von *β-Rezeptorenblockern* kann es zu symptomatischen Psychosen kommen (PRAKASH et al. 1983; KOEHLER u. GUTH 1977).

7. Antiepileptika

Die antikonvulsive Therapie versucht, Anfallsfreiheit mit einem Minimum an psychopathologischen Begleitwirkungen, die oft affektiv-intentionale oder amnestische Durchgangssyndrome sind, zu erreichen (HUBER u. PENIN 1972; HUBER 1973). Iatrogen-pharmakogene Pseudodemenzen, die als reversible dementielle Durchgangssyndrome (HUBER 1972) anzusehen sind, können durch Überdosierung von Phenobarbitalen zustande kommen. Unter Phenytoinen und z.T. auch Succinimiden kann es zu affektiven Durchgangssyndromen mit erhöhter Reizbarkeit, innerer Unruhe und Agitationen kommen.

Bei der Langzeitmedikation von *Phenytoin* (VALLARTA et al. 1974) und bei der Therapie mit *Valproinsäure* (ZARET u. COHEN 1986) können reversible intellektuelle und amnestische Defizienzen auftreten.

Die Kasuistiken zeigen in Übereinstimmung mit zahlreichen älteren Beobachtungen, daß die *Differenzierung zwischen reversiblen und irreversiblen Psychosyndromen* gerade und besonders bei den Epilepsien – wie grundsätzlich bei anderen Hirnkrankheiten und körperlich begründbaren Psychosen auch – querschnittsmäßig oft schwierig oder unmöglich ist, und daß Syndrome, die von nicht mehr rückbildungsfähigen organischen Persönlichkeitsveränderungen und Demenzen phänomenologisch nicht zu unterscheiden sind, selbst nach jahrelanger Persistenz noch vollständig reversibel sein können. Bei jedem als Wesensänderung oder Demenz imponierenden Psychosyndrom bei Epilepsien muß man sich für die Möglichkeit einer mehr oder weniger weitreichenden reversiblen Komponente offenhalten. Selbst das häufig irreversible enechetische Psychosyndrom, das sog. Haftsyndrom, kann sich, ähnlich wie ein Korsakow-Syndrom (s. HUBER 1972), vollständig zurückbilden. Diese potentielle Reversibilität ist bei der Behandlung mit Phenobarbitalen, doch auch mit Phenytoinen und Valproinsäure zu beachten: Hier wie dort sieht man pharmakogene und/oder morbogene rückbildungsfähige Durchgangssyndrome, die als irreversible Demenzen verkannt werden.

Mit Bewußtseinstrübung einhergehende, Stunden bis Wochen andauernde und oft eine Amnesie hinterlassende episodische Psychosen vom Typ eines *Delirs* oder *Dämmerzustands*, die postiktal, interiktal oder im Rahmen eines Petit-mal-Status auftreten, sind in vielfältiger Weise auch von Antiepileptika abhängig; in Zweifelsfällen ist die Rolle der Antikonvulsiva durch ihre vorsichtige Reduktion zu verifizieren bzw. auszuschließen. Auch Valproinsäure (s.o.) kann zu symptomatischen Psychosen führen (ZACCARA et al. 1984) (Übersichten zur Frage der Epilepsiepsychosen s. KLOSTERKÖTTER 1984; GROSS u. HUBER 1986).

8. Neuroleptika und Thymoleptika, Lithium, MAO-Hemmer

Über durch *Antidepressiva*, z.B. Desipramin (NORRIS et al. 1983), Imipramin (GODWIN 1983) und Trazodon (bei Bulimie – DAMLOUJI u. FERGUSON 1984), provozierte delirante Syndrome, wie sie seit langem nach anticholinerg wirkenden Thymoleptika und Neurothymoleptika, bei älteren Kranken, bei höherer Dosierung und bei Kombination mit Antiparkinsonmitteln bekannt sind, wurde erneut berichtet, ebenso über die Auslösung hypomanischer Syndrome durch Antidepressiva, z.B. Trazodon (WARREN u. BICK 1984). Auch nach Entzug von Desipramin wurden hypomanische Syndrome beobachtet, die nach erneuter Desipramin-Gabe wieder remittierten (NELSON et al. 1983).

Durch *Neuroleptika*, z. B. Haloperidol, können akute katatone Syndrome und ein sog. *malignes neuroleptisches Syndrom*, dessen Symptome weitgehend dieselben sind wie die der sogenannten perniziösen Katatonie, ausgelöst werden (WEINBERGER u. KELLY 1977). Zumindest in einem Teil der Fälle scheint es sich um unter Neurolepsie auftretende lebensbedrohliche febrile Katatonien zu handeln (HUBER 1987).

Eine Interaktion zwischen Neuroleptika und oralen Antidiabetika wurde bei zwei schizophrenen Patienten für ein dem malignen neuroleptischen Syndrom entsprechendes Zustandsbild (Hyperpyrexie, Tachykardie, instabiles Blutdruckverhalten, Bewußtseinstrübung, Rigor, Tremor, Dysphagie, Salivation und Urininkontinenz) verantwortlich gemacht (YAMADA u. ISHIMARU 1978). Auch ein Klüver-Bucy-Syndrom wurde unter Neurolepsie beschrieben (AICHNER 1984).

Ein unter *Lithium* und Thioridazin sich entwickelndes Delir mit Hypothyreoidismus (s. auch Abschn. C. I. 3) verschwand nach Absetzen der Medikamente und Schilddrüsen-Substitutionsbehandlung (NORRIS et al. 1983). Gegen die Entwicklung organischer Psychosyndrome als Folge längerdauernder Lithiumprophylaxe sprechen Untersuchungen von SCHÖNY et al. (1985), in denen die Patienten des mit Lithium behandelten Kollektivs testpsychologisch nach zwei Jahren bessere Leistungen zeigten als die Kontrollgruppe ohne Lithiumbehandlung.

9. Antihistaminkörper, Antiallergika

Chemisch unterschiedlich definierte Antiallergika und besonders *Antihistaminika* können zu symptomatischen Psychosen führen. So wurden Psychosen vom Typ des Delirs nach Diphenhydramin (Sekundal D, Selodorm mite, Pheramin-Augentropfen) beschrieben (TRABERT 1985 a; BAKKE 1972; ROMAN 1972).

Delirante Psychosen wurden auch nach *Pheniramin* (Avil – MENDELSON 1977) und nach perkutaner Anwendung von Koltongelee (das Antihistaminikum *Piprinhydrinat* enthaltendes Grippemittel) beobachtet (CAMMANN et al. 1971).

Die Pathogenese der schon 1952 beschriebenen Antihistaminkörper-Psychosen (Übersicht s. HUBER 1952a) ist nach wie vor unklar (s. auch Abschn. A. III).

10. Kardiaka, Antiarrhythmika, Diuretika

Bei *Digitalisvergiftung* kann es zum Auftreten paranoid-halluzinatorischer Syndrome kommen (GORELICK et al. 1978). Auch nach *Antiarrhythmika* wurden symptomatische Psychosen beobachtet, so Verwirrtheit nach Neo-Gilurythmal (Antiarrhythmikum von Chinidin-Typ) und ein manisches Syndrom nach Propafenon (Rytmonorm), das chemisch dem nicht-trizyklischen Antidepressivum Bupropion nahesteht (JACK 1985). Bei einem mit Lithium behandelten Patienten mit bipolarer Zyklothymie führte die Behandlung mit dem Diuretikum *Hydrochlorothiazid* (Esidrix) zu einer mit einem manischen Syndrom einhergehenden Lithium-Intoxikation, die sich nach Hämodialyse zurückbildete (NURNBERGER 1985).

11. Hypnotika und Sedativa, Analgetika, Benzodiazepine und andere Tranquilizer

Wegen der analogen Abhängigkeitssymptomatik und ähnlicher Vergiftungs- und Entziehungserscheinungen wurden Barbiturate und barbituratfreie Hypnotika, Analgetika, Tranquilizer und Alkohol zum Barbiturat-Alkohol-Typ der Drogenabhängigkeit zusammengefaßt. Doch kann es auch bei therapeutischer Gabe dieser Substanzen zu allen möglichen Typen symptomatischer Psychosen kommen. Die Syndrome der akuten und chronischen Intoxikation und Abstinenz entsprechen psychopathologisch den reversiblen – Durchgangs- und Trübungssyndrome – und irreversiblen – pseudoneurasthenische Syndrome und organische Persönlichkeitsveränderungen – organischen Psychosyndromen. Bei den heute sehr häufig gebrauchten und mißbrauchten Benzodiazepinen kann es bei plötzlichem Absetzen zu deliranten Psychosen und/oder hirnorganischen Anfällen kommen. Auch *Meprobamate* können körperliche Abhängigkeit mit Entziehungssymptomen und dabei auch symptomatische Psychosen hervorrufen. Schon nach kürzerem Gebrauch von *Benzodiazepinen* und relativ niederen Dosen sieht man Entziehungserscheinungen, z. B. affektive Durchgangssyndrome; sie werden auch bei Patienten beobachtet, die ausschließlich Benzodiazepine einnahmen.

Entzugssymptome, die in Abhängigkeit von der Halbwertzeit einen bis zehn Tage nach dem Absetzen auftreten, sind u. a. Übelkeit, Tremor, Schlafstörungen, innere Unruhe und Erregung und vielfältige Mißempfindungen, die phänomenologisch den Coenästhesien idiopathischer Psychosen (Huber 1957 a, b; 1987) entsprechen können. Nach Absetzen von Meprobamat sieht man delirante und paranoid-halluzinatorische Psychosen.

Über Psychosen nach Entzug von Benzodiazepinen gibt es inzwischen zahlreiche Mitteilungen (Fruensgaard 1976; Viarengo u. Verdirosi 1985; Lader 1984). Außer ängstlich-dysthymen Syndromen und Coenästhesien sieht man Depersonalisation, Derealisation und verschiedene Typen von Wahrnehmungsstörungen (Gross u. Huber 1972). Das Risiko nimmt zu, wenn Benzodiazepine länger als zwei bis vier Monate genommen werden. Bereits 1974 und früher wurde darauf hingewiesen, daß Tranquilizer wegen ihres Abhängigkeitspotentials und des Risikos von Abstinenzsyndromen mit symptomatischen Psychosen und epileptischen Anfällen nur kurzfristig bis zu maximal 6–12 Wochen und nur in Verbindung mit Psychotherapie verwendet werden dürfen (Huber 1974, s. 1987).

Berichte über Entzugspsychosen liegen für praktisch alle Benzodiazepine vor, z. B. nach Diazepam (De Bard 1979), Flurazepam (Berlin u. Conell 1983), Alprazolam (Levy 1984) und Midazolam (Schneider-Helmert 1985). Bei einer Patientin, die seit 3 Jahren Bromazepam zur Nacht einnahm, kam es nach Absetzen zu einer psychotischen Episode mit „dysästhetischen Krisen" (Huber 1957 b).

Psychosen bei *barbituratfreien Hypnotika*, z. B. plötzlichem Entzug von Glutethimid (Doriden – katatones Syndrom, Dyskinesien), werden auch heute noch beobachtet (Good 1976).

Die Therapie der Barbiturat-Vergiftung gab die Möglichkeit, den Verlauf von symptomatischen Psychosen bei früher absolut tödlichen Intoxikationen mit einer bestimmten Aufeinanderfolge psychopathologischer Syndrome – z. B. Korsakow-Syndrom/Halluzinose/affektive und paranoide Durchgangssyndrome – zu verfolgen (Zapotoczky 1970; s. auch Huber 1972, S. 77).

Obschon heute die Verwendung bromhaltiger Medikamente als Sedativa und Hypnotika angesichts ihrer Kumulationsneigung nicht mehr gerechtfertigt ist, werden immer noch chronische *Bromintoxikationen* infolge Einnahme von Bromiden, Bromharnstoffen und besonders bromhaltigen Kombinationspräparaten und dabei auch endoform-schizophrene sowie delirante Psychosen und dementielle, paralyseähnliche Durchgangssyndrome beobachtet. Der Bromismus kommt auch bei relativ niedriger Dosierung bromhaltiger Pharmaka und noch nach jahrelanger Toleranz vor.

Bromid läßt sich im Blut und Urin nachweisen; zur Verlaufsbeobachtung ist die Plasmabestimmung aussagekräftig. Hirndurchblutungsminderung und positiver Effekt der Hämodialyse zeigen, daß Brompsychosen toxisch bedingt sind. Auch nach Entziehung können, wie stets bei Abhängigkeit vom Barbiturat-Alkohol-Typ, Psychosen auftreten (SERPE 1972; DRERUP 1986). Zur Zeit (1986) sind noch mehr als 50 bromhaltige Medikamente, überwiegend in Form von Kombinationspräparaten, im Handel. Die Risiken der Abhängigkeit durch barbituratfreie und hier auch bromhaltige Sedativa werden immer noch unterschätzt.

Auch nach Analgetika, z. B. *Pentazocin* (Fortral), wurden episodische Psychosen beschrieben (TILZ 1973). Psychosen nach Scopolamin, Atropin und Homatropin sind seit langem bekannt (s. HUBER 1972). Auch pharmakogener Ergotismus, z. B. durch ergotamintartrathaltige Migränemittel (Cafergot), kann im Rahmen eines Hirngefäßprozesses zu symptomatischen Psychosen führen (FLÜGEL et al. 1977).

12. Myotonolytika

Myotonolytika, so Orphenadrin (Norflex, Disipal – DECEUNINCK et al. 1973), Baclofen (Lioresal – KIRUBAKARAN 1984) oder Zyclobenzaprin können schon in therapieüblicher Dosis, während oder nach Absetzen der Therapie, zu passageren symptomatischen Psychosen führen.

13. Magen-Darm-Mittel, Cholagoga, Laxanzien

Symptomatische Psychosen wurde insbesondere nach Metoclopramid (z. B. Gastrosil, Paspertin – WEDDINGTON u. BANNER 1986), Cimetidin (Tagamet – BILLINGS et al. 1981) und Ranitidin (Zantic, Sostril) beschrieben. Nach Abusus des Choleretikum *Phenylpropanolamin* (Felicur) wurde ein paranoides Syndrom mit Suizidalität und Anfällen beobachtet (CORNELIUS et al. 1984). Unter Einnahme von *Kalomel* (Quecksilber-Chlorid, s. Abschn. A. II. 1. a) enthaltenden Laxanzien sind bei zwei Patienten dementielle Syndrome mit Kolitis und Tod an Nierenversagen beschrieben worden (DAVIS et al. 1974).

Wismut-Enzephalopathien durch therapieübliche Gaben von Wismut bei Patienten mit chronischer Obstipation oder nach Kolektomie wegen Darmkrebs wurden seit 1974 in Australien und Frankreich, später auch in einigen anderen Ländern beobachtet (BUGE et al. 1974; LOISEAU et al. 1976; MONSEU et al. 1976; DE MOL et al. 1979; SAIZ RUIZ et al. 1984; KRÜGER 1984).

Die Neurotoxikologie der Metalle hat in der Berichtszeit an Bedeutung gewonnen, vermutlich weil die Metallverbreitung und damit die menschliche Exposition in Luft und Wasser zunahm und weil neuere Methoden der Feinmessung von Blut-, Körperflüssigkeits- und Gewebsspiegeln von Metallen die ätiopathogenetische Klärung neurotoxischer Einflüsse erleichtern. Zu nennen ist hier ein möglicher Zusammenhang von Aluminium und anderen Metallen mit den Demenzen vom Alzheimer Typ.

14. Varia

Neuropsychiatrische Störungen bei *Gold*-Therapie, neben Krampfanfällen, Guillain-Barré-Syndromen und Neuropathien auch Verwirrtheitszustände, sind relativ selten (McAuley et al. 1977; Erhardt et al. 1978).

Psychosen bei Behandlung mit dem Serotonin-Biosynthesehemmer *P-Chlorphenylalanin* (PCPA) ähneln Amphetaminpsychosen; bei einem Patienten mit Karzinoid-Syndrom kam es unter der Behandlung mit PCPA zu einer Psychose „mit deliranten und schizophrenieähnlichen Anteilen" (Gruner 1975). Auch *Podophyllin* kann bei ausschließlich örtlicher Anwendung in der Dermatologie zu Delirien (Stoudemire et al. 1981) oder Halluzinosen (Filley et al. 1982) führen.

Phencyclidin (PCP – ursprünglich Narkosemittel, seit 1975 als Suchtmittel verwendet) führt zu schizophrenen Psychosen mit Depersonalisation, Halluzinationen und schweren Selbstverletzungen (Berlant 1985; Möschlin 1986); die symptomatischen Schizophrenien sollen durch eine Inaktivierung des Hippocampus durch PCP zustande kommen (s. Kornhuber 1985). Drei chronische Psychosen bei PCP-Mißbrauch wurden mit Reserpin erfolgreich behandelt (Berlant 1985).

Nach Myelographien mit dem jodhaltigen Kontrastmittel *Metrizamid* (Amipaque) wurden depressiv-ängstliche und manische Syndrome sowie Delirien beobachtet (Kwentus et al. 1984a). Ein Absencen-Status-epilepticus nach Myelographie mit Metrizamid kann Ursache eines prolongierten Verwirrtheitszustandes sein, der gut auf Antikonvulsiva anspricht (Vollmer et al. 1985).

II. Gewerbliche, pflanzliche und andere nicht-medikamentöse Intoxikationen

1. Gewerbliche und industrielle Vergiftungen

Zahlreiche in Gewerbe und Industrie verwendete Substanzen können neurotoxisch wirken und zu organischen Psychosyndromen führen (Übersichten s. Thiess u. Kleinsorge 1977; Le Quesne 1981), die wie alle anderen körperlich begründbaren Psychosyndrome unspezifisch und hinsichtlich ihrer Ätiopathogenese nur einer multikonditionalen Betrachtungsweise zugänglich sind.

Am häufigsten sieht man auch hier reversible oder irreversible pseudoneurasthenische Syndrome (s. Huber 1972, 1987), die von erlebnisreaktiv-neurotischen und psychopathischen Persönlichkeitsstörungen, von idiopathischen Psychosen und von durch andere Hirnerkrankungen und Hirnschädigungen bedingten organischen Psychosyndromen abgegrenzt werden müssen.

a) Schwermetalle

Bei den Schwermetallen wurde durch den Einsatz moderner, früh- und feindiagnostischer Untersuchungsmethoden das Problem stärker in das Vorfeld der klinisch manifesten Erkrankungen verlagert. Von den ca. 60 Schwermetallen sind nur wenige, besonders Blei, Arsen, Kadmium, Phosphor, Chrom und Quecksilber, toxikologisch bedeutsam. Allgemeine Folgen einer erhöhten Schwermetallast sind Störungen der Enzymaktivität und -stabilität, des Elektrolythaushalts und der Biosynthese.

Quecksilber und Blei sind die in der Industrie am häufigsten gebrauchten Schwermetalle mit neurotoxischen Nebenwirkungen. Übersichten über klinische und neurologische Manifestationen der Quecksilbervergiftung gab FELDMAN (1982). Bei der Methyl-Quecksilbervergiftung nach dem Genuß von präpariertem Getreide im Irak (6000 Fälle) wurden bei ¾ von 45 psychiatrisch untersuchten Patienten depressive und pseudoneurasthenische Syndrome beobachtet (MAGHAZAJI 1974). Bei 5 von GERSTENBRAND et al. (1977) untersuchten Patienten waren Polyneuropathien mit Hirnschäden kombiniert, die bei der schwersten Form zu einem apallischen Syndrom führten (s. auch GORALSKI u. FROL 1979).

Blei. Die Wirkung von Blei auf den menschlichen Organismus und auf das Gehirn wurde in einem Sammelband von SINGAL u. THOMAS (1980) dargestellt. Über Diagnose und Therapie der Bleivergiftung informiert eine von DOSS (1978) herausgegebene Monographie. Als Folge von Bleivergiftungen wurden wiederum pseudoneurasthenische Syndrome und akute symptomatische Psychosen mit Verwirrtheit, Delir und Halluzinosen beschrieben. Blei kann, wie Untersuchungen bei tödlichen Unfällen nach Benzin-Schnüffelsucht ergaben, zu limbischen Läsionen führen (LE QUESNE 1981). Auch hier galt das Interesse in erster Linie relativ geringen, doch kontinuierlichen, über Jahre oder Jahrzehnte dauernden Belastungen (HÄNNINEN 1982). Pseudoneurasthenische Syndrome mit depressiven Verstimmungen und Minderung der mnestischen und visuell-motorischen Leistungsfähigkeit fanden sich bei neuropsychologischen Untersuchungen von Gießereiarbeitern bei einem Blut-Bleispiegel über 40 mcg/dl (BAKER et al. 1983). Nach einigen Autoren sind affektive Störungen nicht selten die Folge chronischer Blei-Exposition (SCHOTTENFELD u. CULLEN 1984).

Thallium. Die Symptomatik der Intoxikation durch Thallium, das als Suizidmittel und bei Vergiftungsunfällen eine Rolle spielt, wurde unter rechtsmedizinischen, chemisch-toxikologischen und forensisch-psychiatrischen Aspekten von MÖLLHOFF et al. (1979) dargestellt. In der über 2–7 Monate sich erstreckenden Rückbildungsphase bessern sich organische Psychosyndrome mit und ohne Bewußtseinstrübung ebenso wie die Paresen (FRANKE et al. 1979).

Mangan. Bei der chronischen Manganvergiftung (Manganismus), z. B. bei Elektroschweißern und in der Braunsteinverarbeitung, kommt es zu einer Hirnschädigung, besonders in Putamen, Nucleus caudatus, Globus pallidus und Thalamus, mit Parkinson-, Kleinhirn- und Pyramidenzeichen. Bei Arbeitern der Mangan-Industrie fanden sich pseudoneurasthenische Syndrome mit neurologischen Symptomen in 40% (STÝBLOVÁ et al. 1980).

Zinn. Psychosyndrome mit Wutausbrüchen im Wechsel mit tiefer, Stunden bis Tage dauernder depressiver Verstimmung beschrieben ROSS et al. (1981) und

Ross u. Sholiton (1983) bei Chemiearbeitern mit hoher Exposition gegenüber organischen Zinnverbindungen.

b) Leichtmetalle

Aluminium kann u. a. bei Hämodialyse von Nierenkranken (bei Verwendung von Aluminium-Elektroden – s. Abschn. B. I. 6) zu einer mit Myoklonien einhergehenden Demenz führen. Seine Bedeutung bei der Alzheimerschen Krankheit, bei der der Aluminiumgehalt in den Zellen gesteigert ist, ist noch unklar (Übersicht s. Le Quesne 1981).

Arsen führt bei akuter Vergiftung durch Inhalation oder über den Verdauungstrakt zu symptomatischen Psychosen mit Verwirrtheit und hirnorganischen Anfällen. Nach akuter inhalativer Arsen-Wasserstoff-Vergiftung sieht man nach einer beschwerdefreien Latenz von 1–6 und mehr Monaten als reversible Spätfolgen Polyneuropathien und organische Psychosyndrome, deren Ausmaß mit der Schwere der Intoxikation korreliert. Das auch hier noxenunspezifische Vergiftungsspätfolgesyndrom scheint einem pseudoneurasthenischen Durchgangssyndrom zu entsprechen (Frank 1976).

c) Nicht-metallische Substanzen

Phosphor. Nach Intoxikation mit anorganischen und organischen Phosphorverbindungen kommt es zu Schädigungen von Leber und Gehirn, u. a. mit deliranten Syndromen und Halluzinosen. Die z. T. sehr giftigen organischen Phosphorverbindungen, so Phosphorsäureester (Phosphate), führen zu Polyneuropathien und organischen Psychosyndromen (Levin et al. 1976; Übersicht s. Landrigan 1983).

Schwefel. Nach Schwefeldioxid wurden akute symptomatische Psychosen mit Bewußtseinstrübung beobachtet; nach Schwefelkohlenstoff Durchgangs- und Trübungssyndrome mit Euphorie, affektiver und psychomotorischer Erregung und als Spätfolge neben hirnorganischen Anfällen pseudoneurasthenische Syndrome mit Reizbarkeit und Merkschwäche. Zum sulfokarbotoxischen Spätsyndrom bei chronischer Vergiftung soll auch eine vorzeitige Hirngefäßarteriosklerose gehören. Organische Psychosyndrome wurden auch nach akuter Schwefelwasserstoff-Intoxikation beobachtet (s. auch Möschlin 1986).

Ammoniak führt bei akuter Leberinsuffizienz, vor allem bei portokavalem Shunt, zu einer Encephalopathie mit Spastik, Krampfanfällen, „Flügelschlagen" und Delir bis zum Koma (s. auch Abschn. B. I. 5).

Kohlenmonoxid kann bei akuter und chronischer Intoxikation zu neurologisch-psychiatrischen Syndromen führen. Diskrete emotionale und kognitive Störungen nach akuter Kohlenmonoxidvergiftung werden leicht übersehen (Jefferson 1976). Zirka 15–40% der Überlebenden nach Kohlenmonoxidintoxikation entwickeln neuropsychiatrische Syndrome, häufig nach einer Phase scheinbarer Erholung (Übersicht s. GINSBURG u. ROMANO 1976). MIN (1986) fand nach beschwerdefreien Intervallen von 3–40 Tagen pseudoneurasthenische Syndrome mit Reizbarkeit, erhöhter Ablenkbarkeit und Apathie neben Hypokinese, Gangstörung und Urin- und Stuhlinkontinenz. Überwiegend handelte es sich um affektivmnestische und dementielle Durchgangssyndrome; zwei Drittel der 86 Patienten hatten eine gute Prognose. Doch wurden auch in der Berichtszeit, wie schon früher, irreversible organische Psychosyndrome beschrieben (ALI-CHERIF et al. 1984). Weitere Beobachtungen finden sich bei LACEY (1981), SYDNEY-SMITH et al. (1971), FRANKE u. NEU (1977), PULST et al. (1983) und SPINNLER et al. (1980).

Auch *Methylchlorid* (Monochlormethan) kann zu einer Hirnschädigung mit organischem Psychosyndrom führen (s. ROSS et al. 1981). AKIMOV et al. (1978) beobachteten bei 121 Patienten mit akuter *Dichloräthan*-Vergiftung neben Krampfanfällen, Ataxie und extrapyramidalen Störungen symptomatische Psychosen mit Bewußtseinstrübung bis zum Koma und pseudoneurasthenische Syndrome mit vegetativ-vaskulärer Insuffizienz („toxische Enzephalomyelopathie"). Auch nach *Äthylenoxid* wurde ein reversibles organisches Psychosyndrom beschrieben (J. A. GROSS et al. 1979). Auch als Spätfolge nach *„toxischem Ölsyndrom"* kommen anscheinend Hirnschädigungen mit leichteren mnestischen Störungen vor (SER QUIJANO 1985). Russische Autoren sahen einige Wochen nach akuter Vergiftung mit *Chlorofos* neben Polyneuropathien Hirnschädigungen mit pseudoneurasthenischen Syndromen (AKIMOV et al. 1977). NEUNDÖRFER u. WOLPERT (1976) beschrieben testpsychologisch faßbare Leistungsstörungen nach Vergiftung mit *Phenol* (Carbolsäure), die, zumal bei Fehlen neurologischer Symptome, leicht als psychogen verkannt werden.

2. Intoxikationen mit als Suchtmittel verwendeten gewerblichen Substanzen

Im folgenden werden die psychopathologischen Syndrome gesondert dargestellt, die durch auch als Suchtmittel verwendete organische Lösungsmittel bedingt sind. Seit etwa 1979 wurden Hirnschädigungen als Folge gewerblichen Umgangs mit Lösungsmitteln und später auch im Zusammenhang mit mißbräuchlicher Lösungsmittelinhalation beschrieben (Übersicht s. THOMASIUS 1986). Neben neurologischen, insbesondere Kleinhirnsyndromen, wurden anscheinend affektive und amnestische Durchgangssyndrome beobachtet. Angaben über eine Persistenz der neurologischen und – selten zureichend beschriebenen – psychopathologischen Syndrome sind unterschiedlich.

Organische Psychosyndrome mit neuropsychologischen Leistungsstörungen wurden in den letzten Jahren zunehmend bei Kindern und Jugendlichen, die mißbräuchlich toluolhaltige Lösungsmittel inhalieren („Schnüffeln", "glue sniffing"), beobachtet. Die toxischen Wirkungen der Lösungsmittel auf Niere, Leber, Myokard, Herz-Kreislauf-System, blutbildendes Knochenmark und peripheres Nervensystem wurden von ALTENKIRCH (1982) und von NEUNDÖRFER (1986) dargestellt.

KING et al. (1981), die 19 Kinder mit akuter Enzephalopathie infolge chronischer Toluol-Intoxikation 6 Jahre lang beobachteten, sahen bei 5 Kindern persistierende organische Persönlichkeitsveränderungen.

Neben akuten symptomatischen Psychosen durch *Benzin* (Gasolin) wurden in den letzten Jahren auch chronische zerebrale Benzinintoxikationen beschrieben (LANGE 1981; GOLDINGS u. STEWARD 1982). Bei tödlichen Unfällen nach Benzin-

Schnüffelsucht wurden – vermutlich durch Blei bedingte – limbische Läsionen beobachtet (Le Quesne 1981; s. auch Abschn. A. II. 1. a).

Chronische pseudoneurasthenische Syndrome und organische Persönlichkeitsveränderungen wurden bei Personen beschrieben, die mit Kraftstoff für Düsenflugzeuge ("jet fuel", Mischung von aliphatischen und aromatischen Kohlenwasserstoffen) zu tun haben. Langfristige berufliche Exposition bei Arbeitern in einer Flugmotorenfabrik führte häufiger zu depressiven und ängstlichen Syndromen als in einer Kontrollgruppe. Emotionale Störungen sind oft die ersten Zeichen einer langfristigen Belastung mit Erdölprodukten (Struwe et al. 1983).

Über Jahre durch geringe Mengen von organischen Lösungsmitteln ("white spirit") belastete Maler zeigten Defizite im visuellen Kurzzeitgedächtnis und in der Reaktionszeit (Lindström u. Wickström 1983).

Eine Vergleichsstudie bei 80 Malern, die beruflich mit einer Mischung von industriellen Lösungsmitteln, und 37 Druckern, die ausschließlich mit Toluol zu tun hatten, konnte nur bei den Malern, nicht aber bei den Druckern, ein pseudoneurasthenisches Syndrom nachweisen (Struwe u. Wennberg 1983).

3. Vergiftungen durch Pflanzen und Nahrungsmittel

Symptomatische Psychosen nach *Pilzvergiftungen* ähneln dem Meskalinrausch und der Alkoholhalluzinose. Beim sog. Pantherina-Syndrom (Panther- und Fliegenpilz) sieht man atropinartige Rausch- und Erregungszustände mit Verwirrtheit und Halluzinationen (s. Huber 1972).

Eine manische Episode war das erste Symptom einer später diagnostizierten meningialen *Kryptokokkose* mit Normaldruckhydrozephalus (Thienhaus u. Khosla 1984). Bei *Muschelvergiftung* (durch Saxitoxin von Dinoflagillaten) wurden Extremitätenlähmungen, doch keine psychopathologischen Störungen beschrieben (Popkiss et al. 1979). Auch bei *Neurolathyrismus* wurden 25–35 Jahre nach dem Genuß von Kichererbsen neurologische, doch keine psychopathologischen Störungen festgestellt (Cohn u. Streifler 1981).

III. Enzephallergische Psychosyndrome

Nach therapieüblichen Arzneimittel- und Serumgaben und möglicherweise auch nach in Gewerbe und Industrie verwendeten Substanzen und nach Nahrungsmitteln wurden organische Psychosyndrome beobachtet, die wahrscheinlich auf einer allergischen zerebralen Reaktion gegenüber der Substanz beruhen. Derartige *enzephallergische Psychosen* („zerebrale Arzneimittelallergose" – Huber 1952b) wurden seit Anfang der fünfziger Jahre u. a. bei Penicillin, Procain, Diphtherie- und Tetanusheilserum, Antihistaminkörpern, Jod, Perabrodil, Quecksilber, Pyrifer und nach Plasmainfusionen beschrieben. Bei den Antihistaminkörperpsychosen kommen neben allergischen auch anticholinerge Mechanismen in Frage. Die Unterscheidung allergischer von toxischen Schädigungen ist oft, so auch bei den symptomatischen Psychosen nach Penicillin, schwierig oder unmöglich; bei einer Neurolues, z. B. progressiven Paralyse, als Grundkrankheit, ist auch eine Jarisch-Herxheimer-Reaktion am ZNS zu erwägen (Huber 1954).

B. Körperlich begründbare psychische Störungen bei Allgemeinleiden, bei inneren und dermatologischen Erkrankungen sowie Stoffwechselstörungen. Postoperative Psychosen

I. Allgemeinleiden, dermatologische und innere Erkrankungen, Stoffwechselstörungen

1. Krebserkrankungen, Agonie

Unklare psychische Störungen können Frühsymptome eines *Lungen- oder Bronchialkarzinoms* sein, das auch ohne Hirnmetastasen mit symptomatischen Psychosen (Verwirrtheit, Delir) sich äußert. Bei *Pankreaskarzinom* können nicht selten endogenomorphe, ängstlich-depressive Syndrome und solche vom Typ der coenästhetischen Depression (HUBER 1957 b, 1971, 1987), ehe andere Symptome internistisch faßbar sind, das Krankheitsgeschehen einleiten und im weiteren Verlauf begleiten. Neben akuten exogenen Reaktionstypen (Verwirrtheit, Delir) kommen bei unterschiedlichen Krebserkrankungen auch endoform-depressive oder schizophrene Psychosyndrome vor. Weitere Hinweise auf psychoorganische Störungen bei Krebskranken finden sich in dem Kapitel von BÖNISCH/GÖTZE/ MEYER in Band 2 dieses Handbuches.

In der *Agonie* treten unabhängig von der Grundkrankheit unterschiedliche Typen organischer Psychosyndrome auf, so bei der Mehrzahl der Sterbenden Delirien mit halluzinatorischen und wahnähnlichen Erlebnissen (s. HUBER 1972).

2. Hungerzustände und Eiweißmangelschäden (Dystrophie), Unterernährung, Exsikkose

Bei Eiweißmangelschäden infolge *Hungerdystrophie* sah man neben pseudoneurasthenischen depressiv-hypochondrische, von endogenen Psychosen oft schwer abtrennbare und an eine endoreaktive Dysthymie (WEITBRECHT 1957) erinnernde Bilder. Eine schwere Hungerdystrophie kann über ein Hirnödem zu hirnatrophischen Defektsyndromen (BRONISCH 1951) und reversiblen organischen Psychosyndromen führen (s. HUBER 1964). Das gleiche pathogenetische Prinzip der ödembedingten Hirnschrumpfung ist bei Dystrophien im Säuglingsalter, bei traumatischen Hirnschäden und bei schweren Infektionskrankheiten als Ursache hirnatrophischer und damit korrelierter psychoorganischer Defekt- und Residualsyndrome bedeutsam. Dabei sind die leichteren Ausprägungsformen irreversibler organischer Psychosyndrome, die chronischen pseudoneurasthenischen Zustandsbilder, bei allen möglichen Hirnaffektionen weit häufiger als früher angenommen wurde (HUBER 1962, 1964; MARNEROS u. RISSE 1987). Auch bei den Dauerfolgen schwerer Haftzeiten und beim *Konzentrationslager-Syndrom* ist neben dem erlebnisreaktiven Persönlichkeitswandel eine postdystrophische Hirnatrophie mit organischer Persönlichkeitsveränderung zu berücksichtigen (HUBER 1964, 1972). Als kennzeichnend angesehene Züge kommen so auch bei den verschiedensten anderen Hirnerkrankungen und Hirnschäden vor.

Nach Eitinger (1964) sind eine organische Hirnschädigung und hier neben traumatischen, toxischen und infektiösen Noxen die Hungerdystrophie der wichtigste Faktor für die Ausbildung des KZ-Syndroms. Andere Autoren sprechen von Enzephalopathien mit chronischer progressiver Asthenie und vorzeitiger Vergreisung.

Kluge nahm an, daß neben chronischen depressiven Verstimmungszuständen chronische Versagenszustände und blande Asthenien i. S. eines pseudoneurasthenischen Syndroms („asthenisches Versagen" – K. Schneider) als Spätfolgen überwiegen (Übersicht s. Kluge 1972), während bei anderen Autoren bei Anerkennung von Durchflechtungen mit organischen Psychosyndromen die psychodynamisch-psychogenetischen Komponenten: erlebnisreaktiver Persönlichkeitswandel, Entwurzelungsdepression, chronisch-reaktive Depression, im Vordergrund stehen (von Baeyer, Häfner u. Kisker; P. Matussek; Paul u. Herberg – s. in Kluge 1972). Die große Zahl physischer und psychischer schädlicher Einflüsse, einschließlich Unterernährung und Hungerdystrophie und vorzeitigem Altern als Spätfolge, wird hervorgehoben (s. auch Thygesen et al. 1973).

Bei der Frage des Zusammenhangs von Hungerdystrophie und endogenen Psychosen wird allgemein anerkannt, daß sozio- und psychogenetischen sowie exogen-hirnorganischen Faktoren eine mitursächliche, auslösende und verlaufsgestaltende (nach von Baeyer in einzelnen Fällen möglicherweise auch eine alleinursächliche) Bedeutung zukommen kann (von Baeyer 1982). Als symptomatisch aufzufassende rezidivierende reversible schizophrene Psychosen wurden schon früher nach Hungerdystrophien beschrieben (s. Huber 1972, S. 85).

Dystrophie im Säuglingsalter kann über eine ödembedingte Hirnatrophie (s. o.) zu intellektuellen Defiziten und/oder pseudopsychopathischen affektiven Störungen führen und neurotische Entwicklungen durch herabgesetzte Frustrationstoleranz begünstigen (Huber 1964, 1972).

3. Dermatologische Erkrankungen

Dermatologische Patienten, u. a. solche mit Akne, Ekzem, Psoriasis und Alopezie (s. hierzu das Kapitel von Musaph in Band 2 dieses Handbuches) haben nach Fragebogenuntersuchungen eine höhere Prävalenz psychiatrischer Störungen als die Durchschnittsbevölkerung. Bei systemischem *Lupus erythematodes* (SLE), einer schweren, prognostisch nicht günstigen Autoimmunerkrankung des Gefäßbindegewebes (besonders bei Frauen im 3. Lebensjahrzehnt), kommen auch unabhängig von Kortison-Therapie delirante und schizophrene Psychosen vor, die mit anderen zerebralen (seltener peripher-neurologischen) Symptomen einhergehen und spontan oder unter Steroiden abklingen. Organische Psychosyndrome können schon lange vor Manifestationen des SLE auftreten. Pseudoneurasthenischen Syndromen, organischen Persönlichkeitsveränderungen und dementiellen Abbausyndromen können durch spezifische Gefäßveränderungen bedingte Enzephalomalazien zugrundeliegen (Huber 1972, S. 109). Weitere Hinweise zum Thema finden sich bei Gurland et al. (1972), Waring (1972), Andrew (1975), K. Foerster et al. (1976), McNeill et al. (1976), Mac u. Pardo (1983) und Nakano u. Miyasaka (1983).

Bei der schubweise verlaufenden *Behcet-Krankheit* (Autoimmun- oder Viruserkrankung?) wurden von Yamada et al. (1978) reversible und irreversible organische Psychosyndrome, paranoid-halluzinatorische Psychosen, Delirien und Dämmerzustände, organische Persönlichkeitsveränderungen, apallische und dementielle Syndrome beschrieben. Wenn die Störungen als psychogen verkannt und eine adäquate Behandlung der Meningoenzephalitis versäumt wird, kann ein organisches Psychosyndrom bis zur Demenz fortschreiten (BORSON 1982).

Bei der *Sarkoidose* (Besnier-Boeck-Schaumann-Erkrankung) sind Angst, depressive Verstimmung und Aggressivität ausgeprägter und häufiger bei unbehandelten als bei mit Kortikoiden behandelten Patienten (ESCANDE et al. 1980).

4. Kardiale und bronchopulmonale Erkrankungen

Herzkrankheiten können durch Beeinträchtigung der Herz-Kreislauf-Leistung und damit der Hirndurchblutung einen ungünstigen Einfluß auf den Verlauf von Hirnkrankheiten haben. Sie können aber auch für sich allein, ohne Vorliegen eines Hirnprozesses, infolge Hypoxydose des Gehirns zu organischen Psychosyndromen führen, so bei kardialer Dekompensation oder akuten Herzrhythmusstörungen beim Adams-Stokes-Anfall mit Bewußtseinstrübung bis zur Bewußtlosigkeit. Angst- und Unruhezustände infolge Dyspnoe gelten als charakteristisch, kommen aber auch sonst bei symptomatischen und endogenen Psychosen vor. Symptomatische Psychosen treten auch im Stadium der Rekompensation und Entwässerung auf. Pathogenetisch sind hämodynamische Faktoren, Störungen des Mineralstoffwechsels und Leberstauung mit konsekutiver Störung des Eiweißstoffwechsels von Bedeutung. Stets sind auch toxische Effekte von Herzglykosiden in Erwägung zu ziehen. Auch beim chronischen *Cor pulmonale* mit Drucksteigerung im Lungenkreislauf sieht man symptomatische Psychosen. Bei erworbenen oder angeborenen *Herzfehlern* kann es auf der Grundlage intermittierender oder längerdauernder Ischämien (auch mit Hirninfarkt durch Embolie) zu organischen Psychosyndromen kommen.

Beim *Mitralklappen-Prolaps-Syndrom* (MPS – floppy valve-Syndrom) werden körperliche und psychisch-reaktive emotionale Symptome beschrieben, die aber so auch bei anderen psychiatrischen Patienten ohne Herzklappenfehler auftreten, z. B. Palpitationen, Herzstolpern, Angst und Unruhe bei der neurotischen Herzphobie, bei Panikattacken und dysästhetischen Krisen (HUBER 1957a, b, 1987). Auch sonst ist es bei Herz- und Kreislaufkrankheiten mit ihren engen Verbindungen zum emotionalen Erleben oft schwierig, organische und psychisch-reaktive Anteile zu unterscheiden (HAHN 1973). Ca. 50% der Patienten mit bakterieller *Endokarditis* zeigen psychopathologische Störungen, z. B. in Form von Apathie und rezidivierenden Verwirrtheitszuständen, die unter adäquater Antibiotikatherapie verschwinden (COHEN u. RIMON 1979).

Die *koronare Herzkrankheit* (KHK) geht bei drei Viertel der Patienten mit Gedächtnisstörungen einher, die auf adäquate Behandlung der Herzerkrankung ansprechen (KHODZHAEV u. ALIEVA 1986). Nach *Herzschrittmacherimplantation* klingen präoperativ bei in über zwei Drittel vorhandene, als symptomatisch-hypoxisch aufgefaßte depressive Syndrome bei vier Fünftel der Patienten, vermutlich infolge Verbesserung der Sauerstoffversorgung des Gehirns, ab.

Bei organischen Herzkrankheiten, z. B. arteriosklerotischer Myokardschädigung, wurde auch das Syndrom der *transitorischen globalen Amnesie* (TGA) beschrieben, das auf eine passagere Störung der Blutversorgung limbischer, mediobasal-temporaler Areale zurückgeführt wird (Karakolev 1979).

Bei *bronchopulmonalen Erkrankungen* kann es aus pulmonaler Ursache, z. B. bei obstruktivem Lungenemphysem, bei Verstärkung einer alveolären Minderbelüftung durch Sedativa oder Sauerstoff und bei exzessiver Fettsucht im Rahmen eines Pickwick-Syndroms, wiederum letztlich als Folge einer zerebralen Minderdurchblutung mit Hypoxydose, zu reversiblen symptomatischen Psychosen kommen. Akute symptomatische Psychosen mit Hirndrucksteigerung sieht man beim „Kohlensäurestau" im Blut, der sich u. a. dann einstellt, wenn durch hochprozentige Sauerstoffbeatmung der Sauerstoffmangelreiz wegfällt oder Sedativa eine Atemdepression hervorrufen.

Bei der sog. *Legionella-Pneumonie* kommt es vermutlich durch Toxine in 30% zu symptomatischen Psychosen, die der Pneumonie um Tage vorausgehen können, mit Kopfschmerzen, Kleinhirnsymptomen, Anfällen und (selten) Hyperkinesen. Der Verdacht wird durch einen signifikanten Titerverlauf bestätigt. Bei zeit- und dosisgerechter Therapie, z. B. mit Erythromycin, ist die Symptomatik in der Regel voll reversibel (Übersichten s. Johnson et al. 1984; Schürmann et al. 1986).

5. Erkrankungen von Leber und Bauchspeicheldrüse

Die neuropsychiatrischen Begleiterscheinungen von Lebererkrankungen sind ein Beweis dafür, daß Stoffwechselvorgänge sich gleichzeitig auf verschiedene Organe und Organsysteme auswirken und so Syndrome hervorrufen können, die auf den ersten Blick als eigenständig imponieren. Das Stoffwechselorgan Leber ist für das Nervensystem von eminenter Bedeutung. Die verschiedenen, subklinischen und chronischen, akuten, intermittierenden und dekompensierten Formen von Lebererkrankungen bieten gerade auch in bezug auf metabolische Enzephalopathien (oder Enzephalomyeloneuropathien), bei denen oft zerebrale Herdsymptome zurücktreten und organische Psychosyndrome dominieren, ganz unterschiedliche Bilder. Hierher gehören die Psychosyndrome bei der Shunt-Enzephalopathie, beim Reye-Syndrom, beim Morbus Wilson und sporadischem Wilsonismus und die Porphyrien (s. Abschn. B. I. 10. e). Gerade bei subklinischen Formen kann die subtile, klinische und EEG-Untersuchung eine sich anbahnende Dekompensation des Leberstoffwechsels aufdecken (Kunze 1979).

In der prä- und postikterischen Phase der *epidemischen Hepatitis* sieht man pseudoneurasthenische Syndrome, im ikterischen Stadium ängstlich-hypochondrische, depressive und gelegentlich auch schizophrene Psychosyndrome, beim Übergang in Leberzirrhose organische Persönlichkeitsveränderungen mit Verlangsamung, mnestischen Störungen und Schlafneigung (ca. 15%), gelegentlich auch Hemmungs- und Enthemmungsphasen und Progredienz zu Korsakow-Syndromen.

Eine *hepatoportale Enzephalopathie* als häufigste Komplikation einer Leberzirrhose findet sich – ohne Unterschied hinsichtlich der EEG-Veränderungen –

bei nichtoperierten Patienten mit Pfortaderhochdruck und spontanen portokavalen Anastomosen wie auch nach operativ angelegtem portokavalem Shunt (s. Huber 1972). Für das Zustandekommen der organischen Psychosyndrome, dabei
von ausgeprägten organischen Persönlichkeitsveränderungen mit Antriebs- und
Affektverarmung und erhöhter Reizbarkeit mit psychotischen Episoden, sind am
ehesten toxische Endprodukte des Eiweißstoffwechsels, vor allem Ammoniak,
verantwortlich.

Weil toxische Abbauprodukte des Bakterienstoffwechsels, die infolge der Ausschaltung der
Leber unentgiftet über den kollateralen in den systemischen Kreislauf und zum Gehirn gelangen,
die Enzephalopathie verursachen und dem Ammoniak dabei die größte Bedeutung zukommt, ist
Verminderung der Hyperammoniämie (Antibiotika zur Verminderung der Ammoniakbildung
im Darmtrakt) die therapeutische Konsequenz; außerdem müssen Hyperkaliämie und Störungen, die die zerebrale Toxizität von Ammoniak begünstigen, besonders Anämie und Hypoxie,
ausgeglichen werden. Diese Maßnahmen und Gaben von ammoniaksenkenden Aminosäuren,
Lactulose und Bifidum-Milch können die Prognose der hepatischen Enzephalopathie der Zirrho-
se-Kranken verbessern (Schomerus 1986; Imler 1976).

Das durch die Kombination von Leber- und Gehirnveränderungen bei der familiären hepato-lentikulären Degeneration (s. Kapitel Cutting in diesem Band
des Handbuches) seit den Arbeiten von Zillig (1949) diskutierte Problem des Zusammenhangs zwischen Leber- und Hirnprozessen ist nach wie vor nicht vollständig gelöst. Leber und Gehirn und besonders Hirnstamm sind möglicherweise pa-
thophysiologisch ein System, dessen Störungen an einer Stelle sich auf den anderen Teil des Systems auswirken.

Die hepatische Enzephalopathie kann häufig ohne klinische Zeichen nur latent, doch mit erheblichen Einschränkungen der praktischen Intelligenz und der Fahrtauglichkeit vorliegen
(Schomerus et al. 1981). Der Verdacht auf eine hepatische Enzephalopathie kann bei Patienten
mit Leberzirrhose durch testpsychologisch nachweisbare Leistungsminderungen gestützt werden
(Rehnström et al. 1977).

Pankreaserkrankungen. Die meisten Publikationen über organische Psychosyndrome bei Erkrankungen des exokrinen Pankreas stammen aus dem englischen
und französischen Sprachraum; eine Übersicht, die auch auf die Wechselwirkungen zwischen Zentralnervensystem und Pankreas und Alkoholismus und Pan-
kreatitis eingeht, gab Benos (1976). Symptomatische Psychosen bei Pankreaserkrankungen, vermutlich infolge Lipase- und Trypsinwirkung auf das Gehirn, sind
seit 1940 bekannt. Neben Verwirrtheitszuständen und Delirien kommen auch endogenomorphe, ängstlich-agitiert-depressive Syndrome und Stuporen vor.

6. Nierenerkrankungen einschließlich Hämodialyse
und Nierentransplantationen

Symptomatische Psychosen bei Niereninsuffizienz (Urämie), dabei auch endogenomorphe Psychosyndrome mit katatoner Hyper- und Hypokinese im Wechsel
mit zeitweiligen Trübungssyndromen (Verwirrtheit, Delir) und ohne durchgehen-
de Parallelität der Psychose mit der azotämischen Stoffwechsellage, sind seit langem bekannt.

Über psychische Störungen bei *Hämodialyse* und *Nierentransplantation* unter-
richtet das Kapitel von Götze in Band 2 dieses Handbuches.

7. Blutkrankheiten

Organische Psychosyndrome wurden bei Anämien durch Blutverlust, bei Chlorose, Erythrämie und Erythroblastose beobachtet. Bei der durch die echte *Polyzythämie* verursachten sog. erythrogenen Enzephalopathie kommt es zu akuten symptomatischen Psychosen auf der Grundlage intrakranieller Druckerhöhung, bei *Hämophilie* und rezidivierender Hämarthrose zu endogen-depressiven Syndromen. Bei der *Hämochromatose* wurden progrediente organische Wesensänderungen mit eingelagerten paranoid-halluzinatorischen und endogenomorph-depressiven Episoden als hirnlokales Psychosyndrom aufgefaßt und – analog den Verhältnissen bei Morbus Wilson oder Porphyrie – eine komplexe Stoffwechselstörung mit Beteiligung von Leber und Zentralnervensystem angenommen (s. Huber 1972).

Bei akuter *lymphoblastischer Leukämie* fanden sich nach längerem Bestehen der Krankheit deutliche neuropsychologische Abweichungen (Goff et al. 1980). Von 8 Patienten mit multiplem *Myelom* zeigten 4 delirante Syndrome (Silberfarb u. Bates 1983). Auch bei *thrombotischer thrombozytopenischer Purpura* (TTP) wurden neben neurologischen auch psychopathologische Syndrome, u. a. affektive und kognitive Störungen, Persönlichkeitsveränderungen und katatone Syndrome beschrieben (Greenberg u. Carey 1984; Read 1983). Die Pathophysiologie der TTP kann möglicherweise für eine Vielfalt psychopathologischer Phänomene von Bedeutung sein. Die Erkennung ist wichtig, weil es sich um eine potentiell lebensbedrohliche, doch behandlungsfähige Erkrankung handelt; neben symmetrischen Hautblutungen und hämolytischer Anämie sind die neurologischen und psychopathologischen Störungen kennzeichnend. Für die nachweisbaren primären Gefäßwandveränderungen wird eine immunologisch-allergische Pathogenese angenommen (Read 1983).

Patienten mit *β-Thalassämie*, einer autosomal-dominanten erblichen hämolytischen Anämie, zeigen keine Abweichungen im Intelligenztest, doch in ca. 70% Persönlichkeits- und Verhaltensauffälligkeiten und in etwa 50% ängstlich-depressive Verstimmungen (Logothetis et al. 1971). Bei *Morbus Osler* wurde im Involutionsalter eine „affektgetragene Psychose" beobachtet (Danke 1985).

8. Gicht, Hyperurikämie, rheumatische Arthritis

Bei ca. 7% der Patienten mit *rheumatoider Arthritis* fanden sich chronische organische Psychosyndrome und in einem Fall eine Psychose (Rimón u. Laakso 1984). Bei Verlaufsbeobachtungen über 15 Jahre wurden in fast der Hälfte von 74 Patientinnen als neurotisch aufgefaßte behandlungsbedürftige Störungen registriert (Rimón u. Laakso 1984).

Eine Untersuchung an 437 Patienten mit *chronischer Polyarthritis* (CP) (80% Frauen, Durchschnittsalter 52 Jahre) ergab entgegen der Erwartung eine relativ niedrige Depressionsprävalenz; auch steigt die Depressionsrate nicht mit der Krankheitsdauer an. Die Zahlen für Ängstlichkeit sind ähnlich niedrig (Raspe u. Mattussek 1986).

Schon früher wurden bei *Gicht* (Gichtanfällen) unter spezifischer Therapie rasch reversible Durchgangs- und Trübungssyndrome mit euphorischer Enthemmung, psychomotorischer Erregung und Verwirrtheit beschrieben.

9. Essentielle Hypertonie

WHEATLEY et al. (1975) fanden unter 300 ambulanten Patienten mit Hochdruck-krankheit relativ häufig Angstsymptome, doch ohne signifikante Unterschiede gegenüber einer Kontrollgruppe; depressive sowie Wut-Hostilitätssymptome fehlten. Andere Autoren sahen bei Hochdruck häufig „Depressionen". Das nach ihnen überzufällig häufige Zusammentreffen wird im Sinne einer hirnorgani-schen, einer symptomatisch-pharmakogenen (Nebenwirkung der Antihypertoni-ka) oder psychogenen Depression erklärt (HUAPAYA u. ANANTH 1980).

Klinische, computertomographische und neuropathologische Befunde bei 7 Patienten mit Hypertonie und dementiellem Syndrom scheinen dafür zu sprechen, daß die Hochdruckkrank-heit, häufiger als früher angenommen wurde, zu einer Demenz auf der Grundlage einer Schädi-gung des Hemisphärenmarks im Sinne einer subkortikalen arteriosklerotischen Enzephalopathie (BINSWANGER) führt; in solchen Fällen ist eine Verdachtsdiagnose durch das Computertomo-gramm möglich (s. JANOTA 1981).

10. Stoffwechselstörungen und degenerative Erkrankungen

Schon 1976 waren fast 150 Stoffwechselerkrankungen als Folge angeborener En-zymdefekte bekannt, die zu Schädigungen des Gehirns und damit auch zu orga-nischen Psychosyndromen führen können (Übersicht s. BRADY 1976). Internisti-sche, besonders auch kardiovaskuläre Organerkrankungen können sich zusätz-lich ungünstig auf enzephalopathische Prozesse auswirken. Selbst genetisch ko-dierte altersabhängige zentral-nervöse Gewebsveränderungen wie die senilen Drusen- und Alzheimerschen Fibrillenveränderungen können erst unter Hinzu-treten metabolischer, alimentärer, hormoneller, immunologischer und intoxikati-ver Faktoren zu neuropathologischer Prozeßprogression und organischen Psy-chosyndromen führen (JACOB 1977). In einer Übersicht von CARLIER u. ROUBER-TOUX (1979) über früh- und spätkindliche Psychosen werden auch Stoffwechsel-leiden mit aufgeklärter Grundstörung und bekanntem Erbgang behandelt, sofern sie mit organischen Psychosyndromen (Psychosen, Verhaltensstörungen, intellek-tueller Abbau) einhergehen.

a) Purinstoffwechselstörungen

Das *Lesch-Nyhan-Syndrom* ist eine geschlechtsgebunden rezessiv-erbliche Stö-rung des Purinstoffwechsels infolge Mangels an Hypoxanthin-Guanin-phophori-bosyl-Transferase (das Fehlen des Enzyms stört die für das Gehirn wichtige Syn-these von Nukleotiden) mit Hyperurikämie, Hämaturie, psychomotorischer Re-tardierung (Intelligenzdefekt) und Selbstverstümmelungstendenzen durch Bei-ßen. Bei einem 7jährigen Knaben mit auch biochemisch gesicherter Diagnose be-einflußte eine 5-Hydroxitryptophan-Behandlung nur die Hyperkinesen und au-toaggressiven Tendenzen (FRITH et al. 1976). Bei Langzeituntersuchungen von 10 Knaben mit Lesch-Nyhan-Syndrom (Spastizität, Choreoathetose, geistige Behin-derung) nahm nach dem 10. Lebensjahr die Tendenz zur Selbstverstümmelung in 7 Fällen ab. Bei 4 Patienten fanden sich autoptisch keine pathologischen Verän-derungen (MIZUNO 1986).

Von 410 Kindern mit *neuroarthritischer Diathese* und einer Familienanamnese primärer Störungen des Purinstoffwechsels mit Hyperurikämie (HU) und Hyperurikurie (HUK) zeigten 150 sog. Borderline-Störungen, davon 122 neurotische Reaktionen bei relativ niedrigen HU- und HUK-Werten, 28 mit organischer Persönlichkeitsveränderung und Verhaltensauffälligkeiten signifikante Abweichungen der Parameter des Purinstoffwechsels (Astakhova u. Asanova 1985).

b) Störungen des Aminosäuren- und Eiweißstoffwechsels

Während bei unbehandelten Patienten mit *Phenylketonurie* (PKU) die IQ-Werte bei ca. $^2/_3$ unter 20 bleiben, entwickeln sich die Kinder bei frühem Beginn der Behandlung (phenylalaninarme Diät) im 1. Monat weitgehend normal; Behandlungsbeginn erst im 2. Monat oder später verschlechtert zunehmend die Prognose für die psychische Entwicklung (Schmid-Rüter u. Grubel-Kaiser 1977). Heterozygote Eltern von Patienten mit PKU zeigten in der Untersuchung der Persönlichkeitsstruktur (mit MMPI) keine abnormen Persönlichkeitszüge, während bei den (psychisch nicht retardierten) Söhnen herterozygoter Mütter das Risiko einer psychopathischen Persönlichkeitsstörung höher ist als bei den Töchtern (Fisch et al. 1981).

Die *Ahorn-Sirup-Krankheit* (MSUD) kann beim Neugeborenen unauffällig bleiben, aber später bei ungünstigen Stoffwechselsituationen (Infekte, überdurchschnittliche Leuzin-Zufuhr) zu passageren psychotischen Symptomen führen (Holmgren et al. 1980).

Bei *Hyperglyzinämie* (Glykokoll-Krankheit) sieht man bei der nichtketotischen Form (Störung des Glyzin-Abbaus) schwere geistige Behinderungen, Spastizität und epileptische Anfälle und neuropathologisch eine Spongiose im Bereich der myelinhaltigen Nervenbahnen. Der für die neuropsychiatrischen Störungen wesentliche Befund ist die Glyzinerhöhung im Liquor; daher schlagen Dalla Bernardina et al. (1979) in einer Übersicht über vier eigene und 61 Literaturfälle die Bezeichnung Glyzin-Enzephalopathie (statt nichtketotische Hyperglyzinämie) vor. Wie sonst bei den erblich bedingten Stoffwechselstörungen sind auch hier, neben schweren früherworbenen Demenzen, abortive, weniger ausgeprägte Hirnschädigungen zu erwarten, so bei 2 Patienten von Holmgren u. Son Blomquist (1977) ohne geistige Behinderung und ohne Anfälle.

Auch Zystinose, Homozystinurie und Zystinurie als eine weitere Gruppe genetisch bedingter Aminosäurestoffwechselstörungen können zu Hirnschädigungen führen. Während bei Kindern mit homozygoter *Zystinurie* die geistige Entwicklung in der Regel normal ist (Smith et al. 1979), führt die Homozystinurie außer zu Linsenluxation, Osteoporose, Skelettdeformitäten, Hochdruck und Leberverfettung in ca. $^3/_4$ zu Oligophrenie bzw. früherworbener Demenz. Auf Folsäure und Reduktion der Proteinzufuhr ansprechende maniforme Syndrome und Wutanfälle parallel zum Auftreten großer Mengen von Homozystein (Zwischenprodukt bei der Umwandlung von Methionin zu Zystein) im Urin sah Murphy (1985). Die mit Anhäufung einer bestimmten Aminosäure korrelierten periodischen Verhaltensstörungen können sich entsprechend der unterschiedlichen Expression der zugrundeliegenden Stoffwechselstörung manifestieren oder nicht. Auch bei der *Zystinose* (Enzymblock mit Störung des Tyrosin-Abbaus) kann es zu psychischen Störungen kommen.

c) *Lipidstoffwechselstörungen, Lipidosen*

Hirnschädigungen durch Lipidstoffwechselstörungen sind seit den ersten Beschreibungen der sog. diffusen Hirnsklerosen und Leukodystrophien mit Degeneration der weißen Substanz und Speicherung abnormen Materials bekannt. Verschiedene Fettstoffwechselstörungen mit veränderten Lipid- und Lipoproteinkonzentrationen im Serum und Speicherung von Lipiden in Organen, z. B. die zerebrotendinöse Xanthomatose, die Sphingolipidose, die Hypo- bzw. A-Lipoproteinämien und die Hyperlipoproteinämien können zu neuropsychiatrischen Symptomen führen. DE JONG et al. (1976) gaben einen Überblick über 37 Fälle von zerebrotendinöser *Xanthomatose* (oder Cholestanolose – CTCh) mit erhöhten Werten von Cholestanol im Serum und/oder Gewebe, die nach den Autoren in der Literatur über verwandte Krankheiten, z. B. eosinophile Granulomatose und Hyperlipoproteinämie, nicht erwähnt seien. Bei einer Familie mit 2 Eltern und 12 Kindern, davon 3 mit CTCh, diskutieren die Autoren die große klinische Variabilität der Erkrankung. Eine Kombination von "major depression" mit Demenz bei zerebrotendinöser Xanthomatose wird von SHAPIRO (1983) beschrieben.

Bei Patienten mit *Hyperlipoproteinämie* (Typ 4 und Typ 5) beobachtet man neben peripheren Neuropathien dementielle Durchgangssyndrome, die durch Behandlung mit Diät und/oder Clofibrat (oder Fenofibrat) sich zurückbilden. Schwankungen in den Gedächtnisleistungen, die negativ mit den Plasma-Lipidspiegeln korrelieren, sind nach MATHEW et al. (1976) kennzeichnend für die hyperlipämische Demenz. An diese seltene behandlungsfähige Störung muß man bei Patienten mit Neuropathie und unklarer Demenz denken. Bei Behandlung mit Lipidsenkern verschwindet die Störung der „rouleaux disaggregation" parallel mit dem Sinken der Plasma-Lipidspiegel und der psychischen Besserung (MAS et al. 1985).

Von den Lipoproteinämien zeigt die *A-β-Lipoproteinämie* (Bassen-Kornzweig-Syndrom) häufig auch neurologische, gelegentlich psychopathologische Symptome und, besonders nach längerem Verlauf, Retinitis pigmentosa, Akanthozytose und vollständiges Fehlen der β-Lipoproteide (TACKMANN u. HERDEMERTEN 1979). Therapeutisch konnten fettarme Diät und hohe Dosen von Vitamin A und E bei einem Erwachsenen und einem Kind mit A-β-Lipoproteinämie eine Progredienz 5 Jahre lang verhindern (ILLINGWORTH et al. 1980).

PRAHM (1977) beschreibt bei einem 16jährigen Jungen eine atypische juvenile familiäre Lipoidose mit allmählich progredientem intellektuellem Abbau, hypokinetischem extrapyramidalen Syndrom und intrazellulären Speichersubstanzen in Lymphknoten- und Rektumbiopsien. Der Autor nimmt eine sehr seltene familiäre neuroviszerale Lipidose an.

Bei einem männlichen Patienten mit im 9. Lebensjahr beginnender langsam progredienter Erkrankung mit Krampfanfällen, Aphasie, spastischer Tetraparese und Demenz konnte durch die ultra- und elektronenmikroskopische Untersuchung bioptischen zerebralen Materials die Diagnose einer atypischen juvenilen *Lipofuszinose* gestellt werden (ALEXIANU et al. 1978). Die Diagnose einer juvenilen neuronalen Zereoidlipofuszinose (Spielmeyer-Vogt-Syndrom), die im 10. Erkrankungsjahr eine akute optische Halluzinose zeigt, wurde u. a. durch die Blindheit bei tapetoretinaler Degeneration und Lipofuszin-Speicherung im Gehirn gestellt.

Die *Sphingolipidosen* im Kindes- und Erwachsenenalter und verwandte Störungen entstehen durch einen rezessiv vererbten umschriebenen lysosomalen Enzymdefekt im katabolen Stoffwechsel verschiedener geweblicher Strukturbausteine. Die lysosomalen hydrolytischen Enzyme können in Leukozyten, Serum, Fibroblasten und Organgewebe mit bestimmten Methoden quantitativ gemessen werden. Neben der klinischen ist die präklinische Diagnose, die Erkennung homozygot Erkrankter vor Ausbruch der ersten Krankheitssymptome, die präventive pränatale Diagnose und der Heterozygoten-Nachweis bedeutsam (Pilz et al. 1978; 1979 a). Die Fortschritte in der Erforschung der Sphingolipidosen, dabei der Gangliosidosen, Zerebrosidosen, der Sulfatid- und Sphingomyelin-Lipidosen, werden unter neuropathologischen, biochemisch-enzymatischen und elektronenoptischen Aspekten von Adachi et al. (1978) dargestellt.

Bei den Sphingolipidosen, die sich erstmals im höheren Lebensalter manifestieren, stehen – im Unterschied zu den kindlichen Formen – psychopathologische Syndrome im Vordergrund. Ist ein Enzymdefekt bekannt, können in den Familien bei Untersuchung von Leukozyten und Fibroblasten auch präklinische Fälle diagnostiziert werden. Bei anderen, verwandten Erkrankungen ist zur intravitalen Diagnosestellung, die für Familienberatung, pränatale Diagnostik und in Einzelfällen auch für die Behandlung wichtig ist, eine Biopsie erforderlich (Pilz et al. 1979 b).

Zu den Zerebrosidosen rechnen die Krabbesche und die Fabrysche Erkrankung. Von der X-chromosomal vererbten *Fabryschen Erkrankung* (Übersicht s. Desnick et al. 1976) betroffene männliche Patienten zeigen als erste Symptome im Kindes- oder Jugendalter u. a. krisenhafte Schmerzen im Bereich von Händen, Füßen und Gelenken, weiter Angiokeratome (Angiektasien) und renale und kardiovaskuläre Störungen, die zu Herzinfarkt und auch zu zerebralen Thrombosen mit neuropsychiatrischen Syndromen führen können. Bei der *Krabbeschen Erkrankung* mit durch Ablagerung von Zerebrosiden im Zentralnervensystem bedingter Spastik, Kleinhirnzeichen und Demenz beschrieben Baram et al. (1986) 3 Patienten mit Zunahme neuroradiologischer Veränderungen (CT, NMR) und Nachweis von Plaques-ähnlichen Läsionen der weißen Substanz.

Ein 50jähriger Mann mit adulter *metachromatischer Leukodystrophie* (Sulfatid-Lipidose) bot 10 Jahre vor dem Tode (Urämie) eine progrediente organische Persönlichkeitsveränderung und passager eine schizophrene Psychose ohne neurologische Ausfälle und EEG-Veränderungen. Klinisch-biochemische Untersuchungen können nach Kothbauer et al. (1977) gelegentlich zur intravitalen Aufdeckung einer metachromatischen Leukodystrophie führen. Bei einer *Schilderschen Erkrankung* (diffuse Sklerose) ohne wesentliche neurologische Abweichungen wurde die Diagnose computertomographisch gesichert (Ramani 1981).

Bei den verschiedenen Typen von *Gangliosidosen* (s. Nørdy 1980) beobachtet man im Erwachsenenalter neben Ataxie und Dysarthrie einen Abbau intellektueller Fähigkeiten. Bei den Gangliosidosen $G_m 1$ (autosomal rezessiv erblicher Mangel an β-Galaktosidase) werden Ganglioside besonders in den Eingeweiden (Hepatosplenomegalie) und im Gehirn (Oligophrenie bzw. dementieller Abbau) gespeichert. Die Gangliosidose $G_m 2$ entspricht der Tay-Sachs-Krankheit und amaurotischen Idiotie. Ein Patient mit der AB-Variante der $G_m 2$ Gangliosidose erkrankte im 2. Lebensjahr mit Kleinhirnzeichen, Spastizität, kirschrotem Maculafleck und progredientem dementiellen Abbau bis zum Tod im 5. Lebensjahr (Goldman et al. 1980).

Beim *Morbus Niemann-Pick* (Erniedrigung der Sphingomyelinase-Aktivität) sieht man bei den später sich manifestierenden und langsamer progredienten juvenilen Formen neben Spastik, Rigidität, Athetose und Tremor ein fortschreitendes organisches Psychosyndrom (Wiehler et al. 1984).

Heterozygote für Lipidosen zeigen im Vergleich zu Kontrollgruppen von Nicht-Anlageträgern aus den gleichen Familien schlechtere Intelligenzleistungen, besonders im Mosaik- und Benton-Test. Die Unterschiede werden noch deutlicher beim Vergleich von Probanden aus Familien mit dem gleichen Typus einer

Lipidose, z. B. der metachromatischen Leukodystrophie oder Globoidzell-Leukodystrophie (Jaffé u. Christomanou 1982).

d) Fukosidosen, Mukopolysaccharidosen

Bei der *Fukosidose*, einer im 2. und 3. Lebensjahr beginnenden Speicherkrankheit aus der Gruppe der Mukopolysaccharid-Glykolipid-Thesaurismosen, kommt es zu einer bis zum Tode progredienten Spastik und psychischen Retardierung. Eine erst im 7. Lebensjahr mit Hemiparese und Myoklonien beginnende Erkrankung mit Minderung der Aktivität der α-L-Fukosidase und der Arylsulfatase A verlief unter schrittweisem Abbau der intellektuellen und psychomotorischen Fähigkeiten (Troost et al. 1977). Einige Typen von Mukopolysaccharidosen, bei denen Mukopolysaccharide in Skelett, Leber, Milz und Gehirn gespeichert werden, führen gleichfalls zu einem fortschreitenden Abbau von intellektuellen und mnestischen Leistungen (Horwitz 1979). Bei Mukopolysaccharidosen vom Typ Hurler-Scheie wurden in den akuten Exazerbationen der Erkrankung auch deliranthalluzinatorische Psychosen beobachtet, so bei einem 17jährigen Patienten mit vollständigem α-L-Iduronidase-Mangel. Bei 30 Fällen der angelsächsischen Literatur wurden symptomatische Psychosen nur in einem Fall beschrieben (Dugas et al. 1985).

e) Porphyrien

Bei den auf einen Enzymdefekt beruhenden Porphyrien mit gestörter Porphyrinsynthese im blutbildenden System und/oder der Leber werden die Schübe der akuten intermittierenden Porphyrie oft durch Medikamente (z. B. Barbiturate) ausgelöst. Symptomatische Psychosen können als porphyriebedingt durch die Beachtung der Trias von abdominellen Koliken, Polyneuropathie und Urinverfärbung erkannt werden.

Psychosen mit Verfolgungs-, Beeinträchtigungs-, Beobachtungs-, Beraubungs- und Verarmungswahn und optischen Halluzinationen wurden bei chronischer hepatischer Porphyrie mit Fotosensibilität und Leberzirrhose (Floru 1974), delirante Psychosen und langsam progrediente Polyneuromyeloenzephalopathie mit permanenter porphyrischer Krisensymptomatik bei akuter intermittierender Porphyrie berichtet (Mühler 1976). Neurologische und psychopathologische Syndrome bei mit Fotosensibilität und Blasenbildung der Haut einhergehender chronischer, vorwiegend Männer im 4.–6. Lebensjahrzehnt betreffender *Porphyria cutanea tarda* mit gemeinsamem Auftreten peripherer motorisch sensibler, vegetativer und psychopathologischer Störungen wurden von Holtmann u. Xenakis (1978) beschrieben. Eine klinisch-biochemisch orientierte Übersicht über die Porphyrien gibt die Monographie von Doss (1978).

f) Andere Stoffwechsel- und degenerative Erkrankungen

Beim sog. *Usher-Syndrom* (angeborene Taubheit und Retinopathia pigmentosa) und beim *Laurence-Moon-Biedl-Bardet-Syndrom* (dienzephalo-retinale Degeneration) wurden auch schizophrenieähnliche Psychosen beschrieben (Eikmeier u. Dieffenbach 1984; Weiss et al. 1981). Affektive, depressiv gefärbte Durchgangssyndrome kommen beim *Shy-Drager-Syndrom* (idiopathische orthostatische Hypotonie) vor (Kwentus et al. 1984 b).

Degenerative Veränderungen des hypophysär-dienzephalen Systems, besonders des Thalamus, die zu qualitativ abnormen Leibgefühlstörungen (Coenästhesien – Huber 1957 b) führen, auf die die Patienten nicht mehr adäquat reagieren können, sollen einem Teil der Fälle von sog. *Dermatozoenwahn* zugrundeliegen (Sone 1983).

Immer wieder wird über familiär auftretende psychopathologische Syndrome berichtet, die auch pathologisch-anatomisch nicht rubrizierbar sind. Bergener et al. (1972) beobachteten eine mit Hydrocephalus internus einhergehende familiäre Halluzinose im Alter bei 5 von 6 Geschwistern ohne Zeichen einer Demenz; neurohistopathologisch fanden sich senile Plaques und Fibrillenveränderungen.

11. Elektrolytstörungen

Eine Störung des Gleichgewichts der Elektrolyte kann besonders, aber nicht nur, für postoperative Psychosen pathogenetisch bedeutsam sein. Bei *Hyponatriämie* korrelieren Bewußtseinstrübung und hirnorganische Anfälle positiv mit der Natriumkonzentration im Blut.

Weil sich in Tierversuchen, selbst bei Tieren ohne Symptome, bei Hyponatriämie unter 125 mval/l ein Hirnödem fand, das zu einer dauernden Hirnschädigung führen kann, sollten auch asymptomatische Patienten mit Hyponatriämie nach Arieff et al. (1976) mit hypertonischen Kochsalzinfusionen behandelt werden.

Hypernatriämie ist – bei Kindern – am häufigsten das Ergebnis starker Wasserverluste durch Diarrhö. Die klinischen Manifestationen variieren und hängen u. a. vom Grad der Dehydratation und Hypovolämie (verringertes Blutvolumen) ab. Erfolgt bei der Behandlung die Rehydratation zu rasch, kann es zu Hirnödem und Hirndrucksteigerung mit Bewußtseinstrübung und Anfällen kommen. 10–15% der Kinder mit einer Erhöhung der Serum-Natrium-Konzentration auf 160 mval/l behalten nach Hogan (1976) dauernde neurologische und/oder psychopathologische Defizite zurück.

Eine *Wasservergiftung* infolge zu schneller Aufnahme von zu viel Wasser, z. B. bei Infusionsbehandlung oder Magenspülung, führt zu symptomatischen Psychosen mit Benommenheit und schläfriger Müdigkeit (Somnolenz) bis zu Sopor und Koma. Bei schizophrenen Patienten kann es durch psychotisch motivierte extreme Wasseraufnahme zu Wasservergiftung mit Bewußtseinstrübung und hirnorganischen Anfällen kommen (Rosenbaum et al. 1979). Smith u. Clark (1980) berichten über 46 solcher Fälle, davon 3 mit zeitweiliger Störung der antidiuretischen Hormonsekretion; bei schizophrenen Kranken mit Bewußtseinstrübung und Krampfanfällen ist daher an eine selbst herbeigeführte Wasservergiftung zu denken.

12. Magen-Darm-Erkrankungen, Morbus Whipple

Die mit Leibschmerzen, Gewichtsverlust, Steatorrhö, rezidivierenden Arthralgien, Fieber, Leukozytose und Erhöhung der Blutsenkungsgeschwindigkeit einhergehende, wahrscheinlich infektiöse *Whipple-Krankheit* kann auch zu organischen Psychosyndromen zusammen mit Augenmuskellähmungen, Myoklonien und Störungen des Schlaf-Wach-Rhythmus führen; dabei können die zerebralen den intestinalen Symptomen bis zu 12 Jahren vorausgehen oder jahrelang dominieren. Bei organischen Persönlichkeitsveränderungen und dementiellen Abbausyndromen, zumal bei Männern im mittleren Lebensalter, ist daher auch an einen zerebralen Morbus Whipple zu denken, der durch Antibiotika (Tetracyclin) günstig beeinflußbar ist.

Für die Diagnose ist der licht- und elektronenmikroskopische Nachweis von SPC-Zellen in der Jejunalschleimhaut (nach endoskopischer Dünndarmbiopsie) und im Liquor entscheidend. Die charakteristischen lyosomalen Einschlüsse finden sich auch im ZNS. SCHLIEP et al. (1979) berichteten über 34 Fälle von Morbus Whipple mit Beteiligung des ZNS, darunter solche, bei denen neuropsychiatrische Syndrome, u. a. affektiv-aspontane und amnestische Durchgangssyndrome, mehr quantitative oder qualitativ-produktive Bewußtseinstrübungen, organische apathisch-antriebsarme Persönlichkeitsveränderungen und dementielle Syndrome, zur Diagnose führten (s. a. DAISS et al. 1986). Initial sieht man auch schwere hypothalamische Krisen mit Blutdruckabfall, hormoneller Dysregulation, Elektrolytentgleisung und Fieberschüben. Weitere Fallbeispiele finden sich bei POLLOCK et al. (1981), HALPERIN et al. (1982) und DAISS et al. 1986).

13. Vorzeitige Versagenszustände unklarer Genese

Über *genetisch unklare vorzeitige Versagenssyndrome* und Demenzen wurde auch in den letzten 15 Jahren berichtet (HUGHES et al. 1973; BERGENER 1975; BERNER et al. 1975; GERHARD 1975; REITLER et al. 1975). Bei diesen, das männliche Geschlecht bevorzugenden Zuständen entwickelt sich im mittleren Lebensalter und Präsenium eine organische, dynamische Anteile (affektive Reaktivität, Grundstimmung, psychomotorisches Tempo, gesamtseelischer Antrieb) betreffende Persönlichkeitsveränderung mit mäßigen intellektuellen und amnestischen Störungen. Neuroradiologisch kann man eine Hirnatrophie nachweisen, doch klinisch nicht vom „Syndrom" zu einer speziellen Diagnose vordringen (s. HUBER 1964, 1972). Man muß sich mit Bezeichnungen wie „vorzeitiger organischer Versagenszustand" begnügen, die ausschließlich auf Anamnese, psychopathologischen und neuroradiologischen Befund gegründet sind.

Auch autoptisch ist eine klar definierbare Hirnerkrankung nicht verifizierbar. Untersuchungen von Biopsie- und Autopsiematerial konnten die Genese nicht eindeutig klären (HUGHES et al. 1973). Neurohistopathologisch erkennbare gesteigerte Veränderungen der allgemein biologischen Altersinvolution, eine „Hirnatrophie ohne charakteristischen histologischen Befund" (HUBER 1957a), stützen die Annahme eines besonderen vorzeitigen anlagebedingten Alterungsprozesses.

Hierher gehören auch die von BERINGER u. MALLISON (1949) beschriebenen, im 4. bis 6. Dezennium sich manifestierenden vorzeitigen Versagenszustände mit mäßigem äußeren und inneren Hydrozephalus. Die Zustände zeigen einen weitgehend stationären, gegenüber den zur Demenz fortschreitenden Hirnprozessen relativ benignen Charakter; psychodynamische und Milieufaktoren sind hier für Kompensation, Dekompensation und Rekompensation von großer Bedeutung.

Syndrome vorzeitiger vitaler Erschöpfung mit im mittleren Lebensalter sich entwickelnder subkortikaler Atrophie bei konstitutionell kleinem und dysplastischem Ventrikelsystem kommen bei von Haus aus minderbegabten Individuen nicht selten vor. Irreversible organische Psychosyndrome können sich auch auf der Grundlage einer im mittleren und höheren Lebensalter eintretenden Dekompensation früherworbener Hirnschäden entwickeln, die sich zuvor in pseudopsychopathischen Syndromen und/oder einer Minderbegabung äußerten oder klinisch stumm blieben.

Zwischen *irreversiblen organischen Psychosyndromen und neuroradiologisch faßbarer Hirnatrophie* besteht, trotz immer wieder eindrucksvoller Einzelfallbeobachtungen mit fehlender Kongruenz, statistisch eine signifikant positive Korrelation. Ältere, systematische Studien mit der pneumenzephalographischen Methode wurden inzwischen durch klinisch-neuroradiologische Untersuchungen mittels CT bestätigt (Übersicht s. HUBER 1964; GROSS et al. 1982).

Positive Korrelationen zwischen testpsychologischen und neuroradiologischen Befunden bei Patienten mit chronischen hirnorganischen Versagenszuständen fanden REITLER et al. (1975). Dabei ist immer zu vergegenwärtigen, daß es *dementielle Durchgangssyndrome* (HUBER 1972) gibt, die einer Behandlung zugänglich und grundsätzlich reversibel sind. Hierher gehören u. a. organische Psychosyndrome bei entzündlichen Hirnerkrankungen, bei Alkoholismus, bei kommunizierendem Hydrozephalus, subduralem Hämatom, bei gutartigen intrakraniellen Geschwülsten, Endokrinopathien, Stoffwechselerkrankungen und toxischen Schädigungen auch durch Medikamente (s. KLOSTERKÖTTER u. HUBER 1985; HUBER 1985; LAUTER et al. 1986).

II. Postoperative Psychosen

Postoperative Psychosen können einen bis wenige Tage nach einer chirurgischen Intervention und in jedem Lebensalter auftreten. Die Pathogenese ist uneinheitlich. Durch die Operation ausgelöste Stoffwechselveränderungen, sekundäre Komplikationen, Infektionen, Anämien und endokrine Dysregulationen sind neben Konstitution, Kondition und aktueller Lebenssituation von Bedeutung. Toxische Hirnschädigungen durch die Narkose, Dekompensationen und Exazerbationen vorbestehender Erkrankungen und abnorme psychische Verarbeitung des Operationserlebnisses und/oder von der Operation abgeleitete Befürchtungen sind auszuschließen.

Bei endomorph-depressiven und schizophrenen Psychosyndromen kann es sich um die Auslösung idiopathischer Psychosen handeln, die dann gegenüber den in der Regel nur wenige Tage dauernden postoperativen Psychosen längere Zeit persistieren und eigengesetzlich weiterverlaufen. Endomorph-zyklothyme Depressionen, zumal solche mit dominierenden Vitalstörungen, Mißempfindungen und Schmerzen, also vegetative und coenästhetische, sog. larvierte Depressionen, veranlassen nicht selten chirurgische Eingriffe unter falscher Indikationsstellung, zumal dann, wenn geringfügige Lokalbefunde scheinbar chirurgische Dringlichkeit dadurch gewinnen, daß sie die Symptomwahl der endogenen Psychose bestimmen. Nach der Operation kommt es dann zu einer Demaskierung der Psychose (s. HUBER 1972).

Postoperative symptomatische Psychosen können nach abdominellen Eingriffen (Magenoperationen – s. BANERJI u. HURWITZ 1971), gynäkologischen (RICHARDS 1973; TURPIN u. HEATH 1979), orthopädischen (FRIEDMAN 1981) und ophthalmologischen Operationen (SUMMERS u. REICH 1979), nach kosmetischen Gesichtsoperationen (SCHWEITZER u. HIRSCHFELD 1984), Eingriffen an Organen mit endokriner Funktion und – am häufigsten – nach Herzoperationen auftreten.

C. Körperlich begründbare psychische Störungen bei Endokrinopathien und Generationsvorgängen

I. Endokrinopathien

1. Allgemeines

Endokrinopathien können zu einem *„endokrinen Psychosyndrom"* (M. Bleuler) führen, das durch Veränderungen von Antrieb, Stimmung und vitalen Einzeltrieben gekennzeichnet und rein psychopathologisch vom „hirnlokalen Psychosyndrom" und von manchen neurotisch-psychopathischen Persönlichkeitsentwicklungen schwer abzugrenzen ist; Endokrinopathien imponieren nicht selten als (Pseudo-)Psychopathien. Die Regel von der Unspezifität der psychopathologischen Syndrome hinsichtlich der Grundkrankheit gilt auch hier. Unabhängig davon, welches Drüsensystem befallen ist, findet man die Symptomatologie des endokrinen Psychosyndroms, die auch derjenigen bei anderen organischen Persönlichkeitsveränderungen und affektiv-antriebsmäßigen Durchgangssyndromen ähnlich ist, bei allen Endokrinopathien. Die Differentialdiagnose ist, auch wenn bestimmte spezielle Symptomfärbungen bei Erkrankungen der Schilddrüse, des Inselsystems, der Gonaden und der Hypophyse vorkommen, nur anhand der somatischen Symptome möglich. Bei längerdauernden schweren endokrinen Stoffwechselstörungen kann ein irreversibles organisches Psychosyndrom resultieren. Bei Beseitigung und/oder medikamentöser Substitution der Grundkrankheit sind endokrine Psychosyndrome rückbildungsfähig, falls es nicht schon bei längerer Persistenz zu einer Hirnsubstanzschädigung mit auch neuroradiologisch nachweisbarer Hirnatrophie gekommen ist (s. Huber 1964, 1972).

Endokrinopathien können (1.) unmittelbar zu endokrinen Psychosyndromen oder (2.) mittelbar über eine allgemeine akute Stoffwechselkrise (z. B. Coma diabeticum oder hypoglykämicum) zu akuten symptomatischen Psychosen oder schließlich auch außerhalb solcher Stoffwechselkrisen zu (3.) endogenomorph-depressiven oder schizophrenen Psychosen, für die die Endokrinopathie vermutlich nur einen pathogenetischen Teilfaktor darstellt, führen. Je nach Lebensalter, Persönlichkeit und Intelligenzniveau, Entwicklungsstufe und Reifegrad kann eine endokrine Störung sehr unterschiedliche psychopathologische Syndrome zur Folge haben; in die Symptomgestaltung fließt die ganze Persönlichkeitsentwicklung mit ein. Bleuler hat dies am Beispiel endokriner Psychosyndrome bei Akromegalie gezeigt (Bleuler 1954; Bleuler et al. 1966).

Hormonelle Störungen führen zu psychopathologischen Veränderungen vorwiegend im Bereich von Antrieb und Affektivität. Andererseits fanden Hormone schon früh Eingang in die Behandlung psychiatrischer Erkrankungen, doch blieben die Erfolge wenig befriedigend. Die Wirkungen, vor allem die unerwünschten Effekte hormonhaltiger Arzneimittel, wurden in Abschnitt A.I.1 behandelt; dementielle Syndrome sprechen gelegentlich auf Steroidtherapie an: sog. „steroid-sensitive Demenz" (Paulson 1983; s. auch Abschn. A.I.1).

2. Hypophyse einschließlich Hypophysentumoren, Nebennieren

Die Richtung endokrin bedingter psychischer Störungen i. S. von Hyper- und Hypophänomenen ist nach M. Bleuler schwer im voraus zu bestimmen. Bei chronischer *Hypophyseninsuffizienz* (Simmonds-Sheehan-Syndrom) sieht man bevorzugt apathisch-aspontane und amnestische Psychosyndrome, die, wie die meisten endokrinen Psychosyndrome, chronisch und dauerhaft, doch unter bestimmten Bedingungen und innerhalb einer bestimmten Zeitspanne auch potentiell reversibel sein können. In das endokrine Psychosyndrom können delirante oder paranoid-halluzinatorische Psychosen eingelagert sein. Im Verlauf, z. B. einer postpartalen Hypophysenvorderlappeninsuffizienz, können ein diskretes endokrines Psychosyndrom, eine paranoid-halluzinatorische Psychose ohne Bewußtseinstrübung und schließlich ein Delir aufeinanderfolgen, wobei nach der Jaspersschen Schichtregel auch hier die tiefste erreichte Schicht den Ausschlag für die Gruppendiagnose, nämlich hier: organisches Psychosyndrom, gibt (s. Huber 1987). Für die chronische, unbehandelte Hypophyseninsuffizienz sind Dämpfung der vitalen Antriebe mit Interesselosigkeit und Verstimmbarkeit, erhöhtes Wärme- und Schlafbedürfnis, Minderung von Geschlechts- und Bewegungstrieb kennzeichnend. Bei wegen Mammakarzinom hypophysektomierten Frauen kann hormonale Substitution die Entwicklung chronischer endokriner Psychosyndrome inhibieren. Auch hier zeigt der Vergleich mit Psychosyndromen bei anderen Endokrinopathien, daß Persönlichkeitsstruktur und Lebensgeschichte für die Gestaltung des psychischen Bildes bedeutsamer sind als die Art der Endokrinopathie (s. Huber 1972).

Die früheren Beobachtungen von Bleuler (1954) und Kind (1958) wurden bestätigt. So wurden beim Sheehan-Syndrom paranoid-halluzinatorische Psychosen beschrieben (Volosova 1975). Die neueren Erkenntnisse über Struktur und Funktion von *Hypophysenadenomen* sind auch für die Psychiatrie von Interesse. Die alte Einteilung in chromophobe, eosinophile und basophile Hypophysenadenome mit einer bestimmten klinisch-endokrinologischen Symptomatik konnte nicht aufrechterhalten werden; bei bestimmten klinischen Syndromen findet man sehr unterschiedliche histologische Färbetypen. Hypophysenadenome ohne hormonale Sekretion sind selten; bei 3/4 ist klinisch und endokrinologisch durch den Nachweis einer gesteigerten Hormonsekretion eine Frühdiagnose schon zu einem Zeitpunkt möglich, zu dem die endokrinen und damit auch die psychopathologischen Störungen noch reversibel sind. Die Prognose ist um so besser, je kleiner das Adenom ist und je früher die Diagnose gestellt und eine adäquate Behandlung mit dem Ziel einer Normalisierung der abnorm gesteigerten Hypophysensekretion möglich ist (s. Landolt 1978).

Bei der Behandlung von *Hypophysentumoren* (s. auch Abschn. A.I.1!) kann es schon bei niedrigen Dosen von Dopamin-Agonisten wie Bromocriptin (Pravidel) und Lisurid (Prolaktinhemmer – Cuvalit, Dopergin) zu medikamentenabhängigen, paranoid-halluzinatorischen Psychosen mit akustischen Halluzinationen und Wahneinfällen oder zu Stimmungsverschiebungen kommen, die mit der Beendigung der Behandlung wieder verschwinden (Turner et al. 1984).

Bei der durch Hypophysenvorderlappenadenome mit erhöhter Bildung von STH (HGH) bedingten *Akromegalie* wurden reversible endokrine Psychosyndrome mit jähen Stimmungsschwankungen und Neigung zu triebhaften Impulshandlungen, psychomotorischer Unruhe und Umtriebigkeit im Wechsel mit Apathie und Mutismus und einige Monate nach der Operation reversiblen amnestischen Durchgangssyndromen beobachtet (Hach 1976).

Paranoid-halluzinatorische Psychosen bei Akromegalie werden anhand eigener und fremder Beobachtungen von SCHULTE (1976) dargestellt. Auch bei Anwendung der Schneiderschen Kriterien für die Annahme einer körperlich begründbaren Psychose läßt sich die Frage: symptomatische oder ausgelöste Schizophrenie, oft nicht beantworten. Das vierte Schneidersche Kriterium „psychopathologischer Leitsyndrome der körperlich begründbaren Psychose" ist nur bedingt brauchbar, weil es bei Hirnerkrankungen auch sonst nicht allzu selten zu endogenomorph-schizophrenen Durchgangssyndromen kommt, die zumindest zeitweilig von idiopathischen Schizophrenien und Zyklothymien nicht unterscheidbar sind (s. HUBER 1972; HUBER u. GROSS 1974).

Auch bei *Cushing-Syndromen,* die hypophysär-dienzephal (z. B. Hypophysenvorderlappentumor) oder primär adrenal (durch Adenome oder Karzinome der Nebennierenrinde) und schließlich auch paraneoplastisch (nicht-endokrine Tumoren, z. B. Bronchialkarzinom mit ACTH- bzw. Kortisolproduktion) bedingt sein können (exogene – iatrogene – Ursachen, z. B. Überdosierung von Glukokortikoiden, s. Abschn. A.I.1!), sieht man neben symptomatischen exogenomorphen auch schizophrene Psychosen und endomorph-depressive Syndrome vom Typ der vitalen Depression, die sich noch nach mehrjähriger Dauer der Erkrankung manifestieren und sich – z. B. nach Nebennierenexstirpation – vollständig zurückbilden können (LUNGERSHAUSEN 1969; KELLY et al. 1983; COHEN 1980; REED 1983).

Endokrine Psychosyndrome und manische und schizophrene Psychosen wurden auch bei *kongenitaler Nebennierenhyperplasie und bei adrenogenitalen Syndromen* beobachtet. Bei Kortison- und ACTH-Psychosen (s. Abschn. A.I.1) ist stets auch die behandelte Grundkrankheit zu berücksichtigen.

Im Verlauf der *Addisonschen Erkrankung* (primäre chronische Nebennierenrindeninsuffizienz – Autoimmunprozeß, Tuberkulose) werden endokrine Psychosyndrome, delirante und endogenomorphe, katatone, paranoid-halluzinatorische und manisch-depressive Psychosen (z. T. in Verbindung mit dem Syndrom der inadäquaten ADTH-Sekretion – LEVER u. STANSFELD 1983) beobachtet, die auf Substitutionstherapie mit Kortikosteroiden ansprechen. Apathisch-depressive oder maniforme Psychosyndrome sind zwar nahezu obligat, doch in der Ausprägung der Schwere der endokrinen Störung nicht parallel. Bei Psychosyndromen, die mit außerordentlicher körperlicher Schwäche, Veränderung der Blutsalze und Pigmentierung einhergehen, ist stets auch eine Addisonsche Erkrankung auszuschließen. Auch bei juvenilem Morbus Addison bilden sich die meisten somatischen und psychopathologischen Symptome unter Kortison-Therapie zurück (MONEY u. JOBARIS 1977).

3. Schilddrüse und Nebenschilddrüse, Fahrsches Syndrom

Endokrine Psychosyndrome werden auch bei erworbener Hypothyreose (Antriebsverarmung und Apathie, ohne Substitutionstherapie Demenz), bei Hyperthyreose (agitierte und delirante Psychosen) und bei Hypo- und Hyperparathyreoidismus beobachtet (Übersicht s. HUBER 1972).

Bei späterworbenem, besonders postoperativem *Hypothyreoidismus* und Hypoparathyreoidismus können noch Jahre nach der Strumektomie in ein leichteres endokrines Psychosyndrom eingelagerte schizophrene oder depressive Psychosen auftreten. Auch wenn die Endokrinopathie überwiegend nur als auslösender Teilfaktor anzusehen ist, ist auf solche in ihrer endokrinen Partialgenese nicht ohne weiteres erkennbare und auf Substitutionstherapie ansprechende Psychosen zu achten. Bei Patienten mit *Myxödem* sah Jellinek in 18 von 56 Fällen depressive und paranoide, seltener hypomanische und agitierte Verstimmungen. Unter 100 Myxödem-Fällen von Nickel und Frame litten 5 an einer symptomatischen und 2 Fälle an einer katatonen bzw. paranoiden Psychose auf dem Hintergrund eines endokrinen, durch Antriebsschwäche, Reizbarkeit, depressive Verstimmung und mnestische Störungen gekennzeichneten Psychosyndroms. Auch hier kann die Hormonsubstitution erfolgreich sein (s. G. Huber 1972).

Bei allen endokrinen Psychosyndromen ist bei längerem Bestehen mit – neuroradiologisch nachweisbaren – Hirnatrophien und irreversiblen organischen Psychosyndromen zu rechnen (Huber 1964).

Weil ein Hypothyreoidismus bei nicht wenigen depressiven Kranken vorliegt, wird bei jeder *therapierefraktären Depression* eine Untersuchung der Schilddrüsenfunktion gefordert (Baruch 1984). Da bei Myxödem auch ein durch Schilddrüsenhormontherapie reversibles Capgras-Syndrom beobachtet wurde, sollen nach Madakasira u. Hall (1981) auch solche Patienten regelmäßig endokrinologisch untersucht werden.

Bei *Hyperthyreosen* wurden Psychosen mit mehr exogenen oder endogenomorph-schizophrenen Syndromen, unter Therapie mit radioaktivem Jod passagere Halluzinosen beobachtet. Überwiegend wurde über depressive („apathischer Hyperthyreoidismus" – Brenner 1978) oder manische Psychosen bei Hyperthyreoidismus und Thyreotoxikosen berichtet (Stokke u. Soerensen 1973).

Episodische symptomatische Psychosen, organische Persönlichkeitsveränderungen und dementielle Syndrome werden auch bei *Hypoparathyreoidismus* (bzw. nach Parathyreoidektomie) beobachtet (s. Huber 1972; Mikkelsen u. Reider 1979).

Beim Hypoparathyreoidismus kann es zu Verkalkungen in Lungen, Linse und in den Basalganglien kommen. Eine bilateral-symmetrische Stammganglienverkalkung ist Leitsymptom des in der zweiten Lebenshälfte mit neurologischen und psychopathologischen Störungen sich manifestierenden Fahrschen Syndroms, für das bei einer kleinen Teilgruppe – 9 von 62 Fällen von Taxer et al. (1986) – eine parathyreoprive Ätiologie anzunehmen ist. Die Psychopathologie des Fahrschen Syndroms wird in Arbeiten von König u. Haller (1984), Cummings u. Benson (1984) und Smits et al. (1983) beschrieben.

Bei *Hyperparathyreoidismus* und Hyperkalzämie bei Adenom der Nebenschilddrüse wurden – überwiegend bei Frauen im 5. und 6. Lebensjahrzehnt – gleichfalls paranoide und affektive Psychosen und organische Psychosyndrome beobachtet (Übersicht s. Alarcón u. Franceschini 1984); dabei wird die Bedeutung des Kalziums und verwandter Ione für psychopathologische Störungen in Verbindung mit Membranphänomenen, dopaminerger Aktivität und neuroendokriner Regulation diskutiert. Bei 2 Patienten mit Hyperparathyreoidismus und Stammganglienverkalkung trat nach langem Krankheitsverlauf ein Dermatozoenwahn auf (Trabert 1985 b).

4. Gonaden

Mit dem Menstruationszyklus verbundene, negativ getönte affektive Schwankungen sind nach PAIGE (1971) unter oralen Kontrazeptiva deutlich geringer. Prämenstruell, in der ersten Hälfte der Schwangerschaft und im Klimakterium sind eit langem passagere endokrine Psychosyndrome bekannt. Die in ihrer Genese komplexen psychischen Störungen im *Klimakterium* beruhen auf einem Zusammenwirken endokriner, psychoreaktiver und gelegentlich auch hirnorganischer Faktoren. Operative Entfernung der Ovarien führt bei Frauen häufig nicht zu endokrinen Psychosyndromen; ähnliches gilt für die Kastration bei Männern.

Affektive, doch auch schizoaffektive und schizophrene Psychosen bei Frauen lassen nicht allzu selten Beziehungen zum Monatszyklus erkennen. Ein Zusammenhang schizophrener Psychosen mit globaler oder nur die Corpus-luteum-Phase betreffender *ovarialer Unterfunktion* und Verbesserungen chronisch schizophrener Kranker durch gezielte Hormontherapie werden immer wieder einmal behauptet (PELLICANO et al. 1972). Episodische schizophrene Psychosen können beim *Klinefelter-Syndrom* (u. a. Hypogonadismus mit verminderter Testosteronproduktion, häufig Unterbegabung) auftreten, ein Zusammentreffen, das als symptomatische oder ausgelöste Schizophrenie oder zufällige Kombination gedeutet werden kann (POMEROY 1980). Über psychologisch-psychiatrische Befunde bei Klinefelter-Syndromen informiert unter Berücksichtigung der Literatur die Monographie von THEILGAARD et al. (1971).

5. Inselsystem, Hypoglykämie

Beim *Diabetes mellitus* kommen neben akuten symptomatischen Psychosen auch chronische pseudoneurasthenische Syndrome und organische Persönlichkeitsveränderungen vor; komplizierende Faktoren, z. B. Hirngefäßprozesse oder Überinsulinierung, sind zu berücksichtigen. Im diabetischen ebenso wie im hypoglykämischen Koma können alle möglichen Prägnanztypen körperlich begründbarer Psychosen durchlaufen werden. Irreversible organische Psychosyndrome können sowohl durch Überinsulinierung durch schwere und langdauernde, sich wiederholende Hypoglykämien wie durch Insulinmangel mit azidotischem Koma oder chronischer Stoffwechseldekompensation resultieren.

Die Existenz einer diabetischen Enzephalopathie wird von BISCHOFF u. ZIMMERMANN (1979) anhand eines Falles von Diabetes ohne Bluthochdruck mit progredienter Demenz, bei dem sich neuropathologisch ein Status lacunaris und hyaline Veränderungen an den kleinen Arterien, besonders in Basalganglien und Hirnstamm, fanden, bejaht.

Bei *Hypoglykämie,* die spontan oder bei Diabetes unter Insulinbehandlung auftritt, sieht man sämtliche Typen organischer Psychosyndrome, dabei auch oneiroide, paranoid-halluzinatorische und gelegentlich auch inkomplette Klüver-Bucy-Syndrome (s. SCHRAPPE 1963). Beim Insulin-unstabilen Diabetes sind ängstlich-depressive Episoden und Verwirrtheitszustände hypoglykämischer Genese relativ häufig (PÉLICIER 1979).

6. Anhang: Morbus Paget

Die Ansichten über die Pathogenese der auch beim Morbus Paget beschriebenen organischen Psychosyndrome gehen auseinander.

Bei einer Patientin mit Morbus Paget waren Demenz und Ataxie mit basilärer Impression und Hydrozephalus verbunden; möglichst frühe Behandlung mit ventrikuloatrealer Shunt-Operation kann nach Goldhammer et al. (1979) zu dramatischen Besserungen führen. Chen et al. (1979) fanden bei 24 von 49 Patienten auf Kalzitonin ansprechende Störungen im Bereich des zentralen (Hirnstamm und Rückenmark) und peripheren Nervensystems. Weil frontale Enostosen – ohne sonstige Symptome eines Morbus Paget – bei Frauen im höheren Lebensalter häufig (9%) und ohne hormonelle und/oder neuropsychiatrische Störungen vorkommen, wurden sie als „inkonstantes sekundäres Geschlechtsmerkmal" aufgefaßt; bei Männern dagegen sind sie sehr selten (0,3%) und mit zerebralen Dysplasien, endokrinen und psychopathologischen Störungen verbunden (Brainin u. Donner 1979).

II. Generationspsychosen

1. Allgemeines

Als Generationspsychosen fassen wir Psychosen in Schwangerschaft, Wochenbett und in der Laktationsperiode zusammen. Die eigentlichen körperlich begründbaren Generationspsychosen, zumal im Wochenbett, sind selten geworden; die Psychosen im Wochenbett und Schwangerschaft sind ganz überwiegend als ausgelöste idiopathische, zyklothyme und schizophrene Psychosen anzusehen. Dennoch kommt ihnen aufgrund der Bindung an die Generationsvorgänge eine besondere Stellung zu. Die Bemühungen, sie aufgrund bestimmter Kriterien als eigenständige klinische Formen von den endogenen Psychosen zu trennen, waren sehr zahlreich. Die Frage, ob das Gros der Generationspsychosen sich anhand von klinischen, psychopathologischen und verlaufsmäßigen Daten von der Gesamtgruppe idiopathischer Psychosen unterscheiden läßt, wurde von Ch. Maier (1986) anhand eines großen Beobachtungsgutes verneint (s. a. Pauleikhoff 1964; Huber 1987).

Die Sonderstellung der Generationspsychosen basiert auf ihrer Manifestationshäufung in biologischen Umbruchphasen und auf der – heute selten gewordenen – Interferenz von exogenen und endogenen Zügen und Faktoren im Initialstadium.

Von 1 284 Frauen mit Schizophrenien und 1 123 Frauen mit Zyklothymien, die in der Bonner Universitäts-Nervenklinik zwischen 1945 und 1983 behandelt wurden, erkrankten 10 bzw. 8,5% zumindest einmal im Wochenbett oder in der Schwangerschaft mit einer Psychose. 75% dieser Patientinnen hatten während des Beobachtungszeitraumes psychotische Rezidive ohne Zusammenhang mit Schwangerschaft und Wochenbett, d. h. zeigten früher oder später einen eigengesetzlichen zyklothymen oder schizophrenen Verlauf unabhängig von Generationsvorgängen. Psychosen im Wochenbett sind bei Schizophrenien und Zyklothymien ca. 4- bis 5mal (nach Huhn und Drenk sogar 10mal) häufiger als Psychosen während der Schwangerschaft, die eher gegen das Auftreten von Psychosen zu schützen scheint, während die Zeit nach der Entbindung, vermutlich durch neurohormonale, als Auslösefaktoren wirkende Vorgänge im hypothalamisch-hypophysärem System, die Manifestation begünstigt. Bezogen auf die Gesamtzahl der Geburten trat bei 15% der Geburten schizophrener Frauen und 7,4% der Geburten der Kranken mit affektiven Psychosen eine Schwangerschafts- oder Wochenbettpsychose auf. Die erstmals im Wochenbett sich manifestierenden schizophrenen Erkrankungen zeigen hinsichtlich der psychopathologischen Langzeitprognose keine signifikanten Unterschiede gegenüber den übrigen Schizophrenien, wenn auch die ungünstigsten Ausgänge trendmäßig seltener sind als bei den anderen weiblichen schizophrenen Kranken (s. Huber et al. 1979; Maier 1986).

2. Schwangerschaftspsychosen

Die gegenüber den Wochenbettpsychosen seltenen endogenen Psychosen in der Schwangerschaft verlaufen nach PAULEIKHOFF (1964, 1969) ungünstiger als jene (s. auch MAIER 1986; WALDMANN 1973).

Unter 119 Erstgebärenden war die Inzidenz depressiver Verstimmungen im 1. Trimenon der Schwangerschaft am höchsten. Eine Beziehung zwischen Depression und Angst fand sich in der Frühschwangerschaft bei artefiziellen Fehlgeburten in der Anamnese (KUMAR u. ROBSON 1978). Bei ca. 40% berufstätiger Frauen (Ärztinnen, Psychologinnen, Schwestern) kommt es nach POSER et al. (1986) zu kognitiven Störungen (u. a. Vergeßlichkeit, Schwierigkeiten beim Lesen), die aber in keinem Fall zur Unterbrechung der Berufstätigkeit zwangen.

3. Wochenbettpsychosen

3/4 aller Frauen mit einer Wochenbettpsychose erkrankten im Beobachtungsgut von HUHN u. DRENK (1973) bereits nach der ersten Entbindung. Nahezu 3/4 manifestieren sich während der ersten 15 Tage nach der Geburt. Mehr als 90% sind endogene, zyklothyme oder schizophrene Psychosen, die klinisch-psychopathologisch und hinsichtlich Verlauf und Ausgang sich nicht signifikant von Psychosen gleichaltriger Frauen außerhalb des Wochenbetts unterscheiden. Psychosen mit exogenomorphen, z. B. amentiellen Bildern (und gewöhnlich sehr kurzem, episodischem Verlauf) sind selten (HUHN u. DRENK 1973).

Im Bonner Beobachtungsgut beginnen Wochenbettpsychosen gewöhnlich plötzlich und in ca. 60% in den ersten beiden Wochen, in 40% in der 3.–8. Woche nach der Geburt. Initiale exogen aussehende Bilder der später endogen – depressiv, manisch oder schizophren – aussehenden Psychosyndrome wurden auch hier selten beobachtet.

Von 1 573 weiblichen schizophrenen Kranken der Bonner Nervenklinik zeigten annähernd 6% eine Auslösung der psychotischen Erstmanifestation durch das Wochenbett, während psychotische Rezidive nur in knapp 3% durch das Wochenbett provoziert wurden (MAIER 1986; HUBER et al. 1979). Bei den schizophrenen Wochenbettpsychosen sind depressive Initialsyndrome (ca. 30%) häufiger, hebephrene Initialsyndrome (2%) seltener als im Gesamtkollektiv schizophrener Kranker (HUBER et al. 1979).

Nach DEAN u. KENDELL (1981), die einen Zeitraum von 3 Monaten nach der Geburt berücksichtigten, unterscheiden sich Wochenbettpsychosen mit der Diagnose einer "major depressive disorder" nach RDC durch häufigeres Vorkommen von wahnhaften und halluzinatorischen Erlebnissen und Desorientiertheit von nichtpuerperalen, nach RDC diagnostizierten Depressionen; keine Unterschiede bestanden hinsichtlich Dauer des Krankenhausaufenthaltes, Therapie und Ansprechen auf die Therapie.

Neben den kurzen amentiellen Episoden im Wochenbett gibt es auch *amentielle Wochenbettpsychosen* mit traumhafter Verworrenheit, illusionären Verkennungen und Halluzinationen, die mit bruchstückhafter Erinnerung an die Psychose erst nach 3–4 Monaten, doch dann vollständig remittieren (PAULEIKHOFF 1969).

SZABÓ u. MOLNÁR (1980) weisen auf die Seltenheit von manischen Psychosen im Wochenbett hin. Obschon auch nach diesen Autoren Generationspsychosen keine selbständigen Krankheitseinheiten sind, sprechen sie von Schwangerschafts- oder Wochenbettpsychosen, weil erst die weitere Verlaufsbeobachtung zeigt, ob die psychotische Störung nur einmal im Leben oder wiederholt auftritt. Doch kommen auch bei von Generationsvorgängen unabhängigen schizophrenen (10% – HUBER et al. 1979) und affektiven Psychosen (15% – ANGST 1980) monophasische Verlaufstypen vor.

Die katamnestischen Untersuchungen von Schöpf et al. (1984) bei Wochenbettpsychosen bestätigen die Ergebnisse der Bonner und Kölner Studien (Huhn u. Drenk 1973; Huber et al. 1979; Maier 1986).

4. Menstruation, Menopause

Bezüglich der psychischen Störungen im Zusammenhang mit Menstruationszyklen und Menopause wird auf das Kapitel Stauber in Band 2 dieses Handbuches verwiesen.

D. Körperlich begründbare psychische Störungen bei Vitaminmangelkrankheiten

Vitaminmangel, vor allem Mangel an Vitamin B_1, B_2 (Nikotinsäure, Riboflavin) und Vitamin B_{12}, kann zu neurologischen und psychopathologischen Störungen führen, die aber selten auf das Fehlen eines einzigen Vitamins zurückzuführen sind. Vitaminstoffwechselstörungen spielen auch eine Rolle beim Hartnup-Syndrom (Nikotinsäuremangel bei primärem Defizit von Tryptophan), der "burning-feet"-Krankheit und der A-β-Lipoproteinämie (s. Abschn. B.I.10.b). Als *Hypervitaminose* ist nur Überdosierung von Vitamin A, die gelegentlich zum Syndrom eines Pseudotumor cerebri führt, von Bedeutung (Übersicht s. Neundörfer 1980).

Neuropsychiatrische Syndrome, dabei auch Psychosen, kommen bei Vitamin-B_{12}-Mangel vor, dessen vielfältige Folgen oft nicht erkannt werden (Übersicht s. Fröscher 1974). Bei psychopathologischen Veränderungen unklarer Genese ist stets auch ein Vitamin-B_{12}-Mangel auszuschließen.

Bei *funikulärer Spinalerkrankung* sieht man exogene und endogenomorphe Psychosyndrome. Die B_{12}-Avitaminose kann schon viele Jahre vor der Anämie und vor der Spinalerkrankung zu Durchgangs- und Trübungssyndromen und bei Nichterkennung der Grundkrankheit auch zu irreversiblen psychischen Abbausyndromen führen. Bei unklaren Psychosen sollte stets auch der Urinexkretionstest mit radioaktivem Vitamin B_{12} (Schilling-Test) herangezogen werden (Wieck 1977; Huber 1972).

Bei 8 von 60 psychiatrischen Patienten fanden Webb et al. (1971) einen unterhalb der Norm liegenden Vitamin-B_{12}-Serumspiegel, bei 2 Patienten einen pathologischen Schilling-Test. Die psychiatrischen Diagnosen dieser 10 Patienten waren „Depression" (6 Fälle), „präsenile Demenz" (2 Fälle) sowie „akutes organisches „Psychosyndrom" und „paranoide Psychose" (je 1 Fall). Evans et al. (1983) sahen 2 unter B_{12}-Therapie voll reversible symptomatische Psychosen bei Vitamin-B_{12}-Mangel mit EEG-Veränderungen, doch ohne Anämie und spinale Symptome. Auch bei psychotisch bedingter Fehlernährung (Patient mit paranoider Psychose und langjähriger streng vegetarischer Diät) wurde ein Vitamin-B_{12}-Mangelsyndrom mit megaloblastischer Anämie und funikulärer Spinalerkrankung beobachtet (Godt u. Kochen 1977).

Organische Psychosyndrome nach Gastrektomie mit Vitamin-B_{12}-Mangelsyndrom sind seit langem bekannt (Roos u. Willanger 1977; Roos 1978).

Über die Häufigkeit von Psychosen bei B_{12}-Avitaminosen ohne Anämie sind die Meinungen geteilt. Bei 54 über 50 Jahre alten Kranken mit endogenen Psychosen (überwiegend protrahierte Depressionen) ohne Anämie konnten CASTRIL-LÓN-OBERDORFER et al. (1971) mittels Schilling-Test und Methylmalonsäure-Bestimmung in keinem Fall eine sichere Vitamin-B_{12}-Mangelpsychose feststellen.

Mangel an *Thiamin* (Vitamin B_1), der sich als Beriberi manifestiert und/oder mit einer Wernicke-Enzephalopathie verbunden ist, kann zu akuten symptomatischen Psychosen und pseudoneurasthenischen Syndromen führen (Übersicht s. MAYER-GROSS 1956).

Auch bei Mangel an *Riboflavin* (Vitamin B_2 – Niazin, Nikotinsäure, Nikotinsäureamid) bei einseitiger tryptophanarmer Ernährung (z. B. mit Mais – Pellagra) oder bei Alkoholismus kann es zu symptomatischen Psychosen kommen.

E. Körperlich begründbare psychische Störungen bei Hirntumoren

I. Psychopathologische Allgemeinsymptome und Initialsyndrome bei Hirntumoren

Bei raumfordernden intrakraniellen Prozessen treten neben neurologischen fast stets und oft schon initial psychopathologische Veränderungen auf, die für die Diagnose und Frühdiagnose wichtig sind. Für die *Früherkennung* sind Veränderungen von Antrieb und Stimmung, Denk- und Gedächtnisleistungen, Auffassung und Konzentration, d. h. pseudoneurasthenische, endomorph-depressive, als Wesensänderung imponierende und oft als neurotisch und psychopathisch verkannte Psychosyndrome, die über Monate, gelegentlich auch Jahre das einzig faßbare Symptom darstellen können, von Bedeutung. Man begegnet Durchgangssyndromen affektiver und amnestischer Prägung ohne deutliche Bewußtseinstrübung oder einer Kombination von leichter Bewußtseinstrübung (Benommenheit) und mnestischen Störungen, daneben allen anderen Typen reversibler organischer Psychosyndrome. Nicht selten findet man leidlich charakteristische, doch so gut wie nie spezifische, durch den Tumorsitz bedingte lokalisatorisch-fakultative Tönungen i. S. hirnlokaler Psychosyndrome (s. Abschn. C.I.1). Depressive und schizophrene Syndrome werden vorzugsweise bei Stammhirn-, Zwischenhirn- und Temporalhirntumoren beobachtet.

Der Ausprägungsgrad psychopathologischer Veränderungen, die ein sehr empfindlicher Indikator für die Störungen der allgemeinen Hirnfunktionen sind, hängt weitgehend vom Ausmaß der *Hirndrucksteigerung* ab, die zu einem leichten, dann schweren Durchgangssyndrom führt, das in den Bereich der Bewußtseinstrübung und schließlich Bewußtlosigkeit fließend übergeht. Dabei sind rasche Fluktuation der Bewußtseinsstörung, eine sprunghafte und stufenweise Zunahme der Eintrübung, ebenso plötzliche Bewußtseinsaufhellungen wie auch affektive Schwankungen zwischen Apathie und Erregung häufig.

Übersichten zur Psychopathologie stammen von GOLDHAHN (1970) und von PAAL (1981). Die Bedeutung psychischer Veränderungen für die *Frühdiagnose* wird in zahlreichen Arbeiten hervorgehoben (O. FOERSTER 1934; WÖRZ 1976; ISERMANN 1973). In einer Übersicht zur Früherkennung der Gehirntumore gibt HERRSCHAFT (1977) mit 15% eine relativ niedrige Rate von psychopathologischen Veränderungen als erstes oder dominierendes Symptom an und dabei am häufigsten – oft als psychogen verkannte – pseudoneurasthenische Syndrome. Bei Tumoren im Bereich des Orbitalhirns oder Schläfenhirns findet man initial häufig eine als hirnlokales Psychosyndrom aufzufassende Persönlichkeitsveränderung mit Triebenthemmung und persönlichkeitsfremden Handlungen (Huber 1972, 1987).

Unter 434 Patienten mit Hirntumoren fanden Giercke u. Schütt (1983) 39% mit psychopathologischen Veränderungen. Unter 365 intrakraniellen Tumoren von Günzel u. Tennstedt (1983) waren 14%, die initial ausschließlich psychopathologische Veränderungen zeigten. Bei sehr langer Anamnese (Aebi u. Kraus-Ruppert 1978) ist initial fast nur mit psychopathologischen Veränderungen zu rechnen. Bei 150 Patienten mit Hirntumoren, die aus dem Krankengut eines psychiatrischen Krankenhauses diagnostiziert wurden, überwogen frontale und temporale Lokalisationen (Chodkiewicz et al. 1980). In einer psychiatrischen Universitätsklinik fanden sich in 1 Promille der hospitalisierten Patienten – damit 20mal häufiger als in der Durchschnittsbevölkerung – primäre Hirntumoren (14 Fälle) (Kocher et al. 1984). Lange Zeit sollen initial gutartige Tumore der Fornix- und Septumregion nach Laine u. Blond (1980) zu einem charakteristischen neuropsychologischen „Syndrom der vorderen Mittellinie" führen, dessen rechtzeitige Erkennung eine erfolgreiche operative Behandlung ermöglicht.

Wie schon früher (s. Kammerer et al. 1955; Huber 1972) finden sich auch in der neueren Literatur Berichte über neurologisch stumme, als endogene, z. B. manische Psychosen klinisch-psychiatrisch behandelte und passager auf Psychopharmaka ansprechende Fälle von Hirntumoren (s. u. a. Binder 1983).

II. Spezielle Lokalisation von Hirntumoren

Bei Hirntumoren unterschiedlicher Lokalisation findet man zunächst alle möglichen Typen organischer Psychosyndrome, wie sie oben (Abschn. E.I.) beschrieben wurden. Im folgenden werden wahrscheinlich mit dem Tumorsitz zusammenhängende Besonderheiten der psychopathologischen Syndrome dargestellt.

1. Hirnstammtumoren, Tumoren des 3. Ventrikels, Balkentumoren

Mittelliniennahe, basale Tumoren des mesodienzephalen Bereichs und Tumoren mit Infiltration der Corpora mamillaria (Assal et al. 1976) führen häufig zu amnestischen und Korsakow-ähnlichen Syndromen.

Bei Kindern mit Gliomen der Brücke (Maroon u. Albright 1977), bei Hypothalamustumoren (Heron u. Johnston 1976; Weller u. Weller 1982) und anderen Tumoren im Bereich des 3. Ventrikels (Biebl et al. 1984) wurden Syndrome der *Anorexia nervosa* ohne oder mit nur geringen neurologischen Störungen beobachtet. In einem von Goldney (1978) mitgeteilten Fall einer symptomatischen Anorexia nervosa wurde erst nach vier Jahren der Tumor (Kraniopharyngiom) entdeckt.

Das bei Basilaristhrombose bekannte "locked-in"-Syndrom wurde auch bei einem Retikulumzellsarkom des Hirnstamms beobachtet (Cherington et al. 1976). Pathologisches Lachen wurde bei einem extramedullären Hirnstammtumor durch Augenfolgebewegungen oder intensives direktes Licht ausgelöst (Leopold 1977). Wie bei Tumoren des 3. Ventrikels (s. Huber 1972) können auch bei Hirnstammtumoren, so bei metastatischen Mittelhirntumoren, manische Syndrome auftreten (Greenberg u. Brown 1985). Erneut wurde auch über pedunkuläre Halluzinationen berichtet; nach Drainage der Zyste eines das Mittelhirn komprimierenden Kraniopharyngioms sistierten die Halluzinationen (Dunn et al. 1983).

Die *Tumoren im Bereich des 3. Ventrikels* und bestimmter Anteile des Zwischen- und Temporalhirns zeigen, daß endogenomorphe, paranoid-halluzinatorische, katatone, depressive und manische Syndrome nicht allzu seltene Prägnanztypen körperlich begründbarer Psychosen sein können, deren Vorkommen zu einer Relativierung der Sonderstellung idiopathischer Psychosen zwang (Übersicht s. HUBER 1972; HUBER u. GROSS 1974).

Bei Tumoren im Bereich des 3. Ventrikels sieht man amnestische (OTT u. TRIBOIET 1971; DESTÉE et al. 1985; ZIEGLER et al. 1977; REISECKER et al. 1985), dementielle sowie endogenomorphe Syndrome mit neurologisch-psychopathologischen Übergangsphänomenen im Sinne von Basissymptomen, nämlich Coenästhesien (LINS et al. 1983) und zentral-vegetativen Störungen. Episodische schizophrene oder manische Psychosen können viele Jahre dem Auftreten neurologischer und anderer somatischer Befunde vorauseilen; dies gilt auch für das Syndrom des Dermatozoenwahns und reversible Korsakow-Syndrome, für Verläufe mit periodischem Wechsel zwischen psychomotorischer Erregung und Stupor, rezidivierende endogenomorphe Depressionen mit allmählichem Übergang in ein organisches Psychosyndrom, und über Jahrzehnte laufende halluzinatorische Psychosen mit Ausgang in Demenz, wie sie bei Kraniopharyngiomen dieser Region und Meningeomen des Tuberculum sellae beobachtet wurden (s. HUBER 1972).

Tumoren im Bereich des 3. Ventrikels können auch eine *Narkolepsie* vortäuschen und zu Schlafanfällen, Kataplexie (affektiver Tonusverlust), Wachanfällen und hypnagogen Halluzinationen führen. Drei der vier Hauptsymptome der Narkolepsie kommen ähnlich auch als Basissymptome idiopathischer – schizophrener – Psychosen vor, nämlich Kataplexie und Wachanfälle bei den Sensationen motorischer Schwäche (Typ 2 der Coenästhesien) und hypnagoge Halluzinationen, die auch bei an Schizophrenie Erkrankten, z. B. als akustische Halluzinationen mit dem Gefühl der Angst und Bedrohung, auftreten (G. GROSS et al. 1987).

Bei Patienten mit Mikrogliom der Wände und des Bodens des 3. Ventrikels traten Anfälle von Kataplexie, narkoleptische Schlafanfälle und Wachanfälle auf. Periodische Schlafanfälle in den Nachmittagsstunden bei nächtlicher Schlaflosigkeit sowie Verwirrtheitszustände mit Konfabulationen wurden auch bei einem Fall von Pinealom berichtet (SMIRNE et al. 1976). Auch hypersomnische Syndrome, vermehrtes Schlafbedürfnis (BSABS A.1 und A.2 – s. G. GROSS et al. 1987), Gleichgewichtsstörungen und Singultus, die so auch, zumal initial, bei Schizophrenien und bei der „schlafenden Depression" vorkommen (G. GROSS et al. 1987; HUBER 1957a; ERKWOH 1986) wurden bei Tumoren im Bereich des 3. Ventrikels beobachtet (SHMELKIN u. SHMELKINA 1984; POTHE 1985).

Hinsichtlich der phänomenologischen Verwandtschaft dieser Tumorsymptome mit bestimmten Basissymptomen schizophrener Erkrankungen (Coenästhesien, zentral-vegetative Störungen) ist von Interesse, daß z. B. als Vorboten des Schlafanfalls und der Kataplexie bei der Narkolepsie Mißempfindungen und Wahrnehmungsstörungen (z. B. Verschwommensehen) auftreten, die phänomenologisch den Coenästhesien und sensorischen Störungen (GROSS u. HUBER 1972) entsprechen. Der Tonusverlust bei Kataplexie kann auch ohne äußeren Anlaß auftreten. Umgekehrt können Coenästhesien bei Schizophrenien affektiv ausgelöst werden und die Sensationen motorischer Schwäche stimmen oft mit den Phänomenen bei Kataplexie überein (der Patient kann z. B. sein Handwerkszeug nicht mehr halten, ein Gegenstand entgleitet seiner Hand, er muß ein Bein nachziehen usw.). Als intensitative Steigerung imponieren die den Wachanfällen entsprechenden Bannungszuständen beim Einschlafen oder Erwachen, in denen die Kranken unfähig sind, sich zu bewegen oder zu sprechen. Schon ROSENTHAL hatte diese Zustände, ebenso wie die Schlafanfälle und die Kataplexie bzw. affektive Adynamie, als Ausdruck einer Störung vegetativer Zwischenhirnmechanismen aufgefaßt (HUBER 1957a, S. 201 f.).

2. Schläfenhirntumoren

Bei Schläfenhirntumoren findet man in einem Viertel als Früh- und Erstsymptom psychopathologische Störungen, dabei besonders depressive Verstimmungen (s. hierzu Rieke 1975). Für die Diagnose und Frühdiagnose sind olfaktorische und gustatorische, akustische und optische Halluzinationen, paroxysmale Deja-vue- und Depersonalisationsphänomene, flüchtige Störungen der Zeitwahrnehmung und des Körperschemas mit gelegentlich endogenomorph-schizophrenen Syndromen auch deshalb bedeutsam, weil vor allem rechtsseitige Schläfenlappentumoren lange Zeit neurologisch stumm bleiben können. Die genannten psychopathologischen Phänomene sind bei Tumoren im Bereich bestimmter Anteile des Temporallappens und des Diencephalon, d. h. des limbischen Systems i.w.S., wahrscheinlich häufiger als bei Hirntumoren anderer Lokalisation (Huber 1972); bei langsamem Tumorwachstum treten sie frühzeitig auf und dauern länger an.

Nach Herrschaft (1977) ist bei Temporallappengeschwülsten die Rate psychopathologischer Veränderungen als Erst- und Frühsymptom mit 30% doppelt so häufig wie bei Hirntumoren überhaupt, dabei bei rechtsseitiger Tumorlokalisation noch häufiger als bei linksseitigen Tumoren. Dies ergibt sich u. a. aus den Arbeiten von Smoczyński (1972), Lisak u. Zimmerman (1977), Shuping et al. (1980) und Cavazzuti et al. (1980). Eindrucksvolle Fallbeispiele für das Auftreten endogenomorpher Psychosyndrome bei temporalen Tumoren finden sich bei Blustein u. Seeman (1972), Barolin u. Zechner (1972), Bollati et al. (1980), Kuhnley et al. (1981), Leonhard u. Warecka (1981), Nesterov et al. (1979) und Rieke (1975).

3. Stirnhirntumoren

Französische Autoren fanden hier in gut 50% organische Psychosyndrome mit Veränderungen von Stimmung und Antrieb, von Aufmerksamkeit, Merkfähigkeit, Raumorientierung und Kritikfähigkeit. Echte Wesensänderungen, die in ca. 20% das Krankheitsgeschehen einleiten und nach Operationen als Dauerfolgen zurückbleiben können, werden vorwiegend bei frontalen, temporalen und frontotemporalen Tumoren beobachtet (s. Huber 1972, S. 123). Das klassische „Syndrom der gebrochenen Feder" (Beringer) ist selten, wie überhaupt eine Spezifität psychopathologischer Syndrome auch hinsichtlich der Topik der Hirnerkrankung vermißt wird (Weitbrecht 1957; Walther-Buel 1968; Bronisch 1951). Als Frühsymptome stehen neben Kopfschmerzen und Anfällen oft über lange Zeit psychopathologische Veränderungen im Vordergrund, die sich bei Orbitalhirntumoren in echten Wesensänderungen, einer charakterologischen Veränderung qualitativer Art, bei Sitz innerhalb oder an der Konvexität des Stirnhirns eher in Abwandlungen des dynamischen Teils der Persönlichkeit, in Persönlichkeitsveränderungen des apathisch-antriebsarm-langsamen Typs äußern (Herrschaft 1977; K. Schneider 1987).

Bei 19 Patienten mit Meningeomen der Olfaktoriusrinne entwickelten sich zuerst Asthenie mit Erschöpfbarkeit und Ermüdbarkeit, später mangelnde Ernstwertung, emotionale Entdifferenzierung, Triebenthemmung und Euphorie mit Witzelsucht, intellektuellem Abbau und mangelnder Selbstvergegenwärtigung der Einbußen (Anosognosie). Bei relativ intakter formaler Intelligenz kann sich der intellektuelle Abbau auch nur in Einbußen an Kritik- und Urteilsfähigkeit und Fähigkeit zu zielgerichtetem Denken äußern (Belyi 1976).

Versuche, rechts- und linksseitige Stirnhirntumoren psychopathologisch zu differenzieren, bedürfen noch der Bestätigung. BELYI (1985) fand bei linksseitigen frontalen Tumoren neben Umstellungserschwerung initial depressive Verstimmungen und später apathisch-abulische Syndrome; bei rechtsseitiger Tumorlokalisation Anosognosie und Euphorie, unkritische Realitätsverarbeitung und Neigung zu Konfabulationen.

Endogenomorphe Syndrome können, wenn auch seltener als bei Schläfenlappentumoren, auch bei Stirnhirntumoren auftreten. Fallbeispiele hierfür finden sich bei CARLSON (1977) und bei MANFREDI u. MASTRUZZO (1973).

4. Parietal- und Okzipitalhirntumoren

Bei *Scheitelhirntumoren* wird die schleichend sich entwickelnde Symptomatik, u. a. Agnosie, Apraxie und Aphasie, Gerstmann-Syndrom und kontralaterale Orientierungsstörung neben Sensibilitätsstörungen und sensiblen Jackson-Anfällen, oft lange Zeit übersehen (SUCHENWIRTH 1971). Psychopathologische Veränderungen können als Frühsymptome bei Meningeomen und gutartigen Gliomen neben Krampfanfällen, Kopfschmerzen, Halbseitensymptomen, Aphasie und anderen Herdstörungen auftreten; das Syndrom der intrakraniellen Drucksteigerung entwickelt sich realtiv spät.

Die psychischen Veränderungen bei *Okzipitaltumoren* sind größtenteils bereits Ausdruck der intrakraniellen Drucksteigerung.

5. Tumoren des Kleinhirns und der hinteren Schädelgrube

Psychische Veränderungen mit zunehmender Bewußtseinstrübung sind auch hier gewöhnlich Ausdruck der intrakraniellen Drucksteigerung. Bei den häufigen Akustikusneurinomen des Kleinhirnbrückenwinkels kommt es zu einem aspontan-affektiven Durchgangssyndrom mit Initiativeverlust und depressiv-dysphorischer Verstimmung und infolge der – initial noch fluktuierenden – intrakraniellen Drucksteigerung zu schweren mnestischen Durchgangssyndromen und Bewußtseinstrübung.

Ein Patient mit Trigeminusneurinom fiel vier Monate lang nur durch pathologisches Lachen (Zwangslachen) auf, das sonst gewöhnlich in Verbindung mit Zwangsweinen bei Affektionen im Bereich des 3. Ventrikels und des Stirnhirns beobachtet wird (BOUVIER et al. 1981).

Hirntumoren im Kindes- und Jugendalter mit mehr zur Mittellinie des Gehirns hin orientierter Lokalisation führen zu ausgeprägten allgemeinen Symptomen, die bei den infra-, aber auch bei den supratentoriellen Geschwülsten stärker das Krankheitsbild bestimmen als Lokalsymptome. Dabei stehen neben anderen Hirndruckerscheinungen auch nicht selten als psychoreaktiv fehlinterpretierte psychopathologische Veränderungen im Vordergrund (HALLEN 1972).

III. Andere raumfordernde intrakranielle Prozesse

Als Ursache eines organischen Psychosyndroms kommen auch *subdurale Hämatome* traumatischer Genese oder bei chronischem Alkoholismus (Pachymeningeosis hämorrhagica interna) in Frage, bei denen häufig depressive Verstimmungen oder pseudoneurotische, konversionsähnliche Symptome dominierend sind (ALARCÓN u. THWEATT 1983; BERGENER u. NELLER 1983). Unter 79 Patienten mit subduralem Hämatom zeigten 58% psychopathologische Veränderungen, am häufigsten delirante Bilder oder affektive (depressive), mnestische und dementielle Durchgangssyndrome (BLACK 1984).

Auch zerebrale *Metastasen* können zu Psychosen führen, so bei einem 45jährigen Mann mit auf Lithium ansprechender manischer Psychose (JAMIESON u. WELLS 1979). Auch bei primären Lymphomen des ZNS sind neben Kopfschmerzen, Nausea und Erbrechen psychopathologische Veränderungen die häufigsten Symptome (HELLE et al. 1984). Bei zwei älteren Patienten führten hinsichtlich Lokalisation und Ausmaß ungewöhnliche Arachnoidalzysten, ähnlich wie beim Normaldruckhydrozephalus, zu dementiellen Durchgangssyndromen, die sich nach neurochirurgischer Entfernung wieder vollständig zurückbildeten (CLAVEL et al. 1985). Nach Operation rupturierter Aneurysmen der Arteria communicans anterior können ohne Infarzierung des Stirnhirns amnestische und affektiv-aspontane Durchgangssyndrome auftreten (ALEXANDER u. FREEDMAN 1984).

IV. Extrakranielle Tumoren

Bei Patienten mit Karzinoiden, multiplen, primär bevorzugt im Verdauungstrakt lokalisierten Geschwülsten, ist anzunehmen, daß die erhöhte Produktion von peripherem Serotonin zu zentralnervösen und psychischen Veränderungen führen kann. MAJOR et al. (1973) fanden bei 22 Karzinoidfällen der Literatur Hinweise für Symptome, die Ausdruck einer niedrigen Aktivität von Gehirnserotonin sein könnten.

Literatur

Adachi M, Schneck L, Volk BW (1978) Fortschritte in der Erforschung der Sphingolipidosen. Acta Neuropathol (Berl) 43:1–18
Adler LE, Bell J, Kirch D et al. (1982) Psychosis associated with clonidine withdrawal. Am J Psychiatry 139:110–112
Aebi M, Kraus-Ruppert R (1978) Oligodendrogliom mit einer 22 Jahre langen Vorgeschichte. Klinisch-pathologischer Fallbericht. J Neurol 219:139–144
Aichner F (1984) Die Phänomenologie des nach Klüver und Bucy benannten Syndroms beim Menschen. Fortschr Neurol Psychiatr 52:375–397
Akimov GA, Buchko VM, Kremleva RV, Kolesnichenko IP (1977) Changes of the nervous system in acute peroral poisoning by chlorofos. Clinical and pathomorphological data (in Russisch). Zh Nevropatol Psikhiatr 77:204–207 (mit engl. Zusammenfass.)
Akimov GA, Buchko VM, Kolesnichenko IP (1978) Neurological disorders in acute poisoning with dichlorethane (in Russisch). Zh Nevropatol Psikhiatr 78:687–692 (mit engl. Zusammenfass.)
Alarcón RD, Franceschini JA (1984) Hyperparathyroidism and paranoid psychosis: case report and review of the literature. Br J Psychiatry 145:477–486
Alarcón RD, Thweatt RW (1983) A case of subdural hematoma mimicking severe depression with conversion-like symptoms. Am J Psychiatry 140:1360–1361
Alarcón RD, Shirriff JR, Kern EE (1985) Euthyroid hyperthyroxinemia and rapid cycling affective disorder: case report. J Clin Psychiatry 46:61–63
Alexander MP, Freedman M (1984) Amnesia after anterior communicating artery aneurysm rupture. Neurology 34:752–757
Alexianu M, Oancea C, Petrovici A, Christodorescu D, Ciurea V (1978) Atypical juvenile neurolipidosis. Ultrastructural study of a cerebral biopsy. Eur Neurol 17:233–238

Ali-Cherif A, Royere ML, Gosset A, Poncet M, Salamon G, Khalil R (1984) Troubles du comportement et de l'activité mentale après intoxication oxycarbonée. Rev Neurol (Paris) 140:401–405

Altenkirch H (1982) Schnüffelsucht und Schnüfflerneuropathie. Springer, Berlin Heidelberg New York

Andrew WF (1975) Psychiatric illness associated with systemic lupus erythematosus. Sth Med J 68:1207–1210

Angst J (1980) Verlauf unipolar depressiver, bipolar manisch-depressiver und schizoaffektiver Erkrankungen und Psychosen. Ergebnisse einer prospektiven Studie. Fortschr Neurol Psychiatr 48:3–30

Arieff AI, Llach F, Massry SG (1976) Neurological manifestations and morbidity of hyponatremia: correlation with brain water and electrolytes. Medicine 55:121–129

Assal G, Probst A, Zander E, Rabinowicz T (1976) Syndrome amnesique par infiltration tumorale. Schweiz Arch Neurol Neurochir Psychiatr 119:317–324

Astakhova LN, Asanova NKZ (1985) Borderline neuropsychic disturbances resulting from purine metabolism disorders in children. Zh Nevropatol Psikhiatr (Russian) 85:421–426

Baeyer W von (1982) Endomorphe Psychosen bei psychophysischer Extrembelastung. In: Huber G (Hrsg) Endogene Psychosen: Diagnostik, Basissymptome und biologische Parameter. Schattauer, Stuttgart New York

Baker EL, Feldman RG, White RF et al. (1983) The role of occupational lead exposure in the genesis of psychiatric and behavioral disturbances. Acta Psychiatr Scand (Suppl 303)67:38–48

Bakke OM (1972) Hallucinations in diphenhydramine intoxication (in Norwegisch) N Norske Laegeforen 92:252–253 (engl. Zusammenfass.: 270)

Banerji NK, Hurwitz LJ (1971) Manifestationen von seiten des Nervensystems nach chirurgischen Mageneingriffen. Acta Neurol Scand 47:485–513

Bant WP (1978) Antihypertensive drugs and depression: a reappraisal. Psychol Med 8:275–283

Baram TZ, Goldman AM, Percy AK (1986) Krabbe disease: specific MRI and CT findings. Neurology 36:111–115

Bard ML de (1979) Diazepam withdrawal syndrome: a case with psychosis, seizure, and coma. Am J Psychiatry 136:104–105

Barolin GS, Zechner G (1972) Außergewöhnliches organisches Psychosyndrom mit optischer Körperschemastörung und Wahnbildung bei otogener Meningitis. Wien Z Nervenheilk 30:306–319

Baruch P (1984) L'association hypothyroidie-depression. Semin Hop (Paris) 60:3035–3038

Bell DS (1973) Die experimentelle Reproduzierbarkeit von Amphetaminpsychosen. Arch Gen Psychiatry 29:35–40

Belyi BI (1976) Mental disorders in meningiomas of the olfactory fossa (in Russisch). Zh Nevropatol Psikhiatr 76:1200–1205 (mit engl. Zusammenfass.)

Belyi BI (1985) Psychic disorders in patients with unilateral frontal tumours. Zh Nevropatol Psikhiatr 85:224–232

Benos J (1976) Neuropsychiatrische Störungen bei Erkrankungen des exokrinen Pankreas. Fortschr Neurol Psychiatr 44:683–701

Bergener M (1975) Zum Begriff der vorzeitigen Versagenszustände. Aktuel Gerontol 5:385–391

Bergener M, Neller K (1983) Chronisches subdurales Hämatom: möglichst rasch einer neurochirurgischen Behandlung zuführen. Psycho 9:889–898

Bergener M, Gerhard L, Husser J (1972) Klinische und morphologische Untersuchungen über eine familiäre Altershalluzinose. Nervenarzt 43:18–33

Beringer K, Mallison R (1949) Vorzeitige Versagenszustände. Allg Z Psychiatrie 124:100–130

Berlant JL (1985) Reserpine and phencyclidine-associated psychosis: three case reports. J Clin Psychiatry 46:542–544

Berlin RM, Conell LJ (1983) Withdrawal symptoms after long-term treatment with therapeutic doses of flurazepam: a case report. Am J Psychiatry 140:488–490

Berner P, Naske R, Zapotoczky HG (1975) Zur Pathogenese und Therapie vorzeitiger Versagenszustände. Aktuel Gerontol 5:393–399

Berrettini WH (1986) A case of erythromycin-inducted carbamazepine toxicity. J Clin Psychiatry 47:147

Biebl W, Platz TH, Kinzl J, Aichner F (1984) Ein Fall von männlicher „atypischer Anorexia nervosa": Tumor im Bereich des 3. Ventrikels. Nervenarzt 55:265–268

Billings RF, Tang SW, Rakoff VM (1981) Depression associated with cimetidine. Can J Psychiatry 26:260–261

Binder RL (1983) Neurologically silent brain tumors in psychiatric hospital admissions: three cases and a review. J Clin Psychiatry 44:94–97

Bischoff A, Zimmermann A (1979) Existiert die diabetische Encephalopathie? Acta Neurol Belg 79:460–468

Black DW (1984) Mental changes resulting from subdural haematoma. Br J Psychiatry 145:200–203

Bleuler M (1954) Endokrinologische Psychiatrie. Thieme, Stuttgart

Bleuler M, Willi J, Bühler HR (1966) Akute psychische Begleiterscheinungen körperlicher Krankheiten. Akuter exogener Reaktionstypus. Übersicht und neue Forschungen. Thieme, Stuttgart

Blustein J, Seeman MV (1972) Hirntumoren, die funktionelle psychische Störungen simulieren. Can Psychiatry Ass J 17 (Spec Suppl) 2:59–63

Bönisch E, Götze P, Meyer JE (1986) Zur Psychologie und Psychopathologie bei schweren und unheilbaren Organkrankheiten. In: Kisker KP, Lauter H, Meyer JE, Müller C, Strömgren E(Hrsg) Krisenintervention, Suizid, Konsiliarpsychiatrie. Springer, Berlin Heidelberg New York Tokyo (Psychiatrie der Gegenwart, 3. Aufl, Bd 2, S 177–228)

Bollati A, Galli G, Gandolfini M, Marini G (1980) Visual and auditory hallucinosis. The only symptoms in a case of meningioma of the lesser sphenoidal wing. J Neurosurg Sci 24:41–44

Borson S (1982) Behcet's disease as psychiatric disorder: a case report. Am J Psychiatry 139:1348–1349

Bouvier A, Chevalier JF, Brion S (1981) Rires pathologiques et tumeurs de la fosse posterieure. Encephale NS 7:83–94

Brady RO (1976) Stoffwechsel-Erbkrankheiten des Nervensystems. Sience 193:733–739

Brainin M, Donner K (1979) Welchen Krankheitswert haben frontale Enostosen? Wien Klin Wochenschr 91:586–590

Brenner I (1978) Apathetic hyperthyroidism. J Clin Psychiatry 39:479–480

Bronisch FW (1951) Hirnatrophische Prozesse im mittleren Lebensalter und ihre psychischen Erscheinungsbilder. Thieme, Stuttgart

Buge A, Rancurel G, Poisson M, Dechy H (1974) Encéphalopathies myocloniques par les sels de bismuth, six cas observés lors de traitement oraux au long cours. Nouv Presse Méd 3:2315–2320

Camman R, Hennecke H, Beier R (1971) Symptomatische Psychosen nach Kolton-Gelee-Applikation. Psychiatr Neurol Med Psychol (Leipz) 23:426–431

Carlier M, Roubertoux P (1979) Frühkindliche und spätkindliche Psychosen: ein Beitrag mittels der genetischen Analyse. Psychiatr Enfant 22:473–502

Carlson RJ (1977) Frontal lobe lesions masquerading as psychiatric disturbances. Can J Psychiatry 22:315–318

Castrillón-Oberdorfer WL, Könighaus R, Schäfer J, Tölle R (1971) Vorkommen von Psychosen bei B12-Avitaminosen ohne Anämie. Arch Psychiat Nervenkr 214:291–300

Cavazzuti V, Winston K, Baker R et al. (1980) Psychological changes following surgery for tumors in the temporal lobe. J Neurosurg 53:618–626

Chen JR, Rhee RS, Wallach C, Avramides S, Flores A (1979) Neurologic disturbances in Paget disease of bone: response to calcitonin. Neurology 29:448–457

Cherington M, Stears J, Hodges J (1976) Locked-in syndrome caused by a tumor. Neurology (Minneap) 26:180–182

Chodkiewicz JP, Jallas P, Daumas-Duport C, Constans JP (1980) Hirntumoren der Geisteskranken. Encephale NS 6:69–80

Clavel M, Taborga FG, Onzain I (1985) Arachnoid cysts as a cause of dementia in the elderly. Acta Neurochir (Wien) 78:28–32

Cohen L, Rimon D (1979) Psychiatric manifestations in bacterial endocarditis (in Hebräisch). Harefuah 96:20–21 u. Abstr 75

Cohen SI (1980) Das Cushing-Syndrom, eine psychiatrische Studie über 29 Patienten. Br J Psychiatry 136:120–124

Cohn DF, Streifler M (1981) Human neurolathyrism, a follow-up study of 200 patients. I. Clinical investigation. Schweiz Arch Neurol Neurochir Psychiatr 128:151–156

Cornelius JR, Soloff PH, Reynolds CF (1984) Paranoia, homicidal behavior, and seizures associated with phenylpropanolamine. Am J Psychiatry 141:120–121

Cummings JL, Benson DF (1984) Subcortical dementia review of an emerging concept. Arch Neurol 41:874–879

Daiss W, Wiethölter H, Schumm F (1986) Cerebraler Morbus Whipple. Nervenarzt 57:476–479

Dalla Bernardina B, Aicardi J, Goutières F, Plouin P (1979) Glycine encephalopathy. Neuropädiatrie 10:209–225

Damlouji NF, Ferguson JM (1984) Trazodone-induced delirium in bulimic patients. Am J Psychiatry 141:434–435

Danielczyk W (1979) Akute pharmakotoxische Psychosen bei chronischen zerebralen Erkrankungen. Wien Med Wochenschr (Suppl 55) 129:1–15

Danke F (1985) Differentialdiagnostische Probleme psychiatrischer Erkrankungen in der Involution, erläutert an einem Fall mit abortivem M. Osler. Schweiz Arch Neurol Neurochir Psychiatr 136:5–21

Davis LE, Wands JR, Weiss SA, Price DL, Girling EF (1974) Central nervous system intoxication from mercurous chloride laxatives. Arch Neurol 30:428–431

Dean C, Kendell RE (1981) The symptomatology of puerperal illnesses. Br J Psychiatry 139:128–133

Deceuninck E, Silbermann RM, Veltman JGJ (1973) A patient with psychosis following orphenadrine (Disipal) (in Holländisch). Ned Tijdschr Geneeskd 117:25–27 (mit engl. Zusammenfass.)

Desnick RJ, O'Dea RF, Krivit W (1976) Fabry's disease – angiokeratoma corporis diffusum universale. In: Schwiegk H (Hrsg) Handbuch der Inneren Medizin, Bd 7/4. Springer, Berlin Heidelberg New York

Destée A, Blond S, Lesoin F, Szikla G, Warot P, Laine E (1985) Syndrome de Korsakoff aigu et transitoire par hématome du plancher du 3e ventricule. Rev Neurol (Paris) 141:305–310

Deveaugh-Geiss J, Pandurangi A (1982) Confusional paranoid psychosis after withdrawal from sympathomimetic amines: two case reports. Am J Psychiatry 139:1190–1191

Djenderedjian A, Tashjian R (1982) Agoraphobia following amphetamine withdrawal. J Clin Psychiatry 43:248–249

Doss M (ed) (1978) Diagnosis and therapy of porphyrias and lead intoxication. International symposium clinical biochemistry. Springer, Berlin Heidelberg New York

Drerup U (1986) Bromismus – ein vergessenes Krankheitsbild. Nervenarzt 57:727–729

Dugas M, Heuzey MF le, Mayer M (1985) Symptomatologie psychotique au cours de l'évolution démentielle d'une mucopolysaccaridose de phénotype Hurler-Scheie. Arch Fr Pediatr 42:373–375

Dunn DW, Weisberg LA, Nadell J (1983) Peduncular hallucinations caused by brainstem compression. Neurology 33:1360–1361

Eikmeier G, Dieffenbach R (1984) Paranoide Psychose bei angeborener Taubheit und Retinopathia pigmentosa (Usher-Syndrom), Fallbericht. Nervenarzt 55:269–270

Eitinger L (1964) Concentration camp survivors in Norway and Israel. Universitetsforlaget, Oslo

Erhardt R, Fischer U, Fischer B, Kern I (1978) Hirnorganisches Syndrom bei Gold-Therapie. Möglicher Zusammenhang zwischen Gold-Therapie einer chronischen seronegativen Polyarthritis und dem Auftreten eines hirnorganischen Syndroms. Fortschr Med 96:581–585

Erkwoh R (1986) Schlafende Depression. Nervenarzt 57:538–541

Escande M, Gardes JP, Gayral LF (1980) Reactions et troubles psychiques au cours de la maladie de Besnier-Boeck-Schaumann. Approche clinique et psychologique; application d'une échelle de comportement agressif au profil mental. Ann méd psychol 138:813–828

Evans DL, Edelsohn GA, Golden RN (1983) Organic psychosis without anemia or spinal cord symptoms in patients with vitamin B12 deficiency. Am J Psychiatry 140:218–221

Feldman RG (1982) Neurologische Manifestationen der Quecksilbervergiftung. Acta Neurol Scand (Suppl 92)66:201–209

Filley CM, Graff-Radford NR, Lacy JR et al. (1982) Neurologic manifestations of podophyllin toxicity. Neurology (Minneap) 32:308–311

Fisch RO, Sines LK, Chang P (1981) Personality characteristics of nonretarded phenylketonurics and their family members. J Clin Psychiatry 42:106–113

Floru L (1974) Akute psychotische paranoide Episode bei einem Fall von chronischer hepatischer Porphyrie. Nervenarzt 45:47–49

Flügel KA, Niedermaier K, Lang E (1977) Zur neuropsychiatrischen Symptomatik der chronischen Ergotamintartrat-Intoxikation. Nervenarzt 48:441–445

Foerster K, Foerster G, Glatzel J (1976) Symptomatische Schizophrenie bei Lupus erythematodes disseminatus. Nervenarzt 47:265–267

Foerster O (1934) Die Diagnostik und Behandlung der Geschwülste des Großhirns. Klin Wochenschr 13:1737–1742

Frank G (1976) Neurologische und psychiatrische Folgesymptome bei akuter Arsen-Wasserstoff-Vergiftung. J Neurol 213:59–70

Franke A, Neu I (1977) Ein Fall von Torsions-Dystonie nach Kohlenmonoxydvergiftung. Nervenarzt 48:345–347

Franke A, Rodiek S, Neu I (1979) Die Thalliumvergiftung. Notfallmedizin 5:145–151

Friedman JA (1981) Delirium following orthopedic surgery. Psychiatr J Univ Ottawa 6:170–174

Frisch RE (1971) Verursacht Unterernährung eine dauernde geistige Behinderung beim Menschen? Psychiatr Neurol Neurochir 74:463–479

Frith CD, Johnstone EC, Joseph MH, Powell RJ, Watts RWE (1976) Klinischer Doppelblind-Versuch mit 5-Hydroxytryptophan im Falle eines Lesch-Nyhan-Syndroms. J Neurol Neurosurg Psychiatry 39:656–662

Fröscher W (1974) Psychische Veränderungen bei Vitamin B 12-avitaminotischer funikulärer Spinalerkrankung. Fortschr Neurol Psychiatr 42:53–75

Fruensgaard K (1976) Withdrawal psychosis: a study of 30 consecutive cases. Acta Psychiatr Scand 53:105–118

Gerhard L (1975) Vorzeitige Versagenszustände bei organisch begründeten Krankheitsbildern. Eine klinisch-morphologische Studie. Aktuel Gertonol 5:413–420

Gerstenbrand F, Hamdi T, Kothbauer P, Rustam H, Badri MA (1977) Apallisches Syndrom bei chronischer Quecksilbervergiftung. Eur Neurol 15:249–256

Giercke K, Schütt H (1983) Zur Früherkennung von Tumoren des ZNS. Psychiatr Neurol Med Psychol (Leipz) 35:541–546

Ginsburg R, Romano J (1976) Carbon monoxide encephalopathy: need for appropriate treatment. Am J Psychiatry 133:317–320

Godt P, Kochen M (1977) Vitamin B 12-Mangelsyndrom bei psychotisch bedingter Fehlernährung. Nervenarzt 48:225–227

Godwin CD (1983) Fallbericht eines durch tricyclische Depressiva induziertes Delirium bei therapeutischer Konzentration. Am J Psychiatry 140:1517–1518

Goff JR, Anderson HR, Cooper PF (1980) Distractibility and memory deficits in long-term survivors of acute lymphoblastic leukemia. J Dev Behav Pediatr 1:158–163

Götze P (1986) Der chronisch-nierenkranke Patient. In: Kisker KP, Lauter H, Meyer JE, Müller C, Strömgren E (Hrsg) Krisenintervention, Suizid, Konsiliarpsychiatrie. Springer, Berlin, Heidelberg New York Tokyo (Psychiatrie der Gegenwart, 3. Aufl, Bd 2, S 198–207)

Goldhahn G (1970) Psychopathologie der Tumoren des Großhirns. Eine Analyse anhand von 500 eigenen Beobachtungen. Barth, Leipzig

Goldhammer Y, Braham J, Kosary IZ (1979) Hydrocephalic dementia in paget disease of the skull: treatment by ventriculoatrial shunt. Neurology 29:513–516

Goldings AS, Steward RM (1982) Organic lead and ephalopathy: behavioral change and movement disorder following gasoline inhalation. J Clin Psychiatry 43:70–72

Goldman JE, Yamanaka T, Rapin I et al. (1980) The AB-variant of G M2-gangliosidosis. Clinical, biochemical, and pathological studies of two patients. Acta Neuropathol (Berl) 52:189–202

Goldney RD (1978) Craniopharyngioma simulating anorexia nervosa. J Nerv Ment Dis 166:135–138

Good MI (1976) Catatonialike symptomatology and withdrawal dyskinesias. Am J Psychiatry 133:1454–1456

Goralski H, Frol H (1979) Encephalography following poisoning with organic mercury compounds (in Polnisch) Neurol Neurochir Pol 13:371–376 (mit engl. Zusammenfass.)

Gorelick DA, Kussin SZ, Kahn I (1978) Paranoid delusions and auditory hallucinations associated with digoxin intoxication. J Nerv Ment Dis 166:817–819

Greenberg DB, Brown GL (1985) Mania resulting from brain stem tumor. J Nerv Ment Dis 173:434–436

Greenberg DB, Carey RW (1984) The cost of surviving thrombotic thrombocytopenic purpura: case report. J Clin Psychiatry 45:477–479

Gross G, Huber G (1972) Sensorische Störungen bei Schizophrenien. Arch Psychiat Nervenkr 216:119–130

Gross G, Huber G (1986) Epilepsie und Schizophrenie. Psycho 12:778–784

Gross G, Huber G, Schüttler R (1982) Psychopathologische und computertomographische Befunde bei neuropsychiatrischen Alterserkrankungen. Fortschr Neurol Psychiatr 50:241–246

Gross G, Huber G, Klosterkötter J, Linz M (1987) BSABS. Bonner Skala für die Beurteilung von Basissymptomen (Bonn Scale for the Assessment of Basic Symptoms). Springer, Berlin Heidelberg New York

Gross JA, Haas ML, Swift TR (1979) Ethylene oxide neurotoxicity: report of four cases and review of the literature. Neurology (Minneap) 29:978–983

Gruner W (1975) Exogene Psychose eines Patienten mit Karzinoidsyndrom nach Behandlung mit p-Chlorophenylalanin. Psychiatr Clin (Basel) 8:266–276

Günzel H, Tennstedt A (1983) Psychische Störungen und Hirntumorwachstum. Psychiatr Neurol Med Psychol (Leipz) 35:334–340

Gurland BJ, Ganz VH, Fleiss JL, Zubin J (1972) The study of the psychiatric symptoms of systemic lupus erythematosus. A critical review. Psychosom Med 34:199–206

Hach B (1976) Ein seltenes psychopathologisches Krankheitsbild bei einer Akromegalie. Nervenarzt 47:456–459

Hänninen H (1982) Behavioral effects of occupational exposure to mercury and lead. Acta Neurol Scand (Suppl 92) 66:167–175

Hahn P (1973) Diagnose und Therapie psychischer Veränderungen bei Herzkranken. Internist Prax 13:459–464

Hall RCW, Popkin MK, Kirkpatrick B (1978) Tricyclic exacerbation of steroid psychosis. J Nerv Ment Dis 166:738–742

Hallen O (1972) Die Klinik und Diagnostik der Hirntumoren im Kindes- und Jugendalter. Med Welt [NF] 23:185–187

Halperin JJ, Landis DMD, Kleinman GM (1982) Whipple disease of the nervous system. Neurology (Minneap) 32:612–617

Helle TL, Britt RH, Colby TV (1984) Primary lymphoma of the central nervous system: clinicopathological study of experience at Stanford. J Neurosurg 60:94–103

Heron GB, Johnston DA (1976) Hypothalamic tumor presenting as anorexia nervosa. Am J Psychiatry 133:580–582

Herrschaft H (1977) Zur Früherkennung der Gehirntumoren. Fortschr Neurol Psychiatr 45:383–404

Hogan GR (1976) Hypernatremia, problems in management. Pediatr Clin North Am 30:569–574

Holmgren G, Son Blomquist HK (1977) Non-ketotic hyperglycinemia in two sibs with mild psycho-neurological symptoms. Neuropediatrics 8:67–72

Holmgren G, Brundin A, Gustavson KH et al. (1980) Intermittent neurological symptoms in a girl with a maple syrup urine disease (MSUD) variant. Neuropediatrics 11:377–383

Holtmann W, Xenakis C (1978) Neurologische und psychiatrische Störungen bei Porphyria cutanea tarda. Nervenarzt 49:282–284

Horwitz AL (1979) The mucopolysaccharidoses: clinical and biochemical correlations. Am J Ment Defic 84:113–123

Hotson JR, Langston JW (1976) Disulfiram-induced encephalopathy. Arch Neurol 33:141–142

Huapaya L, Ananth J (1980) Depression in Verbindung mit Hochdruck. Übersicht. Psychiatr J Univ Ottawa 5:58–62

Huber G (1952a) Die Antihistaminkörperpsychose und die Frage der allergisch bedingten Funktionsstörungen des Zentralnervensystems nach Arzneimitteln. Nervenarzt 23:283–287

Huber G (1952b) Zur pathologischen Anatomie und Klinik der cerebralen Arzneimittelallergose. Arch Psychiatr Z Neurol 189:441–452

Huber G (1954) Penicillinschäden des Zentralnervensystems (cerebrale Arzneimittelallergose und Herxheimersche Reaktion). Dtsch Z Nervenheilk 171:460–473

Huber G (1957a) Pneumencephalographische und psychopathologische Bilder bei endogenen Psychosen. (Monographien aus dem Gesamtgebiet der Psychiatrie und Neurologie, Heft 79) Springer, Berlin Göttingen Heidelberg

Huber G (1957b) Die coenästhetische Schizophrenie. Fortschr Neurol Psychiatr 25:491–520

Huber G (1962) Typen und Korrelate psychoorganischer Abbau-Syndrome. In: Kranz H (Hrsg) Psychopathologie heute. Thieme, Stuttgart

Huber G (1964) Neuroradiologie und Psychiatrie. In: Gruhle HW, Jung R, Mayer-Gross W, Müller M (Hrsg) Psychiatrie der Gegenwart. Forschung und Praxis, Bd I/1B. Springer, Berlin Göttingen Heidelberg

Huber G (1971) Die coenästhetische Schizophrenie. Acta Psychiat Scand 47:349–362

Huber G (1972) Klinik und Psychopathologie der organischen Psychosen. In: Kisker KP, Meyer JE, Müller M, Strömgren E (Hrsg) Klinische Psychiatrie 2. Springer, Berlin Heidelberg New York (Psychiatrie der Gegenwart, 2. Aufl, Bd II/2, S 71–146)

Huber G (1973) Psychopathologie der Epilepsien. In: Penin H (Hrsg) Psychische Störungen bei Epilepsien. Schattauer, Stuttgart New York

Huber G (1985) Zum psychopathologischen Begriff und zur Klinik der Demenzen. Nervenheilkunde 4:128–135

Huber G (1987) Psychiatrie. Systematischer Lehrtext für Ärzte und Studenten, 4. Aufl. Schattauer, Stuttgart New York (1. Aufl 1974)

Huber G, Gross G (1974) Schizophrenie und Pseudo-Schizophrenie. In: Das ärztliche Gespräch. Tropon, Köln

Huber G, Penin H (1972) Psychische Dauerveränderungen und Persönlichkeit der Epileptiker. In: Kisker KP, Meyer JE, Müller M, Strömgren E (Hrsg) Klinische Psychiatrie 2. Springer, Berlin Heidelberg New York (Psychiatrie der Gegenwart, 2. Aufl, Bd II/2, S 641–690)

Huber G, Gross G, Schüttler R (1979) Schizophrenie. Verlaufs- und sozialpsychiatrische Langzeituntersuchungen an den 1945 bis 1959 in Bonn hospitalisierten schizophrenen Kranken (Monographien aus dem Gesamtgebiete der Psychiatrie. Bd 21). Springer, Berlin Heidelberg New York

Hughes CP, Myers FK, Smith K, Torack RM (1973) Nosologische Probleme bei der Demenz. Eine klinische und pathologisch-anatomische Untersuchung von 11 Fällen. Neurology (Minneap) 23:344–351

Huhn A, Drenk K (1973) Klinische Einordnung und Prognose der Wochenbettpsychosen. Fortschr Neurol Psychiatr 41:363–377

Illingworth DR, Connor WE, Miller RG (1980) Abetalipoproteinemia. Report of two cases and review of therapy. Arch Neurol 37:659–662

Imler M (1976) Aktuelle Therapie der hepatischen Enzephalopathie. Münch Med Wochenschr 118:1685–1694

Isermann H (1973) Das psychopathologische Frühsyndrom bei Hirntumoren. Arch Psychiatr Nervenkr 217:343–350

Jack RA (1985) A case of mania secondary to propafenone. J Clin Psychiatry 46:104–105

Jacob H (1977) Klinische Probleme bei präsenilen, vaskulären und metabolischen Enzephalopathien. Z Gerontol 10:119–125

Jaffé S, Christomanou H (1982) Besteht ein Zusammenhang zwischen Enzymaktivität und Intelligenzleistung bei Heterozygoten für Lipidspeicherkrankheiten? Z Kinder Jugendpsychiatr 10:309–321

Jamieson RC, Wells CE (1979) Manic psychosis in a patient with multiple metastatic brain tumors. J Clin Psychiatry 40:280–283

Janota I (1981) Dementia, deep white matter damage and hypertension: "Binswanger's disease". Psychol Med (Lond) 11:39–48

Jefferson JW (1976) Subtle neuropsychiatric sequelae of carbon monoxide intoxication: two case reports. Am J Psychiatry 133:961–964

Johnson JD, Raff MJ, Arsdall JA van (1984) Neurologic manifestations of Legionnaires' disease. Medicine 63:303–310

Jong JGY de, Gent CM van, Delleman JW (1976) Cerebrotendinous cholestanolosis in relation to other cerebral xanthomatoses. Clin Neurol Neurosurg 79:253–272

Kammerer Th, Ebtinger R, Philippides D, Steimle R, Israel L (1955) Episodes psychotiques, rigidité de décérébration, alterations EEG et troubles metaboliques dans un cas de cranio-pharyngiome du troisième ventricule. Cah Psychiatr 115:52–82

Karakolev B (1979) The "transitory global amnesia" syndrome (in Russisch). Nevrol Psichiat Nevrochir (Sofia) 18:177–182 (mit engl. Zusammenfass.)

Kelly WF, Checkley SA, Bender DA et al. (1983) Cushing's syndrome and depression. – A prospective study of 26 patients. Br J Psychiatry 142:16–19

Khodzhaev AI, Alieva GE (1986) Mnemonic function in coronary heart disease. J Nevropat Psichiat 86:369–371

Kimura S, Inamoto Y, Katsurada T (1981) A rare case of Capgras syndrome observed in wake-amine induced psychosis. Folia Psychiatr Neurol Jpn 35:43–54

Kind H (1958) Die Psychiatrie der Hypophyseninsuffizienz, speziell der Simmonds'schen Krankheit. Fortschr Neurol Psychiatr 26:501–563

King MD, Day RE, Oliver JS (1981) Solvent encephalopathy. Br Med J 283:663–665

Kirubakaran V, Mayfield D, Rengachary S (1984) Dyskinesia and psychosis in a patient following baclofen withdrawal. Am J Psychiatry 141:692–693

Kiss SA (1972) Gestagen-Psychose (in Ungarisch). Ideggyog Szle 25:30–33 (mit dtsch Zusammenfass.)

Klosterkötter J (1984) Die Epilepsiepsychosen. Zentralbl Neurol Psychiatr 241:637–653

Klosterkötter J, Huber G (1985) Was heißt Demenz? Wandlungen des Demenzbegriffs 1960–1984. Zentralbl Neurol Psychiatr 242:315–329

Kluge E (1972) Das Problem der chronischen Schädigung durch Extrembelastung in der heutigen Psychiatrie. Fortschr Neurol Psychiatr 40:1–30

Kocher R, Linder M, Stula D (1984) Primäre Hirntumoren in der Psychiatrie. Schweiz Arch Neurol Neurochir Psychiatr 135:217–227

Koehler K, Guth W (1977) Schizophrenie-ähnliche Psychose nach Einnahme von Propranolol. Münch Med Wochenschr 119:443–444

König B, Haller R (1984) Zur Psychopathologie des Fahrschen Syndroms. Nervenarzt 55:607–612

Kornhuber HH (1985) Zur Pathophysiologie und Therapie der Schizophrenie. In: Huber G (Hrsg) Basisstadien endogener Psychosen und das Borderline-Problem. Schattauer, Stuttgart New York

Kothbauer P, Jellinger K, Gross H, Molzer B, Bernheimer H (1977) Adulte metachromatische Leukodystrophie unter dem Bild einer schizophrenen Psychose. Arch Psychiatr Nervenkr 224:379–387

Krüger G (1984) Wismuth-Enzephalopathie. Fortschr Neurol Psychiatr 52:24–31

Kuhnley EJ, White DH, Granoff AL (1981) Psychiatric presentation of an arachnoid cyst. J Clin Psychiatry 42:167–168

Kumar R, Robson K (1978) Previous induced abortion and ante-natal depression in primiparae: preliminary report of a survey of mental health in pregnancy Psychol Med (Lond) 8:711–715

Kunze K (1979) Enzephalopathie und Lebererkrankungen. Münch Med Wochenschr 121:697–700

Kwentus JA, Silverman JJ, Sprague M (1984a) Manic syndrome after metrizamide myelography. Am J Psychiatry 141:700–702

Kwentus JA, Auth TL, Foy JL (1984b) Shy-Drager syndrome presenting as depression: case report. J Clin Psychiatr 45:137–139

Lacey DJ (1981) Neurologic sequelae of acute carbon monoxide intoxication. Am J Dis Child 135:145–147

Lader M (1984) Benzodiazepine dependence. Progr Neuro-Psychopharmacol 8:85–95

Laine E, Blond S (1980) Les tumeurs trigono-septales. Neuro-Chirurgie (Paris) 26:247–278

Landolt AM (1978) Praktische Bedeutung neuer Erkenntnisse über Struktur und Funktion von Hypophysenadenomen. Schweiz Med Wochenschr 108:1521–1535

Landrigan PJ (1983) Toxic exposures and psychiatric disease – lessons from the epidemiology of cancer. Acta Psychiatr Scand (Suppl 303)67:6–15

Lange E (1981) Die chronische zerebrale Gasolin Intoxikation. Dtsch Gesundheitswes 36:1406–1411

Lauter H, Müller-Stein M, Zimmer R (1986) Vier Schritte zur Diagnose von Demenzprozessen im Alter. Dtsch Ärztebl 83:1277–1281

Leigh H, Callahan WA, Einhorn D (1978) Good outcome in a catatonic patient with enlarged ventricles. J Nerv Ment Dis 166:139–141

Leonhard KF, Warecka K (1981) Psychotische Störung und Epilepsie als Leitsymptom arteriovenöser Angiome des Gehirns dargestellt anhand eines kasuistischen Beitrages. Fortschr Neurol Psychiatr 49:242–245

Leopold NA (1977) Gaze-induced laughter. J Neurol Neurosurg Psychiatry 40:815–817

Le Quesne PM (1981) Toxische Substanzen in ihrer Beziehung zum Nervensystem: Stellenwert klinischer Beobachtung. J Neurol Neurosurg Psychiatry 44:1–8

Lever EG, Stansfeld SA (1983) Addison's disease, psychosis, and the syndrome of inappropriate secretion of antidiuretic hormone. Br J Psychiatry 143:406–410

Levin HS, Rodnitzky RL, Mick DL (1976) Anxiety associated with exposure to organophosphate compounds. Arch Gen Psychiatry 33:225–228

Levy A (1984) Delirium and seizures due to abrupt alprazolam withdrawal: case report. J Clin Psychiatry 45:38–39

Lindström K, Wickström G (1983) Psychological function changes among maintenance house painters exposed to low levels of organic solvent mixtures. Acta Psychiat Scand (Suppl 303) 67:81–91

Lins E, Kiefer H, Wappenschmidt J (1983) Ventrikel-Meningeome. Kasuistischer Beitrag zur Klinik und Neuroradiologie. Nervenarzt 54:186–190

Lisak RP, Zimmerman RA (1977) Transient global amnesia due to a dominant hemisphere tumor. Arch Neurol 34:317–318

Logothetis J, Haritos-Fatouros M, Constantoulakis M, Economidou J, Augoustaki O, Loewenson RB (1971) Intelligence and behavioral patterns in patients with Cooley's anemia, homozygous betathalassemia; a study based on 138 consecutive cases. Pediatrics 48:740–744

Loiseau P, Henry P, Jallon P, Legraux M (1976) Encéphalopathies myocloniques iatrogènes aux sels de bismuth. J Neurol Sci 27:133–143

Lucas AR, Weiss M (1971) Methylphenidat-Halluzinose: JAMA 217:1079–1081

Lungershausen E (1969) Zur Psychiatrie des Cushing-Syndroms. Habilitationsschrift, Bonn

Mac DS, Pardo MP (1983) Systemic lupus erythematosus and catatonia: a case report. J Clin Psychiatry 44:155–156

Madakasira S, Hall TB (1981) Capgras syndrome in a patient with myxedema. Am J Psychiatry 138:1506–1508

Maghazaji HI (1974) Psychiatrische Aspekte bei der Methylquecksilbervergiftung. J Neurol Neurosurg Psychiatry 37:954–958

Maier C (1986) Psychosen in Schwangerschaft und Wochenbett. Zentralbl Neurol Psychiatr 245:963–969

Major LF, LaVonne Brown G, Wilson WP (1973) Carcinoid and psychiatric symptoms. Sth Med J 66:787–790

Malek-Ahamadi P, Behrmann PJ (1976) Depressive syndrome induced by oral contraceptives. Dis Nerv Syst 37:406–408

Manfredi G, Mastruzzo A (1973) Beitrag zum Studium der psychischen Störungen in Verbindung mit Stirnhirntumoren. Minerva Psichiatr 14:188

Marneros A, Risse A (1987) Die progressive Paralyse in der Penicillin-Ära. Historische Entwicklung und Psychopathologie. Zentralbl Neurol Psychiatr 247:1–17

Maroon JC, Albright L (1977) "Failure to thrive" due to pontine glioma. Arch Neurol 34:295–297

Martin C, Iwamoto ET (1984) Diethylpropion-induced psychosis reprecipitated by an MAO inhibitor: case report. J Clin Psychiatry 45:130–131

Mas J-L, Bousser MG, Lacombe C, Agar N (1985) Hyperlipidemic dementia. Neurology 35:1385–1387

Mathew NT, Meyer JS, Achari AN, Dodson RF (1976) Hyperlipidemic neuropathy and dementia. Eur Neurol 14:370–382

Mayer-Gross W (1956) Psychische Störungen bei Vitamin-Mangel. Zentralbl Gesamte Neurol Psychiatr 137:134–135

McAuley DLF, Lecky BRF, Earl CJ (1977) Gold-Encephalopathie. J Neurol Neurosurg Psychiatr 40:1021–1022

McInnis M, Petursson H (1985) Withdrawal of trihexyphenidyl. Acta Psychiatr Scand 71:297–303

McNeill A, Grennan DM, Ward D, Dick WC (1976) Psychiatric problems in systemic lupus erythematosus. Br J Psychiatry 128:442–445

Mendelson G (1977) Pheniramine aminosalicylate overdosage. Arch Neurol 34:313

Mikkelsen EJ, Reider AA (1979) Post-parathyroidectomy psychosis: clinical and research implications. J Clin Psychiatry 40:352–357

Min SK (1986) A brain syndrome associated with delayed neuropsychiatric sequelae following acute carbon monoxide intoxication. Acta Psychiatr Scand 73:80–86

Mizuno T (1986) Long-term follow-up of ten patients with Lesch-Nyhan syndrome. Neuropediatrics 17:158–161

Möllhoff G, Schmidt G, Bösche J (1979) „Thalliumvergiftung“. Nervenärztliche und rechtsmedizinische Aspekte. Arch Kriminol 163:1–13

Möschlin S (1986) Klinik und Therapie der Vergiftungen, 7. Aufl. Thieme, Stuttgart

Mol J de, Loseke N, Leleux C (1979) Geistesstörungen bei Wismut-Encephalopathie. Acta Psychiatr Belg 79:185–197

Money J, Jobaris R (1977) Juvenile Addison's disease: follow-up behavioral studies in seven cases. Psychoneuroendocrinology 2:149–157

Monseu G, Struelens M, Roland M (1976) Bismuth encephalopathy. Acta Neurol Belg 76:301–308

Mühler E (1976) Diagnostische und therapeutische Probleme bei akuter intermittierender Porphyrie. Nervenarzt 47:126–129

Murphy JV, Thome LM, Michals K, Matalon R (1985) Folid acid responsive rages, seizures and homocystinuria. J Inher Metab Dis (Suppl 2)8:109–110

Musaph H (1986) Psychodermatologie. In: Kisker KP, Lauter H, Meyer JE, Müller C, Strömgren E (Hrsg) Krisenintervention, Suizid, Konsiliarpsychiatrie. Springer, Berlin Heidelberg New York Tokyo (Psychiatrie der Gegenwart, 3. Aufl, Bd 2/2, S 259–276)

Nakano T, Miyasaka M (1983) On the recent trend of psychiatric symptoms in systemic lupus erythematosus – from experiences after 1975. Psychiatr Neurol Jpn 85:348

Nelson JC, Schottenfeld RS, Conrad CD (1983) Hypomania after desipramine withdrawal. Am J Psychiatry 140:624–625

Nesterov LN, Kvtsov YI, Bogdanov AN, Kuzmin IN (1979) Vegetative disorders in the clinical picture of temporal brain tumors (in Russisch). Zh Nevropatol Psikhiatr 79:40–45 (mit engl. Zusammenfass.)

Neundörfer B (1980) Neurologische Störungen bei Hyper- und Hypovitaminosen. Nervenarzt 51:207–216

Neundörfer B (1986) Neurologische Störungen bei chronischer Hexakarbonintoxikation („Schnüffelneuropathie“). Nervenheilkunde 5:22–24

Neundörfer B, Wolpert E (1976) Neuropsychiatrische Störungen nach Phenol-Intoxikation. Münch Med Wochenschr 118:1177 1178

Nørdy S (1980) Nomenclature of GM2-gangliosidoses. Clin Genet 17:320–322

Norris MS, Mathew RJ, Webb WW (1983) Delirium associated with lithium-induced hypothyroidism: a case report. Am J Psychiatry 140:355–356

Nurnberger JI (1985) Diuretic-induced lithium toxicity presenting as mania. J Nerv Ment Dis 173:316–318

Ott T, Triboiet N de (1971) A propos de cinq tumeurs du troisième ventricule. Corrélations électro-cliniques et anatomo-pathologiques. Schweiz Arch Neurol Neurochir Psychiatr 109:279–291

Otto K-R (1973) Paranoid-halluzinatorische Psychose nach chronischem Sedafamem-Mißbrauch. Psychiat Neurol Med Psychol (Leipz) 25:245–249

Paal G (1981) Zur Psychopathologie des Hirntumorkranken. Fortschr Neurol Psychiatr 49:265–274

Paige KE (1971) Wirkungen oraler Contraceptiva auf affektive Schwankungen, die mit dem Menstruationscyclus verbunden sind. Psychosom Med 33:515–537

Pauleikhoff B (1964) Seelische Störungen in der Schwangerschaft und nach der Geburt. Enke, Stuttgart

Pauleikhoff B (1969) Atypische Psychosen. Versuch einer Revision der Kraepelin'schen Systematik. In: Huber G (Hrsg) Schizophrenie und Zyklothymie. Thieme, Stuttgart

Paulson GW (1983) Steroid-sensitive dementia. Am J Psychiatry 140:1031–1033

Pélicier Y (1979) Diabetes und Psychologie. Vie Méd 60:751–752

Pellicano C, Nicotera M, Saba P, Martino M, Biasci G, Salvadorini F (1972) Psychiatrische Syndrome im Zusammenhang mit ovarialer Unterfunktion: klinische Forschung und therapeutische Ergebnisse. Neopsichiatria 38:11–34

Pilowsky I (1971) Anticonceptiva und psychiatrische Erkrankungen. Dis Nerv Syst 32:402–405

Pilz H, Heipertz R, Seidel D (1978) Klinische, präklinische und pränatale Diagnose angeborener Sphingolipidosen durch Bestimmung lysosomaler Hydrolasen. Fortschr Neurol Psychiatr 46:207–221

Pilz H, Heipertz R, Seidel D (1979 a) Basic findings and current developments in sphingolipidoses. Hum Genet 47:113–134

Pilz H, Heipertz R, Seidel D (1979 b) Diagnostisches Vorgehen bei Patienten mit Verdacht auf Vorliegen einer spätmanifesten Sphingolipidose oder verwandten Krankheit und neurologisch-psychiatrischer Symptomatik. Nervenarzt 50:749–761

Pollock S, Lewis PD, Kendall B (1981) Whipple's disease confined to the nervous system. J Neurol Neurosurg Psychiatry 44:1104–1109

Pomeroy JC (1980) Klinefelter-Syndrom und Schizophrenie. Br J Psychiatry 136:597–599

Popkiss MEE, Horstman DA, Harpur D (1979) Paralytic shellfish poisoning. A report of 17 cases in Cape Town. S Afr Med J 55:1017–1023

Poser CM, Kassirer MR, Peyser JM (1986) Benign encephalopathy of pregnancy: Preliminary clinical observations. Acta Neurol Scand 73:39–43

Pothe H (1985) Zur Klinik, Therapie und Morphologie der Epidermoide im III. Ventrikel. Zentralbl Neurochir 46:315–321

Prahm H (1977) Atypische juvenile Lipoidose. Nervenarzt 48:147–153

Prakash R, Campbell TW, Petrie WM (1983) Psychoses with propranolol: A case report. Can J Psychiatry 28:657–658

Price LH, Charney DS, Heninger GR (1984) Three cases of manic symptoms following yohimbine administration. Am J Psychiatry 141:1267–1268

Pulst SM, Walshe TM, Romero JA (1983) Carbon monoxide poisoning with features of Gilles de la Tourette's syndrome. Arch Neurol 40:443–444

Rainey JM Jr (1981) Disulfiram toxicity and carbon disulfide poisoning. Am J Psychiatry 134:371–378

Ramani SV (1981) Psychosis associated with frontal lobe lesions in Schilder's cerebral sclerosis: a case report with CT scan evidence. J Clin Psychiatry 42:250–252

Raspe H, Mattussek S (1986) Depressionen bei Patienten mit einer chronischen Polyarthritis. Akt Rheumatol 11:69–74

Read SL (1983) Catatonia in thrombotic thrombocytopenic purpura: case report. J Clin Psychiatry 44:343–344

Reed K, Watkins M, Dobson H (1983) Mania in Cushing's syndrome: case report. J Clin Psychiatry 44:460–462

Rehnström S, Simert G, Hansson JA, Johnson G, Vang J (1977) Chronische hepatische Encephalopathie. Eine psychometrische Studie. Scand J Gastroenterol 12:305–311

Reisecker F, Deisenhammer E, Forstner K (1985) Die transiente globale Amnesie. Wien Klin Wochenschr 97:790–795

Reitler P, Schille D, Benzhaf M, Göpel W (1975) Korrelation psychodiagnostischer Testergebnisse mit pneumenzephalographischen Befunden bei chronischen hirnorganischen Versagenszuständen. Dtsch Gesundheitswes 30:2317–2321

Richards DH (1973) Depression after hysterectomy. Lancet II:430–433

Rieke J (1975) Über depressive Psychosen im Verlauf von Hirntumorerkrankungen. Nervenarzt 46:152–159

Rimón R, Laakso KL (1984) Overt psychopathology in rheumatoid arthritis. A fifteen-year follow-up study. Scand J Rheum 13:324–328

Roman D (1972) Schizophreniforme Psychose nach Mandrax-Überdosierung. Br J Psychiatry 121:619–620

Roos D (1978) Neurological complications in patients with impaired vitamin B 12 absorption following partial gastrectomy. Acta Neurol Scand (Suppl 69)59

Roos D, Willanger R (1977) Various degrees of dementia in a selected group of gastroectomized patients with low serum B 12. Acta Neurol Scand 55:363–376

Rosenbaum JF, Rothman JS, Murray GB (1979) Psychose und Wasserintoxikation. J Clin Psychiatry 40:287–291

Ross WD, Sholiton MC (1983) Specificity of psychiatric manifestations in relation to neurotoxic chemicals. Acta Psychiatr Scand (Suppl 303)67:100–104

Ross WD, Emmett EA, Steiner J et al. (1981) Neurotoxic effects of occupational exposure to organotins. Am J Psychiatry 138:1092–1095

Roxanas MG, Spalding J (1977) Ephedrine abuse psychosis. Med J Aust 64/II:639–640

Rozberg G (1971) Delirium zu zweit im Lauf einer Methylphenidat-Toxikomanie. Acta Psychiatr Belg 71:76–97

Saiz Ruiz J, Anchústegui Melgarejo C, Cabasés JSS (1984) Sintomas alucinatorios persistentes en un caso de encefalopatia bismutica. Actas Luso Esp Neurol Psiquiatr Cienc Afines 12:427–433

Schliep G, Müller W, Schäfer HE, Schröder R, Passarge C, Seidenfaden J, Stammler A (1979) Morbus Whipple. Fortschr Neurol Psychiatr 47:167–208

Schmid-Rüter E, Grubel-Kaiser S (1977) Phenylketonurie: Früherfassung und geistige Entwicklung. Pilotstudie an 89 phenylketonurischen Kindern mit Diätbeginn im ersten bis einschließlich zwölften Lebensmonat. Monatsschr Kinderheilk 125:479–481

Schneider E, Fischer P-A, Jacobi P, Grotz A (1984) Exogene Psychosen beim Parkinsonsyndrom. Häufigkeit und Entstehungsbedingungen. Fortschr Neurol Psychiatr 52:207–214

Schneider K (1987) Klinische Psychopathologie. 13. unveränd Aufl mit einem Kommentar von Huber G und Gross G. Thieme, Stuttgart

Schneider-Helmert D (1985) Dämmerzustände nach dem Hypnotikum Midazolam. Schweiz Med Wochenschr 115:247–249

Schöny W, Hofmann G, Mernyi M (1985) Untersuchung zum Organischen Psychosyndrom mit und ohne Lithiumtherapie. Wien Med Wochenschr H 11:281–284

Schöpf J, Bryois C, Jonquière M, Le PK (1984) On the nosology of severe psychiatric post partum disorders. Results of a catamnestic investigation. Eur Arch Psychiatr Neurol Sci 234:54–63

Schomerus H (1986) Erscheinungsformen, Häufigkeit und Theorie der portokavalen Encephalopathie. Therapiewoche 36:1027–1030

Schomerus H, Hamster W, Blunck H et al. (1981) Latent portosystemic encephalopathy. I. Nature of cerebral functional defects and their effect on fitness to drive. Dig Dis Sci 26:622–630

Schottenfeld RS, Cullen MR (1984) Organic affective illness associated with lead intoxication. Am J Psychiatry 141:1423–1426

Schrappe O (1963) Das hypoglykämische Syndrom. Forensisch-psychiatrischer und psychopathologischer Beitrag. Fortschr Neurol Psychiatr 10:523–548

Schürmann D, Ruf B, Hertel G, Pohle HD (1986) Neurologische Symptomatik bei Legionella-Infektion. Kasuistischer Beitrag zur Klinik und Diagnostik der Legionellose. Nervenarzt 57:487–489

Schulte DB (1976) Paranoid-halluzinatorische Psychosen bei Akromegalie. Schweiz Arch Neurol Neurochir Psychiatr 118:357–377

Schweitzer I, Hirschfeld JJ (1984) Psychose nach einer Gesichtsspannung: eine seltene Komplikation. Plast Reconstr Surg 74:419–422

Serpe SJ (1972) Brom-Vergiftung. NY St J Med 72:2086–2088

Ser Quijano T del (1985) Existen trastornos de memoria en el sindrome del aceite tóxio? Estudio caso-control de dos gemelas. Arch Neurobiol (Madr) 48:124–132

Shapiro S (1983) Depression in a patient with dementia secondary to cerebrotendinous xanthomatosis. J Nerv Ment Dis 171:568–571

Shmelkin DG, Shmelkina RD (1984) EEG changes associated with tumors in the area of the third ventricle attended by the hypersomnic syndrome. Zh Nevropatol Psikhiatr 84:663–668

Shuping JR, Toole JF, Alexander E (1980) Transient global amnesia due to glioma in the dominant hemisphere. Neurology 30:88–90

Silberfarb PM, Bates GM (1983) Psychiatric complications of multiple myeloma. Am J Psychiatry 140:788–789

Singal RL, Thomas JA (eds) (1980) Lead toxicity. Urban & Schwarzenberg, Baltimore München

Smirne S, Scarlato G, Comi G, Franceschi M (1976) Episodische Schlafsucht in einem Fall von Pinealom. Riv Neurol 46:413–420

Smith A, Yu JS, Brown DA (1979) Childhood cystinuria in New South Wales. Results in children who were followed up after being detected by urinary screening in infancy. Arch Dis Childh 54:676–681

Smith WO, Clark ML (1980) Self-induced water intoxication in schizophrenic patients. Am J Psychiatry 137:1055–1060

Smits MG, Gabreels FJM, Thijssen HOM et al. (1983) Progressive idiopathic strio-pallido-dentate calcinosis (Fahr's disease) with autosomal recessive inheritance. Report of three siblings. Eur Neurol 22:58–64

Smoczyński S (1972) Psychopathology in cases of tumour in the cerebral temporal region (in Polnisch). Psychiatr Pol 6:505–510 (mit engl. Zusammenfass.)

Snow SS, Logan TP, Hollender MH (1980) Nasensprayanwendung und Psychose. Br J Psychiatry 136:297–299

Sone K (1983) Über fünf Fälle von sogenannten „Dermato- und Enterozoenwahn" – psychopathologische und neuropsychologische Betrachtungen. Folia Psychiatr Neurol Jpn 37:37–56

Spensley J (1972) Methylphenidat-Psychose bei Folie a deux. J Nerv Ment Dis 155:288–290

Spinnler H, Sterzi R, Vallar G (1980) Amnesic syndrome after carbon monoxide poisoning. A case report. Schweiz Arch Neurol Neurochir Psychiatr 127:79–88

Stauber H (1986) Psychosomatik der Frauenheilkunde. In: Kisker KP, Lauter H, Meyer JE, Müller C, Strömgren E (Hrsg) Krisenintervention, Suizid, Konsiliarpsychiatrie. Springer, Berlin Heidelberg New York Tokyo (Psychiatrie der Gegenwart, 3. Aufl, Bd 2, S 229–258)

Stokke DB, Soerensen E (1973) Psychiatrische Manifestationen bei thyreotoxischen Patienten (in Dänisch). Ugeskr Laeger 135:2687–2690 (mit engl. Zusammenfass.)

Stoudemire A, Baker N, Thompson TL (1981) Delirium induced by topical application of podophyllin: a case report. Am J Psychiatry 138:1505–1506

Struwe G, Wennberg A (1983) Psychiatric and neurological symptoms in workers occupationally exposed to organic solvents – results of a differential epidemiological study. Acta Psychiatr Scand (Suppl 303)67:68–80

Struwe G, Knave B, Mindus P (1983) Neuropsychiatric symptoms in workers occupationally exposed to jet fuel – a combined epidemiological and casuistic study. Acta Psychiatr Scand (Suppl 303)67:55–67

Stýblová V, Bencko V, Drobný M et al. (1980) Neurotoxic effect of manganese, the hygienic aspects, pathogenesis, clinical image, medical treatment (in Tschechisch) Czech Neurol Neurochir 43:222–231 (mit engl. Zusammenfass.)

Suchenwirth RMA (1971) Neurologie und Neuropsychologie der Scheitelhirntumoren. Med Monatsschr 25:348–355

Summers WK, Reich TC (1979) Delirium after cataract surgery: review and two cases. Am J Psychiatry 136:386–391

Sydney Smith J, Brierley H, Brandon S (1971) Akinetic mutism with recovery after repeated carbon monoxide poisoning. Psychol Med 1:172–177

Szabó W, Molnár G (1980) Symptomänderung bei Generationspsychosen. Katamnestische Bearbeitung (in Ungarisch). Ideggyóg Szle 33:464–467

Tackmann W, Herdemerten S (1979) Neurologische Symptome bei der A-β-Lipoproteinämie (Bassen-Kornzweig-Syndrom). Darstellung anhand von drei eigenen Fällen und Literaturübersicht. Fortschr Neurol Psychiatr 47:24–35

Takezaki F, Inotani T, Ikeda T, Yasuoka T (1984) A case of methamphetamine psychosis characterized by fancy delusions of grandeur. Psychiatr Neurol Jpn 86:621–630

Taxer F, Haller R, König P (1986) Klinische Frühsymptome und CT-Befunde beim Fahr'schen Syndrom. Nervenarzt 57:583–588

Theilgaard A, Nielsen J, Sørensen A, Frøland A, Johnsen SG (1971) A psychological-psychiatric study of patients with Klinefelter's syndrome. Munksgaard, Kopenhagen

Thienhaus OJ, Khosla N (1984) Meningeal cryptococcosis misdiagnosed as a manic episode. Am J Psychiatry 141:1459–1460

Thiess AM, Kleinsorge H (1977) Neurotoxisch wirkende Substanzen und Unfallgeschehen in der chemischen Industrie. Zentralbl Arbeitsmed 27:77–80

Thomasius R (1986) Hirnorganische Veränderungen nach Lösungsmittelmißbrauch. Nervenarzt 57:596–598

Thygesen P, Hermann K, Willanger R (1973) Konzentrationslagerüberlebende in Dänemark. In: Ermüdung und vorzeitiges Altern. Folge von Extrembelastungen. 5. Internationaler Medizinischer Kongreß der FIR. Barth, Leipzig

Tilz GP (1973) Ein Fall von pseudohalluzinatorischen Erscheinungen unter Pentazocin (Fortral), eine kasuistische Mitteilung. Münch Med Wochenschr 115:699–700

Torre E, Ancona M, Scotto G (1985) Reserpina e depressione. Casi clinici. Minerva Psichiatr 26:87–89

Trabert W (1985a) Intoxikationspsychosen nach Suizidversuchen mit Dephenhydramin. Nervenarzt 56:48–49

Trabert W (1985b) Dermatozoenwahn bei Hypoparathyreoidismus – Überlegungen zur Wahngenese. Psychiatr Neurol Med Psychol (Lpz) 37:648–655

Troost J, Staal GEJ, Willemse J, Heijden MCM van der (1977) Fucosidosis. I. Clinical and enzymological studies. Neuropädiatrie 8:155–162

Turner TH, Cookson JC, Wass JAH, Drury PL, Price PA, Besser GM (1984) Psychotic reactions during treatment of pituitary tumours with dopamine agonists. Br Med J 289:1101–1103

Turpin TJ, Heath DS (1979) Zusammenhang zwischen Hysterektomie und Depression. Can J Psychiatry 24:247–254

Vallarta JM, Bell DB, Reichert A (1974) Progressive encephalopathy due to chronic hydantoin intoxication. Am J Dis Child 128:27–34

Varney NR, Alexander B, MacIndoe JH (1984) Reversible steroid dementia in patients without steroid psychosis. Am J Psychiatry 141:369–372

Viarengo E, Verdirosi E (1985) Sindrome di astinenza da benzodiazepine. Un caso clinico. Minerva Psichiatr 26:91–93

Vollmer ME, Weiss H, Beanland C, Krumholz A (1985) Prolonged confusion due to absence status following metrizamide myelography. Arch Neurol 42:1005–1008

Volosova EM (1975) Concerning clinico-anatomical observation of Sheehan's syndrome with psychic disturbances (in Russisch). Zh Nevropatol Psikhiatr 75:1053–1057 (mit engl. Zusammenfass.)

Waldmann H (1973) Psychiatrische Notfälle in der Schwangerschaft und im Wochenbett. Münch Med Wochenschr 115:1039–1043

Walther-Buel H (1968) Zur allgemeinen Psychiatrie der somatogenen Psychosen. Schweiz Arch Neurol Neurochir Psychiatr 101:121–136

Waring EM (1972) Psychische Manifestation des Lupus erythematodes. Can Psychiatr Ass J 17:23–27

Warren M, Bick PA (1984) Two case reports of trazodone-induced mania. Am J Psychiatry 141:1103–1104

Webb MGT, Weit DG, Moore JNP (1971) Diagnose von Vitamin B 12-Mangel bei psychiatrischen Patienten. J Irish Med Ass 64:403–408

Weddington WW, Banner A (1986) Organic affective syndrome associated with metoclopramide: case report. J Clin Psychiatry 47:208–209

Weddington WW, Marks RC, Verghese JP (1980) Disulfiram encephalopathy as cause of the catatonia syndrome. Am J Psychiatry 137:1217–1219

Weinberger DR, Kelly MJ (1977) Catatonia and malignant syndrome: a possible complication of neuroleptic administration. Report of a case involving haloperidol. J Nerv Ment Dis 165:263–268

Weiss M, Meshulam B, Wijsenbeek H (1981) The possible relationship between Laurence-Moon-Biebl-Bardet syndrome and a schizophrenia-like psychosis. J Nerv Ment Dis 169:259–260

Weitbrecht HJ (1957) Zur Frage der Spezifität psychopathologischer Symptome. Fortschr Neurol Psychiatr 25:41–56

Weller RA, Weller EB (1982) Anorexia nervosa in a patient with an infiltrating tumor of the hypothalamus. Am J Psychiatry 139:824–825

Wheatley D, Balter M, Levine J, Lipman R, Bauer ML, Bonato R (1975) Psychiatrische Aspekte des Hochdrucks. Br J Psychiatry 127:327–336

Wieck HH (1977) Lehrbuch der Psychiatrie, 2. Aufl. Schattauer, Stuttgart

Wiehler S, Weißenborn K, Christomanou H (1984) Progredientes hirnorganisches Psychosyndrom mit Erniedrigung der Sphingomyelinase-Aktivität. Aktuel Neurol 11:197–199

Wörz R (1976) Zur Früherkennung intrakranieller Tumoren. Med Welt 27:553–557

Yamada M, Ishimaru T (1978) "Syndrome malin"-like symptoms probably due to interaction between neuroleptica and oral antidiabetic agents. Folia Psychiatr Neurol Jpn 32:33–40

Yamada M, Kashiwamura K, Nakamura Y, Ota T, Nakamura K (1978) On psychiatric symptoms of Neuro-Behcet's syndrome. Folia Psychiatr Neurol Jpn 32:191–197

Young JG (1981) Methylphenidate-induced hallucinosis: case histories and possible mechanisms of action. J Develop Behav Pediat 2:35–38

Zaccara G, Paganini M, Campostrini R, Arnetoli G, Zappoli R, Moroni F (1984) Hyperammonemia and valproate-induced alterations of the state of consciousness. Eur Neurol 23:104–112

Zapotoczky HG (1970) Exogene Reaktionstypen bei Barbituratvergiftungen. Psychiatr Neurol Med Psychol (Leipz) 22:411–413

Zaret BS, Cohen RA (1986) Reversible valproic acid-induced dementia: a case report. Epilepsia (NY) 27:234–240

Ziegler DK, Kaufman A, Marshall HE (1977) Plötzlicher Gedächtnisverlust im Zusammenhang mit einem Thalamustumor. Arch Neurol 34:545–548

Zillig G (1949) Neurologische und psychopathologische Befunde bei Lebererkrankungen. Arch Psychiatr Nervenkr 181:21–52

3. Zerebrovaskuläre Erkrankungen

A. BRUN und L. GUSTAFSON

INHALTSVERZEICHNIS

A. Einleitung

Zerebrovaskuläre Erkrankungen bilden in der westlichen Welt die dritthäufigste
Todesursache. Die Erkrankungen sind darüber hinaus die Hauptursache neuro-

logischer Behinderungen und seelischer Störungen, insbesondere im höheren Alter. Bislang wurde bei zerebrovaskulären Erkrankungen kein einfaches genetisches Erbmuster gefunden; indessen zeigen Angehörige von Patienten mit der Kombination Schlaganfall und Demenz ein etwas erhöhtes Risiko (ÅKESSON 1969; JARVIK u. MATSUYAMA 1983), und es wurden hereditäre Formen einer zerebrovaskulären Demenz beschrieben (GUDMUNDSSON et al. 1972; SOURANDER u. WÅLINDER 1977). Der stärkste Risikofaktor für alle Typen des Schlaganfalls ist die Hypertonie. Weitere wesentliche Risikofaktoren sind: Kardiovaskuläre Erkrankung, Diabetes, Hyperlipämie und pathologische Veränderungen der Blutviskosität (KANNEL et al. 1976).

Es gibt keine psychopathologischen Symptome oder Syndrome, die für eine zerebrovaskuläre Erkrankung pathognomisch wären. Daher ist die positive Diagnostik einer zerebrovaskulären Ätiologie klinisch auf die Erfassung von syndromatischen Symptomgruppierungen zu gründen, ferner auf die zeitliche Staffelung ihres Beginns und die Schnelligkeit ihrer Entwicklung. Wir beschränken unsere Darstellung auf seelische Störungen bei zerebrovaskulären Erkrankungen und die Beziehung dieser Symptome zu den strukturellen und funktionellen Hirnveränderungen. Das Schwergewicht wird auf die diagnostischen Verfahren, weniger auf die Rehabilitation und Behandlung gelegt. Die Erörterung neuropathologischer Befunde enthält nur in begrenztem Maße histopathologische Einzelheiten.

B. Zerebrale Durchblutung

Pathophysiologie und klinische Manifestation einer zerebrovaskulären Erkrankung werden durch einige Eigentümlichkeiten der zerebralen Zirkulation beeinflußt, etwa durch die Anatomie der Gefäße, die Autoregulation der Hirndurchblutung und die Isolation des Hirns von der systemischen Zirkulation durch die Bluthirnschranke. Diese Autoregulation ist für die Aufrechterhaltung einer funktionell adäquaten und relativ konstanten Hirndurchblutung verantwortlich, dies auch bei markanten Veränderungen des systemischen Blutdrucks (STRANDGAARD et al. 1973). Hypertoniepatienten zeigen eine höhere obere und untere Grenze der Selbstregulation, so daß die Hirndurchblutung für einen Blutdruckabfall vulnerabler wird. Oberhalb und unterhalb des Selbstregulierungs-Plateaus bricht die Autoregulation zusammen, und die Hirndurchblutung folgt passiv dem allgemeinen Blutdruck. Ein Absinken des systolischen Blutdrucks unter die autoregulative Grenze kann Hirnischämien verursachen, dies zumal in Grenzgebieten der Hirngefäße und in solchen Hirnstrukturen, die für eine Hypoxie besonders anfällig sind. Wenngleich bei älteren Menschen eine Neigung zu gehäuften orthostatischen Hypotonien besteht (CAIRD et al. 1973), bleibt der Blutdruck so lange adäquat geregelt, wie der Patient vor zusätzlichen Belastungen – etwa durch Medikamente mit potentiell hypotensiven Nebenwirkungen – bewahrt wird.

Die funktionelle Aktivität des Hirns zeigt eine enge Abhängigkeit vom zerebralen Sauerstoffverbrauch und von der Hirndurchblutung (RAICHLE et al. 1976). Diese Abhängigkeit bleibt auch bei der Demenz bestehen, nicht aber beim akuten Schlaganfall (FRACKOWIAK et al. 1981). Zur Messung der allgemeinen und regionalen Hirndurchblutung sind unterschiedliche Techniken benutzt worden. Mit ihrer Hilfe wurden Untersuchungen bei organischer Demenz und bei normalem Altern durchgeführt (LASSEN u. INGVAR 1972; RISBERG 1980; LAVY et al. 1978; TASHIBANA et al. 1984). Einige dieser Studien zeigen eine altersabhängige Abnahme der Hirndurchblutung, vorwiegend in den vorderen und zentralen Rindenabschnitten (MELAMED et al. 1980; HAGSTADIUS u. RISBERG 1987); andere Autoren (GOTTSTEIN u. HELD 1979; GLOBUS et al. 1984) fanden dagegen eine normale Hirndurchblutung und unveränderte regionale Verteilungsmuster.

C. Überlegungen zur Pathologie

I. Grundprinzipien

Zerebrovaskuläre Läsionen, welche zu Demenz oder anderen Typen von Dysfunktion führen können, weisen zwei Haupttypen auf: Infarkte und Hämorrhagien.

Infarkte resultieren im wesentlichen aus einer Einschränkung des Energiesubstrats in bezug auf jenen Bedarf, der für die Aufrechterhaltung der Funktion und der morphologischen Struktur des Hirngewebes erforderlich ist. Die Höhe dieses Bedarfs ist für verschiedenartige Gewebstypen und Hirnregionen (selektive Vulnerabilität) unterschiedlich und hängt auch vom Entwicklungs- und Funktionszustand zum Zeitpunkt der Schädigung ab. Neben diesen Faktoren, welche darüber entscheiden, wann und wo es zu einer Schädigung kommt, gibt es „prämorbide" Bedingungen, die die Kompensationsmechanismen beeinträchtigen; hierzu gehören vaskuläre, kardiale und pulmonale Erkrankungen. Beim Auftreten einer zerebralen Schädigung hängen deren Auswirkungen vom Fehlen oder Vorliegen früherer stiller Hirnläsionen ab.

Auf diesem Hintergrund leuchtet ein, daß die morphologischen und funktionellen Folgen eines Insults schwer vorhersehbar sind. Durch die modernen Techniken zur Erfassung der Morphologie des Hirns (CCT, NMR, PET; Messung der regionalen Hirndurchblutung) und durch die sorgfältige Korrelation der hierbei gewonnenen Ergebnisse mit den Autopsiebefunden wurde aber das Verständnis für die Grundlagen des Hirninfarkts erleichtert. Hieran knüpft sich die Hoffnung auf die Entwicklung künftiger präventiver und therapeutischer Verfahren.

Ein Versorgungsengpaß des Hirns kann entweder durch eine starke Reduktion oder Obstruktion der arteriellen oder venösen Hirndurchblutung entstehen oder durch eine primäre hypoxische oder hypoglykämische Insuffizienz der Energiezufuhr zustandekommen. Beide können auch gleichzeitig vorhanden sein.

II. Infarkt bei Behinderung der arteriellen Blutzufuhr

Behinderungen der arteriellen Blutzufuhr beruhen auf Thrombosen, Embolien oder auf vaskulären Stenosen, die mit einem Systemfaktor – wie z. B. Blutdruckabfall – einhergehen. Gewöhnlich entstehen Thrombosen, Embolien oder Steno-

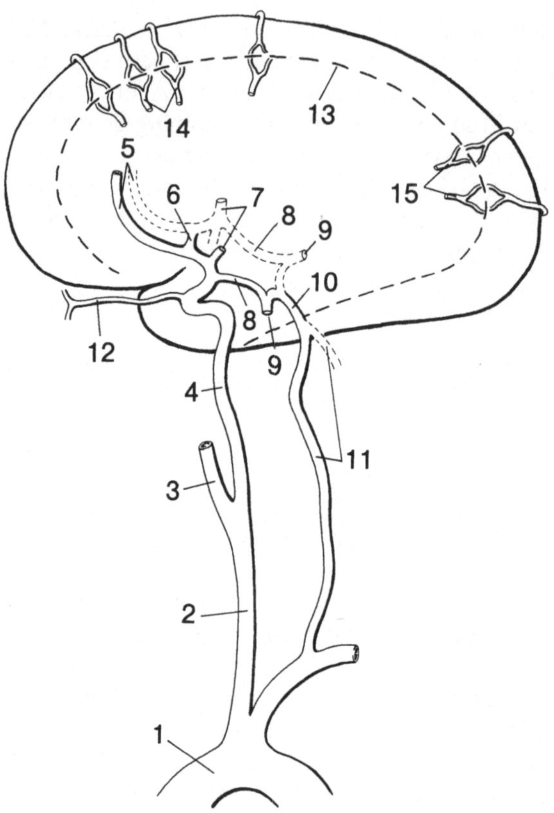

Abb. 1. Hirnkreislauf. Die Versorgung der linken Hirnhälfte in durchgezogenen Linien, Gefäße auf der rechten Seite in unterbrochenen Linien. Vom Aortenbogen (*1*) zweigt die Arteria carotis communis (*2*) ab und teilt sich in die Arteria carotis externa (*3*) und die Arteria carotis interna (*4*), die sich dann aufsplittert in die Arteria cerebri anterior (*5*) und die Arteria cerebri media (*7*) und mit der Arteria cerebri posterior (*9*) über die Arteria communicans posterior (*8*) in Verbindung steht. Die Verbindung mit den korrespondierenden Gefäßen der rechten Seite, auch über die Arteria communicans anterior (*6*), bildet den Circulus Willisii mit seinen zwei Haupttypen, dem adulten CW mit nicht-funktionierenden hinteren kommunizierenden Arterien (*8*) und dem fötalen CW mit weiten hinteren kommunizierenden Arterien (*8*), wobei der erste Abschnitt der Arteria cerebri posterior eng und praktisch nicht funktionsfähig ist, so daß die ganze Hemisphäre von der Karotisversorgung abhänge. Häufig gibt es auch Kombinationen mit einem asymmetrischen Circulus Willisii. Die drei zerebralen Hauptarterien anastomosieren im Bereich der Grenzzone (Wassenscheidenregion) (*13*) – welche durch die gestrichelte hufeisenförmige Linie dargestellt wird – über die meningealen Anastomosen (Hübner) (*14, 15*). Das Versorgungsgebiet der A. cerebri media liegt innerhalb dieser Grenzzone und verbindet sich hier mit den Versorgungsgebieten der A. cerebri ant. (*14*) und der A. cerebri post (*15*). Eine der Vertebralarterien (*11*) kann hypoplastisch sein. Neben den Anastomosen im Circulus Willisii und im Grenzzonenbereich gibt es einige andere, z. B. die Arteria ophtalmica (*12*), welche die Systeme der A. carotis in. und der A. carotis ext. miteinander verbinden. Beim Vorhandensein einer Arteriosklerose können die Hirngefäße stenosiert sein oder sich nicht mehr vollständig oder rasch genug ausdehnen. In diesem Fall sind die Gefäßanastomosen nicht mehr funktionsfähig, da der Zeitfaktor eine entscheidende Rolle bei der Aufrechterhaltung des Hirnkreislaufs spielt

sen auf arteriosklerotischer (Atheromatose und hypertensive Angiopathie) Grundlage. Weniger häufige Ursachen sind Spasmen, Kompressionen, septische Gefäßprozesse, Kollagenerkrankungen, fibromuskuläre Dysplasie und ähnliche Krankheiten.

Die Lokalisation und Ausdehnung eines Infarkts hängen davon ab, an welcher Stelle es zu Behinderungen der Blutzufuhr kommt und welche Anastomosen jenseits des Strömungshindernisses vorhanden sind.

Ein Organ, welches gegenüber Mängeln des Energiesubstrats derart empfindlich ist wie das Gehirn, muß über reichliche kollaterale Gefäßverbindungen verfügen. Solche Anastomosen bestehen

1. zwischen A. carotis externa und interna durch die A. ophtalmica;
2. durch den Circulus Willisii, dessen Zirkulationsring im Idealfall eine Verbindung der drei größeren zerebralen Arterien und des Karotis- sowie des Vertebralis-Systems herstellt und
3. meningeale Gefäßverbindungen zwischen eben diesen größeren Arterien, die in ihren peripheren Ausbreitungsgebieten, der Wasserscheide oder Grenzzone, durch kollaterale Gefäßnetze miteinander in Verbindung stehen (Abb. 1).

Sind diese Kollateralen und Anastomosen in gutem Zustand und ohne wesentliche arteriosklerotische Veränderungen, so verhindert oder vermindert dies die Folgen der Verschlüsse größerer Gefäße. Die Funktionsfähigkeit des Kollateralkreislaufs kann aber erheblich eingeschränkt sein durch Varianten des Circulus Willisii, also durch das Nichtvorhandensein einer A. communicans ant. oder das häufige – manchmal doppelseitige – Fehlen einer A. communicans post. Dadurch wird die Blutzufuhr des Carotis-Systems völlig von der des Vertebralis-Systems getrennt. Wie sich aus der Legende zu Abb. 1 ergibt, macht andererseits ein fötaler Circulus Willisii die ganze Hemisphäre vom Carotiskreislauf abhängig; dies bedeutet wiederum längere Versorgungswege, die für periphere Blutdruckabfälle anfälliger sind. Bestehen arteriosklerotische Veränderungen im Bereiche der meningealen Anastomosen, so beschneidet dies die Möglichkeiten einer erkrankten Arterie, die Strombahn benachbarter Gefäße in Anspruch zu nehmen.

1. Infarktmuster

Der thrombotische Verschluß der A. carotis interna kann bei guten Anastomosen unbemerkt verlaufen oder zu einem Grenzzonen-Infarkt führen, der unausgedehnt bleibt, wenn nur eine oder wenige meningeale Anastomosen stenosiert oder verschlossen sind. Es sollte indessen bedacht werden, daß die Grenzzonen-Infarkte nicht nur oberflächlich liegen, sondern auch in das Mark bis zum Ventrikelsystem reichen. Hierdurch kommt es zur Schädigung von Axonen, die in nicht betroffenen medialen kortikalen Bereichen ihren Ursprung haben und zur inneren Kapsel ziehen. Auf diese Weise kann es sowohl zu frontalen wie zu parietalen Funktionsstörungen kommen (Abb. 2, 3).

Bei einem älteren und weniger adaptionsfähigen Gefäßsystem führt der Karotisverschluß zu einer sehr viel ausgedehnteren Infarzierung des Versorgungsgebietes der mittleren Hirnarterie. Auf diese Weise wird das gesamte Versorgungsge-

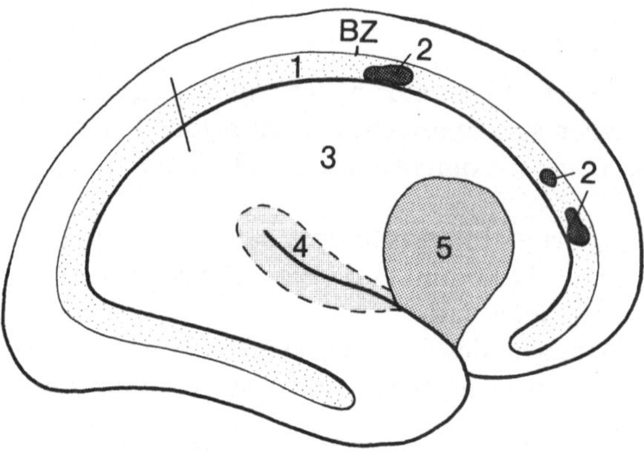

Abb. 2. Rechte Hemisphäre mit prinzipiell unterschiedlichen vaskulären Läsionen. Ein Verschluß der Arteria carotis interna kann zu einem Infarkt innerhalb der Grenzzone (*BZ*), meist innerhalb des Bereichs der A. cerebri ant. und A. cerebri media (*1*) führen, wenn ein adulter Circulus Willisii vorliegt. Besteht dagegen ein fötaler Circulus Willisii, so kann eine Infarzierung im Bereich der ganzen Grenzzone auftreten. Bei guten Anastomosen kommt es nicht zum Infarkt oder nur zu kleinen, herdförmigen Läsionen (*2*). Bei schlechten Anastomosen infarziert das gesamte Territorium der A. cerebri media (*3*). Die selbe Situation resultiert aus einem Verschluß des ersten Segments der A. cerebri media; bei lateraler gelegenem Verschluß und guten Anastomosen betrifft der Infarkt nur die perisylvische Area (*4*). Distaler gelegene Verschlüsse der Verzweigungen der A. cerebri media führen zu kleineren Infarkten (*5*), deren Größe wiederum von den meningealen Anastomosen mit benachbarten Arterienzweigen abhängt

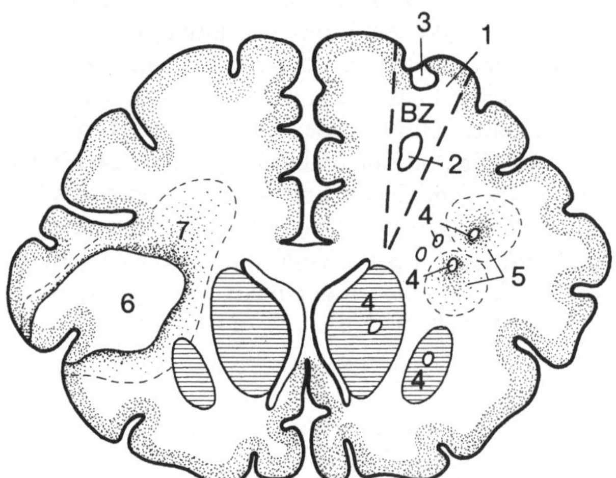

Abb. 3. Frontalschnitt durch das Corpus striatum mit unterschiedlichen Infarkttypen. Der Verschluß der Carotis kann zu einem keilförmigen Infarkt in der Grenzzone führen; diese ist entweder total (*1*), inkomplett oder fleckförmig mit Läsionen innerhalb der weißen Substanz (*2*) oder des Kortex (*3*). Man beachte die Ausbreitung der Infarktzone zum Ventrikelsystem mit Unterschneidung des parasagitalen Kortex. Der Veschluß der kleinen, intrazerebralen Verzweigungen führt zu lakunären Infarkten (*4*) oder kleinen kompletten Infarkten, welche oft von inkompletten Infarkten umgeben sind (*5*). Diese können wiederum in weiten Bereichen des Marks zu Zonen partieller Myelindestruktion zusammenfließen, wie zum Beispiel bei der Binswangerschen Krankheit. Größere linksseitige Infarkte haben ein komplettes Infarktzentrum (*6*), das sich zu einer Kaverne oder einer funktionell stummen Narbe umbildet, und können von inkompletten Infarkten umgeben sein (*7*), mit einer engen Zone innerhalb der grauen Substanz, häufiger aber mit weiter Streuung innerhalb der weißen Substanz bei abgestufter Schwere in Richtung der normalen Markstruktur

biet der A. cerebra media infarziert unter Einschluß der meisten Basalganglien. Anteile des Versorgungsgebietes der vorderen Hirnarterie werden auf diese Weise, wiewohl selbst unbeschädigt, durch die Zerstörung ihrer Verbindungswege zum Rest des Gehirns isoliert.

Ein Verschluß des ersten Segments der mittleren Hirnarterie bewirkt dasselbe; liegt der Verschluß einige wenige Zentimeter distal nach der Abzweigung der A. lenticulo-striata, bleiben die Basalganglien ausgespart (Abb. 3).

Auch in dieser Situation kann aber der Infarkt auf eine ziemlich unbedeutende Läsion im Bereich der Fissura Sylvii begrenzt bleiben, und zwar durch erhaltene und funktionierende Kollateralgefäße, einschließlich der meningealen Anastomosen. Das ist indessen bei älteren Menschen selten. Die Infarktmuster sind durch ROMANUL (1970) gut beschrieben worden.

Im Bereich des vertebro-basilaren Systems bewirken einseitige Verschlüsse der Vertebralarterie gewöhnlich nur begrenzte Schädigungen, wenn die hintere, untere Zerebellararterie, welche die Medulla oblongata versorgt, nicht mitbetroffen ist. Oft ist jedoch die andere Vertebralarterie hypoplastisch oder eingeengt und die hinteren kommunizierenden Hirnarterien funktionieren nicht. Bei Überlebenden führt dies zu einem schweren Syndrom mit Infarzierung des Hirnstamms und aller seiner absteigenden und aufsteigenden Bahnen unter Einschluß von zehn der zwölf Hirnnerven, des Kleinhirns und der Versorgungsgebiete der beiden hinteren Zerebralarterien; hierdurch sind auch Thalami sowie die hinteren temporobasalen und parieto-okzipitalen Hirnregionen betroffen.

Kommt es zu einem Verschluß der Basilararterie, so bleibt die Medulla verschont, während der Rest der oben bereits angeführten Areale infarziert wird. Die Situation stellt sich anders dar, wenn die Arteriae communicantes posteriores weit genug sind, um eine Anastomose nicht nur zu den hinteren Hirnarterien, sondern auch zu den intakten Anteilen der Basilararterien zu ermöglichen. Unter diesen Verhältnissen kann die Infarzierung auf die Bereiche der Pons beschränkt bleiben.

Gehen wir vom Bereich der extrakranialen Karotiden über den intrakranialen Circulus Willisii an der Hirnbasis zu den meningealen Anastomosen der Konvexität weiter, so wird das nächste und vierte Niveau der Zirkulation durch die intrazerebralen Arterien gebildet. Der Kortex wird reichhaltig durch kurze Arterien versorgt, während lange penetrierende Arterien zur weißen Substanz und zu den zentralen grauen Kernen ziehen und nur geringe oder fehlende anastomotische Verbindungen aufweisen. Ein Verschluß führt daher hier unweigerlich zu einem Zusammenbruch der gesamten zirkulatorischen Versorgung und zum Infarkt. Dies Areal ist indessen gewöhnlich klein, von wenigen bis zu 10–20 mm, und es resultiert ein sogenannter lakunärer Infarkt. Die zugrundeliegende vaskuläre Erkrankung ist häufig eine hypertensive Angiopathie. Sie betrifft gewöhnlich viele Gefäße; dies bedingt die Häufung einer großen Zahl von Lakunen in den Basalganglien und der tiefergelegenen weißen Substanz und führt zu einem Status lacunaris. Solche Läsionen werden nach FISHER (1982) sehr häufig im Putamen, im Nucleus caudatus, Thalamus, in der Pons und inneren Kapsel gefunden; andere fanden sie vorwiegend im periventrikulären besonders frontalen Mark (ISHII et al. 1986) (Abb. 3).

2. Gewebsveränderungen

a) Kompletter Infarkt

Histologische Einzelheiten sind in diesem Zusammenhang weniger interessant. Der Infarkt geht mit einem kompletten Gewebsuntergang einher, welcher eine Kaverne hinterläßt. Das ist jedenfalls bei größeren Infarzierungen der Fall, wo reparative Vorgänge eine zu lange Distanz zu überwinden haben, um das Infarktzentrum zu erreichen, bevor es sich auflöst, so daß einwachsenden Gefäßen das erforderliche Kletterspalier entzogen ist.

Kleinere Infarkte sowie die Peripherie größerer Infarkte werden gewöhnlich durch Gefäße und Astrozyten organisiert; es bildet sich eine funktionslose Narbe und trotz kompletter Infarzierung keine Höhle. Zu diesem Resultat kommt es auch, wenn der Infarkt die dichteren Gefäßkomponenten, also die Gefäße und die Astrozyten ausspart und nur die empfindlicheren Neurone, Axone und Oligodendrogliazellen vernichtet.

b) Inkompletter Infarkt

Auch wenn Kollateralgefäße nicht in der Lage sind, eine Infarzierung völlig zu verhindern, so können sie doch bis zu einem gewissen Grad in der Peripherie der Infarktzone von Nutzen sein, und zwar umso besser, je weiter sie vom Infarktzentrum entfernt sind (Abb. 3).

Infarkte sind häufig nicht eine abgegrenzte, scharf definierte homogene Läsion, sondern eine Zone mit einem Schädigungsgradienten zwischen abgestorbenen zentralen und unbeschädigten peripheren Gewebsanteilen, welche mehr und mehr normale Gewebsanteile und immer weniger reaktive Komponenten enthalten. Solche inkompletten Infarktzonen weisen noch einige, aber nicht alle ursprünglichen neuronal funktionierenden Strukturen auf. Einige dieser Strukturen bleiben zumindest für einen gewissen Zeitraum in Arealen erhalten, deren Energiezufuhr nicht mehr als das Überleben erlaubt: Ischämische Penumbra (Astrup et al. 1981; Lassen 1982).

In der akuten Phase sind diese Infarktzonen darüber hinaus durch ein Ödem gekennzeichnet, das später aufgelöst wird. Dies bedeutet, daß die Größe eines Infarkts der klinischen Symptomatik nicht immer völlig entspricht, und daß das neurologische Defizit oft größer erscheint als dies auf Grund der neuroradiologischen Befunde zu erwarten wäre. Die hier liegenden diagnostischen Probleme sind u. a. von Lassen (1982) diskutiert worden.

Dazu kommt noch, daß der Kollateralkreislauf vor allem bei Infarkten der grauen Substanz zu hämorrhagischen Reaktionen in der Peripherie der Infarktzone führen kann. Solche Randblutungen sind besonders ausgeprägt bei Embolien; man sieht dann gewöhnlich multiple disseminierte Infarkte, von denen einige blaß und andere hämorrhagisch sind.

Vor diesem Hintergrund sollen nun einige wesentliche Infarktmuster besprochen werden.

3. Syndrome bei unterschiedlich lokalisierten Infarkten

Große Infarkte, welche zur Demenz führen, charakterisieren das Syndrom der Multi-Infarkt-Demenz (MID). Ein totales Infarktvolumen von etwa 100 ml wird nach TOMLINSON (1980) als die Grenze angesehen, jenseits deren Demenz eine regelmäßige Folge ist. Große Infarkte werden natürlich durch Verschlüsse der größeren und daher extrazerebralen Gefäße verursacht. Diese sind oft der Sitz der Atheromatose, und zwar in erster Linie A. carotis interna an der Bifurkation und im intrakraniellen Anteil, das erste Segment der A. cerebri media sowie A. basilaris an ihren beiden Enden (ADAMS u. FISHER 1961). Neben Embolien führen die atheromatösen Läsionen zur Gefäßstenose und prädisponieren zur Thrombenbildung. Die Ursache der Mehrzahl der größeren zerebralen Infarkte liegt also außerhalb des Hirns und sogar extrakraniell, besonders im Bereich des Herzens, einer häufigen Emboliequelle (RATCLIFF u. WILCOCK 1985); temporäre Störungen mit Verminderung des Schlagvolumens können in Verbindung mit vaskulären Stenosen – etwa im Karotisbereich – einen Hirninfarkt zur Folge haben. Die große oder gar überwiegende Bedeutung solcher extrakranieller Ursachen wird von einigen Autoren betont (SOURANDER u. SOURANDER 1977; HACHINSKI et al. 1974; MITCHINSON 1980; BUSSE 1982). Andere Autoren, wie z. B. BRUST (1983) schreiben den Verschlüssen der A. cerebri media eine führende Rolle zu.

Große Infarkte ziehen gewöhnlich Rinde, Mark und Basalganglien in Mitleidenschaft; in einer kleinen Gruppe von Fällen bleibt aber der Kortex verschont. Dabei ist zu beachten, daß große Infarkte oft von unvollständigen Nekrosen umgeben sind (LINDENBERG 1957; SCHOLZ 1957); Ödeme, welche bisweilen ausgedehnte Areale der weißen Substanz umfassen, unterschneiden dann den Kortex. Solche Läsionen sind wenig bekannt und mit den gegenwärtig verfügbaren bildgebenden Verfahren schwer zu demonstrieren und zu beurteilen.

Bei kleineren Infarkten, die indessen noch größer sind als Lakunen, betrifft der Verschluß die großen Äste der penetrierenden Arterien und die peripheren Meningealgefäße. Hauptgründe sind hier Embolien und hypertone Angiopathien mit Thrombenbildungen und Blutungen. Auch die Kollagenkrankheiten und seltenere Formen von Angiopathien – einige davon familiär auftretend – sind Beispiele für Erkrankungen aus dieser Gruppe.

Die Infarkte können einzeln oder in unterschiedlichen Kombinationen auftreten und mit weniger eindrucksvollen Hirnschädigungen einhergehen, als sie oben beschrieben worden sind. Bei Schlüssel-Lokalisationen, etwa bilateral in den Thalamus-Kernen, können sie jedoch zu einem frontalen Typ der Demenz führen oder bei Lokalisation in den medio-temporalen Regionen unter Beteiligung der Amygdala-Hippocampus-Formation zu einer Gedächtnisschädigung. Selbst einseitige Infarkte können zur Demenz führen. Dies erklärt sich aus vorbestehenden kontralateralen stillen Infarkten oder subklinisch gebliebenen anderen Schädigungstypen, wie etwa degenerativen Hirnveränderungen. Die Kombination von Infarkten und degenerativen Läsionen des Alzheimer Typs beim klinischen Vorhandensein eines Demenzsyndroms wird auf Mischformen zwischen einer Demenz vom Alzheimer Typ (DAT) und einer Multi-Infarkt-Demenz (MID) zurückgeführt. Die Häufigkeit solcher Mischformen liegt in unterschiedlichen Untersuchungsmaterialien bei 10–16% (NISHIHARA u. ISHII 1986; TOMLINSON 1977;

Jellinger 1976; Gustafson 1987). Manchmal würde keine der beiden Krankheitskomponenten für sich allein zur morphologischen Diagnose einer Demenz ausreichen. Bisweilen kann es histophatologisch schwierig sein, die führende Rolle der einen oder der anderen Komponente zu bestimmen.

Ein morphologisch homogenes Syndrom ist die Binswangersche Krankheit, die auch als progressive subkortikale vaskuläre Enzephalopathie (PSVE) bezeichnet wird. Sie scheint häufiger vorzukommen, als es früher angenommen wurde (z. B. Agnoli et al. 1984; Kinkel et al. 1985; Janota 1981), wird durch Zirkulationsstörungen in der weißen und der zentralen subkortikalen grauen Substanz verursacht und geht mit Hypertonie, neurologischen Herdsymptomen und subkortikaler Demenz einher (Olszewski 1962; Benson 1983; Cummings u. Benson 1984).

Die pathologischen Veränderungen bestehen hauptsächlich aus multiplen lakunären Infarzierungen (Abb. 3) in den zentralen grauen Kernen und in tiefergelegenen Markanteilen, und zwar besonders frontal (Ishii et al. 1986); in der benachbarten weißen Substanz kommt es zu ausgedehnten inkompletten Erweichungen mit unterschiedlich ausgeprägten Ödemen und Aussparungen der subkortikalen U-Fasern. Das führt zu einer Reduktion der weißen Substanz auf dem Boden von Narbenbildung und sekundärer Ventrikelerweiterung. Die penetrierenden und anderen kleineren Gefäße zeigen angiopathische Einengungen oder Verschlüsse, meist auf dem Boden einer Hypertonie. Die PSVE ist somit als eine Form zerebrovaskulärer Demenz mit definierter Morphologie und klinischem Bild anzusehen. Pathogenetische Überlegungen gehen in Richtung einer hypertensiven Angiopathie mit multiplen Verschlüssen der intrazerebralen Arterien, hypotonen Episoden mit Hypoperfusion in den Grenzzonen oder einer chronischen Form der hypertensiven Enzephalopathie mit Ödembildung in der weißen Substanz (Caplan u. Schöne 1978; Inzitari et al. 1984; Feigin u. Popoff 1963; Loizou et al. 1981; de Reuck u. Schaumburg 1972).

III. Venöser Infarkt

Venöse Infarkte unterscheiden sich von arteriellen dadurch, daß sie eine gänzlich andere Verteilung aufweisen und überdies ein ausgeprägtes hämorrhagisches Aussehen annehmen, so daß sie das Bild von Blutungen imitieren können. Eine idiopathische oder entzündliche venöse Thrombose wird dann bedeutsam, wenn sie die großen Drainage-Kanäle betrifft, zumal im Bereich des tiefen Venensystems (V. galena) oder des Oberflächensystems (Sinus sagittalis superior) und wenn die Infarkte bilateral und dabei häufig asymmetrisch auftreten.

IV. Seltenere Krankheiten

Neben den Hauptursachen der Thrombose, Embolie, Atheromatose und hypertensiven Angiopathie gibt es seltenere vaskuläre Erkrankungen, welche Infarkte verursachen, wie z. B. die Gruppe der gesondert beschriebenen Kollagenkrankheiten. Eine Übersicht gab z. B. Russel (1983).

Auch die Amyloidose kann, wiewohl seltener, mit Infarkten in Verbindung stehen. Bis zu einem gewissen Grade ist dies der Fall bei den familiären isländischen, holländischen oder anderen Formen der amyloiden zentralnervösen Systemerkrankung; sie führt allerdings häufiger zu einer Blutung (z. B. Mandybur 1986). Kleine Infarkte wurden etwa von Dubas et al. (1985), demyelinisierende Läsionen von Heffner et al. (1976) beschrieben.

Andere seltene Ursachen multipler kleiner Infarkte sind hereditäre Demenzen wie die chronische familiäre vaskuläre Enzephalopathie, die von Stevens (1977) beschrieben worden ist, und die hereditäre Multi-Infarkt-Demenz (Sourander u. Wålinder 1977). Diese Krankheiten beginnen bereits im Alter von 50 bzw. 30 Jahren und werden durch eine Erkrankung der kleineren Gefäße verursacht, die keine Beziehung zur Hypertonie und Atheromatose aufweist. Verschlüsse multipler kleiner zerebraler Arterien auf dem Boden Thromben und Embolien mit der Konsequenz einer progressiven Demenz, indessen ohne hereditäre Züge, sind von Torvik et al. (1971), solche mit einer amyotrophischen Komponente von Kaplan et al. (1985) beschrieben worden. Russel (1983) gab einen Überblick über diese weniger bekannten Formen hirnarterieller Erkrankungen.

V. Infarkt bei unzureichender Energiezufuhr (selektive Vulnerabilität)

Diese Läsionen werden gesondert behandelt, da sie nicht primär durch Obstruktionen gewisser Gefäßkanäle bedingt werden, sondern eine zentralere Ursache haben, wie etwa vorübergehende Minderung des kardialen Schlagvolumens – z. B. bei Vorhofflimmern – oder Abfall des allgemeinen Blutdrucks bei Blutungen, Herzversagen, orthostatischen Reaktionen usw. Die dadurch bedingten zerebralen Folgeerscheinungen sind generalisierter als bei Gefäßverschlüssen. Allerdings können auch hier die Auswirkungen noch lokalisiert und eingeschränkt bleiben, da die leichteren Formen der Hypoperfusion zunächst nur die selektiv vulnerablen Strukturen treffen, dann aber mit zunehmender Schwere umfassendere Hirnareale bis hin zum totalen Hirntod in Mitleidenschaft ziehen. Zu denselben Veränderungen kommt es bei einem Mangel des Substrats, also bei Zuständen von Anoxie, Hypoxie und Hypoglykämie. Störungen dieser Art sind ein weiteres Beispiel für eine zentrale oder systemische Verursachung fokaler Läsionen auf dem Boden selektiver Vulnerabilität. Eine solche selektive Vulnerabilität kann als sekundärer Zusatzfaktor zu einer lokalen Gefäßverengung hinzutreten; so kann z. B. ein Blutdruckabfall innerhalb des Areals des stenosierten Gefäßes zu einem Infarkt führen, während die Hirndurchblutung sonst noch oberhalb des Niveaus liegt, das für die Aufrechterhaltung struktureller Integrität erforderlich ist.

Solche selektiv vulnerablen Areale des Hirns sind beim Menschen der Hippocampus, die Lamina III des Neokortex und insbesondere die Grenzzonen-Areale und die Purkinjezellen des Kleinhirns. Einige dieser Gebiete sowie auch andere Hirnstrukturen sind bei Ratten besonders schädigungsempfindlich (WIELOCH 1985; SIESJÖ u. WIELOCH 1986). Die umschriebenen lokalisierten Gewebsschäden, die auf dem Boden selektiver Vulnerabilität entstehen, mögen beim Zustandekommen der Demenz nur eine untergeordnete Rolle spielen. Ausgedehntere Läsionen können aber einen klinisch bedeutsamen Schlaganfall zur Folge haben. Ein abrupt einsetzender und starker Blutdruckabfall kann zu einem Infarkt im Grenzzonenareal führen, während es bei weniger schweren und akuten Blutdrucksenkungen eher zu diffuseren ischämischen Läsionen kommt (BRIERLY 1970). Andere Autoren folgern aus vergleichsweise großen Untersuchungen, daß Schlaganfälle oft auf akuten Hypotonien unterschiedlicher Ätiologie beruhen (MITCHINSON 1980). Die primäre Ursache ist hier oft eine kardiale Schädigung; es gibt indessen interessante Überlegungen zu der Möglichkeit, daß Hirnläsionen den zentralen barorezeptorischen Reflexbogen unterbrechen, wobei dann der Schlaganfall eher als Ursache denn als Folge der Hypotonie anzusehen wäre (Editorial Lancet 1971). Die Kombination beider Prinzipien könnte einen circulus vitiosus herbeiführen und einen Mechanismus darstellen, der für das weitere Fortschreiten der Krankheit verantwortlich ist.

Ausgedehnte inkomplette Infarkte, wie sie oben dargestellt worden sind, werden sowohl in Kombination mit den großen Infarkten der MID als auch mit den lakunären Läsionen bei M. Binswanger gesehen. In beiden Fällen, zumal beim letztgenannten, werden gewöhnlich Hypertonie und schwere Arteriosklerose gefunden. Bei der Alzheimerschen Krankheit finden sich indessen gewöhnlich kaum extrazerebrale arteriosklerotische Veränderungen (JAMADA u. MEHRAEIN 1968) und Hypertonie, sondern eher Hypotonie. Bei dieser Erkrankung kommt es oft zu inkompletten Infarkten im Bereich der weißen Substanz; diese werden daher selektive inkomplette Mark-Infarkte (SIWI) genannt (Brun u. Englund 1986a). Diese Läsionen, die besonders häufig in den Frontallappen, aber auch sonstwo im Mark gefunden werden, zeigen eine verminderte Lipid-Konzentration (Brun u. Englund 1986b; Englund et al., unveröffentlicht) und verlängerte NMR-Relaxationszeiten (Englund et al. 1987). Solche Läsionen werden als ein weiteres Beispiel einer Hypoperfusionsschädigung angesehen, verursacht durch eine fibrohyaline Sklerose der Markarteriolen in Verbindung mit einem Abfall des allgemeinen Blutdrucks, der sehr oft bei diesen Patienten beschrieben wurde. In diesem Zusammenhang ist es wichtig, auf die Schlaf-Apnoe mit ihrem Abfall des arteriellen Sauerstoffdrucks hinzuweisen; sie wird häufig bei Patienten mit seniler Demenz gefunden (Sourander et al., unveröffentlicht). Markläsionen dieses Typs, welche mit seelischen Störungen verbunden sind und bei denen eine eindeutige pathogenetische Grundlage bisher unbekannt ist, wurde die neutrale Bezeichnung Leukoaraiosis gegeben (Hachinski et al. 1987).

VI. Blutungen

1. Extrazerebral

Epidurale Blutungen, meist traumatisch bedingt, sind wahrscheinlich als solche selten Ursache einer Demenz, die aber auf begleitenden traumatischen Hirnschäden oder auf den Folgen akuten Hirndrucks beruhen kann.

Die Häufigkeit subduraler Hämatome bei organischen Psychosyndromen wird meistens unterschätzt. Der typische klinische Verlauf nach einem Schädelhirntrauma zeigt eine sich langsam entwickelnde psychoorganische Beeinträchtigung. Die Erklärung der Progressivität liegt darin, daß das Hämaton durch osmotische Flüssigkeitsresorption oder durch Blutungen neugebildeter abnormer venöser Membrangefäße eine Ausdehnung erfährt. Vor allem bei älteren Patienten und Alkoholikern wird die Diagnose ohne zureichende neuroradiologische Untersuchung leicht verfehlt.

Subarachnoidalblutungen sind gewöhnlich arteriell, treten spontan und ohne traumatische Ursache auf und beruhen auf der Ruptur eines Aneurysmas vom „kongenitalen" Typ. Schätzungen gehen dahin, daß 8% der Insulte auf einer Subarachnoidalblutung beruhen. Dysmnestische Syndrome, Persönlichkeitsveränderungen und emotionale Reaktionen bilden die unmittelbare Folge der Hirnschädigung. Zur Demenz führen Komplikationen wie Infarkte auf dem Boden von Gefäßspasmen, auch Embolien aus dem Aneurysma, später ein nicht kommunizierender Hydrozephalus auf dem Boden einer basalen Arachnitis mit Verengung der Foramina Monroi und Luschkae, aber auch ein kommunizierender Hydrozephalus auf der Grundlage einer Fibrose und Zerstörung der – für die Liquorresorption verantwortlichen – Pacchionischen Granulationen.

2. Intrazerebral

Intrazerebrale Blutungen sind häufig Folge einer Hypertonie mit zerebraler Angiopathie. Es kommt zu einer Schwächung der Gefäßwände auf dem Boden degenerativer und nekrotisierender Veränderungen. Solche Gefäße können dann bersten und zu einer Blutung führen oder zu einer segmentalen Erweiterung mit kleinen Taschenbildungen, die Mikroaneurysmen oder miliare Aneurysmen genannt werden und dann reißen. Große, klinisch bedeutsame Hämorrhagien liegen häufig im Bereich der Basalganglien, der Pons und des Kleinhirns, wo sie Hämatome unterschiedlicher Größe bewirken. Im Mark können sie bisweilen eine große Ausdehnung erreichen und mit geringeren Gewebsverlusten einhergehen als bei einer Lokalisation in der grauen Substanz. Durch Hypertonie bedingte Hämorrhagien sind gewöhnlich multipel, zeigen unterschiedliches Alter und Größe, und verbinden sich häufig mit mehr oder weniger ausgedehnten Infarkten.

Multiple Blutungen treten auch bei familiären Demenzprozessen mit vaskulärer Amyloidose des Zentralnervensystems auf, welche von GUDMUNDSSON et al. (1972) und WATTENDORFF et al. (1982) beschrieben wurden und schon im Alter von 20–30 Jahren einsetzen. Auch nicht-familiäre Fälle amyloider Angiopathie führen nach neueren Publikationen zu Hämorrhagien (z. B. DUBAS et al. 1985; MANDYBUR 1986; ISHII et al. 1984; VINTERS u. GILBERT 1983; GILBERT u. VINTERS 1983; JELLINGER 1976). Unklar ist noch der genaue Mechanismus, der diese Blutungen bewirkt. Bei der hereditären isländischen Form unterscheidet sich das

Tabelle 1. Pathologisch-anatomische Einteilung der zerebrovaskulären Demenz

1. *Strategisch-Infarkt-Demenz*
   Wenige, völlig abgegrenzte Infarkte in psychiatrisch besonders bedeutsamen Hirnbereichen, hauptsächlich subkortikal, zum Beispiel im Bereich des Thalamus mit frontaler Demenz.

2. *Multi-Infarkt-Demenz*
   Viele, große (50–100 ml) komplette Infarkte, die über verschiedene – meist kortikale und subkortikale – Hirnregionen verteilt sind und meist mit perifokalen inkompletten Infarktzonen einhergehen. Embolie oder Hypertonie.

3. *Progressive subkortikale vaskuläre Enzephalopathie (PSVE)*
   Multiple, meist kleine komplette lakunäre Infarkte mit perifokalen inkompletten Infarktzonen (Binswangersche Krankheit). Hypertensive Angiopathie oder schwere Arteriolosklerose.

4. *Selektive, inkomplette Infarkte der weißen Substanz (SIWI)*
   Inkomplette große Markinfarkte, ausschließlich in der weißen Substanz, Arteriolosklerose in Verbindung mit Zuständen von Blutdruckabfall.

5. *Infarkterkrankung der kleinen Gefäße*
   Erbliche und nicht erbliche Formen ohne Beziehung zu Hypertonie oder Arteriosklerose.

6. *Familiäre hämorrhagische Demenz*
   Amyloide Angiopathie mit multiplen Blutungen. Manchmal auf nicht familiärer Grundlage.

7. *Große Blutungen*
   Hypertensive oder arteriosklerotische Angiopathie mit großen, manchmal multiplen intrazerebralen Blutungen. Subdurale Hämatome aus Aneurysmen.

8. *Mischformen degenerativer und zerebrovaskulärer Demenz*
   Alzheimersche Krankheit (AD) in Kombination mit irgendeiner der oben genannten Formen der zerebrovaskulären Demenz, meist MID.

9. *Hypoxisch-ischämische Enzephalopathie*
   Unzureichende Sauerstoff- oder Blutzufuhr mit Hirninfarkten auf der Grundlage einer selektiven Vulernabilität und anderer prädisponierender Ursachen. Manchmal diffuse anoxische Enzephalopathie.

Amyloid von anderen dadurch, daß es ein γ-Spurenprotein (Jensson et al. 1986) enthält, das z. B. im Alter und bei DAT nicht gefunden wurde; bei diesen sind Hämorrhagien trotz häufigen Vorkommens amyloider Angiopathien selten. Unterschiede auf dieser Ebene sind hinsichtlich der Pathogenese der kongophilen Angiopathie durch Torack (1983) analysiert worden.

VII. Pathologisch-anatomische Einteilung zerebrovaskulärer Demenzen

Die bisher besprochenen pathologisch-anatomischen Grundlagen verschiedener zerebrovaskulärer Demenzen lassen sich bestimmten regelmäßig wiederkehrenden Klassen zuordnen. Ein solcher Einteilungsversuch wird auf Tabelle 1 unternommen.

D. Zerebrovaskuläre Demenz

1894 zeigte Binswanger den Zusammenhang zwischen arteriosklerotischer Hirnschädigung und Demenz. Er beschrieb einen postapoplektischen Typ der Demenz mit akutem Beginn und progressiver subkortikaler vaskulärer Enzephalopathie (PSVE). Dieses Zustandsbild wurde später als Binswangersche Krankheit bezeichnet. Alzheimer hat dann diese klinisch-pathologischen Entitäten weiter bearbeitet und von primär degenerativen Demenzen (Alzheimersche Krankheit, Picksche Krankheit) abgegrenzt (Alzheimer 1907, 1911). Die Ansichten über die quantitative Bedeutung des Schlaganfalls als Ursache der Demenz haben sich dann langsam gewandelt. Einige autoptische Untersuchungen (Tomlinson et al. 1970; Sourander u. Sjögren 1970; Jellinger 1976; Gustafson 1987) konnten zeigen, daß die Alzheimersche Krankheit den häufigsten Demenztyp bildet und für etwa 50% schwer dementer Fälle verantwortlich ist. An zweiter Stelle steht die zerebrovaskuläre Demenz mit 20–30%. Bei etwa 10% der Demenzen findet sich eine Mischung des vaskulären und des Alzheimer Typs. Zerebrovaskuläre Demenz wird hier als Bezeichnung für alle Demenzen verwandt, die durch zerebrovaskuläre Erkrankungen bedingt werden. In Japan liegt das Verhältnis zwischen zerebrovaskulärer Demenz und der Demenz vom Alzheimer Typ beinahe umgekehrt. Shinfuku et al. (1984) berichteten aus Japan, daß die klinische Diagnose einer zerebrovaskulären Demenz bei 54,5% gestellt wurde, verglichen mit 27% primär degenerativen Demenzen im Präsenium; im Senium lagen die entsprechenden Werte bei 36 bzw. 38%. In einer Autopsiestudie fanden Nishihara u. Ishii (1986) vaskuläre Demenzen bei 28%, senile Demenzen bei 29% und gemischt senil-vaskuläre Demenzen bei nahezu 13%; wurden indessen nur schwere Demenzfälle berücksichtigt, so ergab sich ein Anteil seniler Demenzen von 50%, vaskulärer Demenzen von 26,5% und gemischter Demenzen von 16%. Diese Ergebnisse weisen auf bemerkenswerte ätiologische Unterschiede der Demenzen in westlichen Ländern und Japan hin, wobei allerdings einige Diskrepanzen durch unterschiedliche klinische Befunderhebung erklärt werden können. Über die Inzidenz und Prävalenz unterschiedlicher neuropathologischer Subtypen der zerebrovaskulären Demenz ist wenig bekannt. In den meisten Feldstudien liegt die Prävalenzrate für mittelgradige und schwere Demenz in der Größenordnung von 5–7% der über 75jährigen (ESSEN-MÖLLER 1956; NIELSEN 1962; KAY et al. 1970; KANEKO 1975). Auf der Basis dieser Daten läßt sich eine Prävalenz von 1–2% zerebrovaskulärer Demenzen in der älteren Bevölkerung schätzen.

Die psychische Veränderung ist bei Demenzen definitionsgemäß langdauernd und gewöhnlich fortschreitend. Es gibt aber auch Demenzformen, die einen stationären oder reversiblen Verlauf aufweisen. Der wechselhafte und progressive Charakter der meisten Demenzprozesse, auch derjenigen vaskulären Ursprungs, erschwert die Analyse der Beziehung zwischen klinischen Bildern und zugrundeliegenden zerebralen Funktionsstörungen. ROTHSCHILD (1942) diskutierte die klinische Vielfalt zerebrovaskulärer Demenz und machte auf die gelegentlichen Diskrepanzen zwischen Symptomatik und struktureller Hirnschädigung aufmerksam. Er wies darauf hin, daß zwar die Hirnschädigung die Mehrzahl seelischer Behinderungen bedinge, daß aber auch andere Faktoren, wie etwa die Persönlichkeit des Patienten, eine ebenso wichtige Rolle spielen könnten. Eine überdauernde kognitive Beeinträchtigung wurde mit ziemlicher Konsistenz bei Patienten mit temporo-okzipitalen Rindenläsionen gefunden. Die Verknüpfung von Demenz und Schädigung der Hippocampus-Strukturen sowie des temporookzipitalen Kortex ist durch einige Untersuchungen bestätigt worden, ebenso die Korrelation zwischen neuropathologischen Veränderungen und klinischen Defiziten bei unterschiedlichen Demenztypen (CORSELLIS 1962; TOMLINSON et al. 1970). Die Beziehung zwischen Dysmnesie und Läsionen der temporalen mesolimbischen Strukturen ist gut belegt (VICTOR et al. 1961; VOLPE u. PETITO 1985). Die Untersuchungsergebnisse passen auch zu der neuropsychiatrischen Auffassung, daß Dysmnesie, Dysphasie, Dysgnosie und Dyspraxie als schwerste Demenzsymptome im engen Zusammenhang mit einer Schädigung des temporo-parieto-okzipitalen Kortex stehen (CRITCHLEY 1953; LURIA 1973; 1980).

Demenz ist nicht die zwangsläufige Folge eines Schlaganfalls. Nur 21 von 302 Fällen mit der autoptischen Diagnose eines Schlaganfalls waren dement (DE REUCK et al. 1982). In einer Vier-Jahres-Katamnese von 68 Schlaganfallpatienten unter 65 Jahren fanden KOTILA et al. (1986) nur drei Patienten mit leichter Demenz und weitere drei Patienten mit einem gewissen intellektuellen Abbau; während der Verlaufsbeobachtung besserten sich die neurologischen Störungen und psychometrisch erfaßten Gedächtniseinbußen. LADURNER et al. (1982) untersuchten, warum einige Patienten mit ischämischem Insult eine Demenz entwickelten, während das bei anderen nicht der Fall war. 40 Insultpatienten (mittleres Alter 57) mit den Zeichen einer Demenz wurden mit 31 Patienten (mittleres Alter 54) ohne psychische Beeinträchtigung verglichen. 50% der Patienten beider Gruppen hatten mehr als einen Insult erlitten, und auch hinsichtlich der neurologischen Symptome gab es keine Gruppenunterschiede. Ein wichtiges Ergebnis bestand darin, daß vaskuläre Läsionen bei dementen Patienten im CT häufiger in der dominanten Hemisphäre oder bilateral gefunden wurden, und daß gleichzeitig die Beteiligung der temporo-parietalen Rinde besonders ausgeprägt war. Hypertonie war der einzige Risikofaktor, welcher eine stark signifikante Differenz zwischen dementen und nicht-dementen Schlaganfallpatienten anzeigte. Die Befunde über kardiale Erkrankungen, Diabetes und Blutviskosität wiesen dagegen in beiden

Gruppen keine wesentlichen Unterschiede auf. Im CT ließ sich bei den dementen im Unterschied zu den nicht-dementen Patienten besonders im Bereich des Thalamus eine große Zahl von Infarkten nachweisen (Ladurner et al. 1982). Dies ist von besonderem Interesse, da subkortikale Demenzen zu vaskulären Läsionen des Thalamus und zu Insuffizienzen im Bereich der rostralen Basilararterie in Beziehung gesetzt worden sind (Segarra 1970; Poirier et al. 1983; Hochman et al. 1985). Bei einem Patienten mit bilateralen Thalamusinfarkten und normalem frontalen Kortex wurden Frontalhirnsymptome und eine regionale Verminderung der Hirndurchblutung im Stirnhirnbereich beschrieben (Brun 1987; Risberg 1987). Die Thalamusläsionen wurden für die klinischen und neurophysiologischen Befunde verantwortlich gemacht, da die dorsomedialen Thalamuskerne in die prämotorische Rinde ausstrahlen. Ein ähnlicher Mechanismus für frontale Syndrome wird für das Steele-Richardson-Olszewski-Syndrom vorgeschlagen (d'Antona et al. 1985). Wenn bei einer zerebrovaskulären Demenz Frontallappensymptome überwiegen, so hängt dies oft mit Läsionen zusammen, welche die frontale graue und weiße Substanz sowie die vorderen Gyri cinguli einbeziehen (Ishii et al. 1986). Klinisch findet man emotionelle Verflachung, Kritiklosigkeit, Vitalitätseinschränkung, Semimutismus, Affektlabilität und in vielen Fällen Harninkontinenz. Tomlinson et al. (1970), welche die Hirne nicht-dementer und dementer älterer Menschen untersuchten, fanden multiple Läsionen in den Basalganglien und im Thalamus, und zwar bei Patienten mit arteriosklerotischer Demenz. Die Häufigkeit dieser Veränderung wies jedoch keine Unterschiede zu nicht-dementen Patienten auf.

Bis vor kurzem lautete die übliche Hypothese der Pathogenese der zerebrovaskulären Demenz, daß die Arteriosklerose der Hirngefäße die Blutzufuhr zum Gehirn drossele und damit zu einem sukzessiven Verlust von Neuronen führe. Es gibt indessen wenig Belege dafür, daß Hypertonie oder Arteriosklerose für sich allein eine Demenz verursachen; es handelt sich vielmehr um neuronale Schäden und Funktionseinbußen auf dem Boden von Infarkten und Hämorrhagien. Die Demenz kann sich unmittelbar im Anschluß an eine schwere zerebrovaskuläre Schädigung entwickeln, zum Beispiel nach einem großen Infarkt, einer Subarachnoidalblutung oder multiplen zerebralen Embolien. Die klinische Diagnose beruht bei solchen Fällen auf dem eindeutigen Beginn und dem Vorhandensein neurologischer Symptome und Zeichen. Der häufigste Typ zerebrovaskulärer Demenz ist indessen durch ein allmähliches Anwachsen der intellektuellen Beeinträchtigung gekennzeichnet, wobei die kognitiven Störungen durchaus plötzlich einsetzen können, der Verlauf fluktuierend ist und der Abbau schrittweise erfolgt. Bei derartigen Patienten wurde bisher die Diagnose einer arteriosklerotischen Psychose oder Demenz gestellt. Hachinski et al. (1974) führten den Begriff der Multi-Infarkt-Demenz (MID) ein, um die Beziehung zwischen diesem Typus einer progressiven Demenz und multiplen zerebralen Infarkten hervorzuheben. Das klinische Bild der MID wurde in derselben Weise beschrieben wie dasjenige der arteriosklerotischen Psychosen (Mayer-Gross et al. 1969); MID nahm in den neueren wissenschaftlichen Publikationen den Platz dieser Diagnose ein. Es gibt jedoch neben der MID andere Formen progressiver vaskulärer Demenz. Der am besten definierte Typ ist die Binswangersche Krankheit (PSVE), die in letzter Zeit neues klinisches Interesse fand, zumal aufgrund der durch das CT verbesserten radiologischen Diagnostik. MID und PSVE können bei ein- und demselben Patienten vorhanden sein; der genaue Anteil beider an den zerebrovaskulären Demenzen ist unbekannt.

I. Multi-Infarkt-Demenz

HACHINSKI et al. (1975) schlugen vor, die Diagnose der MID auf die Beurteilungsskala des Ischämie-Scores (IS) zu gründen. Diese Skala enthält 13 klinische Items, welche typische klinische Symptome und Verlaufscharakteristika der Demenz nach wiederholten Insulten enthalten sowie die mit der zerebrovaskulären Erkrankung verknüpften Risikofaktoren umfassen. Die Skala bezieht sich kaum auf spezifische psychiatrische Symptome, die bei vaskulärer Demenz beobachtet werden. Items und Auswertungsverfahren werden in Tabelle 2 dargestellt.

Die Merkmale des IS bilden die Grundlage der MID-Diagnostik und sollen daher hier im einzelnen dargestellt werden. Typischerweise beginnt die MID plötzlich (Item 1), schreitet in Form eines schrittweisen Abbaus (Item 2) fort und nimmt einen fluktuierenden Verlauf (Item 3). Vor dem Beginn gehäufter intellektueller und neurologischer Defizite liegt oft eine Periode mit ziemlich unspezifischen körperlichen und seelischen Symptomen und Beschwerden. Die häufigsten Symptome sind Kopfschmerz, Benommenheit, Ohrensausen, Herzklopfen, Ohnmachtszustände sowie auf psychopathologischem Gebiet zunehmende Reizbarkeit, emotionale Labilität, Ängstlichkeit und Depressivität. Diese unspezifischen Züge können auf subklinischen Insulten beruhen (MEYER et al. 1984) oder mit Risikofaktoren wie Hypertonie und kardiovaskulären Erkrankungen verknüpft sein. Die Symptome entsprechen im wesentlichen denjenigen des Item 7 „Somatische Beschwerden".

Überdauernde psychische Beeinträchtigungen wie Persönlichkeitsabbau, Gedächtnisstörung, Desorientierung und Dysphasie folgen gewöhnlich einem oder wiederholten zerebrovaskulären Insulten. Abruptes Einsetzen des Demenzprozesses oder ein plötzlich auftretender Verwirrtheitszustand werden bei mehr als 50% der Fälle beobachtet. Die Einbuße psychischer Funktionen nach einem einzelnen Insult kann stationär bleiben. Charakteristischer ist jedoch graduelle Rückbildung, allerdings ohne Wiedererlangung des Funktionsniveaus vor dem Insult. Auf längere Sicht lassen sich solche wiederholten Episoden kognitiver Leistungseinbußen mit langsamer Besserung als ein sich schrittweise vollziehender progressiver Abbau betrachten. Bei vielen Patienten kann es zu längerjährigen stabilen Perioden kommen. Item 3 „Fluktuierender Verlauf"

Tabelle 2. Klinische Merkmale des Ischämie-Scores. (Nach Hachinski et al. 1975)

Klinische Items	Punktwert
1. Plötzlicher Beginn	2
2. Schrittweise Verschlechterung	1
3. Fluktuierender Verlauf	2
4. Nächtliche Verwirrtheit	1
5. Relatives Erhaltensein der Persönlichkeit	1
6. Depression	1
7. Somatische Beschwerden	1
8. Emotionale Inkontinenz	1
9. Hypertonie in der Vorgeschichte	1
10. Schlaganfälle in der Vorgeschichte	2
11. Hinweise auf Arteriosklerose	1
12. Neurologische Herdsymptome	2
13. Neurologische Herdzeichen	2
Maximaler Punktwert	18

zielt auf Variationen in der Schwere der Symptome innerhalb eines oder mehrerer Tage ab, wobei es charakteristischerweise zu periodischen Wiederherstellungen auf einem relativ guten Niveau kommt (Roth 1981). Item 4 „Nächtliche Verwirrtheit" ist möglicherweise eine so häufige und unspezifische Reaktion bei allen Typen von Demenz und Verwirrtheit, daß der diagnostische Unterscheidungswert dieses Merkmals gering ist (Gustafson Nilsson 1982; Wagner et al. 1985). Die klinische Fluktuation ist bis zu einem gewissen Grad vorhersehbar, wenn sie im Zusammenhang mit psychologischen oder somatischen Belastungen auftritt. Die episodische klinische Besserung bei vaskulärer Demenz und Verwirrtheitszuständen zeigt die potentielle Funktionsfähigkeit des Hirns unter optimalen Bedingungen.

Aufmerksamkeit, Einsicht und Urteilsfähigkeit sind bei MID gewöhnlich besser erhalten. Die Persönlichkeitszüge können sich indessen in Richtung erhöhter seelischer Rigidität, Starrsinnigkeit und Umständlichkeit abwandeln. Item 5 „Erhaltene Persönlichkeit" meint in diesem Zusammenhang ein relativ intaktes soziales Anpassungsvermögen und nicht nur die bei Patienten mit AD erhaltene emotionale Fassade. „Depression" (Item 6) und andere emotionale Veränderungen sind im Vergleich zu den Informationen einzuschätzen, die über den früheren klinischen Zustand des Patienten vorliegen. Mit dem Merkmal „Depression" ist ein ziemlich zeitstabiles depressives Syndrom gemeint, dessen Feststellung nicht durch das Vorhandensein „Emotionaler Inkontinenz" (Item 8) beeinflußt werden sollte; das letztere Item steht in stärkerer Beziehung zur Lokalisation und Schwere der Hirnschädigung als zur depressiven Verstimmtheit (Gustafson u. Hagberg 1975; Sackeim et al. 1982).

Eine Vorgeschichte mit Hypertonie (Item 9) ist bei Patienten mit zerebrovaskulären Läsionen sehr häufig anzutreffen. Fisher (1965) fand Hinweise auf Hypertonie bei 110 von 113 Patienten mit Lakunen; eine Demenz wurde jedoch nur bei einer begrenzten Zahl dieser Fälle angegeben. Der systolische Blutdruck scheint bei MID höher als bei AD zu liegen (St Clair u. Whalley 1983). Ladurner et al. (1982) fanden Hypertonie (Blutdruck 165/95 mm Hg) bei 68% dementer Insultpatienten und bei 23% von Insultpatienten ohne Demenz (n = 31). Unser eigenes Material mit autoptischen Diagnosen bestätigt diese signifikante Differenz der Blutdruckwerte zwischen vaskulären und primär degenerativen Demenzen.

Die Bewertung des Items 10 „Schlaganfälle in der Vorgeschichte" hängt stark von der Verläßlichkeit verfügbarer Informationen ab. Selbst wiederholte Schlaganfälle können übersehen werden, zumal wenn sie ohne neurologische Symptome bleiben. Eine mögliche Fehlerquelle ergibt sich aus den Gedächtnisstörungen des Patienten oder seiner Nicht-Wahrnehmung der Behinderung. Eine Insult-Vorgeschichte wird wahrscheinlich von Patienten mit neurologischen Herdstörungen (einschließlich CT-Befunden) zur Zeit der Untersuchung eher erinnert. Auch Patienten mit beginnender Alzheimerscher Krankheit berichten oft über Anfälle von Schwindel, Dyspraxie und Desorientiertheit, ohne andere neurologische Symptome zu zeigen. Solche Ereignisse können dann als zerebrovaskulärer Insult fehlinterpretiert werden (Brun u. Gustafson 1976).

Die Auswertung des Items 11 „Hinweise auf Arteriosklerose" beruht im wesentlichen auf dem Nachweis einer kardiovaskulären Erkrankung oder einer Veränderung der retinalen und peripheren Gefäße. Die Validität dieses Items wie auch des Merkmals 12 „Neurologische Herdsymptome" und des Merkmals 13 „Neurologische Herdzeichen" hängt stark von den Routinegegebenheiten der körperlichen Untersuchung und Befunddokumentation ab. Da neurologische Symptome bei Insultpatienten ganz allgemein selten sind (Fisher 1965) und sie im Falle ihres Vorhandenseins eine Tendenz zur spontanen Besserung aufweisen (Kotila et al. 1986) ist ihr diskriminativer Wert gering. Ladurner et al. (1982) fanden jedoch neurologische Herdsymptome bei 63% von 40 Patienten mit Demenz nach einmaligen oder wiederholten Insulten. Eine wesentliche Frage bezieht sich darauf, in welchem Ausmaß spezifische Sprach- und kognitive Störungen sowie CT-Befunde als Beleg für herdförmige Hirnstörungen herangezogen werden sollten. Das Computertomogramm kann herdförmige und meist asymmetrische Hirnläsionen bei MID aufdecken. Die Spezifität dieser Befunde ist jedoch gering, da sich bei 40% der Patienten mit hohem IS radiologische Hinweise für eine primär degenerative Demenz fanden (Radue et al. 1978). Epileptische Anfälle nach einem Schlaganfall traten bei 6 bis 20% der Fälle auf (Sourander u. Sjögren 1970). Epileptische Erscheinungen wie Grand mal und myoklonische Zuckungen sind aber bei Demenzen vom Alzheimer Typ mit 50–70% der Fälle noch häufiger (Sourander u. Sjögren 1970); synkopale Attacken werden bei etwa 20% der autoptischen Diagnose einer primär degenerativen Demenz gefunden (Gustafson 1987). Die Validität und Reliabilität der IS bei der Differentialdiagnose der MID werden unten diskutiert.

II. Progressive subkortikale vaskuläre Enzephalopathie (Binswangersche Krankheit)

BINSWANGER (1894) gab erste Hinweise auf die Beziehung zwischen einer allmählich fortschreitenden subkortikalen vaskulären Enzephalopathie (PSVE) mit neurologischen Herdsymptomen und vaskulären Markläsionen. Neben der PSVE gibt es die gebräuchliche Bezeichnung „subkortikale arteriosklerotische Enzephalopathie". Was die pathogenetischen Mechanismen betrifft, ist die letztgenannte Bezeichnung in ihren Vorannahmen zu weitgehend; wir ziehen daher den Begriff PSVE vor, obwohl auch er nicht ideal ist. OLSZEWSKI (1962) und JELLINGER u. NEUMAYER (1964) referierten das bis dahin publizierte klinische Material; die Arbeiten von DELAY u. BRION (1962), BIEMOND (1970), CAPLAN u. SCHOENE (1978), ROSENBERG et al. (1979), JANOTA (1981); TOMONAGA et al. (1982), DUBAS et al. (1985) und ISHII et al. (1986) erbrachten weitere Belege für die Existenz einer eigenständigen klinisch-pathologischen Krankheitseinheit im Sinne des Morbus Binswanger. Die Krankheit beginnt gewöhnlich bei Hochdruckpatienten im mittleren Alter. Die Prävalenz scheint mit zunehmendem Alter anzusteigen (GOTO et al. 1981); gelegentlich wurde aber auch ein Beginn in den Dreißigern und Vierzigern beobachtet (CAPLAN u. SCHOENE 1978). Wie schon an anderer Stelle gesagt, hat sich die frühere Auffassung, M. Binswanger sei eine seltene Form der Demenz, kürzlich geändert. TOMONAGA et al. (1982) fanden eine PSVE bei 3,8 % aller Autopsien älterer Personen und in 6,75 der Fälle mit zerebrovaskulären Erkrankungen. Diese Häufung der Binswangerschen Krankheit in Japan erklärt teilweise die Prävalenzunterschiede vaskulärer Demenzen zwischen Japan und westlichen Ländern. KINKEL et al. (1985) berichteten über auffällige hypodense Zonen in der weißen Hirnsubstanz bei 18 (1,7 %) von 1 633 fortlaufend erfaßten erwachsenen Patienten, die mit dem CT untersucht worden waren. 23 Fälle wurden auch mit der Kernspintomographie (NMR) untersucht. 8 der Patienten zeigten keine spezifischen klinischen oder neurologischen Syndrome bzw. Symptome, während bei den verbleibenden Fällen eine Demenz unterschiedlichen Grades (n = 13) und/ oder neurologische Defizite (n = 14) zu finden waren. Die Frage nach der diagnostischen Bedeutung und den histopathologischen Korrelaten dieser radiologischen Befunde ist noch offen; indessen wurde die Binswangersche Krankheit in einigen Fällen autoptisch mit diesen radiologischen Kriterien diagnostiziert (KINKEL et al. 1986; DUPUIS et al. 1984). Eine Erkrankung der weißen Substanz, welche eine gewisse Ähnlichkeit mit dem M. Binswanger aufweist, wurde bei nicht weniger als 60 % der Patienten mit M. Alzheimer mit präsenilem und senilem Beginn gefunden (BRUN u. ENGLUND 1986a). Auf solche selektiven inkompletten Markinfarkte wurde bereits hingewiesen.

Das klinische Bild der PSVE ist dasjenige einer langsam progredienten Demenz mit allmählicher, zumeist subakuter Häufung psychischer und neurologischer Störungen. Der Verlauf ist oft episodisch und zeigt Remissionen von ein bis zu elf Jahren. Persönlichkeitsveränderungen, Konzentrationsmangel, Gedächtniserschwerung, Kritiklosigkeit, Enthemmtheit und emotionale Inkontinenz sind oft beschrieben worden. Diese Symptome wie auch einige neurologische Zeichen (Greifreflex, Harninkontinenz) wurden mit der ausgeprägten Beteiligung der periventrikulären weißen Substanz und der Frontallappen in Zusammenhang gebracht (Jellinger u. Neumayer 1964; Fisher 1965; Ishii et al. 1986). Die Harninkontinenz wurde auf Läsionen des anteromedianen frontalen Kortex einschließlich der vorderen Anteile der Gyri cinguli bezogen (Andrew u. Nathan 1964). Die Blutzufuhr zu diesen Arealen ist besonders empfindlich gegenüber Blutdrucksenkungen aufgrund kardialer Störungen oder Medikation. Delirante Episoden, zumal in der Nacht, sind häufig und stehen mit kardiovaskulären Veränderungen oder mit der Medikation in Verbindung. Andere neurologische Symptome sind: Asymmetrische Muskelschwäche, pyramidale und extrapyramidale Zeichen, epileptische Anfälle. Der klinische Zustand bei der PSVE kann sich über Monate oder sogar Jahre hin stabilisieren, der klinische Verlauf ist indessen gewöhnlich progredient und endet mit einem Zustand von Bettlägrigkeit, Apathie und mehr oder minder ausgeprägtem Mutismus. Häufig besteht Dysarthrie, jedoch nicht in Verbindung mit Dysphasie, Dyspraxie oder Dysgnosie vom AD-Typ. Gelegentlich wurden allerdings Dysphasie und Neglektphänomene vom fokalen Typ beobachtet (Caplan u. Schoene 1978). Urininkontinenz zählt zu den Frühsymptomen und nimmt mit der Schwere der Krankheit allmählich zu, während psychotische Reaktionen zumeist bei weniger schweren Fällen beobachtet werden (Tomonaga et al. 1982). Die Häufigkeit der Risikofaktoren wie Hypertonie, kardiale Erkrankung und Arrhythmie liegt bei CT-diagnostizierter PSVE hoch (Agnoli et al. 1984).

Die Diagnose einer PSVE sollte klinisch nach Möglichkeit durch typische CT-Befunde gestützt werden. Das häufige Vorhandensein von Risikofaktoren, neurologischen Symptomen und Befunden sowie der vaskuläre Verlaufstyp der Erkrankung rücken die meisten PSVE-Fälle in die klinische Einheit des MID; Ishii et al. (1986) fanden bei 30 Fällen vaskulärer Demenz mit diffuser, inkompletter frontaler Markerweichung vom PSVE-Typ IS-Werte von 7 bis 15 (Mittelwert 10,4). Die Unterscheidung gegenüber der Demenz vom Alzheimer Typ dürfte leichter sein, da Hypertonie und Diabetes, fokale neurologische Symptome und Befunde, pseudobulbäre Symptome und Urininkontinenz zumindest in den Frühstadien der AD weniger häufig sind. Im Gegensatz dazu findet sich bei AD häufiger die Kombination von Dysphasie, Dysgnosie, Dyspraxie und allgemeiner Erhöhung des Muskeltonus als bei der PSVE. Der häufig beobachtete Parkinsonismus, bei der PSVE hauptsächlich im Sinne einer Bradykinese, kann zur diagnostischen Verwirrung beitragen. Die von Janota (1981) berichteten Fälle illustrieren einige der diagnostischen Fälle bei beginnendem M. Binswanger. Nur bei einem von sieben PSVE-Fällen lautete die vorläufige klinische Diagnose „hypertensive zerebrovaskuläre Krankheit". Zwei Fälle waren als Alzheimersche Krankheit diagnostiziert worden, zwei als Multiple Sklerose, je einer als Parkinsonismus und als Depression oder Hysterie. Diese Resultate zeigen die Notwendigkeit, die allgemeine Auffassung über Prävalenz und klinische Bedeutung vaskulärer Läsionen der weißen Substanz bei Demenzprozessen zu ändern.

Die Kombination von Urininkontinenz, Gedächtnisstörung, Konfabulation und anderen, auf eine Frontalläsion verweisenden Symptomen werden bei der PSVE ebenso gefunden wie bei hydrozephaler Demenz. Die Differentialdiagnose kann auch dadurch kompliziert werden, daß auch bei Patienten mit einem kommunizierenden Hydrozephalus manchmal ein Schlaganfall in der Anamnese eruierbar ist und die CT-Befunde mitunter bei beiden Erkrankungen ähnlich sind. Die Unterscheidung wird erleichtert durch Messung des Liquordrucks und Bestimmung der Liquordynamik (Katzman 1976) sowie durch psychometrische Untersuchungen (Collignon et al.

1975; Gustafson u. Hagberg 1978). Die Liquoruntersuchung ist auch zur Differentialdiagnose gegenüber der Multiplen Sklerose wichtig. Auch die Picksche Krankheit und andere Formen fronto-temporaler Rindendegeneration (FTD) kann mit PSVE verwechselt werden, zumal, wenn die Patienten unter Harninkontinenz, emotionaler Labilität und niedrigem sowie labilem Blutdruck mit synkopalen Attacken leiden. Indessen werden bei FTD häufiger fortschreitende Aphasie, Amimie, Enthemmung, Kritiklosigkeit und ein vergleichsweise niedriger Blutdruck gefunden (Gustafson 1987). Die Differentialdiagnose zwischen PSVE und anderen Demenzprozessen kann also auf positive klinische und neuroradiologische Kriterien gegründet werden.

III. Differentialdiagnose der zerebrovaskulären Demenz

Die Diagnose spezifischer Demenztypen bildet eines der wichtigsten klinischen Probleme der Psychiatrie. Die meisten Symptome der zerebrovaskulären Demenz sind unspezifisch und werden auch bei anderen Demenzprozessen, bei Verwirrtheitszuständen und anderen psychoorganischen Syndromen gefunden. Die Unterscheidung gegenüber primär degenerativen Demenzen bereitet mancherlei Schwierigkeiten, insbesondere im Frühstadium; dies gilt aber auch für Differenzierung gegenüber dem normalen Altern und Pseudodemenzen bei Depressionen oder anderen seelischen Erkrankungen. Keine einzelne der verfügbaren diagnostischen Techniken kann alle diese Probleme lösen; daher gründet sich die Diagnose der zerebrovaskulären Demenz auf eine Kombination der diagnostischen Verfahren.

Über die Verläßlichkeit der klinischen Demenzdiagnose gibt es indessen unterschiedliche Meinungen. Todorov et al. (1975) fanden eine gute Korrelation zwischen klinischer und autoptischer Diagnose bei vaskulären Demenzen mit massiver Herdsymptomatik; schwieriger war die Abgrenzung von der senilen Demenz, zumal in vielen Fällen mit disseminierten multiplen kleinen vaskulären Läsionen. Daraus wurde die Notwendigkeit einer genaueren klinischen Definition der diffusen vaskulären Demenz gefolgert. Für wissenschaftliche Zwecke wurde der IS zum gebräuchlichen Werkzeug der MID-Diagnose. Ein Hauptproblem der auf dem Ischemic Score und anderen Skalen gegründeten Diagnosen liegt in der Qualität der vorgegebenen Informationen. Die ideale Situation ist dann gegeben, wenn der Bericht des Patienten, seiner Angehörigen und anderer Informanten, eine Analyse medizinischer Krankenblätter und Ergebnisse standardisierter Untersuchungen vorliegen. Dies läßt sich am besten mit prospektiven Untersuchungen und im Rahmen der üblichen klinischen Arbeit erreichen.

Welchen Wert haben die verfügbaren diagnostischen Skalen für die Differenzierung zwischen vaskulärer und primär degenerativer Demenz? Zunächst wurde der von Hachinski vorgeschlagene Ischemic Score gegen die Befunde validiert, die bei der Messung der allgemeinen Hirndurchblutung erhoben wurden. Die mittlere Hirndurchblutung lag bei 10 Patienten signifikant niedriger, deren Score bei 7 oder höher gelegen war, im Vergleich zu 14 Patienten, deren Score bei 4 und niedriger lag. Die klinischen Differenzierungen mit Hilfe des IS sind weiterhin validiert worden gegen Diagnosen, die auf elektroenzephalographischen und angiographischen Untersuchungen beruhten (Harrison et al. 1979). Einbezogen wurden auch Messungen der regionalen Hirndurchblutung (Gustafson et al. 1984; Risberg 1985), EEG Befunde (Wagner et al. 1985) und Autopsiebefunde (Rosen et al. 1979; Gustafson u. Nilsson 1982; Mölsä et al. 1985). Rosen et al. (1979) schlugen vor, die Items 3, 4, 5, 6 und 11 (Tabelle 2) des ursprünglichen IS zu eliminieren und bei Score 6 einen diagnostischen Schnittpunkt zu legen. Mölsä et al. (1985) zeigten, daß die Items 2, 3, 5, 8, 10 und 12 am besten zwischen DAT und MID bei 58 Patienten mit autoptisch verifizierten Diagnosen diskriminierten, während nur einer von sechs Mischfällen korrekt iden-

Tabelle 3. Beurteilungsskala zur Diagnose der Alzheimerschen Krankheit. (Nach Gustafson u. Nilsson 1982)

Klinische Items	Punktwert
1. Langsame Progression	1
2. Früher Verlust der Krankheitseinsicht	1
3. Früh aufgetretene Gedächtnisstörungen für weit zurückliegende Ereignisse	2
4. Früh aufgetretene räumliche Desorientierung	2
5. Dyspraxie, Dysphasie, Dysgnosie	2
6. Logoklonie	2
7. Logorrhoe	1
8. Fortschreitende Reduktion der Spontansprache	1
9. Spätepilepsie	1
10. Erhöhter Muskeltonus	2
11. Myoklonien	1
12. Klüver-Bucy-Syndrom	1
Maximaler Punktwert	17

Tabelle 4. Beurteilungsskala zur Diagnose von Demenzprozessen mit fronto-temporaler Rindendegeneration (FTD). (Nach Gustafson u. Nilsson 1982)

Klinische Items	Punktwert
1. Langsame Progression	1
2. Früher Verlust der Krankheitseinsicht	2
3. Frühe Zeichen der Enthemmung	2
4. Reizbarkeit, Dysphorie	1
5. Konfabulation	1
6. Logorrhoe	1
7. Fortschreitende Reduktion der Spontansprache	1
8. Echolalie, Mutismus, Amimie	2
9. Klüver-Bucy-Syndrom	1
Maximaler Punktwert	12

tifiziert wurde. Der mittlere Punktwert des IS lag bei der DAT-Gruppe (n = 28) bei 2,9, bei der MID-Gruppe bei 8,2 (n = 11). Gustafson u. Nilsson (1982) wandten den IS auf der Grundlage klinischer Informationen bei einer Longitudinalstudie von Patienten mit präseniler Demenz an. Dabei wurde der IS mit zwei anderen diagnostischen Skalen kombiniert, von welchen die eine (Tabelle 3) zur Diagnostik der Alzheimerschen Krankheit (AD), die andere (Tabelle 4) zur Identifizierung der Pickschen Krankheit und anderer Demenzen mit fronto-temporaler Rindendegeneration (FTD) diente. Die AD-Skala enthält 12 Items, die das klinische Bild der Alzheimerschen Krankheit erfassen; die FTD-Skala basiert auf neun Items, welche sich teilweise mit denjenigen der AD-Skala überschneiden.

Klinische Diagnosen, welche auf dem IS und den beiden anderen genannten Beurteilungsskalen in kombinierter Anwendung beruhen, wurden bei 121 Patienten mit Demenz gegen Befunde der regionalen Hirndurchblutungsmessung validiert (Risberg 1985). Die Patienten wurden nach den drei Skalenprofilen als DAT, FTD oder MID diagnostiziert. Dieses diagnostische Vorgehen erfuhr eine deutliche Bestätigung durch signifikante Unterschiede zwischen den Werten der regionalen Hirndurchblutung bei DAT, FTD und MID. Weiterhin wurden diese Skalen validiert gegen Autopsiebefunde bei 90 verstorbenen dementen Patienten (Tabelle 5). Eine Demenz vom Alzheimer Typ (DAT) wurde in 35 Fällen diagnostiziert, MID in 18 Fällen, DAT in Kombination mit MID in 10 Fällen, FTD in 22 Fällen, Creutzfeldt-Jakobsche Erkrankung (CJD) in

Tabelle 5. Punktwerte in drei differentialdiagnostischen Beurteilungsverfahren und ihre Beziehung zu den Autopsiediagnosen bei 90 Patienten mit organischer Demenz

Autopsie-Diagnose			DAT	MID	DAT + MID	FTD	CJD
n			35	18	10	22	5
Todesalter			72±7,7	70±10,6	80±8,5	65±8,6	62±6,8
IS	*AD-Score*	*FTD-Score*					
0–7	6–17	0–4	25		4		2
0–7	6–17	5–12	9				
7–18	0–4	0–4		16	1		
7–18	5–8	0–4		1	4		1
0–6	0–4	5–12				17	1
0–6	5–17	8–12				4	
0–7	0–5	0–5	1	1		1	1
IS			3,3±1,9	10,6±3,3	7,4±3,7	1,8±1,7	5,4±3,1
AD-Score			9,1±2,6	2,2±2,0	5,5±2,8	3,6±1,5	5,2±2,9
FTD-Score			3,2±2,2	1,6±1,1	2,6±1,3	7,6±1,7	2,6±1,7

IS = Ischämie – Score (HACHINSKI et al. 1975)
DAT = Demenz vom Alzheimer-Typ (GUSTAFSON u. NILSSON 1982)
FTD = Frontotemporale Degeneration vom Nicht-Alzheimer-Typ (GUSTAFSON u. NILSSON 1982)
CJD = M. Creutzfeld-Jakob

5 Fällen. Die Scoring-Profile von DAT, MID und FTD waren ziemlich typisch und zeigten jeweils in einer der drei Skalen einen hohen Punktwert, der oberhalb einer bestimmten Trennungslinie lag. Patienten mit gemischter Demenz (DAT + MID) oder CJD zeigten heterogene Score-Muster. Alle außer zwei Patienten mit einem hohen AD-Score wurden als DAT oder Mischform von DAT und MID diagnostiziert; mit Ausnahme eines Falles zeigten alle Fälle mit einem über 5 liegenden FTD-Score und erhöhtem AD-Score histopathologische Belege einer FTD. Die Beziehung zwischen den drei Skalen wurde durch Interkorrelationen zwischen den diagnostischen Scores bei 121 Patienten mit unterschiedlichen Demenztypen aufgeklärt. Es fanden sich hochsignifikante negative Korrelationen zwischen IS auf der einen Seite und AD- sowie FTD-Scores auf der anderen, während AD-Score und FTD-Score mit Null korrelierten. Die Validität des IS zur Differenzierung zwischen DAT und zerebrovaskulärer Demenz wurde durch Vergleiche mit EEG- und CT-Befunden bestätigt (WAGNER et al. 1985).

Die DSM III-Kriterien sind zur Differenzierung zwischen DAT und MID nur begrenzt geeignet (ADOLFSSON et al. 1985). Die meisten Untersuchungen bestätigten dagegen die Konstruktvalidität des IS sowie seine klinische Brauchbarkeit zur Diagnose zerebrovaskulärer Erkrankungen. Der IS kann jedoch nicht zur Differenzierung zwischen Subtypen vaskulärer Demenz herangezogen werden. Die Ergebnisse zeigen, daß eine klinische Differenzierung der Demenzen am besten erreichbar ist, wenn Kombinationen von Beurteilungsskalen oder diagnostische Schemata verwendet werden, die auf die Diagnose eines spezifischen Demenztyps ausgerichtet sind.

1. Messungen der regionalen Hirndurchblutung

Messungen der regionalen Hirndurchblutung wurden auf dem Gebiet der organischen Demenzprozesse zur Differentialdiagnose und zur Untersuchung der Beziehungen zwischen klinischer Symptomatik und neuronalem Funktionsniveau der Hirnrinde angewandt. Unterschiedliche Störungen von kognitiven Funktionen, Sprache, Emotionalität und Verhalten wurden bei Demenzprozessen zu spezifischen Veränderungen der allgemeinen Hirndurchblutung und ihrer regionalen Verteilung in Beziehung gesetzt (Gustafson u. Risberg 1974; Hagberg u. Ingvar 1976; Heiss et al. 1977; Perez et al. 1977; Johanson et al. 1986). Die schweren Symptome der Demenz, wie Dysmnesie, räumliche Desorientiertheit, Dyspraxie und Dysgnosie, korrelieren signifikant mit einem Abfall der Hirndurchblutung, insbesondere im temporo-parietalen Kortex. Sprachliche Dysfunktionen expressiver Art sind verknüpft mit frontaler und fronto-temporaler Abnahme der Hirndurchblutung, während rezeptive Sprachstörungen mit einer Verminderung der Durchblutung in postzentralen Hirnabschnitten und vor allem im Bereich des temporo-parietalen Kortex einhergehen (Gustafson et al. 1978). Im Gegensatz dazu zeigen paranoide Symptome positive Korrelationen mit der Durchblutung in allen Hirnregionen, mit Ausnahme der hinteren temporalen Rindenabschnitte. Paranoide Vorstellungen lassen sich daher als einen Versuch des Patienten zur Kompensation kognitiver Ausfälle verstehen. Aufgrund der Hirndurchblutungsmessungen (Gustafson u. Hagberg 1975) und der CT-Befunde (Jacoby u. Levy 1980) nimmt die Möglichkeit zu solchen kompensatorischen Reaktionen mit fortschreitender kortikaler Schädigung offenbar ab. Hachinski et al. (1975) fanden signifikante Korrelationen zwischen kognitivem Leistungsniveau und mittlerer Hemisphärendurchblutung bei vaskulären, nicht aber bei primär degenerativen Demenzen. Yamaguchi et al. (1980) wiesen dagegen eine signifikante Korrelation zwischen geistigem Abbau und verminderter Hirndurchblutung bei Patienten mit Demenz vom Alzheimer Typ nach. Unterschiede der Hirndurchblutung zwischen leichtgradigen, mäßig ausgeprägten und schweren Fällen von MID wurden von diesen Autoren nicht gefunden. In den meisten Studien konnten jedenfalls signifikante Korrelationen zwischen kognitiven Leistungen und allgemeiner sowie regionaler Hirndurchblutung bei organischen Demenzprozessen nachgewiesen werden. Widersprüchliche Ergebnisse lassen sich durch Unterschiede bei der Messung der Hirndurchblutung, der Wahl psychometrischer Testverfahren oder der Anwendung klinisch-diagnostischer Kriterien erklären.

Messungen der regionalen Hirndurchblutung wurden zur Abgrenzung der zerebrovaskulären Demenz gegenüber anderen Demenzprozessen und Fällen von Pseudodemenz verwendet. Die meisten Untersuchungen zeigten zwar einen Abfall der Hirndurchblutung bei organischer Demenz; was aber die Unterschiede zwischen MID und primär degenerativer Demenz angeht, blieben die Resultate inkonsistent (Ingvar u. Gustafson 1970; Hachinski et al. 1975; Butler et al. 1982; Tachibana et al. 1984; Hoyer et al. 1984). Wahrscheinlich korreliert das Durchblutungsniveau eher mit dem klinischen Schweregrad der Demenz als mit der Art der zugrundeliegenden Hirnerkrankung. Eine Reihe von Publikationen sprechen dafür, daß sich Fälle von vaskulärer Demenz und solche vom primär degenerativer Demenz vom Alzheimer Typ mit Hilfe regionaler Durchblutungsmessungen voneinander unterscheiden lassen. Ein konsistenter Befund bei AD war die allgemeine Reduktion der Hirndurchblutung mit Akzentuierung in der Temporo-Parietal-Region (Gustafson et al. 1977; Perez et al. 1977; Meyer et al. 1977; Gustafson u. Risberg 1979; Risberg 1985). Bei Demenzen, welche durch vaskuläre Läsionen verursacht werden, sind die Rindenregionen mit herabgesetzter Hirndurchblutung dagegen mehr fleckförmig verteilt, wobei es oft zu regionalen und/oder globalen Asymmetrien zwischen rechter und linker Hemisphäre kommt (MEYER et al. 1977; GUSTAFSON u. RISBERG 1979; KITAGAWA et al. 1984; RISBERG 1985). GUSTAFSON et al. (1984) bestimmten die regionale Hirndurchblutung bei 21 MID-Fällen (mittleres Alter 65 ± 6), 19 AD-Fällen (mittleres Alter

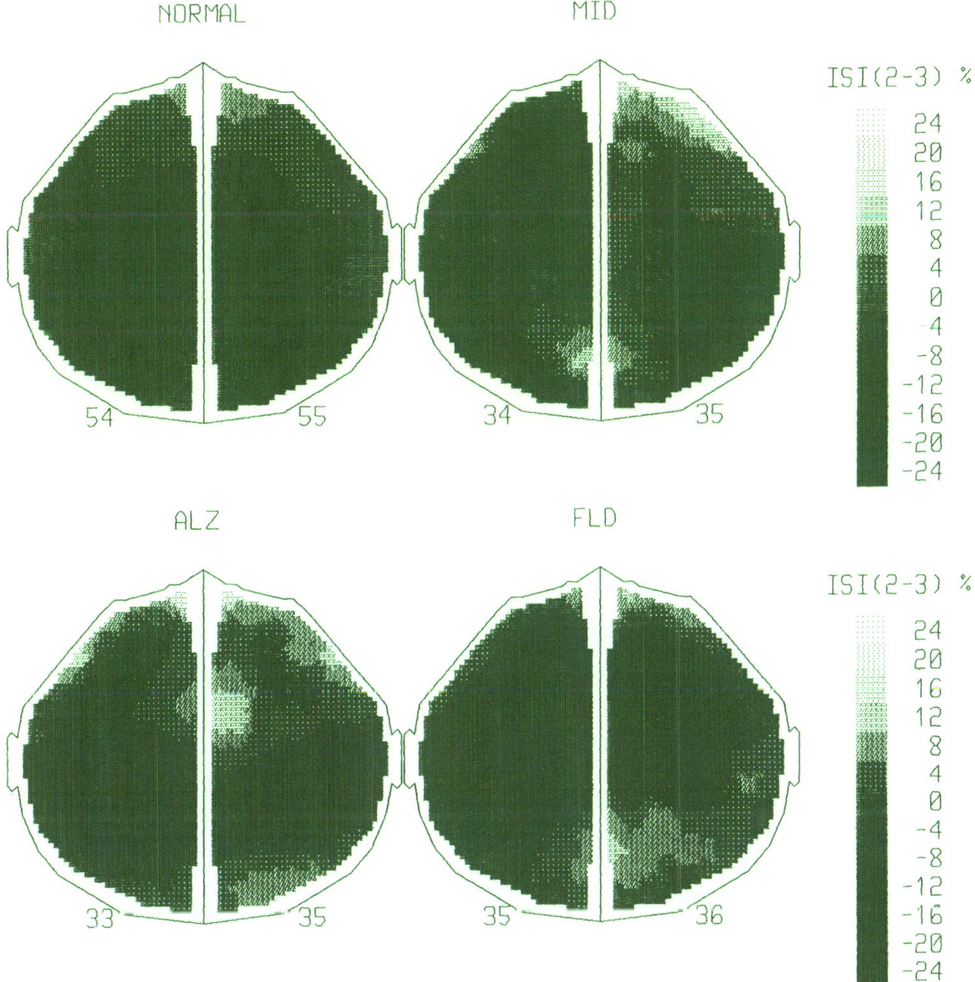

Abb. 4. Messung der regionalen Hirndurchblutung mit einem Gerät mit hohem Auflösungsvermögen und 254 Kopfdetektoren. (Cortexplorer, Scand Detectronic Inc., Hadsund, Dänemark). Dargestellt sind die Ergebnisse bei 12 normalen Probanden (mittleres Alter 26 Jahre), bei einer 66jährigen Frau mit Multi-Infarkt-Demenz (*MID*), bei 4 Patienten (mittleres Alter 87 Jahre) mit den klinischen Zeichen einer Alzheimerschen Krankheit (*ALZ*) und einem 68jährigen Patienten mit den Symptomen einer frontalen Demenz (*FLD*). Die hemisphärischen Mittelwerte (ISI-Werte) der Hirndurchblutung werden im unteren Teil jedes Bildes wiedergegeben. Gezeigt wird ein Vertex-Schnitt mit Ansicht der frontalen, temporalen und okzipitalen Areale und damit aller oberflächlichen Rindenregionen. Die Grautöne geben die mittlere Hirndurchblutung der einzelnen Probanden wieder, wobei die dunkleren Schatten niedrigere Werte anzeigen

64 ± 6), 17 SDAT-Fällen (mittleres Alter 78 ± 7) und 19 Fällen mit Pickscher Erkrankung sowie anderen Typen von FTD (mittleres Alter 62 ± 8). Die klinischen Diagnosen basierten auf der IS (Hachinski et al. 1975), AD-Score sowie FTD-Score (Gustafson u. Nilsson 1982). Je nach dem Alter des Erkrankungsbeginns wurde eine präsenile AD oder eine senile Demenz (SDAT) angenommen. Bei AD und SDAT fand sich eine Verminderung der Hirndurchblutung vorwiegend in der Temporo-Parieto-Okzipitalregion, während in der FTD-Gruppe bei allen Patienten regionale Durchblutungsdefizite im frontalen Kortex oder in den vorderen Abschnitten des Schläfenlappens beobachtet wurden. Die postzentrale Akzentuierung des Durchblutungsdefizits bei AD wurde durch die Positronen-Emissions-Tomographie (PET) bei Patienten mit AD (Friedland et al. 1983) bestätigt. Die typischen Befunde bei der MID-Gruppe bestanden in Hemisphärenasymmetrien sowie fleckförmigen Mustern der regionalen Durchblutungsstörung. Die differentialdiagnostische Bedeutung von Messungen der regionalen Hirndurchblutung wurde dadurch bestätigt, daß sich zwischen den Ergebnissen dieses Verfahrens und den neuropathologischen Befunden eine 90%ige Übereinstimmung ergab (Risberg 1985). Bei wiederholten Untersuchungen der gleichen Patienten zeigte sich eine allmähliche Zunahme der Durchblutungsstörungen bei primär degenerativer Demenz, während die pathologischen Befunde bei vaskulären Demenzen zeitlich und in Übereinstimmung mit dem variationsreicheren klinischen Bild oft eine stärkere Fluktuation aufwiesen.

Der differentialdiagnostische Nutzen solcher Hirndurchblutungsmessungen zur Differentialdiagnose wurde durch neuere Geräte mit höherem Auflösungsvermögen verbessert. Die pathologischen Muster der Hirndurchblutung können heute noch detaillierter durch die Simultanerfassung in 254 Rindenregionen veranschaulicht werden. Typische Ergebnisse werden auf Abb. 4 dargestellt.

2. EEG

Auch das EEG kann zur Diagnose zerebrovaskulärer Demenzen und ihrer Unterscheidung von primär degenerativen Erkrankungen beitragen. EEG-Veränderungen werden bei etwa 60% aller Fälle mit zerebrovaskulärer Demenz gefunden (Paddison u. Ferris 1961); in vielen Fällen besteht eine Korrelation zwischen der Lokalisation der EEG-Veränderungen und der vaskulären Läsion (Niedermeier u. Eumatru 1974). Herdförmige EEG-Veränderungen werden signifikant häufiger bei zerebrovaskulären Demenzen als bei Patienten mit DAT gefunden. Bei Patienten mit neuropathologisch verifizierter AD konnte gezeigt werden, daß das EEG bereits im Frühstadium der Erkrankung nahezu ausnahmslos pathologisch ist (Nevin 1967; Johanesson et al. 1977). Im Gegensatz zeigen Patienten mit FTD im Frühstadium normale EEGs; mit längerer Krankheitsdauer kommt es zu einer Häufigkeitszunahme von EEG-Veränderungen (Johannesson et al. 1977; Gustafson 1987).

3. Psychometrische Befunde

Die Differentialdiagnose zerebrovaskulärer Erkrankungen kann durch psychometrische Tests verbessert werden, wobei nicht nur das erzielte Leistungsergebnis, sondern auch das Verhalten des Patienten in der Testsituation zu beachten ist. Die psychometrische Testuntersuchung zielt auf die Beurteilung des kognitiven Status des Patienten ab und kann daher zur Lokalisation der Hirnschädigung herangezogen werden. Aus diesem Grund tragen psychometrische Befunde dazu bei, die Differentialdiagnose zwischen MID, AD und FTD zu verbessern. Die Testmuster bei zerebrovaskulären Erkrankungen weisen in Abhängigkeit von akutem Stadium und Lokalisation der zerebralen Läsion eine große Variationsbreite auf. Psychometrische Untersuchungen sollten daher während der ersten Woche nach einem zerebrovaskulären Insult vermieden werden und am besten auf wiederholten Messungen beruhen. Eine Beurteilung des früheren kognitiven Leistungsniveaus und der Primärpersönlichkeit läßt sich durch die Erfassung biographischer Daten und durch die Erhebung einer Fremdanamnese erreichen. Hinweise auf das frühere kognitive Niveau des Patienten ergeben sich auch aus dem Verhalten bei kognitiven Tests, die gegenüber erworbenen Hirnschädigungen verhältnismäßig resistent sind, vor allem bei der Prüfung verbaler Leistungen. Ein häufig anzutreffendes Muster bei vaskulärer Demenz ist die Beeinträchtigung des verbalen Gedächtnisses; im Gegensatz dazu wird bei der Gedächtnisstörung von AD-Patienten schon in einem frühen Stadium sowohl das verbale als auch das räumliche Gedächtnis in Mitleidenschaft gezogen (HAGBERG u. GUSTAFSON 1985). Die große Häufigkeit verbaler Gedächtnisstörungen bei MID hängt wahrscheinlich mit der häufigeren Schädigung der linken Hemisphäre zusammen (LADURNER et al. 1982). Bei zerebrovaskulärer Demenz kann die psychometrisch erfaßte Leistung unverändert bleiben oder sich sogar bessern (KOTILA et al. 1986), allerdings häufig mit deutlichen zeitlichen Fluktuationen. Darüber hinaus werden die psychometrischen Leistungen bei Schlaganfallpatienten stark durch emotionale Faktoren beeinflußt, vor allem, wenn die Sprachfunktion beeinträchtigt ist. Die psychometrische Untersuchung sollte darauf ausgerichtet sein, Voraussetzungen und optimale Techniken für anstehende Rehabilitationsprogramme zu ermöglichen. Das Training intellektueller Funktionen und die psychische Stimulierung sollten nicht unterschiedslos eingesetzt, sondern im Rahmen eines psychologischen Programms angewandt werden, welches den Typ und den Schweregrad der kognitiven Leistungseinbuße, die Persönlichkeitsstruktur des Patienten und den wirksamen Einsatz von Coping-Strategien berücksichtigt. Damit ergibt sich eine doppelte Fundierung der Rehabilitation: Einerseits Zentrierung auf eine Verbesserung kognitiver Funktionen, andererseits Mobilisierung der persönlichkeitsgebundenen internen und der durch das soziale Netzwerk gegebenen externen Ressourcen, damit der Patient mit den verbleibenden Symptomen besser umgehen kann.

Zur psychologischen Untersuchung kann folgendes Verfahren vorgeschlagen werden:

1. Kognitives Screening mit einem Mini-Mental-Test (FOLSTEIN et al. 1975).
2. Umfangreiche Erfassung verschiedenartiger kognitiver Funktionen mit Hilfe einer Testbatterie. Dabei sollten vor allem folgende Leistungen geprüft wer-

den: Verbale Fähigkeiten, Urteilsbildung, verbale und optisch-räumliche
Aspekte des Kurzzeit- und Langzeitgedächtnisses, intellektuelle und motorische Geschwindigkeit, Aufmerksamkeit und Konzentration.

3. Aphasieprüfung (z. B. Eisenson 1954).
4. Überprüfung von Körperwahrnehmung und unilateralen Neglect-Phänomenen, beispielsweise mit Hilfe der Zeichnung eines Menschen oder des Uhrzeigertests (z. B. Luria 1980).
5. Das Verhalten in der Testsituation und die Leistungsqualität sollte aufgrund vorgegebener Bewertungsschemata (Luria 1980; Johanson et al. 1986; Hagberg 1987) eingeschätzt werden.

Die psychometrische Untersuchung dient also der Verbesserung der Differentialdiagnose zwischen zerebrovaskulären und anderen organischen Demenzen sowie Pseudodemenzen auf dem Boden affektiver Erkrankungen. Untersuchungen dieser Art ermöglichen darüber hinaus, die Art der Störung mit der notwendigen Genauigkeit zu erfassen, und können damit als Grundlage von Übungs- und Rehabilitationsprogrammen und als Basis für die Einschätzung des Rehabilitationserfolges herangezogen werden. Wenn die psychometrische Untersuchung sich auf dem Hintergrund eines psychodynamischen Bezugsrahmens vollzieht, so ergeben sich wichtige Informationen in bezug auf die Unterstützung von geeigneten Anpassungsstrategien beim Umgang mit organischen Leistungsdefiziten.

E. Affektive Erkrankungen bei zerebrovaskulären Störungen

Auf die Verknüpfung affektiver Symptome mit zerebrovaskulären Erkrankungen wurde bereits früh in psychiatrischen Lehrbüchern aufmerksam gemacht (Kraepelin 1904). Auf eine unmittelbare ätiologische Verbindung wurde von Post (1962) hingewiesen; er konnte einen engen zeitlichen Zusammenhang zwischen dem ersten Schlaganfall und dem Beginn affektiver Symptome nachweisen. Bei Insultpatienten sind unterschiedliche Typen emotionaler Störungen beschrieben worden. Emotionale Labilität mit Tränenausbrüchen oder unkontrolliertem Lachen, welche der Situation mehr oder minder angemessen sind, gehört zu den häufigen und unangenehmen Folgeerscheinungen zerebrovaskulärer Läsionen. Symptome dieser Art stehen mit Läsionen der kortikobulbären Bahnen und mit Funktionsstörungen im Bereich der präfrontalen und vorderen temporalen Hirnrinde in Zusammenhang; für das Vorhandensein einer depressiven Verstimmung sind sie wenig spezifisch. Die Phänomene der Depression bei Schlaganfallpatienten entsprechen dem Bild der typischen (major) Depression im Sinne des DSM III (Lipsey et al. 1986). Ein gehäuftes Auftreten der Depression wurde bei Schlaganfallpatienten im Vergleich zu anderen Patientengruppen mit schweren körperlichen Behinderungen gefunden (Folstein et al. 1977). Robinson und Mitarbeiter untersuchten in mehreren klinischen Studien die Beziehung zwischen affektiven Erkrankungen und der Lokalisation und Größe zerebrovaskulärer Läsionen. Die Lokalisation dieser Schädigungen wurde auf der Grundlage von CT-Befunden, der neurologischen Ausfälle und des jeweiligen Typs dysphasischer Störungen bestimmt. Beim Vergleich von Patienten mit Insult oder Trauma der linken Hemisphäre fanden ROBINSON u. SZETELA (1981), daß die Schwere der Depression unmittelbar mit der Nähe der Läsionen zum Frontalpol korrelierte, und zwar ohne Rücksicht auf die Ätiologie der Hirnschädigung. Nahezu ein Drittel der 103 von ROBINSON u. PRICE (1982) untersuchten Schlaganfallpatienten wiesen eine Depression auf. 49% der Patienten mit linksseitigen Hemisphärenläsionen und 7% mit rechtsseitigen Hirnschädigungen zeigten bereits bei der Erstuntersuchung eine Depression, die mindestens sechs Monate anhielt. Bei Patienten mit Hirnstammläsionen lag die Häufigkeit der Depression bei 36%, wobei es bei den meisten Patienten während einer sechsmonatigen Katamnese zu einer Besserung kam. Ein alarmierendes Untersuchungsergebnis bestand darin, daß keiner dieser depressiven Schlaganfallpatienten mit einer antidepressiven Medikation behandelt wurde. Eine typische (major) Depression wurde fast ausschließlich bei Patienten mit linksseitigen Hemisphärenläsionen gefunden (LIPSEY et al. 1983; ROBINSON et al. 1983), während Schädigungen der rechten Hemisphäre mit einer unangemessenen Euphorie einhergingen; der letztgenannte Befund steht in Einklang mit den Ergebnissen von GAINOTTI (1972), der bei Patienten mit rechtsseitigen Hemisphärenschädigungen ein apathisches Verhalten nachwies. Der enge Zusammenhang zwischen der Läsion linksseitiger vorderer Hirnregionen und dem Auftreten von Stimmungsschwankungen läßt sich nicht durch die Schwere der kognitiven Leistungseinbuße oder der körperlichen Behinderung bei diesen Patienten erklären (ROBINSON et al. 1984). Die Mehrzahl der Depressionen, die sich bald nach einem Schlaganfall entwickelten, bestand auch noch nach einem Zeitraum von sechs Monaten, und während dieser Verlaufsperiode ließ sich eine stetige Zunahme der Depression beobachten. Die Tatsache, daß die Korrelationen zwischen der Schwere der Depression und der Lokalisation der Schädigung stabil blieben, während die Korrelationen mit den körperlichen und kognitiven Beeinträchtigungen während des katamnestischen Zeitraums zunahmen, könnte ein Hinweis darauf sein, daß die später auftretenden Depressionen eher eine Reaktion auf die allgemeine Behinderung darstellen. Patienten mit frühem Beginn der Depression und solche Patienten, die in den ersten zwei Jahren nach einem Schlaganfall keine Depression aufwiesen, zeigten überraschenderweise keine Unterschiede in bezug auf die Lokalisation der Hirnschädigung, die intellektuelle oder körperliche Behinderung oder das soziale Funktionsniveau (ROBINSON et al. 1986a). ROBINSON et al. (1986b) konnten auch nachweisen, daß bei depressiven Patienten mit kognitiven Leistungseinbußen kleinere Läsionen vorhanden waren als bei nicht depressiven Patienten mit einem ähnlichen Schweregrad kognitiver Störungen. Dies deutet darauf hin, daß Schlaganfallpatienten möglicherweise eine depressive Pseudodemenz entwickeln, welche die organischen intellektuellen Defizite überlagert.

Aus den genannten Literaturhinweisen ergibt sich, daß depressive Störungen bei Patienten mit zerebrovaskulären Erkrankungen häufig sind. Eine Depression kann ein frühes prodromales Zeichen sein; sie kann aber auch als Folge eines Insults mit oder ohne kognitive Beeinträchtigung auftreten. Die enge Korrelation zwischen Depression und Läsionen der vorderen linken Hemisphäre einerseits, sowie zwischen emotionaler Indifferenz, Euphorie und Läsionen der rechten Hemisphäre andererseits wird durch Befunde an anderen Patientenkollektiven be-

stätigt (Flor-Henry 1979). Die Entstehung eines depressiven Syndroms hängt
möglicherweise vom Funktionieren besser erhaltener Hirnstrukturen ab, wie sich
dies aus dem negativen Zusammenhang zwischen Depression und gefäßabhängi-
ger Schädigung der hinteren linksseitigen Hemisphärenabschnitte ergibt (Robinson et al. 1984). Der Zusammenhang zwischen Depression und intellektueller
Funktion ist bei Patienten mit Schlaganfällen kompliziert, da die Depression die
kognitiven Leistungseinbußen verstärkt und andererseits die kognitiven Defizite
wiederum eine Anfälligkeit für die Entwicklung depressiver Symptome bewirken.

Es besteht ein dringender Bedarf nach diagnostischen Instrumenten zur Erfassung von Depressionen bei Schlaganfallpatienten. Solche Depressionen sind in si-
gnifikantem Umfang mit einer fehlenden Suppression bei Dexamethason-Test gekennzeichnet (Finkelstein et al. 1982; Lipsey et al. 1985). Dabei sind keine signifikanten Unterschiede zwischen Patienten mit linker oder rechter Hemisphärenschädigung vorhanden; dagegen besteht eine signifikante Korrelation zwischen
abnormem Dexamethason-Test und dem Volumen der Läsion. Balldin et al.
(1983) fanden abnorme Ergebnisse des Dexamethason-Tests bei Patienten mit
MID und mit den Demenzen vom Alzheimer Typ, ohne daß dabei irgend eine
Korrelation zwischen den Testwerten und dem Vorhandensein einer affektiven
Erkrankung nachweisbar war. Ein abnormer Dexamethason-Test ist also auf die
Demenz als solche und nicht auf das Alter der Patienten oder auf das Vorhanden-
sein einer depressiven Verstimmtheit zu beziehen. Ein hoher Anteil abnormer Er-
gebnisse des Dexamethason-Tests bei dementen Patienten wurde auch von
McKeith (1984) beschrieben.

Untersuchungen der regionalen Hirndurchblutung bei Patienten mit affektiven Erkrankungen mit und ohne organische Hirnschädigungen wurden bisher
nur selten durchgeführt. Bei depressiven und manischen Patienten ohne organische Hirnkrankheit war die regionale Hirndurchblutung unauffällig (Silfverskiöld 1979, 1984); diese Ergebnisse werden durch Befunde über ein normales Niveau der regionalen Glukose-Utilisationsmuster bei Anwendung der PET-Tech-
nik bestätigt (Kuhl 1984; Buchsbaum et al. 1984). Wiederholte Messungen der
regionalen Hirndurchblutung bei organisch bedingten affektiven Erkrankungen
zeigten indessen deutliche asymmetrische Durchblutungswerte mit spezifischen
Beziehungen zum klinischen Verlauf. Silfverskiöld et al. (1983) berichteten über
zwei solcher Fälle, bei denen zerebrale Läsionen möglicherweise eine prädisponierende oder auslösende Rolle spielten. Beide Fälle zeigten eine markante Asymmetrie der regionalen Hirndurchblutung zugunsten der rechten Hemisphäre. Im
Laufe der klinischen Besserung gingen diese pathologischen Befunde der Hirndurchblutung zurück oder verringerten sich deutlich. Ein derartiges Ungleichge-
wicht der Hemisphären bei organisch bedingten affektiven Erkrankungen kann
als Stütze für ein komplexes Modell der Wahrnehmung und Kontrolle der Emotionen verstanden werden (Florhenry 1979).

F. Akute Verwirrtheitszustände

Störungen des Bewußtseins mit Desorientiertheit, Erregtheit und Wahrnehmungsstörungen sind bei zerebrovaskulären Erkrankungen häufig beobachtet worden. Akute Insulte und TIA werden häufig von Verwirrtheitszuständen begleitet; auch bei Zuständen nach Schlaganfall und bei Patienten mit zerebrovaskulärer Demenz tritt oft eine rezidivierende episodische Verwirrtheit auf. Die Häufigkeit deliranter Zustände bei Patienten mit zerebrovaskulären Erkrankungen ist ebenso unbekannt wie die Häufigkeit deliranter Zustände überhaupt. Bei 302 Patienten mit autoptisch verifizierten Hirninfarkten wiesen DE REUCK et al. (1982) in 13 Fällen Verwirrtheitszustände und in 21 Fällen eine Demenz nach. Bei verwirrten Patienten war häufig ein Verschluß der Arteria cerebri media vorhanden, während für Demenzpatienten ein Status lacunaris typisch war. Der Schweregrad des Delirs wird durch die Lokalisation und Ausdehnung der Hirnschädigung sowie durch das Alter des Patienten beeinflußt. Delirante Episoden mit Erregungszuständen, Gedächtnisstörungen und optischen Halluzinationen scheinen besonders häufig bei Patienten mit unilateralen oder bilateralen Läsionen des medialen Schläfenlappens und der Okzipitalregion auf dem Boden von Infarkten der hinteren Zerebralarterie vorzukommen (HORENSTEIN et al. 1962; CAPLAN 1980). Die Verknüpfung von Bewußtseinstrübungen und deliranten Zuständen mit der vertebrobasilären Insuffizienz ist gut belegt. Die Ätiologie der Verwirrtheitszustände bei zerebrovaskulären Erkrankungen ist meist multifaktoriell. Die zerebrovaskuläre Läsion vermindert die Resistenz gegenüber der Entwicklung eines Delirs, welches durch jede Art somatischer oder psychologischer Belastung (z. B. Infektionen, psychotrope Drogen, Schlafentzug, sensorische Deprivation) bewirkt werden kann. Die altersabhängige Disposition für das Auftreten eines Delirs scheint an keine spezifische Ätiologie gebunden, da ein solches Delir bei subduralen Hämatomen (BLACK 1983), bei Demenzen vom Alzheimer Typ (LAUTER 1968, 1970) oder im Zusammenhang mit der Anwendung anticholinerger Substanzen (DAVIES et al. 1971) auftreten kann. Die Häufung von Verwirrtheitszuständen bei späteinsetzender AD könnte mit den inkompletten Markinfarkten zusammenhängen, die bei derartigen Krankheitsformen häufig auftreten (BRUN u. ENGLUND 1986 a).

Die Beziehung zwischen den zerebrovaskulären und kardiovaskulären Systemen beim Zustandekommen des Delirs verdient besondere Beachtung. Die Häufigkeit von Erkrankungen dieser beiden Systeme steigt mit dem Alter an und wird durch Hypertonie sowie Diabetes begünstigt. Darüber hinaus prädisponiert der Myokardinfarkt zu Schlaganfällen und bildet die häufigste Todesursache bei Patienten, welche einen Schlaganfall oder TIA durchgemacht haben. Zerebrale Ischämien und Schlaganfälle können durch Embolien oder Blutdrucksenkungen bei Myokardinfarkt, sonstigen Herzerkrankungen oder Arrhythmien verursacht werden. Vorhofflimmern ist ein wichtiger Vorläufer des Schlaganfalls (WOLF et al. 1978); bei 333 Patienten mit Vorhofflimmern kam es in 15–41% der Fälle zu einer Hirnembolie (HINTON et al. 1977). Die Häufigkeit von Embolien bei Patienten mit „Sick-Sinus-Syndrom" ist höher als 7% pro Jahr (ABDON 1979). McCARTHY u. WOLLNER (1981) fanden bei 485 der Patienten mit vorübergehenden zerebralen Funktionsstörungen kardiale Arrhythmien. Die gegenseitige Beeinflussung von Hirn und Herz kommt weiterhin darin zum Ausdruck, daß kardiale Arrhythmien aus paroxysmalen Funktionsstörungen des Gehirns resultieren können (Blumhardt et al. 1986), Sourander et al. (unveröffentlicht) weisen darauf hin, daß die Schlafapnoe bei älteren Menschen zu schwerer Hypoxie, Herzfunktionsstörungen und Bradykardie führen kann und daß diese wiederum die Auswirkungen der zerebrovaskulären Insuffizienz verstärken.

G. Vertebrobasiläre Insuffizienz

Eine Insuffizienz der Arteria vertebrobasilaris kann zu einer Vielfalt von Symptomen führen, die bei der klinischen Arbeit mit älteren Patienten zu beachten sind. Die Variabilität der Symptome erklärt sich durch die große Zahl der Strukturen, welche durch diese Arterien versorgt werden. Die Zirkulation wird durch lokale Faktoren beeinflußt, etwa durch die individuelle Gefäßmorphologie und zervikale Arthrosen sowie durch allgemeine Faktoren wie Blutdruckänderungen und Hypoglykämie. Neurologische Symptome, die als charakteristisch für eine vertebrobasiläre Insuffizienz gelten, sind Hinstürzen, episodischer Schwindel, Doppelbilder mit Nystagmus und Brechreiz. Bewußtseinsstörungen wurden bei 30% dieser Patienten berichtet und beruhen möglicherweise auf einer Schädigung des retikulären Aktivierungs-Systems (Williams u. Wilson 1962). Diese Störungen gehen oft mit illusionären oder halluzinatorischen Erlebnisweisen einher. Die optischen Halluzinationen werden oft als schön und intensiv farbig beschrieben und können Minuten oder länger andauern. Das Erleben kann traumartig sein und geht gewöhnlich mit erhaltener Kritik einher. Die Häufigkeit optischer Halluzinationen ist durch einen Release-Effekt im Gefolge reduzierter afferenter Zuflüsse bei Läsionen des Cortex calcarinus erklärt worden (Lance 1976). Transitorische oder überdauernde kognitive Beeinträchtigungen, vor allem Dysmnesien, sind bei vertebrobasilärer Insuffizienz häufig beobachtet worden und hängen möglicherweise damit zusammen, daß die hintere Zerebralarterie den mittleren Temporallappen unter Einschluß des Hippocampus sowie die Mamillarkörper und thalamische Strukturen versorgt (Victor et al. 1961; Benson et al. 1974). Die Patienten zeigen häufig ein neurasthenisches Syndrom (Niedermeier 1960; Trimble u. Cummings 1981); affektive Störungen sind dabei nicht ungewöhnlich, wiewohl über sie nicht systematisch berichtet worden ist (Kaysergatchalian et al. 1980).

H. Transitorische globale Amnesie

Das Syndrom der transitorischen globalen Amnesie (TGA) wurde erstmals von Fisher u. Adams (1964) beschrieben. Die Attacke setzt ohne Anlaß ein und verschwindet nach einer kurzen Dauer von gewöhnlich einer halben Stunde bis zu fünf Tagen, wobei die meisten Fälle eine Dauer von weniger als sechs Stunden zeigen (HEATHFIELD et al. 1973). Die Amnesie für die Attacke bleibt bestehen, während eine retrograde Amnesie sich rasch zurückbildet. Die Ätiologie ist schwer zu beurteilen. Es spricht aber vieles für eine zerebrale Ischämie, wahrscheinlich im Ausbreitungsgebiet der hinteren Zerebralarterie (JENSEN u. OLIVARIUS 1981). Die Differentialdiagnose zwischen TGA und psychogenen Gedächtnisstörungen kann Schwierigkeiten bereiten. Die TGA ist indessen bei älteren Patienten häufiger, beginnt gewöhnlich in einer ziemlich undramatischen Situation und wird durch Faktoren ausgelöst, die auf eine zerebrovaskuläre Ischämie verweisen. Es finden sich darüber hinaus oft andere Hinweise auf neurologische Störungen, z. B. ein pathologisches EEG (FOGELHOLM et al. 1975).

J. Migräne

Die Hypothese zerebrovaskulärer Dysfunktion bei Migräne erfuhr durch Messungen der regionalen Hirndurchblutung bei Patienten während der Aura und der Kopfschmerzphase eine wesentliche Bestätigung (SKINHØJ 1973; NORRIS et al. 1975; OLESEN et al. 1980). Gedächtnisstörungen, Attacken mit Verwirrtheit und Halluzinationen sind sowohl während der Prodromalperiode als auch während der Kopfschmerzphase beobachtet worden. LANCE u. ANTHONY (1966) zeigten in einer prospektiven Untersuchung von 500 Patienten bei 20% der Fälle Bewußtseinsstörungen als Teil einer Migräneattacke, bei 6,8% der Fälle Desorientiertheit, Dysmnesie oder Verhaltensautomatismen. BICKERSTAFF (1961) beschrieb bei 25% der Patienten mit dem Verdacht einer Basilartarterienmigräne Verhangenheit und Verwirrtheit.

Die Verbindung von kognitiven Abbauerscheinungen mit schwerer Migräne kann wohl als Hinweis dafür gewertet werden, daß die Hirnischämie während der Migräneattacken kumulative Hirnschäden setzt (KLEE u. WILLANGER 1966). Radiologische Untersuchungen zeigten allgemeine bzw. herdförmige kortikale Atrophien oder Infarkte, bei 40–80% der Patienten mit schwerer Migräne (CALA u. MASTAGLIA 1976; HUNGERFORD et al. 1976). Ein Gefäßkrampf, lokale vaskuläre Veränderungen, etwa im Sinne einer stenosierenden Arteriosklerose und Hirnödem sind zusätzliche Faktoren bei der Auslösung von Infarkten bei Migräne. Eine andere Erklärung der Hirnschädigung mag bei gewissen Fällen darin bestehen, daß sowohl Migräne als auch seelische Störungen Sekundärfolgen einer gemeinsamen Hirnerkrankung sind.

K. Vaskuläre Kollagenosen

I. Systemischer Lupus erythematodes

Der systemische Lupus erythematodes (SLE) ist eine ziemlich häufige Erkrankung, welche multiple Organe mit unterschiedlicher Symptomatologie bei remittierendem Verlauf betrifft. Die klinische Erfahrung zeigt bei 50–70% aller SLE-

Fälle eine Beteiligung des Zentralnervensystems, wobei zerebrale Läsionen nach den renalen Komplikationen die häufigste Todesursache sind (Estes u. Christian 1971; Abel et al. 1980). Die histopathologischen Befunde liegen primär im vaskulären Bereich und zeigen eine Kollagen-Degeneration der kleinen Arterien und Arteriolen mit entzündlichen Veränderungen. Die neurologischen Manifestationen werden beherrscht von epileptischen Anfällen, migräneartigen Kopfschmerzen, Hirnnervenschäden, Halbseitensyndromen und choreatischen Bewegungsstörungen (Krüger 1984). Die seelischen Störungen werden oft als transitorisch und variabel beschrieben; die eine Manifestation kann in die andere übergehen und nach einem freien Intervall wieder auftreten. Die seelischen Symptome stehen im Zusammenhang mit organischen Hirnläsionen; gleichwohl können im Einzelfall Kortikoidmedikation und psychologische Reaktionen eine Rolle spielen. Die seelischen Veränderungen können den sonstigen Manifestationen des SLE bis zu zehn Jahre vorausgehen (McNeill et al. 1976). Organische Psychosyndrome sind bei etwa 25% der Fälle anzutreffen. Die Verwirrtheitszustände haben oft paranoid-halluzinatorische Züge. Überdauernder und fortschreitender geistiger Abbau ist in mehreren Fällen beschrieben worden (Bresnihan et al. 1979). Man hat in dem SLE und anderen vaskulären Kollagenosen die Ursache der sog. steroid-sensitiven Demenz gesehen (Chynoweth u. Foley 1969; Paulson 1983). Alle Arten funktioneller Psychosen (Krüger 1984), pathologische EEG-Befunde und abnorme Werte bei der Messung der regionalen Hirndurchblutung wurden bei Patienten mit SLE beschrieben. Die Störungen der regionalen Hirndurchblutung bilden sich im Gefolge der klinischen Besserung zurück. Hieraus ist zu entnehmen, daß die zugrundeliegende vaskuläre Pathologie zumindest teilweise eine vorübergehende ist (Bresnihan et al. 1979).

II. Andere Gefäßkollagenosen

Die Riesenzell-Arteritis (Arteritis temporalis) und die rheumatische Polymyalgie sind Syndrome mit charakteristischen klinischen Bildern, Blutsenkungsbeschleunigung und dramatischem Ansprechen auf Steroide. Histopathologische Befunde zeigen, daß zumindest 2% der älteren Menschen von diesen Krankheiten betroffen sind, die sowohl die extrakraniellen als auch die intrakraniellen Gefäße betreffen können (Östberg 1973). Die Arteritis temporalis sollte differentialdiagnostisch immer in Betracht gezogen werden, wenn ältere verwirrte Patienten eine Vorgeschichte mit Kopfschmerzen, Fieber und erhöhter Blutsenkung zeigen. Kortikosteroid-Behandlung in Kombination mit psychotropen Pharmaka ist zur Therapie der psychogenen Störungen einzusetzen.

Danksagungen. Die Autoren danken Jarl Risberg Ph. D. und Bo Hagberg Ph. D. für wertvolle Unterstützung bei der Vorbereitung von Teilen des Textes und Maj Lantz B. A. und Elisabeth Borgström für ihre Hilfe bei der Manuskriptanfertigung.

Literatur

Abdon N-J (1979) The Sick Sinus Syndrome: A common diagnostic and therapeutic challenge in the elderly. In: Harris R (ed) Geriatric Medicine, lesson 12. Physicians Programs, New York

Abel T, Gladman DD, Urowitz MB (1980) Neuropsychiatric Lupus. J Rheumatol 7(4):325–333

Adams RD, Fisher CM (1961) Pathology of cerebral arterial occlusion. In: Fields WS (ed) Pathogenesis and treatment of cerebrovascular disease. Charles C Thomas, Springfield, Illinois, pp 1–25

Adolfsson R, Alafuzoff I, Winblad B (1985) Histopathological validation of the DSM-III criteria in Alzheimer Type dementia and multiinfarct dementia. In: Alzfuzoff I (ed) Histopathological and immunocytochemical studies in age-associated dementias. Umeå University Medical Dissertations. New Series No 153, Umeå

Agnoli A, Ruggieri S, Denaro A, Martucci N, Tanfani G, Stocchi F (1984) White matter disease (Binswanger's encephalopathy) in chronic cerebrovascular disorders. Monogr Neural Sci 11:144–149

Åkesson HO (1969) A population study of senile and arteriosclerotic psychoses. Hum Hered 9:546–566

Alsen V (1972) Psychopathologie der chronisch-progredienten gefäßbedingten Hirnschädigungen. In: Gänshirt H (Hrsg) Der Hirnkreislauf: Physiologie, Pathologie, Klinik. Thieme, Stuttgart

Alzheimer A (1907) Über eine eigenartige Erkrankung der Hirnrinde. Allg Z Psychiatr 64:146–148

Alzheimer A (1911) Über eigenartige Krankheitsfälle des späteren Alters. Z Gesamte Neurol Psychiatr 4:356

Andrew J, Nathan PW (1964) Lesions of the anterior frontal lobes and disturbandes of micturition and defaecation. Brain 87:232–262

Astrup J, Siesjö BK, Lindsay S (1981) Thresholds in cerebral ischemia – the ischemic pennumbra. Stroke 12:723–725

Balldin J, Gottfries C-G, Karlsson I, Lindstedt G, Långström G, Wålinder J (1983) Dexamethasone suppression test and serum prolactin in dementia disorders. Br J Psychiatry 143:277–281

Benson DF (1983) Subcortical dementia: A clinical approach. In: Mayeux R, Rosen WG (eds) The dementias. Raven Press, New York, pp 185–194

Benson DF, Marsden CD, Meadows JC (1974) The amnesic syndrome of posterior cerebral artery occlusion. Acta Neurol Scand 50:133–145

Bickerstaff ER (1961) Impairment of consciousness in migraine. Lancet II:1057–1059

Biemond A (1970) on Binswanger's subcortical arteriosclerotic encephalopathy and the possibility of its clinical recognition. Psychiatr Neurol Neurochir 73:413–417

Binswanger O (1894) Die Abgrenzung der allgemeinen progressiven Paralyse. Berl Klin Wochenschr 49:1103–1105; 50:1137–1139; 52:1180–1186

Black D (1983) Mental changes resulting from hematoma in the elderly person. JAMA 168(11):1445–1449

Blumhardt LD, Smith PEM, Owen L (1986) Electrocardiographic accompaniments of temporal lobe epileptic seizures. Lancet I:1051–1056

Bresnihan B, Hohmeister R, Cutting J, Travers RL, Waldburger M, Black C, Jones T, Hughes GRV (1979) The neuropsychiatric disorder in systemic lupus erythematosus: evidence for both vascular and immune mechanisms. Ann Rheum dis 38:301–306

Brierly JB (1970) Systemic hypotension – neurological and neuropathological aspects. In: Butterworth (ed) Modern trends in neurology, vol 5. Butterworth, London, pp 164–177

Brun A (1987) Frontal lobe degeneration of non-Alzheimer type. I: Neuropathology. Arch Gerontol Geriatr 6:193–208

Brun A, Englund E (1986a) A white matter disorder in dementia of the Alzheimer type. A pathoanatomical study. Ann Neurol 19:253–262

Brun A, Englund E (1986 b) Brain changes in dementia of Alzheimer's type relevant to new imaging diagnostic methods. Prog Neurol psychopharmacol Biol Psychiatr 10:297–308

Brun A, Gustafson L (1976) Distribution of cerebral degeneration in Alzheimer's disease. A clinico-pathological study. Arch Psychiatr Nervenkr 223:15–33

Brust JCM (1983) Dementia and cerebrovascular disease. In: Mayeux R, Rosen WG (eds) The dementias. Raven Press, New York, pp 131–147

Buchsbaum MS, deLisi LE, Holcomb HH, Cappelletti J, King AC, Johnson J, Dowling-Zimmerman S, Post RM, Morihisa J, Carpenter W, Cohen R, Pickar D, Weinberger DR, Margolin R, Kessler RM (1984) Anteroposterior gradients in cerebral glucose use in schizophrenia and affective disorders. Arch Gen psychiatry 41(12):1159–1166

Büdingen HJ, Teutern HJ von, Freund HJ (1982) Dopplersonographie der extracraniellen Hirnarterien. Thieme, Stuttgart New York

Busse EW (1982) Cardiovascular disease and psychopathology in the elderly. Psychiatr Clin N Am 5:159–169

Butler RW, Dickinson WA, Katholi C, Halsey JH Jr (1982) The comparative effects of organic brain disease on cerebral blood flow and measured intelligence. Ann Neurol 13:155–159

Caird FI, Andrews GR, Kennedy RD (1973) Effect of posture on blood pressure in the elderly. Br Heart J 35:527–530

Cala LA, Mastaglia FL (1976) Computerized axial tomography findings in a group of patients with migrainous headaches. Proc Austr Assoc Neurol 13:35–41

Caplan LR (1980) "Top of the basilar" syndrome. Neurology 30:72–79

Caplan LR, Schoene WC (1978) Clinical features of subcortical arteriosclerotic encephalopathy (Binswanger disease). Neurology 28:1206–1215

Chynoweth R, Foley J (1969) Pre-senile dementia responding to steroid therapy. Br J Psychiatry 115:703–708

Collignon R, Rectem D, la Terre EC, Stroobandt G (1975) Aspect neuropsychologique de l'hydrocéphalie normopressive. Acta Neurol Belg 76:74–82

Corsellis JAN (1962) Mental illness and the ageing brain. Oxford University Press, London

Critchley M (1953) The parietal lobes. Edward Arnold, London

Cummings JL, Benson DF (1984) Subcortical dementia. Review of an emerging concept. Ann Neurol 41:874–879

d'Antona R, Baron JC, Samson Y, Serdaru M, Viader F, Agid Y, Cambier J (1985) Subcortical dementia. Frontal cortex hypetabolism detected by positron tomography in patients with progressive supranuclear palsy. Brain 108:785–799

Davies RK, Tucker GJ, Harrow M, Detre TP (1971) Confusional episodes and antidepressant medication. Am J Psychiatry 128:95–99

Delay J, Brion S (1962) Les démences tardives. Masson, Paris

DeReuck J, Schaumburg HH (1972) Periventricular atherosclerotic leukoencephalopathy. Neurology 22:1094–1097

DeReuck J, Sieben G, Coster W de, Eecken H van der (1982) Dementia and confusional state in patients with cerebral infarcts. A clinicopathological study. Eur Neurol 21:94–97

Dorndorf W, Hartmann A, Reuter R (1975) Schlaganfälle, Klinik und Therapie. Thieme, Stuttgart New York

Dubas F, Gray F, Roullet E, Escourolle R (1985) Leucoencéphalopathies artériopathiques. Rev Neurol (Paris) 141(2):93–108

Dupuis M, Brucher JM, Gonsette RE (1984) Observations anatomoclinique d'une encéphalopathie sous-corticale artérioscléreuse („maladie de Binswanger") avec hypodensité de la substance blanche au scanner cérébral. Acta Neurol Belg 84:131–140

Editorial (1971) Posture, blood-pressure, and cerebrovascular disease, Lancet I, Febr. 20:385

Eisenson J (1954) Manual for the examination of aphasic and related disturbances. The Psychological Corporation, New York

Englund E, Brun A, Persson B (1987) White matter changes in dementia, proton MR relaxation times and histopathologic correlates. ADAD-IJ, 1 (3):156–170

Englund E, Brun A, Alling CH (1988) White matter changes in dementia of Alzheimer's type – biochemical and neuropathological correlates. Brain (accept.)

Essen-Möller E (1956) Individual traits and morbidity in a Swedish rural population. Acta Psychiatr Neurol Scand (Suppl 100) Lund, pp 156–170

Estes D, Christian CL (1971) The natural history of systemic lupus erythematosus by prospective analysis. Medicine 50:85–95

Feigin I, Popoff N (1963) Neuropathological changes late in cerebral edema: The relationship to trauma, hypertensive disease, and Binswanger's encephalopathy. J Neuropathol Exp Neurol 22:500–511

Finkelstein S, Benowitz LI, Baldessarini RJ, Arana GW, Levine D, Woo E, Bear D, Moya K, Stoll AL (1982) Mood, vegetative disturbances, and dexamethasone suppression test after stroke. Ann Neurol 12:463–468

Fisher CM (1965) Lacunes: small, deep cerebral infarcts. Neurology 15:774

Fisher CM (1982) Lacunar strokes and infarcts. A review. Neurology 32:871–876

Fisher CM, Adams RD (1964) Transient global amnesia. Trans Am Neurol Assoc 83:143–146

Flor-Henry P (1979) On certain aspects of the localization of the cerebral systems regulating and determining emotion. Biol Psychiatry 14:677–698

Fogelholm R, Kivalo E, Bergström L (1975) The transient global amnesia syndrome. Eur Neurol 13:72–84

Folstein MF, Folstein SE, McHugh PR (1975) "Mini-mental state": A practical method for grading the cognitive state of patients for the clinician. J Psychiatr Res 12:189–198

Folstein MF, Maiberger R, McHugh P (1977) Mood disorder as a specific complication of stroke. J Neurol Neurosurg Psychiatr 40:1018–1020

Frackowiak RSJ, Pozzilli C, Legg NJ, Boulay GH du, Marshall J, Lenzi GL, Jones T (1981) Regional cerebral oxygen supply and utilization in dementia: a clinical and physiological study with oxygen-15 and positron tomography. Brain 104:753–778

Friedland RP, Budinger TF, Ganz E, Yano Y, Mathis CH, Koss B, Ober BA, Huesman RH, Derenzo SE (1983) Regional cerebral metabolic alterations in dementia of the Alzheimer type. J Comput Ass Tomogr 7(4):590–598

Gänshirt H (1972) Der Hirnkreislauf: Physiologie, Pathologie, Klinik. Thieme, Stuttgart

Gainotti G (1972) Emotional behavior and hemispheric side of the lesion. Cortex 81(1):41–55

Gilbert JJ, Vinters HV (1983) Cerebral amyloid angiopathy: Incidence and complications in the aging brain. I. Cerebral Hemorrhage. Stroke 4:915–923

Globus M, Cooper G, Melamed E (1984) Reduction in regional cerebral blood flow during normal aging is not limited to elderly subjects. Monogr Neural Sci 11:139–143

Goto K, Ishii N, Fukasawa H (1981) Diffuse white matter disease in the geriatric population: A clinical, neuropathological, and CT study. Radiology 4:687–695

Gottstein U (1977) Pathogenese und Risikofaktoren der zerebralen Ischämie. Akt Neurol 4:65–76

Gottstein U (1980) Der akute cerebrale Insult. Differentialdiagnostische und therapeutische Probleme. Internist 21:252–264

Gottstein U, Held K (1979) Effects of aging on cerebral circulation and metabolism in man. Acta Neurol Scand [Suppl 72]60:54–55

Gudmundsson G, Hallagrimsson J, Jonasson TA, Bjarnasson O (1972) Hereditary cerebral haemorrhage with amyloidosis. Brain 95:387–404

Gustafson L (1987) Frontal lobe degeneration of non-Alzheimer type. II: Clinical picture and differential diagnosis. Arch Gerontol Geriatr 6:209–223

Gustafson L, Hagberg B (1975) Dementia with onset in the presenile period. A cross-sectional study. Acta Psychiat Scand Suppl 257

Gustafson L, Hagberg B (1978) Recovery in hydrocephalic dementia after shunt operation. J Neurol Neurosurg Psychiatry 41:940–947

Gustafson L, Nilsson L (1982) Differential diagnosis of presenile dementia on clinical grounds. Acta Psychiatr Scand 65:194–209

Gustafson L, Risberg J (1974) Regional cerebral blood flow related to psychiatric symptoms in dementia with onset in the presenile period. Acta Psychiat Scand 50:516–538

Gustafson L, Risberg J (1979) Regional cerebral blood flow measurements by the 133-Xe inhalation technique in differential diagnosis of dementia. Acta Neurol Scand [Suppl 72]601:546–547

Gustafson L, Brun A, Ingvar DH (1977) Presenile dementia: Clinical symptoms, pathoanatomical findings and cerebral blood flow. In: Meyer JS et al. (eds) Cerebral vascular disease. Excerpta Medica, Amsterdam, pp 5–9

Gustafson L, Hagberg B, Ingvar DH (1978) Speech disturbances in presenile dementia related to local cerebral blood flow abnormalities in the dominant hemisphere. Brain and Language 5:103–118

Gustafson L, Risberg J, Johanson M, Brun A (1984) Evaluation of organic dementia by regional cerebral blood flow measurements and clinical and psychometric methods. Monogr Neural Sci 11:111–117

Hachinski VC, Lassen NA, Marshall J (1974) Multi-infarct dementia. A cause of mental deterioration in the elderly. Lancet II:207–210

Hachinski VC, Iliff LD, Zilkha E, Boulay GA du, McAllister VL, Marshall J, Ross Russell RW, Symon L (1975) Cerebral blood flow in dementia. Arch Neurol 32:632–637

Hachinski VC, Potter P, Merskey H (1987) Leuko-Araiosis. Arch Neurol 44:21–23

Hagberg B (1987) Behavior correlates to frontal lobe dysfunction. Arch Gerontol Geriatr (to be published)

Hagberg B, Gustafson L (1985) On diagnosis of dementia: Psychometric investigation and clinical psychiatric evaluation in relation to verified diagnosis. Arch Gerontol Geriatr 4:321–332

Hagberg B, Ingvar DH (1976) Cognitive reduction in presenile dementia related to regional abnormalities of the cerebral blood flow. Br J Psychiatry 128:209–222

Hagstadius S, Risberg J (1987) Regional cerebral blood flow characteristics and variations with age in resting normal subjects. Brain and Cognition (in press)

Harrison MJG, Thomas DJ, Boulay GH du, Marshall J (1979) Multiinfarct dementia. J Neurol Sci 40:97–103

Heathfield KWG, Croft PB, Swash M (1973) The syndrome of transient global amnesia. Brain 96:729–736

Heffner RR, Porro SR, Olson ME, Earle KM (1976) A demyelinating disorder associated with cerebrovascular amyloid angiopathy. Arch Neurol 33:501–506

Heiss W-D, Maly J, Turnheim M, Gloning K (1977) Correlations between cerebral blood flow values and neuropsychological test scores in patients with dysphasia. In: Meyer JS et al. (eds) Cerebral vascular disease. Excerpta Medica, Amsterdam, pp 53–57

Herrschaft H (1976) Gehirndurchblutung und Gehirnstoffwechsel. Fortschr Neurol Psychiatr 44:195–322

Hinton RC, Kistler JP, Fallon JT, Friedlich AL, Fisher CM (1977) Influence of etiology of atrial fibrillation on incidence of systemic embolism. Am J Cardiol 40:509–513

Hochman MS, Sowers JJ, Bruce-Gregorios J (1985) Syndrome of the mesencephalic artery: report of a case with CT and necropsy findings. J Neurol Neurosurg Psychiatry 48:1179–1181

Horenstein S, Chamberlin W, Conomy J (1962) Infarction of the fusiform and calcarine regions: Agitated delirium and hemianopia. Trans Am Neurol Assoc 92:357–367

Hoyer S (1970) Der Hirnstoffwechsel und die Häufigkeit zerebraler Durchblutungsstörungen beim organischen Psychosyndrom. Dtsch Z Nervenkr 197:285–290

Hoyer S, Quadbeck G, Wieck HH (1973) Zerebrale Ernährungsstörungen im Alter. Carcan, Wiesbaden

Hoyer S, Oesterreich K, Wagner O (1984) Depression in old age and its relation to primary dementia. Variations in brain blood flow and oxidative metabolism. Monogr Neural Sci 11:187–192

Hungerford GD, Boulay GH du, Zilkha KJ (1976) Computerised axial tomography in patients with severe migraine: A preliminary report. J Neurol Neurosurg Psychiatry 39:990–994

Ingvar DH, Gustafson L (1970) Regional cerebral blood flow in organic dementia with early onset. Acta Neurol Scand [Suppl]43:42–73

Inzitari D, Bracco L, Capparelli R, Marini P, Giordano GP, Poggesi L, Miceli M (1984) Cerebrospinal fluid dynamics, white matter degeneration, and mental deterioration in subcortical arteriosclerotic encephalopathy of Binswanger type. Monogr Neural Sci 11:150–156

Ishii N, Nishihara Y, Horie A (1984) Amyloid angipathy and lobar cerebral haemorrhage. J Neurol Neurosurg Psychiatry 47:1203–1210

Ishii N, Nishihara Y, Imamura T (1986) Why do frontal lobe symptoms predominate in vascular dementia with lacunes? Neurology 36:340–345

Jacoby RJ, Levy R (1980) Computed tomography in the elderly: 2: senile dementia: diagnosis and functional impairment. Br J Psychiatry 136:256–269

Jamada M, Mehraein P (1968) Über die Häufigkeit der zerebralen Arteriosklerose bei Morbus Alzheimer und seniler Demenz. Ärztl Forsch 22:113–116

Janota I (1981) Dementia, deep white matter damage and hypertension: Binswanger's disease. Psychol Med 11:39–48

Jarvik LF, Matsuyama SS (1983) Parental stroke: risk factor for multi-infarct dementia? Lancet II:1025

Jellinger K (1976) Neuropathological aspects of dementia resulting from abnormal blood and cerebrospinal fluid dynamics. Acta Neurol Belg 76:83–102

Jellinger K, Neumayer E (1964) Progressive subcorticale vasculäre Encephalopathie Binswanger. Arch Psychiatr Z Gesamte Neurol 205:523–554

Jensen TS, Olivarius B de Fine (1981) Transient global amnesia – its clinical and pathophysiological basis and prognosis. Acta Neurol Scand 63:220–230

Jensson O, Arnasson A, Grubb A, Löfberg H (1986) Hereditary central nervous system gamma-trace amyloid angiopathy and stroke in Icelandec families. In: Glenner G, Osserman EF, Benditt EP, Calkins E, Cohen AS, Zucker-Franklin D (eds) Amyliodosis. Plenum Press, New York, pp 789–801

Johannesson G, Brun A, Gustafson L, Ingvar DH (1977) EEG in presenile dementia related to cerebral blood flow and autopsy findings. Acta Neurol Scand 56:89–103

Johanson AM, Gustafson L, Risberg J (1986) Behavioural observations during performance of the WAIS block design test related to abnormalities of regional cerebral blood flow in organic dementia. J Clin Exp Neuropsychol 8(3):201–209

Kannel WB, Dawber TR, Sorlie P, Wolf PA (1976) Components of blood pressure and risk of atherothrombotic brain infarction: The Framingham Study. Stroke 7:327–331

Kaneko Z (1975) Care in Japan. In: Howells JG (ed) Modern perspectives in the psychiatry of old age. Brunner/Mazel, New York, pp 519–530

Kaplan JG, Katzman R, Horoupian DS, Fuld PA, Mayeux R, Hays AP (1985) Progressive dementia, visual deficits, amyothopy, and microinfarcts. Neurology 35:789–796

Katzman R (1976) Cerebrospinal fluid physiology and normal pressure hydrocephalus. In: Terry RD, Gershon S (eds) Neurobiology of aging. Raven Press, New York, pp 139–153

Kay DWK, Foster EM, McKennie AA, Roth M (1970) Mental illness and hospital usage in the elderly. Compr Psychiatry 11:26–35

Kayser-Gatchalian MC, Kayser K, Bischoff H (1980) Die Insuffizienz der Aa vertebralis und basilaris. Nervenarzt 47:562–570

Kinkel WR, Jacobs L, Polachini I, Bates V, Heffner R (1985) Subcortical arteriosclerotic encephalopathy (Binswanger's disease). Computed tomographic, nuclear magnetic resonance and clinical correlations. Arch Neurol 42:951–960

Kinkel WR, Jacobs L, Polachini I, Bates V (1986) Binswanger's disease. Arch Neurol 43:641–642

Kitagawa Y, Meyer JS, Tachibana H, Mortel KF, Rogers RL (1984) CT-CBF correlations of cognitive deficits in multi-infarct dementia. Stroke 15(6):1000–1009

Klee A, Willanger R (1966) Disturbances of visual perception in migraine. Acta Neurol Scand 42:400–414

Kotila M, Waltimo O, Niemi M-L, Laaksonen R (1986) Dementia after stroke. Eur Neurol 25:134–140

Kraepelin E (1904) Psychiatrie, ein Lehrbuch für Studierende und Ärzte. Leipzig

Krüger KW (1984) Lupus erythematodes und Zentralnervensystem. Nervenarzt 55.165–172

Kuhl DE (1984) Imaging local brain function with emission computed tomography. Radiology 150:625–631

Ladurner G, Iliff LD, Sager WD, Lechner H (1982) A clinical approach to vascular multiinfarct dementia. Exp Brain Res [Suppl]5:243–250

Lance JW (1976) Simple formed hallucinations confined to the area of a specific visual field defect. Brain 99:719–734

Lance JW, Anthony M (1966) Some clinical aspects of migraine. Arch Neurol 15:356–361

Lassen NA (1982) Incomplete cerebral infarction – focal incomplete ischemic tissue necrosis not leading to emollision. Stroke 13:522–523

Lassen NA, Ingvar DH (1972) Radioisotopic assessment of regional cerebral blood flow. Progr Nuclear Med 1:376–409

Lauter H (1968) Zur Klinik und Psychopathologie der Alzheimerschen Krankheit. Psychiatr Clin 1:85–108

Lauter H (1970) Über Spätformen der Alzheimerschen Krankheit und ihre Beziehung zur senilen Demenz. Psychiatr Clin 3:169–189

Lavy S, Melamed E, Bentin S, Cooper G, Rinot Y (1978) Bihemispheric decreases of regional cerebral blood flow in dementia: correlations with age matched controls. Ann Neurol 4:445–450

Lindenberg R (1957) Die Gefäßversorgung und ihre Bedeutung für Art und Ort von kreislaufbedingten Gewebsschäden unter Gefäßprozessen. In: Ühlinger E (Hrsg) Handbuch der speziellen pathologischen Anatomie und Histologie. II. Störungen des Blutkreislaufes und ihre Folgen für das Zentralnervensystem. Bd XIII/I B, S 1071–1160, Springer, Berlin Göttingen Heidelberg

Lipsey JR, Robinson RG, Pearlson GD, Rao K, Price TR (1983) Mood change following bilateral hemisphere brain injury. Br J Psychiatry 143:266–273

Lipsey JR, Robinson RG, Pearlson GD, Rao K, Price TR (1985) Dexamethasone suppression test and mood following stroke. Am J Psychiatry 142:318–323

Lipsey JR, Spencer WC, Rabins PV, Robinson RG (1986) Phenomenological comparison of poststroke depression and functional depression. Am J Psychiatry 143(4):527–529

Loizou LA, Kendall BE, Marshall J (1981) Subcortical arteriosclerotic encephalopathy: A clinical and radiological investigation. J Neurol Neurosurg Psychiatry 44:294–304

Luria AR (1973) The working brain. An introduction to Neuropsychology. Allen Lane, The Penguin Press, New York

Luria AR (1980) Higher cortical functions in man. 2nd edn. Basic Books, New York

MacNeill A, Grennan DM, Ward D, Dick WC (1976) Psychiatric problems in systemic lupus erythematosus. Brit J Psychiatry 128:442–445

McCarthy ST, Wollner L (1981) Cardiogenic dementia. Lancet II:1171

McKeith IG (1984) Clinical use of DST in a psychogeriatric population. Br J Psychiatry 145:389–393

Mandybur TI (1986) Cerebral amyloid angiopathy: The vascular pathology and complications. J Neuropathol Exp Neurol 45:79–90

Marsden CD, Harrison MJG (1972) Outcome of investigation of patients with presenile dementia. Br Med J 2:249–252

Mayer-Gross W, Slater E, Roth M (1969) Clinical Psychiatry, 3rd edn. Baillière, Tindall & Cassell, London

Melamed E, Lavy S, Bentin S, Cooper G, Rinot Y (1980) Reduction in regional cerebral blood flow during normal aging in man. Stroke 11(1):31–35

Meyer JS, Miyakawa Y, Ishihara N, Itoh Y, Naritomi H, Mathew NT, Welch KMA, Deshmukh VD, Ericsson AD (1977) Effect of cerebrospinal fluid removal on cerebral blood flow and metabolism in patients with Alzheimer's disease versus recent stroke. Stroke 8:44–50

Meyer JS, Rogers RL, Mortel KF (1984) Progressive cerebral ischemia antedates cerebrovascular symptoms by two years. Ann Neurol 16:314–320

Mitchinson MJ (1980) The hypotensive stroke. Lancet I:244–246

Mölsä PK, Paljärvi L, Rinne JO, Rinne UK, Säkö E (1985) Validity of clinical diagnosis in dementia: a prospective clinicopathological study. J Neurol Neurosurg Psychiatry 48:1085–1090

Nevin S (1967) On some aspects of cerebral degeneration in later life. Proc R Soc Med 60:517–526

Niedermeier E (1960) Vertigo, neurasthenic-depressive state and EEG flattening as leading symptoms of a presumed insufficiency of the basilar artery. Wien Med Wochenschr 72:240–244

Niedermeier E, Eumatru S (1974) Electroencephalographic recordings from deep cerebellar structures in patients with uncontrolled epileptic seizures. Electroencephalogr Clin Neurophysiol 37:355–365

Nielsen J (1962) Geronto-psychiatric period-prevalence investigation in a geographically delimited population. Acta Psychiatr Scand 38:307–330

Nishihara Y, Ishii N (1986) Pathological study of demented old people in Japan. Kyuchu-Shinnkei-Seishin-Igaku (Kyuchu Neuropsychiatr Med) 1:42–45

Norris JW, Hachinski VC, Cooper PW (1975) Changes in cerebral blood flow during a migraine attack. Br Med J 3:676–677

Östberg G (1973) An arteritis with special reference to polymyalgia. Acta Pathol Microbiol Scand [Suppl]237:5–58

Olesen J, Larsen B, Lauritzen M (1980) Focal hyperemia followed by spreading oligemia and impaired activation of rCBF in classic migraine. Ann Neurol 9(4):344–352

Olszewski J (1962) Subcortical arteriosclerotic encephalopathy. World Neurol 3:359–375

Paddison RM, Ferris GS (1961) The EEG in cerebral vascular disease. Electroencephalogr Clin Neurophysiol 13:99–110

Paulson GW (1983) Steroid-sensitive dementia. Am J Psychiatry 140(8):1031–1033

Perez FI, Mathew NT, Stump DA, Meyer JS (1977) Cerebral blood flow and psychological correlates in Alzheimer's disease and multiinfarct dementia. In: Meyer JS et al. (eds) Cerebral vascular disease. Excerpta Medica, Amsterdam, pp 35–39

Poirier J, Barbizet J, Gaston A, Meyrignac C (1983) Démence thalamique. Lacunes expansives du territoire thalamo-mésencéphalique paramédian. Hydrocéphalie par sténose de l'aqueduc de sylvius. Rev Neurol (Paris) 139(5):349–358

Post F (1962) The significance of affective symptoms in old age. A follow-up study of one hundred patients. Oxford University Press, London

Radue E-W, Boulay GH du, Harrison MJG, Thoms DJ (1978) Comparison of angiographic and CT findings between patients with multiinfarct dementia and those with dementia due to primary neuronal degeneration. Neuroradiology 16:113–115

Raichle ME, Grubb RL, Gado MH, Eichling JO, Ter-Pogossian MT (1976) Correlation between regional cerebral blood flow and oxidative metabolism. Arch Neurol 8:523–526

Ratcliffe PJ, Wilcock GK (1985) Cerebrovascular disease in dementia: The importance of atrial fibrillation. Postgrad Med J 61:201–204

Risberg J (1980) Regional cerebral blood flow measurements by ^{133}Xe-inhalation: Methodology and applications in neuropsychology and psychiatry. Brain Language 9:9–34

Risberg J (1985) Cerebral blood flow in dementias. Dan Med Bull 32(1):48–51

Risberg J (1987) Frontal lobe degeneration of non-Alzheimer type. IV: regional cerebral blood flow. Arch Gerontol Geriatr 6:225–233

Robinson RG, Price TR (1982) Post-stroke depressive disorders: A follow-up study of 103 patients. Stroke 13(5):635–641

Robinson RG, Szetela B (1981) Mood change following left hemisphere brain injury. Ann Neurol 9:447–453

Robinson RG, Kubos KL, Starr LB, Rao K, Price TR (1983) Mood changes in stroke patients: Relationship to lesion location. Compr Psychiatry 24:555–566

Robinson RG, Kubos KL, Starr LB, Rao K, Price TR (1984) Mood disorders in stroke patients: Importance of location of lesion. Brain 107:81–93

Robinson RG, Lipsey JR, Rao K, Price TR (1986a) Two-year longitudinal study of poststroke mood disorders: Comparison of acute-onset with delayed-onset depression. Am J Psychiatry 143(10):1238–1244

Robinson RG, Bolla-Wilson K, Kaplan E, Lipsey EK, Price TR (1986b) Depression influences intellectual impairment in stroke patients. Br J Psychiatry 148:541–547

Romanul FCA (1970) Examination of the brain and spinal cord. In: Tedeschi CG (eg) Neuropathology. Methods and diagnosis. Churchill J and A (London) chap 4, pp 131–214

Rosen WG, Terry RD, Fuld PA, Katzman R, Peck A (1979) Pathological verification of ischemic score in differentiation of dementias. Ann Neurol 7(5):486–488

Rosenberg GA, Kornfeld M, Stovring J, Bocknell JM (1979) Subcortical arteriosclerotic encephalopathy (Binswanger): Computerized tomography. Neurology 29:1102–1106

Roth M (1981) The diagnosis of dementia in late and middle life. In: Mortimer JA, Schuman LM (eds) The epidemiology of dementia. Oxford University Press, New York Oxford, pp 24–61

Rothschild D (1942) Neuropathologic changes in arteriosclerotic psychoses and their psychiatric significance. Arch Neurol Psychiatry 48:417–436

Russel RWR (1983) Less common varieties of cerebral arterial disease. In: Russel RWR (ed) Vascular disease of the central nervous system, 2nd edn. Churchill Livingstone, Edinburgh London Melbourne New York, pp 368–404

Sackeim HA, Greenberg MS, Weiman AL, Gur RC, Hungerbuhler JP, Geschwind N (1982) Hemispheric asymmetry in the expression of positive and negative emotions. Neurologic evidence. Arch Neurol 39:210–218

Scholz W (1957) Die nicht zur Erweichung führenden unvollständigen Gewebsnekrosen (Elektive Parenchymnekrose). In: Öhlinger E (Hrsg) Handbuch der speziellen pathologischen Anatomie und Histologie, Bd XIII/I B, S 1284–1325, Springer, Berlin Göttingen Heidelberg

Segarra JM (1970) Cerebral vascular disease and behavior. Arch Neurol 22:408–418

Shinfuku N, Sugita T, Shingai N (1984) Presenile and senile dementia in Japan. Asian Med J 27(6):393–399

Siesjö BK, Wieloch T (1986) Epileptic brain damage: Pathophysiology and neurochemical pathology. In: Delgado-Escueta AV, Ward AA, Woodbury DM, Porter RJ (eds) Advances in neurology, vol 44. Raven Press, New York, 813–847

Silfverskiöld P, Gustafson L, Johanson M, Risberg J (1979) Regional cerebral blood flow related to the effect of electroconvulsive therapy in depression. In: Obióls et al. (eds) Biological psychiatry today. Medical Press, Elsevier/North Holland, Amsterdam, pp 1178–1183

Silfverskiöld P, Gustafson L, Risberg J (1983) rCBF changes following seizures in two cases of organic affective syndrome. In: Baldy-Moulinier et al. (eds) Current problems in epilepsy I: Cerebral blood flow, metabolism and epilepsy. John Libbey, London, pp 39–43

Silfverskiöld P, Gustafson L, Risberg J (1984) Changes in regional cerebral blood flow during ECT. In: Lerer B et al. (eds) ECT: Basic mechanisms. John Libbey & Co Ltd, London, pp 124–130

Skinhøj E (1973) Hemodynamic studies within the brain during migraine. Arch Neurol 29:95–98

Sourander P, Sjögren H (1970) The concept of Alzheimer's disease and its clinical implications. In: Wolstenholme GEW, O'Connor M (eds) Alzheimer's disease and related conditions. Churchill, London, pp 11–36

Sourander L, Sourander P (1977) Organic brain syndromes and circulatory disorders in old age. In: Wheatley D (ed) Stress and the heart, vol 13. Raven Press, New York, pp 195–219

Sourander P, Wålinder J (1977) Hereditary multi-infarct dementia. Morphological and clinical studies of a new disease. Acta Neuropathol 39:247–254

Sourander L, Polo O, Alihanka J (1987) Sleep apnea and hypoxia in patients with senile dementia (to be published)

St Clair D, Whalley LJ (1983) Hypertension, multi-infarct dementia and Alzheimer's disease. Br J Psychiatry 143:274–276

Stevens D (1977) Chronic familial vascular encephalopathy. Lancet I:1364–1365

Strandgaard S, Olesen J, Skinhøj E, Lassen NA (1973) Autoregulation of brain circulation in severe arterial hypertension. Br Med J 1:507–510

Tachibana H, Meyer JS, Kitagawa Y, Rogers RL, Okayasu H, Mortel KF (1984) Effects of aging on cerebral blood flow in dementia. J Am Geriatr Soc 32(2):114–120

Theander S, Granholm L (1967) Sequelae after spontaneous subarachnoid haemorrhage, with special reference to hydrocephalus and Korsakoff's syndrome. Acta Neurol Scand 43:479–488

Todorov AB, Go RCP, Constantinidis J, Elston RC (1975) Specificity of the clinical diagnosis of dementia. J Neurol Sci 26:81–98

Tomlinson BE (1977) The pathology of dementia. In: Wells CE (ed) Dementia, 2nd edn. FA Davies, Philadelphia, pp 113–154

Tomlinson BE (1980) The structural and quantitative aspects of the dementias. In: Roberts PJ (ed) Biochemistry od dementia. Wiley, New York, pp 15–52

Tomlinson BE, Blessed G, Roth M (1970) Observations on the brains of demented old people. J Neurol Sci 11:205–242

Tomonaga M, Yamanouchi H, Tohgi H, Kameyama M (1982) Clinicopathologic study of progressive subcortical vascular encephalopathy (Binswanger type) in the elderly. J Am Geriatr Soc 30(8):524–529

Torack RM (1983) The pathogenetic significance of congophilic angiopathy. Med Hypotheses 11:269–276

Torvik A, Endresen GKM, Abrahamsen AF, Godal HC (1971) Progressive dementia caused by an unusual type of generalized small vessel thrombosis. Acta Neurol Scand 47:137–150

Trimble MR, Cummings JL (1981) Neuropsychiatric disturbances following brainstem lesions. Br J Psychiatry 138:56–59

Victor M, Angevine JB Jr, Mancall EL, Fisher CM (1961) Memory loss with lesions of hippocampal formation. Arch Neurol 5:26–45

Vinters HV, Gilbert JJ (1983) Cerebral amyloid angiopathy: Incidence and complications in the aging brain. II: The distribution of amyloid vascular changes. Stroke 14:924–928

Volpe BT, Petito CK (1985) Dementia with bilateral medial temporal lobe ischemia. Neurology 35:1793–1797

Wagner O, Oesterreich K, Hoyer S (1985) Validity of the ischemic score in degenerative and vascular dementia and depression in old age. Arch Gerontol Geriatr 4:333–345

Wattendorff AR, Bots GTAM, Went LN, Endtz LJ (1982) Familial cerebral amyloid angiopathy presenting as recurrent cerebral haemorrhage. J Neurol Sci 55:121–135

Wieloch T (1985) Neurochemical correlates to selective neuronal vulnerability. In: Kogure K, Hossmann K-A, Siesjö BK, Welsh FA (eds) Progress in brain research, vol 63. Elsevier, Amsterdam, pp 69–85

Wolf PA, Dawber TR, Thomas HE, Kannel WB (1978) Epidemiological assessment of chronic atrial fibrillation and risk of stroke: The Framingham study. Neurology 28:973

Williams D, Wilson TG (1962) The diagnosis of the major and minor syndromes of basilar insufficiency. Brain 85:741–774

Yamaguchi F, Meyer JS, Yamamoto M, Sakai F, Shaw T (1980) Noninvasive regional cerebral blood flow measurements in dementia. Arch Neurol 37:410–418

4. Psychische Störungen
nach geschlossenen Hirntraumen

P. W. Schönle

INHALTSVERZEICHNIS

A. Einleitung

Die psychischen Veränderungen sind nicht nur die häufigsten, sondern auch die schwerwiegendsten Folgen von Hirnverletzungen – sowohl für den einzelnen Patienten, da sie die spezifisch menschlichen Leistungen des Gehirns beeinträchtigen, als auch für seine Angehörigen, da sie zu tiefgreifenden Veränderungen in den intrafamiliären Beziehungen und den sozialen Bezügen führen.

Die durch ein Hirntrauma verursachten psychischen Folgen sind äußerst komplexer Natur. Zunächst stehen die unmittelbar durch die Verletzung hervorgerufenen psychischen Hirnleistungsstörungen im Vordergrund: Störungen des Bewußtseins, der Perzeption, der Kognition, der Persönlichkeit und des Verhaltens, die sich spontan oder unter Therapie bis zur restitutio ad integrum wieder zurückbilden oder in Form verschiedener Residualsyndrome bestehen bleiben. Im weiteren Verlauf kann es bei der seelischen Verarbeitung des Traumas und seiner persönlichen und sozialen Folgen sekundär zu reaktiven Störungen kommen, die noch Jahre nach Rückbildung der primären Verletzungsfolgen vorhanden sein können.

Ein Großteil der Patienten leidet chronisch an den psychischen Folgen seiner Hirnverletzung, ohne psychiatrisch behandelt zu werden. Nach einer Untersuchung von Fahy et al. (1967) litten sechs Jahre nach einer schweren Hirnverletzung noch zwei Drittel der Verletzten zusätzlich zu den kognitiven Hirnleistungsminderungen an affektiven Störungen, erhöhter chronischer Irritabilität und epileptischen Episoden. Nur knapp 10% der Patienten wurden jedoch psychiatrisch behandelt.

Mit Zunahme der Hirnverletzungen und ihrer psychischen Folgen hat der Nervenarzt vermehrt die Aufgabe, Patienten, die nach einem Hirntrauma an psychischen Störungen leiden, zu untersuchen, langfristig zu betreuen und im Rahmen von Begutachtungen ihre Behinderung zu bewerten. Im folgenden werden die Aspekte der Hirnverletzungen erörtert, die für das Verständnis der psychischen Veränderungen nach Hirntraumen von besonderer Bedeutung sind. Hier sollen die verhaltensneurologisch-neuropsychologischen Störungen nach Hirnverletzungen im Vordergrund stehen, wobei schwerpunktmäßig ihre Rückbildung und die Endzustände beschrieben werden.

B. Epidemiologische Aspekte

Wegen ihrer Häufigkeit stellen Hirnverletzungen ein großes gesundheitspolitisches Problem in den westlichen Ländern dar. Während in Kriegszeiten offene Hirntraumen durch penetrierende Schußverletzungen überwiegen, dominieren in Friedenszeiten die geschlossenen (gedeckten) Hirnverletzungen, die hauptsächlich durch Autounfälle (50%) und Sturzunfälle (30%) verursacht werden (Frankowski 1986). Fast alle Autounfälle, die tödlich verlaufen, ereignen sich unter Alkoholeinfluß (80–90% der Fälle) (Medical News, JAMA 1984).

Exakte Angaben über die Epidemiologie der Hirnverletzungen sind schwer zu gewinnen, da die vorliegenden Untersuchungen aus methodischen Gründen häufig nicht vergleichbar sind. Einige Studien, die ähnliche Definitionen und Kriterien für die Klassifikation der Patienten verwenden, geben für die Vereinigten Staaten Inzidenzraten von 200 bis 300 traumatischen Hirnverletzungen pro Jahr und 100 000 Einwohner an, d. h. jährlich ca. 500 000 neue Patienten mit Hirntraumen. In England liegt die Inzidenzrate bei 200 neuen Fällen pro Jahr und 100 000 Einwohnern. In der Bundesrepublik Deutschland ist dementsprechend mit jährlich ca. 150 000 neu hinzukommenden Hirnverletzten zu rechnen. In der überwiegenden Zahl der Fälle (70%) handelt es sich um leichte Hirntraumen, 5 bis 10% der Hirnverletzungen nehmen einen tödlichen Verlauf. Hinsichtlich der geschlechtsspezifischen Inzidenzrate sind Männer vermutlich wegen ihrer höheren Exposition zweimal häufiger betroffen als Frauen, ihre Mortalität ist sogar viermal so hoch wie bei Frauen. Die Altersverteilung ist zweigipflig mit der höchsten Vorkommenshäufigkeit bei Jugendlichen und jungen Erwachsenen im Alter von 15 bis 25 Jahren und einer weiteren Häufung nach dem 70. Lebensjahr (FRANKOWSKI 1986). Die Kosten für die unmittelbare medizinische Versorgung und die späteren Rehabilitationsmaßnahmen der Schädelhirnverletzten beliefen sich in den USA für 1980 auf 3,9 Milliarden Dollar (KALSBEEK et al. 1980).

C. Pathophysiologische Aspekte

Im folgenden werden die wichtigsten Schädigungsmechanismen bei geschlossenen Hirntraumen skizziert, da sie die pathophysiologische Grundlage für ein besseres Verständnis der psychischen Hirnverletzungsfolgen bilden. Detaillierte Darstellungen finden sich bei STRICH (1956), JELLINGER (1967), PETERS (1969), UNTERHARNSCHEIDT (1972, 1980), OMMAYA u. GENARELLI (1974) und ADAMS (1975). Die offenen Hirnverletzungen werden im weiteren nicht berücksichtigt, da sie in Friedenszeiten nur etwa 3% aller Schädel-Hirnverletzungen ausmachen.

Hirntraumen werden durch kurzdauernde mechanische Gewalteinwirkung auf den Schädel verursacht. Entsprechend der Querschnittsfläche der wirksamen Kräfte kommt es bei stumpfer Gewalteinwirkung zu *geschlossenen (gedeckten) Hirntraumen* und bei scharfer Gewalteinwirkung zu *offenen Hirnverletzungen* mit Verbindung zwischen Außenwelt und Dura-Innenraum (Infektionsgefahr).

I. Primär-traumatische Hirnschäden

Unter den primär-traumatischen Hirnschäden stellen die *Akzelerations-Dezelerationstraumen*, die durch Gewalteinwirkung auf den frei beweglichen Kopf entstehen, die wichtigste Form der Schädel-Hirnverletzungen dar, da sie die größten Hirnsubstanzschädigungen verursachen. *Kompressions-/Impressionstraumen* mit Gewalteinwirkung auf den fixierten Kopf führen lediglich zu umschriebenen Hirnverletzungen am Kontaktpunkt (Stoßpol).

Bei den *Akzelerations-/Dezelerationstraumen* wird der sich frei bewegende Schädel plötzlich durch ein festes Objekt zum Stehen gebracht, wobei zwei Arten von mechanischen Kräften wirksam werden. *Translationskräfte* (Stoßachse durch den Mittelpunkt des Schädels verlaufend) führen zu Schädeldeformationen, Schädelfrakturen und zu direkten Stoßverletzungen des Gehirns an der Kontaktstelle ("coup") sowie zu Verletzungen auf der dem Stoß abgewandten Seite ("contrecoup"). *Rotationskräfte* (Stoßachse tangential zum Schädel z. B. durch Schlag ins Gesicht, auf die seitliche Stirn oder durch Schleuderung) führen zu Relativbewegungen zwischen Schädel und Gehirn und zwischen unterschiedlichen Hirnstrukturen mit Gewebszerreißungen und Gefäßverletzungen. Normalerweise kommt es zu kombinierten Translations-/Rotationstraumen, da durch die drehbare Fixierung des Schädels auf der Halswirbelsäule auch bei einer Stoßachse durch den Schädelmittelpunkt Rotationskräfte wirksam werden.

Translations- und Rotationstraumen können zwar je nach Ort und Richtung der Gewalteinwirkung zu Läsionen an beliebigen Stellen des Gehirns führen, am häufigsten kommt es jedoch zu umschriebenen Läsionen in den *Frontal- und Temporallappen* (PETERS 1969; OMMAYA u. GENARELLI 1974; ADAMS et al. 1980). Besonders betroffen sind die Rindengebiete in unmittelbarer Nachbarschaft grober Knochenstrukturen: die vorderen Temporallappen (Keilbeinflügel), Frontoorbital-Bereich (Orbitadach) sowie die Frontalpole durch Gewalteinwirkung von hinten. Computertomographische Untersuchungen (CLIFTON et al. 1980) bestätigen das Überwiegen der frontalen Schädigungsbereiche (56% vordere Frontalhirnläsionen bei 54 Fällen von computer-tomographisch nachgewiesenen Hirnkontusionen).

Zentrale Läsionen im Bereich der weißen Substanz entstehen durch „Sogwirkung" um die Ventrikel sowie durch Scher- und Zugkräfte, die aus den Relativbewegungen einzelner Hirn-strukturen resultieren und zu diffusen, meist mikroskopisch kleinen Zerreißungen und kleineren oder größeren Blutungen führen. Am häufigsten finden sich Läsionen im Corpus callosum, bi-lateral im Tegmentum des dorsolateralen Hirnstamms und in den Stammganglien. Sekundär kommt es durch die diffuse axonale Degeneration und Atrophie der weißen Substanz zu einer Ventrikelerweiterung (traumatischer Hydrozephalus).

II. Sekundäre Hirnschäden

Verschlechtert sich der mentale Status eines akut Hirnverletzten – wird etwa ein Patient, der in-itial gesprochen hat, bewußtlos – liegt mit großer Wahrscheinlichkeit eine sekundäre Hirnschä-digung vor. Sekundäre Hirnschädigungen können intrakraniell (Hypoxie, Ischämie, Hirnödem, intra- und extrazerebrale Blutungen, Hirndrucksteigerung) oder extrakraniell (Schock, Blut-druckabfall, respiratorische Insuffizienz, Fettembolien) bedingt sein. Durch Hypoxie, Hirnödem und/oder intrakranielle Blutungen kommt es zu Hirngewebskompressionen, Massenverschie-bungen und Herniationen, wobei auch hier bestimmte Schädigungsmuster häufiger auftreten: 1. *Hirnstammschäden* durch Drucknekrosen, Blutungen und Infarkte als häufigste Todesursache der letalen Hirntraumen oder bei kleineren Läsionen als Ursache für lang anhaltende posttrau-matische Bewußtseinsstörungen (Peters 1969; Jellinger u. Seitelberger 1970; Adams 1976); 2. *Stammganglienschäden* durch multiple Blutungen und Infarkte im Bereich des Thalamus, Hy-pothalamus und Linsenkerns; 3. *Okzipitalhirnschäden* (mediobasal) durch uni- oder bilaterale Kompression der A. cerebri posterior bei transtentorieller Herniation (Auftreten von kontusi-onsfernen Ausfällen wie Hemianopsie, zentraler Blindheit und Alexie); diese Infarkte sind meist im Computertomogramm nachzuweisen (Keane 1980); 4. *Grenzzonen-Infarkte* mit vielen kleinen Infarzierungen vor allem im Grenzgebiet der vorderen und mittleren Hirnarterie (Auftreten einer transcortical-motorischen Aphasie mit Störung der spontanen Sprachproduktion bei intaktem Nachsprechen); 5. Affektion des *G. cinguli* bei cingulärer Herniation und des *Uncus G. hippocam-pi* bei unkaler Herniation als Folge einer einseitigen Massenverschiebung.

Im Vergleich zu den zahlreichen Studien über die schweren Hirnschädigungen gibt es nur we-nige neuropathologische Untersuchungen zu den Schädigungsmechanismen bei leichten Hirn-traumen (Commotio), insbesondere zur Frage der Entstehung der kurzdauernden Bewußtseins-störungen. Die Auffassung, die Bewußtlosigkeit komme durch eine reversible Affektion des Hirnstamms und seines retikulären Aktivierungssystems zustande, konnte durch Unterharn-scheidt (1972, 1980) widerlegt werden. Nach seinen Untersuchungen ist die Bewußtlosigkeit eine Folge mechanischer Irritationen des Großhirns und nicht des Hirnstamms, da bei stumpfer Ge-walteinwirkung die Druckmaxima im Rindenbereich liegen und im Hirnstamm der Druck 0 herrscht. Durch die plötzliche Gewalteinwirkung soll es zu einer Lähmung der Aktivität großer Neuronenpopulationen kommen (Russel 1932; Denny-Brown u. Russel 1941), sowie zu Stö-rungen der Blutzirkulation (Taylor 1966) als mögliche Ursachen der reversiblen Funktionsstö-rung bei leichten (commotionellen) Hirntraumen.

Entgegen bisheriger Annahmen spielen diffuse axonale Schädigungen bei der Entstehung kurzer Bewußtseinsstörungen offenbar doch eine wesentliche Rolle. So konnte Oppenheimer (1968) bei Patienten, die nur für einige wenige Minuten bewußtlos waren und an systemischen Ursachen (zumeist Fettembolien) starben, nachweisen, daß es auch bei leichten commotionellen Hirntraumen eindeutig zu pathologischen Veränderungen mit diffusen axonalen Schädigungen in der weißen Substanz kommt. Überwiegend betroffen waren das Corpus callosum und das Mit-telhirn (Tegmentum), ähnlich wie bei schweren Hirntraumen, wobei hier jedoch Rindenkontusi-onsherde fehlten.

Zusammenfassend ist festzustellen, daß aufgrund der Schädigungsmechanismen bei Schädel-Hirntraumen bestimmte Hirnbereiche besonders häufig verletzt werden und sich daher relativ konstante Schädigungsmuster somatischer und psychischer Funktionen ergeben. Die primär-traumatischen Hirnschädigungsmechanismen führen 1. zu Läsionen der *Hirnrinde* (Kontusions-herde) überwiegend im Bereich der *Frontallappen* (fronto-orbital, fronto-polar) und der *vorderen*

Temporallappenanteile mit daraus resultierenden umschriebenen Störungen der höheren kortikalen Funktionen; 2. zu *zentralen Läsionen* im Bereich der *Stammganglien* und der *weißen Substanz des Marklagers*, bevorzugt im *Corpus callosum* und im *Hirnstamm* (Tegmentum).

Aus psychiatrischer Sicht erscheint besonders wichtig, daß bei den kortikalen Läsionen nach Hirntraumen häufig die neokortikalen Anteile des *limbischen* Systems betroffen sind. Die traumatische Hirnschädigung ist eine der wenigen Hirnaffektionen, bei der häufig die neokortikalen limbischen Areale symmetrisch geschädigt werden und der übrige Neokortex von größeren Läsionen verschont bleiben kann. Dieses überwiegend limbische Schädigungsmuster kann tiefgreifende Veränderungen im affektiven und emotionalen Bereich sowie im Verhalten verursachen, ohne daß größere neurologische oder kognitive Ausfälle festzustellen sind.

D. Definition des Schweregrades und Klassifikation der traumatischen Hirnverletzungen

In der Klassifikation der Hirntraumen und der Beurteilung ihres Schweregrades bestehen in der deutschsprachigen und der angloamerikanischen Literatur deutliche Unterschiede.

In den deutschsprachigen Ländern wird die Commotio cerebri von der Contusio cerebri abgegrenzt. Bei der *Commotio cerebri* soll eine rein funktionelle Störung mit kurzer Bewußtlosigkeit ohne permanente Hirnsubstanzschädigung vorliegen, spätere Folgen sollen ausgeschlossen sein. Demgegenüber wird unter *Contusio cerebri* eine traumatische Substanzschädigung des Gehirns mit längerer Bewußtlosigkeit verstanden, die immer zu Dauer- oder Spätfolgen führen soll. Die Unterscheidung in Commotio und Contusio ist problematisch, da das Kriterium „Dauer der Bewußtlosigkeit" nicht genau definiert ist. Ferner kann eine kurze Bewußtlosigkeit mit diffuser axonaler Schädigung einhergehen und eine größere Kontusion ohne längere Bewußtlosigkeit bestehen.

In den anglo-amerikanischen Ländern werden traumatische Hirnschäden in ihrem Schweregrad überwiegend nach der Dauer der posttraumatischen Amnesie (PTA) und weniger nach der Länge der Bewußtlosigkeit klassifiziert. Nach RUSSEL (1932) und RUSSEL u. SMITH (1961) kann zwar die Zeit bis zur Erlangung des vollen Bewußtseins als Indikator für die Schwere der Hirnschädigung gelten; da die Bewußtseinsstörung jedoch nur mit geringer Reliabilität beurteilt werden kann, setzte sich in den anglo-amerikanischen Ländern die Dauer der *posttraumatischen Amnesie* als Kriterium für die Bestimmung des Schweregrades durch. Diese wird definiert als Zeit zwischen dem Unfall und der Wiederherstellung kohärenter Gedächtnisfunktionen und umfaßt die Phase des Komas und der Desorientiertheit (s. auch Abschn. F.II 2.). Bei einer PTA-Dauer bis zu 1 Std wird eine *leichte* Hirnschädigung, bei einer Dauer von 1–24 Std eine *mäßig ausgeprägte* Hirnschädigung, bei einer Dauer von 1–7 Tagen eine *schwere* Hirnschädigung und bei einer Dauer von mehr als 7 Tagen eine *sehr schwere* Hirnschädigung angenommen.

Häufig steht zum Zeitpunkt der Aufnahme eines akut Hirnverletzten die posttraumatische Amnesiedauer noch nicht fest, so daß eine Aussage über den Schweregrad des Hirntraumas noch nicht möglich ist. Um eine sofortige Beurteilung der Schwere des Hirntraumas und eine Einschätzung der Überlebenschance zu ermöglichen, wurde von TEASDALE u. JENNETT (1974) eine reliable und auch von nichtärztlichem Personal anwendbare Skala (Glasgow Coma Scale, GCS) entwickelt, bei der die Reaktionsfähigkeit des Patienten in den Bereichen Augenöffnen, motorische Reaktionen, sprachliche Reaktionen geprüft wird. In jedem Bereich wird ein Punktwert angegeben und ein Gesamtwert zur Einschätzung des Hirntraumas errechnet:

Augen öffnen:
   spontan = 4,
   auf akustischen Reiz = 3,
   auf Schmerzreiz = 2,
   keine Reaktion = 1;

motorische Reaktionen:
   kommt einfachen Aufforderungen nach = 6,
   lokalisiert den Schmerzreiz = 5,

Zurückziehen der Extremität auf Schmerz = 4,
Flexionshaltung auf Schmerz = 3,
Extensionshaltung auf Schmerz = 2,
keine motorische Reaktion auf Schmerz = 1;

sprachliche Reaktionen:
normales Gespräch möglich, voll orientiert = 5,
verwirrt = 4,
einzelne Worte = 3,
nicht verstehbare Laute = 2,
keine Lautreaktion = 1.

Nach dieser Skala ist Koma definiert als fehlendes Augenöffnen, fehlende motorische Reaktion und fehlende sprachliche Reaktion. In einer Modifikation der Skala werden die schlechtesten Reaktionen mit 0 bewertet, so daß sich eine Bewertung von 0 bis 12 Punkten ergibt. Patienten mit einem Punktwert von 8 und weniger sind komatös, solche mit einem Wert über 9 nicht. Die Einteilung: schweres Hirntrauma (0–8), mäßig schweres (9–11) und leichtes Hirntrauma (12–15) erlaubt bereits 24 Std nach einem Trauma bei 90% der Patienten eine grobe Aussage über ihre Prognose. Besteht z. B. ein schweres Hirntrauma mit einem Punktwert bis 8 länger als 6 Std, wird dies von 50% der Patienten nicht überlebt (Jennett et al. 1976, 1981; Jennett u. Bond 1975).

Eine weitere Klassifikation, die in einer internationalen Übereinkunft von den Neurochirurgen festgelegt wurde (Frowein 1976, 1980; Frowein et al. 1978), unterscheidet bei den traumatischen Bewußtseinsstörungen:

1. *Bewußtseinsklarheit:*
ein Zustand der Wachheit mit intakter Selbst- und Umgebungswahrnehmung und voller Orientierung zu Person, Ort und Zeit;
2. *Bewußtseinstrübung (Somnolenz):*
ein Zustand reduzierter Wahrnehmung, jedoch noch erhaltener Erweckbarkeit mit Augenöffnung und gezielten Bewegungen, die spontan, auf Aufforderung und/oder Schmerzreiz erfolgen;
3. *Bewußtlosigkeit (Koma):*
ein Zustand der Unerweckbarkeit mit/ohne gezielte Abwehrbewegungen auf Schmerzreize, mit/ohne neurologische und/oder vegetative Symptome, mit fehlender Augenöffnung.

Nach Frowein (1980) u. Poeck (1983) wird die Bewußtlosigkeit weiter in vier *Koma-Grade* differenziert, die jeweils unterschiedliche Prognosen aufweisen:

Koma   I: Bewußtlosigkeit ohne andere neurologische Störungen
Koma II: Bewußtlosigkeit und zusätzliche andere neurologische Störungen, wie Anisokorie,
          Paresen, Augenmotilitätsstörungen;
Koma III: Bewußtlosigkeit und zusätzliche Streck- und/oder Beugesynergien;
Koma IV: Bewußtlosigkeit, beidseits lichtstarre, weite Pupillen, meist Hypotonie der Extremitäten, noch intakte Spontanatmung.

Dauert ein Koma länger als 24 Std, so beträgt die Letalität bei Koma I 12%, bei Koma II 39%, bei Koma III 50%; das Koma IV wird, wenn es über 10 Std besteht, trotz Intensivtherapie nicht überlebt. Aufgrund dieser Erfahrungen werden Schädel-Hirn-Traumen (SHT) nach der Dauer der genau definierten Bewußtlosigkeit und den neurologischen Ausfällen in vier Grade eingeteilt (Frowein 1980):

SHT Grad A: Bewußtlosigkeit von weniger als 2 Std Dauer (Gehirnerschütterung),
SHT Grad B: Bewußtlosigkeit und/oder neurologische Ausfälle von 2–24 Std Dauer;
SHT Grad C: Bewußtlosigkeit länger als 24 Std und
SHT Grad D: Tod am Unfalltag oder Koma IV.

In der weiteren Darstellung wird trotz der oben angeführten Vorbehalte die Einteilung in Commotio cerebri und Contusio cerebri beibehalten, da sie in der klinischen Praxis am weitesten verbreitet ist und versicherungsrechtlich eine große Rolle spielt.

E. Leichte Hirnschädigung

I. Commotio cerebri (Gehirnerschütterung)

Eine Gehirnerschütterung ist eine funktionelle Störung des Gehirns, die mit einer Bewußtseinsstörung, in der Regel mit einer Bewußtlosigkeit, einhergeht, ohne daß es zu neurologischen Störungen kommt. Definitionsgemäß gehören Substanzschädigungen und Spätfolgen nicht zur Gehirnerschütterung. Das entscheidende diagnostische Kriterium ist die *Bewußtseinsstörung*, ohne sie kann eine Gehirnerschütterung nicht angenommen werden. Nicht genau definiert ist die Dauer der Bewußtlosigkeit, in der Literatur werden Zeiten bis zu 2 bzw. 5 Std genannt. Meist ist jedoch die Dauer der Bewußtlosigkeit sehr kurz: In einer Untersuchung am Royal Infirmary, Cardiff, U.K. (STEADMAN u. GRAHAM 1970) hatten 85% der eingewiesenen Patienten eine Bewußtlosigkeit von weniger als 1 Std. Beim Erwachen können Erbrechen, Schwindel, Spontan- und Lagerungsnystagmus auftreten (Commotio labyrinthi).

II. Traumatischer Dämmerzustand

Mit Aufklaren des Bewußtseins kann ein traumatischer Dämmerzustand (LAUBICHLER u. KLIMESCH 1981) auftreten, der in seltenen Fällen alleinige Manifestation der Bewußtseinsstörung ist. Die Symptomatik umfaßt ängstliche Erregtheit, Desorientierung, unzureichende Situationserfassung mit illusionärer Verkennung und wahnhafter Bedeutungsbeimessung. Die Patienten können den Ablauf der Ereignisse nicht korrekt beschreiben, sind aber zu geordneten, wenngleich inadäquaten Handlungen in der Lage. Sie drängen vom Unfallort oder vom Krankenhaus weg und irren ziellos umher. Der Zustand endet mit einem Terminalschlaf und wird nicht erinnert (retrograde Amnesie). Bei der differentialdiagnostisch abzugrenzenden psychogenen Amnesie fehlt der Terminalschlaf.

Initial findet sich bei einer Commotio im *EEG* häufig eine Verlangsamung des Grundrhythmus oder eine Allgemeinveränderung, Herdhinweise können vorkommen, ohne daß jedoch aus den EEG-Veränderungen sichere Rückschlüsse auf morphologische Veränderungen des Gehirns möglich sind (s. auch Kapitel CONRAD u. BENECKE, in diesem Band). Diese können besser mit *computertomographischen Untersuchungen* (insbesondere Verlaufsuntersuchungen) nachgewiesen werden. Der Computertomographie (CT) überlegen ist die *Kernspintomographie (NMR*, Nuklear-Magnet-Resonanz-Tomographie), da u.a. kleine Läsionen selbst in Knochennähe und im Marklager erkannt werden können. NMR-Untersuchungen bei leichten Hirntraumen werden vermutlich zu einer Revision der Konzeptualisierung der Commotio als einer reinen Funktionsstörung führen, da selbst bei Bewußtlosigkeiten von nur 5 Min. bei negativen CT-Befunden eindeutige morphologische Veränderungen im NMR nachweisbar sind. Neue Aspekte ergeben sich auch für die Bewertung von kognitiven Störungen und Verhaltensstörungen in der späten posttraumatischen Phase, da auch hier bei negativen CT-Befunden eindeutige morphologische Befunde im NMR zu beobachten sind (GROSWASSER et al. 1987; ZIMMERMANN et al. 1986; JENKINS et al. 1986; SNOW et al. 1986).

III. Postkommotionelles Syndrom (postconcussional syndrome)

Das postkommotionelle Syndrom (PCS) ist hinsichtlich seines nosologischen Status und seiner Ätiologie umstritten. In der medizinischen Praxis ist es eine der problematischsten Folgen leichter Hirntraumen. Es besteht aus der Kombination folgender Symptome, die akut oder Tage bis Wochen nach dem Trauma auftreten: Kopfschmerzen, Schwindel, leichte Ermüdbarkeit, vermehrte Reizbarkeit, Schlafstörungen, Störung der Umstellungsfähigkeit, der Konzentration und des Gedächtnisses, verminderte Streßtoleranz und emotionale Belastbarkeit sowie Alkoholintoleranz (F 07.2, I.C.D. 10, 1987; MERSKEY u. WOODFORDE 1972). Depressiv-ängstliche Gefühle können hinzukommen, die die ursprüngliche Symptomatik im Sinne eines Circulus vitiosus verstärken und zu einer neurotischen Verselbständigung führen, wobei die prämorbide Persönlichkeitsstruktur und etwaige Entschädigungserwartungen eine zusätzliche Rolle spielen können (s. u.).

Für eine zumindest teilweise hirntraumatische Genese der Beschwerden sprechen die neuropathologischen Befunde OPPENHEIMERS (1968), opthalmologische Störungen (Einschränkung überwiegend der Horizontalfusion; DODEN u. BUNGE 1965) und die neurophysiologisch (Elektronystagmographie, akustisch evozierte Hirnstammpotentiale) nachweisbaren vestibulären und auditorischen Funktionsstörungen (HARRISON 1956; LANGE u. KORNHUBER 1962; ROWE u. CARLSON 1980) (s. auch Kapitel CONRAD u. BENECKE in diesem Band).

Werden Störungen der Konzentration und der Aufmerksamkeit nicht, wie meist klinisch üblich, nur subjektiv beurteilt, sondern mit neuropsychologischen Testverfahren genau untersucht, finden sich eindeutige Störungen in der Daueraufmerksamkeit und der Geschwindigkeit der Informationsverarbeitung, die sich parallel zur subjektiven Einschätzung der Besserung der Konzentrationsfähigkeit zurückbilden (GRONWALL u. WRIGHTSON 1974). Das neuropathologische Substrat der Konzentrationsstörungen ist zwar unbekannt, doch dürfte eine Störung im retikulären Aktivierungssystem des Hirnstamms die wahrscheinlichste Ursache sein.

Das postkommotionelle Syndrom sollte als ein neurologisches Syndrom angesehen werden. Man sollte nicht von vornherein eine psychogene Ausgestaltung annehmen, wenn mit den üblichen klinischen Untersuchungsmitteln keine pathologischen Befunde erhoben werden können. Falls das postkommotionelle Syndrom nicht durch psychische Faktoren und Entschädigungserwartungen kompliziert wird, bildet es sich meist in 5 bis 10 Wochen zurück. Persistieren die Symptome länger als 5 Wochen, sollte eine eingehende neurophysiologische Untersuchung zum Nachweis von Hirnstammfunktionsstörungen erfolgen (s. o.). Entscheidend bei der Behandlung der Patienten mit einem postkommotionellen Syndrom ist die überzeugende ärztliche Führung, den Patienten sollte versichert werden, daß sich die Symptomatik in Tagen bis wenigen Wochen ganz zurückbildet; es sollte eine abgestufte Frühaktivierung der Patienten durchgeführt und die Wiederaufnahme der Arbeit bestärkt werden, sobald sie sich dazu in der Lage fühlen. Eine zu frühe Rückkehr zur normalen Tätigkeit kann bei Überforderung und Versagen zu Angst- und Schuldgefühlen führen. Sedativa und Analgetika sind – wenn überhaupt – nur initial erforderlich, eine Langzeitgabe ist zu vermeiden.

IV. Unfallreaktion (Unfallneurose, posttraumatische funktionelle Störung, Entschädigungsneurose, sog. traumatische Hirnleistungsschwäche)

Im Zusammenhang mit leichten Hirntraumen kommt es häufig zu krankhaften psychischen Reaktionen (*Unfallreaktion; posttraumatische funktionelle Störung*; PETERSON 1986), die nicht primär durch das Trauma bedingt sind und das postkommotionelle Syndrom überlagern oder sich in der Folge entwickeln: depressive, psychasthenische und regressive Reaktionen, Angstreaktionen, aggravierende Ausgestaltung und dramatische Demonstration von Schmerzen und Funktionsstörungen. Die Verletzung des Gehirns wird als weit bedrohlicher erlebt und erweckt mehr Ängste und Befürchtungen über die möglichen Folgen als Verletzungen anderer Körperteile, da die Bedeutung des Gehirns für psychische Vorgänge heute allgemein bekannt ist. Die Unfallreaktion weist eine höhere Inzidenz bei Männern auf, insbesondere bei ungelernten Arbeitern, und kommt gehäuft im Zusammenhang mit Industrieunfällen und Entschädigungsansprüchen vor. Die hohe Vorkommenshäufigkeit korreliert aber nicht mit dem Schweregrad des Traumas (MILLER 1961).

Sekundärer Krankheitsgewinn und Entschädigungsansprüche führen nicht selten zu einer Chronifizierung *(psychogene Zweckreaktion, tendentiöse Unfallreaktion, Unfallneurose, Begehrensneurose, Rentenneurose, Entschädigungsneurose)*. Diese Begriffe werden häufig nicht scharf getrennt und meist synonym verwandt.

Da hier keine Neurosen im psychoanalytischen Sinne, sondern zweckbedingte Fehlhaltungen vorliegen, ist die Bezeichnung psychogene Zweckreaktion oder tendentiöse Unfallreaktion vorzuziehen. In den Fällen, in denen das Unfallereignis schwere und anhaltende biographische Veränderungen bewirkt und zu einer neurotischen Entwicklung führt, ist nach BAY (1975) der Begriff Unfallneurose gerechtfertigt. Abzugrenzen von den Unfallreaktionen (posttraumatischen funktionellen Störungen) sind die *traumatischen Neurosen* (post-traumatic stress disorder, ICD 10, 1987), die Reaktionen auf überwältigende Erlebnisse darstellen, z. B. bei Naturkatastrophen oder Kriegsgeschehen, die immer wieder erlebt werden und mit Angstzuständen einhergehen.

Der häufig gebrauchte Begriff der *traumatischen Hirnleistungsschwäche* ist abzulehnen, da er eine organische Genese der funktionellen Beschwerden suggeriert (zur Kritik hierzu s. a. BRESSER 1961; POECK 1983).

Insgesamt ist es für die Beurteilung, Behandlung und Begutachtung der leichten Hirntraumen außerordentlich wichtig, die beiden unterschiedlichen Störungsbilder des postkommotionellen Syndroms und der Unfallreaktion genau zu differenzieren, da das eine von sich aus limitiert ist, und das andere ein psychotherapeutisches Vorgehen erfordert.

V. Reaktive Depression

Abzugrenzen von der Unfallreaktion sind depressive Syndrome, die sich nach leichten Hirntraumen reaktiv auf Versagen bei normalen Tätigkeiten entwickeln können, ohne daß neurologische Störungen vorliegen. MERSKEY u. WOODFORDE

(1972) fanden bei 63% der Patienten, die wegen posttraumatischer Beschwerden in psychiatrische Behandlung kamen, ein depressives Syndrom mit Antriebshemmung, depressiver Verstimmung, Schwindel, Kopfschmerzen, Gedächtnisstörungen und vegetativen Störungen. Das Erkennen der Depression ist wichtig, da mit einer unterstützenden und gegebenenfalls thymoleptischen Therapie eine günstige Prognose besteht (Miller 1961; Merskey u. Woodforde 1972).

F. Schwere Hirnschädigung

I. Contusio cerebri (Substanzschädigung des Gehirns)

Eine Contusio cerebri wird klinisch nach folgenden Kriterien diagnostiziert (ein Kriterium genügt für die Diagnosesicherung): posttraumatische Bewußtseinsstörung, die länger als einige Stunden andauert, Auftreten zentraler Herdsymptome (z. B. Hemi- oder Tetraparese, Reflexdifferenzen, pathologische Reflexe), frühe epileptische Anfälle („traumatische Frühepilepsie") und traumatische Psychose.

Das klinische Bild der Contusio wird durch die kortikal/subkortikale Verteilung der Schädigung bestimmt. Bei einer schweren unmittelbaren Schädigung des Hirnstamms durch okzipital gelegene Traumen (primäre Hirnstammkontusion) tritt eine sofortige tiefe, meist irreversible Bewußtlosigkeit ein, okulo- und pupillomotorische Störungen zeigen eine Mittelhirnläsion, Störungen der Atmung und des Kreislaufs eine Beteiligung der Medulla oblongata an. Die meisten Patienten sterben innerhalb kurzer Zeit. Eine Hirnstammschädigung mit tiefer Bewußtlosigkeit kann jedoch auch sekundär durch kortikale Kontusionen mit Hemisphärenödemen sowie durch intra- und extrazerebrale Blutungen verursacht werden.

Leichtere Rindenkontusionen verursachen kognitive Leistungsstörungen, die entsprechend ihrer Lokalisation unterschiedlich ausgeprägt sind (s. auch Kapitel Assal in diesem Band).

II. Verlauf der Contusio cerebri und Residualzustände

Wird die komatöse Phase überlebt, kann es zu einer unterschiedlich verlaufenden Restitution der zentralnervösen Funktionen kommen, wobei hinsichtlich der Verlaufsdynamik und der erreichten Residualzustände eine Vielzahl neurologischer, psychopathologischer und neuropsychologischer Symptomkonstellationen möglich ist.

Die Nomenklatur zur Bezeichnung der postkomatösen Zustände ist uneinheitlich: die psychopathologischen Syndrome bei traumatischer Psychose wurden von Bonhoeffer (1912, 1917) als exogene Reaktionstypen beschrieben, von denen die delirante Psychose am häufigsten beobachtet wird. Gebräuchlich ist im Deutschen ferner der Begriff Durchgangssyndrom (Wieck 1967), der jedoch meist unkritisch und ohne spezifische Charakterisierung angewandt wird. Aus Formulierungen wie „leichtes", „mittelschweres" oder „schweres" Durchgangssyndrom kann später die tatsächliche Symptomatik nicht mehr rekonstruiert werden. Ferner wird der Begriff widersprüchlicherweise nicht nur für die sich in Rückbildung befindlichen Zustände, sondern auch für die Endzustände verwandt. Im Amerikanischen werden die posttraumatischen Zustandsbilder traditionellerweise mit Parasomnie bezeichnet (JEFFERSON 1944), neuerdings jedoch nach der DSM III (1980, dt.: 1984) unter dem Begriff (post-)traumatisches Delir zusammengefaßt.

1. Apallisches Syndrom, Vegetativer Zustand, Coma vigile

Mit Rückbildung der Bewußtseinsstörung geht das Koma mit den drei Störungsbereichen: tiefe Bewußtlosigkeit, Unfähigkeit auf Umweltreize zu reagieren und fehlende Willkürmotorik in einen Zustand über, der noch durch fehlende Reaktivität und fehlende Willkürmotorik gekennzeichnet ist. Die Patienten liegen mit zeitweise geöffneten, ins Leere blickenden Augen da, ohne daß ein Kontakt möglich wäre. Es bildet sich ein Schlaf-Wach-Rhythmus zurück, der verkürzt und nicht an die Ortszeit gebunden ist. Außerdem bestehen Bewegungsanomalien (Beuge- und Streckmechanismen) und spastische Tetraparesen. Dieser Zustand wird im Deutschen als *apallisches Syndrom* bezeichnet (KRETSCHMER 1940), in der Vorstellung, der Hirnmantel, d. h. die Hirnrinde sei besonders betroffen, gelegentlich auch als *Coma vigile, Dekortikation* oder *Dezerebration*. Die Bezeichnung *(persistent) vegetative state* verweist auf die Intaktheit der zentralen vegetativen Funktionen. Differentialdiagnostisch sind der *akinetische Mutismus*, ein inkomplettes apallisches Syndrom/Coma vigile ohne Tetraspastik und ohne Streck-/Beugemechanismen, und das *Locked-in-Syndrom* abzugrenzen. Bei letzterem liegt eine motorische De-efferentierung in der ventralen Brückenhälfte vor mit Intaktbleiben der Formatio reticularis und des okulomotorischen Apparats der Haubenregion. Diese Patienten sind zwar ebenfalls völlig bewegungs- und sprechunfähig, können aber über die intakten Augenbewegungen (vor allem in vertikaler Richtung) und Lidbewegungen mit Hilfe eines eingeübten Kodes oder eines die Augenbewegungen verarbeitenden Computersystems noch kommunizieren.

Mit dem Ende der apallischen Phase entwickelt sich fast unmerklich die Fähigkeit zurück, Bewegungen reaktiv und willkürlich auszuführen: der Patient ist wieder, soweit keine Paresen vorliegen, in der Lage, die Arme zu bewegen, den Kopf zu drehen oder Gegenstände auf Aufforderung zu greifen, er kann sich jedoch noch nicht sprachlich äußern (Phase der averbalen, reaktiven und willkürlichen Motorik). Aufgrund der schnellen Ermüdbarkeit muß die Untersuchung im ausgeruhten Zustand erfolgen. Der Patient sollte nur zu Bewegungen aufgefordert werden, die leicht verstehbar (wegen einer möglichen Aphasie) und leicht ausführbar (wegen einer möglichen Apraxie) sind. Am besten eignen sich Augenbewegungen (z. B. „machen Sie die Augen zu“, „blicken Sie nach oben“; oder schwieriger: „machen Sie die Augen zweimal zu“, „blicken Sie nach oben und dann nach unten“, „blicken Sie zur Schwester“). Außerdem sind auch Mund-, Gesichts- und Extremitätenbewegungen zu untersuchen. Bereits in diesem Stadium kann eine vorsichtige mentale Aktivierung des Patienten beginnen.

2. Traumatisches Delir (delirante traumatische Psychose, traumatischer Verwirrtheitszustand)

Mit Rückkehr der Sprechfähigkeit kann der kognitive Status des Patienten erstmals detailliert untersucht werden. Neben einer fluktuierenden Bewußtseinstrübung findet sich eine ausgeprägte *Störung der Aufmerksamkeit.* Die Aufmerksamkeit kann mit einfachen Aufgaben am Bett auch vom Pflegepersonal untersucht werden, wobei vor allem die Dauer-Aufmerksamkeit zu prüfen ist, z. B. mit Zahlennachsprechen, Aufsagen von automatisierten Reihen (Zahlen, Alphabet, Wochentage, Monatsnamen), Reihenrechnen (diese Aufgaben sind jeweils vorwärts und rückwärts durchzuführen), sowie Nennung jedes dritten Buchstabens des Alphabets. Festzuhalten sind die Zahl der Fehler und die benötigte Zeit. Die Leistungen der Patienten bei diesen einfachen Aufgaben sind ein verläßliches Maß für die Schwere und das Ausmaß der Verwirrtheit.

Die ausgeprägte Störung der Aufmerksamkeitskontrolle manifestiert sich in allen mentalen Leistungsbereichen. Die Patienten haben Schwierigkeiten, sich auf neue Aufgaben einzustellen, sich an schnell wechselnde Anforderungen anzupassen (Umstellungserschwernis, Perseveration) und die Aufmerksamkeit gegenüber kompetitiven Stimuli aufrechtzuerhalten (leichte Ablenkbarkeit).

Ferner besteht eine ausgeprägte Amnesie *(posttraumatische Amnesie)*: neue Gedächtnisinhalte können nicht gebildet werden (Störung der Lernfähigkeit, des Neugedächtnisses). Sie geht mit einer räumlichen, zeitlichen und situativen *Orientierungsstörung, Konfabulation* und mangelnder Krankheitseinsicht *(Anosognosie)* einher. Die Konfabulationen sind häufig arbeitsbezogen, die Patienten beharren darauf, am Arbeitsplatz zu sein und ihrer normalen Arbeit nachzugehen, die sie aber nicht kohärent beschreiben können. Zeichnen einfacher Figuren und Schreiben ist in typischer Weise gestört mit Perseverationen, Wiederholungen und der Unfähigkeit, horizontale Linien zu ziehen (Chedru u. Geschwind 1972). Abstrakt-logisches Denken, Urteils- und Einsichtsfähigkeit sind eingeschränkt. Sprache, Praxis und Gnosie sind unter Berücksichtigung der Aufmerksamkeitsstörung und der möglichen motorischen Probleme weitgehend intakt. Formale neuropsychologische Untersuchungen des traumatischen Verwirrtheitszustands zeigten eine Minderung in allen Testleistungen des Wechsler-Intelligenztests, wobei der Handlungsteil stärker als der Verbalteil betroffen war. Das Ausmaß der Leistungsminderung korrelierte jedoch nicht mit dem Endzustand (Mandleberg 1975).

Neben den genannten Störungen werden Veränderungen des Schlaf-Wach-Rhythmus, psychomotorische Unruhe (vor allem nachts betont) und affektiv-emotionale Störungen mit euphorischer oder depressiver Stimmungslage, Gereiztheit, ängstlicher Erregung oder Apathie beobachtet, sowie halluzinatorische Trugwahrnehmungen und illusionäre Verkennungen. Manisch-expansive und paranoide Psychosen sind selten.

Zur Behandlung agitierter Zustände sind kleine Dosen von Neuroleptika den häufig verwandten Hypnotika und Benzodiazepinen vorzuziehen, da letztere die Verwirrtheit noch steigern.

3. Postdelirante Phase

Bei einem günstigen Verlauf bilden sich in der postdeliranten Phase Verwirrtheit und Konfabulationen zurück, Einsichts- und Urteilsfähigkeit sowie Aufmerksamkeit und Gedächtnis bessern sich; sobald von einem Tag zum nächsten kohärente Gedächtniskontexte aufgebaut werden können, ist die posttraumatische Amnesie beendet. Diese umfaßt insgesamt die Zeit vom Trauma bis zur Wiederherstellung der Gedächtnisfunktionen (Phase des Komas und Phase der Desorientierung).

Der Schlaf-Wach-Zyklus normalisiert sich, die Patienten werden wieder kontinent und können besser für ihre täglichen Bedürfnisse sorgen. Hauptmerkmal dieser Phase ist die *Restitution der kognitiven Leistungen.* Bei der Untersuchung des mentalen Status finden sich noch leichte Aufmerksamkeits- und Konzentrationsstörungen. Während die Orientierung zeitlich, örtlich und situativ normal ist, besteht noch eine schrumpfende *retrograde Amnesie* (Gedächtnislücke für Ereignisse unmittelbar vor dem Trauma), wobei die Lücke zunehmend von alten Gedächtnisinhalten her bis zum Zeitpunkt des Traumas aufgefüllt wird (BENSON u. GESCHWIND 1967; WHITTEY u. ZANGWILL 1977). Die Besserung der Merkfähigkeit läßt sich am Krankenbett durch Lernen von Wortlisten überprüfen: der Patient soll sich drei bis vier Worte merken und sie nach drei Minuten reproduzieren, wobei der Umfang der Liste und das Intervall bis zur Reproduktion systematisch erweitert werden kann. Bei Ermüdung zeigen sich noch Störungen der Aufmerksamkeit und des Gedächtnisses mit Umstellungserschwernis und Perseverationen. Abstrakt-logisches Denken, Lösung komplexer Aufgaben, Urteils- und Einsichtsfähigkeit bleiben weiterhin gestört. Beispielsweise können komplexe Rechenaufgaben nicht durchgeführt und idiomatische Redewendungen und Sprichwörter nicht erklärt und interpretiert werden. Schreiben und das Lösen einfacher konstruktiver Aufgaben sind normal. Sollten trotz Rückbildung des Verwirrtheitszustandes Konfabulationen persistieren, ist dies ein Hinweis auf eine massive bilaterale Schädigung der vorderen Frontalhirnanteile und der kortikalen Anteile des limbischen Systems (STUSS et al. 1978).

Die *Untersuchung des mentalen Status* in dieser Phase ist eine Domäne der Neuropsychologie. Der größte Teil der neuropsychologischen Literatur beschäftigt sich mit dem Verlauf der neuropsychologischen Ausfälle von dieser Phase an bis zur vollständigen Rückbildung. Langzeituntersuchungen in Schottland (MANDLEBERG 1975, 1976; MANDLEBERG u. BROOKS 1975) über einen Zeitraum von zweieinhalb Jahren nach dem Hirntrauma zeigten beim Vergleich der kognitiven Leistungen (Wechsler Intelligenztest) mit dem Schweregrad des Hirntraumas nur einen geringen Zusammenhang mit der Länge der posttraumatischen Amnesie. Die Geschwindigkeit der kognitiven Restitution korrelierte jedoch positiv mit der Länge der posttraumatischen Amnesie, je kürzer diese war, um so schneller erfolgte die Rückbildung. Nach 6 Monaten war jedoch kein Effekt der Länge der posttraumatischen Amnesie auf den verbalen IQ, und 12 Monate nach dem Trauma kein Effekt auf den Handlungsteil mehr zu beobachten. Bei der Untersuchung der Gedächtnisfunktionen mit der Wechsler-Gedächtnis-Skala und verschiedenen Kurz-Zeit-Gedächtnis-Tests (BROOKS 1974, 1975, 1976; BROOKS et al. 1980) fand sich eine langsame Verbesserung der Gedächtnisfunktionen, auch noch über ein Jahr nach dem Trauma. Die Länge der posttraumatischen Amnesie korrelierte nur geringgradig mit dem Endzustand der Gedächtnisleistungen. Ferner ist die Merkleistung über einen Zeitraum von 1 Std gegenüber der sofortigen Reproduktion bei Hirntraumatikern im Vergleich zu Gesunden deutlich herabgesetzt.

LEVIN et al. (1979) fanden, daß das Ergebnis der Rückbildung der kognitiven Störungen (gemessen als Punktwert im Wechsler-Intelligenztest, besonders im Handlungsteil) mit der sozialen Reintegration korrelierte. Entsprechend korrelierte die Gedächtnisleistung nach 6 Monaten mit dem globalen Ergebnis der Rückbildung. In den meisten Fällen blieb die Gedächtnisleistung gestört. Mit anspruchsvolleren verbalen Gedächtnistests (im Vergleich zu der Wechsler-Gedächtnis-Skala) konnte LEZAK (1976) bei 70% der Patienten mit schwerem Hirntrauma auch drei Jahre nach der Hirnschädigung noch Leistungsminderungen des verbalen Gedächtnisses nachweisen.

Informationsverarbeitung und Entscheidungsfähigkeit (decision making) bleiben nach Hirntraumen beeinträchtigt und stellen einen guten Indikator für die Schwere der Hirnschädigung dar (MILLER 1970; VAN ZOMEREN u. DEELMAN 1976, 1978; GRONWALL u. WRIGHTSON 1974). Einfach-Reaktionszeiten bleiben nach Hirntraumen verlängert, möglicherweise durch eine chronische Minderaktivierung des retikulären Systems als Folge von Hirnstammläsionen. Bei Wahlreaktionsaufgaben zeigt sich eine noch größere Verlangsamung proportional zur Komplexität der Entscheidungsaufgabe. Die Wahl-Reaktionszeiten korrelieren mit der Länge der posttraumatischen Amnesie und insgesamt mit dem schließlich erreichten Endzustand der Rückbildung.

Insgesamt dokumentiert sich die Rückbildung der kognitiven Störungen in folgenden neuropsychologischen Untersuchungsbefunden: Das allgemeine Wissen des Verbalteils im Wechsler-Intelligenztest bildet sich relativ rasch zurück und erreicht nach 6 Monaten ein Plateau. Zwischen dem endgültigen Ergebnis der Rückbildung im Verbalteil und der Länge der posttraumatischen Amnesie besteht keine Korrelation. Die Leistung im Handlungsteil bildet sich langsamer zurück und weist eine engere Korrelation zur posttraumatischen Amnesie auf (LEVIN et al. 1979). Die mnestischen Leistungen bilden sich noch langsamer zurück und bleiben meist gestört, was bei entsprechend detaillierter Testung deutlich wird. Informationsverarbeitung und Entscheidungsfähigkeit normalisieren sich nicht; sie stellen daher gute Indikatoren für den Schweregrad der Hirnschädigung dar.

In dieser Phase der Rückbildung der kognitiven Störungen ist eine intensive, neuropsychologisch-verhaltensneurologisch fundierte *Rehabilitation* durchzuführen, wobei in zunehmendem Maße Mikrocomputer zur Therapieunterstützung eingesetzt werden (SCHÖNLE et al. 1987). Zu beachten ist, daß die Patienten zu diesem Zeitpunkt aufgrund des deutlichen Fortschritts im Vergleich zum deliranten Stadium von ihren Angehörigen und von ungeschultem Personal leicht in ihren Fähigkeiten überschätzt und überaktiviert werden, was bei Versagen zu Entmutigung und depressiver Verstimmung führen kann. Die Patienten sind jetzt bei den alltäglichen Verrichtungen nicht mehr auf fremde Hilfe angewiesen und kommen in strukturierten Situationen gut zurecht. Sie können daher aus der Rehabilitationsklinik nach Hause entlassen werden, sind aber häufig nicht arbeitsfähig. Insgesamt sind Urteilsfähigkeit, abstraktes Denken, Gedächtnis, Konzentration und mentale Ausdauer zwar gebessert, aber noch nicht völlig wiederhergestellt.

4. Traumatisches Korsakow-Syndrom

Bei einem ungünstigen Verlauf der postdeliranten Phase kann sich ein traumatisches Korsakow-Syndrom mit Bewußtseinsklarheit, wechselnder Desorientiertheit, Störung der Merkfähigkeit und indifferent-apathischer oder dysphorischer Stimmungslage entwickeln; im Gegensatz zum alkoholischen Korsakow-Syndrom liegt keine erhöhte Suggestibilität vor; die ansteckende Gemütlichkeit dieser Patienten wird bei den traumatischen Patienten nicht beobachtet.

5. Posttraumatische Persönlichkeitsstörung (organische Wesensänderung)

In der letzten Phase der Rückbildung stehen Probleme in den Bereichen: Persönlichkeit, Verhalten und kognitiver Stil im Vordergrund. Zwar kommt es auch hier mit Steigerung der kognitiven Leistungen zu einer weiteren Rückbildung, doch bleiben Persönlichkeitsstörungen lange bestehen und bereiten den Angehörigen besondere Schwierigkeiten. Bei der klinischen Untersuchung des mentalen Status finden sich kaum noch grobe Auffälligkeiten. Es besteht lediglich eine Gedächtnislücke mit kurzer retrograder und längerer anterograder Amnesie. Die weitgehend normale Leistung bei der Untersuchung der Gedächtnisfunktionen kontrastiert mit den Klagen der Patienten über eine persistierende Vergeßlichkeit. Komplexe Aufgaben, die die Problemlösefähigkeit, Entwicklung von Strategien und Verhaltensanpassungen prüfen, zeigen häufig noch Auffälligkeiten. Während in den üblichen psychometrischen Standarduntersuchungen ein Leistungsplateau festzustellen ist, kann man mit subtileren neuropsychologischen Untersuchungen (WALSH 1978) parallel zu den Verhaltensstörungen noch kognitive Beeinträchtigungen nachweisen; bei Apathie findet sich etwa eine Unfähigkeit, Strategien zur Problemlösung zu entwickeln und sie flexibel auf ihre Effizienz zu prüfen. Derartige Störungen können offenbar mit normalen IQ-Werten vereinbar sein.

Am folgenschwersten sind die tiefgreifenden Persönlichkeitsveränderungen nach Hirntraumen (LEZAK 1978). Die Patienten sind nicht in der Lage, die Folgen ihrer Erkrankung für sich und ihre Angehörigen richtig einzuschätzen, so daß sie oft ohne Rücksicht auf andere zu handeln scheinen. Die Fähigkeit, das eigene Verhalten zu kontrollieren und in neuen Situationen adäquat zu handeln, ist vermindert mit der Folge erhöhter Irritierbarkeit und Impulsivität. Sie haben Schwierigkeiten, Veränderungen in ihrem Leben zu analysieren und zu antizipieren, was nach außen hin als fehlende Motivation und verminderte Fähigkeit, zu planen und zu handeln, erscheint. Die Patienten können aus den eigenen Erfahrungen nicht mehr lernen und erstarren in ihrem Verhalten. Die Persönlichkeitsveränderungen sind in der Regel von affektiv-emotionalen Änderungen begleitet wie Apathie, Aspontaneität, Hyposexualität, Labilität, Reizbarkeit, Aggressivität, läppischem Verhalten und selten Enthemmung. Von tiefgreifender Bedeutung ist die häufig vorkommende Verminderung der Libido (71% der von Meyer (1955) untersuchten Patienten), die in schweren Fällen bis zur Potenzstörung reicht.

Untersuchungen, die Persönlichkeitsveränderungen quantitativ zu erfassen, erbrachten lediglich eine Auflistung psychiatrischer Symptome, deren Umfang mit dem Schweregrad des Hirntraumas korrelierte (Levin u. Grossman 1978; Levin et al. 1979).

Auffallend ist die Ähnlichkeit der beschriebenen Persönlichkeits- und Verhaltensänderungen mit der klassischen Frontalhirnsymptomatik (Lurija 1969; Milner 1969; Domasio 1985), die sich anatomisch durch die hohe Häufigkeit der Frontalhirnkontusionen erklärt.

Die Behandlungsmöglichkeiten bei der traumatischen Persönlichkeitsstörung sind beschränkt auf eine möglichst günstige Gestaltung der Umgebung des Patienten und auf Hilfestellungen, sich auf die veränderte Lebenssituation einzustellen.

Die Prognose ist unterschiedlich: Bei manchen Patienten kommt es mit einer optimalen Anpassung im häuslichen Bereich und am Arbeitsplatz über Jahre langsam zu einer Besserung. Aber auch Stagnation oder Verschlechterung des Zustandes werden beobachtet.

6. Traumatische Aphasie

Patienten mit schwerem Hirntrauma haben oft pathologische Veränderungen der Sprache, wobei sich das Pathologische meist auf den sprachlichen Inhalt (Konfabulation, Inkohärenz, Perseveration), weniger auf die sprachliche Struktur (Grammatik, Wortbildung) bezieht. Bei schwerem Hirntrauma mit Kontusionen oder Blutungen in der sprachdominanten Hemisphäre kommen jedoch auch sprachsystematische Störungen *(Aphasien)* vor. Jennett u. Teasdale (1981) fanden bei ca. 30% der Patienten, die ein schweres Hirntrauma überlebten, eine Aphasie, in 7% der Fälle war die Aphasie einziges neurologisches Symptom, in 29% kam sie in Kombination mit anderen neurologischen Symptomen vor. Bezogen auf Schädelhirntraumen aller Schweregrade fand Heilman eine Vorkommenshäufigkeit von 2% bei insgesamt 750 untersuchten Patienten. Am häufigsten waren flüssige Aphasien (fluent aphasias): amnestische Aphasie (ausgeprägte Wortfindungsstörungen, intaktes Sprachverständnis, intaktes Nachsprechen) und Wernicke-Aphasie (Sprachverständnisstörung, Einschränkung im Nachsprechen, semantische und phonematische Paraphasien) (Heilman et al. 1971). Die Prognose ist insgesamt gut (Miller u. Stern 1965). Der größte Teil der Rückbildung erfolgt in den ersten 6 bis 9 Monaten nach dem Hirntrauma. Ein Überwiegen der flüssigen Aphasien und eine grundsätzlich gute Rückbildung zeigte sich auch in der Untersuchung von Leischner (1987). Levin et al. (1976) fanden bei 50 Patienten mit Hirntrauma, die klinisch keine Aphasie aufwiesen, bei der formalen Testung ausgeprägte Wortfindungsstörungen, Umschreibungen und Paraphasien. Die Wortfindungsstörungen korrelierten mit dem Schweregrad des Hirntraumas und den übrigen kognitiven Störungen. Die klassischen Aphasie-Syndrome: Broca-Aphasie und Wernicke-Aphasie wurden nicht beobachtet.

Wortfindungsstörungen bei Hirngeschädigten werden vor allem in der Spontansprache und in der Konversation deutlich, weniger in Bildbenennungsaufgaben im Gegensatz zur Anomie bei Patienten mit Hirninfarkten. Ausfälle finden sich auch bei der Wortlistengenerierung, z. B. möglichst viele Wörter mit einem bestimmten Anfangsbuchstaben zu nennen (bei frontalen Läsionen besonders gestört) oder aus bestimmten semantischen Feldern aufzuzählen (vor allem bei temporo-parietalen Läsionen eingeschränkt).

Neben aphasischen Syndromen finden sich auch *reine Alexien ohne Agraphien* (BENSON 1979), die mit links-okzipitalen Infarkten durch Verschluß der A. cerebri posterior bei Einklemmung am Tentoriumsschlitz zustandekommen.

Allgemein sind sprachliche *Kommunikationsstörungen* nach Hirntraumen mit 15–20% wesentlich häufiger als reine Aphasien (GROHER 1983). Offenbar bereitet die Komplexität kommunikativer Situationen größere Schwierigkeiten als die isolierte Anwendung der Sprache in Testsituationen. Eine wesentliche Behinderung in der Kommunikation ergibt sich aus dysarthrischen Störungen der Sprechmotorik *(traumatische Dysarthrie)*, die meist mit Ataxie, Tremor, Blickparesen und Pupillenstörungen kombiniert sind und eine Spätfolge mesenzephaler und dienzephaler Läsionen darstellen (BOLLER et al. 1972; VON CRAMON u. VOGEL 1987). Sie können viele Jahre nach dem Hirntrauma noch fortbestehen. THOMSEN (1984) fand bei allen untersuchten 25 Patienten auch nach 10 bis 15 Jahren eine unvermindert persistierende Dysarthrie.

Gelegentlich werden *traumatische Stottersyndrome* beobachtet (MORSIER 1973), die durch bilaterale Läsionen bedingt sein sollen (HELM et al. 1978).

7. Traumatische Hemisphären-Diskonnektionssyndrome

Durch Läsionen im vorderen Bereich des Corpus callosum können ideomotorische Apraxie, Agraphie und taktile Anomie der linken Hand auftreten (RUBENS et al. 1977; LEVIN et al. 1981), da der Informationstransfer von der linken zur rechten Hemisphäre bei der ideomotorischen Apraxie und bei der Agraphie und der Transfer von der rechten zur linken Hemisphäre bei der taktilen Benennstörung unterbrochen ist. Klinisch ist daher eine detaillierte Untersuchung beider Hände erforderlich.

8. Traumatische Demenz

Selbst nach schweren Hirntraumen mit ausgedehnten bilateralen Läsionen können über Jahre noch Besserungen der kognitiven Leistungsdefizite und der Persönlichkeitsstörungen eintreten. Bei manchen Patienten zeigen sich jedoch selbst über einen längeren Zeitraum hinweg nur geringe Rückbildungstendenzen. Es bleibt ein dementielles Defektsyndrom bestehen mit Störungen der Aufmerksamkeit, des Gedächtnisses, der Anpassungsfähigkeit an schnell wechselnde Anforderungen, des abstrakt-logischen Denkens, der Einsichts- und Urteilsfähigkeit sowie der Persönlichkeit (Apathie, psychomotorische Verlangsamung, Irritabilität, Nivellierung der Charakterzüge). Teilweise sind diese Beeinträchtigungen überlagert von Aphasien, Apraxien, Akalkulien und visuell-räumlichen Verarbeitungsstörungen. Miller u. Stern (1965) führten bei Patienten mit einer schweren Hirnschädigung 10 Jahre nach dem Trauma eine Nachuntersuchung durch und fanden noch bei 10% der untersuchten Patienten eine Demenz, die Ursache einer permanenten Arbeitslosigkeit war. Nahezu alle über 20 Jahre alten Patienten mit einer posttraumatischen Amnesie über 3 Monate blieben kognitiv schwer beeinträchtigt im Sinne eines dementiellen Defektzustandes.

9. Boxerenzephalopathie

Bei Boxern kann sich durch die Häufung der Hirntraumen eine Enzephalopathie (Boxerenzephalopathie) mit Zellschwund, Hydrocephalus internus et externus, Neurofibrillenveränderungen und Plaques entwickeln. Klinisch kann es zu neurologischen Ausfällen (z. B. Dysarthrie, Ataxie), einem Abbau der Persönlichkeit und zur kognitiven Desintegration kommen *(Dementia pugilistica)* (Roberts 1969; Poeck 1983). Auch nach Sistieren der Hirntraumen kann die Demenz fortschreiten. In längeren Abständen wiederholt auftretende Gehirnerschütterungen führen jedoch nicht zu einer Enzephalopathie.

10. Traumatische Epilepsie

Nach einem Hirntrauma kann es zur Entwicklung einer Epilepsie kommen, wobei eine Frühform mit Anfällen während der ersten Woche *(Frühepilepsie)* von einer Spätform mit Auftreten der Anfälle nach einer Woche *(Spätepilepsie)* abzugrenzen ist.

Die Häufigkeit der Früh- und Spätepilepsie beträgt nach einer Untersuchung an der Mayo Klinik jeweils ca. 2% (Annegers et al. 1980). Die Vorkommenshäufigkeit ist abhängig von der Art der Verletzung und der Schwere des Hirntraumas mit einem deutlichen Überwiegen bei offenen Hirnverletzungen. 10–15% der Patienten mit Impressionsfrakturen, 35% mit traumatischen Hämatomen, 35–45% mit penetrierenden Verletzungen entwickeln eine Epilepsie gegenüber nur 5% der Patienten mit einem gedeckten Hirntrauma (Guidice u. Berchou 1987; Jennett 1975; Caveness et al. 1979). Das Epilepsierisiko nimmt mit der Länge des Komas von 12% (Komadauer von einer Woche) bis zu 63% (Komadauer länger als drei Wochen) zu (Guidice u. Berchou 1987). 94% der Anfälle treten in den ersten 2 Jahren auf, vom 3. Jahr bis zum 10. Jahr ist das Risiko 1% und nach 10 Jahren nur noch 0,1–0,3% (Pampus u. Seidenfaden 1974). Bei Spätanfällen besteht immer der Verdacht auf einen Abszeß, da 80% der Abszesse Anfälle verursachen.

Die Frühepilepsie ist Ausdruck der akuten Hirnschädigung und hat häufig die Form fokaler (motorischer oder sensorischer) Anfälle (Jackson-Anfälle, partielle Epilepsie) (Jennett 1969). 25% der Patienten mit Frühanfällen entwickeln eine Spätepilepsie (Pampus u. Seidenfaden 1974; Glötzner 1976).

Die Spätepilepsie manifestiert sich häufig in Form komplex-partieller Anfälle (Jennett 1969), wobei sich sekundär durch das Anfallsleiden Verhaltensänderungen entwickeln können, die die primär traumatischen Verhaltensstörungen noch zusätzlich komplizieren. Das interiktale Verhaltenssyndrom der Temporallappenepilepsie ist gekennzeichnet durch Hypergraphie, Umständlichkeit, Hyperreligiosität, Moralismus, Aggressivität und Hyposexualität (BEAR u. FEDIO 1977) (s. auch Kapitel TRIMBLE in diesem Band). Mit einer antikonvulsiven Therapie können zwar die Anfälle dieser Patienten kontrolliert, jedoch nicht die Persönlichkeitsveränderungen beeinflußt werden.

Die allgemeine medikamentöse Prophylaxe der traumatischen Epilepsie ist problematisch und eigentlich nur gerechtfertigt, wenn wegen der Lokalisation und Schwere des Traumas Anfälle mit einer hohen Wahrscheinlichkeit zu erwarten sind (CAVENESS 1976). Mit einer adäquaten antikonvulsiven Therapie läßt sich in ca. 75% der Patienten eine Anfallsfreiheit erreichen (CAVENESS 1974).

G. Prognose

Eine generelle Angabe zur Prognose nach einem Hirntrauma ist nicht möglich, da sie von einer Vielzahl von Faktoren bestimmt wird, die in den einzelnen Studien unterschiedlich berücksichtigt werden. Die Untersuchungsergebnisse hängen u. a. vom Schweregrad des Hirntraumas, dem Status der Patienten (alle Akutpatienten, alle die Akutphase überlebenden Patienten, Rehabilitationspatienten) und der Länge des Untersuchungszeitraums ab.

Einige repräsentative Studien zur Prognose bei schwerem Hirntrauma basieren auf dem Kriterium Komadauer und sind bei akut hospitalisierten Patienten durchgeführt worden (HEISKANEN u. SIPPONEN 1970; LEWIN 1976; JENNETT 1979; BRICOLO et al. 1980). Die Komadauer variierte von mindestens 6 Stunden (JENNETT 1979) bis zu mindestens 1 Monat (LEWIN 1976).

Die wichtigsten Ergebnisse sind: 1. die Mortalität ist sehr hoch (35–50%), die meisten Patienten sterben in der Akutphase, später an Sekundärkomplikationen (Pneumonie, Sepsis); 2. ein geringer Prozentsatz der Patienten bleibt im apallischen Stadium; 3. etwa 25–30% der Überlebenden bleiben schwerbehindert und auf fremde Hilfe und Pflege angewiesen. Von den anderen Überlebenden bleibt die Hälfte mäßig schwerbehindert und auf begrenzte Hilfe angewiesen, bei der anderen Hälfte (etwa ein Drittel) kommt es zu einer weitgehenden Restitution mit Wiederaufnahme der früheren Tätigkeiten.

Bei schweren Hirntraumen mit einer über 24stündigen Bewußtlosigkeit fand FROWEIN (1980) unter Einschluß der Sekundärkomplikationen eine Abhängigkeit der Überlebensrate vom Lebensalter: über 60jährige überleben gewöhnlich eine 5tägige Bewußtlosigkeit nicht, bei den 50- bis 60jährigen liegt die Grenze bei 9 Tagen, bei den 30- bis 50jährigen bei 12 Tagen und bei den 20- bis 30jährigen bei 15 Tagen; 10- bis 20jährige überleben 20 Tage. Diese altersgebundenen Zeitgrenzen werden nur von 5% der Patienten überschritten. Ihre Kenntnis gibt eine Orientierungshilfe, bis zu welchem Zeitraum intensivmedizinische Maßnahmen erfolgversprechend sind.

Neben Untersuchungen zur Vitalprognose (Überlebensprognose) gibt es Untersuchungen zur Sozialprognose, die sich auf die überlebenden Patienten der Akutphase beziehen. In zwei Langzeit-Studien an Patienten mit schwerem Hirntrauma zeigte sich, daß ein Großteil der Patienten das Niveau der Arbeitsfähigkeit wieder erreichen kann und zwar 12 von 27 Patienten in der Studie von FAHY et al. (1967) mit einer kürzeren Nachuntersuchungszeit, und 19 von 23 Patienten in der Untersuchung von MILLER (1970) mit einem Nachuntersuchungszeitraum von 6 Jahren. Kognitive Leistungsdefizite zählen zu den häufigsten Folgen nach Hirntraumen. Sie sind die Hauptursache für die Arbeitslosigkeit der Patienten und für die psychische Belastung der Angehörigen. Familiäre Spannungen und sozialer Rückzug kommen in einer Vielzahl der Fälle vor. ODDY u. HUMPHREY (1980) untersuchten bei 54 Patienten mit einer mehr als eintägigen posttraumatischen Amnesie die Auswirkungen des Hirntraumas auf die soziale Prognose über einen Zeitraum von 2 Jahren: innerhalb von 6 Monaten nach dem Trauma nahmen 67% die Arbeit wieder auf, innerhalb eines Jahres 82%. Entscheidend für die Wiedereingliederung waren körperliche und kognitive Behinderungen. 24% der Patienten hatten Schwierigkeiten am Arbeitsplatz, die überwiegend durch kognitive Defizite verursacht waren. Die Sozialkontakte waren bei den Patienten mit kognitiven Störungen ebenfalls stärker vermindert. Familienkonflikte traten besonders bei Patienten mit Persönlichkeitsveränderungen auf. Bei schweren Persönlichkeitsstörungen wurde oft eine Trennung von der Familie und Langzeitunterbringung in einer psychiatrischen Anstalt notwendig, wo sie 7% der Patienten mit einem „organischen Psychosyndrom" ausmachen (SELTZER u. SHERWIN 1978).

Hinsichtlich der Sozialprognose von Patienten mit schwerem Hirntrauma (mindestens 24 Std lange Bewußtlosigkeit), die eine Rehabilitationsklinik durchlaufen hatten, fanden GILCHRIST u. WILKINSON (1979) in einer Katamneseuntersuchung über einen Zeitraum zwischen 1 und 15 Jahren, daß 26% wieder voll ihre früheren Tätigkeiten aufgenommen hatten, 13% zuhause wohnten, ihre Arbeit aber unter dem prämorbiden Niveau lag, 28% zuhause waren und nicht arbeiteten und 18% in Pflegeheimen untergebracht waren.

Aus den Ergebnissen der drei verschiedenen Arten von Untersuchungen (alle Akutpatienten, das Akutstadium überlebende Patienten, Rehabilitationspatienten) lassen sich im Hinblick auf die Prognose nach Hirntraumen folgende allgemeine Schlußfolgerungen ziehen:

1. Das Alter zum Zeitpunkt des Traumas an sich ist kein entscheidender Faktor für das Überleben einer Hirnschädigung (Vitalprognose); allerdings steigt mit Zunahme des Alters die Mortalität durch sekundäre Komplikationen (BRICOLO et al. 1980; FROWEIN 1980).
2. Das Alter hat keinen Einfluß auf die Dauer des Komas (CARLSSON et al. 1968).
3. Das Alter ist jedoch von entscheidender Bedeutung für die Rückbildung und die Langzeitfolgen: Zunahme des Alters bedeutet Abnahme der späteren Lebensqualität, insbesondere bei Patienten über 60 Jahre (HEISKANEN u. SIPPONEN 1970).
4. Komalänge und Dauer der posttraumatischen Amnesie sind zwar prognostische Indikatoren, jedoch nicht in absoluter Weise (LEVIN et al. 1979). Nur wenige Patienten mit einer Komadauer von über 1 Monat erreichen eine volle Restitution (LEWIN 1976).

5. Prämorbide Persönlichkeitsstörungen haben einen negativen Einfluß auf die Prognose sowohl hinsichtlich der Qualität als auch der Quantität der Rückbildung (GILCHRIST u. WILKINSON 1979; ODDY u. HUMPHREY 1980).

H. Hirntraumafolgen und Begutachtung

Die Begutachtung von Hirnverletzten erfolgt im Rahmen der gesetzlichen und privaten Versicherungen, z. B. nach Verkehrs- und Arbeitsunfällen (Frage der Berufs-/Erwerbsunfähigkeit, Ausmaß der Minderung der Erwerbsunfähigkeit), der Sozialgesetzgebung (z. B. Entscheidung über Rehabilitationsmaßnahmen) und orientiert sich an den Richtlinien für die Begutachtung bleibender Funktionsstörungen nach Hirnverletzung des Bundesministers für Arbeit und Sozialordnung (SCHEID 1983).

Im folgenden sollen einige grundsätzliche Aspekte bei der Einschätzung von Hirnverletzungsfolgen erörtert werden, eine ausführliche Darstellung mit detaillierten Angaben über die prozentuale Bewertung der Minderung der Erwerbstätigkeit findet sich bei SCHEID (1983), STAMMLER (1980), SUCHENWIRTH (1977), BÖHLER (1954), MAYR (1952), MARX (1977).

Entscheidend bei der Begutachtung Hirnverletzter ist, daß erstens nicht Hirnsubstanzdefekte Gegenstand der Begutachtung sind, sondern zerebrale Funktionsstörungen, und zweitens ein unterschiedlich enger Zusammenhang zwischen Hirnsubstanzdefekten und Funktionsstörungen besteht. Zum Beispiel korrelieren motorische Störungen, wie zentrale Paresen und Plegien, Koordinations- und Gleichgewichtsstörungen, manche kognitiven Leistungsminderungen, wie Aphasien, Apraxien, visuell-räumliche Verarbeitungsstörungen, höher mit bestimmten Läsionsbereichen des Gehirns als Persönlichkeitsveränderungen, affektiv-emotionale Störungen oder Kopfschmerzen, Schwindel und Schlafstörungen.

Technische Zusatzuntersuchungen zum Nachweis morphologischer Schädigungen sind daher für die Begutachtung zwar unerläßlich, dürfen aber in ihrer Wertigkeit nicht überschätzt werden. Bei posttraumatischer Demenz findet sich zwar meist ein pathologischer computertomographischer Befund, doch gibt es auch Demenzen ohne auffälligen CT-Befund, und umgekehrt kommen ausgeprägte Hirnsubstanzdefekte ohne Leistungsminderungen und posttraumatische Demenzen ohne pathologische computertomographische Befunde vor (LADURNER u. SAGER 1980; WELTER et al. 1987; s. a. KRETZSCHMAR 1987).

Weiterhin bedeutet der Nachweis von Hirnsubstanzschädigungen nicht notwendigerweise, daß funktionelle Hirnstörungen vorliegen müssen. Diese sind vielmehr durch geeignete neurologische, verhaltensneurologisch-neuropsychologische und psychiatrische Untersuchungsverfahren nachzuweisen. Während für somatische Hirnleistungsstörungen standardisierte Untersuchungsverfahren zur Verfügung stehen, gibt es keine allgemeingültige Übereinstimmung über die Untersuchung kognitiver Hirnleistungsstörungen. Hier stehen klinische Untersuchungsverfahren, standardisierte psychologische Tests und experimentelle Testverfahren aus der kognitiven Neuropsychologie zur Verfügung. Die Untersuchung sollte möglichst umfassend und detailliert angelegt sein und folgende Bereiche berücksichtigen: Aufmerksamkeitsleistung (Reaktionsfähigkeit mit Einfach- und Wahlreaktionszeiten, Daueraufmerksamkeit), Gedächtnisleistung (Kurz- und Langzeitgedächtnis für sprachliches und nicht-sprachliches Material, Lernverlauf), Sprache (syntaktische und lexikalische Leistungen, Textverständnis und -reproduktion, metaphorischer Sprachgebrauch), Praxie und Gnosie (Gestaltverarbeitung, Mustererkennung), abstrakt-logisches Denken, Urteils- und Einsichtsfähigkeit, räumlich-perzeptive und konstruktive Leistungen. Hartje (1981) und Hamster et al. (1980) haben eine Testzusammenstellung zur neuropsychologischen Diagnostik kognitiver Hirnleistungen vorgelegt, die die meisten der genannten Bereiche erfaßt. In jedem Fall sollten bei der Untersuchung psychometrische Verfahren angewandt werden, da sie den Vergleich der Patientenleistung mit Normwerten Hirngesunder erlauben. Bei der Interpretation der Testergebnisse sind jedoch folgende Gesichtspunkte zu bedenken: 1) Psychometrische Verfahren sind bei Patienten nicht immer unter den erforderlichen standardisierten Bedingungen durchführbar. 2) Sie wurden nicht für die Untersuchung kognitiver Hirnleistungsstörungen entwickelt. Manche Störungen lassen sich nur mit Leistungsanforderungen erfassen, die für bestimmte Läsionsbereiche spezifisch sind; so kann etwa die bei Schädigung des Frontalhirns beeinträchtigte Fähigkeit, wechselnde Kategorien zu erkennen und Konzepte zu entwickeln, im Wisconsin-Card-Sorting Test erfaßt werden (Milner 1969). 3) Normwerte (Reitan u. Davidson 1974) oder Muster von Einzelwerten (Golden 1974) sagen letztlich zu wenig aus über die differentiellen kognitiven Funktionsstörungen und die noch erhaltenen Einzelleistungen, die in den Werten zusammengefaßt sind, sie geben auch keinen Hinweis auf die Strategien, die Patienten zur Lösung der Aufgaben anwandten. Gerade die qualitativen Aspekte des Verhaltens der Patienten lassen jedoch häufig Rückschlüsse auf spezifische Funktionsstörungen zu. 4) Psychometrische Testwerte lassen nur bedingt Aussagen über die Leistung des Patienten im Alltagsleben zu, da hier eine wesentlich komplexere Informationsverarbeitung erforderlich ist. Die Untersuchung der kognitiven Funktionsstörungen muß daher ergänzt werden durch direkte Verhaltensbeobachtungen, die bei entsprechender Fragestellung bis hin zur Durchführung von Arbeitsversuchen gehen kann.

Insgesamt ist eine angemessene Begutachtung der Traumafolgen nur aufgrund der zusammenfassenden Interpretation der neurologischen, verhaltensneurologisch-neuropsychologischen und psychiatrischen Befunde, ergänzt durch die technischen Zusatzbefunde, möglich.

J. Behandlung

Die Akutbehandlung Hirnverletzter hat sich seit Beginn des Jahrhunderts entscheidend verbessert. Durch die Entwicklung der Notfall- und Intensivmedizin und Neurochirurgie konnte die Mortalitätsrate bei Hirnverletzung mit Koma von ca. 70% auf etwa 50% gesenkt werden. Ein vergleichbarer Fortschritt bei der Behandlung und Rehabilitation der Überlebenden steht jedoch aus. Drei Problembereiche stehen hier im Vordergrund: kognitive Leistungsdefizite, Persönlichkeits- und Verhaltensänderungen und Störungen in den interpersonalen Beziehungen. Kognitive Störungen haben tiefgreifende Folgen für die Persönlichkeit und die soziale Kompetenz. Sie werden jedoch nur selten adäquat diagnostiziert und behandelt, da die Verhaltensneurologie (behavioral neurology) und klinische Neuropsychologie erst wenig entwickelt sind. Eine Intensivierung der diagnostischen und therapeutischen Forschung ist hier dringend erforderlich. Dem Psychiater kommt bei der Behandlung und Rehabilitation Hirngeschädigter eine wichtige diagnostische und therapeutische Rolle zu im Hinblick auf die posttraumatischen Persönlichkeitsveränderungen, die psychische Verarbeitung des Hirntraumas und seiner mentalen und sozialen Folgen, die Entwicklung neurotischer Reaktionen und das Auftreten reaktiver Depressionen mit suizidalen Tendenzen. Aufgabe des Psychiaters ist es, die multifaktoriellen und interdependenten Folgen somatischer, kognitiver, emotional-affektiver, sozialer und persönlichkeitsbezogener Veränderungen nach einem Hirntrauma in ihrer Dynamik und ihren Residualzuständen zu erfassen und darauf aufbauend ein für den einzelnen Patienten individuelles Behandlungskonzept zu entwickeln.

Literatur

Adams JH (1975) The neuropathology of head injuries. In: Vinken PJ, Bruyn GW (eds) Handbook of Clinical Neurology, vol 23, part 1. Elsevier, Amsterdam, pp 35–65

Adams JH, Parker LS, Graham DI, Doyle D (1980) The contusion index: a quantitative approach to cerebral contusions in head injury. Neuropathol Appl Neurobiol 6:319–324

Annegers JF, Grabow JD, Groover RY et al. (1980) Seizures after head trauma: A population study. Neurology 30:683–689

Bear D, Fedio P (1977) Quantitative analysis of interictal behavior in temporal lobe epilepsy. Arch Neurol 34:454–467

Benson DF (1979) Aphasia, alexia, and agraphia. Churchill Livingstone, New York

Benson DF, Geschwind N (1967) Shrinking retrograde amnesia. J Neurol Neurosurg Psychiatry 30:539–544

Bohler L (1954) Behandlung und Begutachtung der Gehirnerschütterung. Langenbecks Arch Klin Chir 279:182–187

Boller FCM, Albert ML, LeMay M, Kertesz A (1972) Enlargement of the Sylvian aqueduct: a sequel of head injuries. J Neurol Neurosurg Psychiatry 35:463–467

Bonhoeffer K (1912) Die Psychosen im Gefolge von akuten Infektionen, Allgemeinerkrankungen und inneren Erkrankungen. In: Aschaffenburg G (Hrsg) Handbuch der Psychiatrie, Bd III/1. Springer, Berlin, S 1–120

Bonhoeffer K (1917) Die exogenen Reaktionstypen. Arch Psychiatr Nervenkr 58:56–70

Bresser PH (1961) Die Beurteilung der sogenannten traumatischen Hirnleistungsschwäche. Fortschr Neurol Psychiatr 29:33–55

Bricolo A, Turazzi S, Feriotti G (1980) Prolonged post-traumatic unconsciousness. J Neurosurg 52:625–634

Brooks DN (1974) Recognition memory and head injury. J Neurol Neurosurg Psychiatry 37:794–801

Brooks DN (1975) Long- and short-term memory in head injured patients. Cortex 11:329–340

Brooks DN (1976) Wechsler memory scale performance and its relationship to brain damage after severe closed head injury. J Neurol Neurosurg Psychiatry 39:593–601

Brooks DN, Aughton ME, Bond MR et al. (1980) Cognitive sequelae in relationship to early indices of severity of brain damage after severe blunt head injury. J Neurol Neurosurg Psychiatry 43:529–534

Carlsson C, Essen C von, Löfgren J (1968) Factors affecting clinical course of patients with severe head injuries. J Neurosurg 29:242–251

Caveness WF (1974) Etiological and provocative factors: Trauma. In: Magnus O, Lorent De Haas AM (eds) Handbook of Clinical Neurology, vol 15, The Epilepsies. Elsevier, Amsterdam, pp 274–294

Caveness WF (1976) Epilepsy, a product of trauma in our time. Epilepsia 17:207–215

Caveness WF (1979) Incidence of cranio-cerebral trauma in the US in 1976. Adv Neurology 22:1–3

Caveness WF, Meirowsky AM, Rish BL, Mohr JP, Kistler JP, Dillon JD, Weiss GH (1979) The nature of post-traumatic epilepsy. J Neurosurgery 50:545–553

Chedru F, Geschwind N (1972) Writing disturbances in acute confusional state. Neuropsychologia 10:343–353

Clifton GL, Grossman RG, Makela ME et al. (1980) Neurological course and correlated computerized tomography findings after severe closed head injury. J Neurosurg 52:611–624

Cramon D von, Vogel M (1987) Die Störung von Sprechatmung, Phonation und Artikulation bei Patienten mit schwerem gedecktem Schädel-Hirn-Trauma. In: Kohlmeyer K (Hrsg) Aktuelle Probleme der Neurotraumatologie und Klinischen Neuropsychologie. Regensberg und Biermann, Oldenburg, S 143–149

Denny-Brown D, Russel WR (1941) Experimental cerebral concussion. Brain 64:93

Doden W, Bunge H (1965) Fusionsstörungen nach Schädelhirntraumen. Klin Monatsbl Augenheilkd 146:845–853

Domasio AR (1985) The frontal lobes. In: Heilman KM, Valenstein E (eds) Clinical neuropsychology. Oxford University Press, New York, pp 339–376

Fahy TJ, Irving MH, Millac P (1967) Severe head injuries: A six year follow-up. Lancet 2:475–479

Frankowski RF (1986) The demography of head injury in the United States. In: Miner ME, Wagner KA (eds) Neurotrauma: treatment, rehabilitation, and related issues. Butterworth, MA, pp 1–17

Frowein RA (1976) Classification of coma. Acta Neurochir (Wien) 34:5–70

Frowein RA (1980) Prognostische Beurteilung des posttraumatischen Komas. In: Wieck HH (Hrsg) Neurotraumatologie. Thieme, Stuttgart, S 78–86

Frowein RA, Steinmann HW, Terhaag D, Haar K auf der (1978) Koma-Einteilung und Verlaufbeobachtung. In: Hefte zur Unfallheilkunde, H 132:41. Jahrestagung der Dtsch Ges für Unfallheilkunde. Springer, Berlin Heidelberg New York, S 187–195

Gilchrist E, Wilkinson M (1979) Some factors determining prognosis in young people with severe head injuries. Arch Neurol 36:355–359

Glötzner SL (1976) Posttraumatische Epilepsie. Fortschr Med 94:1027–1031

Golden CJ (1981) A standardized version of Luria's neuropsychological tests. In: Filskov SJ, Boll TJ (eds) Handbook of clinical neuropsychology. John Wiley, New York

Groher M (1983) Communication disorders. In: Rosenthal M, Griffith E, Bond M, Miller J (eds) Rehabilitation of the head injured adult. F. A. Davis, Philadelphia, pp 155–165

Gronwall DMG, Wrightson P (1974) Delayed recovery of intellectual function after minor head injury. Lancet 2:605–609

Groswasser Z, Reider-Groswasser I, Soroker N, Machtey Y (1987) Magnetic resonance imaging in head injured patients with normal late computed tomography scans. Surg Neurol 27:331–337

Guidice MA, Berchou RC (1987) Post-traumatic epilepsy following head injury. Brain Injury 1:61–64

Hamster H, Langner W, Mayer K (1980) Tübinger-Luria-Christensen Neuropsychologische Untersuchungsreihe. Beltz Test Gesellschaft, Weinheim

Harrison MS (1956) Notes on the clinical features and pathology of postconcussional vertigo, with special reference to positional nystagmus. Brain 79:474–482

Hartje W (1981) Neuropsychologische Diagnose zerebraler Funktionsbeeinträchtigungen. Eine empirische Untersuchung der Möglichkeiten und Grenzen. Nervenarzt 52:649–654

Heilman KM, Safran A, Geschwind N (1971) Closed head injury and aphasia. J Neurol Neurosurg Psychiatry 34:265–271

Heiskanen O, Sipponen P (1970) Prognosis of severe brain injury. Acta Neurol Scand 46:343–348

Helm NA, Butler RB, Benson DF (1978) Acquired stuttering. Neurology 28:1159–1165

I.C.D. – 10 (1987) Draft of chapter V, categories F00–F99, mental, behavioral and developmental disorders. Clinical descriptions and diagnostic guidelines. World Health Organization, Division of Mental Health, Geneva

Jefferson G (1938) The tentorial pressure cone. Arch Neurol Psychiatry 40:857

Jellinger K (1967) Häufigkeit und Pathogenese zentraler Hirnläsionen nach stumpfer Gewalteinwirkung auf den Schädel. Z Nervenheilkd 25:223–249

Jellinger K, Seitelberger F (1970) Protracted posttraumatic encephalopathy: pathology, pathogenesis and clinical implications. J Neurol Sci 10:51–94

Jenkins A, Teasdale G, Hadley MD, Macpherson P, Rowan JO (1986) Brain lesions detected by magnetic resonance imaging in mild and severe head injuries. Lancet 2:445–446

Jennett B (1969) Early traumatic epilepsy. Lancet 1:1023–1025

Jennett B (1975) Epilepsy after non-missile head injuries. Heinemann, London

Jennett B (1976) Prognosis after head injury. In: Vinken PJ, Bruyn GW (eds) Handbook of clinical neurology. Elsevier, Amsterdam, pp 669–681

Jennett B (1976) Assessment of severity of head injury. J Neurol Neurosurg Psychiatry 39:647–655

Jennett B (1979) Predictors of recovery in evaluation of patients in coma. Adv Neurol 22:129–135

Jennett B, Bond MR (1975) Assessment of outcome after severe brain injury: A practical scale. Lancet 1:480–484

Jennett B, Teasdale G (1981) Management of head injuries. F. A. Davis, Philadelphia

Jennett B, Teasdale G, Braakman R, Minderhound J, Heiden J, Knill-Jones R (1976) Predicting outcome in individual patients after severe head injury. Lancet 1:1031–1034

Jennett B, Snoek J, Bond MR, Brooks N (1981) Disability after severe head injury: observations on the use of the Glasgow outcome scale. J Neurol Neurosurg Psychiatry 44:285–293

Kalsbeek WD, McLaurin RL, Harris BSH, Miller JD (1980) Report on the national head and spinal cord injury survey: Major findings. J Neurosurg [Suppl]53:S19–S31

Keane JR (1980) Blindness following tentorial herniation. Ann Neurol 2:186–191

Kretschmer E (1940) Das apallische Syndrom. Z Ges Neurol Psychiatr 169:576–579

Kretzschmar K (1987) Die posttraumatische Hirnathrophie und der posttraumatische Hydrozephalus im Computertomogramm. In: Kohlmeyer K (Hrsg) Aktuelle Probleme der Neurotraumatologie und klinischen Neuropsychologie. Regensberg und Biermann, Oldenburg S 319–323

Ladurner G, Sager WD (1980) Die Begutachtung des Schädelhirntraumas und die Computertomographie. In: Wieck HH (Hrsg) Neurotraumatologie. Thieme, Stuttgart, S 260–263

Lange G, Kornhuber HH (1962) Zur Bedeutung peripher- und zentralvestibulärer Störungen nach Kopftraumen. Arch Ohr Nas Kehlk Heilkd 179:366–385

Laubichler W, Klimesch W (1981) Der traumatische Dämmerzustand. Nervenarzt 52:36–40

Leischner A (1987) Traumatisch bedingte Aphasien. In: Kohlmeyer K (Hrsg) Aktuelle Probleme der Neurotraumatologie und Klinischen Neuropsychologie. Regensberg und Biermann, Oldenburg, S 143–149

Levin HS, Grossman RG (1978) Behavioral sequelae of closed head injury: a quantitative approach. Arch Neurol 35:720–727

Levin HS, Grossman RG, Kelley PJ (1976) Aphasic disorders in patients with closed head injury. J Neurol Neurosurg Psychiatry 39:1062–1070

Levin HS, Grossmann RG, Rose JE, Teasdale G (1979) Long-term neuropsychological outcome of closed head injury. J Neurosurg 50:412–422

Levin HS, Grossman RG, Sarwar M, Meyers CA (1981) Linguistic recovery after closed head injury. Brain Language 12:360–374

Lewin W (1976) Changing attitudes to the management of severe head injuries. Br Med J 2:1234–1239

Lezak MD (1976) Recovery of memory and learning functions following traumatic brain injury. Cortex 12:63–72

Lezak MD (1978) Living with the characterologically altered brain-injured patient. J Clin Psychiatry 39:592–598

Lurija AR (1969) Frontal lobe syndrom. In: Vinken PJ, Bruyn GW (eds) Handbook of Clinical Neurology, vol 2. Elsevier, Amsterdam

Lurija AR, Naytin VL, Tsvetkova LS, Vinarskaya EN (1969) Restoration of higher cortical function following local brain damage. In: Vinken PJ, Bruyn GW (eds) Handbook of Clinical Neurology, vol 3. Elsevier, Amsterdam

Mandleberg IA (1975) Cognitive recovery after severe head injury. J Neurol Neurosurg Psychiatry 38:1127–1132

Mandleberg IA (1976) Cognitive recovery after severe head injury. 3. WAIS verbal and performance IQs as a function of post-traumatic amnesia duration and time from injury. J Neurol Neurosurg Psychiatry 39:1001–1007

Mandleberg IA, Brooks DN (1975) Cognitive recovery after severe head injury. 1. Serial testing on the Wechsler Adult Intelligence Scale. J Neurol Neurosurg Psychiatry 38:1121–1126

Marx HM (1977) Medizinische Begutachtung. 3. Aufl. Thieme, Stuttgart

Mayr S (1952) Zur Begutachtung der Gehirnerschütterung. Wien Med Wochenschr 102:126–128

Medical News (1984) JAMA 251:1645–1649

Merskey H, Woodforde J (1972) Psychiatric sequelae of minor head injury. Brain 95:521–528

Meyer J-E (1955) Die sexuellen Störungen der Hirnverletzten. Arch Psychiatr Nervenkr 193:449–469

Miller E (1970) Simple and choice reaction time following severe head injury. Cortex 6:121–127

Miller H (1961) Accident neurosis. Br Med J 1:919–925

Miller H, Stern G (1965) The long-term prognosis of severe head injury. Lancet 1:225–229

Milner B (1969) Residual intellectual memory deficits after head injury. In: Walker AE, Caveness WF, Critchley M (eds) The late effects of head injury. Thomas, Springfield/III

Morsier G de (1973) Sur 23 cas d'aphasie traumatique. Psychiatr Clin 6:226–239

Oddy M, Humphrey M (1980) Social recovery during the year following severe head injury. J Neurol Neurosurg Psychiatry 43:798–802

Ommaya AK, Gennarelli TA (1974) Cerebral concussion and unconsciousness: correlation of experimental and clinical observations on blunt head injuries. Brain 97:633–654

Oppenheimer DR (1968) Microscopic lesions in the brain following head injury. J Neurol Neurosurg Psychiatry 31:299–306

Pampus I, Seidenfaden I (1974) Die posttraumatische Epilepsie. Fortschr Neurol Psychiatr 43:329–384

Partington MW (1960) The importance of accident-proneness in the etiology of head injuries in children. Arch Dis Child 35:215

Peters G (1969) Pathologische Anatomie der Verletzungen des Gehirns und seiner Häute. In: Kessel F, Guttmann L, Maurer G (Hrsg) Neurotraumatologie mit Einschluß der Grenzgebiete, Bd I. Urban und Schwarzenberg, München, S 37–91

Peterson GE (1986) Psychische Störungen nach Hirntrauma. In: Freedman AM, Kaplan HI, Sadock BJ, Peters UH (Hrsg) Psychiatrie in Praxis und Klinik, Bd 2. Thieme, Stuttgart

Poeck K (1983) Die geschlossenen traumatischen Hirnschädigungen. In: Hopf HCH, Poeck K, Schliak H (Hrsg) Neurologie in Praxis und Klinik. Thieme, Stuttgart, S 3.16–3.34

Reitan RM, Davidson LA (1974) Clinical neuropsychology: current status and applications. John Wiley, New York

Rimel RW, Jane JA (1983) Characteristics of the head-injured patient. In: Rosenthal M, Griffith ER, Bond MR, Miller JD (eds) Rehabilitation of the head injured adult. F. A. Davis Company, Philadelphia

Rimel R, Giordani B, Barth J et al. (1981) Disability caused by minor head injury. Neurosurgery 9:221–228

Roberts AH (1969) Brain damage in boxers. Pitman, London

Rowe J, Carlson C (1980) Brainstem auditory evoked potentials in postconcussion dizziness. Arch Neurol 37:679–683

Rubens AB, Geschwind N, Mahowald MW, Mastri A (1977) Posttraumatic cerebral hemispheric disconnection syndrome. Arch Neurol 34:750–755

Russell WR (1932) Cerebral involvement in head injury. Brain 55:549–603

Russell WR, Smith A (1961) Post-traumatic amnesia in closed head injury. Arch Neurol 5:4–17

Scheid W (1983) Lehrbuch der Neurologie, 5. Aufl. Thieme, Stuttgart

Schönle PW, Wiebold G, Wieding J, Conrad B (1987) Mikrocomputer und Rehabilitation kognitiver Hirnleistungsstörungen. Z Rehabilitation (im Druck)

Seltzer B, Sherwin I (1978) "Organic brain syndromes": An empirical study and critical review. Am J Psychiat 135:13–21

Snow RB, Zimmermann RD, Gandy SE, Deck MD (1986) Comparison of magnetic resonance imaging and computed tomography in the evaluation of head injury. Neurosurgery 18:45–52

Stammler A (1980) Richtlinien der Begutachtung. In: Wieck HH (Hrsg) Neurotraumatologie. Thieme, Stuttgart, S 244–250

Steadman JH, Graham JG (1970) Head injuries: An analysis and follow-up study. Proc R Soc Med 63:23–28

Strich SJ (1956) The pathology of severe head injury. J Neurol Neurosurg Psychiatry 19:163–185

Sturm W (1984) Neuropsychologische Diagnostik. Z Diff Diagn Psychologie 5:37–57

Stuss DT, Alexander MP, Lieberman A, Levine H (1978) An extraordinary form of confabulation. Neurology 28:1166–1172

Suchenwirth RMA (1977) Neurologische Begutachtung. Fischer, Stuttgart

Taylor AR (1966) Slowing of cerebral circulation following concussional head injury. In: Caveness WF, Walker AE (eds) Head injury. Lippincott, Philadelphia

Teasdale G, Jennett B (1974) Assessment of coma and impaired consciousness: a practical scale. Lancet 2:605–609

Thomsen I (1984) Late outcome of very severe blunt head trauma: a 10–15 year second follow-up. J Neurol Neurosurg Psychiatry 47:260–268

Unterharnscheidt F (1972) Die traumatischen Hirnschäden. Mechanogenese, Pathomorphologie und Klinik. Z Rechtsmed 71:153–221

Unterharnscheidt F (1980) Neurotraumatologie: Biomechanik, Pathomorphologie und Pathophysiologie. In: Wieck HH (Hrsg) Neurotraumatologie. Thieme, Stuttgart, S 2–14

Walsh KW (1978) Neuropsychology. Churchill Livingstone, Edingburgh

Welter F, Diederich M, Müller E (1987) Über die Bewertung computertomographischer Befunde bei der Begutachtung von Schädel-Hirntraumen. In: Kohlmeyer K (Hrsg) Aktuelle Probleme der Neurotraumatologie und klinischen Neuropsychologie. Regensberg und Biermann, Oldenburg, S 68

Whittey CWM, Zangwill OL (1977) Traumatic amnesia. In: Whittey CWM, Zangwill OL (eds) Amnesia, 2nd edn. Butterworths, London, pp 118–135

Wieck HH (1967) Exogene Psychosen. Die reversiblen Syndrome der körperlich begründbaren Psychosen. In: Almanach für Neurologie und Psychiatrie, 7. Folge. Lehmann, München, S 213–235

Wieck HH (1980) Neurotraumatologie. Thieme, Stuttgart

Wieck HH (1977) Lehrbuch der Psychiatrie. Schattauer, Stuttgart

Zimmermann RA, Bilaniuk LT, Hackney DB, Goldberg HI, Grossman RI (1986) Head injury: early results of comparing CT and high-field MR. AJR 147:1215–1222

Zomeren AH van, Deelman BG (1976) Differential effects of simple and choice reaction after closed head injury. Clin Neurol Neurosurg 79:81–90

Zomeren AH van, Deelman BG (1978) Long-term recovery of visual reaction time after closed head injury. J Neurol Neurosurg Psychiatry 41:452–457

5. Psychiatrische und psychologische Aspekte der Epilepsie

M. R. TRIMBLE

INHALTSVERZEICHNIS

A. Einleitung

Die Epilepsie ist eine der ältesten Erkrankungen des Menschen. Beschreibungen lassen sich in den frühesten medizinischen Schriften finden. Die sog. „heilige Krankheit" war für die Griechen insofern göttlich, als nur ein Gott fähig war, einen gesunden Mann zu Boden zu werfen, in Zuckungen zu versetzen und dann den früheren, normalen Zustand wiederherzustellen. Hippokrates wird als einer der ersten angesehen, der betont hat, daß das Gehirn in irgendeiner Form am

Krankheitsgeschehen beteiligt ist (TEMKIN 1971). Diese somatischen Erklärungen wurden jedoch zur Jahrtausendwende hin vergessen und durch dämonische Interpretationen der Erkrankung, Verfolgung und Spott über die Leidenden ersetzt. Im letzten Jahrhundert erfuhr die Epilepsie erneut eine ernsthafte medizinische Beachtung durch die Schriften des englischen Neurologen Hughlings JACKSON. Dieser verfeinerte nicht nur die Vorstellungen davon, was heute der Epilepsie zuzurechnen ist, sondern beschrieb auch die "dreamy states" und einige andere sensorische Erscheinungsformen der Epilepsie, die wir heute als Vorläufer der komplexen Partialanfälle ansehen.

B. Epilepsie und Psychiatrie

Die Verbindungen zwischen Epilepsie und Psychiatrie haben eine lange Geschichte (LENNOX 1960; TEMKIN 1971; GUERRANT et al. 1962). Das moderne und vielleicht auch strittigste Zeitalter begann in den späten vierziger Jahren dieses Jahrhunderts mit dem umfangreichen klinischen Gebrauch des Elektroenzephalogramms und den Berichten von z. B. GIBBS (1951), daß ein hoher Anteil von Patienten mit Temporallappenepilepsie psychopathologische Veränderungen aufweise. Dieses Zeitalter, von GUERRANT et al. (1962) als „Periode der psychomotorischen Besonderheit" benannt, wurde am besten in dem Zitat von GIBBS u. STAMPS (1953) zusammengefaßt: „Die emotionalen Reaktionen des Patienten auf seine Krampfanfälle, seine Familie und seine soziale Situation sind weniger wichtige Determinanten für psychiatrische Störungen als der Sitz und der Typ der epileptischen Entladung."

Einige Autoren hingegen haben bestritten, daß irgend eine spezielle Beziehung zwischen Temporallappenepilepsie und Psychopathologie bestünde (s. STEVANS u. HERMANN 1981). Allgemein weisen sie darauf hin, daß viele Studien standardisierte Beurteilungsskalen für die Einschätzung der Psychopathologie benutzt hatten, die nicht dazu geeignet seien, zwischen verschiedenen Patientengruppen mit Epilepsie zu unterscheiden. Trotzdem besteht weniger Uneinigkeit darüber, daß die Häufigkeit psychopathologischer Befunde bei Patienten mit Epilepsie als Gruppe höher ist als in der Normalbevölkerung. Dies jedoch wird vor allem auf das Stigma, an Epilepsie erkrankt zu sein, zurückgeführt, sowie auf Nebenwirkungen der antikonvulsiven Medikamente oder auf Folgen eines Hirnschadens bzw. einer Erkrankung, die entweder vor oder nach der Entwicklung epileptischer Anfälle aufgetreten sind. In der letzten Zeit gab es umfangreiche Veröffentlichung über die Beziehung zwischen Psychopathologie und Epilepsie, vor allem hinsichtlich der Temporallappenepilepsie. Im folgenden wird ein Überblick über einen Teil davon gegeben.

I. Häufigkeit

Zur Psychopathologie der an Epilepsie erkrankten Patienten gibt es wenige sorgfältige Studien. Von mehreren Autoren wurde jedoch die Untersuchung nicht selektierter Personengruppen angestrebt. POND u. BIDWELL (1959) fanden bei einer statistischen Erhebung in allgemeinmedizinischen Praxen, daß 29% „psychologische Schwierigkeiten" hatten und 7% vor oder während des Erhebungsjahrs in einem psychiatrischen Krankenhaus gewesen waren. Eine Gruppe mit Temporallappen-Epilepsie wies einen höheren Anteil an stationären Aufenthalten in psychiatrischen Krankenhäusern und höhere Prozentsätze schwerer Persönlichkeitsveränderungen und Psychosen auf. GUDMUNDSSON (1966) konnte im Rahmen einer Feldstudie der isländischen Bevölkerung die Häufigkeitsraten psychiatrischer Erkrankungen bei Epilepsie mit denen ohne Epilepsie vergleichen. 25% der Epileptiker zeigten neurotische Symptome, 50% hatten eine abnorme Persönlichkeit, 8% waren psychotisch. Auch hier war die Häufigkeit psychopathologischer Veränderungen wesentlich höher (50%) bei jenen mit Temporallappen-Epilepsie, verglichen mit jenen ohne (25%). ZIELINKSI (1974) lieferte weitere Daten über nicht selektierte epileptische Patienten von einer Bevölkerungsgruppe in Polen. 58% zeigten psychische Störungen und etwa 3% hatten psychotische Symptome. Während bei jenen mit psychopathologischen Befunden die Temporallappen-Epilepsie überrepräsentiert war, erschienen jene mit sekundärer Generalisierung am schwersten erkrankt.

Keiner der oben genannten Autoren benutzte standardisierte und validierte Beurteilungsskalen, um die Psychopathologie zu quantifizieren. Diese Methodologie wurde in den Studien von RUTTER et al. (1970) über Kinder der Isle of Wight eingeführt. Sie fanden, daß in der Allgemeinbevölkerung die Häufigkeit psychiatrischer Störungen 8% betrug, bei Patienten mit chronischen Behinderungen ohne Beteiligung des Gehirns fast doppelt so hoch war, und nochmals doppelt so hoch bei jenen mit unkomplizierter Epilepsie. Obwohl die Fallzahl gering war, fanden sich unter jenen, die als Temporallappen-Epilepsie klassifiziert waren, auch hier die am stärksten Betroffenen.

Die neuesten Ergebnisse stammen von OUNSTED et al. (OUNSTED u. LINDSAY 1982). 1964 untersuchten sie eine „vollkommen unselektierte Population" von Kindern mit Temporallappen-Epilepsie und sammelten über sie und ihre Erkrankung biographische und klinische Daten. Die Patienten wurden weiter verfolgt und ihr Krankheitsverlauf 1977 beurteilt. 33% waren ohne Antikonvulsiva anfallsfrei, 5% waren in der Kindheit gestorben. Zum Zeitpunkt der Erstbeurteilung 1964 wurden bei 85% psychiatrische Auffälligkeiten festgestellt. 1977 waren von den 95 Überlebenden 8 schwer geistig behindert, 9 hatten eine schizophreniforme Psychose und 12 antisoziale Verhaltensprobleme entwickelt. Neurotische Erkrankungen waren selten. Die Analyse der Faktoren, die eine Beziehung zur Psychopathologie zu haben schien, ergab: Ausbleibende Remission der Epilepsie, häufige Anfälle, männliches Geschlecht und linksseitige Läsionen. Es fand sich kein Zusammenhang zwischen einem gestörten häuslichen Milieu und der Entwicklung einer psychiatrischen Störung im Erwachsenenalter.

Wenn auch eine sorgfältig geplante epidemiologische Studie über die Art und die Häufigkeit psychiatrischer Erkrankungen bei Epilepsie noch aussteht, gibt es doch einige Hinweise aus der bestehenden Literatur, daß psychopathologische Störungen bei epileptischen Bevölkerungsgruppen vermehrt auftreten und Patienten mit Temporallappen-Epilepsie das höchste psychiatrische Erkrankungsrisiko aufweisen können.

II. Forcierte Normalisierung und „alternative" Psychosen

Es gab eine Zeit, insbesondere um die Jahrhundertwende, in der man aufgrund
der relativen Seltenheit epileptischer psychotischer Patienten innerhalb des stationären Krankenguts dachte, daß Epilepsie irgendwie vor der Entwicklung einer
Psychose schützen würde. Ein Überblick über die Geschichte dieser Theorie wurde kürzlich von Wolf u. Trimble (1985) gegeben, wobei die Arbeit von Landolt
(1958) besonders wichtig war. Er berichtete über Veränderungen im EEG während dysphorischer Episoden, die den Anfällen vorausgingen und begrenzten
Zeitspannen offenkundiger Psychosen, die Tage bis Wochen anhielten. Während
dieser bemerkte er eine Besserung des zuvor abnormen EEGs der Patienten und
führte dieses Phänomen auf eine „forcierte Normalisierung" zurück. Gegen Ende
der psychotischen Episoden traten wieder abnormale EEG-Muster auf. Dongier
(1959) legte EEG-Daten von 536 psychotischen Episoden vor, die bei 516 Patienten aufgetreten waren. Sie bemerkte, daß EEG-Veränderungen während der Psychose bei 78 Probanden verschwanden, und bei 53% dieser Fälle keine deutliche
Bewußtseinstrübung bestand. Wahnerleben trat besonders häufig bei solchen Patienten auf, bei denen ein zuvor existierender fokaler Herd verschwand. Bei diesen
Patienten dauerte die Episode besonders lang, manchmal mehrere Wochen. Sowohl Landolt als auch Dongier vermuteten, daß paranoide und schizophreniforme Zustände eher nach der Suppression fokaler, insbesondere temporaler und
weniger nach der Normalisierung generalisierter Entladungen auftreten. Obwohl
sich Landolt zunächst auf die partiellen Anfälle konzentrierte, erkannte er in seinen späteren Arbeiten, daß die forcierte Normalisierung auch bei generalisierten
Anfällen zu beobachten war, insbesondere nach der Einführung der Succinimide.

Der Ausdruck „alternative Psychose" wurde von Tellenbach (1965) eingeführt, um einen kurzen Begriff zu finden, der eher der An- oder Abwesenheit von
Anfällen als, wie bei der forcierten Normalisierung, den EEG-Phänomenen Rechnung trägt. Damit wird die Tatsache hervorgehoben, daß in einigen Fällen die
Kontrolle der Anfälle nicht die Heilung von dem klinischen Problem oder die In-
aktivität des zugrundeliegenden Krankheitsprozesses bedeutet, und daß stattdes-
sen eine Psychose entstehen kann.

Dieser Antagonismus lenkte eine geraume Zeit die Aufmerksamkeit von dem
verstärkten Zusammenhang zwischen Epilepsie und psychiatrischen Störungen
ab, war aber auf eine Minderheit der Patienten beschränkt. Vor allem bezog er
sich jedoch auf relativ kurzdauernde Zustände. Ein solcher Antagonismus besteht
nicht zwischen Epilepsie und Schizophrenie, wie fälschlicherweise angenommen
wurde, sondern zwischen den Symptomen der Epilepsie und den Symptomen der
Schizophrenie, nämlich den psychotischen Phänomenen.

C. Interiktale Psychosen bei der Epilepsie

Die schwerste psychiatrische Störung ist die Psychose. Die Verbindung zwischen
Psychose und Epilepsie geht zurück bis ins Altertum, am deutlichsten wurde sie
jedoch von französischen und deutschen Autoren des letzten Jahrhunderts festge-

stellt. Ein vermuteter Zusammenhang zwischen den Temporallappen und psychiatrischen Störungen ergibt sich aus dem frühen Bericht von BOUCHET u. CAZAUVEILH (1825) über Fälle, in denen Epilepsie und Geisteskrankheit gekoppelt waren, wobei der pathologische Befund in den Ammonshörnern gefunden wurde. Ein wichtiger früher britischer Autor war HUGHLINGS JACKSON, der eindeutig Zustände beschrieben hat, welche später der Temporallappen-Epilepsie zugerechnet wurden und den Begriff „epileptische Geisteskrankheit" unter der Annahme benutzte, daß die Epilepsie selbst die aktuelle Ursache der psychiatrischen Störung sei.

Obwohl der frühe Teil dieses Jahrhunderts vor allem von den Ideen einer inversen Beziehung zwischen Epilepsie und Schizophrenie beherrscht war, wurde die Vorstellung einer Verbindung zwischen den beiden Erkrankungen weiter diskutiert und deutlicher belebt durch Autoren wie GIBBS (1951), HILL (1953) und POND (1957). Sie bemerkten vor allem eine Affinität zwischen Temporallappen-Epilepsie und chronischen paranoid-halluzinatorischen Zuständen, wobei die epileptischen Anfälle nach den Feststellungen dieser Autoren meist vor dem Beginn der Psychose anfingen. Eine umfangreiche Beobachtungsreihe wurde von SLATER u. BEARD (1963) vorgelegt, die aufgrund ihrer statistischen Untersuchungen zu der Feststellung gelangten, daß epileptische Patienten mit größerer Häufigkeit eine schizophreniforme Erkrankung entwickelten. Besonders bemerkenswert war bei den Patienten das Fehlen abnormer prämorbider Wesenszüge oder einer familiären Vorgeschichte psychiatrischer Störungen, die eine Prädisposition zur Schizophrenie vermuten lassen könnten. Die Autoren fanden, daß katatone Phänomene offenbar selten waren und daß die affektive Ansprechbarkeit gut erhalten blieb. Elf Patienten ihrer Beobachtungsreihe hatten chronische Psychosen, denen wiederholte, kurz dauernde Verwirrtheitszustände vorausgegangen waren, sechsundvierzig zeigten eine Psychose, die „außerordentlich typisch für paranoide Schizophrenie" war, und zwölf waren an einer hebephrenen Schizophrenie erkrankt. Das durchschnittliche Alter beim Ausbruch der Psychose war 29,8 Jahre, nachdem die Epilepsie im Durchschnitt 14,1 Jahre bestanden hatte. Obwohl es bei den meisten Patienten nicht möglich war, den Beginn der geistigen Erkrankung irgendeiner Veränderung der Qualität oder Quantität der Anfälle zuzuordnen, kam es bei etwa 25% der Fälle zu psychotischen Symptomen, als die Häufigkeit der generalisierten Anfälle nachließ. Die Autoren konnten keinerlei Zusammenhänge zwischen antikonvulsiven Medikamenten, die die Patienten erhalten hatten, und der folgenden psychotischen Erkrankung belegen, fanden jedoch, daß die häufigste Epilepsieform die Temporallappen-Epilepsie war. Obwohl die klinisch-neurologischen Befunde im allgemeinen negativ waren, zeigte die Luftenzephalographie, die bei 56 Patienten ausgeführt wurde, bei neununddreißig Fällen Normabweichungen, meist in Form einer Atrophie. In neunzehn Fällen bestand eine Erweiterung eines oder beider Temporalhörner.

In den letzten Jahren wurde in mehreren Untersuchungen versucht, die Art dieser klinischen Verbindung weiter aufzuklären. Über einige davon soll hier ein kurzer Überblick gegeben werden:

I. Risikofaktoren

Es ist allgemein anerkannt, daß die meisten Patienten mit Temporallappen-Epilepsie keine Psychose entwickeln. Daher wurde versucht, das Gefährdungsrisiko genauer zu bestimmen. Stevens u. Hermann (1981) schlagen aufgrund einer Literaturübersicht die folgenden wichtigen Variablen vor: Alter des Beginns, abnormer neurologischer Befund, Automatismen und viszerale Auren, sphenoidale Spike-Aktivität sowie das Vorhandensein multifokaler Spitzen im Elektroencephalogramm.

In einer Studie, in der anhand von MMPI-Skalen Patienten mit Temporallappen-Epilepsie und generalisierter Epilepsie verglichen wurden, fanden Hermann et al. (1982), daß jene mit einer Angstaura pathologische Erhöhungen auf mehreren MMPI-Skalen zeigten, vor allem der Skala für Schizophrenie. Iktale Angst und viszerale Auren resultieren aus Aktivität in den medialen Temporallappen (Henricksen 1973), vor allem der Amygdala und dem Hippocampus (Gloor 1972; Wieser 1980). Diese Daten weisen darauf hin, daß mediotemporale Läsionen, d. h. deutliche Schädigungen im Bereich des limbischen Systems, mit der Entwicklung einer Psychose in Zusammenhang gebracht werden können.

Weitere Risikofaktoren können der Literatur entnommen werden. Taylor (1975) nannte in seiner Verlaufsstudie bei Patienten, die sich einer temporalen Lobektomie unterzogen hatten, ein Erstmanifestationsalter der Epilepsie nach dem 10. Lebensjahr. Im Gegensatz dazu konnten jedoch Ounsted u. Lindsay (1982) in ihrer bereits erwähnten Verlaufsstudie keinen Zusammenhang zwischen dem Erkrankungsbeginn und der Entwicklung einer Psychose finden.

Ein weiterer Faktor, der sich herauszustellen scheint, ist eine Beziehung nicht zwischen Temporallappen-Epilepsie per se und Psychose, sondern zwischen komplexen Partialanfällen, die sekundär generalisieren, und dem Auftreten psychischer Störungen. Dies weist entweder auf eine ausgedehntere epileptische Störung oder eine größere Neigung des Anfalls hin, seine Aktivität über die limbischen Strukturen hinaus auszudehnen und zu generalisieren. Rodin et al. (1976) stellten auf der Grundlage von Beurteilungsskalen und klinischer Befunderhebung fest, daß die meisten psychischen Störungen bei Temporallappen-Epilepsie bei solchen Patienten auftraten, die mehr als einen Anfallstyp aufwiesen. Bezüglich der Psychose fand Bruens (1980) die größte Häufigkeit bei Patienten, die einen EEG-Fokus im Temporallappen und eine bilaterale Spike-wave-Aktivität aufwiesen und sowohl unter psychomotorischen wie auch generalisierten Anfällen litten.

II. Phänomenologie

Bei vielen Arbeiten auf diesem Gebiet ist zu kritisieren, daß der Begriff Psychose bei manchen der Autoren ohne Definition benutzt und kaum der Versuch unternommen wurde, die Phänomenologie der untersuchten Patienten genauer zu beschreiben. Es ist bemerkenswert, daß die angelsächsischen Autoren, die über dieses Gebiet gearbeitet haben, dazu neigen, das Konzept von K. Schneider zur Diagnose der schizophreniformen Erkrankung heranzuziehen und hierbei vor allem die Symptome ersten Ranges berücksichtigen. Neuere Verfahren, die sich standardisierter und validierter Methoden zur Quantifizierung der Psychopathologie bei Psychosen im Rahmen einer Epilepsie bedient haben, erreichen einen höheren Grad diagnostischer Präzision (PEREZ u. TRIMBLE 1980; TRIMBLE u. PEREZ 1982).

Mit Hilfe dieser Methodologie wurde es möglich, das Erscheinungsbild der Psychose bei Epilepsie mit dem schizophrenen Prozeß in Abwesenheit einer Epilepsie so objektiv wie möglich zu vergleichen. In der ersten Studie dieser Art, bei der die Present State Examination (PSE) von WING angewandt und die Diagnose mit Hilfe des CATEGO-Programms erstellt wurde, berichteten PEREZ u. TRIMBLE (1980) über Untersuchungsergebnisse bei 24 Patienten mit Epilepsie und Psychose.

Die Psychose trat bei klarem Bewußtsein auf und hielt mindestens einen Monat lang an. Das PSE-Syndrom-Profil der epileptischen Gruppe wurde mit dem der nicht-epileptischen schizophrenen Kontrollen verglichen. 50% der Patienten mit Epilepsie und Psychose wurden als schizophrene Psychose klassifiziert, wobei 92% das Profil einer Kern-Schizophrenie, entsprechend den Symptomen ersten Ranges von SCHNEIDER, aufwiesen. Das Syndromprofil der Patienten mit Schizophrenie und Epilepsie zeigte gegenüber dem der schizophren Erkrankten wenige signifikante Unterschiede, wodurch die Ähnlichkeit des klinischen Erscheinungsbildes dieser beiden Erkrankungen verdeutlicht wird. Kürzlich fanden TOONE et al. (1982) in einer retrospektiven Studie, in der ebenfalls das PSE angewandt wurde, ähnliche Ergebnisse. Diese Daten weisen somit darauf hin, daß in einer Gruppe von Patienten mit Psychose und Epilepsie eine wesentliche Anzahl ein schizophreniformes Erscheinungsbild aufweist, das bezüglich der vorhandenen Symptome mit der Kern-Schizophrenie ohne Epilepsie praktisch identisch ist. Dies spricht dafür, daß es zumindest eine gemeinsame pathophysiologische Verbindung zwischen diesen beiden Erkrankungen gibt.

PEREZ u. TRIMBLE (1980) untersuchten ferner in ihrer Stichprobe die Unterschiede zwischen dem Erscheinungsbild psychotischer Patienten mit Temporallappen-Epilepsie und jenen mit generalisierter Epilepsie. Alle Patienten, die mit Hilfe des CATEGO als Kern-Schizophrenie diagnostiziert worden waren, zeigten im Elektroenzephalogramm Temporallappen-Abnormitäten und erhielten die klinische Diagnose komplexer partialer Anfälle. Patienten mit Psychose und generalisierter Epilepsie boten eine Vielzahl psychopathologischer Erscheinungsbilder, u. a. Schizophrenie ohne Symptome ersten Ranges, manische und depressive Psychosen. Insofern war diese Studie eine Bestätigung einer direkten Verbindung zwischen bestimmten Epilepsieformen und bestimmten Formen klinischer Erscheinungsbilder, wie sie von anderen bis zurück zu den frühen Berichten von HILL (1953) und POND (1957) vermutet worden waren.

III. Lateralität

Ein weiterer wichtiger Gesichtspunkt wurde 1969 von FLOR-HENRY eingebracht. Er vermutete, daß linksseitige Temporallappen-Läsionen vor allem mit schizophreniformen Erscheinungsbildern einhergingen, im Gegensatz zu rechtsseitigen Abnormalitäten, die mit einem manisch-depressiven Bild verbunden seien. Der

Hinweis auf diese Seitendifferenz findet sich auch in der Arbeit von Taylor (1957), Pritchard et al. (1980), und den früheren Ausführungen von Sherwin (1981). In der Verlaufsstudie von Ounsted u. Lindsay (1982), in der neun Patienten eine schizophreniforme Psychose mit Symptomen ersten Ranges nach K. Schneider entwickelt hatten, zeigten sieben einen linksseitigen Fokus und zwei beidseitige Entladungsherde. Anhand der elektroenzephalographischen Kriterien zur Seitenbestimmung eines Fokus verglichen Trimble u. Perez (1982) die PSE-Syndromprofile von Patienten mit linksseitigen mit denen, die rechtsseitige Läsionen aufwiesen. Innerhalb ihrer Untersuchungsgruppe hatten acht Patienten beständige linksseitige EEG-Abweichungen, zwei bilateral unabhängige Foci, vier zeigten rechtsseitige Veränderungen und zwei Patienten einen unilateralen Fokus (einer rechts und einer links), der, abgesehen von der letzten EEG-Registrierung in allen Hirnstromableitungen vorhanden war. Beim Vergleich der Profile der Patienten mit linksseitiger und jener mit rechtsseitigen Abnormalitäten fanden sich zwei wichtige Unterschiede. Insbesondere traten bei „linksseitigen" Patienten deutlich häufiger Kern-Schizophrenien und Beziehungsideen auf, als bei „rechtsseitigen" Patienten. Die Gruppe mit linksseitigen Veränderungen hatte auch nicht-signifikante Erhöhungen in den Skalen für Verfolgungs- und Beziehungswahn, Wahnvorstellungen phantastischen Inhalts und akustische Halluzinationen.

Obwohl in diesen Untersuchungen die klinische Dokumentation der Patienten so präzise und objektiv wie möglich erfolgte, besteht doch kein Zweifel, daß die Beurteilung der Lateralität aufgrund einer elektroenzephalographischen Oberflächenableitung kritisiert werden kann. Um diese Schwierigkeit zu umgehen, führte Sherwin (1982) mehrere Untersuchungen bei Patienten durch, die auf eine Temporallappen-Operation warteten. Bei ihnen wurden die Seitenzuordnung ihres Fokus durch Tiefenableitungen von Anfallsepisoden sowie durch die der temporalen Lobektomie folgende Beendigung der Anfälle eindeutig nachgewiesen. Auch Sherwin konnte zeigen, daß Patienten mit linksseitigen epileptogenen Läsionen im Temporallappen ein besonderes Risiko bezüglich der Entwicklung einer schizophrenieähnlichen Psychose aufwiesen, während Psychosen bei Patienten mit anderen fokalen (nicht temporalen) epileptischen Läsionen eine seltene Komplikation darstellten.

In einer retrospektiven Studie, in der die – in Anlehnung an die PSE entwickelte – Syndrom-Checkliste (SCL) angewandt wurde, gingen Toone et al. (1980) auch der Frage der Lateralität mit Hilfe der computerisierten axialen Tomographie (CAT) nach. 57 Patienten mit Psychose und Epilepsie wurden untersucht. Bei schizophreniformen Fällen fand man ein tendenzielles Überwiegen linksseitiger Normabweichungen. Im Gegensatz zu den Untersuchungen, die sich elektroenzephalographischer Techniken bedient hatten, war dieser Unterschied jedoch nicht signifikant, obwohl Halluzinationen ausschließlich bei Patienten mit linksseitigen Läsionen beobachtet wurden.

Zusammengefaßt dürften diese Daten darauf hinweisen, daß ein psychotisches Verhaltensmuster, das der Kern-Schizophrenie ähnelt, eher bei Patienten mit Temporallappen-Epilepsie auftritt als bei anderen Formen der Epilepsie. Wenn eine Psychose vorhanden ist, so geht sie offenbar eher mit einer linksseitigen oder zumindest vorwiegend linksseitigen Läsion einher. Da die elektroenzephalographischen Studien diese Beziehung überzeugender veranschaulichen konnten als die CT-Scan-Daten, scheint die Entwicklung des klinischen Zustandsbildes eher von funktionalen als von streng strukturellen Abnormalitäten abzuhängen. Ein weiterer Beweis für diese Vermutung stammt von einer zweiten neueren Studie von CT-Scan-Daten bei Patienten mit schizophreniformen Psychosen und Epilepsie. TRIMBLE et al. (PEREZ et al. 1985) werteten quantitativ die CT-Scans von zehn Patienten mit epileptischen Psychosen und Symptomen ersten Ranges, zehn Patienten mit epileptischen Psychosen ohne solche Kernsymptome und acht schizophrenen Patienten aus, die nicht an Epilepsie erkrankt waren. All diese psychotischen Gruppen zeigten im Vergleich zu den Normalwerten eine Erhöhung des bilateralen Septum caudatum-Abstands und eine Vergrößerung des dritten und vierten Ventrikels. Eine Seitendifferenz konnte jedoch weder bei diesen Meßzahlen noch bezüglich einer kortikalen Normabweichung gefunden werden.

Drei weitere Punkte sollten erwähnt werden: Erstens, daß mehrere Autoren keine Beziehung zwischen der Fokusseite und einem psychotischen Erscheinungsbild finden konnten (z. B. KRISTENSEN u. SINDRUP 1978; JENSEN u. LARSEN 1979), wobei diese Autoren jedoch auch nicht die oben beschriebenen präzisen diagnostischen Kriterien angewandt hatten. Zweitens, daß eine zunehmende und inzwischen umfangreiche Literatur über die Lateralität bei nichtepileptischen psychiatrischen Patienten besteht, die in eine ähnliche Richtung verweist, insbesondere auf Abnormalitäten der linken Hemisphärenfunktion bei Schizophrenie (GRUZELIER 1981). Schließlich ist die Literatur über den Zusammenhang zwischen manisch-depressiver Erkrankung und rechtsseitigen Läsionen weniger umfangreich. Daher bedarf es derzeit noch der Bestätigung dieser zweiten Hypothese, die sich aufgrund der Ergebnisse von FLORHENRY ergeben hat.

IV. Mechanismen

Weitere Fragestellungen ergeben sich bezüglich der Art und Weise, in der sich epileptische Psychosen entwickeln. Eine Reihe verschiedener Erklärungen wurden vorgebracht. Die meisten gehen von der inzwischen anerkannten Beziehung aus, die zwischen Temporallappen und limbischem System einerseits und affektiven Erfahrungen andererseits bestehen. Es gibt zwei gegensätzliche Hypothesen. Die erste nimmt an, daß die schizophrenieähnlichen Erkrankungen epileptischen Ursprungs und daher den „epileptischen Psychosen" zuzurechnen seien. Die zweite geht davon aus, daß sie Ausdrucksformen organischer neurologischer Schäden und somit nicht spezifisch für die Epilepsie seien. Die erstere Ansicht wurde am deutlichsten von FLOR-HENRY (1969) vertreten. Er kritisierte die fehlenden Kontrollgruppen in einigen der früheren Studien und wies darauf hin, daß in seinen Untersuchungen, wie auch in anderen (z. B. HILL 1953; POND 1957), eine inverse Beziehung zwischen der Häufigkeit psychomotorischer Anfälle und dem Auftreten einer Psychose bei einigen Patienten gefunden wurde. Er nahm an, daß nicht der strukturelle Schaden, sondern die Charakteristika des Anfalls zu dem klinischen Bild führten. Diese Vermutung wurde durch andere Studien unterstützt, in denen Tiefenelektroden bei psychotischen Patienten ohne Epilepsie implantiert worden waren. Es konnte gezeigt werden, daß abnorme elektrische Aktivität in den tiefen temporalen Strukturen mit einer Unterdrückung der oberflächlichen kortikalen Aktivität einherging. Ferner ließ sich der Nachweis erbringen, daß bei Patienten mit psychotischem Verhalten abnorme Spike-wave-Aktivität in diesen tiefen Regionen, insbesondere der Septalregion, gefunden werden konnte, die man mit den konventionellen Oberflächenelektroden nicht sehen kann (Heath 1977).

Die Gegenposition wurde von Slater u. Beard (1963) vertreten. Sie bemerkten, daß ein erheblicher Anteil der psychotischen Patienten eine eindeutige organische Grundlage für ihre Epilepsie hatten, und daß der Beginn der Psychose anscheinend eine Beziehung zur Dauer der Epilepsie aufwies. In ihrer Schlußfolgerung hoben sie die Bedeutung einer zugrundeliegenden strukturellen Läsion im Temporallappen hervor. Insbesondere fanden sie in der bis heute einzigen diesbezüglichen genetischen Studie, daß in den Familien der untersuchten Patienten keine hereditäre Belastung mit Psychosen vorlag und sahen hierin eine Bekräftigung für die Bedeutung zerebraler Läsionen beim Zustandekommen der Psychosen. Ein ähnlicher Standpunkt wurde von Kristensen u. Sindrup (1978) eingenommen. Kiloh (1971) führte als Argument an, daß mehr oder weniger jede diffuse Hirnerkrankung gegebenenfalls mit einem ähnlichen klinischen Bild vergesellschaftet sein kann und daß Epilepsie oft nicht vorhanden ist. Er nahm an, daß die Psychosen Ausdrucksform eines bestimmten Stadiums von auf lange Sicht dementiellen Prozesses darstellen. Verlaufsstudien solcher Patienten bestätigen jedoch diese Ansicht nicht (Slater u. Beard 1963).

Bruens (1980) vertrat die Auffassung, daß sowohl organische als auch psychodynamische Ereignisse sich gegenseitig potenzieren. Der Patient ist unfähig, sich gegen Schicksalsschläge zu verteidigen, außer mit Hilfe pathologischer Abwehrmechanismen, die zur Psychose führen. Pond (1962) nahm an, daß es die abnormen Erlebnisse im Zusammenhang mit der Temporallappen-Epilepsie wären, die nach und nach in das psychische Erleben der Person integriert würden und dann zur Entwicklung der Psychose führten. Diese Erklärungen berücksichtigen jedoch nicht die Seitenbefunde und vernachlässigen, wie Slater u. Beard hervorheben, die Störungen des Willens, die Denkstörungen und die hebephrenen Symptome, die bei manchen dieser Patienten zu finden sind.

Symonds (1962) betonte die „epileptische Störung der Funktion". Er vermutete, daß nicht der Verlust von Neuronen im Temporallappen, sondern die gestörte Aktivität der verbleibenden Nervenzellen für die Psychose verantwortlich sei. Eine ähnliche Ansicht wurde von Taylor (1975) mit der Feststellung vertreten, es sei vielleicht zur Vermeidung einer Psychose besser, wenn der Temporallappen *nicht*funktional als *dys*funktional sei. Die gut beschriebenen Fälle von Psychosen bei Epilepsie nach temporaler Lobektomie (z. B. Jensen u. Larsen 1979; Sherwin 1982) und die neuropathologischen Abweichungen, die kürzlich bei Patienten mit Schizophrenie und schizophreniformen Psychosen bei Epilepsie beschrieben wurden, weisen aber darauf hin, daß hierbei nicht nur fokale Krankheitsveränderungen in den Temporallappen, sondern auch Gliosen in periventrikulären, periaquäduktalen, Mittelhirn- und basalen Vorderhirnregionen auftreten (Stevens 1982). Wenn wir daher das Zustandekommen épileptischer Psychosen völlig verstehen wollen, müssen wir über die Temporallappen hinausblicken.

D. Persönlichkeitsstörungen

Wenngleich es noch immer einige gegensätzliche Standpunkte bezüglich der Zusammenhänge zwischen Epilepsie und Psychose gibt, finden sich hierzu weit weniger Meinungsverschiedenheiten und gegensätzliche Argumente als bei der Zuordnung von Persönlichkeitsstörungen zur Epilepsie. Insbesondere durch die Beschreibung der Erscheinungsformen der Persönlichkeitsstörungen, die eine Stigmatisierung erkennen lassen (reizbar, aggressiv, paranoid etc.), fiel das gesamte Konzept der sog. „epileptischen Persönlichkeit" in Mißkredit. Zum Teil beruht dies auf einem Mißverständnis der geschichtlichen Entwicklung. So wurden zwei Konzepte durcheinandergebracht. Das erste, das in einer Ära der psychosomatischen Medizin entstanden war, in der die Vorstellung der persönlichen Disposition populär war, legte den Schluß nahe, daß Patienten mit bestimmten Persönlichkeitsstrukturen eine Epilepsie entwickelten (PIERCE-CLARK 1923).

Das zweite, das mehr dem oben genannten Zitat von GIBBS u. STAMPS entspricht, beruhte auf der Vorstellung, daß Patienten mit chronischen Läsionen, insbesondere in bestimmten Hirnbereichen, sekundäre Persönlichkeitsstörungen entwickelten. Dieses Konzept wurde durch die klare Beschreibung der Frontalhirn-Persönlichkeit und die Entdeckung der Verhaltensänderungen bei Tieren nach beidseitiger Amygdalektomie (Klüver-Bucy-Syndrom) bestätigt.

Ein Problem bestand darin, daß, ungeachtet der Anschauungen von GIBBS u. STAMPS, viele Untersuchungen veröffentlicht wurden, in denen sich keine abnormen Persönlichkeitsprofile bei epileptischen Patienten oder Unterschiede zwischen solchen mit Temporallappen-Epilepsie und anderen Epilepsien fanden. Wie schon an anderer Stelle angeführt (TRIMBLE u. PEREZ 1980), wurde hierbei meistens das Minnesota Multiphasic Personality Inventory (MMPI) angewandt, das als nicht sehr brauchbares Instrument zur Feststellung interiktaler Verhaltensstörungen kritisiert wurde. Es gibt einige andere bedeutsame Punkte: Erstens, einige dieser „negativen" Ergebnisse zeigen durchaus ein höheres Maß psychopathologischer Veränderungen in der Temporallappen-Gruppe im Vergleich zu einer nicht Nicht-Temporallappen-Gruppe, auch wenn diese statistisch nicht signifikant sein mögen. Erhöhte Paranoia- oder Schizophrenie-Skalenwerte sind durchaus üblich. In einigen Studien (s. auch TRIMBLE u. PEREZ 1980) finden sich höhere Skalenwerte für psychotisches Verhalten in den Gruppen mit kombinierten psychomotorischen und generalisierten Anfällen oder mit bilateralen Herden. Zweitens wurde in neuerer Zeit von WHITMAN et al. (1982), die das MMPI benutzten, berichtet, daß bei Epilepsiepatienten, die entsprechend dieser Skalen als abnorm eingestuft wurden, die psychopathologischen Veränderungen schwerwiegender waren als in anderen Gruppen, z. B. solchen mit chronischer körperlicher Behinderung.

Einige andere wichtige Studien sollten hier erwähnt werden. BEAR u. FEDIO (1977) erkannten die Unzulänglichkeiten des MMPI und entwickelten ihre eigene Bewertungsskala mit 18 Verhaltensvariablen. Diese hatten sie aus der Literatur abgeleitet, wo sie mit der Temporallappen-Epilepsie in Verbindung gebracht worden waren. Diese Skala wandten sie bei einer Gruppe epileptischer Patienten an und verglichen deren Profile mit Kontrollen von Patienten mit neuromuskulären

Erkrankungen und gesunden Kollektiven. In ihrer Skala fielen die Patienten der Temporallappen-Gruppe durch humorlose Nüchternheit, Abhängigkeit, Zwanghaftigkeit und überwertige Ideen religiösen oder philosophischen Inhaltes auf. Die Autoren stellten auch Überlegungen darüber an, ob sich die Profile von Patienten mit links- oder rechtstemporalen Herden unterschieden, und fanden bei der ersten Gruppe eher Ärger, Paranoia und Abhängigkeit, bei der letzteren eher eine gehobene Stimmungslage. Die Ergebnisse dieser Studie wurden z.T. durch die Untersuchungen von HERMANN u. RIEL (1981) bestätigt. Es bestanden deutliche Unterschiede zwischen Patienten mit Temporallappen-Epilepsie und solchen mit generalisierter Epilepsie, wobei die ersteren in den folgenden Bereichen signifikant höhere Werte aufwiesen: Gefühl für das persönliche Schicksal, Abhängigkeit, Paranoia und philosophische Interessen. Die gleichen Autoren haben kürzlich auch Daten publiziert (HERMANN et al. 1982), wonach Patienten mit Temporallappen-Epilepsie und einer Angst-Aura bei einigen Punkten des MMPI wesentlich höhere Werte erzielten als jene ohne diese Angst oder mit generalisierter Epilepsie. Patienten mit generalisierter Epilepsie wurden nach dem Goldberg's Sequential Diagnostic System als normal klassifiziert, Patienten mit Temporallappen-Epilepsie ohne iktale Angst als neurotisch und die Gruppe mit Angstauren als psychotisch.

NIELSEN u. KRISTENSEN (1981) gaben die Bear- und Fedio-Skala verschiedenen Gruppen epileptischer Patienten. Sie fanden, daß solche mit einem medio-basalen temporalen EEG-Herd, verglichen mit jenen, die einen lateralen Herd hatten, deutlich höhere Werte für Hypergraphie, gehobene Stimmung, Schuldgefühle und Paranoia aufwiesen, und daß Patienten mit linksseitigen Normabweichungen höhere Werte zeigten als solche mit rechtsseitigen. Die ersteren erzielten signifikant höhere Werte bezüglich Aggression und emotionaler Labilität. In einer weiteren Untersuchung, in der diese Beurteilungsskala angewandt wurde, verglich MUNGAS (1982) eine Gruppe mit Temporallappen-Epilepsie und eine gematchte Auswahl von Patienten mit nicht-epileptischen Verhaltensstörungen nach Hirnerkrankung oder Trauma sowie eine psychiatrische Gruppe. Zwischen den einzelnen Gruppen fanden sich bezüglich der verschiedenen Merkmale keine signifikanten Unterschiede, doch wie auch bei den MMPI-Untersuchungen, erzielte die Temporallappen-Gruppe bei mehreren Items höhere Werte. Spezifische Unterschiede zwischen epileptischen Kollektiven und psychiatrischen Patienten waren in dieser Studie nicht deutlich, wurden jedoch genauer in der neueren Studie von BEAR et al. (1982) untersucht. Die Autoren verglichen die Profile der Beurteilungsskalen von Patienten mit komplexen partialen Anfällen und Temporallappen-EEG-Veränderungen mit einer Gruppe mit nicht temporaler Epilepsie und drei nicht epileptischen Populationen mit Schizophrenie, affektiven Erkrankungen oder aggressiven Persönlichkeitsstörungen. Die Temporallappen-Gruppe konnte am stärksten von der psychiatrischen Gruppe durch die Merkmale Viskosität, Umständlichkeit, religiöse und philosophische Voreingenommenheit, Humorlosigkeit, paranoide Tendenzen und Moralismus unterschieden werden. Wenn die Temporallappen- und die Schizophrenie-Gruppen gegenübergestellt wurden, fanden sich, in Anbetracht der oben diskutierten Ergebnisse über Psychosen, interessanterweise weniger Unterschiede. Die Ersteren zeigten lediglich deutlich mehr Viskosität und Hypergraphie. In dieser Untersuchung erzielte die

Temporallappen-Gruppe im Vergleich zu der nicht temporalen epileptischen Gruppe signifikant höhere Werte auf verschiedenen Skalen.

Es gibt einige Studien, die den Baer- und Fedio-Fragebogen anwenden und Unterschiede zwischen den an Temporallappen-Epilepsie erkrankten Patienten und anderen Gruppen aufzeigen, wenn auch die Frage, ob es eine für Temporallappen-Epilepsie spezifische Merkmalskonstellation gibt, bisher noch nicht endgültig entschieden ist. Zum Teil ist es aufgrund der Studien von NIELSEN u. KRISTENSEN (1981) deutlich, daß sehr wahrscheinlich nur eine Untergruppe der Patienten, möglicherweise jene mit nachweisbaren chronischen Herden im limbischen System (allokortikalen Läsionen im Vergleich zu den Patienten mit neokortikalen Herden), für Persönlichkeitsveränderungen empfänglich ist.

RODIN (RODIN 1982; RODIN u. SCHMALTZ 1984) legte 148 Patienten mit Epilepsie, 18 Schmerzpatienten, 15 psychiatrischen stationären Patienten und 40 freiwilligen Kontrollen den Baer-Fedio-Fragebogen vor. Er fand Unterschiede zwischen den Temporallappenpatienten und den Patienten mit generalisierten Anfällen, wobei die ersteren – wie auch in vielen der anderen Untersuchungen (s. o.) – bei 13 Kategorien höhere Werte erzielten, signifikant bei Hypergraphie. Mit Hilfe kontrollierter klinischer Gesichtspunkte und EEG-Kriterien zur Beschreibung der klinischen Gruppierungen und unter der Voraussetzung, daß nur Patienten zugelassen wurden, von denen man annahm, daß sie ihre Symptome weder über- noch untertrieben oder falsch berichteten, fanden sich einige signifikante Unterschiede. Die Temporallappen-Gruppe erzielte höhere Rangwerte bei den Merkmalen Ärger, Humorlosigkeit, Aggression, Emotionalität und wiederum Paranoia. Eine genauere Analyse zeigte ein beständiges Hyperemotionalität-Dysphorie-Cluster, in der die Temporallappen-Gruppen höhere Werte erreicht. Trotz dieser Ergebnisse bleibt RODIN bezüglich des Baer-Fedio-Fragebogens skeptisch, indem er abschließend bemerkt, daß er „die Gesamtheit psychischer Störungen oder die Abwehrhaltung des Patienten" mißt.

Die Auffassung, daß ein spezifisches interiktales Syndrom bei Temporallappen-Epilepsie bestünde, wurde in der letzten Zeit am stärksten von Geschwind und Kollegen (WAXMAN u. GESCHWIND 1975; GESCHWIND 1979) vertreten. Sie beschrieben Hyposexualität, Religiosität und Hypergraphie (eine Tendenz zum extensiven und zwanghaften Schreiben) als Merkmale ebenso wie philosophische Beschäftigung und Reizbarkeit.

I. Hypergraphie

WAXMAN u. GESCHWIND (1974) beschrieben zunächst sieben Patienten mit Temporallappen-Epilepsie und Hypergraphie und vermuteten einen speziellen Zusammenhang. In einer neueren Publikation schätzen SACHDEV u. WAXMAN (1981) die Häufigkeit dieses Merkmals bei einer Gruppe epileptischer Patienten, die während eines Zeitraums von sechs Jahren stationär eingewiesen worden waren. Obwohl diese Untersuchung so ausgeführt wurde, daß die Patienten angeschrieben und gebeten wurden, ihren derzeitigen Gesundheitszustand zu umreißen, und diese Antworten analysiert wurden, außerdem über 56% nicht antworteten, fanden sich unter denen, die schrieben, eher jene mit Temporallappen-Epilepsie. Die

„hypergraphischen" Antworten kamen vor allem aus dieser Gruppe. Interessanterweise sind außerdem bei mehreren der Untersuchungen, die den Baer- und Fedio-Fragebogen benutzen, der die Hypergraphie als Merkmal einschließt, die Hypergraphiewerte der Temporallappen-Gruppe nicht-signifikant erhöht (Baer u. Fedio 1977; Nielsen u. Kristensen 1981; Hermann u. Riel 1981; Mungas 1982; Rodin u. Schmaltz 1984).

Roberts et al. (1982) fanden einen Lateralitätseffekt bezüglich der Hypergraphie. Sie beschrieben 6 Fälle, die aufeinanderfolgend wegen Epilepsie und Hypergraphie überwiesen worden waren und verglichen sie mit anderen in der Literatur berichteten Falldarstellungen. Dabei fiel ihnen ein deutliches Überwiegen rechtsseitiger Läsionen bei diesen Patienten auf. Sie bemerkten außerdem, daß Zwanghaftigkeit, gehobene Stimmung und dejà vu-Erlebnisse möglicherweise ebenso in Verbindung mit nicht-dominanten Läsionen zu bringen sind.

II. Sexualverhalten

Die Beziehung von abnormem Sexualverhalten zur Epilepsie ist angefüllt mit Anekdoten, auch wenn sich einige regelrechte Studien dazu finden. Gastaut u. Collomb (1954) dokumentierten erstmals klar eine Hyposexualität bei zwei Drittel ihrer Patienten mit Temporallappen-Epilepsie. Hierons u. Saunders (1966) beschrieben 15 Patienten mit Impotenz und Temporallappen-Anfällen, wobei drei von ihnen die sexuelle Dysfunktion sechs bis neun Monate vor Auftreten der Epilepsie unter antikonvulsiven Medikamenten entwickelten. In vier anderen Fällen führte die Kontrolle der Epilepsie durch Antikonvulsiva zu einer Verbesserung der Impotenz. Taylor (1969) fand einen häufigen Libidoverlust bei Patienten mit Temporallappen-Epilepsie und berichtete von einer Besserung bei 22% nach einer temporalen Lobektomie.

Bancaud et al. (1970) berichteten von 26 Fällen mit sexuellen Temporallappen-Anfällen und 10, deren Anfälle sexuelle Erscheinungsbilder aufgrund einer Beteiligung des Lobulus praecustialis zeigten. Blumer u. Walker (1975) überprüften die Ergebnisse auf diesem Gebiet und fügten eigene Falldarstellungen hinzu, die sich sowohl auf iktale sexuelle Erregungen als auch auf interiktale sexuelle Verhaltensänderungen bezogen. Sexuelle Anfälle, die sie beobachteten, wurden oft durch sexuelle Erregungen ausgelöst. Die Autoren nahmen jedoch auch an, daß eine „nicht-sexuelle" Reflex-Epilepsie nach Geschlechtsverkehr auftreten könnte. Eine postiktale Steigerung der sexuellen Erregung, insbesondere Exhibitionismus, der „in einem passenden Rahmen bei vollem Bewußtsein seitens des Patienten" auftrat, wurde von Blumer u. Walker ebenso klar dokumentiert.

Sie bestätigten das Auftreten von interiktaler Hyposexualität, führten aber auch anekdotische Berichte über Fetischismus bei Epilepsie an. Zwei berühmte Fälle werden oft zitiert. Erster Patient ist der „Sicherheitsnadel-Fetischist", von dem Mitchell et al. (1954) berichteten; er empfand ein ausgeprägtes Vergnügen beim Starren auf eine Sicherheitsnadel, das nach Lobektomie verschwand. Bei dem zweiten Patient von Hunter et al. (1963) ging die Temporallappen-Epilepsie mit einem Transvestismus einher; diese letztere Beziehung wurde auch von einigen anderen Autoren beschrieben (dargestellt) (z. B. Epstein 1961; Blumer u. Walker 1975).

Obgleich BEAR u. FEDIO (1977) mit Hilfe ihrer Beurteilungsskalen bestätigen konnten, daß Patienten mit Temporallappen-Epilepsie eine deutlich gestörte Sexualität aufweisen, gibt es in der Literatur nur eine kontrollierte Studie zu diesem Thema. SHUKLA et al. (1979) unternahmen kürzlich eine Studie über 140 Epilepsiefälle, in der sie ausführliche Befragungen über sexuelle Aktivität durchführten. Sie stellten fest, daß, im Vergleich zu Patienten mit großen generalisierten Anfällen, wesentlich mehr Patienten mit Temporallappen-Störungen eine Hyposexualität aufwiesen. Die Patienten berichteten einen allgemeinen Verlust des sexuellen Interesses und maßen dem nur eine geringe Bedeutung zu. In dieser Untersuchung wurde kein Fall von sexueller Abartigkeit berichtet. Während diese Studie die Beziehung zwischen Temporallappen-Abnormitäten und gestörter Sexualität bestätigte, gelang es ihr nicht, eine Verbindung zwischen solchen Abnormitäten und dem Fetischismus herzustellen.

TOONE et al. (1985) untersuchten eine Gruppe männlicher epileptischer Patienten. Sie fanden niedrige Werte freien Testosterons bei erhöhtem Gesamt-Testosteron, gleichzeitig erhöhtes sexualhormonbindendes Globulin. Die Patienten, deren Sexualtrieb als gering eingestuft war, wiesen die niedrigsten Spiegel freien Testosterons auf. Da keine Unterschiede zwischen Temporallappen- und Nicht-Temporallappen-Patienten gefunden wurden, erfordert die Frage nach einer Beziehung zwischen niedriger Libido und Temporallappen-Dysfunktion eine weitere Klärung im Licht zusätzlicher hormoneller Daten. Allerdings konnten die Autoren ihre Ergebnisse bezüglich des freien Testosteron und des Sexualtriebs in einer Feldstudie mit Epileptikern nicht bestätigen.

III. Aggression

Das Auftreten vermehrter aggressiver Ausbrüche bei epileptischen Patienten hat beachtliches Interesse, jedoch nur wenige Studien hervorgerufen. Ein Hauptproblem ist die Schwierigkeit, aggressives Verhalten festzuhalten und zu quantifizieren, des weiteren seine fast ausschließlich zwischenmenschliche Natur. Während der Automatismen kann aggressives Verhalten auftreten. Dieses ist jedoch meistens kaum gerichtet und häufig durch inadäquaten Umgang mit dem verwirrten Patienten hervorgerufen. Vermehrtes aggressives Verhalten als Persönlichkeitsmerkmal bei epileptischen Patienten wurde in mehreren Untersuchungen gefunden. So bemerkten beispielsweise REY et al. (1949) bei 44 von 59 erwachsenen Fällen von Temporallappen-Epilepsie Reizbarkeit und Aggression in einem „pathologischen Grad“. SERAFETINIDES (1965) untersuchte 100 Patienten, die sich einer temporalen Lobektomie unterzogen hatten. Er fand, daß eine Vorgeschichte mit eindeutigen aggressiven Ausbrüchen eine Beziehung zu frühem Erkrankungsalter, linksseitigen Resektionen sowie zu epigastrischen, autonomen und komplexen Automatismen während der Anfälle aufwies. Nach der Operation ging die Aggression lediglich bei solchen Patienten zurück, deren Epilepsie sich besserte. Hieraus wurde gefolgert, daß mangelndes Lernen aufgrund des frühen Epilepsiebeginns zu einer geringen Impulskontrolle und dem späteren klinischen Bild führte.

KLIGMAN u. GOLDBERG (1975) prüften 8 kontrollierte Studien, in denen Aggression bei Epilepsie untersucht worden war. Sie fanden, daß lediglich zwei eine

Beziehung bestätigten, kritisierten dabei jedoch scharf die Methodologie aller dieser Untersuchungen. Während viele Beobachter berichtet haben, daß bei Patienten mit Epilepsie eine vermehrte Häufigkeit von Aggression besteht, ist nicht klar, ob dies eine Folge chronischen Hirnschadens oder eines spezifischen epileptischen Faktors ist.

Mehrere Autoren haben versucht, aggressives Verhalten mit abnormer Aktivität im limbischen System, insbesondere Schäden der Amygdala, in Zusammenhang zu bringen (s. MARK u. ERVIN 1970). Iktale Gewaltsamkeit, die mit Hilfe einer Videotelemetrie zur Dokumentation der Anfälle aufgezeichnet wurde, ist eindeutig beschrieben worden (DELGADO-ESCUETA et al. 1981). Trotzdem entschieden KLIGMAN u. GOLDBERG nach einer sorgfältigen Übersicht: „Es ist derzeit nicht möglich, die Frage zu beantworten, ob bei Temporallappen-Epilepsie eine vermehrte Häufigkeit aggressiven Verhaltens besteht."

IV. Depression

GRIESINGER (1857) schrieb, daß eine „misanthrope Perversion des Gefühls, zuweilen selbst akute Melancholie mit Suizidtendenzen bei einer Vielzahl von Epileptikern beobachtet werden kann." Außerdem berichteten mehrere frühere Autoren über akute Veränderungen des psychischen Befunds einschließlich Übererregbarkeit, Manie und Depression, die im Zusammenhang mit einem epileptischen Anfall auftreten. Die derzeitige Klassifikation der Beziehung zwischen Epilepsie und Depression gründet sich auf solchen Beobachtungen. Sie schließt daher periiktale Störungen insbesondere Prodromata, iktale und postiktale Erlebnisse sowie interiktale Episoden ein, in denen die psychiatrische Störung chronisch und prolongiert verläuft. Die interiktale Depression stellt möglicherweise die häufigste psychiatrische Erkrankung bei Patienten mit Epilepsie dar. BETTS et al. (1976) wiesen auf die unvermeidbare seelische Belastung hin, die Patienten mit Epilepsie zu tragen haben und vermuteten, daß diese in vorhersehbarer Weise zu einer Depression führen müssen. In einer Studie über 72 Patienten mit Epilepsie, die in einem psychiatrischen Krankenhaus aufgenommen worden waren, war Depression die häufigste psychiatrische Diagnose. Sie wurde bei 31% der Stichprobe gefunden. Man klassifizierte 17% als endogen und 14% als reaktiv (BETTS 1974).

ROBERTSON (1983) führte eine sehr umfassende Untersuchung über die Phänomenologie interiktaler Depressionen bei 66 nacheinander überwiesenen Patienten durch. Der Schweregrad der Depression war mäßig; in 42% lag eine endogene Depression vor. Es wurden auch eine große Ängstlichkeit, Neurotizismus und Feindseligkeit beobachtet. Bei 13 Patienten handelte es sich um eine psychotische Depression, obwohl bipolare Erscheinungsbilder selten waren. Weder Anfallstyp, Häufigkeit der Anfälle oder Sitz der Läsion zeigte eine Beziehung zu dem depressiven Zustandsbild, während die Dauer der Epilepsie einen Zusammenhang mit dem Schweregrad aufwies.

Bisher sind wenige andere Studien über dieses sehr häufige klinische Problem durchgeführt worden. In einigen der Untersuchungen mit Hilfe der Beurteilungsskalen, die im vorangehenden Kapitel dargestellt wurden (z. B. MEIER u. FRENCH 1965; RODIN et al. 1976; KOGEORGOS et al. 1982) wurde eine vermehrte Häufigkeit von Depressionen bei Patienten mit Epilepsie gefunden. In jüngerer Zeit haben TRIMBLE u. PEREZ (1980) Beurteilungsskalen angewandt, um die präzise Phänomenologie und Häufigkeit psychiatrischer Erkrankungen bei einer Gruppe von 281 chronischen epileptischen Patienten festzustellen. Diese waren alle in einem Epilepsie-Zentrum aufgenommen worden, entweder zur Abklärung ihrer Epilepsie, zur Kontrolle ihrer Anfälle oder Rehabilitation, und sie waren nicht nach psychopathologischen Veränderungen selektiert. Man gab ihnen den Middlesex-Hospital-Fragebogen, der fünf Gebiete der Psychopathologie abklärt. Dabei fanden sich signifikant höhere Ängstlichkeits-, Depressions- und Zwanghaftigkeitswerte als bei der Normalbevölkerung, wobei diese Parameter in einem Bereich lagen, der den Skalenwerten ambulanter psychiatrischer Patienten entsprach. In dieser Untersuchung konnte kein direkter Zusammenhang zwischen dem Typ der Epilepsie und Depression gefunden werden.

KOGEORGOS et al. (1982) berichtete, daß Depressionen bei Patienten mit Epilepsie schwerer als bei neurologischen Vergleichsfällen der gleichen Klinik waren und daß sie am häufigsten bei jenen mit schwerer Epilepsie auftraten.

Manche Autoren haben berichtet, daß die Depression häufiger bei spät beginnender Epilepsie vorkommt (SERAFETINIDES 1965) und daß vor der stationären Einweisung zur Behandlung der Depression eine Verminderung der Anfallshäufigkeit auftritt (BETTS 1974). FLOR-HENRY (1969) sprach sich für eine Beziehung zwischen manisch-depressiver Psychose und nicht dominanten Temporallappen-Läsionen aus. In seiner retrospektiven Studie verglich er 50 Patienten mit Temporallappen-Epilepsie, die einmal psychotisch gewesen waren, mit 50 nicht psychotischen Fällen, die die gleiche Form von Epilepsie aufwiesen. Sofern die Seitenbetonung bestimmt werden konnte, fand er, daß 18% eine Rechtsbetonung aufwiesen, wobei die Mehrheit an einer manisch-depressiven Psychose erkrankt war. Während die großen generalisierten Anfälle häufig die einzigen iktalen Erscheinungsbilder bei den manisch-depressiven Patienten waren, berichtete FLOR-HENRY, daß psychomotorische Anfälle in der manisch-depressiven Gruppe am seltensten auftraten. Er schloß daraus, daß seltene Anfälle in irgendeinem Zusammenhang mit dem Auftreten der manisch-depressiven Erkrankung stünden. Nach seinen Feststellungen „hängt das Auftreten manisch-depressiver Symptome bei der Temporallappen-Epilepsie von der epileptischen Aktivität der nicht dominanten Hemisphäre ab, die nur selten zu Grand mal-Anfällen führt". Diese Ergebnisse wurden in der Untersuchung von ROBERTSON (1983) nicht bestätigt.

Eine ähnliche neurophysiologische Erklärung der Depression bei Epilepsie wurde von anderen Autoren, vor allem WEIL (1959) vorgeschlagen. Zunächst beobachtete er 11 Patienten mit depressiven Episoden, die Anfällen, insbesondere Uncinatusanfällen, vorangingen oder folgten. Daraufhin untersuchte er 132 Krankengeschichten von Patienten mit Temporallappen-Epilepsie. Er fand, daß 9 von 14 Patienten mit iktaler Depression olfaktorische Halluzinationen erlebten, wobei bei einigen von ihnen den Halluzinationen längere depressive Episoden folgten. Es wurde angenommen, daß diese Depression eine Ausdrucksform diffuser Temporallappen-Läsionen sei.

Einige Autoren haben über die Häufigkeit von Suiziden bei epileptischen Patienten berichtet. MARCHAND u. AJURIAUERRA (1948) diskutierten die historischen Gesichtspunkte und führten Beispiele von Selbstverstümmelungen und Suiziden bei Patienten an, die sich häufig im Zusammenhang mit postiktalen Verwirrtheitszuständen ereigneten. Pond (1957) hingegen berichtete von weniger als 12 Suiziden bei mehreren hundert Patienten und vermutete, daß der epileptische Suizid in Wirklichkeit selten wäre.

In jüngerer Zeit untersuchte MacKay (1979) Patienten, die aufgrund einer Selbstvergiftung in einem Glasgower Krankenhaus aufgenommen wurden. Es befanden sich darunter 130 (3,5%) Epileptiker. Hieraus schloß er, daß in dieser Gruppe Suizidversuche siebenmal häufiger aufträten als erwartet. Auch wiederholte Episoden von Selbstvergiftung waren bei epileptischen Patienten häufiger als bei anderen. Am häufigsten wurden antiepileptische Medikamente angewandt, bei 55% war Phenobarbital beteiligt. Hawton et al. (1980) fanden im Rahmen einer Zweijahresstudie über Patienten, die nach suizidalen Intoxikationen im Krankenhaus aufgenommen worden waren, eine fünffach erhöhte Häufigkeit von Patienten mit Epilepsie im Vergleich zur Normalbevölkerung. Sie bestätigten, daß innerhalb dieser Gruppe sowohl eine Tendenz zur Wiederholung bestand als auch die Tendenz, Barbiturate für den Suizidversuch zu verwenden. Aus einer kritischen Durchsicht der Literatur über Mortalität und Suizid bei Epilepsie zog Barraclough (1982) den Schluß, daß das Suizidrisiko bei Epilepsie etwa fünfmal höher und bei Patienten mit Temporallappen-Epilepsie 75mal höher ist als in der Gesamtbevölkerung.

Es ist keine Frage, daß es bisher nur wenige Untersuchungen über die Beziehung zwischen Depression und Epilepsie gibt und daß daher zum jetzigen Zeitpunkt auch nur wenige Schlußfolgerungen gezogen werden können. Obwohl es möglich ist, daß bei manchen Patienten eine neurophysiologische Erklärung für die Beziehung dieser beiden Erkrankungen existiert, ist dies noch nicht völlig klar. Die Vermutung bezüglich der Rolle einer Störung im limbischen System bei Depression ist aufgrund der Studien bei Epilepsie bislang nicht geklärt. Eindeutig ist, daß ein erheblicher Anteil der Patienten mit Epilepsie an Depression leidet, daß Suizidversuche und Suizide häufig sind, daß wiederholte Versuche, sich selbst zu vergiften, auftreten und daß Barbiturate die in diesem Rahmen am häufigsten benutzten Medikamente sind.

E. Neuropsychologischer Gesichtspunkt der Epilepsie

Die Ärzte im 19. Jahrhundert widmeten der Störung kognitiver Funktionen bei der Epilepsie besondere Aufmerksamkeit. Sie beriefen sich auf eine genetische Theorie, die von den Ideen der „Entartung" beeinflußt war, und vertraten die Auffassung, daß intellektueller und moralischer Verfall ein vermeidlicher Teil des Epilepsieverlaufs sei. Seit dieser Zeit und insbesondere seit den fünfziger Jahren dieses Jahrhunderts gab es hinlängliche und umfangreiche Diskussionen über intellektuelle Veränderungen bei der Epilepsie; wenngleich nur wenige Autoren dieses Thema systematisch bearbeiteten und meist lediglich Ansichten aus früheren Abhandlungen wiederholt wurden. Im Bereich der Forschung gab es eine Fortentwicklung von globalen klinischen Eindrücken hin zur verfeinerten Anwendung psychologischer Tests; zunächst wurden Bestimmungen des Intelligenzquotienten durchgeführt, während es später zur Entwicklung spezifischer Testverfahren kam, die zur Feststellung bestimmter Aspekte der kognitiven Funktionen eingesetzt wurden.

Im allgemeinen kann man nicht davon ausgehen, daß Patienten mit einer bestimmten Epilepsieform eher kognitive Störungen entwickeln als jene mit einer anderen. Zweifellos zeigen Patienten mit Absencen während der Dauer der abnormen elektrischen Aktivität eine herabgesetzt kognitive Funktion; dies mag das erlernte Leistungsniveau deutlich herabsetzen. Patienten mit generalisierten tonisch-klonischen Anfällen, insbesondere, wenn sie schwer oder als "drop attacks" verlaufen, können sich wiederholte Kopfverletzungen zuziehen, was unausweichlich einen Abfall kognitiver Leistungen zur Folge hat. Des weiteren führen wiederholte Anoxien während eines Status epilepticus häufig zur Ausbildung eines demenzähnlichen Zustandes.

Literaturübersichten zum Thema Demenz und Epilepsie gibt es bereits andernorts (TRIMBLE 1983). Auch wenn man zugeben muß, daß ein Abbau der kognitiven Funktionen im Verlauf der Epilepsie nicht unausweichlich ist, so zeigen viele Patienten, insbesondere jene mit schwer beherrschbaren Anfällen, die mit einer Vielzahl therapeutischer Maßnahmen behandelt werden, ein deutliches Absinken ihrer Fähigkeiten, kognitive Aufgaben zu lösen. Die Diagnose Demenz erschien daher in vielen Fällen angebracht. Dabei handelt es sich oftmals um ein multifaktorielles Geschehen, bei dem Hirnschäden, wiederholte Anfälle und Kopfverletzungen sowie die Therapie insbesondere mit den älteren Barbiturat- und Phenytoin-Antikonvulsiva eine Rolle spielen. In der Tat beschrieb man in den sechziger Jahren das Zustandsbild der „Dilantin-Demenz" als eine progressive Enzephalopathie; sie wurde auf eine chronische Phenytoin-Intoxikation zurückgeführt, die nicht notwendigerweise mit hohen Serumspiegeln verbunden sein mußte.

Es sollte auch erwähnt werden, daß einige Patienten mit Demenz Anfälle als ein Symptom dieser Erkrankung entwickeln. Die häufigste Ursache hiervon ist wohl der Morbus Alzheimer, obgleich durchaus Anfälle bei Multi-Infakt-Demenz und beispielsweise der juvenilen Chorea Huntington beschrieben wurden.

I. Selektive neuropsychologische Defekte bei Epilepsie

Eine Reihe von Forschern haben spezifische Ausfälle bei Epilepsiepatienten untersucht, einschließlich Störungen des Gedächtnisses, sensomotorischer Fähigkeiten, der Geschwindigkeit der Informationsverarbeitung und der Konzentrationsfähigkeit. Diese sollen im folgenden kurz beleuchtet werden.

Gedächtnisstörungen in Verbindung mit Epilepsie wurden schon vor mehr als 100 Jahren beschrieben. 1942 schrieb LENNOX über die Art dieser Gedächtnisstörungen: „Es fällt dem Patienten schwer, sich an Ereignisse und Namen zu erinnern, insbesondere an solche, die er erst kürzlich gelernt hat." Indes gibt es nur wenige Studien, die die Gedächtnisfunktionen bei Epilepsie untersucht haben. DEUTSCH (1953) prüfte die Gedächtnisleistung von 30 Patienten mit Epilepsie und Hirnschädigung, 30 mit Epilepsie ohne Hirnschaden und 30 mit Hirnschaden ohne Epilepsie. Die beiden Gruppen mit Epilepsie zeigten ein ähnliches Ausfallmuster bei den Lern- und Gedächtnistests, einschließlich verminderter Leistungen beim taktilen Lernen und Aufgaben mit auditiver Wahrnehmung. Sie unterschieden sich von den neuropsychologischen Störungen, welche in der Gruppe mit Hirnschaden zu beobachten waren. Deutsch stellte die Behauptung auf, die beobachteten Einbußen seien einem epileptischen Faktor zuzuschreiben. Im weiteren führte sie jedoch nicht aus, welcher Natur dieser sein könnte. Mohan et al. (1976) verwandten die Boston Memory Scale bei 50 Patienten mit generalisierter Epilepsie und 50 nicht epileptischer Kontrollpersonen, die nach Alter und Ausbildungsstand gematcht waren. Die Durchschnittsleistungen der epileptischen Gruppe lagen unter der der Kontrollgruppe, wiesen jedoch keine signifikanten Unterschiede auf. Loisseau et al. (1980) legte eine Studie vor, in der er die Gedächtnisleistungen von 100 Epileptikern im Vergleich zu 100 Kontrollpersonen, die nach Alter, Geschlecht, Ausbildung und sozialem Status gematcht waren, auswertete. Es wurde die Merkfähigkeit sowohl für verbale als auch für nonverbale Inhalte geprüft. In der Epilepsie-Gruppe fand sich eine Herabsetzung der Gedächtnisleistungen, insbesondere der Fähigkeit, sich Wortreihen und einfache geometrische Formen zu merken.

Zunehmend haben sich Hinweise gemehrt, daß Gedächtnisstörungen mit Temporallappenherden in Zusammenhang stehen. Die meisten Studien indes beziehen sich auf Patienten mit nicht behandelbarer Epilepsie, die sich einer Lobektomie unterzogen haben. Eine beachtliche Übereinstimmung besteht in bezug auf die Tatsache, daß die Seite der Exzision bestimmt, welche Inhalte für den Patienten schwieriger zu merken sind, wobei linksseitige Läsionen Gedächtnisstörungen für verbale und rechtsseitige Läsionen für nonverbale Inhalte hervorrufen (zur Vertiefung s. Milner 1975 u. Iversen 1977). Wenig Aufmerksamkeit wurde den Patienten mit Temporallappen-Epilepsie geschenkt, die keiner chirurgischen Intervention bedürfen. Die Ergebnisse der vorliegenden Untersuchungen stehen bisher nicht gänzlich im Einklang.

Glowinski (1973) verglich die Leistungen von 30 Patienten mit chronischer, generalisierter Epilepsie mit der von 30 an chronischer einseitiger Temporallappen-Epilepsie Erkrankten. Er fand, daß die letztgenannten größere Ausfälle in der Wechsler-Gedächtnis-Skala aufwiesen. Andere Studien erbrachten ähnliche Ergebnisse sowohl bei Kindern als auch bei Erwachsenen (Fedio u. Mirsky 1969; Quadfasel u. Pruyser 1955). Andererseits gelang es Mirsky et al. (1960) nicht, anhand der Wechsler-Gedächtnis-Skala zwischen Patienten mit fokaler und generalisierter Epilepsie zu unterscheiden. Möglicherweise lag dies daran, daß sie auch Patienten mit anderen als Temporallappen-Herden in die Fokalgruppe einbezogen.

Die Darstellungen seitenbezogener Auswirkungen waren weniger überzeugend. Fedio u. Mirsky (1969) fanden, daß Kinder mit linksseitigen Temporallappen-Herden Gedächtnisstörungen für verbale Inhalte aufwiesen, während die Merkfähigkeit für nonverbales Material nicht berührt war. Das Gegenteil traf bei Kindern mit rechtsseitigen Temporallappen-Herden zu. In ähnlicher Weise berichteten Ladavas et al. (1979) unterschiedliche Auswirkungen der Seitenlokalisation des Herdes. Dabei zeigten ihre linkstemporale Gruppe schlechtere Ergebnisse bei den verbalen Merktests, während ihre Rechtsseitengruppe bei räumlichen Erinnerungstests schlechter abschnitt. Delaney et al. (1980) verglichen die Testleistungen von Rechts- und Links-Temporallappen-Epileptikern, die nach

Erstmanifestationsalter, Dauer der Epilepsie und Anfallshäufigkeit zusammengestellt waren. Die angewandten Tests prüften das logische Gedächtnis und die visuelle Wiedergabe der Wechsler-Skala und das Lernen von Wortreihen. Die Ergebnisse zeigten deutliche Einbußen des verbalen Gedächtnisses bei linkstemporalen epileptischen Patienten und signifikante Verschlechterungen des nonverbalen, visuellen Gedächtnisses bei solchen mit rechtsseitigen Störungen. AGNETTI et al. (1979) konnten verbale Lernstörungen bei Patienten mit linksseitigen Herden nachweisen. Sie fanden jedoch keinen signifikanten Unterschied bei nicht-verbalen Merkfähigkeitstests zwischen rechts- und linkstemporalen Gruppen. Andere Autoren konnten auch keine Herabsetzung des nonverbalen Gedächtnisses bei Patienten mit einem rechtstemporalen Fokus finden (BERENT et al. 1979), und einigen Forschern gelang es überhaupt nicht, irgendwelche Seitenunterschiede aufzuzeigen (GLOWINSKI et al. 1973).

Aufmerksamkeitsstörungen in Abwesenheit offenkundiger klinischer Anfälle wurden von mehreren Autoren beschrieben. HOLDSWORTH u. WHITMORE (1974) fanden z. B., daß 42% einer Stichprobe epileptischer Kinder von ihren Lehrern als ausgesprochen unaufmerksam beurteilt wurden. Bislang wurden wenige Untersuchungen mit objektiveren neuropsychologischen Erhebungsverfahren durchgeführt. STORES et al. (1978) verglichen in einer Studie die Leistungen von 71 an Epilepsie erkrankten Kindern mit denen von 35 nicht epileptischen Kontrollen mittels einer Reihe eigens entworfener Aufmerksamkeitstests. Es stellte sich heraus, daß epileptische Knaben deutlich weniger aufmerksam waren als die nicht epileptischen. Bei den Mädchen hingegen fanden sich keine vergleichbaren Unterschiede.

Einige Forscher vermuteten, daß die Aufmerksamkeitsstörungen bei Epileptikern vom Anfallstyp abhängig sind, wobei Patienten mit generalisierten Anfällen deutlichere Beeinträchtigungen zeigten als solche mit fokalen Anfällen. MIRSKY et al. (1960) beurteilten die Leistungen zweier Patientengruppen mit generalisierten und fokalen Anfällen im Hinblick auf ihren Continuous Performance Test (CPT), einem Maß für anhaltende Aufmerksamkeit. Bei dieser Aufgabe mußten die Probanden einen „kritischen Reiz" aus einer Zufallsreihe von Buchstaben herausfinden, die mit konstanter Geschwindigkeit dargeboten wurden. Die Autoren fanden, daß, wie vorhergesagt, die generalisierte Gruppe bei diesem Test größere Störungen aufwies als die fokale Gruppe. FEDIO u. MIRSKY (1969), die den gleichen Test zur Prüfung der Aufmerksamkeit anwandten, fanden ähnliche Ergebnisse bei epileptischen Kindern. KIMURA (1964) verglich die Ergebnisse von Patienten mit generalisierter und partieller Epilepsie bei einer Aufgabe, bei der dauerhafte Aufmerksamkeit geprüft wurde. Bei dieser mußten die Patienten laut Buchstaben wiederholen, die kurz auf einem Bildschirm aufleuchteten; dies entweder in beliebiger Reihenfolge oder alphabetisch geordnet. Nachdem die Patienten mit myoklonischer Epilepsie von der Auswertung ausgeschlossen wurden, lagen die Ergebnisse der Probanden mit generalisierter Epilepsie deutlich unter denen der Patienten mit lokalisierten epileptogenen Herden. Im Gegensatz hierzu konnte GLOWINSKI (1973) keine Unterschiede der Konzentrationsfähigkeit in Abhängigkeit vom Anfallstyp finden. Alle Patientengruppen dieser Studie schnitten jedoch bei einem Test, der die Aufmerksamkeit für mehrere Dinge gleichzeitig prüfte, deutlich schlechter als eine nicht epileptische Kontrollgruppe ab.

Die widersprüchlichen Ergebnisse bei den Studien hinsichtlich der kognitiven Einbußen in Abhängigkeit vom Anfallstyp läßt an eine unterschiedliche Sensitivität der angewandten Tests denken. Des weiteren waren viele Messungen des Gedächtnisses nicht frei von Aufmerksamkeitskomponenten und umgekehrt. Gegenwärtig scheint es jedoch, daß die Gedächtnis- und Aufmerksamkeitsstörungen bei Epilepsie nicht nur eine Folge des Anfallstypus sind.

Störungen der sensomotorischen Fähigkeiten bei Epilepsie wurden gleichfalls beobachtet. GASTAUT (1964) fand in einer Studie, daß mehr als ein Drittel der epileptischen Kinder deutliche Beeinträchtigungen zeigten, die seines Erachtens ausreichten, das Erlernen von Lesen und Schreiben zu erschweren. In einer Sonderschule für Epileptiker wurden 215 Kinder als langsam und schwerfällig bezeichnet. Mehrere Studien, die den Bender-Gestalt-Test anwandten, zeigten, daß Kinder mit Anfällen geringere Leistungen erbringen als Kontrollgruppen (SCHWARZ u. DENNERLL 1970; TYMCHUK 1974). Eine Untersuchung, in der mittels des Frostig-Tests die visuelle Wahrnehmung junger Kinder mit Epilepsie untersucht wurde, zeigte Störungen, die bei Patienten mit partiellen Anfällen ausgeprägter waren als bei denen mit generalisierten (MORGAN u. GROH 1980).

Das psychische Tempo stellt zwar streng genommen keinen abgegrenzten Bereich kognitiver Fähigkeiten dar, ist aber bei der Ausführung psychologischer Tests oft von ausschlaggebender Bedeutung. Von einer psychischen Verlangsamung bei Patienten mit Epilepsie wurde seit der Antike berichtet; die Forscher benutzten dabei Ausdrücke wie „Trägheit der psychischen Reaktion", „Verlangsamung des Denkens und der Sprache", „Klebrigkeit des Denkens", „psychische Viskosität", „verlangsamtes Vorstellungsvermögen" und „verlangsamte Hirntätigkeit". McGUCKIN (1980) vermutet, daß die Verlangsamung eine der vier Barrieren für epileptische Patienten bei der Suche nach einem Arbeitsplatz darstellt. BRUHN u. PARSONS (1972) untersuchten die Reaktionszeiten von Epileptikern, Hirngeschädigten und normalen Kontrollen. Sie fanden, daß eine Verlangsamung in den beiden Patientengruppen häufig war. ARENA et al. (1979) berichteten von einer Verlängerung der Zeit für einfache und komplexe Reaktionen bei Epilepsiepatienten im Vergleich zu gematchten Kontrollen.

Von geringen arithmetischen Fähigkeiten bei Kindern, die eine Sonderschule für Epileptiker besuchten, wurde in einer Studie von FOX (1924) berichtet. Zu diesem speziellen psychologischen Defizit haben sich auch andere, einschließlich BRADLEY (1947) und BAGLEY (1971) geäußert. Letztgenannter Autor stellte fest, daß 31 epileptische Kinder, die er untersucht hatte, im Durchschnitt 23,1 Monate hinter dem erwarteten Ausbildungsstand zurück lagen. Er nahm an, daß die beobachtete Retardierung einem spezifischen epileptischen Faktor zuzuschreiben wäre. GREEN u. HARTLEDGE (1971) fanden, daß Kinder, auch wenn sie das Klassenziel innerhalb ihrer Schule erreichten, die erwarteten Leistungen in verschiedenen Bereichen nicht erbrachten, wobei die rechnerischen Fähigkeiten häufig herabgesetzt waren. In einer anderen Studie wurden lediglich 17% epileptischer Kinder hinsichtlich ihrer mathematischen Fähigkeiten als hoch eingestuft, im Gegensatz zu 31% der nicht epileptischen Kontrollen (ROSS u. WEST 1978).

Ein weiteres, in Studien über Epilepsie häufig erwähntes spezifisches Defizit sind mangelnde Lesekenntnisse. TIZARD et al. (1969) berichteten, daß 25% ihrer Stichprobe von 9–12jährigen epileptischen Kindern über 28 Monate hinsichtlich ihrer Lesekenntnisse und ihrer Auffassungsgabe zurücklagen, während dies bei der Gesamtbevölkerung nur bei 4% der Fall sei. RUTTER et al. (1970) fanden in ihrer Isle of Wight-Studie heraus, daß epileptische Kinder mit ihren Lesekenntnissen rund 12 Monate hinter den gleichaltrigen Kameraden zurückblieben. Ähnlich herabgesetzte Lesekenntnisse wurden von BAGLEY (1971) und von LONG u. MOORE (1979) festgestellt.

II. Faktoren, die die neuropsychologischen Fähigkeiten bei Epilepsie beeinflussen

1. Hirnschaden

Es wurde häufig berichtet, daß Patienten mit Epilepsie auf der Grundlage nachgewiesener Hirnschädigungen im Vergleich zu Patienten mit Epilepsie unbekannter Ätiologie niedrigere intellektuelle Fähigkeiten aufwiesen (zur Vertiefung s. KEATING 1960; TARTER 1972). KLOVE u. MATTHEWS (1966) fanden in ihren Untersuchungen (s. o.), daß normale Kontrollen den Patienten mit Epilepsie und Hirnschädigungen überlegen waren; außerdem zeigte sich, daß die Leistungsfähigkeit von Patienten mit Epilepsie und Hirnschaden im allgemeinen niedriger war als bei Epileptikern ohne Hirnschaden. Schließlich zeigte eine Patientengruppe mit Hirnschädigungen ohne Epilepsie geringere Leistungen als eine Kontrollgruppe, bei der die Epilepsie mit einer Hirnschädigung einherging. Die einzelnen Gruppen waren nach Alter und Ausbildungsstand gematcht.

So bietet ein vorbestehender Hirnschaden nicht eine komplette Erklärung für die neuropsychologischen Defizite, die man bei manchen Patienten mit Epilepsie findet. Schließt man Patienten mit Hirnschäden von den Auswertungen aus oder untersucht Patienten, bei denen ein solcher Faktor in irgendeiner Form kontrolliert ist, treten nichtsdestoweniger neuropsychologische Defizite auf.

2. Ersterkrankungsalter

Die meisten Untersuchungen gehen davon aus, daß ein früher Anfallsbeginn eine schlechte Prognose bezüglich neuropsychologischer Fähigkeiten nach sich zieht (zum Überblick s. KEATING 1969; TARTER 1972). Wenige der frühen Studien unterschieden zwischen Erkrankungsalter und Dauer der Epilepsie. DIKMEN et al. (1975) verglichen die Leistungen zweier Patientengruppen im Wechsler-Intelligenztest und der Halstead-Reitan Test-Batterie. Die beiden Stichproben waren nach Dauer und Häufigkeit tonisch-klonischer Anfälle gematcht, unterschieden sich jedoch bezüglich des Ersterkrankungsalters. Patienten, deren Epilepsie vor dem fünften Lebensjahr begonnen hatte, zeigten bezüglich der meisten Tests deutlichere Störungen als Patienten mit einem Epilepsiebeginn zwischen dem zehnten und fünfzehnten Lebensjahr. OLEARY et al. (1981) legten 48 Kindern zwischen neun und fünfzehn Jahren mit tonisch-klonischen Anfällen eine Testserie vor. Die Kinder mit frühem Anfallsbeginn, d. h. vor dem fünften Lebensjahr, waren im Vergleich zu den Kindern mit einem späteren Erkrankungsbeginn bei 8 von 14 Messungen deutlich beeinträchtigt. Die Defizite zeigten sich bei Aufgaben, deren Anforderungen die Wiederholung einer einfachen motorischen Handlung, Aufmerksamkeit und Konzentration, Gedächtnis und komplexe Problemlösungen einschloß. Effekte der Erkrankungsdauer wurden mittels statistischer Methoden ausgeglichen.

3. Anfallstyp

Die Forschungsergebnisse bezüglich des Zusammenhangs zwischen Anfallstyp und kognitiver Funktion sind bisher nicht übereinstimmend. Viele Autoren berichten, daß generalisierte Petit mal-Anfälle (Absencen) einen weniger schädlichen Einfluß als generalisierte tonisch-klonische (große) Anfälle ausüben (COLLINGS 1947; ZIMMERMANN et al. 1951). Auf der anderen Seite jedoch fand HALSTEAD (1957), daß Kinder mit Absencen niedrigere IQs und schlechtere Leistungen beim Lesen und Rechnen aufwiesen als Kinder mit tonisch-klonischen Anfällen. Kürzlich erst wurde die potentiell schädliche Auswirkung von Absencen im Klassenzimmer betont.

Vergleiche zwischen Patienten mit generalisierten und partiellen Anfällen haben nicht zu einem klaren Resultat geführt. KLOVE u. MATTHEWS (1966) berichteten, daß Patienten mit generalisierten Anfallstypen im Wechsler-Intelligenztest und der neuropsychologischen Testreihe von Halstead schlechtere Leistungen erbrachten als solche mit partiellen Anfällen. Die Beurteilungswerte von Patienten mit gemischten Anfallstypen lagen irgendwo zwischen beiden Gruppen. Jedoch auch das Gegenteil wurde gefunden, d. h. daß Patienten mit partiellen Anfällen bei neuropsychologischen Tests schlechter abschnitten. Und um das Bild noch weiter zu komplizieren: Einige Autoren behaupten, daß es bezüglich psychologischer Testleistungen zwischen Patienten mit partiellen und solchen mit generalisierten Anfällen keine eindeutigen Unterschiede gäbe.

Diese widersprüchlichen Ergebnisse basieren auf den unterschiedlichen Messungen neuropsychologischer Funktionen, die in den einzelnen Studien angewandt wurden. Außerdem muß die Reliabilität der Klassifizierung der Anfälle, insbesondere in den früheren Studien, in Frage gestellt werden. Es ist eher wahrscheinlich, daß sich verschiedene Anfallstypen durch das jeweilige Muster neuropsychologischer Defizite unterscheiden, als daß bestimmte Typen insgesamt gesehen weniger Beeinträchtigungen verursachen als andere. In der Tat wird dies aufgrund der neueren Forschung, wie schon an anderer Stelle im Zusammenhang mit Gedächtnisleistungen bei Temporallappen-Epilepsie ausgeführt, deutlich.

In diesem Zusammenhang kann man auch davon ausgehen, daß das Alter bei Anfallsbeginn Auswirkungen auf das Muster kognitiver Fähigkeiten hat. Ein linksseitiger Fokus beispielsweise mag einen anderen Einfluß ausüben, je nachdem, ob er im Alter von einem, sechs, sechzehn oder sechzig Jahren aktiv wird.

4. Anfallshäufigkeit

Die Anfälle selbst wurden mit dem neuronalen Schaden in Zusammenhang gebracht, den man bei manchen Patienten mit Epilepsie sieht (DAM 1980). Folglich könnte man erwarten, daß Anfälle, insbesondere wenn sie häufig auftreten, eine nachteilige Auswirkung auf die neuropsychologischen Funktionen haben. Einige Untersucher fanden, daß häufige Anfälle mit deutlicheren Störungen kognitiver Fähigkeiten verbunden sind als seltene (DIKMEN u. MATTHEWS 1977). Dies wurde jedoch nicht durchgängig bestätigt (ZIMMERMANN et al. 1951; DELANEY 1980; LOISSEAU 1980). In einer neueren Studie bemühten sich SEIDENBERG et al. (1981), den Einfluß der Anfallshäufigkeit mit Hilfe eines longitudinalen Designs zu erkunden. Sie verglichen die Test-Retest-Leistungen im Wechsler-Intelligenztest bei zwei Gruppen erwachsener Epileptiker. Die Anfallshäufigkeit hatte während des Test-Retest-Intervalls bei der einen Gruppe ab-, bei der anderen zugenommen oder war bei dieser konstant geblieben. Bei mehreren psychologischen Messungen zeigte die erste Gruppe deutliche Verbesserungen (Gesamt-IQ, Handlungs-IQ, verbaler IQ und bei 8 von 11 Untertests). Im Gegensatz dazu zeigte die letztere Gruppe lediglich bezüglich des Handlungs-IQs und des Object-assembly-Untertests deutliche Verbesserungen. Diese Ergebnisse legen somit nahe, daß die Anfallshäufigkeit wahrscheinlich einer der für die Fluktuationen der Testleistungen epileptischer Patienten verantwortlichen Faktoren ist.

5. Elektroenzephalographische Befunde

Der mögliche Zusammenhang zwischen neuropsychologischen Funktionen und verschiedenen EEG-Mustern wurde ebenfalls untersucht. Viele Arbeiten konzentrierten sich auf die klassische „Drei-pro-Sekunden-Spike-wave-Aktivität", die im Zusammenhang mit Absencen auftritt. Die vorherrschende Auffassung ist, daß diese Aktivität mit schlechten Testleistungen einhergeht. Besonders deutlich zeigen sich diese bei Messungen der Reaktionszeit und des Vigilanzverhaltens, insbesondere, wenn das Tempo einer Aufgabe durch den Experimentator vorgegeben ist (BROWNE et al. 1974). Einige Autoren haben gezeigt, daß Veränderungen der Häufigkeit der Spike-wave-Entladungen offenbar von der Bedeutung der Aufgabe für den jeweiligen Patienten abhängig sind. Während Phasen von Aufmerksamkeit und Interesse mit einer Reduktion dieser abnormen Aktivität einhergehen, finden sich in Phasen der Langeweile vermehrt Spike-wave-Entladungen (GUEY et al. 1969). Interessanterweise gehen bei manchen Studien die beobachteten Verhaltensfolgen den Spitzenentladungen etwa eine bis eineinhalb Sekunden voraus (zur Übersicht s. FENWICK 1982).

Andere Formen epileptischer Aktivität in der EEG-Ableitung wurden mit neuropsychologischen Funktionsstörungen in Zusammenhang gebracht. In einer Studie fand man, daß Patienten mit häufig vorhandener epileptiformer Aktivität in den EEG-Ableitungen bei neuropsychologischen Testserien schlechter abschnitten als Patienten mit entweder seltener oder fehlender epileptiformer Aktivität (WILKUS u. DODRILL 1976). Nicht alle Untersucher hingegen konnten Verschlechterungen von psychologischen Testleistungen im Zusammenhang mit epileptischer Aktivität im EEG finden. Dies könnte auf die relative Unempfindlichkeit der Oberflächen-Ableitungen zurückzuführen sein. Studien mit Tiefenableitungen sind selten, scheinen aber die Ansicht zu stützen, daß subklinische epileptische Entladungen kognitive Prozesse beeinträchtigen können (RAUSCH et al. 1978). Eine Schwierigkeit bei zahlreichen Untersuchungen ist, daß zwischen den

EEG-Ableitungen und den neuropsychologischen Beurteilungen ein Abstand von
mehreren Tagen bis Wochen bestand.

Ein weiterer Zusammenhang wurde zwischen neuropsychologischem Befund
und dem Auftreten nicht-epileptischer abnormer elektrischer Aktivität im EEG,
beispielsweise Verlangsamung der Hintergrundsaktivität, vermutet. Dodrill u.
Wilkus (1978) stellten fest, daß eine dominante posteriore Frequenz von weniger
als 7,7 bis 8,0 mit schlechteren neuropsychologischen Testergebnissen einherging
als schnellere Rhythmen. Die Leistungen waren insbesondere bei Tests vermindert, die Aufmerksamkeit und „komplexe geistige Verarbeitung" erforderten. Die
Kombination langsamer Wellen und epileptiformer Aktivität führten zu deutlicheren Störungen der psychologischen Befunde als entweder langsame Wellen
oder epileptiforme Aktivität alleine. Im Rahmen einer Erweiterung dieser Arbeit
berichteten Dodrill u. Wilkus (1978), daß die Anwesenheit großer Anteile von
Theta-Aktivität in den EEG-Ableitungen der sicherste Indikator überhaupt für
gestörte neuropsychologische Testleistungen sei. EEG-Unregelmäßigkeiten sind
aber keine Ursache. Man muß sich daher fragen, was hinter der Verlangsamung
dieser Rhythmen bei Patienten mit Epilepsie steckt. Ein Faktor könnte z. B. die
Gabe der antikonvulsiven Medikation sein.

6. Soziale und psychologische Faktoren

Die bisher dargelegten Faktoren könnte man als physische oder Krankheitsfak-
toren zusammenfassen. Der Einfluß von Umgebungsfaktoren auf das neuropsychologische Leistungsvermögen wurde bisher wenig untersucht, möglicherweise
weil diese einer objektiven Untersuchung schlechter zugänglich sind. Institutiona-
lisierung (Halstead 1957), fehlender Schulbesuch (Ross u. West 1978) und elter-
liche Einstellungen (Long u. Moore 1979) sind einige der Möglichkeiten, von denen man nachteilige Auswirkungen auf kognitive Fähigkeiten annahm. Forschungsergebnisse lassen vermuten, daß das epileptische Kind in der Schule von
seinen Kameraden und selbst von seinen Lehrern diskriminiert werden kann
(Pazzaglia u. Frank-Pazzaglia 1976). Bei der Stellensuche mag der Patient mit
Epilepsie wiederholt Ablehnungen erfahren, die wahrscheinlich nachteilige Auswirkungen auf Motivation und Lebenseinstellung haben. Depressive Erkrankungen sind bei der Epilepsie nicht selten (Robertson u. Trimble 1986), Leistungseinbußen bei neuropsychologischen Tests können hierdurch mitverursacht sein.
Suumeijer et al. (1973) führten mehrere Untersuchungen über den jeweiligen Anteil sozialer oder psychologischer und unmittelbar krankheitsbedingter Faktoren
durch und gelangten dabei zu der Ansicht, daß erstere bezüglich des kognitiven
Status epileptischer Patienten einen verheerenderen Effekt haben können als letztere.

7. Neuropsychologische Aspekte der Behandlung

Die meisten Patienten mit Epilepsie werden mehrere Jahre mit antikonvulsiven
Medikamenten behandelt. Trotz ihrer weiten Verbreitung ist wenig über die möglichen Effekte dieser Pharmaka auf kognitive Leistungen bekannt, wenngleich

mehrere Literaturübersichten vorhanden sind (z. B. TRIMBLE 1981; TRIMBLE u. REYNOLDS 1984). Nur wenige Medikamente wurden systematisch untersucht, wobei die Ergebnisse der Studien bezüglich des gleichen Medikaments häufig widersprüchlich und unschlüssig sind, so daß lediglich wenige, eher vorläufige Schlußfolgerungen gezogen werden können.

Die meisten Antikonvulsiva werden kurz nach ihrer Einführung, gestützt auf subjektive Eindrücke, günstig beurteilt. Bald danach jedoch tauchen mit der weiter verbreiteten und längeren Anwendung im allgemeinen gegenteilige Stellungnahmen auf. Inzwischen wurden von der Mehrzahl der existierenden Medikamente nachteilige Auswirkungen auf neuropsychologische Fähigkeiten berichtet. Wenngleich die Art der beobachteten Defizite zwischen den verschiedenen Untersuchungen variiert, sind sie im allgemeinen jedoch so ausgeprägt, daß man annehmen kann, daß sie zumindest die Fähigkeit des einzelnen, Höchstleistungen bei der Arbeit, in der Schule oder bei anderen täglichen Aktivitäten zu erbringen, in Mitleidenschaft ziehen. Unter den Medikamenten scheint Phenobarbital am meisten, Carbamazepine am wenigsten zu Beeinträchtigungen zu führen. Eine weitere Erkenntnis neuerer Studien ist, daß zwischen der Serumkonzentration der Antikonvulsiva und kognitiver Funktion eine Beziehung besteht, wobei hohe, jedoch nicht notwendigerweise toxische Serumspiegel mit neuropsychologischen Störungen einhergehen (REYNOLDS u. TRAVERS 1974; MATTEWS u. HARLEY 1975; TRIMBLE et al. 1980).

Es ist schwierig, definitivere Schlüsse zu ziehen, da sich die einzelnen Untersuchungen bezüglich mehrerer wichtiger Parameter unterscheiden, so u. a. Höhe und Dauer der eingenommenen Medikation sowie Typs, Dauer und Schweregrad der Epilepsie. Des weiteren haben viele Untersucher Querschnittsuntersuchungen durchgeführt, indem sie Gruppen epileptischer Patienten vermutlich nach allen außer medikamentenbezogenen Variablen gematcht und verglichen haben. Wie schon zuvor bemerkt, sind Patienten mit Epilepsie jedoch nicht eine homogene Gruppe. Sie können sich in einer Vielzahl von Variablen unterscheiden, insbesondere epilepsiebedingten, denen man selbst schon einen Einfluß auf neuropsychologische Fähigkeiten zuschreibt. Aus diesem Grund ist das Matchen von Patientengruppen mit Epilepsie sehr schwierig, will man Medikamenteneffekte untersuchen. Intraindividuelle Vergleiche könnten für solche Untersuchungen möglicherweise ein geeigneteres Design darstellen, wenngleich diese auch nicht ohne Probleme sind.

Ein weiterer wichtiger Kritikpunkt an früheren Arbeiten war das große Vertrauen auf psychologische Tests, die für die Beurteilung der Intelligenz und/oder eines Hirnschadens standardisiert sind, anstatt Testverfahren zum Auffinden medikamenten-induzierter Veränderungen der Gehirnfunktion anzuwenden.

In unseren eigenen Untersuchungen wurden medikamenten-induzierte Veränderungen kognitiver Funktionen sowohl bei nicht-epileptischen Probanden wie auch bei Patienten geprüft. Die ersteren Versuche hatten den Vorteil, daß sie ein sorgfältig kontrolliertes und ausbalanciertes Design einschließlich der Anwendung von Plazebos erlaubten. Dies ist wegen der Behandlung und aus ethischen Gründen im allgemeinen bei Patienten mit Epilepsie nicht möglich. Außerdem sind die Ergebnisse – wie bereits gesagt – nicht durch den Einfluß anderer epileptischer Variablen beeinträchtigt. Es wurden fünf verschiedene Medikamentenprüfungen durchgeführt, wobei verschiedenen Gruppen antikonvulsive Dosen von Phenytoin, Carbamazepin, Natriumvalproat, Clobazam und Clonazepam verabreicht wurden (Thompson et al. 1981; Thompson u. Trimble 1981 a, b; Cull u. Trimble 1987). Im Zusammenhang mit all diesen fünf Medikamenten zeigten sich deutliche Defizite bei den Testleistungen. Auf Phenytoin waren die Beeinträchtigungen am deutlichsten. Sie betrafen die Messungen von Gedächtnis, psychischem und motorischem Tempo. Diese Leistungsstörungen wurden bei durchschnittlichen antikonvulsiven Serumspiegeln festgestellt, die gut innerhalb der üblichen therapeutischen Breite lagen. Des weiteren fanden sich signifikante Korrelationen zwischen den Serumspiegeln der einzelnen Patienten und dem Grad der Beeinträchtigung der Testleistung bei fünf Messungen. Unter Clonazepam in der niedrigen Dosierung von dreimal täglich 0,5 mg traten Störungen des Gedächtnisses und des Lernens auf. Die Defizite unter Natriumvalproat, Carbamazepine und Clobazam waren geringer. Die Art der Störungen bei Natriumvalproat und Clobazam deutete auf eine Verlangsamung der psychischen Informationsverarbeitung hin, die erst dann deutlich wurde, wenn die Anforderungen der Aufgaben zunahmen. Im Gegensatz hierzu betrafen jene Defizite, die im Zusammenhang mit Carbamazepin gefunden wurden, eher das motorische und nicht so sehr das psychische Tempo. Bei einem Parameter des psychischen Tempos der Aufnahme von Wahrnehmungen trat unter dieser Medikation sogar eine signifikante Verbesserung der Leistungsfähigkeit auf.

In unseren Untersuchungen bei Patienten (Thompson u. Trimble 1982) stellten wir Veränderungen der Leistungsfähigkeit nach Medikamentenänderungen fest. Als Gesamtergebnis zeigte sich, daß die Reduktion von Medikamenten bei Patienten mit mehreren Antiepileptika die Leistungen bei psychologischen Tests verbesserte. Diese Leistungsverbesserungen waren am deutlichsten bei Messungen der Konzentration und der motorischen Geschwindigkeit, am geringsten bei Messungen des Gedächtnisses. Diese beobachteten Vorteile wurden im allgemeinen nicht früher als sechs Monate nach der Medikamentenreduktion beobachtet. Dies läßt darauf schließen, daß eine erhebliche Zeit verstreichen muß, bevor man die Folgen von Medikamentenveränderungen beurteilen kann. Die Verbesserungen der neuropsychologischen Fähigkeiten fanden sich, ohne daß merkliche Veränderungen der Anfallshäufigkeit auftraten.

In einer Studie, in der Patienten auf Carbamazepin alleine oder in Kombination mit einer vorbestehenden Medikation umgesetzt wurden, zeigten sich frühere und umfangreichere Verbesserungen der Testleistungen.

Kürzlich untersuchten wir Patienten unter Monotherapie mit Phenytoin, Carbamazepin und Natriumvalproat (Thompson u. Trimble 1982a). Die untersuchten Patienten wurden mit einem Intervall von drei Monaten zweimal gesehen, einmal mit hoher und einmal mit niedriger Medikamentenkonzentration. Bei hohem Serumspiegel zeigten sich Leistungseinbußen, die am ausgeprägtesten bei Patienten mit Phenytoin- und Natriumvalproat-Therapie waren.

Diese Ergebnisse weisen darauf hin, daß bestimmte Patienten, insbesondere unter Phenytoin und Natriumvalproat bessere neuropsychologische Testergebnisse erbringen, wenn sie auf niedrigere Serumkonzentrationen eingestellt sind. Dies ist nicht unbedingt mit einer deutlich vermehrten Anfallshäufigkeit verbunden. Außerordentlich interessant ist, daß unsere Ergebnisse Hinweise erbrachten, wonach Carbamazepin gegenüber den beiden anderen untersuchten Medikamenten unterschiedliche Störungen neuropsychologischer Fähigkeiten hervorruft. Wenn auch die vorhandenen Daten mit Vorsicht interpretiert werden müssen, deutet sich an, daß Phenytoin und Natriumvalproat bei höheren Spiegeln zu einer allgemeinen Verlangsamung psychischer Prozesse führen, was bei ausreichendem Schweregrad eine Beeinträchtigung der Leistungsfähigkeit bei vielen täglichen Aktivitäten bewirken kann. Auf der anderen Seite scheint Carbamazepin weniger ausgedehnte Auswirkungen auf die kognitiven Funktionen und einen nicht so deutlichen Bezug zum psychischen Tempo zu haben.

8. Chirurgische Eingriffe

Bei Patienten, bei denen mit Hilfe der antikonvulsiven Medikation die Anfälle nicht adäquat kontrolliert werden können, ist eine chirurgische Therapie in Betracht zu ziehen. Neuropsychologische Untersuchungen dieser Patientengruppe haben erheblich zu unserem Verständnis der Zusammenhänge zwischen Gehirn und Verhalten beigetragen. Von Patienten, die sich einer temporalen Lobektomie unterzogen haben, konnten wir Erkenntnisse über die Rolle dieses Hirnareals, insbesondere seiner Verknüpfung mit Gedächtnisfunktionen, gewinnen (MILNER 1974; IVERSEN 1977). Andere Patienten wurden am Corpus callosum operiert. Diesen verdanken wir das Wissen über die unterschiedlichen neuropsychologischen Fähigkeiten der beiden Hemisphären (GAZZANINGER u. SPERRY 1967). In letzter Zeit lassen neuropsychologische Untersuchungen chirurgischer Patienten darauf schließen, daß diese bezüglich der Prognose aussagekräftig sind. WANNAMAKER u. MATTHEWS (1976) prüften bei vierzehn Patienten mit Epilepsie prä- und postoperativ kognitive Leistungen mittels der Halstead-Reitan Testbatterie sowie durch Messungen motorischer Leistungen und sensorischer Diskrimination. Sie fanden, daß eine postoperative Verbesserung der Anfallshäufigkeit eher bei solchen Patienten auftrat, die präoperativ die geringsten neuropsychologischen Störungen aufwiesen. Außerdem zeigten jene Patienten, die präoperativ am meisten beeinträchtigt waren, die Tendenz, postoperativ eher noch größere neuropsychologische Defizite zu entwickeln. In ihren Untersuchungen fanden WANNAMAKER u. MATTHEWS des weiteren, daß Patienten mit Resektion der rechten Hemisphäre bezüglich des neuropsychologischen Folgezustands und der Anfallskontrolle bessere Aussichten hatten als jene mit Operation der linken Hemisphäre. Die Autoren weisen jedoch darauf hin, daß die von ihnen ausgewählten Tests mehr Gewicht auf die Beurteilung der Funktionen der dominanten Hemisphäre legten.

Häufig wird gesagt, daß eine Psychose eine Kontraindikation zur temporalen Lobektomie darstellt. Es ist wichtig zu entscheiden, ob die Psychose von einem Status epilepticus unterhalten wird. In diesem Fall mag eine temporale Lobektomie sehr wohl eine Besserung nicht nur der Anfallshäufigkeit, sondern auch der Psychose mit sich bringen. Patienten mit einer chronischen Psychose, die keinen klaren Zusammenhang zu Anfallsvariablen aufweist, können auch durch die Beendigung der Anfälle Verbesserungen ihrer Lebensqualität erfahren, wenn auch der Effekt der Operation auf die Psychose im allgemeinen gering ist. Es gibt eine Gruppe von Patienten, die manchmal erstmalig postoperativ eine schwere

Psychose entwickeln. Da bei diesen Patienten im allgemeinen durch die Operation ein Stillstand der Anfälle erfolgt, mag dies eine andere Form der „forcierten Normalisierung" darstellen.

F. Behandlung psychiatrischer Probleme bei Epilepsie

Viele Gesichtspunkte dieses Themas wurden anderenorts ausführlicher behandelt (s. Reynolds u. Trimble 1981). In diesem Rahmen soll lediglich ein allgemeiner Überblick gegeben werden. Die bisher erwähnten epileptischen Störungen werden dabei im einzelnen betrachtet.

Wenngleich aus psychiatrischer Sicht die Psychose das wohl größte Problem darstellt, haben diese Psychosen nicht unbedingt die schwerwiegendsten Folgen. Interessanterweise verbleiben viele psychotische Patienten in ihrer häuslichen Umgebung (und werden daher bei klinischen Fallstudien nicht erfaßt). Sie sind häufig verheiratet oder leben zumindest mit einem engen Partner zusammen, und sie erfahren nicht die progressive Verschlechterung, die häufig im Rahmen des schizophrenen Prozesses gesehen wird.

Von besonderer Bedeutung für die Behandlung ist die genaue Erfassung der Beziehung zwischen Psychose und Anfall, wozu eine ambulante Aufzeichnung oder telemetrische Untersuchungen notwendig werden können. Anfallsbezogene Psychosen benötigen in der Regel keine antipsychotische Medikation, kommen mit der Zeit zur Ruhe, und die Behandlung ist auf eine bessere Kontrolle der Epilepsie zu richten. In manchen Fällen werden diese Psychosen falsch interpretiert, da sie etwa 24–28 Std nach einem Anfallsgeschehen nach einem freien Intervall auftreten. Das EEG-Muster kann hierbei einen partiellen Status epilepticus aufweisen.

Interiktale Psychosen können auch mit dem Anfallsmuster in Verbindung stehen; manche Psychosen treten auf, wenn die Anfallshäufigkeit abnimmt. Bei solchen Patienten kann eine Anpassung der antikonvulsiven Medikation hilfreich sein, beispielsweise, indem die Dosierung vermindert oder eine Monotherapie angestrebt wird. Besteht keinerlei Beziehung zur Anfallshäufigkeit und erscheint eine Therapie notwendig, hängt die Wahl der Medikation vom Typ der Psychose ab. Paranoide und schizophreniforme Störungen behandelt man am besten mit Neuroleptika, wobei die Butyrophenone wie Haldol und Pimozid die Anfallsschwelle weniger erniedrigen als die Phenothiazine, letztere sind daher geeigneter, falls eine Behandlung bei Patienten mit nachlassender Anfallshäufigkeit erforderlich ist. Intramuskuläre Langzeitneuroleptika sind nicht kontraindiziert und sollten, falls notwendig, angewandt werden. Bei manisch-depressiven Psychosen können ebenfalls Neuroleptika erforderlich sein, jedoch bleibt Lithium der Pfeiler der Behandlung. Hierfür sind Serumspiegelkontrollen unabdingbar. Lithium kann zerebrotoxisch wirken und Anfälle hervorrufen, daher muß eine sorgfältige Überwachung erfolgen.

Depressive Erkrankungen, mehr noch protrahierte dysphorisch depressive Zustandsbilder, die bei epileptischen Patienten gesehen werden, sind zuweilen äußerst schwer zu therapieren. Psychotrope Medikamente sind oft wenig wirksam, wenngleich viele Patienten sie verschrieben bekommen. Antidepressiva, insbesondere trizyklische, provozieren Anfälle und können einen Status epilepticus hervorrufen. Nomifensin ist eines der wenigen Antidepressiva, das nicht die Anfallsschwelle herabsetzt (TRIMBLE 1978); dieses Medikament wurde systematisch untersucht (ROBERTSON u. TRIMBLE 1986). Es konnte in einer plazebo-kontrollierten Doppelblind-Studie gezeigt werden, daß Nomifensin, unter der Voraussetzung, daß es in ausreichender Dosierung (mindestens 150 mg pro Tag) gegeben wird, effektiver als Amitriptylin depressive Symptome lindern kann. Allgemein sind antidepressive Serumspiegel bei Patienten unter Antikonvulsiva-Medikation reduziert. Manche Trizyklika und Viloxazin zeigen nachteilige Wechselwirkungen mit Antikonvulsiva und vermögen toxische Erscheinungen hervorzurufen. Auf die Verschlimmerung von Verhaltensstörungen nach einem solchen Therapiebeginn sollte sorgfältig geachtet und die Serumspiegel der Antikonvulsiva überprüft werden.

Besonders interessant ist, daß Patienten eine psychotische depressive Erkrankung entwickeln können, sobald die Anfälle unter Kontrolle sind oder eine temporale Lobektomie durchgeführt worden ist. Dieser Antagonismus muß eine grundsätzliche Auswirkung auf die Streitfrage der Behandlung psychiatrischer Erkrankungen, insbesondere depressiver Zustandsbilder mit elektrokonvulsiver Therapie (EKT), haben, wenn auch die neurophysiologischen und biochemischen Hintergründe derzeit noch ungeklärt sind. Nichtsdestotrotz ist dieser Zusammenhang bezüglich des gesamten Gebiets psychiatrischer Aspekte der Epilepsie zweifellos wichtig.

Weitere Methoden, diese psychiatrischen Zustandsbilder zu behandeln, schließen eine Regulierung der antikonvulsiven Medikation und psychotherapeutische Intervention ein. Bezüglich des ersteren mehren sich die Hinweise, daß antikonvulsive Medikamente, insbesondere eine Polytherapie, psychische Veränderungen hervorrufen und daß Rationalisierung der Therapie, insbesondere in Richtung einer Monotherapie, den Affekt und das Wohlbefinden der Patienten verbessern kann (THOMPSON u. TRIMBLE 1982; TRIMBLE u. REYNOLDS 1984). Carbamazepin wurde häufig als Mittel der Wahl bei Patienten mit psychopathologischen Veränderungen bezeichnet. Ersetzte man toxischere Antikonvulsiva durch dieses Medikament, kam es oft zu einer Abnahme depressiver Symptome (THOMPSON u. TRIMBLE 1982). In dieser Hinsicht ist zu erwähnen, daß ROBERTSON (1983) eine signifikante inverse Korrelation zwischen der Einnahme von Carbamazepin und dem Vorhandensein von Angst und depressiven Symptomen bei depressiven epileptischen Patienten gefunden hat (d. h., je höher der Carbamazepin-Spiegel, desto geringer die psychopathologischen Störungen). RODIN u. SCHMALTZ (1984) berichteten über einen ähnlichen Zusammenhang zwischen Carbamazepin-Spiegeln und mehreren Scores (Rangwerte) im Baer-Fedio-Fragebogen. Dies stützt die schon lange vertretene Ansicht, daß Carbamazepin bei Epilepsie sowohl Persönlichkeitsveränderungen (s. DALBY 1975) als auch affektive Symptome beeinflußt.

Psychotherapeutische Interventionen bei Patienten mit psychologischen Schwierigkeiten können mit Hilfe nicht-medizinischen Personals, das einer Epilepsie-Ambulanz zugeordnet ist, durchgeführt werden. Entscheidend ist, daß solche Mitarbeiter über die Epilepsie und ihre Komplikationen informiert sind, Ver-

ständnis hierfür aufbringen und keine Angst davor haben. Eine Psychoanalyse ist
selten, wenn überhaupt, indiziert. Die Hilfe von Rehabilitationsfachleuten, Sozi-
alarbeitern und Psychologen ist eine wichtige Voraussetzung für die umfassende
Behandlung der schwierigeren Patienten.

In der letzten Zeit haben sich in der Neurologie eine Vielzahl verhaltensthera-
peutischer Maßnahmen eingebürgert, die in der Epilepsie Anwendung finden.
Diese schließen Konditionierungsmaßnahmen, Verhaltensänderungen und Bio-
feedback-Techniken (Fenwick 1981) ein. Wenngleich diese Maßnahmen bei einzelnen Patienten von Wert sein mögen, so besteht derzeit kein tatsächlicher Beweis, daß sie alternative Behandlungsmöglichkeiten für die Epilepsie darstellen.
Abgesehen von der Relaxation, die für viele Patienten vorteilhaft ist, und der
Desensibilisierung bei Patienten, die Angst vor Anfällen haben oder unter Ago-
raphobie leiden, werden diese Methoden nicht zur Behandlung psychiatrischer
Symptome angewandt.

G. Zusammenfassung

In dieser Übersicht wird hervorgehoben, daß in den letzten Jahren viele Erkenntnisse über psychopathologische Störungen und kognitive Funktionen bei Epileptikern gewonnen wurden. Hinsichtlich des ersteren Problems war die Einstellung,
daß alle Patienten mit Temporallappen-Epilepsie psychopathologische Veränderungen aufweisen, niemals klar begründet und wurde mittlerweile durch die Auffassung ersetzt, daß psychopathologische Veränderungen bei Epileptikern das
Resultat verschiedener unabhängiger und abhängiger Prozesse ist. Es besteht
kaum Zweifel daran, daß Patienten mit Epilepsie schwer unter Problemen sozialer Ablehnung und Diskriminierung leiden. Ihre Erkrankung mit dem plötzlichen
und paroxysmalen Bewußtseinsverlust, der zu einem sozial störenden Verhalten
führt, macht diese Patienten anfällig für die Entwicklung psychopathologischer
Veränderungen. Außerdem mehren sich, je weiter andere Variablen untersucht
werden, die Hinweise, daß Patienten mit bestimmten Epilepsieformen eher bestimmte Arten von psychiatrischen Erkrankungen entwickeln. Hier sind vor allem Patienten mit überwiegend allokortikalen Läsionen gefährdet, deren Anfallsmuster die Grenzen des limbischen Systems überschreiten und eine starke Gene-
ralisierungstendenz aufweisen.

Kognitive Veränderungen und die Gründe hierfür stellen ein Gebiet wachsenden Interesses und zunehmender Bedeutung dar. Hierin spiegeln sich nicht nur die
verbesserten Möglichkeiten neuropsychologischer Diagnostik, sondern auch die
wachsenden kognitiven Anforderungen der modernen Gesellschaft wieder, die
aufgrund der schnellen technologischen Veränderungen auf uns allen lasten.

Literatur

Agnetti V, Ganga M, Murrigaile M, Piras MR, Ticca A (1979) Memory assessment in temporal lobe epilepsy. Paper presented at the XIth Epilepsy International Symposium, Florence, Italy, 1979

Arena R, Menchetti G, Tassinari G, Tognetti M (1979) Simple and complex reaction time to lateralised visual stimuli in groups of epileptic patients. Paper presented at the XIth Epilepsy International Symposium, Florence, Italy, 1979

Arieff AJ, Jacorzinski GK (1942) Absence of deterioration in patients with non organic epilepsy. J Nerv Ment Dis 95:687–697

Bagley C (1971) The social psychology of the child with epilepsy. Routledge Kegan and Paul Ltd, London

Bancaud J, Favel P, Bonis A et al. (1970) Manifestations sexuelles paroxystiques et epilepsie temporale. Rev Neurol 123:217–230

Barnes MR, Fetterman J (1938) Mentality of dispensary epileptic patients. Arch of Neurol 40:903–910

Barraclough B (1982) Suicide and epilepsy. In: Reynolds EH, Trimble MR (eds) Epilepsy and psychiatry. Churchill Livingstone, Edinburgh, pp 72–76

Bear DM, Fedio P (1977) Quantitative analysis of interictal behaviour in temporal lobe epilepsy. Arch of Neurol 34:454–467

Bear DM, Levin K, Blumer D, Chetham D, Ryder J (1982) Interictal behaviour in hospitalised temporal lobe epileptics: relationship to idiopathic psychiatric syndromes. J Neurol Neurosurg Psychiatry 45:481–488

Berent S, Boll TJ, Giordani B (1980) Hemispheric site of epileptogenic focus: cognitive, perceptual and psychosocial implications for children and adults. In: Canger R, Angeleri F, Penry JK (eds) Advances in epileptology. Raven Press, New York

Betts TA (1974) A follow-up study of a cohort of patients with epilepsy admitted to psychiatric care in an English city. In: Harris P, Mawdsley C (eds) Epilepsy-proceedings of the Hans Berger Centenary Symposium, pp 326–338

Betts TA, Merskey H, Pond DA (1976) Psychiatry. In: Laidlaw J, Richens A (eds) Epilepsy. Churchill Livingstone, London, pp 145–184

Blumer D, Walker AE (1975) The neural basis of sexual behaviour. In: Benson DF, Blumer D (eds) Psychiatric aspects of neurologic disease. Grune and Stratton, New York, pp 199–217

Bouchet M, Cazanveilh M (1825) De lepilepsie considere dans ses rapports avec lalientation mentale. Arch Gen Med 9:510–542

Bradley C (1947) Treatment of the convulsive child in a childrens psychiatric hospital. Nervous Child 6:76–85

Browne TR, Penry JK, Porter RJ, Dreifuss FE (1974) Responsiveness before, during and after spike-wave paroxysms. Neurology 24:659–665

Bruens JH (1980) Psychoses in epilepsy. Historic concepts and new developments. In: Canger R, Angeleri F, Penry JK (eds) Advances in epileptology: XIth Epilepsy International Symposium. Raven Press, New York, pp 161–166

Bruhn P, Parsons OA (1977) Reaction time variability in epileptic and brain-damaged patients. Cortex 13:373–384

Collins AL (1951) Epileptic intelligence. J Consult Psychol 15:392–399

Crow T (1980) Molecular pathology of schizophrenia: more than one disease process. Br Med J 280:66–68

Cull C, Trimble MR (1988) Anticonvulsant benzodiazepines and performance (in press)

Dalby MA (1975) Behavioural effects of carbamazepine. In: Penry JK, Daly DD (eds) Partial seizures and their treatment. Raven Press, New York

Dam AM (1980) Epilepsy and neuron loss in the hippocampus. Epilepsia 21:617–630

Delaney RC, Rosen AJ, Mattson RH, Novelly RA (1980) Memory function in focal epilepsy. A comparison of non-surgical unilateral temporal lobe and frontal lobe samples. Cortex 16:103–117

Delgado-Escueta AV, Mattson RH, King L et al. (1981) The nature of aggression during epileptic seizures. N Engl J Med 305:711–716

Deutsch CP (1953) Differences among epileptics and between epileptics and non-epileptics in terms of some learning and memory variables. Arch Neurol Psychiatry 70:475–482

Dewhurst K (1980) Thomas Williss Oxford Lectures. Sandford, Oxford

Diehl LW (1979) Treatment of complicated epilepsies in adults. A clinical-statistical study. Karger, Basel

Dikmen S (1980) Neuropsychological aspects of epilepsy. In: Hermann BP (ed) A multidisciplinary handbook of epilepsy. Thomas Springfield, Illionois, pp 36–73

Dikmen S, Matthews CG (1977) Effect of major motor seizure frequency upon cognitive-intellectual functions in adults. Epilepsia 18:21–30

Dikmen S, Matthews CG, Harley JP (1975) The effect of early versus late onset of major motor epilepsy upon cognitive intellectual function. Epilepsia 1:73–81

Dodrill CB, Wilkus RJ (1978) Neuropsychological correlates of the E.E.G. in epileptics: III Generalised non-epileptiform abnormalities. Epilepsia 19:453–462

Dongier S (1959) Statistical study of clinical and electroencephalographic manifestations of 536 psychotic episodes occuring in 516 epileptics between clinical seizures. Epilepsia 1:117–142

Engel J, Wolfson L, Brown L (1978) Anatomical correlates of electrical and behavioural events related to amygdaloid kindling. Ann Neurol 3:538–544

Epstein AW (1961) Relationship of fetishism and transvestism to brain and particularly to temporal lobe dysfunction. J Nerv Ment Dis 133:247–253

Fedio P, Mirsky AF (1969) Selective intellectual deficits in children with temporal lobe or centrecephalic epilepsy. Neuropsychologia 6:287–300

Fenwick P (1981a) EEG Studies. In: Reynolds EH, Trimble MR (eds) Epilepsy and Psychiatry. Churchill Livingstone, Edinburgh, pp 242–263

Fenwick P (1981b) Precipitation and inhibition of seizures. In: Reynolds EH, Trimble MR (eds) Epilepsy and psychiatry. Churchill Livingstone, Edinburgh, pp 306–321

Flor-Henry P (1969) Psychosis and temporal lobe epilepsy. Epilepsia 10:363–395

Fox JT (1924) Response of epileptic children to mental and educational tests. Br J Med Psychol 4:235–248

Gastaut H (1964) Enquiry into the education of epileptic children. In: Epilepsy and education, a report of a seminar in Marseilles, April, 1964. British Epilepsy Association and International Bureau for Epilepsy

Gastaut H, Collomb H (1954) Etude du comportement sexual chez les epileptiques psychomoteurs. Ann Med Psychol (Paris) 2:657–696

Gazzaniger MS, Sperry RW (1967) Language after section of the cerebral commissures. Brain 90:131–148

Gee KW, Killam EK, Hollinger MA, McDaid RL, Muir CO (1981) The relationship of dopamine receptors to seizure development. Epilepsia 22:227 (abstract)

Geschwind N (1979) Behavioural changes in temporal lobe epilepsy. Psychol Med 9:217–219

Gibbs FA (1951) Ictal and non-ictal psychiatric disorders in temporal lobe epilepsy. J Nerv Ment Dis 113:522–528

Gibbs FA, Stamps FW (1958) Epilepsy handbook. Thomas, Springfield

Glaus A (1931) Ueber Comination von Schizophrenie und Epilepsie. Z Gesamte Neurol Psychiatr 135:450

Gloor P (1972) Temporal lobe epilepsy: its possible contribution to the understanding of the functional significance of the amygdala and its interaction with neocortical-temporal mechanisms. In Eleftherio NB (ed) The neurobiology of the amygdala, vol 1. Plenum Press, New York, pp 423–457

Glowinski H (1973) Cognitive deficits in temporal lobe epilepsy: An investigation of memory functioning. J Nerv Ment Dis 157:129–137

Green JB, Hartledge LG (1971) Comparative performance of epileptic and non-epileptic children and adolescence. Dis Nerv Syst 32:418–421

Gregoriadis A, Fragos E, Kapsalakis Z, Mandouralos B (1971) A correlation between mental disorders and EEG and AEG findings in temporal lobe epilepsy. Proceedings of the Vth World Congress of Psychiatry, Mexico

Griesinger W (1857) Mental pathology and therapeutics. Translated by Lockhart Robertson C, Rutherford J. New Sydenham Society, London

Gruzelier JH (1981) Cerebral laterality and psychopathology. Fact or fiction. Psychol 11:219–227

Gudmundsson G (1966) Epilepsy in Iceland. Acta Neurol Scand [Suppl 25]43:1–124
Guerrant J, Anderson CVCS, Fischer A, Weinstein MR, Jarros RM, Deskins A (1962) Person-
    ality in Epilepsy. Thomas, Springfield
Guey T, Charles C, Coquilery C, Roger J, Soulayrol R (1967) Study of psychological effects of
    ethosuccimide (Zarontin) on 25 children suffering from petit mal epilepsy. Epilepsia 8:129–141
Halstead H (1957) Abilities and behaviour of epileptic children. J Ment Sci 103:28–47
Hara T, Hoshi A, Takase M, Saito S (1980) Factors related to psychiatric episodes in epileptics.
    Folia Psychiatr Neurol Jpn 34:329–330
Hawton K, Fagg J, Marsack P (1980) Association between epilepsy and attempted suicide. J
    Neurol Neurosurg Psychiatry 43:158–160
Heath RG (1977) Subcortical brain function correlates of psychopathology and epilepsy. In:
    Shagass C, Gershon S, Friedhoff AJ (eds) Raven Press, New York
Henricksen GF (1973) Status epilepticus partialis with fear as clinical expression. Epilepsia
    14:39–46
Hermann BP, Riel P (1981) Inter-ictal personality and behavioural traits in temporal lobe and
    generalised epilepsy. Cortex 17:125–128
Herman BP, Schwartz MS, Karnes WE et al. (1980) Psychopathology in epilepsy: relationship
    of seizure type to age at onset. Epilepsia 21:15–23
Hermann BP, Dikmen S, Schwartz MS, Karnes WE (1982) Interictal psychopathology in pa-
    tients with ictal fear: a quantitative investigation. Neurology 32:7–11
Hierons R, Saunders M (1966) Impotence in patients with temporal lobe lesions. Lancet 11:761–
    764
Hill D (1953) Psychiatric disorders of epilepsy. Med Press 229:473–475
Holdsworth L, Whitmore K (1974) A study of children with epilepsy attending ordinary schools:
    I. Their seizure patterns, progress and behaviour in school. Dev Med Child Neurol 16:746–
    758
Hunter R, Logue V, McMenemy WH (1963) Temporal lobe epilepsy supervening on longstand-
    ing transvestism and fetishism. Epilepsia 4:60–65
Iversen S (1977) Temporal lobe amnesia. In: Whitty CWM, Zangwill OL (eds) Amnesia. Butter-
    worths, London
Jensen I, Larsen JK (1979) Psychoses in drug-resistant temporal lobe epilepsy. J Neurol
    Neurosurg Psychiatry 42:948–954
Keating LE (1960) A review of the literature on the relationship of epilepsy and intelligence in
    school children. J Ment Sci 106:1042–1059
Kiloh LG (1971) Psychiatric aspects of epilepsy. In: Winton RR (ed) Geigy Symposium on epi-
    lepsy. Geigy, Australia
Kimura D (1964) Cognitive deficit related to seizure pattern in centrencephalic epilepsy. J Neurol
    Neurosurg Psychiatry 27:291–295
Kligman D, Goldberg DA (1975) Temporal lobe epilepsy and aggression. J Nerv Ment Dis
    160:324–341
Klove H, Matthews CG (1966) Psychometric and adaptive abilities in epilepsy with different ae-
    tiology. Epilepsia 7:330–338
Kogeorgos J, Fonagy P, Scott DF (1982) Psychiatric symptom patterns of chronic epileptics at-
    tending a neurological clinic: a controlled investigation. Br J Psychiatry 140:236–243
Kristensen O, Sindrup EH (1978) Psychomotor epilepsy and psychosis. Acta Neurol 57:361–
    370
Ladavas E, Umilta A, Provinciali L (1979) Hemispheric-dependent cognitive performances in
    epileptic patients. Epilepsia 20:493–502
Landolt H (1953) Some clinical electroencephalographical correlations in epileptic psychosis.
    Electroencephalogr Clin Neurophysiol 5:121
Lennox WG (1942) Brain injury, drugs and environment as a cause of mental decay in epilepsy.
    Am J Psychiatry 99:174–180
Lennox WG, Lennox MA (1960) Epilepsy and related disorders. Churchill, London
Loiseau P, Stube E, Broustet D, Battelleochi S, Gomeni C, Morselli PD (1980) Evaluation of
    memory function in a population of epileptic patients and matched controls. Acta Neurol
    Scand [Suppl 80]62:58–61
Long CG, Moore JR (1979) Parental expectations for their epileptic children. Journal of child
    Psychology and Psychiatry 20:313–324

MacKay A (1979) Self-poisoning – a complication of epilepsy. Br J Psychiatry 134:277–282
MacLean PD (1969) The paranoid streak in man. In: Koestler A, Smythies JR (eds) Beyond reductionism. Hutchinson, London, pp 258–278
Marchand L, Ajuriaguerra J de (1948) Epilepsies. Desclee de Brouiser, Paris
Mark VH, Ervin F (1970) Violence and the brain. Harper and Rowe, New York
Matthews CG, Harley JP (1975) Cognitive and motor sensory performances in toxis and nontoxic epileptic subjects. Neurology 25:184–188
McGuckin HM (1980) Changing the world view of those with epilepsy. In: Carger R, Angeleri F, Penry JK (eds) Advances in Epileptology XIth Epilepsy International symposium. Raven Press, pp 205–208
Meier MJ, French LA (1965) Some personality correlates of unilateral and bilateral EEG abnormalities in psychomotor epilepsy. J Clin Psychol 21:3–9
Milner B (1975) Psychological aspects of focal epilepsy and its neurosurgical management. Adv Neurol 8:299–321
Mirsky AF, Primae DW, Marsan CA, Rosold HE, Stevens JR (1960) A comparison of the psychological test performance of patients with focal and non-focal epilepsy. Exp Neurol 2:75–89
Mitchell W, Falconer MA, Hill D (1954) Epilepsy with fetishism relieved by temporal lobectomy. Lancet 2:626–630
Mohan V, Varma VK, Sawhney BB (1976) Intellectual and memory functions in epileptics. India Neurol 24:110
Morgan A, Groh Ch (1980) Changes in visual perception in children with epilepsy. In: Kulig B, Meinardi H, Stores G (eds) Epilepsy and Behaviour, '79. Swets and Zeitlinger, V. V., Lisse
Mungas D (1982) Inter-ictal behaviour abnormality in temporal lobe epilepsy. Arch Gen Psychiatry 39:108–111
Nielsen H, Kristensen O (1981) Personality correlates of sphenoidal EEG foci in temporal lobe epilepsy. Acta Neurol Scand 64:289–300
OLeary DS, Seidenberg M, Berent S, Boll TJ (1981) Effect of age of onset of tonic-clonic seizures on neuropsychological performance in children. Epilepsia 22:197–204
Ounsted C, Lindsay J (1981) The long-term outcome of temporal lobe epilepsy in childhood. In: Reynolds EH, Trimble MR (eds) Epilepsy and Psychiatry. Churchill Livingstone, Edinburgh, pp 185–215
Pazzaglia P, Frank-Pazzaglia L (1976) Record in grade school of pupils with epilepsy: An epidemiological study. Epilepsia 361–366
Perez MM, Trimble MR (1980) Epileptic psychosis – diagnostic comparison with process schizophrenia. Br J Psychiatry 137:245–249
Perez MM, Trimble MR, Reider I, Murray NM (1985) Epileptic psychosis, a further evaluation of P.S.E. profiles. Br J Psychiatry 146:262–276
Peters JG (1979) Dopamine, noradrenaline and serotonin spinal fluid metabolites in temporal lobe epileptic patients with schizophrenic symptomatology. Eur Neurol 18:15–18
Pierce-Clark L (1923) The psychobiologic concept of essential epilepsy. J Nerv Ment Dis 57:433–444
Pond DA (1957) Psychiatric aspects of epilepsy. J Indian Med Prof 3:1441–1451
Pond DA (1962) The schizophrenia-like psychoses of epilepsy – discussion. Proc R Soc Med 55:311
Pond DA, Bidwell BH (1959) A survey of epilepsy in 14 general practices. Epilepsia 1:285–299
Powell TPS (1973) Sensory convergence in the cerebral cortex. In: Laitinen LV, Livingston KE (eds) Surgical approaches in psychiatry. M.T.P., Lancaster, pp 266–281
Pritchard PB, Lombroso CT, McIntyre M (1980) Psychological complications of temporal lobe epilepsy. Neurology 30:227–232
Quadfasel AF, Pruyser PW (1955) Cognitive deficit in patients with psychomotor epilepsy. Epilepsia 4:80–90
Rausch R, Lieb JP, Crandall PH (1978) Neuropsychologic correlates of depth spike activity in epileptic patients. Arch Neurol 35:699–705
Reynolds EH, Travers RD (1974) Serum anticonvulsant concentrations in epileptic patients with mental symptoms. Br J Psychiatry 124:440–445
Reynolds EH, Trimble MR (1981) Epilepsy and psychiatry. Churchill Livingstone, Edinburgh
Reynolds JH, Pond DA, Evans CC (1949) Clinical and EEG studies of temporal lobe function. Proc R Soc Med 42:891–904

Reynolds EH, Chadwick D, Galbraith AW (1976) One drug in the treatment of epilepsy. Lancet 1:923–926

Roberts J, Robertson MM, Trimble MR (1982) The lateralising significance of hypergraphia in temporal lobe epilepsy. J Neurol Neurosurg Psychiatry 45:131–138

Robertson MM (1983) M.D. Thesis. University of Cape Town

Robertson MM (1986) Ictal and interictal depression in patients with epilepsy. In: Trimble MR, Bolwig TG (eds) Aspects of epilepsy and psychiatry. John Wiley & Sons, Chichester, pp 213–233

Rodin EA (1984) What does the bear fedio inventory measure? Proceedings of the XIVth Epilepsy International Symposium. Washington

Rodin EA, Schmaltz S (1984) The Bear-Fedio personality inventory and temporal lobe epilepsy. Neurology 34:591–596

Rodin EA, Katz M, Lennox K (1976) Differences between patients with temporal lobe seizures and those with other forms of epileptic attacks. Epilepsia 17:313–320

Ross E, West PB (1978) Achievements and problems of British 11 year olds with epilepsy. In: Meinardi H, Rowan AJ (eds) Advances in epileptology. Psychology and new diagnostic approaches. Swets and Zeitlinger BV, Amsterdam

Rutter M, Graham P, Yuele W (1970) A neuropsychiatric study in childhood. Clinics in Developmental Medicine 35. Heinemann, London

Sachdev HS, Waxman SG (1981) Frequency of hypergraphia in temporal lobe epilepsy: an index of inter-ictal behavioural syndromes. J Neurol Neurosurg Psychiatry 44:358–360

Schwartz ML, Dennerll RD (1970) Neuropsychological assessment of children with, without, and with questionable epileptogenic dysfunction. Percept Motor Skills 30:111–121

Seidenberg M, OLeary DS, Berent S, Boll T (1981) Changes in seizure frequency and test-retest scores on the Wechsler Adult Intelligence Scale. Epilepsia 22:75–83

Serafetinides EA (1965) Aggressiveness in temporal lobe epilepsies and its relation to cerebral dysfunction and environmental factors. Epilepsia 6:33–42

Sherwin I (1981) Psychosis associated with epilepsy: significance of laterality of the epileptogenic lesion. J Neurol Neurosurg Psychiatry 44:83–85

Sherwin I (1982) The effect of the location of an epileptogenic lesion on the occurrence of psychosis in epilepsy. In: Koella WP, Trimble MR (eds) Temporal Lobe Epilepsy, Mania, Schizophrenia and the Limbic System. Karger, Basel, pp 81–97

Shukla GD, Srivastava ON, Katiyar BC (1979) Sexual disturbances in temporal lobe epilepsy. A controlled study. Br J Psychiatry 134:288–292

Slater E, Beard AW (1963) The schizophrenia-like psychoses of epilepsy. Br J Psychiatry 109:95–150

Stevens JR (1982) Ris factors for psychopathology in individuals with epilepsy. In: Koella WP, Trimble MR (eds) Temporal lobe epilepsy, mania, schizophrenia and the limbic system. Karger, Basel, pp 56–80

Stevens JR, Hermann BP (1981) Temporal lobe epilepsy, psychopathology and violence: the state of the evidence. Neurology 31:1127–1132

Stores G, Hart J, Piran N (1978) Inattentiveness in schoolchildren with epilepsy. Epilepsia 19:169–175

Suumeijer JPBM, Dam A van, Blijham M (1978) Children with epilepsy; education future orientation and school achievement level. Tijdschr Soc, Geneesk, pp 342–348

Symonds C (1962) The schizophrenia-like psychoses of epilepsy – diskussion. Proc R Soc Med 55:311

Tarter RE (1972) Intellectual and adaptive functioning in epilepsy: A review of fifty years of research. Dis Nerv Syst 33:763–770

Taylor DC (1969) Sexual behaviour and temporal lobe epilepsy. Arch Neurol 21:510–516

Taylor DC (1975) Factors influencing the occurrence of schizophrenialike psychosis in patients with temporal lobe epilepsy. Psychol Med 5:249–254

Taylor MA, Greenspan B, Abrams R (1979) Lateralised neuropsychological dysfunction in affective disorder and schizophrenia. Am J Psychiatry 136:1031–1034

Tellenbach H (1965) Epilepsie als Anfallsleiden und als Psychose. Nervenarzt 36:190–202

Temkin O (1971) The falling sickness. Johns Hopkins Press, Baltimore

Thompson PJ, Trimble MR (1981 a) Sodium valproate and cognitive functioning in normal volunteers. Br J Clin Pharm 12:819–824

Thompson PJ, Trimble MR (1981 b) Clobazam and cognitive functions. Effects in healthy volunteers. In: Royal Society of Medicine International Congress and Symposium Series. Academic Press, London, pp 33–38
Thompson PJ, Trimble MR (1982 a) Comparative effects of anticonvulsant drugs on cognitive functioning. Br J Clin Pract [Suppl 18]154–156
Thompson PJ, Trimble MR (1982 b) Anticonvulsant drugs and cognitive functions. Epilepsia 23:531–544
Thompson P, Huppert FA, Trimble MR (1981) Phenytoin and cognitive functions: Effects on normal volunteers and implications for epilepsy. Br J Clin Psychol 20:155–162
Tizard J, Rutter M, Whitmore K (1969) Education, health and behaviour. Longmans, London
Toone BK, Dawson J, Driver MV (1982) Psychoses of epilepsy. A radiological evaluation. Br J Psychiatry. 140:244–248
Toone BK, Garralda ME, Ron MA (1982) The psychosis of epilepsy and the functional psychoses: a clinical and phenomenological comparison. Br J Psychiatry 141:256–261
Toone BK, Edeh J, Fenwick P, Grant R, Nangee N, Purches AC, Wheeler M (1985) Hormonal and behavioural changes in epileptics. In: Porter RJ, Mattson EH, Ward AA, Dam M (eds) Advances in epileptology 15th International Symposium. Raven Press, New York, pp 283–289
Trimble MR (1978) Non-MAOI antidepressants and epilepsy: a review. Epilepsia 19:241–250
Trimble MR (1981) Anticonvulsant drugs, behaviour and cognitive abilities. In: Essman W, Valzelli L (eds) Current developments in psychopharmacology, vol 6. Spectrum Publications, New York, pp 65–91
Trimble MR (1982 a) The phenomenology of epileptic psychosis: A historical introduction to changing concepts. In: Koella WP, Trimble MR (eds) Temporal lobe epilepsy, mania, schizophrenia and the limbic system. Karger, Basel, pp 1–11
Trimble MR (1982 b) Psychosis in epilepsy. In: Laidlaw J, Richens A (eds) A textbook of epilepsy, 2nd edn. Churchill Livingstone, Edinburgh, pp 275–281
Trimble MR (1982 c) The inter-ictal psychoses of epilepsy. In: Benson FD, Blumer D (eds) Psychiatric Aspects of Neurologic Disease, vol 2. Grune and Stratton, New York
Trimble MR (1983) Dementia in epilepsy. Acta Neurol Scand [Suppl 99]69:99–105
Trimble MR, Perez MM (1980) Psychosocial functioning in adults. In: Kulig BM, Meinardi H, Stores G (eds) Epilepsy and Behaviour. Swets and Zeitlinger BV, Lisse
Trimble MR, Perez MM (1982) The phenomenology of the chronic psychoses of epilepsy. In: Koella WP, Trimble MR (eds) Temporal lobe epilepsy, mania, schizophrenia and the limbic system. Karger, Basel, pp 98–105
Trimble MR, Thompson PJ, Huppert F (1980) Anticonvulsant drugs and cognitive abilities. In: Canger R, Angeleri F, Penry JK (eds) Advances in epileptology: 11th International Epilepsy Symposium. Raven Press, New York, pp 199–204
Trimble MR, Reynolds EH (1984) Neuropsychiatric toxicity of anticonvulsant drugs. In: Matthews B (ed) Recent advances in neurology. Churchill Livingstone, Edinburgh
Tymchuk AJ (1974) Comparison of Bender error and time scores for groups of epileptic, retarded and behaviour problem children. Percept Motor Skills 38:71–74
Wannamaker BB, Matthews CG (1976) Prognostic implications of neuropsychological test performance for surgical treatment of epilepsy. J Nerv Ment Dis 163:29–34
Waxman SG, Geschwind N (1974) Hypergraphia in temporal lobe epilepsy. Neurology 24:629–636
Waxman SG, Geschwind N (1975) The inter-ictal behaviour syndrome of temporal lobe epilepsy. Arch Gen Psychiatry 32:1580–1586
Weil AA (1959) Ictal emotions occurring in temporal lobe dysfunction. Arch Neurol 1:101–111
Whitman S, Hermann BP, Gordon A (1982) Are people with epilepsy at additional risk for psychopathology? Presented to Ann Am Epilepsy Soc. Dec 1981
Wieser HG (1980) Temporal lobe or psychomotor status epilepticus: A case report. Electroencephalogr Clin Neurophysiol 48:558–572
Wilkus RJ, Dodrill CB (1976) Neuropsychological correlates of the electroencephalogram in epileptics. Epilepsia 17:89–100
Wolf P, Trimble Mr (1985) Biological antagonism and epileptic psychosis. Br J Psychiatry 146:272–276

Zielinski JJ (1974) Epidemiology and medical-social problems of epilepsy in Warsaw. Warsaw
    Psychoneurological Institute
Zimmerman FT, Burgemeister BB, Putnam TJ (1951) Intellectual and emotional make up of the
    epileptic. Arch Neurol Psychiatry 65:545–556

Weiterführende deutschsprachige Literatur

Bash KW, Mahnig P (1984) Epileptiker in der psychiatrischen Klinik. Eur Arch Psychiatr Neurol
    Sci 234:237
Diehl LW (1978) Wesensänderung bei Epilepsien? Psychiatr Neurol Med Psychol 30:239
Hebenstreit G (1975) Psychische Veränderungen bei Epilepsien. Med Wochenschr, Wien
    125:360
Hebenstreit G (1981) Psychopathologie und Langzeitprognose der Epilepsie. Münch Med Wo-
    chenschr 123:1032
Helmchen H (1979) Psychiatrische Prognose bei Epilepsien. Schweiz Arch Neurol Psychiatr
    124:71
Huber G (1977) Psychosyndrome bei Epilepsien. Internist 18:62
Hunger H (1983) Psychopathologische Untersuchungen zur sog. epileptischen Wesensänderung.
    Fortschr Neurol Psychiatr 51:327
Kick H (1979) Postpsychotische Residualzustände bei Epilepsien mit schizophrenen Intervall-
    Psychosen. Nervenarzt 50:596
Klosterkötter J (1984) Epilepsiepsychosen. Zentralbl Neurol Psychiatr 241:637
Köhler GK (1975) Epileptische Psychosen-Klassifikationsversuche und EEG-Verlaufsbeobach-
    tungen. Fortschr Neurol Psychiatr 43:99
Köhler GK (1977) Begriffsbestimmung und Einteilung der sog. epileptischen Psychosen. Schweiz
    Arch Neurol Psychiatr 120:261
Landolt H (1960) Die Temporallappenepilepsie und ihre Psychopathologie. Bibl Psychiatrica et
    Neurologica Fasc 112. Karger, Basel New York
Oettinger B, Koch R (1982) Erste Ergebnisse einer Rechneranalyse von Verhaltensauffälligkei-
    ten bei Patienten mit Epilepsie. Psychiatr Neurol Med Psychol 34:242
Penin H (1973) Psychische Störungen bei Epilepsie. Schattauer, Stuttgart
Peters UH (1969) Das pseudopsychopathische Affektsyndrom der Temporallappenepileptiker.
    Nervenarzt 40:75
Peters UH (1975) Psychopathologie des Epileptikers. Med Welt 26:1089
Peters UH (1981) Psychische Störungen bei Epilepsie. In: Hopf HCh, Poeck K, Schliack H
    (Hrsg) Handbuch der Neurologie, B II. Thieme, Stuttgart New York
Remschmidt H (1970) Sind Patienten mit temporaler Epilepsie psychisch besonders auffällig?
    Nervenarzt 41:561
Sauter R (1976) Epileptische Reaktionen. Diagnostik 9:82
Schorsch G (1969) Zur epileptischen Wesensänderung. Nervenarzt 40:251
Tellenbach H (1965) Epilepsie als Anfallsleiden und als Psychose. Nervenarzt 36:190
Tellez A (1967) Die epileptische Wesensänderung. Nervenarzt 38:49
Zöllner U, Mattli WR (1980) Deskriptive Untersuchung zum Rorschach-Epilepsie-Syndrom.
    Schweiz Arch Neurol Psychiatr 127:157

6. Psychiatrische Aspekte des Morbus Parkinson und anderer neurologischer Erkrankungen

J. CUTTING

INHALTSVERZEICHNIS

A. Einführung

Das Vorhandensein einer körperlichen Krankheit erhöht das Risiko für eine psychiatrische Störung. Dies wurde in zahlreichen Untersuchungen dargestellt. Neurologische Erkrankungen bilden hierbei keine Ausnahme. In einer Untersuchung von 342 ambulanten neurologischen Patienten eines nordenglischen Krankenhauses wurden beispielsweise bei 48% pathologisch hohe Werte im Goldberg Fragebogen für neurotische Symptome ermittelt (Kirk u. Saunders 1979).

Neurologische Erkrankungen, die nur das periphere Nervensystem oder das Rückenmark betreffen, verursachen eine psychiatrische Erkrankung, indem sie die Lebensqualität beeinträchtigen. Ihre pathogenetische Wirkung ist psychosozialer Natur, wobei eine Reihe von Faktoren verantwortlich sind, z. B. eingeschränkte Mobilität, erzwungene Arbeitslosigkeit, verminderte Möglichkeiten, Freundschaften oder eine Ehe zu schließen.

Andere neurologische Krankheiten indes ziehen das Gehirn selbst in Mitleidenschaft. Ihr pathogenetischer Effekt ist teilweise einer direkten Schädigung von psychischen Funktionen und Neurotransmittersystemen zuzuschreiben. Dies kann zu affektiven Erkrankungen – Depression und Manie – und kognitiven Störungen – Psychose, Delir und Demenz – führen.

In diesem Kapitel sollen psychiatrische Folgeerscheinungen von degenerativen neurologischen Erkrankungen betrachtet werden (also von solchen ohne vaskuläre, entzündliche oder toxische Genese). Bei den meisten dieser Zustände ist die eigentliche Ursache unbekannt. Es wird dabei besonders auf den Morbus Parkinson eingegangen, da man über diese Erkrankung mehr weiß als über all die anderen, sog. degenerativen Störungen. Es handelt sich dabei ja um eine recht verbreitete Krankheit, an der sich sämtliche psychiatrische Aspekte neurologischer Erkrankungen erläutern lassen. Die psychosozialen Folgeerscheinungen der eingeschränkten Mobilität, die spezifischen Auswirkungen auf die Neurotransmittersysteme und auf bestimmte psychische Funktionen, das breite Spektrum affektiver und kognitiver Störungen, die als Folge der Krankheit auftreten können und schließlich die psychopathologischen Auffälligkeiten, die unter Umständen aus der Behandlung resultieren.

Bei einigen der im folgenden genannten Zustandsbilder ist nicht ganz klar, ob sie den neurologischen Krankheiten zuzuordnen sind. Schreibkrampf, spastischer Schiefhals und Gilles-del-la-Tourrette-Syndrom werden z. B. von einigen Autoren als vollständig psychogen angesehen und nicht als echte neurologische Erkrankungen betrachtet, die durch eine Hirnfunktionsstörung zustande kommen. Auf dieses Problem soll jeweils eingegangen werden.

B. Morbus Parkinson

I. Neurologische Gesichtspunkte

1. Symptome

Tremor, Rigor und Akinese sind die Hauptmerkmale dieser Erkrankung. Es können auch andere, jedoch nicht so charakteristische Symptome auftreten. Die Haut kann ölig und unansehnlich werden oder übermäßiger Speichelfluß wird zum Problem. Obstipation findet sich häufig. Wenn auch die Sinneswahrnehmungen vom aktuellen Krankheitsprozeß nicht betroffen sind, kann es vorkommen, daß Patienten subjektiv von einem Engegefühl und innerer Unruhe berichten.

2. Formen des Morbus Parkinson

a) Idiopathische Form

Der häufigste Typ der Parkinsonschen Krankheit ist die sog. idiopathische Form, bei der die Ursache unbekannt ist. Hierzu gehörten 85% von 802 Patienten, die

Hoehn u. Yahr (1967) untersuchten. Die Erkrankung tritt üblicherweise erstmals im Alter zwischen 50 und 60 Jahren auf. Nach Zetusky et al. (1985) ist die idiopathische Form möglicherweise selbst heterogen. Die Autoren fanden unter 334 Patienten dieses Typs zwei Untergruppen heraus: Eine, deren Hauptsymptom der Tremor war und die eine gute Prognose aufwiesen; und eine andere, bei der Akinese und Rigor vorherrschten. Diese hatten eine schlechte Prognose und eine hohe Inzidenz psychiatrischer Erkrankungen.

b) Postenzephalitische Form

Am zweithäufigsten ist die postenzephalitische Form. Nach der Grippe-Pandemie während und nach dem Ersten Weltkrieg trat eine besondere Form der Enzephalitis auf, bekannt unter dem Namen Encephalitis lethargica (von Economo 1917). Im akuten Stadium zeigte sich bei den Patienten ein grob gestörtes Schlafmuster, entweder mit tiefem Stupor oder anhaltender Schlaflosigkeit. Diejenigen, die das akute Stadium überlebten, waren dann während der nachfolgenden Jahrzehnte einer Vielzahl neuropsychiatrischer Störungen unterworfen. Einige blieben bis zu ihrem Tod in anhaltender Apathie. Andere entwickelten Ticks und Zwangsvorstellungen; wieder andere erkrankten nach einer vorübergehenden scheinbar vollständigen Genesung Jahre später an einem Morbus Parkinson, der sich von der idiopathischen Form praktisch nicht unterscheiden ließ.

Eine postenzephalitische Parkinsonsche Erkrankung kann man noch gelegentlich nach sporadischen Enzephalitiden sehen; sie ist aber insgesamt rar. Hoehn u. Yahr (1967) fanden unter ihren 802 Parkinson-Patienten 96 Fälle, wovon die meisten jedoch wohl Überlebende der Pandemie im Ersten Weltkrieg waren. Rail et al. (1981) stießen während der letzten zwanzig Jahre auf sechs Patienten, die eine eindeutige Enzephalitis durchgemacht hatten; dabei war das eine oder andere der Zusatzsymptome vorhanden, die angeblich für die Encephalitis lethargica kennzeichnend sind: Okulogyre Krisen, Störungen des Schlafrhythmus und Veränderungen an Augen oder Pupillen.

c) Medikamenteninduzierte Form

Ein vorübergehender, durch Neuroleptika hervorgerufener Parkinsonismus findet sich wahrscheinlich noch häufiger als die idiopathische Form. In den letzten Jahren hat ein Halluzinogen, bekannt als MPTP (1-methyl-4-phenyl-1236 Tetrahydropyridin), das von kalifornischen Drogenabhängigen eingenommen wurde, beträchtliches Interesse erweckt, da dieses eine irreversible typische Parkinsonsche Erkrankung hervorrufen kann (Stern u. Langston 1985).

d) Atypischer Parkinson

Eine Vielzahl anderer neurologischer Erkrankungen vermag einige der Symptome des Morbus Parkinson als Teil eines weitergefächerten klinischen Bildes hervorzubringen.

Während lange Zeit vermutet wurde, daß ein arteriosklerotischer Parkinson recht häufig ist, nimmt man heute an, daß vaskuläre Läsionen der Basalganglien keine Krankheitserscheinungen zur Folge haben, die mit dem Bild einer Parkinsonschen Erkrankung völlig identisch sind. Zwar können Akinese und Rigor auftreten. Diese sind jedoch dann mit pyramidalen und anderen Symptomen vergesellschaftet. Akinese und Rigor finden sich auch bei einer Reihe degenerativer Erkrankungen, wie der striatonigralen Degeneration, der olivoponto-zerebellären Degeneration und dem Shy-Drager-Syndrom. Steele-Richardson-Olszewski-Syndrom, Chorea Huntington, Morbus Wilson und Creutzfeldt-Jacobsche Erkrankung können ebenfalls Akinese und Rigor der Parkinsonschen Erkrankung imitieren. Schädigungen der Basalganglien durch Chemikalien wie Mangan oder Kohlenmonoxyd-Vergiftung (LAPLANE et al. 1984), wiederholte Kopfverletzungen bei Boxern (ROBERTS 1969) und familiäre Basalganglienverkalkung (FRANCIS 1979) können alle ein atypisches Bild hervorrufen.

3. Verlauf

Wie sich aus der besten Untersuchung der damaligen Zeit (HOEHN u. YAHR 1967) ergibt, war der natürliche Verlauf der idiopathischen Parkinsonschen Erkrankung vor Einführung einer wirksamen Behandlung mit Levodopa in den späten sechziger Jahren folgendermaßen: Ein Viertel der Patienten war innerhalb von fünf Jahren und zwei Drittel innerhalb von zehn Jahren tot oder schwer behindert. Das Erstmanifestationsalter hatte keinen Einfluß auf die Prognose. Männer zeigten einen besseren Verlauf als Frauen und das Vorherrschen des Tremors trug zu einer guten Prognose bei. Die postenzephalitische Parkinsonerkrankung zeigte einen günstigeren Verlauf.

Seit der Einführung von Levodopa haben sich die allgemeine Lebensqualität und die Lebenserwartung für Parkinson-Patienten verbessert. nach MARSDEN u. PARKES (1977) haben ungefähr 85% der Patienten einen deutlichen oder dramatischen Nutzen von der Therapie. Wenngleich dieser auch im Verlaufe der Zeit nachläßt, so verbessern sich durch das Medikament doch die Dauer der durchschnittlich zehnjährigen Lebenserwartung sowie die Lebensqualität während dieser langen Krankheitsperiode.

4. Ursachen

Die wesentliche Ursache der idiopathischen Parkinsonschen Erkrankung ist unbekannt. Indes kennt man die Pathologie und Biochemie der Störung recht gut und weiß auch einiges über mögliche genetische und psychologische Ursachen.

a) Pathologie

Die wichtigste pathologische Veränderung beim M. Parkinson ist die Degeneration der pigmentierten neuronalen Systeme der basalen Ganglien und des Hirnstamms, vor allem in der Zona compacta der Substantia nigra und dem Locus coeruleus (MARSDEN 1982b). Das wichtigste histologische Kennzeichen ist der Lewy-Körper, ein eosinophiler Einschluß in den betroffenen Neuronen.

b) Biochemie

Die entscheidende biochemische Normabweichung bei dem idiopathischen M. Parkinson ist der Verlust von Dopamin im Striatum und der Substantia nigra. Damit klinische Symptome der Parkinsonschen Erkrankung auftreten, müssen 85% der nigralen Neurone zerstört und 80% des Dopamin-Gehalts verloren sein (MARSDEN 1982). Es treten kompensatorische Auswirkungen bei anderen Neurotransmittersystemen auf. Azetylcholin z. B. ist relativ vermehrt. Hieraus ergibt sich eine Möglichkeit der Behandlung, indem mittels anticholinerger Medikamente die Menge des Azetylcholin vermindert wird.

c) Genetische Faktoren

Genetische Faktoren spielen bei der Parkinsonschen Erkrankung im allgemeinen nur eine geringe Rolle. DUVOISIN et al. (1981) untersuchten in einer Studie zwölf monozygote Zwillinge, von denen jeweils einer an M. Parkinson erkrankt war. Keiner der Zwillingspartner zeigte das gleiche Krankheitsbild.

d) Psychologische Faktoren

In den letzten Jahren wurde behauptet, daß prämorbide Persönlichkeit und Lebensgewohnheiten bei jenen, die später einen M. Parkinson entwickeln, abnorme Züge aufweisen. In der Untersuchung von DUVOISIN et al. (1981) war der Zwillingspartner, der eine Parkinsonsche Krankheit entwickelte, „nervöser, ruhiger, introvertierter und ernster" als der Zwillingspartner, der gesund blieb, und hatte weniger Zigaretten als der nicht erkrankte Zwillingspartner geraucht. In einer Übersicht zu diesem Thema kamen TODES u. LEES (1985) zu der Schlußfolgerung, daß die typische prämorbide Persönlichkeit charakterisiert ist durch „emotionale Inflexibilität, Starre der Einstellung, Affektmangel, Prädisposition zu depressiven Erkrankungen, Introspektion, übermäßige Kontrolliertheit und anhedonistische Persönlichkeitszüge". Die Autoren räumten jedoch ein, daß diese psychologischen Auffälligkeiten ebenso gut als Prodromalsymptome wie als ursächliche Faktoren gewertet werden könnten.

5. Behandlung

a) L-Dopa

Die Behandlung des M. Parkinson wurde durch die Einführung des Levodopa in den späten sechziger Jahren revolutioniert. Die wirksamste Behandlung besteht heute darin, Levodopa zusammen mit einem extrazerebralen Decarboxylase-Hemmer zu verabreichen und hierdurch Nebenwirkungen wie Übelkeit zu vermeiden. Die bekanntesten Firmenzubereitungen hierzu sind Madopar und Sinemet. Leider ist diese Behandlung jedoch nicht bei allen Patienten erfolgreich. Nach einer Untersuchung von MARSDEN u. PARKES (1977) bei 400 Patienten weisen 20% eine dramatische anfängliche Verbesserung, 40% eine mittelmäßige, 25% eine leichte und 15% keine Verbesserung auf. Von den 85%, die anfänglich auf die Therapie angesprochen hatten, blieb dieser Nutzen für ein Drittel über einen Zeitraum von fünf Jahren hinweg bestehen. Bei einem Drittel verlor sich ein Teil der Wirkung, ein weiteres Drittel fand in der Medikation keinerlei Hilfe mehr und befand sich in einem schlechteren Zustand als zuvor. Der graduelle Verlust des therapeutischen Nutzens kann sich in zwei verschiedenen Formen äußern: Bei der ersten kommt es zu einer schleichenden Verschlechterung der Akinese und des Rigor, die nach MARSDEN u. PARKES (1977) auf eine Progression des zugrundeliegenden pathologischen Prozesses zurückzuführen ist. Bei der zweiten treten bezüglich eines Ansprechens auf die Therapie deutliche Fluktuationen auf, die als „On-off-Phänomene" (MARSDEN u. PARKES 1976) bezeichnet werden. Sie manifestieren sich als „Episoden der Erstarrung" ("freezing episodes") in Form einer "early morning akinesia" und "end-of-dose-akinesia" aufgrund einer vorübergehenden Unterdosierung oder in Form einer "peak-dose dyskinesia and akinesia" aufgrund einer vorübergehenden Überdosierung. Die On-off-Phänomene können durch eine sorgfältige Zeitplanung der Levodopagabe vermindert werden. Die Entwicklung einer Langzeitkapsel würde die Lebensqualität der Patienten verbessern (HARDIE et al. 1984).

b) Andere Medikamente

Vor über hundert Jahren setzte sich CHARCOT für die Anwendung des Atropin ein. Bis zur Einführung des Levodopa war die Standardbehandlung der Parkinsonschen Erkrankung die Gabe eines anticholinergen Medikaments, z. B. Benzhexol, Orphenadrin, Procyclidin. Weil einige der Symptome bei der Parkinsonschen Erkrankung nicht durch ungenügendes Dopamin, sondern durch den relativen Überschuß an Azetylcholin bedingt sind, kann es durch einen Ausgleich des Ungleichgewichts zu einer symptomatischen Besserung kommen. Die Anticholinergika sind aber dem Levodopa weit unterlegen.

In den letzten Jahren wurden mehrere neue Dopamin-Agonisten erprobt – insbesondere Amantadin und Bromocriptin. Diese sind jedoch weniger wirksam als Levodopa und werden im allgemeinen als Ergänzungen zum Levodopa angewandt, wenn diese Behandlung nicht ausreichend ist.

c) Chirurgische Behandlung

Wenn vor der Einführung des Levodopa Anticholinergika lediglich einen mäßigen Nutzen brachten, wurden veschiedene Operationen – mit unterschiedlichen Ergebnissen – versucht. Heute ist die einzige Indikation ein ausgeprägter Tremor, ein Symptom, auf das Levodopa kaum anspricht. Üblicherweise wird eine stereotaktische Thalamotomie durchgeführt, wobei die ventrolateralen Kerne des Thalamus kontralateral zu dem Arm, an dem der Tremor ausgeprägter ist, als Eingriffsort in Frage kommen.

II. Psychiatrische Gesichtspunkte

Es besteht heute kein Zweifel mehr daran, daß Patienten mit Parkinsonscher Erkrankung häufiger als die Normalbevölkerung gleichen Alters unter Depression oder Demenz leiden. Dies ist unabhängig von der Einnahme des Levodopa. Levodopa und andere Anti-Parkinsonmittel führen jedoch dazu, daß die Patienten anfälliger sind für eine dritte wohlbekannte psychiatrische Komplikation, das akute oder subakute Delir. Die bisher unklaren Fragen betreffen die Natur und die Ursache des depressiven Zustandsbilds, die Art und die Ursache der Demenz und die Möglichkeit, daß andere psychiatrische Störungen (z. B. die Zwangsneurose, halluzinatorische und wahnhafte Zustände) eine Beziehung zu dieser Erkrankung aufweisen. Diese Probleme werden im nun folgenden Abschnitt behandelt.

1. Depression

In einer Reihe von Untersuchungen wurde inzwischen nachgewiesen, daß die Parkinsonsche Erkrankung eine enge Verbindung mit der Depression aufweist.

a) Häufigkeit

Eine Vielzahl von Methoden wurde angewandt, um die Häufigkeit zu messen. Warburton (1967) stellte fest, daß 60% von 140 Patienten, die zu einer Thalamotomie eingewiesen worden waren, bei der Untersuchung klinisch depressiv erschienen. Im Vergleich dazu war die Häufigkeit bei 140 Patienten mit gemischten medizinischen und chirurgischen Zustandsbildern lediglich 11%. Ebenso aufgrund eines Interviews fanden Celesia u. Wanamaker (1972) eine Häufigkeit von 37% bei 153 Patienten. Von 89 Patienten, die wegen einer Parkinsonschen Erkrankung und psychischer Störungen in ein psychiatrisches Krankenhaus eingewiesen wurden (eine Population, die zweifellos in bezug auf psychiatrische Erkrankungen selektiert war), waren 90% depressiv (Mindham 1970). Unter 55 Patienten, die mittels der Depressionsskala von Beck beurteilt wurden, waren 47% ausgeprägt depressiv im Vergleich zu 13% ihrer Ehepartner (Mayeux et al. 1981). Nach DSM III-Kriterien stufte Rabins (1982) sechs von dreizehn Patienten mit M. Parkinson und einer psychiatrischen Erkrankung als "major depressive disorder" ein.

Zusammenfassend kann gesagt werden, daß etwa 50% aller Patienten mit Morbus Parkinson im Vergleich zu 10% der Allgemeinbevölkerung eine deutliche Depression aufweisen. Diese Zahlen beziehen sich auf Patienten, die vor der Einführung des Levodopa untersucht wurden und lediglich Anticholinergika einnahmen.

b) Art der Depression

Bei etwa 75%, d. h. den meisten Patienten, erfüllt das depressive Zustandsbild die Kriterien einer "major depressive disorder" oder endogenen Depression. Die

Minderheit, etwa 25%, bietet das Bild einer "minor depressive disorder" oder neurotischen Depression.

c) Ursache der Depression

Die Ursache der Depression scheint eher ein Aspekt des Krankheitsprozesses zu sein als eine verständliche Reaktion auf psychosoziale Folgen des Leidens. Ro-BINS (1976) fand beispielsweise, daß die Werte der Hamilton-Skala nicht mit dem Schweregrad der körperlichen Behinderung korreliert war. Seine Kontrollgruppe, die niedrigere Hamilton-Punktwerte erzielte, bestand vor allem aus Hemiplegikern, die körperlich stärker beeinträchtigt waren als die Patienten mit M. Parkinson. MAYEUX et al. (1981) stellten fest, daß die Beck-Skalenwerte zwar mit dem Schweregrad der körperlichen Behinderung, ebenso jedoch mit dem Ausmaß kognitiver Leistungseinbußen korreliert war; die letztere Korrelation blieb signifikant, auch wenn die Folgen der körperlichen Behinderung aus der Berechnung ausgeschlossen wurden. Möglicherweise beruht die Ursache der Depression auf dem Mangel an Monoaminen, der für die Erkrankung charakteristisch ist. Diese Schlußfolgerung steht in Einklang mit Theorien über den Ursprung der Depression bei Patienten ohne körperliche Erkrankung. In den Untersuchungen von MARSH u. MARKHAM (1973) und DAMASIO et al. (1971) konnte diese Vermutung nicht bestätigt werden. Sie fanden, daß eine Behandlung mit Levodopa nicht geeignet war, die Depression bei Morbus Parkinson zu bessern, abgesehen von einer Linderung des physischen Zustands des Patienten. Es ist jedoch möglich, daß die Erschöpfung der Monoamine, die die Depression verursacht, anders als die, die für die Parkinson-Symptome verantwortlich ist, durch Levodopa nicht beeinflußt wird. Aus kasuistischen Berichten kann geschlossen werden, daß die Depression gut auf konventionelle Antidepressiva und EKT reagiert (LISHMAN 1978).

2. Demenz

Im Gegensatz zu der Meinung von PARKINSON (1817) und den Auffassungen der Neurologen in der zweiten Hälfte des 19. Jahrhunderts, gibt es heute viele unwiderlegbare Hinweise dafür, daß die Parkinsonsche Erkrankung mit einer Demenz verknüpft ist.

a) Häufigkeit

Die beste epidemiologische Untersuchung der Demenz bei M. Parkinson wurde von MARTTILA u. RINNE (1976) durchgeführt. Sie interviewten alle bekannten Fälle von M. Parkinson in Finnland – insgesamt 484 – und beurteilten Orientierung, Gedächtnis, rechnerischen Leistungen sowie die Fähigkeit, Ähnlichkeiten zwischen einem Gegenstandspaar zu erkennen. Auf dieser Grundlage schätzten sie die Häufigkeit der Demenz auf 29%. CELESIA u. WANAMAKER (1972) gelangten bei der klinischen Untersuchung von 153 Patienten zu einer Ziffer von 40%. SRO-KA et al. (1981) fanden, daß lediglich 15% von 71 Patienten mit typischer idiopathischer Parkinsonscher Erkrankung ein chronisches organisches Psychosyndrom aufwiesen, dagegen war bei 56% der Fälle ein abnormes CT-Scan nachweisbar. Bei 22 Patienten stellten diese Autoren ein atypisches Parkinson-Syndrom fest, das durch zusätzliche Pyramidenbahn- und Kleinhirnsymptome gekennzeichnet war; in dieser Gruppe war die Häufigkeit einer Demenz 68%, ein abnormes CT-Scan war bei 91% der Patienten vorhanden. Die durchschnittliche Häufigkeit der Demenz bei typischem M. Parkinson liegt aufgrund dieser drei Studien bei 28%.

b) Typ der Demenz

Bezüglich der Art des dementiellen Prozesses bei Morbus Parkinson gehen die Meinungen stark auseinander. Einige Autoren (z. B. Folstein u. McHugh 1983) vertreten die Ansicht, daß es sich um eine subkortikale Demenz handelt, mit einem Muster psychologischer Störungen, das sich völlig von dem der kortikalen Demenz beim Morbus Alzheimer unterscheidet. Andere wiederum (z. B. Boller et al. 1980) haben gefunden, daß alle Patienten mit idiopathischer Parkinsonscher Erkrankung mit klinisch schwerer Demenz post mortem die typischen Plaques und Neurofibrillenveränderungen des Morbus Alzheimer aufweisen.

Wahrscheinlich ist also die kognitive Störung beim Morbus Parkinson heterogen und verdankt ihre Ausprägung bei jedem einzelnen Patienten einer Reihe von Faktoren. Erstens besteht bei leichten bis mittelschweren Fällen eine neuropsychologische Beeinträchtigung, die sich, wie Folstein u. McHugh (1983) betont haben, von der bei der Alzheimerschen Erkrankung unterscheidet. Wahrscheinlich ist diese als subkortikale Demenz nicht angemessen klassifizierbar. Hierauf wird in einem späteren Abschnitt ausführlicher eingegangen. Zweitens muß der komplizierende Faktor der Medikation berücksichtigt werden. Im Grunde führen alle im Handel befindlichen Antiparkinsonmittel zu kognitiven Störungen und können akute oder subakute delirante Zustandsbilder hervorrufen. Dies trifft sicherlich für Anticholinergika zu; es konnte gezeigt werden, daß Drogenabhängige, die Benzhexol wegen seines euphorisierenden Effekts mißbrauchen, kognitive Störungen aufweisen (Crawshaw u. Mullen 1984). Eine Reihe von Untersuchungen haben auch gezeigt, daß chronisch Schizophrene, die Anticholinergika zur Reduktion der Nebenwirkungen ihrer Neuroleptika eingenommen haben, Verbesserungen ihrer Aufmerksamkeit und ihres Gedächtnisses erkennen lassen, sobald diese Medikamente abgesetzt werden (Baker et al. 1983; Frith 1984). Es ist nicht klar, ob die gleiche Situation auch für Levodopa zutrifft. Möglicherweise tritt das Gegenteil auf: Levodopa kann vermutlich bei Erstanwendung den Demenzgrad reduzieren (Sweet et al. 1976). Drittens besteht kein Zweifel daran, daß Patienten mit M. Parkinson post mortem häufiger als normale gleichaltrige Menschen die typischen pathologischen Veränderungen der Alzheimerschen Erkrankung aufweisen. Boller et al. (1980) untersuchten die Gehirne von 36 Patienten, die an idiopathischem M. Parkinson gestorben waren. 9 waren kurz vor ihrem Tod schwer dement. Sie alle wiesen viele für die Alzheimersche Erkrankung typische Plaques und Neurofibrillenveränderungen auf. Diese Autoren vermuteten, daß Patienten mit Morbus Parkinson eine gegenüber der gleichaltrigen Normalbevölkerung sechsfach erhöhte Wahrscheinlichkeit hatten, eine Alzheimersche Erkrankung zu entwickeln. Hakim u. Mathieson (1978) untersuchten die Gehirne von 21 Patienten mit Parkinsonscher Erkrankung und verglichen sie mit den

Gehirnen von 21 Patienten des gleichen Alters, die an einer Kopfverletzung oder an einem Hirninfarkt verstorben waren. Unter den 21 Patienten mit Parkinsonscher Erkrankung hatten 20 abnorm viele Plaques, 18 wiesen eine überdurchschnittliche Zahl von Neurofibrillenveränderungen auf. Nur vier der 21 Kontrollpersonen zeigten eine Vermehrung der Plaques und sechs eine Zunahme von Fibrillenknäuel. Hierdurch wird ebenfalls die Auffassung bestätigt, daß der Morbus Alzheimer bei Parkinsonscher Erkrankung häufiger auftritt. Ein vierter Gesichtspunkt ist die Möglichkeit, daß das Demenzsyndrom für atypische Formen der Parkinsonschen Krankheit charakteristisch ist. Wie schon erwähnt, können vaskuläre Läsionen und eine mehr generalisierte subkortikale Atrophie einer idiopathischen Parkinsonschen Erkrankung sehr ähnlich sein. Wie SROKA et al. (1981) ausgeführt haben, kommt es bei der atypischen Form des Morbus Parkinson mit pyramidalen und zerebellären Symptomen eher zur Entwicklung einer Demenz als bei der idiopathischen Form.

Zusammenfassend findet sich bei vielen Patienten eine chronische organische, globale Beeinträchtigung der intellektuellen Funktionen. Dies steht im Gegensatz zur Auffassung von PARKINSON selbst und einigen seiner bedeutenden psychiatrischen und neurologischen Nachfolger. Bei manchen Patienten handelt es sich um ein typisches Alzheimer-Bild. Bei anderen muß ein Zusammenwirken mehrerer Faktoren angenommen werden: Medikamenteneffekte, atypische Erkrankungsformen mit ausgedehnten Läsionen oder das besondere Hervortreten neuropsychologischer Defizite, die mit der Parkinsonschen Erkrankung verbunden sind.

c) Ursache der Demenz

Die Heterogenität der kognitiven Störungen wurde bereits diskutiert. Sieht man von der Auswirkung der Medikation, der ausgedehnten Hirnerkrankung bei den atypischen Krankheitsformen und dem eigentlichen neuropsychologischen Defizit ab, so benötigt man noch immer eine Erklärung für die erhöhte Häufigkeit der Alzheimerschen Erkrankung. Die bislang einzige Untersuchung, die sich mit diesem Thema befaßt hat, wurde von PERRY et al. (1985) durchgeführt. Die Autoren verglichen die histochemischen Befunde der Gehirne von Patienten mit Parkinsonscher Erkrankung, Alzheimerscher Erkrankung und Kontrollpersonen. Beim M. Parkinson fand sich im Gegensatz zur Alzheimerschen Erkrankung eine Korrelation zwischen der Reduktion des Enzyms Cholinazetyl-Transferase und einer kognitiven Beeinträchtigung ante mortem, ebenso eine Reduktion der Neuronenanzahl im Nukleus Meynert, jedoch keine Plaques. Dieser Befund legt nahe, daß die Demenz bei M. Parkinson durch primäre Degeneration cholinerger Neuronen im N. Meynert verursacht ist; bei der Alzheimerschen Erkrankung dürfte dagegen die Demenz und das cholinerge Defizit einen anderen Ursprung haben, wenn auch diese Frage nicht völlig geklärt ist.

3. Akute und subakute delirante Zustandsbilder

Zusätzlich zur Depression und Demenz besteht bei der Parkinsonschen Erkrankung das erhöhte Risiko eines akuten oder subakuten Verwirrtheitszustands bzw.

Delirs. Praktisch alle Untersuchungen, die sich mit dieser Frage beschäftigt haben, kamen zu dem Ergebnis, daß diese Zustandsbilder durch Anti-Parkinsonmittel bedingt sind.

a) Häufigkeit

Celesia u. Wanamaker (1972) stellten bei 153 an M. Parkinson erkrankten Patienten eine akute Psychose fest. Sroka et al. (1981) fanden, daß 33% von 71 Patienten mit typischer Parkinsonscher Erkrankung ein akutes organisches Psychosyndrom aufwiesen. Rabins (1982) entdeckte unter 13 Patienten mit Morbus Parkinson und einer psychiatrischen Erkrankung zwei Fälle mit medikamenteninduzierter organischer Psychose. Vor der Einführung des Levodopa stellten Porteous u. Ross (1956) fest, daß von 52 Patienten mit Parkinsonscher Erkrankung, die mit Benzhexol behandelt wurden, zehn eine organische Psychose entwickelten.

Seit der Einführung des Levodopa rangieren die Schätzungen der Häufigkeit akuter organischer Psychosen bei Parkinsonscher Erkrankung von 8% in einer Literaturübersicht, die über 908 Patienten berichtet (Goodwin 1971) über 12,5% bei 48 Patienten (Damasio et al. 1971), 17% bei 45 Patienten (Celesia u. Barr 1970), 30% bei 88 Patienten (Moskovitz et al. 1978) bis hin zu 60% von 100 Patienten (Sweet et al. 1976). Fügt man die Daten vor und nach der Einführung von Levodopa zusammen, beträgt die durchschnittliche Häufigkeit akuter organischer Psychosen aufgrund dieser Untersuchungen 23%.

b) Art der akuten Psychose

Einige Forscher (z. B. Folstein u. McHugh 1983; Moskovitz et al. 1978) haben betont, daß medikamenteninduzierte Psychosen bei Morbus Parkinson eher in Form einer reinen Halluzinose ohne Eintrübung des Bewußtseins in Erscheinung treten. Andere Studien hingegen fanden, daß die Psychose sich nicht von deliranten Zustandsbildern unterscheidet, die durch andere somatische Noxen hervorgerufen werden. Es ist schwierig, zwischen diesen beiden Ansichten zu entscheiden. Bei Abwägung neige ich dazu, aus folgenden Gründen die zweite Annahme für wahrscheinlicher zu halten. Zum einen wurde in einer Untersuchung gezeigt, daß unter den deliranten Zustandsbildern, die durch verschiedene somatische Noxen verursacht waren (Cutting 1980), reine halluzinatorische Zustandsbilder nicht selten auftraten und keineswegs immer durch Medikamente hervorgerufen wurden. Zweitens fanden Goetz et al. (1982), daß sich die Phänomenologie des Delirs bei neun Parkinsonpatienten, deren Halluzinationen durch vorherige Erhöhung der Levodopa-Dosierung induziert waren, weder von der bei acht Parkinsonpatienten unterschied, bei denen die Halluzinationen durch eine Erhöhung der Anticholinergika bedingt war, noch von der bei acht Patienten, deren medikamentöses Therapieschema unverändert blieb. Selbstverständlich ist dies kein Beweis, daß reine halluzinatorische Zustandsbilder nicht medikamenteninduziert sind, sondern eher, daß diese nicht für Levodopa oder Anticholinergika spezifisch sind, wie manche Forscher angenommen hatten.

c) Ursache der akuten Psychose

Praktisch alle berichteten Fälle einer akuten Psychose bei M. Parkinson sind einer gleichzeitigen Medikation zuzuschreiben. Der zwingendste Beweis hierfür ist, daß die gleichen Medikamente bei Patienten ohne Parkinsonsche Erkrankung eine akute Psychose hervorrufen können. In einer eigenen Untersuchung von 74 Fällen mit Psychosen, die durch eine Vielzahl somatischer Noxen hervorgerufen worden waren (CUTTING 1980) fand sich eine durch Benzhexol ausgelöste Psychose; diese Substanz war wegen eines familiären essentiellen Tremors verschrieben worden. Bei einem weiteren Fall entwickelte sich eine Psychose unter Amantadin, das wegen einer vermuteten Grippe gegeben wurde. Unter gesunden Probanden, denen Amantadin als Grippe-Prophylaktikum verabreicht wurde, fanden sich mehrere Fälle mit akuter Psychose. TUNE et al. (1981) berichteten, daß delirante Zustände bei Herzoperierten häufiger waren, wenn die Patienten mit Anticholinergika behandelt worden waren. Levodopa wird zwar üblicherweise nicht für andere Zustandsbilder als den M. Parkinson verschrieben; es gibt jedoch deutliche Hinweise, daß es ebenfalls akute Psychosen hervorrufen kann. MOSKOVITZ et al. (1978) berichteten über eine Gruppe von 88 Patienten mit idiopathischem M. Parkinson, die über mehrere Jahre in fester Dosierung mit Anticholinergika oder Amantadin behandelt worden waren und, kurz nachdem sie auf Levodopa eingestellt wurden, eine Reihe akuter psychotischer Phänomene, insbesondere optische Halluzinationen, entwickelten.

4. Andere psychiatrische Komplikationen

Eine Vielzahl anderer psychiatrischer Zustandsbilder wurde in Verbindung mit der Parkinsonschen Erkrankung oder den zur Behandlung benutzten Medikamenten beobachtet. Zwischen einigen von ihnen und der Parkinsonschen Erkrankung besteht aber nur ein lockerer Zusammenhang.

a) Manie

Die Manie wird im allgemeinen als selten bei der Parkinsonschen Erkrankung angesehen. Unter 89 Patienten eines psychiatrischen Krankenhauses mit Morbus Parkinson und einer psychischen Störung wies nach MINDHAM (1970) kein einziger eine Manie auf. Es gibt jedoch einen oder zwei Fallberichte von einer „sekundären Manie" bei behandelten Patienten. Levodopa kann sicherlich für manische Episoden verantwortlich sein. CELISIA u. BARR (1970) beobachteten bei 45 Patienten, die kurz zuvor auf Levodopa eingestellt wurden, vier manische Episoden. GOODWIN (1971), der die frühe Literatur über Nebenwirkungen des Levodopa kritisch überarbeitete, schätzte die Häufigkeit auf 2%. SACKS (1982), der überlebenden Patienten der Enzephalitis-Epidemie mit einem postenzephalitischen Parkinson-Syndrom Levodopa verschrieb, berichtete mehrere Fälle mit deutlich gehobener Stimmung und Größenideen. Er führte dies auf die verständliche Freude über die nach Jahrzehnten der Immobilität wiedergewonnene Bewegungsfähigkeit zurück. Einige der Beispiele, die er in seinem Buch "Awakenings" beschreibt, erscheinen deutlich pathologisch.

b) Halluzinatorisch-wahnhafte Zustandsbilder

Es gibt etwa eine Handvoll Fallberichte über Patienten mit Parkinsonscher Erkrankung und paranoid-halluzinatorischen Zustandsbildern. Mindham (1970) fand zwei Fälle. Keiner von ihnen hatte jedoch eine idiopathische Parkinsonsche Erkrankung – einer war an postenzephalitischer und der andere an arteriosklerotischer Form erkrankt. Crow et al. (1976) berichteten über vier Patienten – zwei mit postenzephalitischer und zwei mit idiopathischer Parkinsonscher Erkrankung. Keiner dieser Fälle erfüllte die üblichen Kriterien für Schizophrenie, wenngleich manche Autoren sich darüber Gedanken machten, daß ein Zusammenhang von Schizophrenie mit der Parkinsonschen Erkrankung die Dopamin-Hypothese der Schizophrenie untergraben könne. Lishman (1978) beurteilt in seiner Übersicht zu diesem Thema im Rahmen des Buches „Organische Psychiatrie" diese Form der Psychose als sehr selten. Bezüglich der Wirksamkeit der Neuroleptika bei Schizophrenie, die alle als Dopamin-Antagonisten wirken, würde es verwundern, wenn die Schizophrenie beim Morbus Parkinson, wo die Dopaminspiegel ohnehin schon sehr niedrig sind, häufig wäre. Crow et al. (1976) sind der Überzeugung, daß eine Verbindung zwischen M. Parkinson und Schizophrenie die Dopamin-Hypothese der Schizophrenie nicht aufhebt, da diese Hypothese nicht davon ausgeht, daß ein allgemeiner Überschuß an Dopamin bestehen muß, sondern lediglich eine relative Überempfindlichkeit bestimmter neurochemischer Rezeptoren gegenüber Dopamin. Das Problem hängt, wie immer bei Fällen sekundärer Schizophrenie oder schizophreniformer Psychosen, von den Kriterien ab, die zur Diagnose Schizophrenie angewandt werden.

Es gibt mehr Hinweise für das Auftreten rein halluzinatorischer oder paranoider Zustände im Zusammenhang mit der Parkinsonschen Erkrankung. Es ist jedoch sehr schwierig zu entscheiden, ob diese direkt durch die Erkrankung oder durch die Medikation bedingt sind. Einige Autoren sind der Überzeugung, daß halluzinatorische (Rabins 1982) oder wahnhafte (Schwab et al. 1951) Zustandsbilder durch die Krankheit selbst hervorgerufen werden können. Ich vermute, daß dies zutrifft, da jedwelche Erkrankung, die zerebrale Funktionen in Mitleidenschaft zieht, eine organische Psychose hervorrufen kann, deren Ausdrucksform rein halluzinatorisch oder wahnhaft sein kann, ohne daß damit notwendigerweise eine Bewußtseinstrübung einhergehen muß (Lipowski 1978; Cutting 1980). Da jedoch kaum ein Patient mit Morbus Parkinson lange ohne Levodopa- oder andere Medikamentenbehandlung bleibt, ist es schwierig, mit Sicherheit zu entscheiden, ob die psychotischen Zustände nicht medikamenteninduziert sind.

Der überzeugendste Hinweis auf eine spezifische Psychose, die keinen Zusammenhang mit der Medikation aufweist, stammt aus der Untersuchung von Schwab et al. (1951), lange vor der Einführung des Levodopa. Die Autoren berichteten, daß einige Patienten mit Parkinsonscher Erkrankung eine paranoide Psychose entwickelten, die auf Ereignisse beschränkt war, die auf einer Seite des Gesichtsfelds des Patienten auftraten – „alles und jedermann auf der linken Seite war feindlich und unfreundlich, während die Umwelt auf der rechten Seite normal und freundlich war". Kein anderer hat dieses Phänomen berichtet, aber wenn es wahr ist, würde es einen wichtigen Beweis für die Existenz einer spezifischen Psychose beim Morbus Parkinson darstellen – einem Zustand, bei dem ja die motorischen Symptome Tremor und Rigor fast immer lateral betont sind.

c) Zwangsneurose

Eine der Folgen der Encephalitis lethargica war die Zwangsneurose, eine andere der Morbus Parkinson. Die Verbindung zwischen Zwangsneurose und Parkinsonscher Erkrankung kann daher möglicherweise der gemeinsamen Ursache bei dieser Erkrankungsform zugeschrieben werden. Man hat aber selbst von der idiopathischen Form des M. Parkinson angenommen, daß sie eher bei Patienten mit einer zwanghaften Primärpersönlichkeit auftritt. Bisher ließ sich kein endgültiger Beweis finden, daß die Entwicklung einer Parkinsonschen Erkrankung bei zuvor unauffälligen Persönlichkeiten erstmalig zwanghafte Symptome hervorrufen kann; meiner Ansicht nach besteht jedoch ein echter Zusammenhang, der einer sorgfältigen Untersuchung bedarf.

d) Verhaltens- und Persönlichkeitsstörungen

Jede Persönlichkeitsänderung, die sich im Verlauf einer Parkinsonschen Krankheit entwickelt, kann wahrscheinlich auf die psychologischen Krankheitsfolgen zurückgeführt werden. Manche Patienten werden im Rahmen des Therapiebeginns mit Levodopa sexuell aktiver. BOWERS et al. (1971) fanden hierfür bei sieben von 19 Patienten, die nach Beginn einer Levodopa-Therapie eine vermehrte sexuelle Aktivität aufwiesen, drei Erklärungen: Drei Patienten fühlten sich physisch aktiver; ihr Sexualleben verbesserte sich als Folge davon. Drei schienen einen spezifischen Libidozuwachs zu haben. Ein Patient erfuhr im Rahmen einer akuten organischen Psychose eine sexuelle Enthemmung.

III. Neuropsychiatrische Gesichtspunkte

Neben den eindeutigen motorischen Symptomen der Parkinsonschen Erkrankung und den häufigen oder seltenen psychiatrischen Komplikationen ist es wichtig zu wissen, ob bei den normalen, milde verlaufenden Fällen des Morbus Parkinson psychische und motorische Funktionen betroffen sind. Dieser Frage widmeten sich in den letzten Jahren mehrere Untersuchungen.

1. Motorische Störung

Nach MARSDEN (1982a) liegt das Hauptproblem bei der Parkinsonschen Erkrankung in einer Störung der „motorischen" Planung. Den Patienten fällt es schwer, gleichzeitige oder folgerichtig abgestimmte motorische Programme durchzuführen; sie verhalten sich jedoch bei Wahrnehmungsaufgaben und bei der Lösung einfacher motorischer Aufgaben normal. Es ist schwer, etwas gegen die positive Seite dieser Annahme einzuwenden; einige Zweifel bestehen jedoch hinsichtlich der Frage, ob die Wahrnehmungsfunktionen und andere kognitive Leistungen intakt sind.

2. Wahrnehmungsstörung

Nach Villardita et al. (1982) tritt bei der Parkinsonschen Erkrankung eine Wahrnehmungsstörung, insbesondere eine Beeinträchtigung der optisch-räumlichen Wahrnehmung auf. Diese Autoren fanden verminderte Leistungen bei Aufgaben wie dem visuellen Gedächtnistest nach Benton. Scott et al. (1984) stellten fest, daß Parkinsonpatienten Schwierigkeiten hatten, die prosodische Komponente der Sprache zu erkennen, also zu entscheiden, ob ein Satz mit einem Ausdruck des Ärgers, der Freude oder in emotional unbeteiligter Weise vorgelesen wurde. Marsh et al. (1971) hatten früher gezeigt, daß Levodopa bei Patienten zum Beginn dieser Therapie vor allem den Grad der auditorischen Wahrnehmung und des Gedächtnisses, nicht jedoch die allgemeine Aufmerksamkeit verbessert.

Die Parkinsonsche Erkrankung ist daher vermutlich nicht eine reine Erkrankung der motorischen Planung, wie Marsden annimmt, sondern betrifft ebenso die differenzierten Wahrnehmungsfunktionen.

3. Gedächtnisstörung

Horn (1974) und Marsh et al. (1971) wiesen nach, daß Patienten mit Parkinsonscher Erkrankung bei Standardtests zur Überprüfung des Kurzzeitgedächtnisses schlecht abschnitten. Wilson et al. (1980) konnten zeigen, daß diese Leistungsstörung vor allem auf einer Entscheidung darüber beruhte, ob ein Gegenstand, der gemeinsam mit mehreren anderen Gegenständen dargeboten wurde, vorher schon einmal gezeigt worden war oder nicht. Sie nannten dieses Defizit Bradyphrenie oder Verlangsamung des Denkens.

4. Denkstörung

Mehrere Untersucher haben gezeigt, daß bei der Parkinsonschen Erkrankung Störungen in mehreren Bereichen des akutellen Denkprozesses bestehen. Schon 1959 fanden Riklan et al. (1959), daß 220 Patienten mit Morbus Parkinson weniger flexibel und selbständig an eine Vielzahl standardisierter psychologischer Tests herangingen. Zum gleichen Ergebnis gelangten Flowers u. Robertson (1985) bei einem Test, bei dem einer von drei Gegenständen, der nicht zu den anderen beiden paßt, herausgefunden werden mußte. Beim ersten Versuch waren die Patienten genau, konnten sich jedoch bei den folgenden Versuchen nicht auf eine neue Strategie einstellen. Lees u. Smith (1983) und Rafal et al. (1984) kamen zur gleichen Schlußfolgerung, daß bei der Parkinsonschen Krankheit eine Störung des Denkens vorliegt, die sich in einer geistigen Inflexibilität, jedoch nicht einer allgemeinen Verlangsamung bei allen Aufgaben zeigt. Die Annahme einer subkortikalen Demenz, die ursprünglich zur Erklärung der psychologischen Störungen beim Steele-Richardson-Olszewski-Syndrom entwickelt und dann auf den Morbus Parkinson, die Huntingtonsche Erkrankung (Folstein u. McHugh 1983) und selbst die primäre depressive Erkrankung (Mahendra 1984) übertragen wurde, trifft daher zur Beschreibung des neuropsychologischen Defizits bei der Parkinsonschen Erkrankung nicht uneingeschränkt zu.

C. Huntingtonsche Erkrankung

I. Neurologische Gesichtspunkte

1. Symptome und Verlauf

Die beiden Hauptsymptome sind Chorea und Demenz. Häufig treten aber auch depressive Verstimmungen, paranoid-halluzinatorische Zustände und Persönlichkeitsveränderungen auf. Bei fast allen Patienten beginnen die Symptome zwischen dem 30. und 50. Lebensjahr. Die Krankheit zeigt eine unaufhaltsame Progredienz, wobei der Tod nach 10 bis 15 Jahren auftritt. Wirksame Therapieverfahren gibt es nicht.

2. Ursache

Die entscheidende Ursache der Huntingtonschen Erkrankung ist nicht bekannt, man weiß jedoch einiges über biochemische und genetische Zusammenhänge.

a) Pathologie

Es besteht ein ausgedehnter Untergang der Nervenzellen der im Corpus striatum besonders ausgeprägt ist, gleichzeitig aber auch die frontale und okzipitale Rinde und den Hirnstamm in Mitleidenschaft zieht.

b) Biochemie

Im Gegensatz zur Parkinsonschen Erkrankung konnten keine spezifischen biochemischen Defizite nachgewiesen werden. Es wurde über abnorme Konzentrationen von drei Neurotransmittern berichtet: eine Reduktion des GABA (γ-Aminobuttersäure, PERRY et al. 1973), eine Vermehrung des Glutamat (McGEER u. McGEER 1976) und des Somatostatin (MARTIN 1984).

c) Genetische Faktoren

Die Hungtingtonsche Erkrankung wird autosomal dominant mit fast kompletter Penetranz vererbt. Kürzlich wurde der Ort der Abweichung auf dem Chromosom 4 entdeckt (GUSELLA et al. 1983). Da dieses Zustandsbild autosomal dominant vererbt wird, bedeutet das für den Sohn oder die Tochter eines erkrankten Elternteils ein Risiko von 50%, das Gen zu erben. Es wurden Versuche angestellt, Gen-Träger vor dem 30. Lebensjahr, dem Zeitpunkt des gewöhnlichen Auftretens der Symptome, zu identifizieren. Die verläßlichste Methode ist, eine Einzeldosis von Levodopa zu geben und zu beobachten, ob sich eine vorübergehende Chorea ausbildet. Auf diese Weise fanden KLAWANS et al. (1980), daß von 30 Risikopersonen, denen man Levodopa gegeben hatte, 10 eine vorübergehende Chorea aufwiesen: Acht Jahre später waren fünf von ihnen von der Erkrankung befallen. Unter den 20, die keine vorübergehende Chorea gezeigt hatten, hatte sich ledig-

lich in einem einzigen Fall acht Jahre später die Krankheit entwickelt. Der Test
kam in Verruf, z. T. aufgrund der falsch positiven und falsch negativen Ergebnisse, z. T. auch deshalb, weil es für unethisch erachtet wurde, gesunde Menschen
darüber zu informieren, daß sie innerhalb der nächsten 20 Jahre eine unangenehme und verhängnisvolle Erkrankung entwickeln würden, für die es keine Heilung
gibt. Tatsächlich zeigte sich bei der Befragung der Verwandten von Patienten mit
Huntingtonscher Erkrankung (BARETTE u. MARSDEN 1979), daß die Angehörigen
an einem Test zur Vorhersage der Krankheit interessiert sind, jedoch nur dann,
wenn dieser Test prognostisch zuverlässig ist.

II. Psychiatrische und neuropsychologische Gesichtspunkte

1. Demenz

Diese tritt bei allen Patienten auf. Nach FOLSTEIN u. McHUGH (1983) gibt es drei
Merkmale: Ein Verfall aller kognitiven Fähigkeiten, eine auffällige Apathie und
die Abwesenheit einer Aphasie und Agnosie. Das Auftreten der beiden letzteren
Merkmale weist nach Auffassung dieser Autoren darauf hin, daß die psychologische Störung eher eine subkortikale als eine kortikale Demenz darstellt.

Im frühen Stadium ist es möglich, neuropsychologische Störungen zu finden,
bevor irgendwelche klinische Zeichen einer Demenz erkennbar sind. Dies zeigt
sich bei Tests der optischen Wahrnehmung – wie beispielsweise beim Auffinden
komplexer Muster (OEPEN et al. 1985) – und des auditorischen und optisch-räumlichen Gedächtnisses (JOSIASSEN et al. 1983). Einige Untersucher haben darauf
hingewiesen, daß die Störungen des Gedächtnisses Charakteristika aufweisen, die
eine Unterscheidung gegenüber dem Korsakoff-Syndrom erlauben (BUTTERS et
al. 1976). Dagegen gibt es keinen deutlichen Beweis dafür, daß sich diese Gedächtniseinbußen von denen beim Morbus Alzheimer abgrenzen lassen.

In späteren Erkrankungsstadien ist es wahrscheinlich zutreffend, daß die auffällige geistige Apathie und das Fehlen einer Sprachstörung die Demenz von der
bei der Alzheimerschen Krankheit unterscheidet. Aus diesem Grund ist der Begriff subkortikale Demenz angemessen, da er die mangelnde Ingangsetzung kognitiver Leistungen gegenüber dem vollständigen Darniederliegen kognitiver Fähigkeiten betont.

2. Depression

Abgesehen von der Demenz, die bei allen Patienten vorhanden ist, stellt die Depression die häufigste psychiatrische Begleiterscheinung dar.

Im allgemeinen tritt sie vor dem Beginn entweder der Demenz oder der Chorea
auf: MINDHAM et al. (1985) fanden, daß 12 von 27 Patienten vor Ausbruch ihrer
Krankheit unter einer depressiven Erkrankung im Sinne des DSM III gelitten
hatten. Im Vergleich hierzu waren es beim Morbus Alzheimer 6 von 27 Patienten.
KOEHLER (1984) hingegen nimmt an, daß die Depression eher eine affektive Persönlichkeitsstörung als eine aktuelle Erkrankung darstellt.

Auch nach dem Beginn der Chorea oder Demenz ist das Auftreten von Depressionen häufig, wobei die meisten dieser depressiven Zustände ohne Zweifel eine "major depressive disorder" darstellen. FOLSTEIN et al. (1983) fanden bei 88 Patienten in 41% der Fälle typische depressive Störungen. CAINE u. SHOULSON (1983) wiesen bei 18% der Patienten typische Depressionen und bei 20% der Fälle dysthyme Störungen nach.

3. Paranoid-halluzinatorische Psychosen

Frühere Untersuchungen sprachen dafür, daß die Schizophrenie beim Morbus Huntington besonders häufig ist. DAVISON u. BAGLEY (1969) fanden bei einer kritischen Durchsicht der Literatur acht körperliche Krankheiten, bei denen ein signifikanter Zusammenhang mit der Schizophrenie besteht. Eine davon ist die Chorea Huntington. Allerdings beruhen viele Studien, die in dieser Übersicht enthalten sind, auf einer unzulänglichen diagnostischen Beurteilung. HEATHFIELD (1967) beispielsweise glaubte, daß neun seiner einundachtzig Patienten eine Schizophrenie aufwiesen (sechs Patienten mit paranoider Schizophrenie, drei mit einer Schizophrenia simplex). Er war jedoch Neurologe und war sich der Unzuverlässigkeit der damaligen diagnostischen Schizophrenie-Kriterien nicht bewußt. CAINE u. SHOULSON (1983) fanden unter 30 Patienten nur drei Fälle mit Schizophrenie entsprechend den DSM III-Kriterien, FOLSTEIN et al. (1983) lediglich zwei unter 88 Patienten. DAVISON u. BAGLEY (1969) mögen recht haben, wenn sie auf den Zusammenhang von Huntingtonscher Chorea und Schizophrenie hinweisen. Es ist jedoch wahrscheinlicher, daß es sich um organische Psychosen paranoider oder halluzinatorischer Prägung und nicht um echte Schizophrenien handelt.

4. Andere psychiatrische Störungen

DEWHURST et al. (1970) stellten eine Häufung antisozialen Verhaltens vor dem Ausbruch der eigentlichen Erkrankung fest. 40 von 102 Patienten waren wegen krimineller Handlungen angeklagt, 39 waren geschieden (eine hohe Rate für die fünfziger und sechziger Jahre) und 19 zeigten ein sexuell deviantes Verhalten. CAINE u. SHOULSON (1983) wiesen auch auf die Vielfalt psychiatrischer Störungen hin, die dem Erkrankungsbeginn folgen konnten. Sie berichteten, daß Depressionen zwar die häufigste psychiatrische Störung sei, daß aber Ängstlichkeit, explosive Ausbrüche und eine Reihe psychotischer Syndrome zu beobachten sind.

D. Morbus Wilson

Die hepatolentikuläre Degeneration wurde im Jahr 1912 von WILSON beschrieben und ist nach ihm benannt. Sie stellt eine Störung des Kupferstoffwechsels dar, die das Corpus striatum und die Leber in Mitleidenschaft zieht und zu Chorea, Tremor, Pyramidenbahnzeichen und psychiatrischen Störungen führt. Die Erkrankung tritt klinisch bei Jugendlichen auf. Vor der Einführung einer effektiven Behandlung starben die Patienten zwischen dem 20. und 30. Lebensjahr an Leberversagen oder aufgrund einer Dysphagie.

I. Ursachen

1. Pathologie

Wilson selbst erkannte die bilateral symmetrische Erweichung des Putamens als entscheidendes pathologisches Substrat, wobei weniger ausgeprägte Veränderungen auch im Nucleus caudatus und anderen Gehirnteilen gefunden wurden.

2. Biochemie

Die Hauptmerkmale sind ein niedriger Serumspiegel an Kupfer und Caeruloplasmin – dem Serumprotein, das Kupfer im Blut transportiert – sowie vermehrte Ablagerungen von Kupfer in Gehirn, Leber und Augen (Kaiser-Fleischer-Kornealring). Diese Veränderungen liegen den charakteristischen Krankheitssymptomen zugrunde.

3. Genetische Faktoren

Die Erkrankung wird autosomal rezessiv vererbt.

II. Therapie

Das Ziel der Behandlung ist, Kupfer aus dem Körper auszuscheiden. Zwei Medikamente haben sich hierbei als wirksam erwiesen: Das erste war Dimercaprol, ein Chelat. Dieses wurde zugunsten des Penicillamin, der heute üblichen Therapie der Wahl, aufgegeben. Walshe (1968), der über die meiste Erfahrung in der Behandlung dieser Erkrankung verfügt, ist überzeugt, daß adäquate Dosierungen von Penicillamin zu dramatischen Behandlungserfolgen führen können.

III. Psychiatrische Manifestationen

Wilson selbst stellte fest, daß die vier Patienten, die er beschrieb, und die acht Patienten, die er in der Literatur fand, psychiatrisch dahingehend auffällig waren, daß sie ein „dauerndes dummes Lächeln" zeigten oder teilnahmslos und psychisch entdifferenziert waren. Einige der späteren Untersucher brachten die Wilsonsche Erkrankung mit der Schizophrenie in Zusammenhang. Diese Verbindung wurde von Davison u. Bagley (1969) in ihrer Übersicht über körperliche

Ursachen der Schizophrenie betont. BEARD (1959) hingegen verwarf den Zusammenhang zwischen Schizophrenie und Morbus Wilson, indem er schrieb: „Nicht ein einziger in der Literatur angemessen beschriebener Fall kann einem kritischen prüfenden Blick standhalten." CARTWRIGHT (1978) berichtete über zwei an Morbus Wilson erkrankte Fälle mit emotionaler Labilität und Störungen des affektiven Gleichgewichts, die fälschlich als Schizophrenie diagnostiziert worden waren. Er schloß daraus, daß das normale Erscheinungsbild der Erkrankung durch mangelnde Affektkontrolle, Tremor, Dysphagie, Verschlechterungen der Schulleistungen oder Symptome der Lebererkrankung gekennzeichnet sei und daß den psychiatrischen Symptomen keine Spezifität zukomme. Die meisten Forscher, die die Art der psychiatrischen Störung untersucht haben, vertreten die Auffassung, daß die üblichen Symptome eher einer nicht-spezifischen Verhaltensstörung als irgendeiner formalen psychiatrischen Störung zuzuordnen sind, auch wenn sie den neurologischen oder hepatischen Zeichen vorangehen (DENING 1985). Trotzdem gibt es mehrere Fallberichte über paranoid-halluzinatorische (DENING 1985) und affektive Syndrome (DENING 1985). In späteren Stadien der Erkrankung kann eine Demenz hinzukommen (KNEHR u. BEARN 1956; DENING 1985).

E. Andere dyskinetische Syndrome

Es gibt eine Vielzahl neurologischer Erkrankungen, deren Leitsymptom oder Hauptmerkmal in einer bestimmten Form der Bewegungsstörung besteht. Über den besten allgemeinen Ausdruck für diese Erkrankungen herrscht Uneinigkeit; der Begriff Dyskinesie (wie von MARSDEN u. PARKES 1973 vorgeschlagen) scheint jedoch am besten geeignet, da er eine Störung im Bewegungsablauf impliziert.

Der Terminus umfaßt verschiedene deskriptive Kategorien, unter denen MARSDEN u. PARKES (1973) fünf Hauptgruppen unterscheiden: Tremor, Chorea, Myoklonus, Tick und Torsionsdystonie. Mit dem Begriff bezeichnet man außerdem verschiedene Erkrankungen, bei denen die Bewegungsstörung Erscheinungsbilder mehrerer dieser fünf deskriptiven Kategorien aufweist, beispielsweise Tremor, Chorea und Torsionsdystonie beim Morbus Wilson. Sowohl Erkrankungen mit einer bekannten Pathologie und Ursache – beispielsweise der Morbus Wilson – als auch solche, bei denen die einzige Manifestation die Dyskinesie unbekannten Ursprungs darstellt und das Gehirn keine autoptischen Veränderungen aufweist – zum Beispiel die Dystonia musculorum deformans – werden durch den Terminus „Dyskinesie" erfaßt. Innerhalb der letzteren Gruppe gibt es Zustandsbilder, die von seiten mehrerer Psychiater und Neurologen als psychogen aufgefaßt wurden und auch noch werden, wie beispielsweise der Schreibkrampf oder Torticollis spasticus.

Die Parkinsonsche, Huntingtonsche und Wilsonsche Erkrankung sind auch dyskinetische Syndrome, wurden jedoch getrennt aufgeführt, da sie biochemisch und genetisch von den anderen hier berücksichtigten Krankheiten unterschieden werden können. Es ist möglich, daß viele der mannigfaltigen Störungen dieses Abschnittes in den nächsten Dekaden klarer als klinisch biochemisch-pathologische Einheiten identifiziert werden. Zum gegenwärtigen Zeitpunkt sind sie jedoch lediglich klinisch deskriptive Syndrome, ähnlich wie manche psychiatrischen Syndrome Schizophrenie und Paranoia.

Die psychiatrische Relevanz dieser Zustandsbilder ist meines Erachtens bedeutend:

1. Weil viele von ihnen eine ernsthafte Beeinträchtigung der Lebensqualität darstellen;
2. weil viele von ihnen in der Vergangenheit als rein psychogene Störungen angesehen wurden; und
3. weil bestimmte primäre psychiatrische Störungen, wie beispielsweise die Schizophrenie, unabhängig davon, ob der Patient unter Neuroleptika steht oder nicht, mit bestimmten Formen der Dyskinesie in Zusammenhang stehen.

Die Dyskinesieformen sollen im folgenden unter den fünf von Marsden u. Parkes (1973) vorgeschlagenen Überschriften behandelt werden.

I. Tremor

Der Tremor wird i. allg. unterteilt in den Ruhetremor (bei Ruhe vorhanden), den Haltungstremor (am deutlichsten, wenn eine Extremität in einer bestimmten Position gehalten wird, insbesondere bei ausgestreckten Armen) und Intentionstremor (verschlechtert sich, wenn eine Person gebeten wird, eine Bewegung auszuführen).

Der Ruhetremor ist charakteristisch für Morbus Parkinson, der Intentionstremor für zerebelläre Erkrankungen. Der Haltungstremor resultiert aus einer Vielzahl von Ursachen: metabolische (z. B. Thyreotoxikose, Alkohol, Leberversagen, Medikamentenintoxikation) oder strukturelle (z. B. Kleinhirnerkrankung, Neurosyphilis). Ein Haltungstremor kann ebenso bei Angstneurosen und bei Zustandsbildern gesehen werden, die als benigner essentieller Tremor bekannt sind. Der benigne essentielle Tremor ist eine familiäre Erkrankung, die autosomal dominant mit unterschiedlicher Penetranz vererbt wird. Es gibt keinen bekannten strukturellen Gehirnschaden. Eine Ursache konnte bisher nicht gefunden werden. Psychiatrische Komplikationen sind in zweierlei Hinsicht möglich: Erstens kann es aufgrund der gesellschaftlichen Behinderung zu einer sozialen Phobie kommen; zweitens kann sich ein Alkoholismus entwickeln, da Alkohol den Tremor meist rasch beseitigt (Ward et al. 1984). Im übrigen handelt es sich um ein benignes Zustandsbild, das nicht zu einer ernsthaften Erkrankung führt.

II. Chorea

Unter dem Begriff „Chorea" versteht man kurze, schnelle, unbeabsichtigte Bewegungen, die alle Bereiche des Körpers betreffen. Im allgemeinen tritt sie bilateral auf, wenngleich eine unilaterale Chorea, auch als Hemiballismus bekannt, in seltenen Fällen nach vaskulären oder traumatischen Hirnschäden im Erwachsenenalter gesehen wird. In der Kindheit handelt es sich ursächlich um eine Enzephalitis infolge einer allergischen Reaktion auf eine Infektion mit hämolytischen Streptokokken der Gruppe A. Dies ist heute sehr selten. Im Erwachsenenalter kann Chorea in der Schwangerschaft, bei Thyreotoxikose und als Teil der Chorea Huntington gesehen werden. Es gibt des weiteren eine senile Chorea, deren Ursache im allgemeinen zerebrovaskulär ist.

Psychiatrisch ist die Chorea bedeutsam, da die durch Neuroleptika hervorgerufenen Spätdyskinesien häufig choreiform sind und so fälschlich mit einer der oben genannten Ursachen in Zusammenhang gebracht werden können.

III. Myoklonus

Unter Myoklonus versteht man das Auftreten diskreter spontaner Muskelzukkungen, die sich nicht miteinander vermischen (im Gegensatz zur Chorea, wo die Zuckungen eher kontinuierlich sind und ihr Ergebnis wie ein Fragment einer tatsächlichen Bewegung erscheint).

Wie andere Formen der Dyskinesie, können Myokloni sekundär im Gefolge anderer Erkrankungen (z. B. der idiopathischen Epilepsie, Anoxie, Creutzfeldt-Jakobschen Erkrankung) oder idiopathisch auftreten. Sie können bilateral und generalisiert oder unilateral und fokal sein.

Der Myoklonus hat für den Psychiater kaum Bedeutung. Nervenärzte, deren Praxis ein breites neuropsychiatrisches Spektrum abdeckt, können Patienten mit diesem Symptom begegnen. Im allgemeinen kann man davon ausgehen, daß psychiatrische Störungen, die in Verbindung mit einem Myoklonus auftreten, wahrscheinlich auf die zugrundeliegende Erkrankung zurückzuführen sind. Der essentielle Myoklonus selbst ist gutartig und wird meist nur als lästig erlebt.

IV. Ticks

Ein Tick ähnelt in seinem Charakter der myoklonischen Zuckung, läuft jedoch repetitiv und stereotyp ab, wobei das gleiche Ereignis immer und immer wieder auftreten kann. Ticks haben für den Psychiater, insbesondere den Kinderpsychiater, größere Bedeutung als Tremor, Chorea oder Myoklonus, da sie selten durch strukturelle Erkrankungen des Gehirns bedingt sind und psychogene Faktoren für Zustandekommen und Aufrechterhaltung des Symptoms wichtig sein können. Im allgemeinen unterscheidet man einfache Ticks und das Gilles-de-la-Tourette-Syndrom.

1. Einfache Ticks

Im allgemeinen beginnen sie immer in der Kindheit. Sie sind bei Knaben viermal häufiger als bei Mädchen. Faziale Ticks treten am häufigsten auf. Übermäßige Emotionen können das Zustandsbild verschlechtern und seine Dauer verlängern; es ist jedoch nicht klar, ob solche Emotionen auch eine ursächliche Rolle spielen. Meiner Ansicht nach sind die einfachen Ticks möglicherweise ein benignes Entwicklungsphänomen, das vorübergehend wäre, wenn soziale Einflüsse wie Einstellungen der Eltern oder der Gleichaltrigen sie nicht bei einzelnen Patienten aufrecht erhielten. Sie sind sicherlich häufig; entsprechend einer Studie von Lapouse u. Monk (1964) treten sie bei 12% der Kinder auf. Auch die Remissionsrate ist hoch: von 89 Patienten mit einfachen Ticks, die von Corbett et al. (1969) untersucht wurden, waren fünf Jahre später 30 vollkommen symptomfrei, 39 gebessert und lediglich vier Patienten unverändert.

2. Gilles-de-la-Tourette-Syndrom

Dieses Symptom wurde zuerst von Gilles de la Tourette (1885), einem Schüler Charcots, beschrieben. Die diagnostischen Kriterien sind folgende: Erkrankungsbeginn zwischen zwei und fünfzehn Jahren; Vorhandensein regelmäßig wiederkehrender, unbeabsichtigter, repetitiver, schneller, sinnloser Bewegungen; multiple vokale Ticks; Fähigkeit, diese mehrere Stunden zu unterdrücken; Dauer der Erkrankung mindestens ein Jahr; wechselnde Intensität (Caine 1985).

Der typische Patient ist ein Junge etwa im Alter von sieben Jahren (das Verhältnis männlich zu weiblich beträgt 3:1), der zunächst einfache Ticks aufweist, die bald zu multiplen Ticks und schließlich zu vokalen Äußerungen fortschreiten.

Diese bestehen zunächst aus explosivem Grunzen oder Bellen und später aus Obszönitäten (z. B. „ficken", „Fotze", „Scheiße"). Lees et al. (1984) untersuchten 53 Fälle und erhoben folgende Daten: Das durchschnittliche Alter bei Beginn der Ticks war 7, beim Auftreten der Vokalisationen 11; Koprolalie (gesprochene Obszönitäten) traten bei 30% und Kopropraxie (obszöne Gesten) bei 21% der Patienten auf. Echolalie (Wiederholen der vom Interviewer gesprochenen Wörter) wurden bei 46% der Fälle gefunden, Echopraxie (Nachahmung der Bewegungen des Interviewers) bei 21%. 46% der Patienten wiesen eine familiäre Vorgeschichte von Ticks auf und – was für den Nachweis der Ursache dieses Zustandsbildes wichtig ist – 4 Patienten hatten eine fokale Dystonie. EEG, CT-Scan und neuropsychologische Tests waren im allgemeinen unauffällig.

Einige Autoren haben in den letzten Jahren Zusammenhänge mit anderen dyskinetischen Syndromen – beispielsweise der spastischen Dysphonie (Lang u. Marsden 1983) – gefunden. Andere Untersucher haben vermutet, daß das Gilles-de-la-Tourette-Syndrom eine Störung des Arousal sei, da im Schlaf eine Vermehrung der Stadien 3 und 4 und eine Verminderung des REM-Stadiums (Glaze et al. 1983) und ein vermehrtes Auftreten von Pavor nocturnus und Somnambulismus (Barabas et al. 1984), wie auch häufigere Schlafstörungen, Lernschwierigkeiten, selbstdestruktive Verhaltensweisen und unangemessene sexuelle Aktivität (Nee et al. 1980) zu finden sind. Wieder andere Forscher haben vermutet, daß das Mittelhirn der entscheidende Ort für diese Dysfunktion sei. Devinsky (1983) brachte hierfür drei Argumente vor: das ähnliche klinische Bild, das man bei der Encephalitis lethargica mit einer pathologischen Veränderung im Mittelhirn antrifft, die Tatsache, daß elektrische Stimulationen im Mittelhirn bei Tieren zu Lautäußerungen führen, und das therapeutische Ansprechen auf Clonidin und Haloperidol, die beide auf die Neurotransmittersysteme im Mittelhirn wirken. Diese Auffassungen wurden durch den Bericht über einen Fall von Gilles-de-la-

Tourette-Syndrom [LAKKE u. WILMINK (1985) unterstützt, bei dem eine Verkalkung des mesenzephalen Graus im Aquäduktbereich gefunden wurde. Diese organischen Befunde schwächen die Behauptungen vieler Autoren dieses Jahrhunderts ab, die Erkrankung sei psychogen (zur Übersicht s. LISHMAN 1978). Dies ist heute sehr unwahrscheinlich.

Die beste Therapie des Zustandsbildes besteht in der Gabe von Haloperidol (CONNELL et al. 1967) oder Clonidin. Tetrabenazin (JANKOVIC et al. 1984) ist ebenso wirksam.

Zusammenfassend wurde das Gilles-de-la-Tourette-Syndrom wegen des Auftretens von Flüchen einst als psychogenes Zustandsbild angesehen. Wenngleich Verhaltenstherapie die Erkrankung verbessern kann (GREENBERG u. MARKS 1982) und man behauptet hat, daß auch andere Formen der Psychotherapie ähnlich erfolgreich sind (MORPHEW u. SIM 1969), so gibt es doch inzwischen klare Beweise, daß die Erkrankung organisch bedingt ist und daß psychologische Gesichtspunkte allenfalls pathoplastisch und nicht pathogenetisch sind. Die Erkrankung kann mit anderen psychiatrischen Zustandsbildern – beispielsweise der Manie (BLEICH et al. 1985) vergesellschaftet sein. Es ist jedoch bisher nicht klar, ob dies häufiger ist als es dem Zufall entspricht.

V. Torsionsdystonie

Die Bewegungen bei der Torsionsdystonie bestehen in anhaltenden Spasmen: Gliedmaßen oder Rumpf sind durch längeranhaltende Muskelkontraktionen zu abnormen Haltungen verdreht. Manchmal wird der Ausdruck Athetose für das gleiche Phänomen gebraucht. Die Torsionsdystonie kann generalisiert oder fokal, symptomatisch oder idiopathisch sein.

1. Generalisierte symptomatische Torsionsdystonie

Eine generalisierte symptomatische Torsionsdystonie wurde meist als „athetoide zerebrale Lähmung" betrachtet und als Folge perinataler Komplikationen – speziell des Kernikterus bei nicht diagnostizierter oder unbehandelter Rhesus-Inkompatibilität – angesehen. Dies ist heute selten. Auch andere Erkrankungen im Kindesalter können eine generalisierte Torsionsdystonie hervorrufen, beispielsweise das Lesch-Nyhan-Syndrom, die Wilsonsche Erkrankung oder die juvenile Chorea Huntington. Bei Erwachsenen tritt eine Torsionsdystonie am häufigsten nach Neuroleptikagabe zur Behandlung einer Schizophrenie oder Manie auf. Dies kann in Form einer akuten Dystonie sein (die sich leicht durch die Gabe von Anticholinergika beheben läßt) oder in Form einer Spätdystonie (BURKE et al. 1982), einer Langzeitnebenwirkung der Neuroleptika. Einige Autoren betrachten die Torsionsdystonie (und auch die Chorea) als einen integralen Teil des klinischen Bildes der Schizophrenie (OWENS et al. 1982; ROGERS 1985). Die Meinungen hierüber gehen auseinander, und auch wenn man Bewegungsstörungen zurecht als Teil der Schizophrenie selbst und nicht nur als Therapienebenwirkung (CUTTING 1985) ansieht, so treten diese üblicherweise als *Katatonie* auf, die sich ganz erheblich von der Torsionsdystonie unterscheidet. Meines Erachtens bedarf es zur Unterscheidung der verschiedenen Bewegungsstörungen einer beträchtlichen Erfahrung, und Psychiater, die, wie Rogers behaupten, daß im Zusammenhang mit einer Schizophrenie alle Arten von Bewegungsstörungen auftreten können, sind sich der Unterschiede nicht hinreichend bewußt.

2. Generalisierte idiopathische Torsionsdystonie

Bei der generalisierten idiopathischen Torsionsdystonie oder Dystonia musculorum deformans (Eldridge 1970) handelt es sich um eine seltene neurologische rezessiv oder dominant vererbbare Erkrankung. Es gibt keine erkennbare Ursache. Trotz bislang zwanzig sorgfältig durchgeführter autoptischer Untersuchungen ließen sich keine pathologischen Veränderungen der Hirnstruktur feststellen (Zeman 1970).

Die Symptome beginnen in der Kindheit. Erstes Zeichen ist eine Gangstörung; es folgen abnormale Haltungen der Arme; später finden sich Verrenkungen des Rumpfes sowie Schwierigkeiten beim Atmen, Schlucken und Sprechen. Der Patient stirbt schließlich im frühen Erwachsenenalter den Hungertod oder erliegt den Folgen seiner Bettlägerigkeit.

Aus psychiatrischer Sicht würde man bei einer derart schwächenden Erkrankung eine deutliche depressive Reaktion erwarten. Es gibt keine genauen Untersuchungen zu diesem Aspekt der Erkrankung. Wie man aber aus Fallberichten weiß, werden die Patienten überraschenderweise mit ihren Behinderungen gut fertig. Es gibt Hinweise darauf, daß die autosomal rezessive Form, die sich praktisch nur bei Ashkenaze-Juden findet, mit einer ungewöhnlich hohen Intelligenz verbunden ist, wenngleich dies natürlich eine psychiatrische Störung nicht ausschließt.

3. Fokale Torsionsdystonie

Torticollis spasticus (Schiefhals), Schreibkrampf und Blepharospasmus sind alles Beispiele für eine fokale Dystonie.

Der spastische Torticollis wurde lange Zeit als psychogene Erkrankung betrachtet. Paterson (1945) beispielsweise berichtete von 21 Fällen, die einer Psychotherapie zugeführt wurden. Bei 5 dieser Patienten hatte die Erkrankung angeblich akut nach körperlichen oder psychischen Belastungen eingesetzt – so bei einem Bauarbeiter, der seinen Hals drehte, um einer auf ihn fallenden Last auszuweichen oder bei einer Hausfrau, die davon erfuhr, daß ihrer Schwester ein Finger abgetrennt worden war. Die meisten Fälle begannen indessen allmählich, und weder Psychotherapie noch Verhaltenstherapie zeitigten einen nachhaltigen Heilungserfolg.

Der Schiefhals resultiert aus ungleichförmigen Ruhekontraktionen der sternomastoidalen Muskulatur, wodurch der Kopf zur Seite gezogen wird und der Eindruck entsteht, daß der Patient ständig zur Seite blickt. In einer Studie von Tibbetts (1971) zeigten 25 von 72 Patienten zusätzlich eine Beteiligung anderer Gesichtsmuskeln. 14 litten unter einer reaktiven Depression. In einer Untersuchung von 46 Patienten fand COCKBURN (1971), daß die Häufigkeit von Persönlichkeitsstörungen oder früheren psychiatrischen Erkrankungen nicht größer war als bei entsprechenden Kontrollpersonen. Beide Autoren schlossen daraus, daß die Erkrankung organisch bedingt sei. MEARES (1971) zeigte anhand von 45 Fällen, von denen bei 17 eine Operation durchgeführt worden war (entweder bilaterale zervikale Rhizotomie oder bilaterale Thalamotomie) und bei 24 nicht, daß die nichtoperierte Gruppe eine bessere Prognose hatte. Bei den Autopsien fanden sich keine pathologischen Veränderungen der Hirnstruktur. Keine medikamentöse Therapie zeigte eine Wirkung. Nichtsdestoweniger ist die Erkrankung wahrscheinlich in allen Stadien organisch bedingt. Psychiatrische Störungen hängen mit den Unannehmlichkeiten und der sozialen Behinderung zusammen und sind nicht die Folge eines primären Kausalfaktors.

Der Schreibkrampf hat viele Gemeinsamkeiten mit dem Torticollis spasticus. Die wesentlichen Symptome sind eine deutliche Schwierigkeit beim Schreiben, ohne daß irgendeine Störung der Muskelkraft, der Sensibilität, der Koordination oder der Praxie vorliegt. Typischerweise wird während der Schreibhandlung der Stift extrem fest umklammert, die Schrift fahrig und die Tätigkeit schließlich abgebrochen. Andere Tätigkeiten können bei bestimmten Patienten selektiv betroffen sein, wie beispielsweise beim Geigerkrampf, Schlagzeugerkrampf usw. Da die Störung derart tätigkeitsbezogen ist, haben viele Autoren die Annahme einer organischen Ursache abgelehnt. BINDMAN u. TIBBETTS (1977) behaupteten beispielsweise, daß das Auftreten des klassischen Schreibkrampfes auf einen Konflikt bei einer zwanghaften Persönlichkeit, eine soziale Phobie oder eine hysterische Dysgraphie zurückzuführen sei. Indes zeigen psychologische Maßnahmen – z. B. Verhaltenstherapie (GREENBERG u. MARKS 1982) – wenig Wirkung, und die Auffassungen gehen mit SHEEHY und MARSDEN (1982) heute dahin, den Schreibkrampf als eine Form fokaler Dystonie anzusehen, bei der das „motorische Programm für das Schreiben im Gehirn selektiv unterbrochen ist". Diese Autoren berichteten über 24 Fälle mit Schreibkrampf, vier Fälle mit Schreibmaschinenkrampf und einen Pianistenkrampf. Bei standardisierten psychiatrischen Interviews fanden sich normale Werte – nur 3 von 34 Patienten zeigten abnorme hohe Werte in der Present State Examination (WING et al. 1974) – und bei manchen Patienten wurden Zeichen einer eher generalisierten Störung – z. B. Tremor, verminderte Armschwingung und erhöhter Tonus – festgestellt. Aus der Untersuchung wurde daher der Schluß gezogen, daß die Erkrankung eher organisch als psychisch bedingt sei.

Der Blepharospasmus, eine unkontrollierbare Neigung, die Augen zu schließen, ist eine weitere Störung, die einst als psychogen, heute aber als organisch bedingt angesehen wird. MARSDEN (1976) sieht die Erkrankung als fokale Dystonie, die in der sechsten Lebensdekade auftritt und Teil eines umfassenden dystonischen Syndroms ist, das Mund und Kiefer mit einschließt und daher „Blepharospasmus" „oromandibuläre Dystonie" oder nach vermuteten Darstellungen in Brueghel-Bildern auch „Brueghel-Syndrom" genannt werden kann. MARSDEN beobachtete 39 Fälle, von denen 13 ausschließlich an Blepharospasmus, 9 ausschließlich an oromandibulärer Dystonie und 17 an einer Kombination dieser Syndrome erkrankt waren. Zwei Patienten hatten auch einen Schreibkrampf bzw. einen Torticollis spasticus. Hieraus folgerte der Autor, daß es sich hier um einen

Teil des umfassenderen idiopathischen Torsionsdystonie-Syndroms handele und daß dieses sicherlich nicht psychogenen Ursprungs sei. Bei einem Patienten wurde von einer erfolgreichen Verhaltenstherapie berichtet (Sharpe 1974). Dies spricht jedoch weder für noch gegen eine organische Ursache.

F. Steele-Richardson-Olszewski-Syndrom („Progressive Supranuclear Palsy")

I. Neurologische Symptome

Steele et al. beschrieben 1964 neun Patienten mit folgenden Symptomen: supranukleäre Ophthalmoplegie, speziell des Blickes nach unten; pseudobulbäre Lähmung, die vor allem eine Dysarthrie verursachte; dystonische Starre des Halses und des oberen Rumpfes; Demenz. David et al. (1968) vermerkten, daß solche Patienten dazu neigten, häufig hinzustürzen und Steele (1972) faßte die kritischen Symptome wie folgt zusammen:

Supranukleäre Ophthalmoplegie für die vertikale Blickrichtung, Pseudobulbärparalyse, axiale Dystonie, Gliederstarre, Demenz sowie zerebelläre und pyramidale Zeichen. Pathologisch besteht eine Degeneration unklarer Genese bestimmter Mittelhirn-, Hirnstamm- und Kleinhirnkerne.

II. Psychiatrische Symptome

Albert et al. (1974) lenkten erstmals die Aufmerksamkeit auf die besondere Art der Demenz, die sich ihrer Meinung nach von der bei der Alzheimerschen Erkrankung oder der Multiinfarktdemenz abgrenzten. Die herausragenden Symptome waren ihrer Meinung nach Vergeßlichkeit, Verlangsamung des Denkablaufs, Apathie und andere Persönlichkeitsstörungen sowie eine Verminderung der Fähigkeit, erworbenes Wissen anzuwenden. Sie bezeichneten dieses psychologische Profil als „subkortikale Demenz". Seitdem wurde das gleiche Profil auch bei anderen Erkrankungen gefunden, die die Basalganglien betreffen, z. B. Morbus Parkinson und Chorea Huntington. Nach Albert und Kollegen entspräche das psychologische Profil bei der Alzheimerschen Erkrankung einer kortikalen Demenz, wobei Aphasie, Apraxie und Agnosie im Vordergrund stünden.

Eine nachfolgende Untersuchung von Maher et al. (1985) fand diese Konstellation bei 33 Patienten mit Steele-Richardson-Olszewski-Syndrome bestätigt, mit der Ausnahme, daß das psychologische Profil zusätzlich eine bedeutsame frontale Komponente aufwies. Fisk et al. (1982) bemerkten, daß ein Teil der psychischen Beeinträchtigung der Blicklähmung zuzuschreiben sei, die eine visuelle Orientierung erschwere.

Wenn auch das Steele-Richardson-Olszewski-Syndrom nicht häufig vorkommt, so ist es doch auch in historischem Sinne wichtig. Denn hierdurch wurden die Neuropsychologen auf eine besondere Form der Demenz aufmerksam, die man später als psychopathologische Grundlage weit häufigerer Zustandsbilder wie der Parkinsonschen Erkrankung oder der Chorea Huntington erkannte.

G. Kommunizierender Hydrozephalus

I. Neurologische Symptome

Die Krankheit ist auch als okkulter Hydrozephalus, Hydrozephalus-Demenz oder Normaldruckhydrozephalus bekannt und wurde erstmals von ADAMS et al. 1965 beschrieben. Die wesentlichen Frühsymptome sind eine „leichte Verschlechterung des Gedächtnisses, Verlangsamung und Einschränkung des Denkens und Handelns, Gangunsicherheit und unwillkürliche Harninkontinenz" (ADAMS et al. 1965). Kürzer gesagt ist dies eine Demenz mit früheinsetzender Gangunsicherheit und Harninkontinenz (OJEMANN et al. 1969). Die allgemeine Ursache ist eine Erweiterung aller Ventrikel mit einer Behinderung des Liquorflusses in den Subarachnoidalraum, distal der Foramina des 4. Ventrikels. Es gibt also eine Verbindung zwischen den Ventrikeln und dem Subarachnoidalraum (anders als beim nicht-kommunizierenden oder obstruktiven Hydrozephalus, der üblichen Variante bei Kindern). Der Weg in den Subarachnoidalraum ist jedoch teilweise verlegt, was die freie Verteilung des Liquors über die Oberfläche der Hemisphären zur Resorption im oberen Sagittalsinus verhindert. Es gibt eine Vielzahl spezifischer Ursachen für diese physiologische Normabweichung; meist sind es jedoch Erkrankungen, die zu einer meningealen Entzündung und dadurch zu einer Blokkierung des freien Liquorflusses in den Subarachnoidalraum geführt haben, beispielsweise abgelaufene Subarachnoidalblutungen oder frühere Schädeltraumen und Meningitiden.

In den drei Originalfällen von ADAMS et al. (1965) bestand die Ursache bei einem Patienten in einer Zyste im dritten Ventrikel, bei den beiden anderen war sie unbekannt. Bei einer anderen kleinen Fallgruppe, die im gleichen Jahr veröffentlicht wurde (HAKIM u. ADAMS 1965) war bei zwei Patienten eine vorausgegangene Kopfverletzung ursächlich, bei einem weiteren war die Ursache nicht eruierbar. Eigentlich würde man bei einer Zyste des dritten Ventrikels einen nicht kommunizierenden oder obstruktiven Hydrozephalus erwarten; ist die Blockade jedoch intermittierend, kann ein kommunizierender Hydrozephalus entstehen. Auch Aquäduktstenosen können dieses Bild hervorrufen.

Die Bedeutung der Erkrankung besteht darin, daß sie eine der wenigen Ursachen für eine reversible Demenz ist. In einer Untersuchung von SYDNEY SMITH u. KILOH (1981) von 200 aufeinanderfolgenden Patienten mit Demenz wiesen nur 13 eine behandelbare Ursache auf – 8 hatten einen Normaldruck-Hydrozephalus, 3 einen operablen Tumor und 2 ein Myxödem. Die wichtigste diagnostische Untersuchung ist ein CT-Scan; die charakteristischen Befunde sind ausgeprägte Ventrikelerweiterungen mit geringer oder keiner kortikalen Atrophie. Bei der Alzheimerschen Erkrankung entspricht dagegen das Ausmaß der kortikalen Atrophie dem der Ventrikelerweiterung. Wenngleich die Erkrankung normotoner Hydrozephalus genannt wird, findet man bei der Messung des Liquordrucks mittels eines Katheters, der in den dritten Ventrikel eingebracht und 24 Std belassen wir, daß intermittierende Druckanstiege auftreten.

Man behandelt diese Erkrankung, indem man einen Shunt zwischen den Ventrikeln und einer Körperhöhle, die die Absorption des Liquors erlaubt – Herzvorhof oder Peritoneum – anlegt. Wählt man die Fälle richtig aus, so findet sich hinsichtlich der Verbesserung der psychischen Funktionen eine Erfolgsquote von 75%. Die meisten Autoren (Pickard 1984) sind der Ansicht, daß die besten Ergebnisse dann erreicht werden, wenn die Patienten die vollständige Trias Demenz, Gangunsicherheit und Inkontinenz aufweisen, wenn der präoperative Liquordruck hoch oder intermittierend erhöht ist und wenn eine anatomische Ursache der Erkrankung bekannt ist.

II. Psychiatrische Symptome

Die Erkrankung ist, wie oben erwähnt, für die psychiatrische Praxis wichtig, weil sie eine der wenigen behandelbaren Ursachen der Demenz darstellt. Sie sollte daher bei jedem Patienten mit Demenz in Betracht gezogen werden, insbesondere wenn Gangstörungen und Harninkontinenz vorliegen oder wenn das CT-Scan eine Ventrikelerweiterung zeigt, die nicht mit dem Maß der kortikalen Atrophie korreliert.

Die vorhandene Art der Demenz unterscheidet sich wahrscheinlich auch von den kognitiven Leistungseinbußen der Alzheimerschen Krankheit. Sie besteht weitgehend in Beeinträchtigungen frontaler und subkortikaler Art und erinnert an das psychopathologische Störungsmuster beim Steele-Richardson-Olszewski-Syndrom, der Parkinsonschen Erkrankung und der Chorea Huntington. In der Literatur finden sich einige Berichte darüber, daß die Aquäduktstenose, die, wie oben erwähnt, einen obstruktiven oder nicht kommunizierenden Hydrozephalus bedingen sollte, häufig das Bild eines kommunizierenden Hydrozephalus nachahmt und auch eine schizophrene Psychose bewirken kann (Reveley u. Reveley 1983). Wenngleich dies gelegentlich vorkommen mag, so ist der Hydrozephalus wahrscheinlich dennoch keine häufige Ursache der Schizophrenie. Bankier (1985) fand, daß bei computertomographischen Untersuchungen lediglich 14% von 43 chronischen Schizophrenen und kein einziger unter 28 akuten Schizophrenen eine Erweiterung des 3. Ventrikels aufwiesen.

H. Verschiedene degenerative und kongenitale Erkrankungen des Nervensystems mit unbekannter Ursache

Es gibt eine Reihe seltener oder verhältnismäßig seltener degenerativer Krankheitsprozesse, die sich in der Kindheit oder im Erwachsenenalter manifestieren und deren Ursache unbekannt ist. Unter diesen Krankheiten sind die *Friedreichsche Ataxie*, die *diffuse Sklerose (Schildersche Krankheit)* und die *amyotrophe Lateralsklerose* am häufigsten. Bei den letzteren fanden Schiffer u. Babigian (1984) unter 124 Patienten 5% mit psychischen Störungen; diese Ziffer liegt niedriger als die meisten Angaben zur psychiatrischen Morbidität in der Gesamtbevölkerung. Auf der Pazifikinsel Guam wurde das häufige gemeinsame Vorkommen von amyotropher Lateralsklerose, Parkinsonscher Erkrankung und Demenz beobachtet (Elzian et al. 1966). Diese hohe Inzidenz ist inzwischen wieder abgeklungen (Garruto et al. 1985); sie war auf einen Nährstoffmangel an Kalzium, Aluminium und Magnesium zurückzuführen, der seinerzeit auf der Insel bestand. Es gibt noch viele andere extrem seltene degenerative Krankheiten der Kindheit und des Erwachsenenalters, z. B. die *Hallervorden-Spatzsche Krankheit*, die *idiopathische Basalganglienverkalkung*, die *Whipplesche Krankheit* oder die *Hyperostosis frontalis interna*. Bei allen diesen Erkrankungen kann es zu Psychosen und Demenzprozessen kommen.

Viele neurologische Erkrankungen mit unbekannter Ursache sind kongenitalen Ursprungs und kommen innerhalb der gleichen Familie häufiger vor als es der Zufallserwartung entspricht. Hierzu gehören die *Lipoidosen* (z. B. die *Niemann-Pickschen Krankheit* und die *metachromatische Leukoenzephalopathie*) sowie die *tuberöse Sklerose*. Es handelt sich um angeborene Leiden, die meist mit einer geistigen Behinderung oder mit sehr früh beginnenden Demenzzuständen einhergehen. Eine Agnesie des Corpus callosum kann zu Störungen der Sprachfunktion (DENNIS 1981) und anderen psychiatrischen Komplikationen führen. LEWIS u. MEZEY (1985) haben psychische Störungen bei Septum pellucidum-Zysten beschrieben und konnten zeigen, daß solche Befunde bei psychotischen Patienten gehäuft auftreten.

Nähere Informationen über alle diese Krankheiten findet der interessierte Leser im Handbook of Clinical Neurology (VINKEN u. BRUYN 1969–1982).

J. Das Karzinom und seine Fernwirkung auf das Nervensystem

Karzinome, die an irgendeiner Stelle des Körpers auftreten, vor allem aber solche der Lunge, der Ovarien und des Magens, können Degenerationen der Muskulatur, der peripheren Nerven, des Rückenmarks, Hirnstamms, Kleinhirns oder der Hirnrinde hervorrufen (HENSON u. URICH 1982). Diese Störungen sind als karzinomatöse Neuromyopathie, Myelopathie und Enzephalopathie bekannt. Sie werden durch die Fernwirkungen eines Toxins hervorgerufen und treten in Abwesenheit von Metastasen in den jeweiligen Organsystemen auf. Die häufigste Form ist eine Neuromyopathie mit Schwäche der proximalen Hüftmuskulatur; die häufigste Ursache hierfür ist ein Bronchialkarzinom.

Enzephalopathien treten seltener auf. Sie können den Hirnstamm in Mitleidenschaft ziehen und zu einer subkortikalen Demenz führen oder bei Beteiligung der gesamten Hirnrinde eine kortikale Demenz zur Folge haben. Häufig treten auch fluktuierende subakute Verwirrtheitszustände auf. In einer eigenen Studie von 74 Delir-Patienten in einem Allgemeinkrankenhaus war in 14 Fällen ein Karzinom die medizinische Hauptdiagnose (CUTTING 1980). Meist handelte es sich dabei um die kombinierten Folgeerscheinungen einer Behandlung mit analgetischen und zytotoxischen Substanzen, Strahlentherapie sowie um die Nebenwirkungen des Karzinoms auf den Stoffwechsel (z. B. Störungen der ADH-Sekretion). CORSELLIS et al. (1968) wiesen auf die häufige Prädilektion des medialen Schläfenlappens bei einer derartigen "limbischen Enzephalitis" hin. Die Symptome sind ähnlicher Art wie bei einer Enzephalitis des Schläfenlappens nach Infektionen mit Herpes simplex; es kommt zu epileptischen Anfällen oder Gedächtnisstörungen und zuweilen tritt ein Klüver-Bucy-Syndrom auf.

Schließlich ist auf die große Häufigkeit von Depressionen bei Karzinompatienten hinzuweisen. Die meisten Autoren sehen in diesem Zusammenhang mehr als lediglich eine verständliche Reaktion auf eine lebensbedrohliche Krankheit. Bronchial-, Mamma- und Pankreaskarzinome führen vermutlich besonders häufig zu einer Depression. Levine et al. (1978) stellten fest, daß 56 von 100 Patienten, die von einer onkologischen Klinik an den Psychiater überwiesen wurden, eine Depression aufwiesen; es handelte sich hierbei um 2% aller onkologischen Patienten. Fras et al. (1967) stellten depressive Symptome bei 76% der Patienten mit einem Pankreaskarzinom, aber nur 17% der Patienten mit einem Kolonkarzinom fest. Brown u. Paraskevas (1982) nehmen an, daß die große Häufigkeit von Depressionen auf die Beeinflussung des Serotonin-Stoffwechsels durch die immunologische Abwehrreaktion zurückzuführen ist.

Literatur

Adams RD, Fisher CM, Hakim S, Ojemann RG, Sweet WH (1965) Symptomatic occult hydrocephalus with "normal" cerebrospinal fluid pressure. N Engl J Med 273:117–126

Albert ML, Feldman RG, Willis AL (1974) The subcortical dementia aof progressive supranuclear palsy. J Neurol Neurosurg Psychiatry 37:121–130

Baker L, Cheng LY, Amara IB (1983) The withdrawal of benztropine mesylate in chronic schizophrenic patients. Br J Psychiatry 143:584–590

Bankier RG (1985) Third ventricle size and dementia in schizophrenia. Br J Psychiatry 147:241–245

Barabas G, Matthews WS, Ferrari M (1984) Disorders of arousal in Gilles de la Tourette's syndrome. Neurology 34:815–817

Barette J, Marsden CD (1979) Attitudes of families to some aspects of Huntington's chorea. Psychol Med 9:327–336

Beard AW (1959) The association of hepatolenticular degeneration with schizophrenia. Acta Psychiatr Scand 34:411–428

Bindman E, Tibbetts RW (1977) Writer's cramp – a rational approach to treatment. Br J Psychiatry 131:143–148

Bleich A, Bernout E, Apter A, Tyano S (1985) Gilles de la Tourette syndrome and mania in an adolescent. Br J Psychiatry 146:664–665

Boller F, Mizutani T, Roessmann U, Gambetti P (1980) Parkinson disease, dementia and Alzheimer disease: clinicopathological correlations. Ann Neurol 7:329–335

Bowers MB, Woert M van, Davis L (1971) Sexual behaviour during L-dopa treatment for Parkinsonism. Am J Psychiatry 127:1691–1693

Brown JH, Paraskevas F (1982) Cancer and depression: cancer presenting with depressive illness: an autoimmune disease? Br J Psychiatry 141:227–232

Burke RE, Fahn S, Jankovic J, Marsden CD, Lang AE, Gollomp S, Ilson J (1982) Tardive dystonia: late-onset and persistent dystonia caused by antipsychotic drugs. Neurology 32:1335–1346

Butters N, Tarlow S, Cermak LS, Sax D (1976) A comparison of the information processing deficits of patients with Huntington's chorea and Korsakoffs syndrome. Cortex 12:134–144

Caine ED (1985) Gilles de la Tourettès syndrome. Arch Neurol 42:393–397

Caine ED, Shoulson I (1983) Psychiatric syndromes in Huntingtons disease. Am J Psychiatry 140:728–733

Cartwright GE (1978) Diagnosis of treatable Wilsons disease. N Engl J Med 298:1347–1350

Celesia GG, Barr AN (1970) Psychosis and other psychiatric manifestations of levodopa therapy. Arch Neurol 23:193–200

Celesia GG, Wanamaker WM (1972) Psychiatric disturbances in Parkinsons disease. Dis Nerv Syst 9:577–583

Charatan FB, Brierley JB (1956) Mental disorder associated with primary lung carcinoma. Br Med J I:765–768

Cockburn JJ (1971) Spasmodic torticollis: a psychogenic condition. J Psychosom Res 15:471–477

Connell PH, Corbett JA, Mathews AM, Horne DJ (1967) Drug treatment of adolescent ticqueurs: a double blind trial of diazepam and haloperidol. Br J Psychiatry 113:375–381

Corbett JA, Mathews AM, Connell PH, Shapiro DA (1969) Tics and Gilles de la Tourettès syndrome: a follow-up study and critical review. Br J Psychiatry 115:1229–1241

Corsellis JAN, Goldberg GJ, Norton AR (1968) Limbic encephalitis and its association with carcinoma. Brain 91:481–496

Cotzias GC, Woert MH van, Schiffer LM (1967) Aromatic amino acids and modification of Parkinsonism. N Engl J Med 276:374–380

Crawshaw JA, Mullen PE (1984) A study of benzhexol abuse. Br J Psychiatry 145:300–303

Crow TJ, Ferrier IN, Johnstone EC, Macmillan JF, Owens DGC, Parry RD et al. (1976) The coincidence of schizophrenia and Parkinsonism: some neurochemical implications. Psychol Med 6:227–233

Cutting J (1980) Physical illness and psychosis. Br J Psychiatry 136:109–119

Cutting J (1985) The psychology of schizophrenia. Churchill Livingstone, Edinburgh

Cutting J (1986) The phenomenology of acute organic psychosis: comparison with acute schizophrenia. Br J Psychiatry (in press)

Damasio AR, Lobo-Antunes J, Macedo C (1971) Psychiatric aspects in Parkinsonism treated with L-dopa. J Neurol Neurosurg Psychiatry 34:502–507

David NJ, Macey EA, Smith JL (1968) Further observations in progressive supranuclear palsy. Neurology 18:349–356

Davison K, Bagley CR (1969) Schizophrenia – like psychoses associated with organic disorders of the central nervous system: a review of the literature. In: Herrington RN (ed) Current problems in neuropsychiatry. Headley, Ashford, Kent

Dening TR (1985) Psychiatric aspects of Wilsons disease. Br J Psychiatry 147:677–682

Dennis M (1981) Language in a congenitally acallosal brain. Brain Lang 12:33–53

Devinsky O (1983) Neuroanatomy of Gilles de la Tourettès syndrome. Possible midbrain involvement. Arch Neurol 40:508–514

Dewhurst K, Oliver JE, McKnight AL (1970) Socio-psychiatric consequences of Huntingtons disease. Br J Psychiatry 116:255–258

Duvoisin RC, Eldridge R, Williams A, Nutt J, Calne D (1981) Twin study of Parkinson disease. Neurology 31:77–80

Economo C von (1917) Encephalitis lethargica. Wien Klin Wochenschr 30:581

Eldrige R (1970) The torsion dystonias: literature review and genetic and clinical studies. Neurology 20(11/2):1–78

Elizan TS, Hirano A, Abrams BM, Need RL, Nuis C van, Kurland LT (1966) Amyotrophic lateral sclerosis and Parkinsonism – dementia complex of Guam. Arch Neurol 14:356–368

Fisk JD, Goodale MA, Burkhart G, Barnett HJM (1982) Progressive supranuclear palsy: the relationship between ocular motor dysfunction and psychological test performance. Neurology 32:698–705

Flaherty JA, Bellur SN (1981) Mental side effects of amantidine therapy: its spectrum and characteristics in a normal population. J Clin Psychiatry 42:344–345

Flowers KA, Robertson C (1985) The effect of Parkinsons disease on the ability to maintain a mental set. J Neurol Neurosurg Psychiatry 48:517–529

Folstein MF, McHugh PR (1983) The neuropsychiatry of some specific brain disorders. In: Lader MH (ed) Handbook of psychiatry, vol 2. Mental disorders and somatic illness. Cambridge University Press, Cambridge, pp 107–118

Folstein SE, Abbott MH, Chase GA, Jensen BA, Folstein MF (1983) The association of affective disorder with Huntingtons disease in a case series and in families. Psychol Med 13:537–542

Francis AF (1979) Familial basal ganglia calcification and schizophreniform psychosis. Br J Psychiatry 135:360–362

Fras I, Litin EM, Pearson JS (1967) Comparison of psychiatric symptoms in carcinoma of the pancreas with those in some other intra-abdominal neoplasms. Am J Psychiatry 123:1553–1562

Frith CD (1984) Schizophrenia, memory and anticholinergic drugs. J Abnorm Psychol 93:339–341

Garruto RM, Yanagihara R, Gajdusek DC (1985) Disappearance of high-incidence amyotrophic lateral sclerosis and parkinsonism-dementia on Guam. Neurology 35:193–198

Gilles de la Tourette (1885) Étude sur une affection nerveuse caracterisée par de l'incoordination motrice accompagnée d'écholalie et de coprolalie. Arch Neurol 9:19–42, 158–200

Glaze DG, Frost JD, Jankovic J (1983) Sleep in Gilles de la Tourettès syndrome: disorder of arousal. Neurology 33:586–592

Goetz CG, Tanner CM, Klawans HL (1982) Pharmacology of hallucinations induced by long-term drug therapy. Am J Psychiatry 139:494–497

Goodwin FK (1971) Behavioural effects of L-dopa in man. Sem Psychiatr 3:477–492

Greenberg D, Marks I (1982) Behavioural psychotherapy of uncommon referrals. Br J Psychiatry 141:148–153

Gusella JF, Wexler NS, Coneally PM et al. (1983) A polymorphic DNA marker genetically linked to Huntingtoñs disease. Nature 306:234–238

Hakim AM, Mathieson G (1978) Basis of dementia in Parkinsoñs disease. Lancet II:729

Hakim S, Adams RD (1965) The special clinical problem of symptomatic hydrocephalus with normal cerebrospinal fluid pressure. J Neurol Sci 2:307–327

Hardie RJ, Lees AJ, Stern GM (1984) On-off fluctuations in Parkinsoñs disease. Brain 107:487–506

Heathfield KWG (1967) Huntingtoñs chorea. Brain 90:203–232

Henson R, Urich H (1982) Cancer and the nervous system. Blackwell, Oxford

Hoehn MM, Yahr MD (1967) Parkinsonism: onset, progression and mortality. Neurology 17:427–442

Horn S (1974) Some psychological factors in Parkinsonism. J Neurol Neurosurg Psychiatry 37:27–31

Hornykiewicz O (1963) Die topische Lokalisation und das Verhalten von Noradrenalin und Dopamin in der substantia nigra des normalen und parkinsonkranken Menschen. Wien Klin Wochenschr 75:309–312

Huntington G (1872) On chorea. Med Surg Reports (Philadelphia) 26:317–321

Jankovic J, Glaze DG, Frost JD (1984) Effect of tetrabenazine on tics and sleep of Gilles de la Tourette's syndrome. Neurology 34:688–692

Jewesbury ECO (1968) Involuntary movements. Hosp Med 1187–1197

Josiassen RC, Curry LM, Mancall EL (1983) Development of neuropsychological deficits in Huntingtoñs disease. Arch Neurol 40:791–796

Kirk CA, Saunders M (1979) Psychiatric illness in a neurological out-patient department in North East England. Acta Psychiatr Scand 60:427–437

Klawans HL, Goetz CG, Paulson GW, Barbeau A (1980) Levodopa and presymptomatic detection of Huntingtoñs disease: eight-year follow-up. N Engl J Med 302:1090

Knehr CA, Bearn AG (1956) Psychological impairment in Wilson's disease. J Nerv Ment Dis 124:251–255

Koehler K (1984) Affective psychopathology in Huntington's disease: the John Hopkins hypothesis and German psychiatry. Psychol Med 14:733–737

Lakke JPWF, Wilmink JT (1985) A case of Gilles de la Tourette's syndrome with midbrain involvement. J Neurol Neurosurg Psychiatry 48:1293–1296

Lang AE, Marsden CD (1983) Spasmodic dysphonia in Gilles de la Tourette's disease. Arch Neurol 40:51–51

Laplane D, Baulac M, Widlöcher D, Dubois B (1984) Pure psychic akinesia with bilateral lesions of basal ganglia. J Neurol Neurosurg Psychiatry 47:377–385

Lapouse R, Monk MA (1964) Behaviour deviations in a representative sample of children. Am J Orthopsychiatry 34:436–446

Lees AJ, Smith E (1983) Cognitive deficits in the early stages of Parkinson's disease. Brain 106:257–270

Lees AJ, Robertson M, Trimble MR, Murray NMF (1984) A clinical study of Gilles de la Tourette syndrome in the United Kingdom. J Neurol Neurosurg Psychiatry 47:1–8

Levine PM, Silberfarb PM, Lipowski ZJ (1978) Mental disorders in cancer patients. Cancer 42:1385–1391

Lewis SW, Mezey GC (1985) Clinical correlates of septum pellucidum cavities: an unusual association with psychosis. Psychol Med 15:43–54
Lipowski ZJ (1978) Organic brain syndromes: areformulation. Compr Psychiatry 19:309–322
Lishman WA (1978) Organic Psychiatry. Blackwells, Oxford
Mahendra B (1984) Dementia: a survey of the syndrome of dementia. MTP Press, Lancaster
Maher ER, Smith EM, Lees AJ (1985) Cognitive deficits in the Steele-Richardson-Olszewski syndrome (progressive supranuclear palsy). J Neurol Neurosurg Psychiatry 48:1234–1239
Marsden CD (1976) Blepharospasm-oromandibular dystonia syndrome (Brueghels syndrome). J Neurol Neurosurg Psychiatry 39:1204–1209
Marsden CD (1982 a) The mysterious motor function of the basal ganglia: the Robert Wartenberg lecture. Neurology 32:514–539
Marsden CD (1982 b) Basal ganglia disease. Lancet II:1141–1146
Marsden CD, Parkes JD (1973) Abnormal movement disorders. Br J Hosp Med 428–450
Marsden CD, Parkes JD (1976) „On-off" effects in patients with Parkinson's disease in chronic levodopa therapy. Lancet I:292–296
Marsden CD, Parkes JD (1977) Success and problems of long-term levodopa therapy in Parkinsons disease. Lancet I:345–349
Marsh GG, Markham CH (1973) Does levodopa alter depression and psychopathology in Parkinsonism patients. J Neurol Neurosurg Psychiatry 36:925–935
Marsh GG, Markham CM, Ansel R (1971) Levodopa's awakening effect on patients with Parkinsonism. J Neurol Neurosurg Psychiatry 34:209–218
Martin JB (1984) Huntingtons disease. Neurology 34:1059–1072
Marttila RJ, Rinne UK (1976) Dementia in Parkinsons disease. Acta Neurol Scand 54:431–441
Mayeux R, Stern Y, Rosen J, Leventhal J (1981) Depression, intellectual impairment and Parkinson disease. Neurology 31:645–650
McGeer EG, McGeer PL (1976) Duplication of biochemical changes of Huntingtons chorea by intrastriatal injection of glutamic acid and kanaic acids. Nature 263:517–519
Meares R (1971) Natural history of spasmodic torticollis and effect of surgery. Lancet II:149–150
Mindham RHS (1970) Psychiatric symptoms in Parkinsonism. J Neurol Neurosurg Psychiatry 33:188–191
Mindham RHS, Steele C, Folstein MF, Lucas J (1985) A comparison of the frequency of major affective disorder in Huntingtons disease and Alzheimers disease. J Neurol Neurosurg Psychiatry 48:1172–1174
Morphew JA, Sim M (1969) Gilles de la Tourettès syndrome: a clinical and psychopathological study. br J Med Psychol 42:293–301
Moskovitz C, Moses H, Klawans HL (1978) Levodopa – induced psychosis: a kindling phenomenon. Am J Psychiatry 135:669–675
Nee LE, Caine ED, Polinsky RJ, Eldridge R, Ebert MH (1980) Gilles de la Tourette syndrome: clinical and family study of 50 cases. Ann Neurol 7:41–49
Oepen G, Mohr U, Willmes K, Thoden U (1985) Huntingtons disease: visuomotor disturbance in patients and offspring. J Neurol Neurosurg Psychiatry 48:426–433
Ojemann RG, Fisher CM, Adams RD, Sweet WH, New PFJ (1969) Further experience with the syndrome of „normal" pressure hydrocephalus. J Neurosurg 31:279–294
Owens DGC, Johnstone EC, Frith CD (1982) Spontaneous involuntary disorders of movement. Arch Gen Psychiatry 39:452–461
Parkinson J (1817) An essay on the shaking palsy. Sherwood, Neely, Jones, London
Paterson MT (1945) Spasmodic torticollis: results of psychotherapy in 21 cases. Lancet II:556–559
Perry EK et al. (1985) Cholinergic correlates of cognitive impairment in Parkinson's disease: comparisons with Alzheimer's disease. J Neurol Neurosurg Psychiatry 48:413–421
Perry TL, Hansen S, Kloster M (1973) Huntington's chorea: deficiency of γ-aminobutyric acid in brain. N Engl J Med 288:337–342
Pickard JD (1984) Adult communicating hydrocephalus. In: Harrison MJG (ed) Contemporary neurology, vol 58. Butterworths, London, pp 543–556
Porteous HB, Ross DN (1956) Mental symptoms in Parkinsonism following benzhexol hydrochloride therapy. Br Med J II:138–140
Rabins PV (1982) Psychopathology of Parkinson's disease. Compr Psychiatry 23:421–429

Rafal RD, Posner MI, Walker JA, Friedrich FJ (1984) Cognition and the basal ganglia. Brain 107:1083–1094

Rail D, Scholtz C, Swash M (1981) Post-encephalitic Parkinsonism: current experience. J Neurol Neurosurg Psychiatry 44:670–676

Reveley AM, Reveley MA (1983) Aqueduct stenosis and schizophrenia. J Neurol Neurosurg Psychiatry 46:18–22

Riklan M, Weiner H, Diller L (1959) Somato-psychologic studies in Parkinsons disease. J Nerv Ment Dis 129:263–272

Roberts AH (1969) Brain damage in boxers. Pitman Medical, London

Robins AH (1976) Depression in patients with Parkinsonism. Br J Psychiatry 128:141–145

Rogers D (1985) The motor disorder of severe psychiatric illness: a conflict of paradigms. Br J Psychiatry 147:221–232

Sacks O (1982) Awakenings. Pan, London

Schiffer RB, Babigian HM (1984) Behavioral disorders in multiple sclerosis, temporal lobe epilepsy and amyotrophic lateral sclerosis. Arch Neurol 41:1067–1069

Schwab RS, Fabing HD, Prichard JS (1951) Psychiatric symptoms and syndromes in Parkinsons disease. Am J Psychiatry 107:901–907

Scott S, Caird FI, Williams BO (1984) Evidence for an apparent sensory speech disorder in Parkinson's disease. J Neurol Neurosurg Psychiatry 47:840–843

Sharpe R (1974) Behaviour therapy in a case of blepharospasm. Br J Psychiatry 124:603–604

Sheehy MP, Marsden CD (1982) Writers cramp – a focal dystonia. Brain 105:461–480

Sroka H, Elizan TS, Yahr MD, Burger A, Mendoza MR (1981) Organic mental syndrome and confusional states in Parkinson's disease. Arch Neurol 38:339–342

Steele JC (1972) Progressive supranuclear palsy. Brain 95:693–704

Steele JC, Richardson JC, Olszewski J (1964) Progressive supranuclear palsy. Arch Neurol 10:333–359

Stern Y, Langston JW (1985) Intellectual changes in patients with MPTP-induced parkinsonism. Neurology 35:1506–1509

Sweet RD, McDowell FH, Feigenson JS, Loranger AW, Goodell H (1976) Mental symptoms in Parkinson's disease during chronic treatment with levodopa. Neurology 26:305–310

Sydney Smith J, Kiloh LG (1981) The investigation of dementia: results in 200 consecutive admissions. Lancet I:824–827

Tibbetts RW (1971) Spasmodic torticollis. J Psychosom Res 15:461–469

Todes CJ, Lees AJ (1985) The pre-morbid personality of patients with Parkinson's disease. J Neurol Neurosurg Psychiatry 48:97–100

Tune LE, Holland A, Folstein MF, Damlovji NF, Gardner TJ, Coyle JT (1981) Association of postoperative delirium with raised serum levels of anticholinergic drugs. Lancet II:651–652

Villardita C, Smirni P, Le Pira F, Zappala G, Nicoletti F (1982) Mental deterioration, visuoperceptive disabilities and constructional apraxia in Parkinson's disease. Acta Neurol Scan 66:112–120

Vinken PJ, Bruyn GW (1969–1982) Handbook of clinical neurology. North Holland, Amsterdam

Walshe JM (1968) Some observations on the treatment of Wilsons disease with penicillamine. In: Bergsma D (ed) Birth defects original article series vol 4/2. The National Foundation, New York

Warburton JW (1967) Depressive symptoms in Parkinson patients referred for thalamotomy. J Neurol Neurosurg Psychiatry 30:368–370

Ward K, Potamianos G, Peters TJ (1984) Essential tremor: a risk factor for alcoholism. Br J Addict 79:451–452

Wilson RS, Kaszniak AW, Klawans HL, Garron DC (1980) High speed memory scanning in Parkinsonism. Cortex 16:67–72

Wilson SAK (1912) Progressive lenticular degeneration. Brain 34:295–509

Wing JK, Cooper JE, Sartorius N (1974) Measurement and classification of psychiatric symptoms. Cambridge University Press, Cambridge

Zeman W (1970) Pathology of the torsion dystonias (dystonia musculorum deformans). Neurology 20(11/2):79–88

Zetusky WJ, Jankovic J, Pirozzolo FJ (1985) The heterogeneity of Parkinsons disease. Neurology 35:522–526

III. Schlafforschung

H. Schulz

INHALTSVERZEICHNIS

A. Einleitung

Die Schlafforschung hat sich seit dem Beginn der sechziger Jahre sehr rasch entwickelt, zuerst als Grundlagenwissenschaft und dann zunehmend als klinische Disziplin. Neben der Anwendung elektrophysiologischer Methoden, die eine störungsarme kontinuierliche Registrierung des Schlafverlaufes erlaubten, war der entscheidende Grund für das wachsende Interesse an der Schlafforschung die Entdeckung von zwei unterschiedlichen Formen des Schlafes, nämlich Schlaf mit langsamen Wellen im EEG und Schlaf mit raschen Augenbewegungen. Nur dem Beobachter des *Schlafverhaltens* erscheint Schlaf als passiver und homogener Zustand; physiologisch handelt es sich um einen aktiven und vielfältig gegliederten Prozeß, in dem sich verschiedene Zustände abwechseln und zyklisch wiederkehren. Schließlich befruchtete die enge Beziehung zwischen Traumerleben und dem Schlaf mit raschen Augenbewegungen die Entwicklung ganz wesentlich, da hiermit ein experimentell prüfbares Paradigma für die Interaktion von unterscheidbaren Funktionszuständen des Gehirns und korrespondierenden Bewußtseinszuständen zur Verfügung stand.

Im Rahmen der Psychiatrie bot sich die Chance, die Methoden der experimentellen Schlafforschung einzusetzen, um klinisch bekannte Veränderungen des Schlaf-Wach-Rhythmus und Schlafstörungen bei psychiatrischen Erkrankungen zu objektivieren und darüber hinaus einen neuen Einblick in veränderte Hirnfunktionen zu gewinnen (MENDELSON et al. 1977).

Die Beziehungen zwischen der Neurologie und der Schlafforschung sind historisch älter und richten sich mehr auf die Eingrenzung der zentralnervösen Strukturen und Systeme, die an der Regelung der Vigilanz und des Schlaf-Wach-Wechsels beteiligt sind. Beginnend mit den Untersuchungen VON ECONOMOS (1926) an Enzephalitis-Patienten, die zur Lokalisation eines „Schlafzentrums" im Hirnstamm führten, über die klassischen Hirnreizexperimente von HESS im medialen Thalamus zur Schlafauslösung bis zur Beschreibung eines thalamo-retikulären Regulationssystems für die verschiedenen Vigilanzzustände durch JASPER, MORUZZI und MAGOUN wurden die neuroanatomischen und neurophysiologischen Grundlagen für die Schlafforschung gelegt (PLOOG 1953).

In dieser Übersicht können nur einige Forschungsansätze und Ergebnisse dargestellt werden. Es wurden vor allem solche Themen ausgewählt, die für die klinische Forschung und Praxis relevant sein können.

B. Die Messung des Schlafes

Schlaf ist ein Verhaltenszustand, der eine koordinierte Umstellung aller Lebensfunktionen bewirkt. Im Schlaf ist das Bewußtsein eingeschränkt und verändert (Träumen), die zielgerichtete Motorik erlischt weitgehend und die elektrische Aktivität des Gehirns ist von der im Wachen verschieden. Gleiches gilt für die vegetativen Funktionen. Obwohl die Beschäftigung mit dem Schlaf und dem Traumerleben seit altersher ein Thema der medizinischen Literatur war (LAER 1900; WITTERN 1978), begann die systematische Untersuchung des Schlafes erst mit der Entwicklung von Verfahren zur Messung der hirnelektrischen Aktivität (Elektroenzephalogramm, EEG) beim Menschen durch Hans BERGER (SIMON 1977). Frühere Versuche, den Verlauf des Schlafes und die Schlaftiefe durch die Reaktion des Schläfers auf Sinnesreize zu objektivieren (s. KLEITMAN 1963, S. 108–113), haben aufgrund methodischer Schwierigkeiten nur sehr eingeschränkte Gültigkeit. Das Hauptproblem besteht darin, daß der beobachtete Zustand durch die Reizdarbietung verändert oder beendet wird. Trotz dieser Einschränkungen zeigen die Untersuchungen mit Weckreizen zwei Kennzeichen des Schlafverlaufs, die später mit anderen Methoden bestätigt werden konnten: (1) Die größte Schlafvertiefung findet sich in der ersten Stunde des Schlafes, danach kommt es zu einer Abflachung der Schlaftiefenkurve. (2) Die Schlaftiefe variiert zyklisch in Abständen von 1–2 Std.

I. Die Motorik im Schlaf

Eine andere Methode, die es erlaubt, Merkmale des Schlafes kontinuierlich zu registrieren, geht auf SZYMANSKI (1918) zurück. Er entwickelte frei aufgehängte Zitterkäfige, um die motorische Aktivität von Tieren zu registrieren und damit Ruhe- und Aktivitätszustände zu unterscheiden. Beim Menschen registrierte er solche Aktogramme vom frei aufgehängten Bett. Meßvorrichtungen dieser Art wurden verwendet, um den Schlaf von Kindern (KARGER 1925) oder den Einfluß von Medikamenten auf die Schlafmotorik zu untersuchen. Übereinstimmend fanden mehrere Autoren, daß bewegungsfreie Strecken im Schlaf nie länger als 60 bis maximal 90 min dauern. Darüber hinaus wurde ein zyklischer Verlauf der Bewegungsmenge im Schlaf mit Maxima in 1- bis 2stündigen Abständen beschrieben (JOHNSON 1931).

Die Messung des Schlafverlaufs über die Körpermotorik hat in den letzten Jahren erneutes Interesse gefunden, da sie eine Ergänzung und in bestimmten Fällen auch eine ökonomische Alternative zur aufwendigeren Technik des Schlaflabors darstellt. Drei Methoden wurden hierbei eingesetzt: (1) die Aufzeichnung der Körperlage und der wechselnden Schlafpositionen mit Hilfe von Videogeräten oder von Kameras mit Motorantrieb (AARONSON et al. 1982); (2) die Registrierung von Bewegungen und anderen biologischen Signalen (Atmung, Herzfrequenz) über eine spezielle Bettauflage ("static charge sensitive bed"; ALIHANKA u. VAAHTORANTA 1979); (3) kleine tragbare Aktometer, die wie eine Armbanduhr getragen werden. Die Bewegungsimpulse werden mit einem piezoelektrischen Aufnehmer registriert, über kurze Zeitstrecken aufaddiert und in einen Festkör-

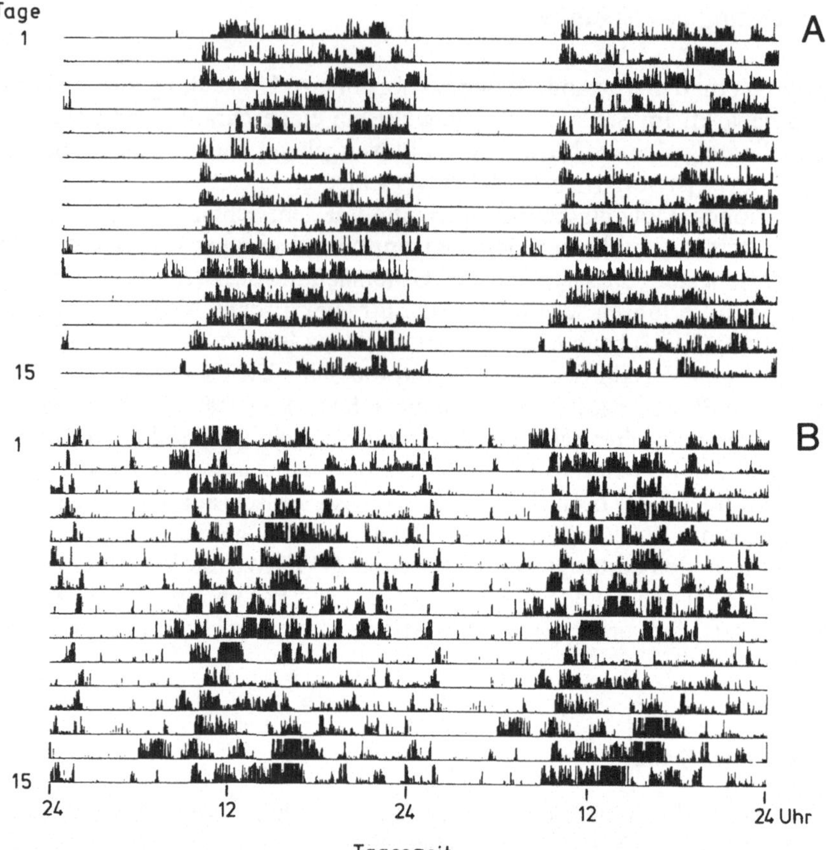

Abb. 1. A Ruhe-Aktivitäts-Verteilung einer jungen gesunden Erwachsenen an 15 aufeinanderfolgenden Tagen. Zur besseren Veranschaulichung wurden die Daten zweifach nebeneinander aufgetragen. **B** 15tägige Ruhe-Aktivitäts-Verteilung eines narkoleptischen Patienten. Die Hauptruhephase (Schlaf) ist häufig durch motorische Aktivität unterbrochen. Ruhe und Aktivität sind weniger deutlich gegeneinander abgegrenzt als bei der gesunden Probandin

perspeicher übertragen. Ruhe- und Aktivitätsphasen können auf diese Weise kontinuierlich für Zeiträume von mehreren Tagen oder Wochen aufgezeichnet werden (Borbély et al. 1981). In allen drei Fällen geschieht die Registrierung des Ruhe-Aktivitäts-Zyklus ohne Anbringung von Elektroden am Körper des Probanden. Abbildung 1 zeigt zwei Beispiele der Langzeitregistrierung des Ruhe-Aktivitäts-Zyklus mit einem tragbaren Aktometer.

Die Standardmethode zur Messung des Schlafes besteht jedoch in der polygraphischen Registrierung des Elektroenzephalogramms (EEG), des Elektromyogramms (EMG) und des Elektrookulogramms (EOG) mit Hilfe von Oberflächenelektroden. Je nach Fragestellung der Untersuchung werden wahlweise weitere Biosignale registriert, wie etwa die Atmung, das Elektrokardiogramm (EKG), die elektrodermale Aktivität und die Aktivität der Sexualorgane (Jovanović 1972). Eine Übersicht über die Methoden der Schlafforschung findet sich bei Guilleminault (1982).

II. Das Schlaf-EEG

Das Schlaf-EEG ist gekennzeichnet durch in Frequenz und Amplitude sich dauernd ändernde Spannungsschwankungen. Der für den Schlaf typische Frequenzbereich wird in θ-Wellen (Frequenz: 4–7 Hz) und δ-Wellen (Frequenz 0,5–3 Hz) eingeteilt. Während im Wach-EEG niedergespannte (Amplitude < 50 µV) α-Wellen (8–12 Hz) und β-Wellen (≥ 13 Hz) vorherrschen, erreichen die δ-Wellen im Schlaf Amplituden bis zu 200 µV. Kennzeichnend für den Schlafzustand sind außer der Verlangsamung der Hintergrundsaktivität des EEGs bestimmte Wellenmuster oder Graphoelemente. Die wichtigsten sind die Schlafspindeln, an- und abschwellende EEG-Wellenzüge mit einer Frequenz von 13–15 Hz, und K-Komplexe, meist hochamplitudige, biphasische Wellenkomplexe, denen häufig eine Serie von α-Wellen folgt. K-Komplexe können sowohl spontan auftreten als auch durch Sinnesreize ausgelöst werden. Andere EEG-Muster im Schlaf sind die im leichten Schlaf auftretenden Vertexzacken und die Sägezahnwellen (Abb. 2).

Ausgangspunkt der im EEG gemessenen Spannungsdifferenzen ist die Spontanaktivität kortikaler Neuronen. Die Stärke der Aktivierung dieser Elemente, ihre räumliche Ausrichtung und das Ausmaß ihrer Synchronisierung bestimmen die Stärke des erzeugten Feldes. Die Generatoren für die synchronisierte Aktivität befinden sich vermutlich in subkortikalen Strukturen, da die rhythmische Aktivität verschwindet, wenn das Rindenareal unter der Ableitelektrode von subkortikalen Strukturen und dem umgebenden Kortex abgetrennt wird. Eine Schrittmacherfunktion für die spindelartige kortikale Aktivität übt das spezifische thalamische Projektionssystem aus (SIMON 1977, S. 1–15).

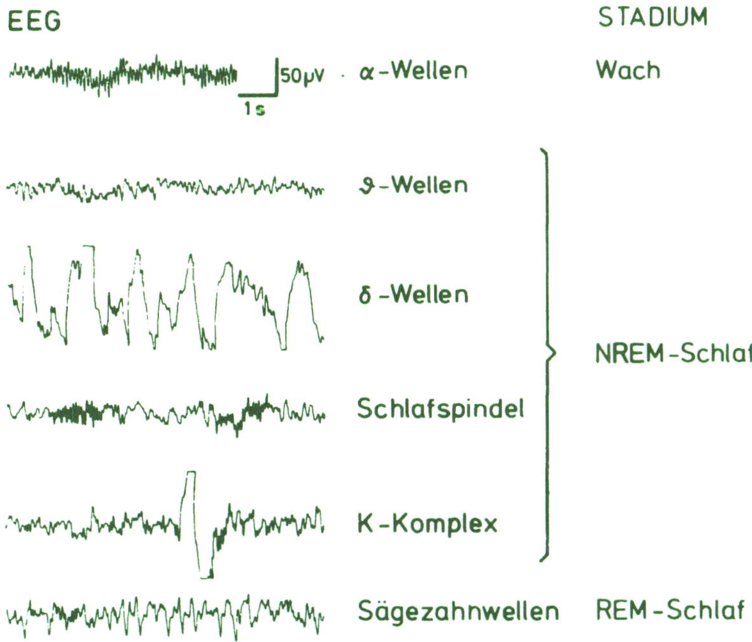

Abb. 2. EEG-Muster, die zur Beurteilung der Schlafstadien benutzt werden

Die großamplitudigen, niederfrequenten δ-Wellen im Schlaf sind das Resultat einer Synchronisation der Aktivität größerer Kortexareale bei reduziertem sensorischem Zufluß.

III. Die Schlafpolygraphie

1. Die Schlafstadien

Die traditionelle Auswertung des Schlaf-EEGs geschieht visuell in Epochen von 30 s Dauer. Die vorherrschende EEG-Aktivität einer Epoche wird einem Schlafstadium zugeordnet. Die Konzeption des Schlafes als eine Folge von wenigen, visuell unterscheidbaren Stadien geht auf Loomis et al. (1937) zurück, die fünf Stadien (A, B, C, D und E) unterschieden.

Obwohl Loomis et al. neben dem EEG auch das EOG mitregistrierten und langsame, rollende Augenbewegungen beim Einschlafen beschrieben, entging ihnen die Beobachtung rascher Augenbewegungen in wiederkehrenden Phasen mit niederamplitudiger EEG-Aktivität (Stadium B). Die Entdeckung von Schlafphasen mit Salven rascher, konjugierter Augenbewegungen – zuerst bei Säuglingen und dann auch bei Erwachsenen – durch Aserinsky u. Kleitman (1953) bewirkte

Tabelle 1. Definitionsmerkmale für die Stadien nach Rechtschaffen u. Kales (1968) und Richtwerte für den prozentualen Anteil der Stadien an der Registrierzeit

Stadium	EEG	EOG	EMG	Richtwerte für den Anteil der Stadien an der Schlafperiode[a] %
Wach (W)	α-(8–12 Hz) und β-Wellen ($\geq$ 13 Hz)	Rasche Augenbewegungen, Sakkaden	Wechselnder Tonus	< 5
S1	Unregelmäßige Aktivität mit ϑ-Wellen (4–7 Hz)	Langsame, pendelnde Augenbewegungen	Wechselnder Tonus, geringer als im Wachen	5–10
S2	Spindeln (13–15 Hz) und K-Komplexe	—	Wechselnder Tonus	50
S3	20–50% Belegung mit δ-Wellen ($\leq$ 2 Hz, $\geq$ 75 µV)	—	Wechselnder Tonus	10
S4	$\geq$ 50% Belegung mit δ-Wellen	—	Wechselnder Tonus	10
REM	Niederamplitudiges EEG, Sägezahnwellen	Schnelle, konjugierte Augenbewegungen	Atonie der Halte- und Stellmuskulatur	20–25
MT	Bewegungsartefakte ($\geq$ 15 s)	Bewegungsartefakte Bewegungsartefakte	Hoher Tonus	1–2

[a] Angaben über die Verteilung der Stadien in verschiedenen Altersgruppen finden sich bei Williams et al. (1974).

eine Umwälzung der traditionellen Vorstellung des Schlafes als eines gleichförmigen, nur in seiner Intensität variierenden Verhaltenszustandes. Wie später gezeigt werden konnte, unterscheidet sich der Schlaf mit raschen Augenbewegungen (*rapid eye movement*, REM-Schlaf) in seinen physiologischen Regulationsmechanismen sowohl vom Wachzustand als auch vom non-REM (NREM, sprich: NONREM)-Schlaf. Die Entdeckung des REM-Schlafes und die offensichtliche Inhomogenität der Schlafstruktur erzwangen eine Revision der alten Stadieneinteilung.

Die heutige Definition der Schlafstadien basiert auf der kontinuierlichen Registrierung mehrerer physiologischer Meßgrößen (EEG, EOG und EMG). Nach dem international gebräuchlichen Klassifikationssystem (RECHTSCHAFFEN u. KALES 1968) wird jeder Epoche eines der folgenden Stadien zugeordnet: Wach, REM-Schlaf oder eines der NREM-Stadien 1, 2, 3 und 4. Stadium 1 entspricht dabei dem leichtesten Schlaf, Stadium 4 tiefem Schlaf mit dominierenden δ-Wellen im EEG. Ist die Registrierung in einer Epoche für 15 s oder mehr durch Bewegungsartefakte überlagert, dann wird die Epoche als Bewegungszeit (*movement time*, MT) bewertet. Während die Stadien Wach (W), 1, 2, 3 und 4 nur nach EEG-Kriterien beurteilt werden, basiert die Beurteilung von REM-Schlaf auf den folgenden drei Kriterien: (1) einem niederamplitudigen, gemischt-frequenten EEG, ähnlich dem in Stadium 1, (2) dem Vorhandensein rascher Augenbewegungen und (3) einer Atonie der Halte- und Stellmuskulatur, beim Menschen gemessen als fehlende Aktivität im Kinn-EMG.

Die wichtigsten Kriterien für die Schlafauswertung nach dieser Konvention sind in Tabelle 1 zusammengestellt. Repräsentative Beispiele zeigt die Abb. 3.

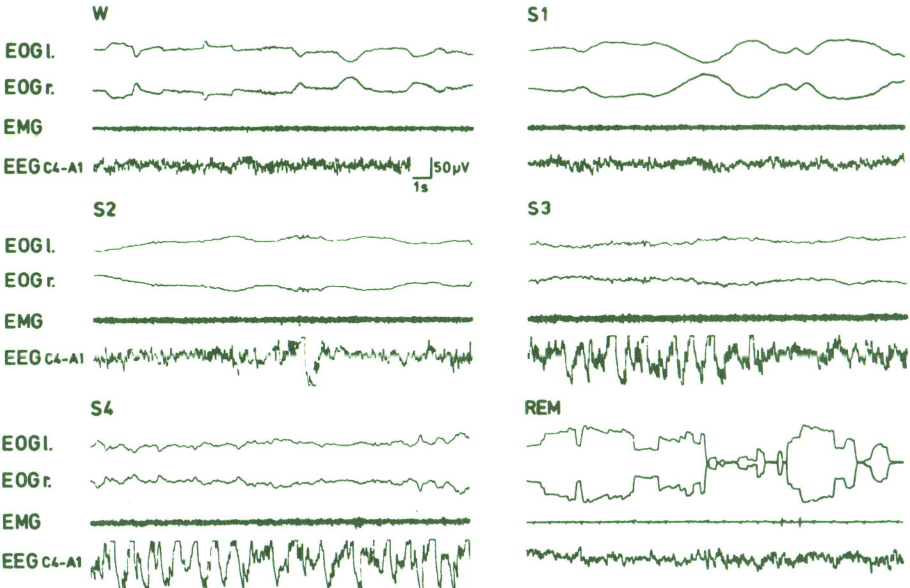

Abb. 3. Beispiele (20 s-Abschnitte) für Wach *W* und die NREM-Stadien *1–4* sowie das Stadium *REM*. Von oben nach unten gelesen, zeigen die jeweils vier Kurven die Ableitungen des horizontalen *EOG*s vom linken und rechten Auge, das *EMG* der Kinnmuskulatur sowie eine unipolare *EEG*-Ableitung von der Zentralregion

2. Schlafparameter

Ausgehend von der visuellen Auswertung der Schlafstadien lassen sich Parameter berechnen, die eine Quantifizierung der Schlafstruktur erlauben. Die Definitionen der in Tabelle 2 angegebenen Schlafparameter stimmen weitgehend mit denen von WILLIAMS et al. (1974, S. 23–25) überein.

Die Werte für die Wiederholungszuverlässigkeit von Schlafauswertungen betragen bei gut trainierten Auswertern $r_{tt} > 0,80$. Die *Merkmalszuverlässigkeit*, die Auskunft darüber gibt, wie gut Schlafparameter für ein gegebenes Individuum replizierbar sind, hängt von der Beobachtungsdauer ab. Erwartungsgemäß steigt die Zuverlässigkeit bei der Kombination mehrerer Nächte – im Sinne einer Testverlängerung – deutlich an. Bei gesunden jungen Probanden ergeben sich die

Tabelle 2. Schlafparameter und ihre Definition

Parameter	Abkürzung	Definition
Schlafkontinuität		
Bettzeit (time in bed)	TIB	Die Zeit zwischen Licht-aus und Licht-ein
Schlafperiode (sleep period time)	SPT	Die Zeit zwischen der ersten und letzten S2-Epoche der Bettzeit
Gesamtschlafzeit (total sleep time)	TST	TIB minus aller Wach-Epochen
Schlafeffizienz-Index	SEI	$(TST/TIB) \times 100$
Einschlaflatenz (sleep onset latency)	SOL	Die Zeit zwischen Licht-aus und der ersten Schlafepoche. Es sollte jeweils angegeben werden, ob die erste Epoche S1 oder S2 als Einschlafen definiert wurde
Wach-Episoden		Anzahl aller Wachepisoden in SPT
Stadienwechsel	STAW	Anzahl der Übergänge zwischen zwei Stadien, entweder auf TIB, SPT oder TST bezogen
Verweildauer zwischen zwei Stadienwechsel	SPT/STAW	Mittlere Zeit zwischen je zwei aufeinanderfolgenden Stadienwechseln
Schlafstadien		
S1-Latenz	LS1	Die Zeit zwischen Licht-aus und der ersten Epoche S1
S2-Latenz	LS2	Die Zeit zwischen der ersten Epoche S1 und der ersten Epoche S2
S3-Latenz	LS3	Die Zeit zwischen der ersten Epoche S1 und der ersten Epoche S3
S4-Latenz	LS4	Die Zeit zwischen der ersten Epoche S1 und der ersten Epoche S4
REM-Latenz	RL	Die Zeit zwischen der ersten Epoche S2 und der ersten Epoche REM
Wach	W%	Prozentualer Anteil von W an SPT oder TIB
S1	S1%	Prozentualer Anteil von S1 an SPT oder TST
S2	S2%	Prozentualer Anteil von S2 an SPT oder TST
S3	S3%	Prozentualer Anteil von S3 an SPT oder TST
S4	S4%	Prozentualer Anteil von S4 an SPT oder TST
S3+4	S3+4%	Prozentualer Anteil von S3+4 an SPT oder TST
REM	REM%	Prozentualer Anteil von REM an SPT oder TST
MT (Bewegungszeit, movement time)	MT%	Prozentualer Anteil von MT an SPT oder TST

Tabelle 3. Vergleich der Wiederholungszuverlässigkeiten (r_{tt}) für die Schlafstadien und Latenzen bei jüngeren und älteren Probanden

Schlafparameter	Jüngere Schläfer (Alter: 20–35 Jahre, N = 19)[a]	Ältere Schläfer (Alter: 53–70 Jahre, N = 56)[b]
Einschlaflatenz	0,45	0,45
REM-Latenz	0,38	0,36
Stadium Wach	0,27	0,26
Stadium REM	0,33	0,38
Stadium 1	0,66	0,62
Stadium 2	0,59	0,59
Stadium 3	0,54	0,34
Stadium 4	0,88	0,86

[a] SCHULZ (1984); Stadien in Prozent; Merkmalszuverlässigkeit beim Vergleich von Einzelnächten.
[b] SPIEGEL (1981, S. 122); Stadien in Minuten; Merkmalszuverlässigkeit beim Vergleich der Nächte 3 und 4.

höchsten Zuverlässigkeiten für die Schlafstadien, während die Werte für die Latenzzeiten und den Wachanteil an der Registrierung bei diesen Personen am niedrigsten sind (SCHULZ 1984). Vergleicht man diese bei jungen Erwachsenen (Alter: 20–35 Jahre) bestimmten Zuverlässigkeiten der Schlafparameter mit denen älterer Personen (Alter: 53–70 Jahre; SPIEGEL 1981), dann zeigt sich eine überraschend gute Übereinstimmung zwischen den entsprechenden Reliabilitätskoeffizienten (Tabelle 3). Dies ist ein Hinweis darauf, daß die unterschiedlichen Zuverlässigkeiten Eigenschaften der Parameter widerspiegeln und nicht durch Stichprobenunterschiede verursacht sind.

3. Der Schlafverlauf

Graphisch wird der Schlafverlauf als zweidimensionales Schlafprofil mit der Zeit als Abszisse und den Stadien als Ordinate dargestellt. Da die Schlafstadien nur Nominalskalenqualität besitzen, entspricht die in Abb. 4 gewählte Anordnung der Stadien zwar einer Konvention, ist jedoch nicht zwingend. Bei der mathematisch-statistischen Weiterverarbeitung von Schlafdaten muß die niedrige Skalenqualität der Stadien berücksichtigt werden. Betrachtet man die Stadien als Stufen einer Nominalskala, dann sind nur die folgenden Statistiken erlaubt: (a) Häufigkeitsangaben, (b) Modalwert und (c) Kontingenz-Korrelationen. Beschränkt man sich auf die NREM-Stadien 1–4, so dürften diese Ordinalskalenqualität besitzen.

Aus dem Schlafprofil ergibt sich, daß es sich beim Schlaf um einen Prozeß mit einem klar gegliederten Zeitverlauf handelt, der folgende Merkmale aufweist:

1. Der Schlaf ist geprägt durch den zyklischen Wechsel von NREM- und REM-Schlafepisoden, wobei der Schlaf normalerweise mit einer NREM-Episode beginnt. Die mittlere Dauer des REM-NREM-Zyklus beträgt etwa 100 min; die Dauer ist altersabhängig (WILLIAMS et al. 1974).

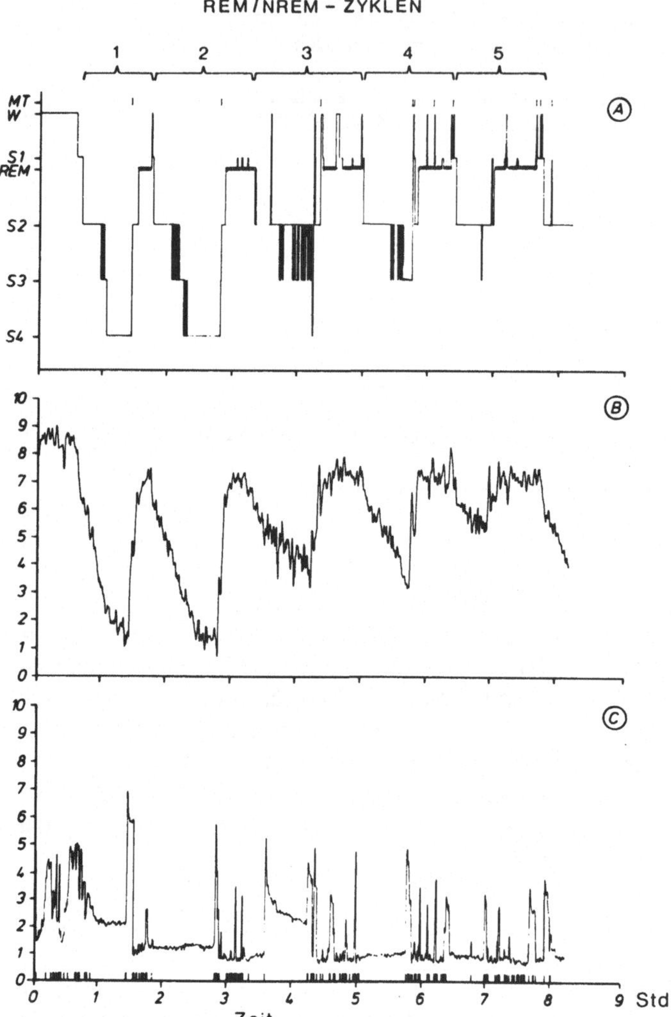

Abb. 4. Automatische Analyse des EEGs **B** und des EMGs **C** einer Nacht im Vergleich zur visuellen Stadienklassifikation **A**. Der EEG-Verlaufsparameter **B** wurde aus der Frequenz-Amplituden-Information einer unipolaren EEG-Ableitung berechnet. Aus dem Kinn-EMG wurden zwei Parameter **C** berechnet. Der kontinuierliche Kurvenzug repräsentiert die mittlere EMG-Aktivität, die Striche am unteren Bildrand geben die 10-s-Abschnitte mit schnell wechselndem, transientem Muskeltonus wieder. Transiente Aktivität im EMG korreliert mit Phasen von EEG-Desynchronisation und fehlt in Phasen mit synchronisiertem EEG. (Aus HAUSTEIN et al. 1986)

2. Die Verteilung der Schlafstadien über den Gesamtschlaf hinweg ist ungleich. Die Schlafstadien 3 und 4 haben ihr Maximum zu Beginn der Nacht, während ihr Betrag in späteren Zyklen abnimmt. Umgekehrt ist der Anteil von REM-Schlaf am ersten Zyklus gering und wächst in späteren Zyklen an. Die Dauer der ersten REM-Episode beträgt beim Erwachsenen etwa 10–15 min, die späterer REM-Episoden 20–30 Min.

4. Automatische Schlafanalyse

Mit dem Einsatz von Computern bei der Weiterverarbeitung von Schlafdaten ergab sich die Möglichkeit der automatischen Analyse von Schlafregistrierungen. Ein Großteil der entwickelten Programme bedient sich spektralanalytischer Methoden und Methoden der Mustererkennung (DOLCE u. KÜNKEL 1975). Während es das Ziel einiger Verfahren ist, die klassischen Schlafstadien zu erkennen, werden rechnergestützte Verfahren neuerdings vermehrt eingesetzt, um mittels autoregressiver Verfahren und clusteranalytischer Methoden Alternativen zu den Schlafstadien zu entwickeln (HASAN 1983). Abbildung 4 zeigt den Vergleich einer konventionellen visuellen Auswertung mit der automatischen Analyse des EEG und des EMG im Schlaf. Der Vorteil der automatischen Analyse besteht nicht nur in der Ökonomie und der Zuverlässigkeit, sondern auch darin, daß damit polygraphische Registrierungen von gestörtem Schlaf, die nach den konventionellen Schlafstadien oft schwer zu beurteilen sind, voraussetzungsfrei ausgewertet werden können. Hingegen besteht ein Hauptvorteil der visuellen Analyse in der internationalen Vergleichbarkeit der Ergebnisse.

IV. Vegetative Funktionen im Schlaf

Ein Effekt des Schlafes dürfte die Erholung körperlicher und geistiger Funktionen sein; dies gilt, obwohl noch sehr wenig über restituierende Prozesse im Schlaf bekannt ist. Wesentliche Voraussetzungen für die Erholung sind neben der Ruhigstellung des motorischen Systems und der Reduktion der sensorischen Verarbeitung eine Verschiebung des Gleichgewichts im vegetativen System mit einer Reduktion der sympathischen und einer Steigerung der parasympathischen Aktivität. Kennzeichen der Umstellung von einer ergotropen auf eine trophotrope Funktionslage im Schlaf (HESS 1948) sind das Absinken der Körpertemperatur, die Verminderung von Herzfrequenz, Atmung und Blutdruck. Der Verlauf der vergetativen Funktionen im Schlaf zeigt in den meisten Fällen ein komplexes Bild, da sich langsame tagesperiodische (zirkadiane) Prozesse, mittelfristige ultradiane Prozesse (REM-NREM-Rhythmus) und schnelle phasische Abläufe im Schlaf überlagern. Da die meisten vegetativen Größen aus diesem Grund im Schlaf eine erhebliche Variabilität aufweisen, sind Mittelwertsangaben alleine problematisch. Einen Überblick über die beim Tier untersuchten Regulationsmechanismen geben BAUST (1970) sowie OREM u. BARNES (1980).

1. Herzfrequenz

Die tonische Abnahme der Herzfrequenz im Schlaf, die etwa in der 6. Stunde ein Minimum erreicht, wird durch phasische Aktivierungen überlagert, die im REM-Schlaf ein Maximum erreichen. In Korrelation mit den Salven schneller Augenbewegungen kommt es zu einer Zunahme der phasischen Herzfrequenzveränderungen. Im NREM-Schlaf steigt die Herzfrequenz vor allem während Körperbewegungen an, wobei die Frequenzerhöhung schon mehrere Sekunden vor einer

Bewegung beginnt. Tierexperimentelle Befunde nach Ausschaltung der sympathischen und der parasympathischen Innervation des Herzens zeigen, daß die Abnahme der Herzfrequenz beim Übergang vom Wachen in den NREM-Schlaf vorwiegend durch eine Steigerung der parasympathischen Aktivität bedingt wird, während der – bei der Katze beobachtete – weitere Abfall der Herzfrequenz beim Übergang vom NREM- zum REM-Schlaf auf einer Reduktion des sympathischen Tonus beruht.

2. Blutdruck

Der Blutdruck fällt im Schlaf des Menschen um etwa minimal 5% bis maximal 30% der mittleren Werte im ruhigen Wachsein ab, wobei das Minimum schon in den ersten 1–2 Std nach Schlafbeginn erreicht wird. Danach bleiben die mittleren Werte bis zum Ende der Nacht entweder auf niederem Niveau oder steigen wieder leicht an (Schneider-Helmert u. Schenker 1980). Beim Menschen steigt der Blutdruck im REM-Schlaf leicht an, vor allem gegen Ende der Nacht. Eindrucksvoller als der leichte mittlere Druckanstieg ist jedoch die deutlich erhöhte Variabilität des systolischen Drucks im REM-Schlaf mit transienten Anstiegen bis 30 mm Hg. Bei der komplexen Regulation des Blutdrucks im Schlaf spielen sowohl zentrale als auch periphere Kreislaufumstellungen eine Rolle. Neben einem verminderten Schlagvolumen ist vermutlich eine Abnahme der sympathischen vasomotorischen Aktivität an der Regulation beteiligt.

3. Atmung

Während des Schlafes kommt es zu einer geringfügigen Abnahme der Atemfrequenz. Das Minimum wird in den späten Nachtstunden erreicht. Diese zirkadiane Variation der Atmung ist durch raschere Änderungen überlagert, die synchron mit dem REM-NREM-Rhythmus verlaufen. Die mittlere Atemfrequenz steigt in REM-Schlafepisoden an. Im Unterschied zum NREM-Schlaf ist die Atmung im REM-Schlaf auch sehr viel variabler.

Die Sauerstoffsättigung des Blutes kann im Schlaf nicht-invasiv mit Hilfe eines Ohroxymeters gemessen werden. Die unterschiedliche und spezifische Absorption von rotem und infrarotem Licht durch Hämoglobin und Oxyhämoglobin erlaubt die automatische Berechnung und die Darstellung des Zeitverlaufs der Sauerstoffsättigung. Die Registrierung der Atmung und der Blutgase im Schlaf hat bei der Untersuchung des Schlaf-Apnoe-Syndroms in den letzten Jahren in der klinischen Schlafforschung eine zentrale Bedeutung gewonnen (Guilleminault 1982).

4. Hautwiderstand

Im Schlaf kommt es zu einer tonischen Erhöhung des Hautwiderstandes. Überlagert ist diese Veränderung der elektrodermalen Aktivität durch phasische Entladungen der Hautpotentiale bzw. phasische Abnahmen des Hautwiderstandes. Diese phasischen Veränderungen haben im Wachen vor dem Einschlafen und in S1 eine mittlere Häufigkeit von 1,5/min. In S2 steigt dieser Wert auf 5/min an und erreicht in S3 und S4 mit 10/min maximale Werte. Im REM-Schlaf hingegen sinkt die Zahl der phasischen elektrodermalen Ereignisse wieder auf 1,5–3/min ab. Die zeitliche Verteilung der bioelektrischen Hautreaktionen unterscheidet sich damit von phasischen Ereignissen in anderen Systemen, die im REM-Schlaf ein Maximum erreichen.

5. Aktivität der Sexualorgane

Der REM-NREM-Rhythmus ist von einer wiederkehrenden Aktivierung der peripheren Sexualorgane begleitet. Beim Mann kommt es im Laufe der Nacht zu 3–6 Erektionsphasen (meist ohne Ejakulation), die REM-schlafassoziiert sind (JOVANOVIĆ 1972). Die Dauer der Erektionsphasen nimmt, wie auch die Dauer der REM-Schlafphasen, im Verlauf der Nacht zu. Ebenso nimmt die Stärke der Erektionen im Verlauf des Schlafes zu. Sie korreliert positiv mit phasischen Schwankungen vegetativer Funktionen. Häufigkeit und zeitliche Verteilung von Klitoris-Erektionen bei Frauen zeigen denselben Zusammenhang mit REM-Schlafphasen. Negative Erlebnisse am Tage und Umgebungsbedingungen können modifizierend und abschwächend auf den Erektionszyklus einwirken. Die tonische (parasympathische) Aktivierung von Penis und Klitoris im REM-Schlaf ist wiederum durch phasische Variationen der Erektionsstärke überlagert. Die Registrierung der Peniserektionen im Schlaf wird klinisch zur Differenzierung zwischen organischer und psychogener Impotenz benutzt.

6. Körpertemperatur

Das für den Schlaf typische Absinken der tiefen Körpertemperatur ist zum einen durch die Koinzidenz von Schlafzeit und circadianem Temperaturminimum bedingt, zum anderen durch die verringerte Muskelarbeit und die liegende Körperposition. Die letztgenannten Faktoren haben einen *maskierenden* Effekt auf den circadianen Verlauf der Körpertemperatur, dessen Schwingungsbreite unter normalen Schlaf-Wach-Bedingungen etwa 1 °C beträgt. Die bevorzugte Phasenlage für das Minimum der Körpertemperatur ist die zweite Nachthälfte. Die Beziehung zwischen dem Schlaf-Wach-Zyklus und dem Tagesgang der Körpertemperatur wird in Abschnitt D eingehender behandelt.

Neben der zirkadianen Variation ist der Verlauf der Körpertemperatur im Schlaf von der Umgebungstemperatur abhängig. Bei höherer Raumtemperatur fällt die Körpertemperatur nachts stärker ab als bei niedrigerer Raumtemperatur. Allerdings ist das Mikroklima des Bettes eine wesentliche Moderatorvariable zwischen Umgebungstemperatur und Körpertemperatur. MUZET u. LIBERT (1985) fanden, daß einer Variation der Raumtemperatur um 9 °C (Bereich: 16–25 °C) nur eine Veränderung der Bett-Temperatur von 2,3 °C (Bereich: 28,6–30,9 °C) entspricht. Durch Wärmeabgabe ist der Schläfer in der Lage, ein relativ stabiles

Mikroklima im Bett herzustellen und damit extreme Außentemperaturen auszu-gleichen. Erst wenn die Raumtemperatur unter den eben genannten Bereich ab-sinkt oder darüber hinaus ansteigt, kommt es zu Störungen des Schlafverlaufs durch häufige und auch länger dauernde Wachepisoden. Thermische Belastung bewirkt sowohl eine unspezifische Störung des Schlafes als auch eine spezifische Störung, da sie hypothalamisch-präoptische thermoregulatorische Strukturen aktiviert. Die dadurch ausgelösten thermoregulatorischen Antworten bestehen entweder in Verhaltensänderungen (Körperpositionen und Motorik) oder sind direkt physiologischer Natur (Vasomotorik, Schwitzen, Kältezittern, Hecheln, Piloerektion und Stoffwechsel).

Im Tierexperiment konnte bei der Katze gezeigt werden, daß sich die Tempe-raturregulation im REM-Schlaf von der im NREM-Schlaf unterscheidet. Wäh-rend die genannten physiologischen Reaktionen auf thermale Belastung sowohl im Wachen als auch im NREM-Schlaf aktiviert werden, sind sie im REM-Schlaf wesentlich schwächer ausgeprägt oder fehlen ganz. Der Grund dafür ist eine dra-stisch verminderte Ansprechbarkeit thermoregulatorischer Strukturen des Hypo-thalamus im REM-Schlaf. Lokale Temperaturänderungen des hypothalamisch-präoptischen Areals führen im Wachen und im NREM-Schlaf zu einer Verände-rung der Entladungsrate thermosensitiver Neuronen, eine Reaktion, die im REM-Schlaf fehlt (Parmeggiani et al. 1986). Homöotherme Tiere werden im REM-Schlaf funktionell poikilotherm.

Die zustandsabhängige Änderung in der Ansprechbarkeit thermoregulatori-scher Systeme ist derzeit das am genauesten untersuchte Beispiel der Funktions-umstellung vegetativer Regelprozesse im REM-NREM-Schlafzyklus. Modelle für das Verständnis zustandsabhängiger Regelprozesse werden im folgenden Ab-schnitt vorgestellt.

C. Modelle der Schlafregulation

Im folgenden werden drei Modelle der Regulation des REM-NREM-Schlafzy-klus besprochen, die sich sowohl hinsichtlich der verwendeten Datenbasis als auch konzeptuell deutlich unterscheiden. Der Nutzen der Modelle besteht darin, daß sie eine Vielzahl neurophysiologischer und biochemischer Daten über den Schlafzyklus in eine hypothetische Ordnungsstruktur integrieren und damit rich-tungweisend für zukünftige experimentelle Untersuchungen sein können.

I. Das hierarchische Permutationsmodell

Parmeggiani (1985) hat ein Modell für die unterschiedliche funktionelle Organi-sation zentralnervöser Strukturen im Verlauf des Schlafzyklus entwickelt. Das Modell beschreibt den Rang der funktionellen Dominanz des Telenzephalons (T), des Dienzephalons (D) und des Rhombenzephalons (R) in den Verhaltenszustän-den Wach, NREM- und REM-Schlaf. Grundlage für das Modell war die im vor-ausgehenden Abschnitt beschriebene Analyse der Temperaturregulation im

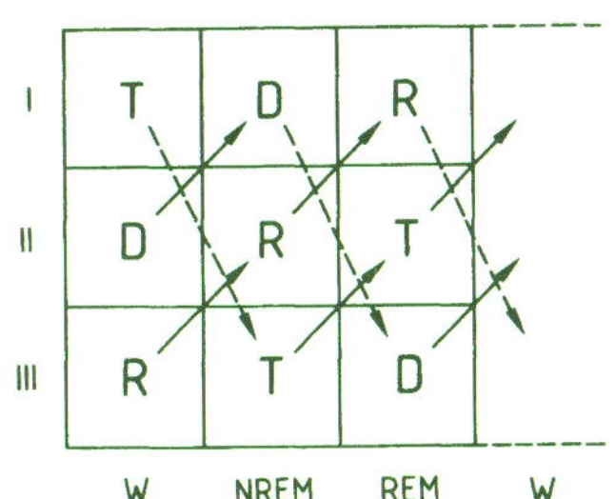

Abb. 5. Diagramm der Rangordnung *I, II, III* der funktionellen Dominanz des Telenzephalons *T*, Dienzephalons *D* und Rhombenzephalons *R* in den Zuständen Wach *W*, *REM*- und *NREM*-Schlaf. Wie die Pfeile andeuten, erfolgen die Permutationen des Musters der funktionellen Organisation regelhaft. (Nach PARMEGGIANI 1985)

Schlaf. Diese Untersuchungen deuten darauf hin, daß das Prinzip homöostatischer Regulation physiologischer Funktionen nur im Wachen und im NREM-Schlaf gilt, nicht aber im REM-Schlaf. Es wird angenommen, daß dem Schlafzyklus eine Permutation der funktionellen Dominaz der zentralnervösen Strukturen T, D und R zugrundeliegt. Nach dem in Abb. 5 wiedergegebenen Permutationsschema verliert das Telenzephalon im NREM-Schlaf seinen Rang in der funktionellen Hierarchie an das Dienzephalon. Hieraus erklärt sich auch die Stabilität autonomer Funktionen im NREM-Schlaf. Im REM-Schlaf dagegen kommt es zu einer Inaktivierung hypothalamisch-präoptischer Regulationsmechanismen und damit zu einer Dominanz rhombenzephaler Strukturen, von denen aus die Merkmale des NREM-Schlafes gesteuert werden. In dem Modell wird ein glatter Übergang von Wach nach NREM angenommen, da die hierarchische Beziehung zwischen D und R erhalten bleibt und damit auch die homöostatische Regulation physiologischer Funktionen. Die Regulation dieser Funktionen geschieht im NREM-Schlaf nach denselben logischen Prinzipien wie im Wachen, nur auf einem niedrigeren energetischen Niveau. Der Übergang vom NREM- zum REM-Schlaf hingegen ist ein kritisches Ereignis, da durch die Entkoppelung von D und R und ihre funktionelle Inversion die homöostatische Regulation vorübergehend aufgehoben wird.

REM-Schlaf ist in diesem Modell ein Zustand, der sich auf einem primitiven Niveau neuraler Organisation entwickelt hat. Die wechselnde Interaktion von T, D und R im Schlafzyklus reflektiert danach die unterschiedlichen phylogenetischen Stufen der Enzephalisation.

Im Unterschied zu den beiden Modellen, die nachfolgend besprochen werden, ist das hierarchische Permutationsmodell ein holistisches Modell, das keine Annahmen über schlafspezifische Strukturen macht, sondern Interaktionsprozesse zwischen zentralnervösen Netzwerken beschreibt, die an der Regelung der Zustände W, NREM und REM beteiligt sind. Die anderen Modelle beschreiben detaillierter diejenigen (rhombenzephalen) Strukturen, die für den zyklischen Wechsel der Zustände REM und NREM sowie die Generierung typischer Phänomene des REM-Schlafes wie EEG-Desynchronisation, Muskelatonie, PGO-Wellen (pontine-geniculo-occipital spikes) und rasche Augenbewegungen notwendig sind.

II. Jouvets Modell des Schlafzyklus

Durchtrennungen des Hirnstamms auf verschiedenen Ebenen, wie sie von
Bremer (1935) durchgeführt wurden, zeigten die Bedeutung der Pons und der
Medulla oblongata für den Schlaf-Wach-Zyklus. Während cerveau-isolé-
Präparate, bei denen der Hirnstamm rostral vom hinteren Teil des mesenzephalen
Tegmentums durchtrennt wurde, nur noch ein synchronisiertes kortikales EEG
ohne Anzeichen für Wachheit zeigten, blieb der Wechsel von Schlafen und
Wachen bei encephale-isolé-Präparaten, bei denen die Durchtrennung weiter
kaudal durch die Verbindung von Hinterhirn und Rückenmark erfolgte, weiterhin erhalten. Jouvet (1972) entwickelte aufgrund von Stimulations- und Läsionsexperimenten ein Konzept derjenigen pontinen Kerngebiete, die an der Regulation des Schlafzyklus und des REM-Schlafes beteiligt sind.

1. Die Serotonin-Hypothese des NREM-Schlafes

Die Zerstörung des rostralen Teils des Raphe-Systems, in dem sich Perikarya
serotonerger Neuronen befinden, führt zu einem Verschwinden des NREM-
Schlafes für mehrere Tage. Denselben Effekt hat eine selektive Zerstörung serotonerger Terminale durch das Zellgift 5-6- oder 5-7-Dihydroxytryptamin. Phar-
makologisch kann die Synthese von Serotonin durch P-Chlorophenylalanin
(PCPA) blockiert werden, das die Tryptophanhydroxylase hemmt. Auch diese
Behandlung bewirkt eine lang anhaltende Insomnie, und auch hier kommt es zu
einer langsamen Erholung des Schlafsystems ohne Rebound (= Nachholen eines
entstandenen Schlafdefizits). Schließlich bewirkt die Injektion des Serotoninvor-
läufers 5-Hydroxytryptophan (5HTP) bei PCPA-behandelten Tieren eine direkte
Beendigung der Insomnie. Alle diese experimentellen Befunden sprechen für eine
Beteiligung von Serotonin an der Schlafauslösung, sei es dadurch, daß die Freisetzung von Serotonin die erregende Aktivität dopaminerger oder noradrenerger
Neuronen, die an der Regulation des Wachseins beteiligt sind, hemmt, sei es, daß
die serotonerge Aktivität direkt auf das „Wachsystem" der mesenzephalen Reti-
kulärformation einwirkt.

Die ursprüngliche Serotonin-Hypothese wurde jedoch durch zwei experimentelle Befunde kritisch herausgefordert. (1) Die direkte Ableitung der Aktivität serotonerger Neuronen des Raphe-Systems mit Mikroelektroden zeigte, daß die
Aktivität der Neuronen im Wachen höher ist als im Schlaf. (2) Bei in-vivo-Unter-
suchungen mit der Methode der Impuls-Voltametrie, wobei gleichzeitig die kortikale elektrische Aktivität und die Menge an extrazellulär vorhandenen Indol-
aminen, vor allem des Serotonin-Metaboliten 5-Hydroxyindolessigsäure
(5HIAA) gemessen werden, zeigte sich, daß die Konzentration von 5HIAA in
kortikalen und subkortikalen Neuronen im Wachen höher ist als im Schlaf. Diese
Ergebnisse widersprechen der Annahme, daß es sich bei Serotonin um einen Neu-
rotransmitter mit direkter hypnogener Wirkung handelt.

Der Widerspruch zwischen der verstärkten Freisetzung von Serotonin im Wachen und seinen hypnogenen Effekten veranlaßte Jouvet (1984) zu einer Revision
und Neuformulierung der Serotonin-Hypothese. Es wird jetzt postuliert, daß Serotonin als Transmitter mit hypnogenen Eigenschaften wirken kann, aber auch

wie ein Neurohormon, das im Wachen an der Synthese eines hypnogenen Faktors beteiligt ist, der für den NREM-Schlaf verantwortlich ist. Damit ließ sich eine Beziehung zwischen der Dauer und der Intensität des Wachseins und der Dauer und der Intensität des nachfolgenden NREM-Schlafes herstellen.

Während in Jouvets Konzeption Serotonin kritisch an der Auslösung von NREM-Schlaf beteiligt ist, werden noradrenerge Systeme des Hirnstamms (Locus coeruleus und seine Umgebung) für die Aufrechterhaltung des REM-Schlafes verantwortlich gemacht (Jouvet 1972). Gegenüber der ursprünglichen Konzeption wurden auch die auf den REM-Schlaf bezogenen Teile des Modells revidiert, indem neben den exekutiven Mechanismen des REM-Schlafes, die in der Pons und der Bulbärregion des Hirnstamms lokalisiert sind, auslösende Mechanismen in präpontinen Gebieten einschließlich des Hypothalamus angenommen werden. Damit stimmt das revidierte Modell in wesentlichen Annahmen mit dem regulationsphysiologischen Modell von Parmeggiani überein.

2. Die Mechanismen des REM-Schlafes

Durch Läsionsexperimente ließen sich die exekutiven Mechanismen des REM-Schlafes in der Bulbärregion und der Pons des Hirnstamms lokalisieren. Tiere, bei denen die pontobulbäre Region durch einen präpontinen Hirnschnitt vollständig von rostral liegenden Strukturen abgetrennt wurde, zeigen weiterhin alle Kardinalsymptome des REM-Schlafes.

Eine entscheidende Erweiterung erfuhr das frühere Modell des REM-Schlafes durch die Annahme extrapontiner neuronaler und humoraler auslösender Mechanismen für REM-Schlaf.

Zwei Experimente deuten darauf hin, daß es bisher noch nicht identifizierte Überträgerstoffe gibt, die in der lage sind, REM-Schlaf auszulösen.

1. Sallanon et al. (1982) übertrugen Liquor cerebrospinalis von REM-schlafdeprivierten Katzen und Kontrolltieren auf Empfängerkatzen, bei denen aufgrund einer Vorbehandlung mit PCPA eine vollständige Insomnie bestand. Die Injektion des Liquors von REM-schlafdeprivierten Spendertieren führte nach einer Latenz von 20–30 min zum episodischen Wiederauftreten von REM-Schlaf bei den Empfängertieren.

2. In einer weiteren Untersuchung derselben Forschergruppe (Sallanon et al. 1983) wurde REM-Schlafdeprivation nach der instrumentellen Plattformmethode durchgeführt. Setzt man eine Katze auf eine kleine, von Wasser umgebene Plattform, so bewirkt dies eine nur leichte Verringerung der Gesamtschlafzeit, aber eine vollständige Unterdrückung von REM-Schlaf, da Katzen nur in liegender Körperhaltung in REM-Schlaf mit Atonie der Haltemuskulatur überwechseln können. Bei Rückkehr in eine normale Schlafumgebung kommt es zu einem Rebound beider Schlafarten; der Verlust an REM- und NREM-Schlaf wird ausgeglichen. Wird diese „Plattformbehandlung" an PCPA-vorbehandelten Katzen durchgeführt, kommt es zu einem selektiven Rebound von REM-Schlaf, während der NREM-Schlaf weiterhin blockiert ist. Auch dieses Experiment zeigt, daß die Regelung des REM-Schlafes unabhängig von der des NREM-Schlafes ist und von einem aktiven, eigenständigen Mechanismus abhängt.

Die beiden folgenden Beobachtungen sprechen dafür, daß die auslösenden Mechanismen des REM-Schlafes extrapontiner Natur sind. Zum einen konnte Jouvet zeigen, daß Hirnstammpräparate nur dann längere Zeit (Monate) überleben können und beide Schlafarten aufweisen, wenn sie mit einer hypothalamo-hypophysären Insel verbunden bleiben (s. Abb. 6). Zum anderen konnte gezeigt werden, daß ein Hirnstammpräparat ohne die inselhafte Verbindung REM-Schlaf dann produzieren kann, wenn ein Extrakt aus Hypophysenzwischen- und -hinterlappen in das Präparat injiziert wird (s. Abb. 6).

Da zwar eine Hypophysektomie keinen Einfluß auf die Produktion von REM-Schlaf hat, wohl aber eine Hypophysektomie in Verbindung mit einer Zerstörung der N. arcuati, ist anzunehmen, daß diese Struktur an der Auslösung von REM-Schlaf maßgeblich beteiligt ist. Die kritische Verbindung der N. arc. mit den Zielgebieten im Hirnstamm kann entweder neuronaler Art sein, da es monosynaptische Verbindungen zwischen den N. arc. und dem bulbopontinen Hirnstamm gibt, oder aber der vermutete REM-Faktor wird vom Hypophysenzwischen- und -hinterlappen über das Blut zu den zerebralen Zielorten transportiert.

Der wesentliche Unterschied zwischen dem ursprünglichen und dem revidierten Modell besteht darin, daß für beide Schlafarten rostrale Triggerzonen ange-

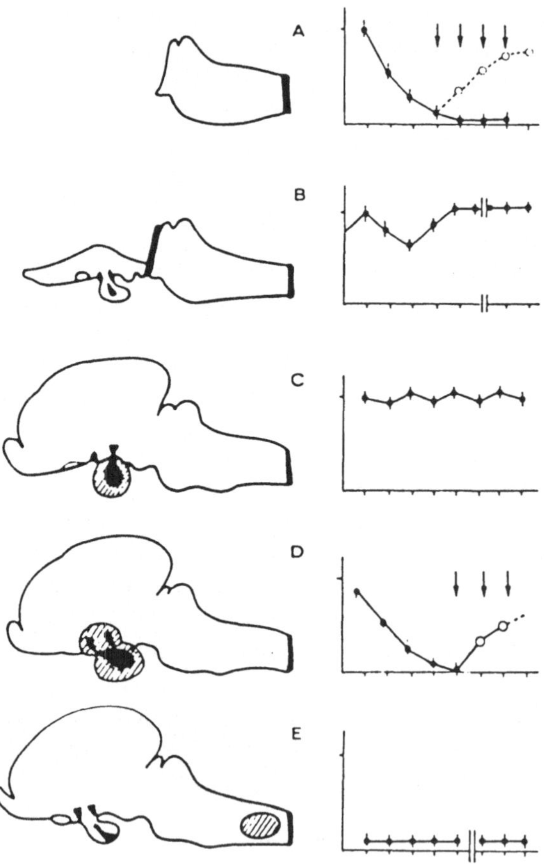

Abb. 6. A–E Organisation der Strukturen, die für die Regulation von REM-Schlaf verantwortlich sind. Zu jeder Läsion (*links*) ist rechts der Anteil von REM-Schlaf über der Zeit (in Tagen) abgetragen. **A** Pontines Präparat ohne Verbindung zum Hypothalamus und zur Hypophyse. Exponentielle Abnahme des REM-Schlafes bis zum 5. Tag. Injektionen eines Extrakts aus dem Hypophysenzwischen- und -hinterlappen (*Pfeile*) führen zu Normwerten des REM-Schlafes für mehrere Wochen. *B* Pontines Präparat mit einer hypothalamo-hypophysären Insel. REM-Schlaf persistiert für mehrere Monate. **C** Vollständige Hypophysektomie. Keine Störung des REM-Schlafes. **D** Hypophysektomie und Zerstörung der N. arcuati. REM-Schlaf verschwindet nach 5–6 Tagen. Injektionen von Hypophysenzwischen- und -hinterlappenextrakt führen zum Wiederauftreten von REM-Schlaf. **E** Mediane oder paramediane Läsion der Bulbärregion. Sofortige Unterdrückung von REM-Schlaf. (Aus Jouvet 1984)

nommen werden, die entweder über neuronale Bahnen oder mittels humoraler
hypnogener Faktoren (s. INOUÉ u. BORBÉLY 1985) mit den exekutiven Mechanismen des bulbopontinen Hirnstamms in Verbindung stehen.

III. Das reziproke Interaktionsmodell

1. Das ursprüngliche Modell

Ein ausgesprochen reduktionistisches Modell der Regulation des Schlafzyklus
wurde von HOBSON et al. (1975) entwickelt. Die Entdeckung von Neuronen mit
streng zustandsabhängiger (REM vs. NREM) Aktivität wurde zur Grundlage
dieses Modells. Als kritisch für den REM-NREM-Zyklus und die Exekution der
tonischen und phasischen Phänomene des REM-Schlafes wurden zwei interagie-
rende pontine Neuronenpopulationen angenommen, nämlich Riesenzellen der
Brückenhaube (gigantocellular tegmental field neurons, FTG) und Zellen des Locus coeruleus und subcoeruleus (LC) im seitlichen Bodenanteil des IV. Ventrikels.
Die cholinergen FTG-Neuronen bilden eine REM-schlafexekutive Zellgruppe,
die mit zwei aminergen Zellgruppen interagiert, dem Locus coeruleus mit seinen
noradrenergen und dem N. raphe dorsalis (DRN) mit seretonergen Neuronen
(LYDIC et al. 1985). Von beiden Aminen wird angenommen, daß sie inhibitorisch
auf die FTG-Neuronen wirken. Erregende Neuronen mit maximaler Aktivität im
REM-Schlaf werden als „REM-an"-Neuronen bezeichnet, solche mit maximaler
Aktivität im NREM-Schlaf als „REM-aus"-Neuronen. Die in dem reziproken
Interaktionsmodell angenommenen Neuronenpopulationen sollen selektiv sein,
ihre Aktivität soll mit phasischen Ereignissen des REM-Schlafes (z. B. PGO-Wellen) korrelieren und sie sollen in exzitatorischer bzw. inhibitorischer Wechselbe-
ziehung miteinander stehen.

Einzelzellableitungen von FTG- und LC-Neuronen, die über mehrere Schlaf-
zyklen gemittelt wurden, zeigen eine phasenverschobene Aktivität der beiden
Zellgruppen. Während die Entladungsrate von FTG-Neuronen wenige Minuten
vor REM-Beginn langsam ansteigt, in der Mitte der REM-Periode ein Maximum
erreicht und danach steil abfällt, sinkt die Entladungsrate von LC-Neuronen
während des NREM-Schlafes ab und erreicht in der ersten Hälfte einer REM-Periode minimale Werte, danach erfolgt ein steiler Anstieg in der Entladungsrate
mit einem Maximum am Ende der REM-Periode. Dieses zeitliche reziprok-inter-
aktive Verhalten der beiden Neuronenpopulationen führte zur mathematischen
Formulierung des Modells (MCCARLEY u. HOBSON 1975).

Das Modell machte aufgrund korrelativer neurophysiologischer Evidenz re-
striktive und testbare Aussagen, die einen starken Einfluß auf die neurophysiologische und pharmakologische Schlafforschung der vergangenen Jahre hatten. Eine Revision des Modells, die versucht, neuere experimentelle Befunde zu integrieren, wurde von HOBSON et al. (1986) vorgestellt. Zur selben Zeit wurde von
MCCARLEY u. MASSAQUOI (1985) auch eine Alternative zu dem ursprünglichen
mathematischen Modell entwickelt und an experimentellen Daten – auch beim
Menschen – getestet.

2. Das revidierte Modell

Das reziproke Interaktionsmodell wurde vor allem wegen seiner Spezifitäts- und
Kausalitätsannahmen kritisiert. So wies etwa Vertes (1977) schon bald nach der
ersten Modellkonzeption nach, daß FTG-Neuronen nicht nur im REM-Schlaf
hohe Entladungsraten haben und damit dem Konzept von REM-an-Neuronen
entsprechen, sondern auch im Wachen bei Körperbewegungen. In früheren Untersuchungen war diese Tatsache unbeobachtet geblieben, da die Tiere (Katzen)
im Versuch fixiert waren und sich daher nicht bewegen konnten. Erst Fortschritte
in der Mikroelektrodentechnik erlaubten es, Ableitungen einzelner Hirnstamm-
neuronen über lange Zeiträume auch an frei beweglichen Tieren durchzuführen.

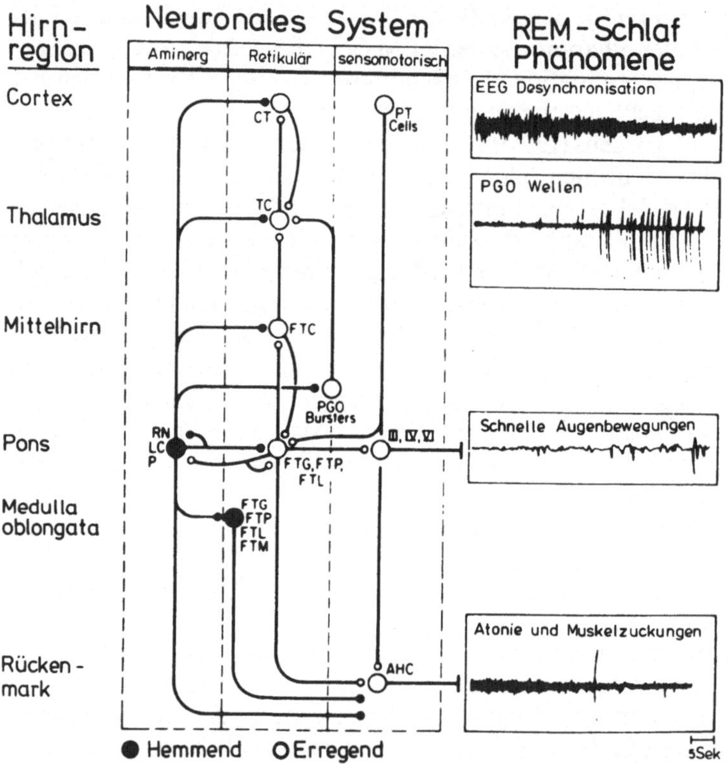

Abb. 7. Die revidierte Version des reziproken Interaktionsmodells. Die Grundstruktur ist identisch mit der des ursprünglichen Modells. Die interagierenden Populationen schließen jetzt allerdings alle REM-an-Zellen (ON) ein. Es wird angenommen, daß die meisten davon cholinerg sind.
Auch die Population der REM-aus-Zellen (OFF) wird nicht spezifiziert. Es wird jetzt angenommen, daß dazu sowohl noradrenerge (NE) als auch serotonerge (5HT) Neuronen gehören. Im
unteren Teil der Abbildung sind *links* die neuronalen Systeme sowie die Hirnregionen angegeben,
die an der Generierung von REM-Schlafphänomenen beteiligt sind (*rechts*). In diesem Schema
kommt die Komplexität der beteiligten neuronalen Netzwerke deutlich zum Ausdruck. Postu-
lierte inhibitorische Verbindungen sind als geschlossene Kreise dargestellt, exzitatorische Verbindungen als offene Kreise. *RN* = Raphe-Kerne, *LC* = Locus coeruleus, *P* = Peribrachialregion,
FTG = Magnozelluläres Tegmentum, *TC* = Thalamokortikal, *CT* = Kortikal, *PT* cells = Pyrami-
denzellen, *III* = N. oculomotorius, *IV* = N. trochlearis, *VI* = N. abducens, *AHC* = Vorderhornzel-
le. (Nach Hobson et al. 1986)

Das Postulat der Kauslität der vermuteten Generatorpopulationen mußte aufgegeben werden, nachdem in Läsionsexperimenten gezeigt wurde, daß die kritischen Regionen FTG und LC zwar an der Generierung von REM-Schlafphänomenen beteiligt sind, REM-Schlaf aber auch nach ihrer Ausschaltung auftritt. Schließlich war ein weiterer kritischer Punkt des Modells der extreme Reduktionismus, der nur schwer mit der Komplexität der vielfältigen Phänomenologie der Verhaltenszustände vereinbar war.

Das revidierte Modell geht nicht mehr von der reziproken Interaktion zweier kritischer Zentren für den Schlafzyklus aus, sondern von der Interaktion weitverzweigt neuronaler Netzwerke, die das Kriterium der selektiven, zustandsabhängigen Aktivitätsveränderung erfüllen (HOBSON et al. 1986). Abbildung 7 zeigt in schematischer Form Annahmen über die Interaktion dieser Systeme. Das Grundmodell der reziproken Interaktion bleibt erhalten, wobei jetzt nur noch die beteiligten erregenden (Azetylcholin) und hemmenden (Noradrenalin, Serotonin) Transmittersysteme spezifiziert werden.

In diesem Abschnitt wurden schlafinterne Mechanismen der Schlafregulation sowie daraus entwickelte Modellvorstellungen besprochen. In den letzten Jahren ist jedoch zunehmend deutlich geworden, daß die Dauer des Schlafes, seine innere Struktur und seine bevorzugte zeitliche Position weitgehend durch die Interaktion des Schlaf-Wach-Rhythmus mit anderen circadianen Rhythmen bestimmt wird. Diese zeitliche Regelung des Schlafes ist Thema des folgenden Abschnittes.

D. Schlaf und zirkadiane Rhythmen

Der tägliche Wechsel von Wachen und Schlafen, der das Verhalten des Menschen und vieler Tiere kennzeichnet, stellt eine Anpassungsleistung des Organismus an eine Umwelt dar, die durch periodische Zustandswechsel wie den Hell-Dunkel-Wechsel gekennzeichnet ist. Der Organismus folgt jedoch den periodischen Veränderungen in seiner Umwelt nicht passiv, sondern verfügt selbst über ein Zeitprogramm, das auch nach der Isolation von allen periodischen Umweltreizen *(Zeitgeber)* zur Verfügung steht und das Verhalten in seinem zeitlichen Verlauf regelt. MOORE-EDE (1986) prägte dafür den Begriff der prädiktiven Homöostase im Unterschied zur klassischen reaktiven Homöostase. Untersuchungen, die in zeitgeberfreien Labors, etwa in unterirdischen Versuchsräumen, durchgeführt wurden, zeigten, daß der Ruhe-Aktivitäts-Rhythmus des Menschen unter diesen Bedingungen geringfügig, aber systematisch von 24 Std abweicht und in der Mehrzahl der Fälle eine Periode von etwa 25 Std aufweist (WEVER 1979). Da die Periode biologischer tagesperiodischer Prozesse nur ungefähr 24 Std entspricht, werden sie als *zirkadiane* (lat. circa dies) Rhythmen bezeichnet.

I. Synchronisierte und freilaufende zirkadiane Rhythmen

Der Ruhe-Aktivitäts-Rhythmus ist nur ein Element aus einem ganzen Ensemble circadianer Rhythmen, die untereinander eine stabile Phasenbeziehung einhalten. Ein Organismus, der periodischen Umweltreizen mit einer Periode von $T = 24$ Std

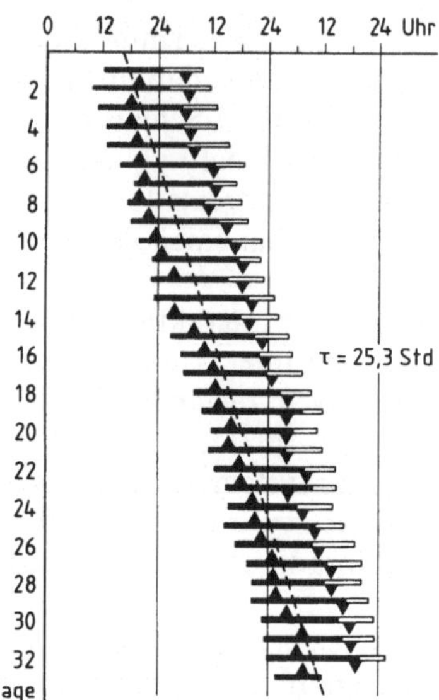

Abb. 8. Freilaufende Rhythmen von Schlafen (*weißer Balken*) und Wachen (*schwarzer Balken*) und rektaler Temperatur. Die Temperaturmaxima sind als Dreiecke mit der Spitze nach oben symbolisiert, die Minima durch Dreiecke mit der Spitze nach unten. Die mittlere Periode beträgt 25,3 Std. (Aus Wever 1979)

ausgesetzt ist, synchronisiert sein zeitliches Verhalten mit den äußeren Zeitgebern. Dabei etabliert sich eine feste Phasenbeziehung zwischen den zirkadianen Rhythmen und den externen Zeitgebern.

Beobachtet man Probanden über längere Zeiträume, etwa einen Monat, im Labor unter Ausschluß von Zeitgebern, dann stellt man fest, daß es in der Mehrzahl der Fälle zu einer *synchronen* Verlängerung aller zirkadianer Rhythmen kommt. Wever (1979) gibt für diese freilaufenden Rhythmen eine mittlere Periode (Median) von 24,9 Std an. Im Freilauf ändert sich auch die Phasenbeziehung zwischen verschiedenen zirkadianen Rhythmen. Während das Minimum der tiefen Körpertemperatur unter normalen Umgebungsbedingungen in die zweite Nachthälfte fällt, verschiebt es sich im Freilauf an den Schlafbeginn. Während wir normalerweise bei abfallender Körpertemperatur schlafen, steigt die Körpertemperatur während des Schlafes im Freilauf vorwiegend an. In Abb. 8 ist die interne Koppelung des Schlaf-Wach-Rhythmus und des zirkadianen Rhythmus der Körpertemperatur unter zeitgeberfreien Bedingungen an einem Beispiel dargestellt.

Bei einem Viertel der untersuchten Probanden nehmen die freilaufenden Rhythmen von Ruhe-Aktivität und Körpertemperatur jedoch unterschiedliche mittlere Periodenwerte an; es kommt dann zur *internen Desynchronisation* verschiedener circadianer Rhythmen (Aschoff u. Wever 1981). Auch in diesen Fällen weicht die Periode des Temperaturrhythmus nur wenig von 24 Std ab, während der Schlaf-Wach-Rhythmus wesentlich längere – seltener auch kürzere – Perioden annehmen kann. Prädisponierende Faktoren für interne Desynchronisation sind ein höheres Lebensalter (Wever 1979) und auch psychologische Faktoren, z. B. höhere Werte im Neurotizismusfragebogen (Lund 1974). Neuere Untersuchungen deuten darauf hin, daß Kurzschlafepisoden („Nickerchen") während der subjektiven Tage an der Entstehung der internen Desynchronisation beteiligt sein können (Zulley u. Campbell 1985). In Abb. 9 wurden die Daten des Schlaf-Wach-Verhaltens eines Probanden auf zwei verschiedene Arten dargestellt. Wird

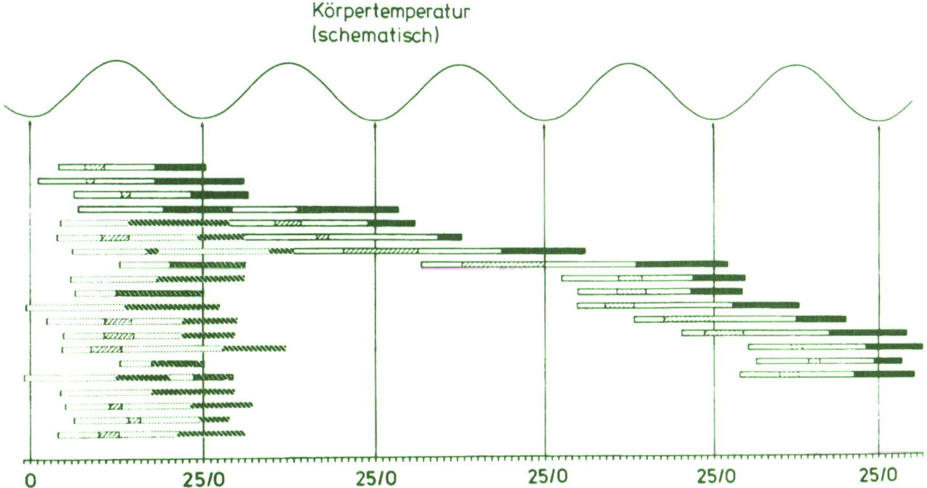

Abb. 9. Ruhe-Aktivitäts-Zyklen eines Probanden unter zeitlicher Isolation. Die Daten sind in einem Mehrfach-Raster von 25 Std dargestellt. Die *weißen Balkenteile* stehen für Wach, die *schwarzen* für (subjektiven) Nachtschlaf und die feinschraffierten für Tagschlafepisoden (naps). Berücksichtigt man bei der Darstellung nur den subjektiven Nachtschlaf, dann kommt es zu interner Desynchronisation zwischen dem Ruhe-Aktivitäts-Zyklus ($\tau = 30{,}6 \pm 7{,}4$ Std) und dem zirkadianen Rhythmus der Körpertemperatur ($\tau = 24{,}8 \pm 0{,}8$ Std). Wertet man hingegen bei der Datenanalyse lange Tagschlafepisoden wie Nachtschlaf (stark schraffierte Balkenabschnitte im linken Teil der Abbildung), dann sind die beiden Rhythmen während der gesamten Beobachtungszeit miteinander synchronisiert. (Aus ZULLEY u. CAMPBELL 1985)

nur der subjektive „Nachtschlaf" berücksichtigt, dann beträgt die mittlere Periode des Schlaf-Wach-Zyklus $\tau = 30{,}6$ Std, während die Temperaturperiode $\tau = 24{,}8$ Std beträgt: Es kommt zur internen Desynchronisation der beiden Rhythmen. Werden jedoch die vom Probanden als Tageskurzschlaf („Nickerchen") deklarierten Schlafepisoden in der Darstellung wie der „Nachtschlaf" behandelt, dann hat auch der Schlaf-Wach-Rhythmus eine Periode nahe bei 25 Std, die beiden Rhythmen bleiben also weiterhin miteinander synchronisiert. In Zukunft wird das Problem von Nickerchen und kurzen Ruhepausen außerhalb des subjektiven Nachtschlafes bei der Analyse und Interpretation von freilaufenden Schlaf-Wach-Zyklen stärker als früher berücksichtigt werden müssen.

Weitere Hinweise auf die unterschiedliche Stabilität verschiedener zirkadianer Rhythmen ergeben sich aus Experimenten mit *künstlichen Zeitgebern*, deren Periode entweder größer oder kleiner als 24 Std ist. Setzt man Probanden in gegen Umweltreize abgeschirmten Labors Kunsttagen (z. B. Licht-Dunkel-Wechseln) mit Perioden $T \neq 24$ Std aus, dann läßt sich der *Mitnahmebereich* verschiedener zirkadianer Rhythmen prüfen. Dabei zeigt sich, daß der Mitnahmebereich für den Schlaf-Wach-Rhythmus erheblich größer ist als für den Rhythmus der Körpertemperatur. Ein kritischer Faktor ist jedoch die Beleuchtungsstärke. Höhere Beleuchtungsstärken erweitern den Mitnahmebereich im Vergleich zu schwacher Beleuchtung (WEVER 1986). Beim Menschen sind *soziale* Zeitgeber am effizientesten zur externen Synchronisierung zirkadianer Rhythmen.

II. Zentralnervöse Schrittmacher

Schon in früheren Experimenten von Richter (1965) erwies sich der Hypothalamus als kritische Region für die Integrität circadianer Rhythmen. Die beteiligten Kerngebiete konnten jedoch erst dann genauer eingegrenzt werden, als mit Hilfe autoradiographischer Techniken die neuronalen Verbindungen zwischen Retina und Hypothalamus, der sogenannte retino-hypothalamische Trakt, identifiziert wurden. Diese Bahn hat spezifische Endigungen in den suprachiasmatischen Kernen des Hypothalamus. Da Licht bei den meisten Tieren der wichtigste Zeitgeber ist, wurde die Frage gestellt, ob der bilateral über der Sehbahnkreuzung lokalisierte N. suprachiasmaticus (SCN) ein Schrittmacher- oder Koordinationssystem für zirkadiane Rhythmen darstellt. Läsionen des SCN führten entweder zu einer erheblichen Abschwächung oder zu einem völligen Verlust der zirkadian-rhythmischen Variation der motorischen Aktivität, des Trinkverhaltens sowie von Kortikoidhormonen der Nebenniere. Die zentrale Rolle des SCN als Schrittmacher wird durch die Untersuchungen von Kawamura et al. (1982) unterstrichen, denen es gelang, die elektrische Aktivität von SCN-Inseln zu registrieren, nachdem sie zuvor alle neuralen Verbindungen mit umgebenden Hirnstrukturen durchtrennt hatten. Während die Neuronen der SCN-Insel ihre zirkadian modulierten Entladungsmuster beibehielten, war kein zirkadianer Rhythmus bei Registrierungen außerhalb der SCN-Insel nachweisbar. Bei diesen Tieren verschwanden auch die zirkadianen Rhythmen von Schlafen und Wachen, Trinken und Fressen. Andere Hirnregionen, die an der Regelung von Schlafen und Wachen beteiligt sind, blieben in diesen Experimenten intakt. Für das Verständnis des Schlaf-Wach-Rhythmus sind diese Experimente aufschlußreich, da durch die Läsion bzw. Isolation des SCN nicht das quantitative Verhältnis von Schlafen und Wachen verändert wird, sondern nur die zeitliche Verteilung der beiden Zustände.

Modellvorstellungen, die versuchen, experimentelle Befunde aus zirkadianen Studien und Schlafuntersuchungen zu integrieren, werden im nächsten Abschnitt besprochen.

III. Modelle für zirkadiane Rhythmen

Wever (1979) u. Kronauer et al. (1982) haben Modelle zweier interaktiver Oszillatoren entwickelt, um das Verhalten zirkadianer Rhythmen im Zustand interner Synchronisation und interner Desynchronisation zu beschreiben. Es wird angenommen, daß der stärkere X-Oszillator die tiefe Körpertemperatur, den REM-Schlaf und die Kortisolsekretion kontrolliert, während der schwächere Y-Oszillator auf den Deltaschlaf (Stadien 3 und 4), die Hauttemperatur und die Sekretion von Wachstumshormon einwirkt. Aufgrund von Beobachtungsdaten wird angenommen, daß der Einfluß des X- auf den Y-Oszillator wesentlich stärker ist als die Koppelungsstärke in der Gegenrichtung. Modellsimulationen wie auch Beobachtungsdaten sprechen dafür, daß externe Zeitgeber über den Y-Oszillator auf das System einwirken. Diese Annahme entspricht etwa der Beobachtung, daß sich der Deltaschlaf und die Sekretion von Wachstumshormon nach plötzlicher Zeitverschiebung (Zeitzonenwechsel, Schichtarbeit) deutlich schneller anpassen als etwa die circadianen Rhythmen der Körpertemperatur und der Kortisolsekretion.

Alternativen zu diesen Mehr-Oszillatoren-Modellen gründen sich zum Teil direkt auf Befunde der experimentellen Schlafforschung. Wie kommt es etwa, daß der Organismus auf einen langen, mehrtägigen Schlafentzug mit einem relativ kurzen Erholungsschlaf reagiert (z. B. GULEVICH et al. 1966)? Es zeigte sich, daß die Schlafschuld weniger durch eine Verlängerung des Erholungsschlafes eingelöst wird als vielmehr durch dessen Vertiefung. Schlaftiefe, ein Konzept, das die experimentelle Schlafforschung von Anfang an beschäftigte, läßt sich elektrophysiologisch über den Anteil langsamer Wellen am EEG operational definieren. Diese langsame Aktivität zeigt einen der Wachzeit weitgehend proportionalen Zuwachs, der entweder als Anteil der Stadien 3 und 4 oder spektralanalytisch als Power (oder Mächtigkeit) des Schlaf-EEGs bestimmt wird. BORBÉLY (1984) hat nun ein Zwei-Komponenten-Modell der Schlafregulation entwickelt, das annimmt, daß der Schlaf-Wach-Zyklus durch die Interaktion eines zirkadianen Schwellenprozesses (Faktor C) mit einem homöostatisch geregelten Prozeß (Faktor S) geregelt wird. Die eben beschriebene Schlafvertiefung als Antwort auf Schlafentzug ist danach Ausdruck der homöostatischen Regulation des Schlafes. Diese homöostatische Regelgröße wurde in der Zirkadianforschung nicht berücksichtigt, da hier Schlaf gemeinhin als motorische Ruhe und nicht mit Hilfe des EEGs gemessen wurde.

Diese erste Modellkomponente (Faktor S) reicht jedoch noch nicht aus, um die Schlafbereitschaft und den Erholungsschlaf in Abhängigkeit von der vorausgehenden Wachzeit angemessen abzubilden. Die experimentell gut gesicherte tagesperiodische Modulation der Schlafbereitschaft (GILLBERG u. ÅKERSTEDT 1982) wird im Modell als zirkadiane Schwelle (Faktor C) dargestellt (Abb. 10). Nicht externe Randbedingungen bestimmen die Dauer des Erholungsschlafes oder des Schlafes in zeitgeberfreier Umgebung, sondern Faktor C, veranschaulicht etwa als Phase des zirkadianen Rhythmus der Körpertemperatur. Unter zeitgeberfreien Bedingungen wurde nachgewiesen, daß eine strenge Beziehung zwischen der Schlafbereitschaft und der Phase des zirkadianen Rhythmus der Körpertemperatur besteht. Die Schlafbereitschaft ist in der Nähe des Temperaturminimums am größten und in der Nähe des Maximums am geringsten (CZEISLER et al. 1980; ZULLEY et al. 1981).

DAAN et al. (1984) schlugen eine Erweiterung des ursprünglichen Modells vor. Weiterhin werden die Zeitkonstanten des Faktors S aus dem spektralanalysierten Schlaf-EEG geschätzt. Der Zeitverlauf von Faktor S wird jetzt aber durch zwei periodisch variierende Schwellen begrenzt, eine für das Einschlafen und eine für das Aufwachen (Abb. 10). Die Variationen der Schwellenwerte werden durch einen circadianen Schrittmacher kontrolliert. Als physiologisches Korrelat für Faktor C wird der SCN angenommen, während eine neurochemische Substanz, etwa ein Polypeptid (INOUÉ u. BORBÉLY 1985), als physiologisches Korrelat von Faktor S vermutet wird. Diese hypothetische Substanz würde im Wachen synthetisiert und akkumuliert und im Schlaf wieder abgebaut.

Das Neue des Borbély-Daan-Modells gegenüber den Zwei-Oszillatoren-Modellen besteht darin, daß nur *ein* zirkadianer Prozeß von hoher Präzision angenommen wird. Die Regulation des Schlaf-Wach-Verhaltens hingegen wird als Erneuerungsprozeß („Sanduhr") beschrieben, von dem keine Langzeitstabilität angenommen werden muß.

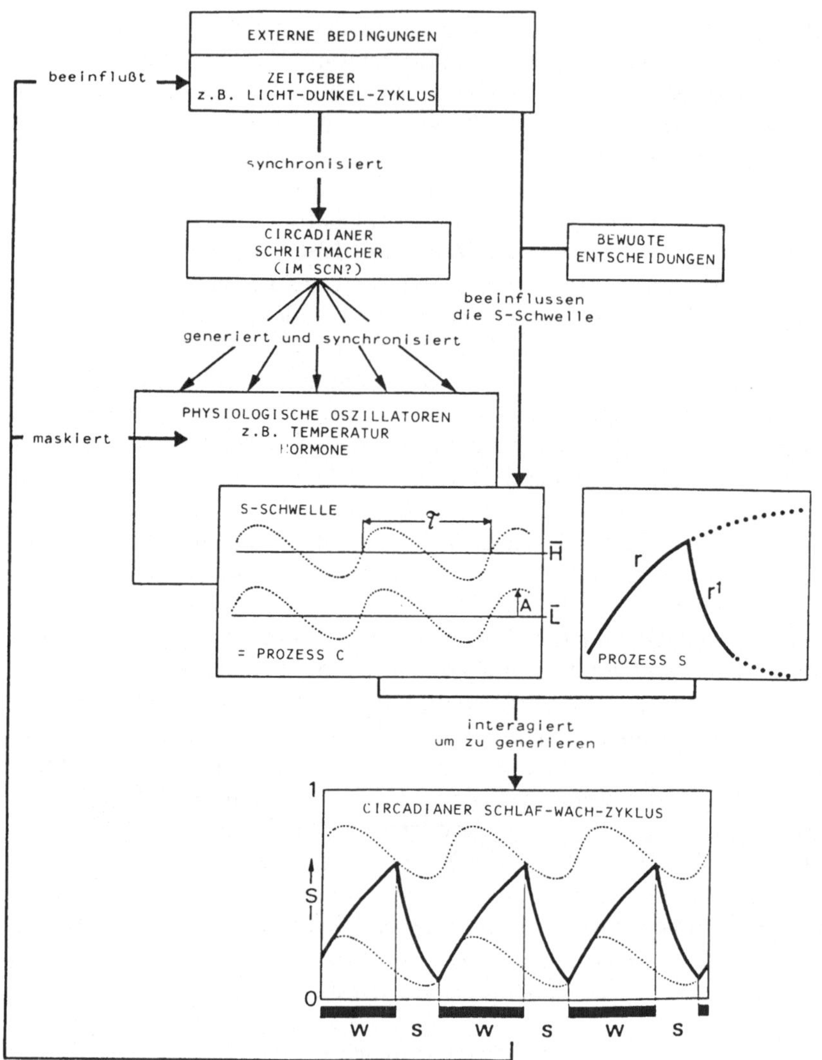

Abb. 10. Schema des Borbély-Daan-Modells zur Organisation des zirkadianen Schlaf-Wach-Zyklus. Im Unterschied zum Modell von Borbély nimmt das erweiterte Modell zwei zirkadiane Schwellen an, wobei die obere Schwelle H den Schlafbeginn regelt, die untere Schwelle L hingegen das Ende des Schlafes. Diese beiden Schwellen begrenzen den Aufbau r und Abbau r^1 von Prozeß S. Durch eine Annäherung der beiden Schwellen läßt sich der Übergang von einem zirkadian monophasischen in einen polyphasischen Schlaf-Wach-Wechsel modellieren. (Nach Daan et al. 1984)

IV. Auswirkungen von Störungen zirkadianer Rhythmen auf den Schlaf

Anpassungen an ungewöhnliche Zeitgeberbedingungen werden im Alltag von vielen Menschen gelegentlich oder auch permanent verlangt. Dazu gehört sowohl die Schichtarbeit als auch der schnelle Wechsel über mehrere Zeitzonen im Flugverkehr. Die besondere Eigenart der Nachtarbeit bringt es mit sich, daß Leistungen zu einer Zeit verlangt werden, in der körperliche Prozesse auf Ruhe eingestellt sind. Dieser Konflikt wird noch dadurch verschärft, daß der Organismus den normalen Zeitgebern ausgesetzt ist. Dies bedeutet, daß die Möglichkeiten für sozialen Kontakt in der verschobenen Aktivitätsphase reduziert sind und Umweltfaktoren wie Tageslärm und Licht den verschobenen Schlaf beeinträchtigen. Schnell rotierende Wechselschichtsysteme vesuchen, die volle Umstellung auf jeweils neue Zeiten zu unterlaufen.

Zeitweilig in einer ähnlichen Situation befinden sich Personen nach einem Transkontinentalflug. Hier wird die Anpassung an die neue Umgebung allerdings dadurch vereinfacht, daß die sozialen Zeitgeber eine schnelle Anpassung erzwingen. Passagere Schlafstörungen können dabei jedoch durch die verzögerte Umstellung einiger zirkadianer Rhythmen bedingt sein. Liegt die Schlafzeit relativ zur Temperaturphase zu früh, dann kommt es zu Einschlafproblemen, liegt sie zu spät, dann kommt es zu Schlafunterbrechungen oder verfrühtem morgendlichem Erwachen.

E. Schlafstörungen

> To live on the best terms with a "gentle tyrant" one must learn
> the rules by which he governs. Being gentle, he permits us certain
> freedoms to manifest our individual variations and differences;
> being a tyrant, he will not permit us to live in total freedom, and
> abuses carry their ultimate consequences.
>
> Samuel Johnson (1709–1784)

I. Experimentelle Beeinflussungen und Störungen des Schlafes

Die elektrophysiologisch arbeitende Schlafforschung hat es nicht nur ermöglicht, Schlafstörungen zu objektivieren und damit in diesem lange vernachlässigten Gebiet diagnostische Kriterien zu entwickeln, sondern sie erlaubt es auch, Schlafstörungen experimentell zu erzeugen und damit zum Verständnis der Genese solcher Störungen beizutragen.

1. Der Effekt der ersten Nacht

Nicht nur aus der Alltagserfahrung, sondern auch aus experimentellen Schlafstudien ist bekannt, daß sich die Anpassung an eine ungewohnte Schlafumgebung störend auf den Schlaf auswirkt. Dafür wurde der Begriff "first night effect" geprägt. Verschiedene Studien stimmen darin überein, daß die Verlängerung der REM-Latenz und die Verringerung des REM-Schlafanteils am Gesamtschlaf die auffälligsten Merkmale des Adaptationssyndroms sind. Daneben wurden eine verlängerte Einschlaflatenz und eine Erhöhung des Wachanteils beschrieben. Nicht in allen Untersuchungen ließ sich jedoch ein „Effekt der ersten Nacht" nachweisen. Intervenierende Variablen sind etwa das Alter (Kinder brauchen länger zur vollen Adaptation) und der Komfort der Schlafumgebung. In eigenen Untersuchungen an jungen, gesunden Erwachsenen fanden wir die Schlafeffizienz in der ersten Labornacht verringert und die Einschlaflatenz sowie die REM-Latenz verlängert. Bei Probanden, die eine Anpassungsstörung zeigten, war diese auf die erste Nacht beschränkt. Während der Effekt der ersten Nacht eine unbeabsichtigte Schlafstörung darstellt, war die Einwirkung der nachfolgend beschriebenen Maßnahmen auf den Schlafverlauf experimentell geplant.

2. Schlaf-Fragmentierung

Eine experimentelle Fragmentierung des Schlafes wird meist durch akustische Reize induziert. Wird der Schlaf in 10-min-Abständen kurz unterbrochen, dann führt dies zu Schläfrigkeit am Tage, auch wenn die nächtliche Schlafdauer nur 40 min kürzer ist als die von Kontrollpersonen. Wird die Rate der Schlafunterbrechungen auf 1/min erhöht, sind die Auswirkungen auf die Leistungsfähigkeit und die Müdigkeit am Tage mit denen nach vollständigem Schlafentzug vergleichbar. Der destruktive Effekt der Schlaffragmentierung tritt auch dann auf, wenn die Tiefschlafphasen (Stadien 3 und 4) von der experimentellen Störung ausgespart bleiben (Bonnet 1986). Schlaf hat offensichtlich nur dann ausreichenden Erholungswert, wenn er entweder ganz ungestört verläuft oder wenn die Abschnitte zwischen wiederholten Unterbrechungen nicht zu kurz sind. Die hohe Dichte von Schlafunterbrechnungen, wie sie experimentell erzeugt wurde, ist durchaus nicht unrealistisch, wenn man sie etwa mit der Zahl von EEG-Aktivierungen ("arousals") bei schwerer Schlafapnoe vergleicht.

3. Selektiver Schlafentzug

Bei selektivem Schlafentzug soll das Auftreten eines bestimmten Schlafstadiums verhindert werden. Experimentell unterdrückt wurde in mehreren Studien das Auftreten von REM-Schlaf oder von Tiefschlaf (S3 und S4). Verschiedene Untersuchungen stimmen darin überein, daß selektiver Schlafentzug in Erholungsnächten eine überschießende Produktion ("rebound") des unterdrückten Schlafstadiums bewirkt. Die Auswirkungen auf Leistungen im Wachen sind komplex und die Ergebnisse verschiedener Untersuchungen sind uneinheitlich. REM-Schlafentzug führt bei normalen Probanden *nicht* zu den ursprünglich (Dement 1960) beobachteten Verhaltensstörungen wie Angst, Irritierbarkeit und Konzentrationsschwierigkeiten oder gar zu psychotischen Reaktionen (Dement 1969).

Nach Untersuchungen von Vogel et al. (1980) hat REM-Schlafentzug bei endogen depressiven Patienten eine antidepressive Wirkung. Dies gilt nicht für Weckungen im NREM-Schlaf. Die antidepressive Wirkung von REM-Entzug ließ sich nur bei endogen depressiven, nicht aber bei reaktiv depressiven Patienten nachweisen. Eine Replikation dieser intensiven Untersuchungen steht noch aus.

Lubin et al. (1974) und Johnson et al. (1974) fanden beim Vergleich von REM- und S4-Entzug weder stadienspezifische differentielle Effekte noch beobachteten sie eine potenzierende Wirkung des selektiven Schlafentzugs, wenn er mit nachfolgendem vollständigem Schlafentzug kombiniert wurde.

Selektiver Schlafentzug wirft eine Vielzahl methodischer Probleme auf. Die Zahl der Weckungen, die notwendig sind, um REM-Schlaf zu unterdrücken, steigt sehr rasch an, länger dauernde Verhinderung von REM-Schlaf ist mit der Aufwecktechnik daher nicht möglich (VOGEL et al. 1980). Bei der Unterdrückung von S3- und S4-Schlaf ergibt sich das Problem, das vermehrt δ-Wellen in anderen Schlafstadien, vor allem S2, auftreten können, ohne daß das Kriterium für eine experimentelle Unterbrechung erreicht wird.

4. Schlafverkürzung

Schlafverkürzungsexperimente wurden über Zeiträume von mehreren Wochen ausgedehnt. HORNE u. WILKINSON (1985) verkürzten den Schlaf von Normalschläfern (8 Std Schlafzeit) in einem 6wöchigen Zeitraum erst um 1, dann um 1 ½ und schließlich um 2 Std. Sie fanden keine Beeinträchtigung der Leistung in einem Vigilanztest für Daueraufmerksamkeit. Wird die Schlafdauer über einen längeren Zeitraum noch weiter reduziert (60 Tage à 5 ½ Std Schlaf; WEBB u. AGNEW 1974), dann kommt es zu signifikanten Einbußen der Vigilanz.

Während sich die Selbstbeurteilung der Wachheit am Tage bei einer chronischen Schlafreduktion um 2 Std noch nicht deutlich verändert, kommt es zu Veränderungen des Nachtschlafes mit einer Verkürzung der Einschlaflatenz um durchschnittlich 15 min und einer Verringerung des Anteils von Wach und S1 (HORNE u. WILKINSON 1985).

Die Ergebnisse einer neueren Untersuchung (MULLEN et al. 1986) deuten darauf hin, daß nicht nur das Ausmaß der Schlafverkürzung entscheidend ist, sondern auch die Position des verlorenen Schlafes. Während die Probanden in den früheren Studien meist den Schlafbeginn um einen bestimmten zeitlichen Betrag hinauszögerten, verschoben MULLEN et al. die Einschlafzeit um etwa 1 Std auf 24 Uhr, weckten die Probanden aber außerdem 2 Std vor der gewohnten Zeit auf (Weckzeit: 5 Uhr statt 7 Uhr). Dieses Regime wurde nach einer Kontrollperiode für 17 Tage eingehalten. Die Autoren wollten mit diesem Zeitplan den verkürzten Schlaf depressiver Patienten bei gesunden Probanden imitieren und seinen Effekt auf die REM-Latenz prüfen. Unter dieser Bedingung verkürzte sich die REM-Latenz im Mittel um 20 min. Dieser Effekt geht vor allem darauf zurück, daß die Verteilung der REM-Latenzen zweigipflig wurde und 6 von 26 REM-Latenzen (23%) kürzer als 10 min waren. Solche Einschlaf-REM-Episoden werden tatsächlich häufig bei depressiven Patienten beobachtet (SCHULZ u. LUND 1985).

II. Die Klassifikation von Schlafstörungen

Einen ausgezeichneten Überblick zum Gebiet der Schlafstörungen gibt PARKES (1985). Als gute deutschsprachige Einführung empfiehlt sich daneben immer noch das Büchlein von FINKE u. SCHULTE (1970). Die Autoren benutzen eine ätiologisch orientierte Einteilung der Schlafstörungen und unterscheiden zwischen (a) funktionellen Schlafstörungen (exogene und psychoreaktive), (b) organisch bedingten Schlafstörungen und (c) Schlafstörungen bei endogenen Psychosen.

Aufbauend auf polygraphischen Untersuchungen von Schlafstörungen und Erfahrungen in Schlafkliniken wurde von der amerikanischen Association of Sleep Disorders Centers (ASDC) 1979 ein diagnostisches Klassifikationssystem für Schlafstörungen vorgeschlagen (Tabelle 4), an dessen erster Revision derzeit gearbeitet wird. Dieses nosologische System schließt alle Störungen des Schlafes und des Schlaf-Wach-Zyklus ein und unterscheidet zwischen folgenden vier Hauptgruppen: Hypo- oder Insomnien (*DIMS*: Disorders of initiating and maintaining sleep), Hypersomnien (*DOES*: Disorders of excessive somnolence), Parasomnien und Störungen der Schlaf-Wach-Regulation.

Tabelle 4. Diagnostische Klassifikation von Schlafstörungen nach dem Vorschlag der Association of Sleep Disorders Centers

---

A. *Hyposomnien oder Insomnien (DIMS: Disorders of Initiating and Maintaining Sleep)*
  1. Psychophysiologisch
      a) Vorübergehend oder situativ
      b) Überdauernd
  2. Bei psychiatrischen Störungen
      a) Persönlichkeitsstörungen
      b) Affektive Erkrankungen
      c) Andere funktionelle Psychosen
  3. Bei Mißbrauch von Medikamenten und Alkohol
      a) Toleranz gegenüber oder Entzug von zentral wirksam dämpfenden Medikamenten
      b) Langzeiteinnahme von zentral wirksamen Stimulantien
      c) Langzeiteinnahme oder Entzug von anderen Medikamenten
      d) Chronischer Alkoholismus
  4. Bei schlafabhängigen Atemstörungen
      a) Schlafapnoe
      b) Alveoläre Hypoventilation
  5. Bei schlafabhängigem (nächtlichem) Myoklonus und unruhigen Beinen
      a) Schlafabhängiger (nächtlicher) Myoklonus
      b) Unruhige Beine (Restless Legs Syndrome)
  6. Bei anderen medizinischen, toxischen und Umgebungsbedingungen
  7. Hyposomnie mit Beginn in der Kindheit
  8. Bei anderen Bedingungen
      a) Wiederholte REM-Schlaf-Unterbrechungen
      b) Atypische polysomnographische Anzeichen
  9. Keine hyposomnischen Störungen
      a) Kurzschläfer
      b) Subjektive Störungen ohne objektiven Befund

B. *Hypersomnien (DOES: Disorders of Excessive Somnolence)*
  1. Psychophysiologisch
      a) Vorübergehend und situativ
      b) Überdauernd
  2. Bei psychiatrischen Störungen
      a) Affektive Erkrankungen
      b) Andere funktionelle Störungen
  3. Bei Mißbrauch von Medikamenten und Alkohol
      a) Toleranz gegenüber oder Entzug von zentral wirksamen Stimulantien
      b) Langzeiteinnahme von zentral wirksamen dämpfenden Medikamenten

4. Bei schlafabhängigen Atemstörungen
   a) Schlafapnoe
   b) Alveoläre Hypoventilation
5. Bei schlafabhängigem (nächtlichem) Myoklonus und unruhigen Beinen
   a) Schlafabhängiger (nächtlicher) Myoklonus
   b) Unruhige Beine
6. Narkolepsie
7. Idiopathische (ZNS) Hypersomnolenz
8. Bei anderen medizinischen, toxischen und Umgebungsbedingungen
9. Bei anderen Bedingungen
   a) Intermittierende (periodische) Syndrome
      I. Kleine-Levin-Syndrom
      II. Menstruationsabhängige Syndrome
   b) Ungenügender Schlaf
   c) Schlaftrunkenheit
10. Keine hypersomnischen Störungen
    a) Langschläfer
    b) Subjektive Störungen ohne objektiven Befund

C. *Parasomnien*
   1. Schlafwandeln (Somnambulismus)
   2. Pavor nocturnus, Inkubus
   3. Enuresis
   4. Andere Störungen
      a) Angstträume (Nachtmahr)
      b) Schlafabhängige epileptische Anfälle
      c) Zähneknirschen (Bruxismus)
      d) Jactatio capitis nocturnus
      e) Schlafparalyse
      f) Fehlen schlafabhängiger Peniserektionen
      g) Schmerzhafte Erektionen im Schlaf
      h) Schlafabhängiger Halbseitenkopfschmerz
      i) Schlafabhängige Schluckstörungen
      j) Schlafabhängiges Asthma
      k) Schlafabhängige kardiovaskuläre Symptome
      l) Schlafabhängiger gastro-ösophagaler Reflux
      m) Schlafabhängige Hämolyse (paroxysmale nächtliche Hämoglobinurie)
      n) Asymptomatische polysomnographische Befunde

D. *Störungen der Schlaf-Wach-Regulation*
   1. Vorübergehend
      a) Rasche Zeitzonenwechsel ("jet lag"-Syndrom)
      b) Nachtarbeit (einmalige Verschiebung)
   2. Überdauernd
      a) Häufige Schlaf-Wach-Verschiebungen (Schichtarbeit)
      b) "Delayed Sleep Phase Syndrome" (verzögerter Zeitpunkt des Schlafes)
      c) "Advanced Sleep Phase Syndrome" (verfrühter Zeitpunkt des Schlafes)
      d) Von 24 h abweichendes Schlaf-Wach-Verhalten
      e) Unregelmäßiges Schlaf-Wach-Muster

1. Hyposomnien

Probleme beim Einschlafen und beim Aufrechterhalten des Schlafes können durch eine Vielzahl exogener oder interner Faktoren bedingt sein, die in die gemeinsame Endstrecke „Schlafstörung" einmünden. Schlaf ist seiner Natur nach aus verschiedensten Gründen störanfällig, weil er (a) von langer Dauer ist, (b) zyklisch gegliedert ist, mit ständig variierender Schlaftiefe, und vor allem, weil er (c) eine radikale und rasche Umstellung vom aktiven Wachzustand mit seiner Umweltanpassung in einen Zustand minimaler Reaktivität verlangt. Diese Umstellungs- und Gleichgewichtsprozesse verlaufen um so ungestörter, je passender externe und interne Randbedingungen sind.

Genauso wie sich schlaffördernde Faktoren definieren lassen (Tabelle 5), könnten schlaferschwerende Faktoren systematisiert werden. Da solche Analysen von Befragungsdaten bisher fehlen, lohnt es sich, einmal die Faktorenstruktur schlaffördernder Bedingungen in Tabelle 5 näher zu betrachten. Aus neun ad hoc ausgewählten Bedingungen ließen sich bei einer heterogenen Stichprobe von Befragten vier Faktoren extrahieren, nämlich Übersättigung, Entspannung, Reizreduktion und physische Erschöpfung. Umgekehrt können Schlafstörungen durch das Fehlen oder die Verletzung gerade dieser Bedingungen entstehen. Daneben wird es jedoch noch weitere Faktoren geben, die sich störend auf den Schlaf auswirken. Untersuchungen dieser Art könnten einen wichtigen Beitrag zur Genese von Schlafstörungen leisten.

a) Die Häufigkeit von Hyposomnien

Angaben zur Häufigkeit von Hyposomnien schwanken in verschiedenen Untersuchungen zwischen 5% und 15%, wobei die Angaben bei Männern eher im unteren, die für Frauen eher im oberen Teil dieses Bereichs liegen. Differenziert man nach Störungsarten, dann berichteten in einer großen finnischen Studie (Parti-

Tabelle 5. Faktorenanalyse von 9 schlaffördernden Umweltbedingungen oder inneren Zuständen (N = 274 Probanden verschiedener Altersgruppen). (Nach Becker 1984)

Bedingung	Faktorenladungen > 0,50			
	Faktor 1	Faktor 2	Faktor 3	Faktor 4
Entspannung	–	0,80	–	–
Monotonie	−0,54	0,51	–	–
Wechsel von Kalt nach Warm	–	0,64	–	–
Große Mahlzeiten	−0,74	–	–	–
Streß	−0,66	–	–	–
Dunkelheit	–	–	0,75	–
Alkoholgenuß	–	–	0,63	–
Schlafmangel	–	–	–	−0,80
Körperliche Anstrengung	–	–	–	−0,51
Interpretation der Faktoren	Übersättigung	Entspannung	Reizreduktion	Physische Erschöpfung

NEN et al. 1985) 12% der befragten Männer und Frauen über Einschlafstörungen, 15–17% über nächtliches Erwachen (mindestens 3mal) und 5% über verfrühtes morgendliches Erwachen. Beim Vergleich verschiedener Berufsgruppen zeigte sich, daß sich sowohl die Häufigkeiten der Angaben über Schlafstörungen als auch die vermuteten Gründe für die Störung unterschieden.

Die finnischen Angaben stimmen recht gut mit denen von demoskopischen Umfragen in der Bundesrepublik Deutschland überein (PIEL 1985). Hier berichten 15–20% aller Befragten über Schwierigkeiten beim Einschlafen, etwa 20% geben an, nachts oft wachzuliegen, und 25% meinen, nicht genug zu schlafen. Einschlafschwierigkeiten werden öfter von Frauen und in höherem Lebensalter angegeben. Bei Männern ist Arbeitslosigkeit häufig mit Schlafproblemen assoziiert. Während 8% der Berufstätigen angeben, schwer einzuschlafen, steigt die Zahl bei nicht Berufstätigen auf 23%.

b) Ursachen für psychophysiologisch bedingte Hyposomnien

Anstelle des Begriffs „psychophysiologische Hyposomnie" wird im deutschen Sprachraum meist von psychogener oder psychoreaktiver Schlafstörung gesprochen. Psychophysiologisch bedingte Hypersomnien sind solche, bei denen angenommen wird, daß Störungen der Erregungsbalance ("arousal") die Schlafstörung bedingen. Gründe der Erregungsstörung können physiologischer, kognitiver oder emotionaler Art sein. Auf der physiologischen Ebene kann sowohl eine Unter- als auch eine Übererregung autonomer Funktionen mit einer Hyposomnie assoziiert sein. Zu den kognitiven Faktoren gehören das Nicht-Abschalten-Können und auch das Phänomen der konditionierten Schlafstörung. Emotionale Probleme zeigen sich entweder als überdauernde Persönlichkeitszüge (Spannung, Angst) oder sie sind situativ bedingt (akute Konflikte, Streß). Hierzu wie auch zu den übrigen Schlafstörungen finden sich knappe weiterführende Literaturhinweise in dem ASDC-Klassifikationssystem.

Hyposomnien bei endogenen Psychosen werden wegen ihrer großen Bedeutung in Abschn. E.II.4 gesondert behandelt.

2. Hypersomnien

Im Einzelfall ist die Unterscheidung zwischen Hypo- und Hypersomnie nicht immer ganz einfach, da eine nächtliche Hyposomnie oft zu erhöhter Müdigkeit oder Schlafbereitschaft am Tage führt. Dies ist auch der Grund dafür, daß dieselbe Störung (etwa Schlafapnoe) im ASDC-Klassifikationssystem sowohl unter den Hypo- als auch den Hypersomnien aufgeführt wird.

a) Narkolepsie

Die Diagnose Narkolepsie sollte dann gestellt werden, wenn Episoden starker Schläfrigkeit oder Schlafanfälle sowie – meist affektiv ausgelöster – Tonusverlust (Kataplexie) nebeneinander auftreten. Neben diesen obligatorischen Symptomen treten als fakultative Symptome auf: hypnagoge Halluzinationen (20–50%),

Schlaflähmungen, auch Wachanfälle genannt (10–30%), automatische Handlungen am Tage sowie in den meisten Fällen eine ausgeprägte Störung des Nachtschlafes.

Die Häufigkeit, Dauer und Ausprägung der Hypovigilanzzustände und der *Schlafepisoden* am Tage variiert erheblich. Alle situativen Faktoren, die beim Gesunden die Schlafbereitschaft fördern (vgl. Tabelle 5), tun dies in starkem Maße auch bei narkoleptischen Patienten. Die Tagschlafepisoden sind oft kurz; meist, aber nicht immer, wacht der Patient erfrischt auf. Ein Aufschieben des Schlafbedürfnisses ist nur in Grenzen möglich und wird als äußerst unangenehm und belastend erlebt. Je nach Situation sind Schlafanfälle am Tage nicht nur sozial unangemessen, sie können für den Patienten auch gefährlich werden.

Registriert man den Tagschlaf mit Hilfe der Polygraphie, dann zeigen sich häufig Einschlaf-REM-Episoden (REM-Latenz < 10 min). Diese Beobachtung wird im multiplen Schlaflatenz-Test (MSLT) für diagnostische Zwecke benutzt.

Kataplektische Attacken werden meist durch überraschende oder emotional getönte Ereignisse oder Situationen ausgelöst. Einer der am häufigsten genannten Auslöser ist lautes Lachen, aber auch jede andere Emotion kann zum Auslöser werden. Der Tonusverlust der Willkürmuskulatur ist entweder nur flüchtig und bleibt auf wenige Muskelgruppen beschränkt, der Patient kann z. B. nicht weitersprechen oder eine begonnene Handlung nicht fortsetzen. Ist die Muskulatur der Beine betroffen – die Patienten berichten über weiche Knie oder: „Es ist wie ein Schlag in die Kniekehle" – muß der Patient Halt suchen oder sich setzen. Bei schweren kataplektischen Attacken kommt es zu einer Erschlaffung der gesamten Körpermuskulatur. Der Patient sinkt für mehrere Sekunden bis Minuten völlig in sich zusammen und fällt zu Boden. Während der Attacke kann der Patient auch nicht sprechen. Sie endet von selbst, und der Patient kann sich wieder völlig frei bewegen.

Während einer kataplektischen Attacke ist das Bewußtsein des Patienten unverändert, er weiß um seine Lage Bescheid und registriert die Reaktionen anderer Personen. Durch Erfahrung lernen viele Patienten, kataplexieauslösende Situationen möglichst zu vermeiden. Obwohl die Häufigkeit und Schwere von Kataplexien extrem variabel sind, haben die Anfälle bei allen Patienten eine ähnliche Erlebnisqualität. Das Symptom kann bei der Befunderhebung sehr leicht eruiert werden.

Das nächtliche Gegenstück zur Kataplexie ist die *Schlaflähmung*. Beim Erwachen merkt der Patient, daß er für einige Zeit völlig bewegungsunfähig ist. Schlaflähmungen werden auch von gesunden Schläfern gelegentlich berichtet. Es wird vermutet, daß die Mechanismen, die für die Inhibition des Muskeltonus im REM-Schlaf verantwortlich sind, auch den affektiven Tonusverlust und die Schlaflähmung verursachen.

Das markanteste Kennzeichen im Nachtschlaf von Narkoleptikern ist das häufige Auftreten von Einschlaf-REM-Episoden. Der plötzliche – beim Gesunden völlig ungewöhnliche – direkte Übergang vom Wachen in den REM-Schlaf dürfte die physiologische Basis für das Erleben von *hypnagogen Halluzinationen* sein. Häufig sind diese halluzinatorischen Vorstellungsbilder oder Szenen von ausgeprägtem Realitätscharakter. Sie können so negativ getönt und angsterzeugend sein, daß die Patienten sich vor dem Zubettgehen fürchten. Bei der Mehrzahl der Patienten ist der Nachtschlaf durch motorische Unruhe, häufige Schlafstadienwechsel und wiederholtes Aufwachen gekennzeichnet. Der gestörte Nachtschlaf wird oft als erstes Symptom der Erkrankung genannt.

Automatische Handlungen schließlich sind Ausdruck der Hypovigilanz am Tage. Unsinnige Handlungen, unkontrolliertes, oft unleserliches Schreiben und zusammenhangloses Sprechen stören bei vielen Patienten den Tagesablauf und die
Tätigkeit am Arbeitsplatz. Eine differenzierte Darstellung der Symptome der
Narkolepsie findet sich bei HESS et al. (1984).

Die Ätiologie der Erkrankung ist noch weitgehend unbekannt. Die meisten
Fälle werden der idiopathischen Form zugeordnet, in einigen Fällen sind auslösende Faktoren wie z. B. Unfälle und ZNS-Affektionen bekannt (symptomatische
Narkolepsie).

Differentialdiagnostisch ist die Narkolepsie von der Epilepsie (Anamnese,
Schlafpolygraphie, MSLT) sowie von anderen hypersomnischen Erkrankungen
abzugrenzen.

Angaben zur Erkrankungshäufigkeit liegen zwischen 4 und 6 von 10000. Die
Krankheit wird oft erst mit einer großen Latenz richtig diagnostiziert; Fehldiagnosen (Epilepsie, psychogene Störungen) sind häufig. Eine familiäre Häufung
der Narkolepsie ist bekannt, das Erkrankungsrisiko von Angehörigen ersten Grades ist 50- bis 200mal höher als das der Gesamtbevölkerung. Die Häufigkeit von
Narkolepsie-Kataplexie beträgt bei Eltern und Geschwistern von Patienten etwa
2–3%.

Zwei neue Ansätze haben die Erforschung der *genetischen Grundlagen* dieser
für das gesamte Verständnis der Schlaf-Wach-Regulation so wichtigen Erkrankung vorangebracht. Einmal wurde in den letzten Jahren das Krankheitsbild
auch bei Hunden entdeckt. BAKER et al. (1982) fanden in einem Teil der Fälle einen autosomal rezessiven Erbgang (Dobermann, Labrador). Damit steht ein
Tiermodell sowohl für genetische als auch biochemische und pharmakologische
Untersuchungen zur Verfügung.

Der zweite wichtige Zugang ergab sich in jüngster Zeit bei der Untersuchung
des HLA-Systems narkoleptischer Patienten. Die HLA-Antigene auf dem kurzen
Arm des Chromosoms 6 sind entscheidend für die Unterscheidung von Eigen-
und Fremdgewebe und damit an der Gewebeverträglichkeit bei Transplantaten
und an der Regulation von Immunreaktionen beteiligt. Seit 1984 haben mehrere
Forschergruppen an einigen Hundert narkoleptischen Patienten eine nahezu
100prozentige Assoziation mit dem HLA-Antigen DR2 festgestellt (s. SLEEP
1986). Die Häufigkeit für HLA-DR2 in der europäischen Normalbevölkerung
hingegen liegt bei 20–30%. Dies ist die bisher engste bekannte Assoziation zwischen einer Erkrankung und einem bestimmten HLA-Typ. Derzeit wird untersucht, ob sich durch die Analyse der DNA ein für die Narkolepsie spezifischer
Subtyp des HLA-DR2 bestimmen läßt. Zusammen mit den Familienstudien sprechen die HLA-Befunde für einen autosomal dominanten Erbgang mit geringer
Penetranz. Erst durch das Zusammentreffen der genetischen Disposition mit weiteren kritischen Einflußfaktoren (evtl. Virusinfektion, Toxine, Störung des zirkadianen Systems) kommt es zum Ausbruch der irreversiblen Erkrankung.

Therapeutisch werden Amphetamin oder andere Stimulantien zur Behandlung
der Vigilanzstörung und REM-schlafunterdrückende Antidepressiva (Clomi-

pramin, Imipramin, Protriptylin) gegen die vermutlich REM-assoziierten Symptome Kataplexie, Schlaflähmung und hypnagoge Halluzinationen eingesetzt.

Als weitere Ursachen für erhöhte Schlafbereitschaft am Tage wurden spezifische Funktionsstörungen der Atmung und des muskulären Systems im Schlaf erkannt.

b) Schlafapnoe

Als häufigste Ursache für Schläfrigkeit am Tage (engl.: excessive daytime sleepiness, EDS) wird eine Insuffizienz der Atmung im Schlaf vermutet. Eine apnoische Pause ist definiert als Unterbrechung des Luftaustausches durch die Nase oder den Mund für mindestens 10 s. Eine Schlafapnoe wird diagnostiziert, wenn mindestens 10 apnoische Pausen pro Stunde Schlafzeit, meist in Serien, auftreten.

Während der Apnoen kommt es zu Hyperkapnie und Hypoxie. Beendet werden die Apnoen durch eine unvollständige Weckreaktion mit K-Komplexen, EEG-Aktivierung, motorischer Unruhe und Beschleunigung der Herzfrequenz. Dieses komplexe Muster führt zu wiederholten Schlafunterbrechungen, häufigen Stadienwechseln und reduziertem δ-Schlafanteil. Lethargie und Schläfrigkeit sind daraus entstehende Konsequenzen im Wachen.

Bei der Schlafapnoe wird nach dem jeweils vorherrschenden polygraphischen Muster zwischen einer obstruktiven, einer zentralen und einer gemischten Form unterschieden. Lautes Schnarchen und Tagesmüdigkeit sind Hinweise für das Vorliegen einer Schlafapnoe.

Ursache der Apnoe ist meist eine Verlegung der Atemwege im Pharynxbereich (Pharynxkollaps), wobei anatomische Besonderheiten, erweiterte Tonsillen und andere Verengungen im Nasen- und Rachenraum zum Beschwerdebild beitragen. Ein weiterer Risikofaktor ist die Adipositas (Pickwick-Syndrom). Schlafapnoe ist ein Syndrom, das aus bisher nicht geklärten Gründen überwiegend bei Männern auftritt.

Therapiemaßnahmen, die sowohl schlafpolygraphische als auch HNO-ärztliche Untersuchungen zur Grundlage haben müssen, reichen von verhaltenstherapeutischen Prinzipien über mechanische Hilfen (Vorrichtungen zur Fixierung des Unterkiefers) bis zu operativen Eingriffen. Wegen der Schwere des Eingriffs wird eine Tracheotomie nur noch in seltenen Fällen empfohlen; günstige Erfahrungen werden mit der Anwendung einer Uvulopalatopharyngoplastik (UPP) berichtet. Als Alternative wird die kontinuierliche nasale Überdruckbehandlung (continuous positive airway pressure, CPAP) angewendet.

Die Diagnostik und Therapie des Apnoe-Syndroms hat sich in den vergangenen Jahren zu einem wichtigen Teilgebiet der klinischen Schlafforschung entwickelt (Guilleminault u. Dement 1978).

3. Parasomnien

Als Parasomnien werden motorische und autonome Störungen im Schlaf bezeichnet. Einen guten Überblick über die verschiedenen Parasomnien gibt Parkes (1986). Zu den motorischen Parasomnien gehören nächtliche Myoklonien, das

Restless-legs-Syndrom und das Schlafwandeln. Störungen autonomer Funktionen führen zu den folgenden Parasomnien: Enuresis, nächtliche Angstzustände und Alpträume, Schmerzsyndrome im Schlaf und schlafabhängige kardiovaskuläre, Atmungs-, Stoffwechsel- und gastrointestinale Probleme im Schlaf. Klinische Beschreibungen und Behandlungsvorschläge finden sich im ASDC-Klassifikationsmanual und in der Arbeit von PARKES.

4. Schlafstörungen bei endogenen Psychosen

Die Methode der polygraphischen Schlafregistrierung wird zunehmend in der psychiatrischen Forschung eingesetzt, da sie potentiell geeignet ist, im Querschnitt wie im Lägnsschnitt biologische Veränderungen bei endogenen Psychosen abzubilden. Es muß allerdings jeweils genau bedacht werden, welche Veränderungen des Schlafverlaufs auf biologische Determinanten hinweisen und was nur Abbild eines speziellen Verhaltens in einer belastenden Lebenssituation und in einer ungewohnten Umgebung (Klinik) ist. Die Beantwortung der Frage nach der Spezifität von Schlafstörungen bei Psychosen wird aber vor allem dadurch erschwert, daß vorgegebene klinische Diagnosen als Einteilungskriterium für die zu vergleichenden Gruppen benutzt werden. Dies hat zur Folge, daß die in der Untersuchung gemessenen Größen als abhängige Variablen und die Diagnosen als unabhängige Variablen behandelt werden. Diese Strategie erlaubt es zwar, biologische Meßgrößen zu identifizieren, die besonders gut mit der jeweiligen Diagnose korrelieren, sie ist aber nicht dazu geeignet, nach biologischen Kriterien definierte *homogene* Gruppen zu bilden und diese auf ihre Brauchbarkeit als Prädiktoren für den Krankheitsverlauf und die Wirksamkeit therapeutischer Maßnahmen hin zu prüfen. Das Festhalten an diesem tradierten Forschungsparadigma schmälert den Wert vieler Untersuchungen im Bereich der biologischen Psychiatrie einschließlich der Schlafuntersuchungen.

a) Depression

Schlechter Schlaf und verfrühtes morgendliches Erwachen gehören zu den häufigsten Klagen depressiver Patienten. Da Schlafstörungen nicht nur zu den Leitsymptomen affektiver Erkrankungen zählen, sondern auch bei anderen Störungen gehäuft vorkommen, untersuchten GILLIN et al. (1979) die Frage der Spezifität dieser Schlafstörungen. Bei einem Vergleich von Gesunden, Schlafgestörten (Insomnie) und Patienten mit einer primären Depression ergab sich eine zufriedenstellende Trennung der drei Gruppen. Depressive unterscheiden sich danach von Gesunden durch eine verlängerte Einschlafzeit, eine geringere Gesamtschlafzeit, einen reduzierten δ-Schlafanteil (S3 und S4) sowie durch eine geringere Schlafeffizienz. Darüber hinaus ist die REM-Latenz bei den Patienten verkürzt, und sie zeigen mehr frühmorgendliches Erwachen. Von den Patienten mit einer primären Insomnie unterscheiden sich die depressiven Patienten durch die kürzere REM-Latenz, eine höhere Dichte der Augenbewegungen im REM-Schlaf und das verfrühte Erwachen.

Diagnostische Untergruppen, die in ihrer Schlafstruktur verglichen wurden, waren (a) primäre vs. sekundäre Depression (nach DSM III-Kriterien) und (b) endogene vs. neurotische Depression. Von der Arbeitsgruppe um Kupfer wurden konsistente Unterschiede im Schlaf zwischen Patienten mit einer primären und einer sekundären Depression beschrieben. Die Schlafkontinuität der primär Depressiven ist geringer als die der sekundär Depressiven. Außerdem haben erstere eine kürzere REM-Latenz, mehr REM-Schlaf und eine höhere Augenbewegungsdichte (Reynolds et al. 1982). In anderen Untersuchungen erwies sich die REM-Latenz als ungeeignet für die Trennung der beiden Subgruppen.

Berger et al. (1982) fanden beim Vergleich endogen und neurotisch Depressiver nur einen Unterschied in der Einschlaflatenz; diese war bei neurotisch Depressiven länger als bei endogen Depressiven. In anderen Schlafmaßen unterschieden sich die beiden Gruppen nicht. Hinsichtlich der REM-Latenz sind die Ergebnisse verschiedener Untersucher jedoch unterschiedlich (Rush et al. 1982). Die Brauchbarkeit der Unterscheidung zwischen endogener und reaktiver Depression wird auch durch die differentielle Ansprechbarkeit auf nicht-pharmakologisch bedingten REM-Schlafentzug unterstrichen. Während sich die Depressionswerte auf der Hamilton-Skala bei endogen Depressiven nach mehrwöchigem REM-Schlafentzug deutlich verringerten, war dies bei reaktiv Depressiven nicht der Fall (Vogel et al. 1980).

Übereinstimmend zeigen verschiedene Untersuchungen, daß die verkürzte REM-Latenz das charakteristische Merkmal des Schlafes endogen depressiver Patienten ist. Besonders ausgeprägt ist dieses Merkmal bei schweren, psychotischen Formen der Erkrankung. Häufig kommt es bei depressiven Patienten zu Einschlaf-REM-Episoden, die als Ausdruck einer Störung der circadianen Variation des Erregungsniveaus (Schulz u. Lund 1985) oder als Störung des ultradianen REM-NREM-Rhythmus im Sinne des reziproken Interaktionsmodells (vgl. Abschn. C.III.) interpretiert wurden (Beersma et al. 1984).

Nach den Annahmen des reziproken Interaktionsmodells und nach pharmakologischen Daten können die Disinhibition von REM-Schlaf am Schlafbeginn und andere depressive Schlafstörungen durch eine Störung der Balance zwischen cholinergen und antagonistisch wirkenden aminergen Transmittersystemen erklärt werden. Dafür sprechen auch die Befunde, daß Cholinomimetika die REM-Latenz verkürzen.

Während die diagnostische Sensitivität der Merkmale REM-Latenz, reduzierter Deltaschlaf und gestörte Schlafkontinuität relativ hoch ist, sehen die Schätzungen für die Spezifität weniger gut aus, da diese Veränderungen auch in anderen Patientengruppen relativ häufig sind. Außerdem sind alle drei Maße stark altersabhängig.

Aus den zu Beginn dieses Abschnitts genannten methodischen Gründen sind Schlafuntersuchungen bei depressiven Patienten nicht voll befriedigend, wenn sie für diagnostische Zwecke geplant werden. Ihr Wert dürfte eher darin liegen, einen Zugang zu den vermuteten neurobiologischen Grundlagen dieser Erkrankung zu eröffnen.

Abschließend sei darauf hingewiesen, daß Fragen zirkadianer Rhythmen und Schlafentzugsuntersuchungen bei depressiven Patienten in dem Kapitel von B. Pflug im V. Band dieses Handbuches behandelt und deshalb an dieser Stelle ausgespart werden. Eine detaillierte Übersicht über ältere Schlafuntersuchungen bei depressiven und schizophrenen Patienten findet sich bei Mendelson et al. (1977).

b) *Schizophrenie*

Einige der frühen Laborstudien bei schizophrenen Patienten gingen von der Frage aus, ob sich der REM-Schlaf (mit seiner hohen Traumfrequenz) von dem bei Gesunden unterscheide. Schwere Störungen des REM-Schlafes wurden jedoch weder bei schizophrenen Erwachsenen noch bei schizophrenen oder autistischen Kindern beobachtet. Dies gilt auch für den Vergleich von halluzinierenden und nicht-halluzinierenden Patienten.

Die große Variabilität in den Ergebnissen verschiedener Studien (MENDELSON et al. 1977) kann durch die Heterogenität der Patientengruppen wie auch durch die medikamentöse Behandlung der Patienten vor Beginn der Schlafstudien bedingt sein. Um diese Probleme zu vermeiden, untersuchten GANGULI et al. (1987) junge, bisher unbehandelte schizophrene Patienten und verglichen deren Schlafmuster mit dem von depressiven Patienten und dem gesunder Kontrollpersonen. Die Patientengruppen unterschieden sich in der Mehrzahl der untersuchten Schlafparameter von den Kontrollpersonen. Unterschiede zwischen den Patientengruppen zeigten sich beim Deltaschlaf und bei der REM-Latenz. Die schizophrenen Patienten hatten mehr Deltaschlaf als die Depressiven und unterschieden sich nicht von den Gesunden. Dasselbe Muster ergab sich für die REM-Latenz: kein Unterschied zwischen Schizophrenen und Kontrollen, hingegen eine Verkürzung der REM-Latenz bei den depressiven Patienten.

Auch die Ergebnisse dieser neuen Untersuchung müssen mit Vorsicht bewertet werden, da es sich um kleine Patientengruppen handelt und die Selektivität der REM-Latenzverkürzung bei Depressiven von anderen Autoren bezweifelt wird. ZARCONE et al. (1987) fanden sowohl bei depressiven, schizo-affektiven als auch bei schizophrenen Patienten gegenüber gesunden Kontrollen eine verkürzte REM-Latenz. Die Latenzwerte der drei diagnostischen Gruppen hingegen unterschieden sich nicht.

Aus älteren und neueren Untersuchungen ergibt sich kein einheitliches Bild des Schlafes schizophrener Patienten. In welchen Schlafparametern sich die diagnostischen Gruppen tatsächlich unterscheiden, ist bisher ungeklärt.

Literatur

Aaronson ST, Rashed S, Biber MP, Hobson JA (1982) Brain state and body position. Arch Gen Psychiatry 39:330–335

Alihanka J, Vaahtoranta K (1979) A static charge sensitive bed. A new method for recording body movements during sleep. Electroencephalogr Clin Neurophysiol 46:731–734

Aschoff J, Wever R (1981) The circadian system of man. In: Aschoff J (ed) Handbook of behavioral neurobiology, vol 4. Biological rhythms. Plenum, New York

Aserinsky E, Kleitman N (1953) Regularly occurring periods of eye motility, and concomitant phenomena, during sleep. Science 118:273–274

Association of Sleep Disorders Centers (ed) (1979) Diagnostic classification of sleep and arousal disorders, 1st edn, prepared by the Sleep Disorders Classification Committee, H.P. Roffwarg, Chairman. Sleep 2:1–137

Baker TL, Foutz AS, McNerney V, Mitler MM, Dement WC (1982) Canine model of narcolepsy: genetic and developmental determinants. Exp Neurol 75:599–602

Baust W (1970) Die Phänomenologie des Schlafes. In: Baust W (Hrsg) Ermüdung, Schlaf und Traum. Wissenschaftliche Verlagsgesellschaft, Stuttgart, S 99–144

Becker K (1984) Pilotstudie zur Entwicklung einer Skala zur Erfassung extrem gesteigerter Schlafbereitschaft (Narkolepsie). Unveröffentlichte Diplomarbeit im Fach Psychologie, Universität Mannheim

Beersma DGM, Daan S, Hoofdakker RH van den (1984) Distribution of REM latencies and other sleep phenomena in depression as explained by a single ultradian rhythm disturbance. Sleep 7:126–136

Berger M, Doerr P, Lund R, Bronisch T, Zerssen D von (1982) Neuroendocrinological and neurophysiological studies in major depressive disorders: are there biological markers for the endogenous subtype? Biol Psychiatry 17:1217–1242

Bonnet MH (1986) Performance and sleepiness following moderate sleep disruption and slow wave sleep deprivation. Physiol Behav 37:915–918

Borbély AA (1984) Regulationsprinzipien des Schlafes. Internist 25:519–522

Borbély AA, Neuhaus HU, Mattmann P, Waser PG (1981) Langzeitregistrierung der Bewegungsaktivität: Anwendungen in Forschung und Klinik. Schweiz Med Wochenschr 111:730–735

Bremer F (1935) Cerveau „isolé" et physiologie du sommeil. CR Soc Biol 118:1235–1241

Czeisler CA, Weitzman ED, Moore-Ede MC, Zimmerman JC, Knauer RS (1980) Human sleep: its duration and organization depend on its circadian phase. Science 210:1264–1267

Daan S, Beersma DGM, Borbély AA (1984) Timing of human sleep: recovery process gated by a circadian pacemaker. Am J Physiol 246 (Regulatory Integrative Comp Physiol 15):R161–R178

Dement WC (1960) The effect of dream deprivation. Science 131:1705–1707

Dement WC (1969) The biological role of REM sleep (circa 1968). In: Kales A (ed) Sleep physiology and pathology. Lippincott, Philadelphia, pp 245–265

Dolce G, Künkel H (eds) (1975) CEAN. Compterized EEG analysis. Fischer, Stuttgart

Economo C von (1926) Die Pathologie des Schlafes. In: Bethe A, Bergmann G von, Embden G, Ellinger A (Hrsg) Handbuch der normalen und pathologischen Physiologie, Bd 17. Springer, Berlin, S 591–610

Finke J, Schulte W (1970) Schlafstörungen. Ursachen und Behandlung. Thieme, Stuttgart

Ganguli R, Reynolds CF III, Kupfer DJ (1987) Electroencephalographic sleep in young never-medicated schizophrenics. Arch Gen Psychiatry 44:36–44

Gillberg M, Åkerstedt T (1982) Body temperature and sleep at different times of day. Sleep 5:378–388

Gillin JC, Duncan W, Pettigrew KD (1979) Successful separation of depressed, normal and insomniac subjects by EEG sleep data. Arch Gen Psychiatry 36:85–90

Guilleminault C (ed) (1982) Sleeping and waking disorders. Indications and techniques. Addison-Wesley, Menlo Park/Calif

Guilleminault C, Dement WC (1978) Sleep apnea syndromes. Alan R. Liss, New York

Gulevich G, Dement WC, Johnson LC (1966) Psychiatric and EEG observations on a case of prolonged (264 hours) wakefulness. Arch Gen Psychiatry 15:29–35

Hasan J (1983) Differentiation of normal and disturbed sleep by automatic analysis. Acta Physiol Scand [Suppl]526:3–103

Haustein W, Pilcher J, Klink J, Schulz H (1986) Automatic analysis overcomes limitations of sleep stage scoring. Electroencephalogr Clin Neurophysiol 64:364–374

Hess CW, Scharfetter C, Mumenthaler M (1984) Klinik der Narkolepsie-Kataplexie-Syndrome. Nervenarzt 55:391–401

Hess WR (1948) Die funktionelle Organisation des vegetativen Nervensystems. Schwabe, Basel

Hobson JA, McCarley RW, Wyzinski PW (1975) Sleep cycle oscillation: reciprocal discharge by two brainstem neuronal groups. Science 189:55–58

Hobson JA, Lydic R, Baghdoyan HA (1986) Evolving concepts of sleep cycle generation: from brain centers to neuronal populations. Behav Brain Sci 9:371–448

Horne JA, Wilkinson S (1985) Chronic sleep reduction: daytime vigilance performance and EEG measures of sleepiness with particular reference to "practice" effects. Psychophysiology 22:69–78

Inoué S, Borbély AA (1985) Endogenous sleep substances and sleep regulation. VNU Science Press BV, Utrecht

Johnson HM (1931) Sleep. In: Valentine WL (ed) Readings in experimental psychology. Harper & Brothers, New York London, pp 241–291

Johnson LC, Naitoh P, Moses JM, Lubin A (1974) Interaction of REM deprivation and stage 4 deprivation with total sleep loss: experiment 2. Psychophysiology 11:147–159

Jouvet M (1972) The role of monoamines and acetylcholine-containing neurons in the regulation of the sleep-waking cycle. Ergeb Physiol 64:166–307

Jouvet M (1984) Méchanismes des états de sommeil. In: Benoit O (ed) Physiologie du sommeil. Masson, Paris, pp 1–18

Jovanović UJ (1972) Sexuelle Reaktionen und Schlafperiodik beim Menschen. Enke, Stuttgart

Karger P (1925) Über den Schlaf des Kindes. Jahrbuch für Kinderheilkunde, Beiheft 5

Kawamura H, Inoué S, Ebihara S, Noguchi S (1982) Neurophysiological studies of the SCN in the rat and in the Java sparrow. In: Aschoff J, Daan S, Groos G (eds) Vertebrate circadian systems. Springer, Berlin Heidelberg New York, pp 106–111

Kleitman N (1963) Sleep and wakefulness, 2nd edn. University of Chicago Press, Chicago/Ill.

Kronauer RE, Czeisler CA, Pilato SF, Moore-Ede MC, Weitzman ED (1982) Mathematical model of the human circadian system with two interacting oscillators. Am J Physiol 242:R3–R17

Laer H (1900) Die Literatur der Psychiatrie, Neurologie und Psychologie von 1459–1799, 3 Bde. Georg Reimer, Berlin

Loomis AL, Harvey EN, Hobart GA (1937) Cerebral states during sleep as studied by human brain potentials. J Exp Psychol 21:127–144

Lubin A, Moses JM, Johnson LC, Naitoh P (1974) The recuperative effects of REM sleep and stage 4 sleep on human performance after complete sleep loss: experiment 1. Psychophysiology 11:133–146

Lund R (1974) Personality factors and desynchronization of circadian rhythms. Psychosom Med 36:224–228

Lydic R, McCarley RM, Hobson JA (1985) Timing function of the dorsal raphe nucleus and the temporal organization of the ultradian sleep cycle. In: Schulz H, Lavie P (eds) Ultradian rhythms in physiology and behavior. Springer, Berlin Heidelberg New York (Experimental Brain Research Supplements 12, pp 125–144)

McCarley RW, Hobson JA (1975) Neuronal excitability modulation over the sleep cycle: a structural and mathematical model. Science 189:58–60

McCarley RW, Massaquoi S (1985) The REM sleep ultradian rhythm: a limit cycle mathematical model. In: Schulz H, Lavie P (eds) Ultradian rhythms in physiology and behavior. Springer, Berlin Heidelberg New York (Experimental Brain Research Supplements 12, pp 288–308)

Mendelson WB, Gillin JC, Wyatt RJ (1977) Human sleep and its disorders. Plenum, New York London

Moore-Ede MC (1986) Physiology of the circadian timing system: predictive versus reactive homeostasis. Am J Physiol 250:R735–R752

Mullen PE, Linsell CR, Parker D (1986) Influence of sleep disruption and calorie restriction on biological markers of depression. Lancet II:1051–1055

Muzet A, Libert JP (1985) Effects of ambient temperature on sleep in man. In: Koella WP, Rüther E, Schulz H (eds) Sleep '84. Fischer, Stuttgart, pp 74–76

Orem J, Barnes CD (eds) (1980) Physiology in sleep. Academic Press, New York

Parkes JD (1985) Sleep and its disorders. Saunders, London

Parkes JD (1986) The parasomnias. Lancet II:1021–1025

Parmeggiani PL (1985) Homeostatic regulation during sleep: facts and hypotheses. In: McGinty DJ et al. (eds) Brain mechanisms of sleep. Raven, New York, pp 385–397

Parmeggiani PL, Azzaroni A, Cevolani D, Ferrari G (1986) Polygraphic study of anterior hypothalamic-preoptic neuron thermosensitivity during sleep. Electroencephalogr Clin Neurophysiol 63:289–295

Partinen M, Eskelinen L, Tuomi K (1985) Epidemiology of insomnia: environmental factors. In: Koella WP, Rüther E, Schulz H (eds) Sleep '84. Fischer, Stuttgart, pp 42–44

Piel E (1985) Schlafschwierigkeiten und soziale Persönlichkeit. Einige sozial-empirische Daten. In: Faust V (Hrsg) Schlafstörungen. Häufigkeit – Ursachen – Schlafmittel – nichtmedikamentöse Schlafhilfen. Hippokrates, Stuttgart, S 14–26

Ploog D (1953) Physiologie und Pathologie des Schlafes. Fortschr Neurol Psychiatr 21:16–56

Rechtschaffen A, Kales A (eds) (1968) A manual of standardized terminology, techniques and scoring system for sleep stages of human subjects. Public Health Service, US Government Printing Office, Washington/D.C.

Reynolds CF III, Coble PA, Kupfer DJ, Shaw DH (1982) Depressive patients and the sleep laboratory. In: Guilleminault C (ed) Sleeping and waking disorders: indications and techniques. Addison-Wesley, Menlo Park/Calif., pp 245–263

Richter CP (1965) Biological clocks in medicine and psychiatry. C.C. Thomas, Springfield/Ill.

Rush AJ, Giles DE, Roffwarg HP, Parker CR (1982) Sleep EEG and dexamethasone suppression test. Findings in outpatients with unipolar major depressive disorders. Biol Psychiatry 17:327–341

Sallanon M, Buda C, Janin M, Jouvet M (1982) Restoration of paradoxical sleep by cerebrospinal fluid transfer to PCPA pretreated insomniac cats. Brain Res 251:137–147

Sallanon M, Buda C, Janin M, Jouvet M (1983) Paradoxical sleep deprivation and indolamines. Brain Res 268:95–104

Schneider-Helmert D, Schenker J (1980) Die normal arterielle Hypotension im Schlaf. Schweiz Med Wochenschr 110:563–570

Schulz H (1984) Methoden der Schlafforschung. Internist 25:523–530

Schulz H, Lund R (1985) On the origin of early REM episodes in the sleep of depressed patients: a comparison of three hypotheses. Psychiatr Res 16:65–77

Simon O (1977) Das Elektroenzephalogramm. Einführung und Atlas. Urban & Schwarzenberg, München/Wien

Sleep (1986) Special issue: Narcolepsy. Sleep 9:99–291

Spiegel R (1981) Sleep and sleepiness in advanced age. Spectrum, New York

Szymanski JS (1918–1920) Aktivität und Ruhe bei Tieren und Menschen. Z Allg Physiol 18:105–162

Vertes RP (1977) Selective firing of rat pontine gigantocellullar neurons during movement and REM sleep. Brain Res 128:146–152

Vogel GW, Vogel F, McAbee RS, Thurmond AJ (1980) Improvement of depression by REM sleep deprivation. Arch Gen Psychiatry 37:247–253

Webb WB, Agnew HW (1974) The effects of a chronic limitation of sleep length. Psychophysiology 11:265–274

Wever RA (1979) The circadian system of man. Results of experiments under temporal isolation. Springer, Berlin Heidelberg New York

Wever RA (1985) Internal interactions within the human circadian system: the masking effect. Experientia 41:332–342

Wever RA (1986) Characteristics of circadian rhythms in human functions. J Neural Transm [Suppl]21:323–373

Williams RL, Karacan I, Hursch CJ (1974) Electroencephalography (EEG) of human sleep: clinical application. Wiley, New York

Wittern R (1978) Der Schlaf als medizinisches Problem am Beginn der Neuzeit. Habilitationsschrift. Institut für Geschichte der Medizin, Universität München

Zarcone VP, Benson KL, Berger PA (1987) Abnormal rapid eye movement latencies in schizophrenia. Arch Gen Psychiatry 44:45–48

Zulley J, Campbell SS (1985) Napping behavior during "spontaneous internal desynchronization": sleep remains in synchrony with body temperature. Human Neurobiol 4:123–126

Zulley J, Wever R, Aschoff J (1981) The dependence of onset and duration of sleep on the circadian rhythm of rectal temperature. Pflügers Arch Gesamte Physiol 391:314–318

Sachverzeichnis